实用儿科学

（上）

葛丽燕等◎编著

吉林科学技术出版社

图书在版编目（CIP）数据

实用儿科学 ／ 葛丽燕等编著. -- 长春：吉林科学
技术出版社，2017.9
ISBN 978-7-5578-3223-0

Ⅰ．①实… Ⅱ．①葛… Ⅲ．①儿科学 Ⅳ．①R72

中国版本图书馆CIP数据核字(2017)第229998号

实用儿科学
SHIYONG ERKE XUE

编　　著　葛丽燕等
出 版 人　李　梁
责任编辑　刘建民　韩志刚
封面设计　长春创意广告图文制作有限责任公司
制　　版　长春创意广告图文制作有限责任公司
开　　本　889mm×1194mm　1/16
字　　数　480千字
印　　张　38
印　　数　1—1000册
版　　次　2017年9月第1版
印　　次　2018年3月第1版第2次印刷

出　　版　吉林科学技术出版社
发　　行　吉林科学技术出版社
地　　址　长春市人民大街4646号
邮　　编　130021
发行部电话/传真　0431-85635177　85651759　85651628
　　　　　　　　　　　　85652585　85635176
储运部电话　0431-86059116
编辑部电话　0431-86037565
网　　址　www.jlstp.net
印　　刷　永清县晔盛亚胶印有限公司

书　　号　ISBN 978-7-5578-3223-0
定　　价　150.00元（全二册）
如有印装质量问题　可寄出版社调换
因本书作者较多，联系未果，如作者看到此声明，请尽快来电或来函与编辑部联系，以便商洽相应稿酬支付事宜。

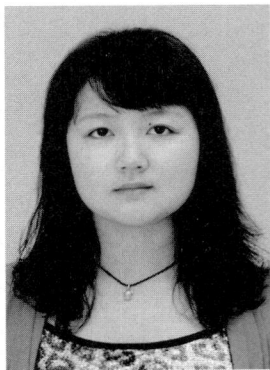

◎ 葛丽燕

女，1985年9月生。医学学士，2007年7月毕业于泰山医学院临床医学系。主治医师，山东省聊城市妇幼保健协会委员，山东省聊城市营养学会委员，具有丰富的临床经验，擅长诊断治疗各种新生儿及儿科常见病，如新生儿窒息、新生儿肺炎、新生儿缺氧缺血性脑病、新生儿颅内出血、早产儿、新生儿败血症、婴幼儿肺炎、反复呼吸道感染、支气管哮喘、小儿腹泻病、贫血等。参编著作两部，在专业期刊发表研究论著一部。倡导"医者仁心，恪尽职守"。

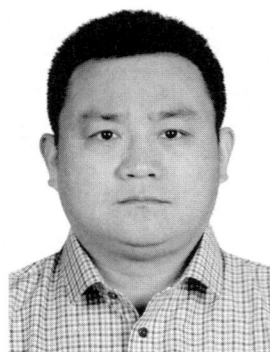

◎ 梁联防

男，1974年11月出生，硕士研究生学历，主治医师，1999年毕业于山东医科大学临床医学专业，在枣庄市妇幼保健院新生儿科工作，曾在湖南省儿童医院进修学习。擅长早产儿、极低出生体重儿、新生儿黄疸、危重新生儿的救治。多次参加全国及全省新生儿学术会议，积累了丰富的临床经验，在全国及省级刊物发表论文数篇，参编著作多部，发明专利一项。

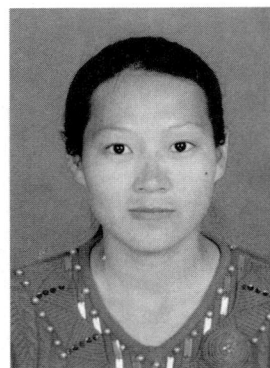

◎ 王金花

1982年出生，儿科主治医师，工作于山东菏泽市牡丹人民医院，2006年毕业于滨州医学院，临床专业，本科学历，从事儿科专业十余年，擅长儿科常见疾病的诊断与治疗，在省级及国家级刊物上发表儿科专业文章十余篇，参与科研课题三项。

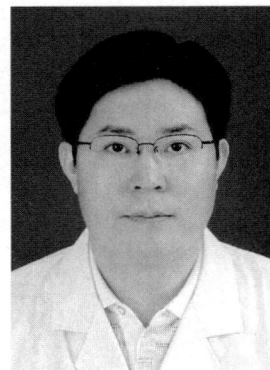

◎ 高作良

鄂州二医院医务科科长兼儿科主任。1996年毕业于湖北医科大学临床医学系，2010年在华中科技大学同济医学院EMHA研修班结业。湖北省儿科联盟常务理事，湖北省围产协会委员，鄂州市医疗事故签定专家库成员，江西省九江医学院兼职副教授。被评为鄂州市"最美医生"。曾多次在武汉各大医院进修学习，对儿科常见病，多发病为见长，尤其擅长新生儿疾病、呼吸系统疾病，神经系统疾病，泌尿系统疾病，在各级各类杂志、学术会议发表、交流论文二十余篇。

目录
Contents

第一章　绪　论

第一节　儿科学的范畴

随着科学的发展,尤其与儿科有关的边缘学科的发展,儿科学研究的范围逐渐扩大及深入。如果以年龄来分,有新生儿学、青少年(青春期)医学。如果从临床的角度以器官系统的疾病来分,包括小儿心脏病学、小儿神经病学、小儿肾脏病学、小儿血液病学、小儿胃肠道疾病学、小儿精神病学等。从小儿发育的角度考虑有发育儿科学,从研究社会与儿科有关的问题考虑有社会儿科学等。

残疾儿童是全社会关心的问题,先进的国家已建立了残疾儿科学,由神经病学、精神病学、心理学、护理学、骨科、特殊教育、语言训练、听力学、营养学等许多专科所组成,专门讨论残疾儿童的身心健康。相信今后一定会有新的与儿科学有关的边缘学科兴起,为儿童的健康服务。

(彭慧敏)

第二节　儿童期的年龄划分

儿童处在不断生长发育的过程中,全身各系统、器官及组织逐渐增大,趋向完善;其功能亦趋向成熟;这个过程是连续的,但也表现出一定的阶段性。各阶段在解剖、生理、免疫、病理等方面各有其特点,因此在疾病的发病率、引起疾病的原因、疾病的表现等方面均有不同;而更重要的是在身心保健方面的重点各阶段有所侧重,因此对儿童进行年龄期的划分对小儿疾病的临床及预防保健均是有益的。

从受精卵开始到生长发育停止可分为下列 6 期。

一、胎儿期

从受精卵开始到婴儿出生前称为胎儿(fetus)期,共 40 周(从末次月经第 1 天算起,实际上从受精开始为 38 周)。受精后 8 周内称为胚胎期(或称成胚期),这个阶段各系统的器官组织迅速分化发育,已基本形成胎儿;如果受到内外因素的作用,胚胎形成受到影响,会发生各种严重畸形,甚至流产。

从受精 8 周后到出生为胎儿期,这阶段各器官进一步增大,胎儿迅速增大、发育逐渐完全,如果到胎龄满 37 周后娩出,称为足月儿,在母亲的照顾下逐渐生长、发育。

临床上又将整个妊娠过程分为 3 个时期,即:①妊娠早期,此期共 12 周,胎儿已基本形成。②妊娠中期,此期共 16 周,各器官迅速生长和生理上成熟。但在妊娠 20 周前,体重均在 500 g 以下,肺未发育好,即使生下,也不能存活。妊娠 28 周时胎儿体重已达 1000 g,肺泡结构已经比较成熟,故妊娠 28 周后娩出的早产儿在精心护理的条件下可以存活。③妊娠后期,此期共 12 周,以肌肉及脂肪组织迅速生长为主,故胎儿的体重增加迅速。

引起胎儿病理改变的主要原因,在妊娠早期主要是基因及染色体的异常(包括突变)及孕母的各种感染;妊娠中期及后期主要是胎盘、脐带的异常而导致缺氧、感染,放射及有毒化学物质的损害,免疫性血液病(溶血症)及孕母的营养障碍等。

胎儿期的保健措施应包括孕前咨询、孕母感染性疾病的预防(尤其是弓形体病,巨细胞病毒感染,风疹、疱疹病毒感染及梅毒)、孕母营养的合理指导、定期产前检查、高危妊娠的监测及早期处理、孕期合理用药及某些遗传性疾病的早期筛查等。

二、婴儿期

从出生后到满1周岁之前称为婴儿期。此期生长发育迅速,第1年内体重增加2倍,身长比出生时增加50%,脑发育也迅速。婴儿主要从乳类中获得营养。

婴儿期的保健重点为提倡母乳喂养,及时添加离乳食品,预防营养缺乏性疾病(维生素D缺乏性佝偻病、营养性缺铁性贫血及消化道功能紊乱);有计划地接受预防接种,完成基础免疫程序;创造条件与婴儿多接触,促进正常发育。

围生期(perinatal period)国内的定义是指胎龄满28周(体重≥1000 g)至出生后7足天。这一阶段从妊娠后期,经历分娩的过程及生后的第1周。该阶段内的死亡率较高,需产科与儿科医师共同合作处理好胎儿及新生儿所发生的种种问题。

新生儿(newborn)系自出生后脐带结扎到生后28天内的婴儿。新生儿期是婴儿出生后离开母体适应外界环境开始独立生活的阶段。生理上出现血液循环的改变并建立自主的呼吸,但是生理调节和适应能力还不够成熟。此期发病率及死亡率均高。疾病中以产伤、窒息、颅内出血、溶血、各种感染、先天畸形等为主。

根据上述特点应做好分娩前及分娩过程中的各项工作,婴儿出生后的保健重点是保证母乳喂养,保温和预防感染(如皮肤、脐带的清洁护理、消毒隔离),早期的母婴接触等。有条件的地区进行苯丙酮尿症、先天性甲状腺功能减低症及先天性听力障碍等疾病的筛查,早发现,早治疗。

三、幼儿期

从1周岁后到3周岁之前为幼儿(toddler)期。此期生长发育的速度减慢。已能独走,活动范围较前广泛。已能用语言表达自己的想法与要求。识别危险的能力不足。饮食上已逐渐过渡到成人膳食。至3足岁时乳牙已出齐。

此期的保健重点是合理营养、平衡膳食。防止各种意外伤害的发生。家长要正确对待及处理好第一阶段的逆反心理。重视牙齿保护。重视教养,从小培养各种良好的习惯。

四、学龄前期

3周岁后到入小学前(6～7周岁)为学龄前(preschool)期,即小儿进入幼儿园的年龄阶段。此期生长速度减慢,每年体重平均增加2000 g,身高增加5～7 cm。语言及思维发展迅速,好奇多问,模仿性强,求知欲强。到此期末已具备入小学的条件。

此期的保健重点为加强安全教育,预防各种意外伤害。注重口腔卫生,预防龋齿;注重眼的保健。重视良好的道德品质教育,养成良好的卫生、学习、劳动习惯。

五、学龄期

从入小学(6～7岁)到青春期(女12岁、男13岁)开始之前为学龄(school)期。此期体重、身高每年稳定增加,乳牙逐渐脱落,换上恒牙。除生殖系统外,其他各系统的发育均将接近成人。认知能力进一步加强,社会心理进一步发育,求知欲进一步加强,是长知识、接受各方面教育的重要时期,应进行德、智、体、美、劳全面教育,为今后进入初中、高中的学习打好基础。

该阶段的保健重点是继续做好口腔及眼的保健,矫治慢性疾患,端正坐、立、站的姿势,防止脊柱畸形。可能因离开家庭进入学校或者因学习困难而产生各种心理尤其情绪方面的问题,家长要予以足够的关心。

应注意道德品质的教育。

六、青春期

女孩从 11～12 岁开始到 17～18 岁,男孩从 13～14 岁开始到 18～20 岁为青春期,这仅仅是人为的划分,因为个体差异较大。青春期的特点是生殖系统迅速发育,并趋向成熟,女孩出现月经,男孩有遗精。在性激素的影响下,体格发育出现第二次高峰(第一次在 1 岁以内),体重增加,肌肉发达,身高又明显增加。但是增长高峰之后出现减慢的过程,直到身高停止增加,生殖系统发育成熟。随着年龄的增加,接触社会的机会增多,外界环境的影响逐渐扩大,由于逐渐趋向成熟,在这阶段会出现第二次的心理违拗期。

此年龄期的保健重点为应保证足够的营养以满足生长发育之需,容易出现内分泌及自主神经功能不稳定的现象,如高血压、甲状腺功能亢进、月经周期紊乱、痛经。还可由于学习紧张而出现一些心理上的问题,如忧郁、焦虑等。应加强生殖、生理卫生知识的教育。

（彭慧敏）

第三节　儿科学中的社会医学问题

社会医学是用现代医学和社会学等多学科的观点和方法,从社会宏观角度研究社会环境为主的生物、心理、社会因素对人群健康的影响,研究社会卫生状况及其变动规律,以及改善社会卫生状况,提高人群健康水平的社会对策和措施的一门交叉边缘学科。社会医学和儿科学一样同属医学的范畴,社会医学在儿科学中的应用,称之为社会儿科学。

医学的研究和服务对象是人,儿科医学的研究和服务对象是儿童。人兼具生物和社会两种特性,所以,医学应该是自然科学和社会科学的综合。传统的医学多从自然科学的层面入手,而很少从社会科学的角度分析问题;而现代医学发展的一个重要标志就是医学的社会化。当今,无论是医疗活动、保健服务,还是卫生决策都不仅仅从自然科学的生物学角度认识,而必须综合社会、心理、生物诸因素考虑。因此,现代的儿科医生必须要有社会医学的知识。

一、社会医学的基本观点

（一）人群健康与社会发展

双向作用性社会发展推动了人群健康,人群健康也促进着社会的进步与发展,两者有着相互影响的重要作用。社会发展的最主要方面是提高社会生产力,而构成生产力的最主要核心是掌握生产技能的健康的生产人群。社会经济和文化要高度发展,就必须依靠具有身心健康状态的广大社会劳动者。儿童是社会劳动者的预备队,儿童的健康关系到社会的未来和明天,因此,保障儿童健康,提高儿童的智力发育潜能是 21 世纪我国社会发展的重要保证。

（二）医学模式与人群健康的相关性

人群健康和社会发展之间,医学模式起重要的中介作用,医学模式的转变和优化与提高人群健康水平之间的相关性越来越明显。在以生物医学模式为主导的时期,医疗卫生的服务面窄、服务要求低,人群的健康水平也相对较低;而在生物心理社会医学模式主导的今天,医疗卫生的服务面越来越宽,服务的要求也越来越高,人群的健康水平也不断提高。因此,只有加快医学模式的转变,才能扩大卫生服务,提高服务质量,进一步改善人群的健康状况。

（三）疾病发生的因果多元性

现代社会是多元化的社会。疾病是一种社会现象,疾病的发生也是由多因素决定的,包括各种生物,自然因素,社会、心理因素。近年来,我国城市中,儿童肥胖的发病率呈明显的逐年上升趋势,肥胖的发生有遗传和内分泌等生物学因素,但也有现代儿童生活方式改变所引起的多吃少动;学习压力增大、心理负担加重等社会、心理因素的影响。

(四)发病过程中社会因素起主导性

传统的医学观点重视疾病发生发展过程中的生物、自然因素;而现代的医学观点强调社会、心理因素。社会因素既可直接影响机体,也可间接通过生物和自然因素影响人群的健康。发展中国家和欠发达地区普遍的儿童营养不良,是社会经济发展落后的直接结果,在这种情况下要消除儿童营养不良、提高儿童的整体营养水平仅仅靠医学和营养干预是不够的,社会干预才是根本的解决办法。

(五)"高危险性"观点

高危险性是指对人群健康产生有害影响和不利作用的高可能性。高危险性包括以下几个方面:

(1)高危人群指易受疾病侵扰的对象。由于他们比一般人群被侵害的可能性高,因此,应该作为防治和研究工作的重点。

(2)高危环境指对人体产生不利于健康的因素。

(3)高危反应不同的机体对各种刺激的反应不同,对同样的刺激,有的人能够耐受,有的人则产生不利于健康的强烈反应,后者称为高危反应。

(六)"社会诊断"观点

社会医学认为,对疾病不能只注重生物因素的损害而仅作出生物医学诊断,对人体健康的评价及疾病的诊断需要考虑社会与心理因素,要了解其所处的社会环境,分析其社会原因,寻求其社会原因。"社会诊断"就是根据生物心理社会医学模式的要求,从社会角度出发,综合性地分析与剖析产生影响人群健康与疾病的原因。

(七)"社会处方"观点

医学实践表明,许多儿科疾病,特别是营养性疾病、环境性疾病和传染性疾病,离开社会综合防治是无法解决的。对这些疾病,若没有强有力的社会对策,仅靠医学手段难以在群体医学的意义上根除,必须在"社会诊断"的基础上开出"社会处方",才能实施有效的防治。

二、社会因素与儿童健康

(一)社会制度

社会制度是社会成员共同遵守的、按一定程序办事的共同规范。一个国家的社会制度直接或间接地影响儿童健康。我国的经济尚不发达,在国际上处于中等偏下的水平,但我国儿童健康的总体水平且已经达到国际上中等偏上的水平,有些指标达到国际上很好的水平。这充分体现了优越的社会主义制度对儿童健康的正面影响。社会制度影响儿童健康具有以下一些特征:

第一,双向性。落后的社会制度可以给儿童健康造成危害,而先进的社会制度可以促进儿童健康。

第二,普遍性和稳定性。普遍性指每个国家的社会制度都会影响儿童的健康。稳定性指社会制度一经建立对儿童健康的影响将会缓慢而持续地影响一段时间。

社会制度影响儿童健康机制有几个方面。首先,社会制度决定卫生政策和卫生工作方针。其次,社会制度决定着卫生资源的分配。再次,社会制度决定或导向了人们的行为。

(二)经济因素

社会经济因素对儿童健康的影响是一种互动的关系,两者互为条件。一方面,经济的发展为儿童健康提供了基本的物质保证;另一方面,经济的发展也以儿童健康作为条件。儿童的身心健康代表了未来生产者的素质,影响着经济发展的可持续性。

现有资料表明,发达国家和欠发达国家之间主要儿童健康指标存在明显的差异,人均国民收入(gross national income,GNI)越高,儿童的健康水平也越高。另一方面,从我国的统计资料看,20世纪90年代以来,随着经济的发展,儿童健康水平也逐步提高。这在某种程度上也支持了这一观点。

经济因素影响儿童健康的机制有几个方面。首先,经济状况改善可向人们提供充足的生活资料,人们物质文化生活丰富,生活质量提高,营养条件改善。其次,经济发展使政府加大卫生事业发展的投入,人们的就医条件改善。

（三）卫生事业

卫生事业系有政府或社会举办,其目的是保障和改善人们健康,因此,它对于儿童健康的重要性不容置疑。卫生事业越发达,儿童的健康水平也越高。

健康投资的增加是卫生事业发展促进儿童健康的重要途径。健康投资包括投入卫生系统的人力、物力和财力的总和。社会对健康的投资越多,儿童健康水平越高。

卫生法规的完善是卫生事业发展促进儿童的健康的又一重要途径,起着维护人群健康、消除各种致病因素的作用。在我国,《母婴保健法》的颁布和实施对保障儿童健康的积极意义已经得到体现。此外,卫生事业的发展还能改善保健制度,从而促进儿童健康。

（四）家庭因素

家庭是伴随婚姻制度出现的,它以夫妻关系为基础,以血缘关系为纽带的一种社会生活组织形式。儿童生活在家庭中,家庭环境是儿童健康的重要决定因素。家庭对儿童健康影响主要表现在以下几个方面:

(1)家庭是人群增殖的基本单位,与人口数量的增长和质量的控制密切相关。健康家庭的生育功能好,通过优婚、优生、优育保证人口的数量和质量。近亲结婚可使儿童的遗传性疾病增多。

(2)家庭是社会最基本消费单位,家庭经济状况影响儿童健康。家庭经济状况良好或消费功能正常,能保证儿童生长发育和医疗保健的基本供给,儿童健康能够得到保障,反之则亦然。

(3)家庭是一个具有密切感情联系的单位,家庭成员间的感情联系影响儿童健康,尤其是儿童的心理健康。家庭成员之间,尤其是夫妻间关系不和、离异等都会给家庭中的儿童带来影响。研究发现,离异家庭、单亲家庭儿童的心理行为问题明显较多。

(4)家庭是儿童的第一所学校,父母是儿童出生后的第一任教师。良好的家庭教育可使儿童、青少年身心健康得到良好的发展。如果家庭成员文化水平低下,或教育方法和教育能力差,都能影响儿童的健康。

（五）学校因素

学龄儿童和青少年每天在学校里度过的时间不亚于家庭,因此学校环境对儿童的健康至关重要。具体来说:

(1)学校和课堂的组织和管理高效,符合儿童心理发育规律,则促进儿童健康成长。

(2)老师具有儿童生长发育知识,若教育方法得当,则促进儿童健康成长。

(3)同伴具有积极向上的精神状态、学习成绩优良、品行端正,也是儿童健康成长的重要因素。

（六）文化因素

广义的文化是指物质文化和精神文化两类,而狭义的文化仅仅是指精神文化,即人类精神财富的总和。文化因素对人类健康的影响非常明显。随着社会文化的发展,儿童健康水平也在不断提高。文化因素对儿童健康的影响具有两个明显的特征:其一是文化影响的无形性;其二是文化影响的本源性。

1.风俗习惯对儿童健康的影响

风俗习惯是指历代相沿积久而成的风尚和习俗,习惯是指由于重复或多次练习而巩固下来并变成需要的行动方式。风俗习惯是一种无形的力量,约束着人们的行为,从而对健康产生影响。在我国许多地方,新生儿出生后,都有将新生儿紧紧包裹成"蜡烛包"的习惯。已有研究证明"蜡烛包"对新生儿胸廓和呼吸功能的发育不利;我国传统的育儿习惯十分注重通过"把尿"来早期进行婴儿的大小便训练,使得我国儿童的大小便控制能力的发育远早于西方儿童,因此,在我国,如果4岁儿童还不能很好地在夜间自主控制小便,应怀疑有遗尿症,而在西方儿童5岁前有夜间尿床可能仍然是正常的现象。

2.吸烟对儿童健康的影响

我国是目前世界上烟草消费量最大的国家。吸烟不但有害吸烟成人的健康,也有碍被动吸烟儿童的健康。

被动吸烟会对婴幼儿造成伤害,父母吸烟对1岁以下婴儿患上严重呼吸道疾病机会比其他婴儿高一倍;孩子们的父母本身吸烟,孩子们会有两倍的染上各种疾病的机会。有研究调查了儿童出生后5年的每年肺炎和支气管炎发病率,发现父母均不吸烟和其中一人吸烟及父母双亲均吸烟者,发病率分别为7.8%、11.4%和17.6%。父母亲吸烟还能影响孩子的智能水平。有关资料表明,妇女怀孕4个月后每日吸10支或以上的香烟,产下的孩子入学后,在学校的进步延缓,这种现象最少持续至16岁。在阅读及数学测验中,这些学生的成绩比其他学生差。在作出上述结论时,已将其他与教育程度有关的因素计算在内。孕妇主动或被动吸烟对胎儿也造成严重影响。妇女在怀孕期吸烟,可使死胎和自发性流产的发生率增高,也使早产和低出生体重的发生率增高,同时发现父亲大量吸烟者,围生期死亡率比父亲不吸烟的婴儿高得多。

3.电子媒介对儿童健康的影响

电子媒介对儿童的影响有好有坏,其好处是能积极地增进知识和增加与社会的沟通和互动,其害处来自电子媒介中的暴力和色情,此外长期、长时间专注于电子媒介本身也会对儿童发育产生不良影响。

已有越来越多的文献报道电视对儿童的影响。Huston及其同事于1992年报告儿童看电视与注意力和认知的关系,没有证据支持看电视对注意力和认知的负面影响。但研究认为,如果儿童用太多的时间看电视,势必会影响他与家人进行感情交流的时间,而与父母的感情交流,在儿童心理发育中起着很重要的作用。在儿童上学后,看电视占用了学习时间,有研究认为看电视的量和学习成绩之间有明显的负相关。还有不少研究发现看电视和部分儿童的惊厥有关。

电子游戏在不同的社会、经济层迅速传播,由于技术先进,游戏的设计相对简单,仅用眼—手协调操作,并常有暴力内容。对于电子游戏和行为及学习之间的关系,没有研究证实,但由于电子游戏对于儿童来说有很强的吸引力,儿童很容易沉溺其中,对身心发育和学习的影响可想而知。但也有学者认为适量的电子游戏活动对训练眼—手协调有益。

以交互作用和多媒体潜能为特点的"新媒介"互联网的出现给儿童健康和教育带来新的挑战。这项新技术在为儿童提供学习和交流的平台的同时,也给色情和暴力开辟了新的市场,其对儿童健康的深远影响有待于进一步研究。

三、现代儿科医生的社会医学观

社会因素对医学和人类健康的影响越来越凸显,同时社会医学与临床医学的关系也越来越密切,现代儿科医生必须要具备社会医学观念。

(一)儿科医生要具备生物心理社会医学模式的观念

现代医学由"生物医学模式"向"生物心理社会医学模式"的转变是医学发展的必然趋势。儿科医生要从生物心理社会医学的角度重新审视临床问题。目前,儿童的疾病谱正在发生变化,既往影响儿童健康最严重的感染性疾病和营养性疾病已经明显下降,而先天性畸形、恶性肿瘤、意外损伤、慢性疾病、心理行为性疾病和环境因素有关的疾病成为儿童健康新的威胁,多数疾病不单纯是生物因素的作用,还受心理和社会诸因素的制约,有许多疾病的生物因素也要通过心理与社会因素起作用。同时,疾病的表现形式,也已由单因—单果向多因—单果和多因—多果的形式发展,显而易见,如果不从心理和社会因素考虑这些疾病的诊断、预防和治疗,是难以达到满意的效果的。

(二)儿科医生要具备预防医学的观念

新的医学模式克服了单纯生物医学模式忽视心理因素和社会因素的局限性,全面系统地从生物因素、心理因素和社会因素等方面来综合认识人类健康和疾病问题,把医学预防在更为广阔的背景下进行研究,从而产生了大卫生的观念,其含义是,病因的广泛性、预防的社会性、病损的多样性和人类的同步性。如今的儿科医生看病不应该再是简单的看病、治病,而要扩大到防病和保健服务;不是简单的治愈疾病,而是要求发现和控制影响健康的各种因素,从而达到预防疾病的目的。因此,儿科医生要有预防医学的观念;不但要有医学预防的观念,还要有社会预防的观念。

（三）儿科医生要具备健康教育的观念

现代儿科医生不但要学会"就病论病""因病施药"，而且要学会"因病施教"。现在，临床治疗不但要求有药物处方，还要求有健康教育处方，即，不但告诉病人应该吃什么药，还应该告诉病人回家以后怎样进行自身护理、生活调养、心理调节，怎样防止疾病的恶化和复发等，"两分钟瞧病，半分钟开药"的诊疗方式已经不能适应新的要求。

（葛丽燕）

第四节 儿科医学中的伦理问题

伦理学是一门研究道德的起源、本质、作用及其发展规律的科学。医学伦理学作为职业伦理学的重要组成部分，是专门研究医学活动中人们之间道德关系和道德规范的一门学科，研究内容包括医学领域中的道德作用、意义和发展规律，医学道德规范、医学道德原则及人际关系等。随着医学科学的发展，新的生物医学技术不断涌现，医学伦理学研究的问题越来越多，也越来越复杂。医学科学发展的每一个时期都会对医学伦理学提出新的命题。儿科学作为医学的重要分支，由于其研究对象及其疾病谱的特殊性，所涉及的医学伦理问题除了共性的特点之外，还有不少个性之处。

一、儿科医学中几个重要的伦理学概念

（一）自主权

自主权是现代医学伦理学的核心概念。强调自主权的目的是希望病人能够根据他们自己的价值观来作出医疗护理方面的决定。病人可以由于宗教或其他原因的选择拒绝挽救生命的医疗措施，即使这样的选择在常人看来是愚蠢的。西方的现代儿科学比较强调儿童在医疗选择上的自主权，而在中国，儿童通常被认为是孩子，孩子是应该听大人的，更不容说是事关生命的大事。但是，伦理学认为，一个行为个体是否应该具有医疗选择的自主权，并不取决于行为个体的年龄，而取决行为个体是否具有行为能力。

（二）行为能力

行为能力是指行为个体具有理解所做出决定的后果和其他可能选择的能力。行为能力是自主权的决定因素。多数学龄儿童和青少年具有行为能力，应该重视其在医疗选择上的自主权，但是这一特定的人群中的大多数还处于父母的合法监护下，由此在医疗行为的选择过程中，父母和孩子价值观上的冲突经常会发生。

（三）病情告知

告之以实情是人际交往中的共同道德标准。在医疗活动中和医患关系中也不例外。医生有义务告知患儿或家属真实的病情，这是因为医疗活动的过程中，医患双方的信息不一致，还可能因为各种医疗措施都可能产生这样或那样的后果。在中国，医疗活动中善意的隐瞒（如确诊为恶性肿瘤而不告以实情）曾经被认为是积极的行为，新的《医疗事故处理办法》对告知的具体要求使得上述"积极行为"的合法性受到挑战。

（四）隐私保护

患儿家属应该信赖医生，告知医生以真实的病情，而医生有保护患儿家属隐私的义务。这不但有利于医生全面了解病情，从而有利于对疾病的早期诊断和及时治疗，也避免对更大范围内的人群产生不利的影响（如传染病不及时诊断而不予以隔离，则导致扩散蔓延）。

（五）利益冲突

儿科医生要维护患儿的利益，也要维护患儿家庭的利益，而有时患儿的利益和其家庭的利益是不一致的，这种利益冲突造成许多儿科医学上特有的伦理学的问题，也是伦理学上的重要命题。

二、儿科医学中几个重要的伦理学命题

(一)儿科生命支持的伦理学问题

儿科急救医学的发展对儿童健康产生了革命性的影响。20世纪70年代重症监护技术的推广应用使得儿童死亡率特别是新生儿死亡率明显下降。然而,重症监护技术的发展是一把双刃剑,在降低死亡率的同时,也使得相当数量的儿童留下后遗症而长期生存,使得在相当一段时间内,医学界对重症监护技术到底是祸是福有过不少争论。对个体来讲,也存在同样的问题。如某一重症缺血缺氧性脑病的新生儿病患,生命垂危,在机械通气下勉强维持生命体征在正常范围,但神经反射逐渐消失。上述情况持续一段时间后,就给儿科医生和家长提出一个两难的选择:如果选择继续治疗,比较好的结果是生命体征稳定,正常神经活动不能恢复,成为"植物人(baby doe)"而出院,患儿家庭从此经济和心理负担陡增,而患儿本身一生中不能像正常人一样工作和实现其生活价值,还要遭受无穷无尽的医疗操作和由此而来的痛苦。如果选择终止治疗,就意味着终止患儿的生命,似乎不能体现患儿的最佳利益,至少在伦理学上是不完美的。选择继续治疗,有较好的伦理学基础,但缺乏患儿实际利益的支持;而终止治疗,比较符合患儿及其家庭和社会的长远实际利益。这就是医学伦理学上著名的"baby doe两难"命题。

在美国和其他发达国家,解决这一命题的方法是成立由多学科组成,有普通社区代表参加的医院伦理委员会,以个案研究的方式帮助临床医生和家长进行决策。但是在我国,不能用同样的方法解决这一问题,这主要是由于社会、文化和经济背景的不同。破解这一伦理学命题的主要难度在于:在美国和极大多数发达国家,患儿的医疗费用都由国家或保险公司支付,患儿家庭与医院、医生之间不存在直接的经济关系,医疗活动中较少考虑经济上的问题,因此在作出医疗方面的决策时可以撇开医疗费用的问题而不予考虑。但在我国,即使医疗上和伦理上都认定应该继续治疗,但如果患儿家庭要求终止医疗活动,并拒绝支付进一步增加的医疗费用时,医疗活动的继续也会发生困难。

(二)新生儿筛查的伦理学问题

新生儿筛查(neonate screening)是近二三十年发展起来的一项现代医学技术。它作为临床医学和预防医学结合的杰作,正在为提高儿童的健康水平和提高人口素质起着不可替代的作用。该项技术的核心是运用生理、生化或其他手段,发现亚临床的疾病状态,使得医务工作者能够在疾病早期进行干预,以提高干预的效果,改善疾病的预后。目前,在我国许多地区,已经广泛开展了新生儿遗传代谢病(如苯丙酮尿症、先天性甲状腺功能低下症)和新生儿听力筛查,取得了相当好的社会效益。

但是,新生儿筛查也有某些负面的影响。首先,筛查并不等于诊断,任何筛查都会有一定的假阴性和假阳性,由此也带来一系列伦理学思考。假阳性给当事儿童家长带来一定的精神压力和心理负担。在多数情况下,虽然在后续的诊断程序后,家长有如释重负的感觉,但他们始终不能挥去筛查的阳性"标签"带来的阴影,这种阴影有时会持续相当长时间,有时,筛查的假阳性带来的负面效应甚至可以超过疾病本身。而假阴性给家庭带来的不幸是,患儿虽然参加了筛查,但由于被误认为是正常,使疾病仍然不能得到早期的诊断和干预。家长可能就此而对以后的医学措施产生怀疑甚至是抗拒。其次,有些筛查并不能给当事儿童带来明确的利益。如曾在美国进行研究的囊性纤维样变(cystic fibrosis)的新生儿筛查,由于对确诊的病儿缺乏明确的后续干预和治疗措施,使得家长只能忧虑,不能看到希望,儿童也不能得到实际的利益。第三,有些筛查所后续的干预措施,并不能证明对当事儿童有利。如,在苯丙酮尿症筛查的初期,由于误将高苯丙酸血症标签为苯丙酮尿症,使这些儿童不恰当地长期使用营养成分不均衡的特殊饮食。当然,这一问题随着经验的逐步建立而已经得到解决。

为了使新生儿筛查尽少地受到伦理学问题的困扰,在设计新的新生儿筛查方案时,应该尽量考虑到以下一些方面:第一,筛查措施结束后必须要有后续的确诊方法和干预方法,而且,确诊和干预的方法必须是技术上成熟的,明确对当事儿童有益的;第二,筛查的方法要保证比较合理的假阴性和假阳性率;第三,每一项新的筛查在实施前必须要有可靠的卫生经济学分析,确保合理的投入产出比;第四,每一项筛查在具体进行前,都必须要对家长进行正式的告知,并获知情同意。

（三）畸形新生儿处理的伦理学问题

每一个有经验的儿科医生都会有这样的经历，到产房会诊畸形的新生儿，家长要求"不要抢救"，但新生儿的生命体征尚可，在这种情况下，平衡好医学、伦理学和社会学的问题，对作出正确的医学决断非常重要。目前，由于围生期保健的广泛开展，疾病谱的改变，先天性畸形的相对发生率越来越高。同时，由于计划生育国策的实施，使得家庭对育儿质量的要求也越来越高。可以预见，这类问题在临床上也会越来越常见。

由此引出一个重要的医学伦理学问题——安乐死。安乐死是 20 世纪 70 年代以来国内外医学界、哲学界和伦理学界讨论最为热烈的问题之一。对安乐死的理解有广义和狭义之分。广义的理解包括一切因为"健康"的原因，任其死亡和自杀；狭义的理解则把安乐死局限于对患有不治之症的病人或死亡已经开始的病人，不再采取人工的方法延长其死亡过程，或者，为制止剧烈疼痛的折磨不得不采用加速死亡的药物。当前，对"安乐死"一词的理解多是狭义的。

安乐死有被动与主动、自愿与非自愿之分。被动安乐死是消极的安乐死，停止治疗和抢救措施，任晚期病人自行死亡；主动安乐死又称积极安乐死，由医务人员采取给药加速死亡，结束其痛苦的生命，让其安然舒适地离开人世。自愿安乐死是指病人本人要求或同意采取安乐死；非自愿安乐死是指对那些无行为能力的病人施行安乐死，如有严重畸形的婴儿，他们无法表示自己的愿望，由别人提出安乐死的建议。

合理而有条件的安乐死似乎最终会被社会、医学和法律接受。这实际上取决于对安乐死概念的正确理解。从伦理学角度分析，安乐死的实施必须具备两个前提：一是病人的疾病无法挽救，濒临死亡而不可逆转；二是由于这种病导致病人肉体及精神的极端痛苦。两者缺一不可。从这个意义上来说，有些家长面对一些并不是十分严重的畸形，而要求实施安乐死（虽然家长并不一定用这个词）的请求，是不应予以支持的。

（四）母婴利益冲突的伦理学问题

在日常医疗活动中，母婴利益冲突（interest conflict）时常会发生，尤其是在孕期，由于母婴一体，利益冲突不可避免。经典的案例是，一位孕晚期的孕妇，诊断为前置胎盘，医生建议为了保障胎儿的健康，避免宫内缺氧，应立即剖宫分娩。但孕母根据自己感觉认为，胎儿情况良好，并认为剖宫产会对自己的利益带来损害，故拒绝接受剖宫产。医学伦理学的观点认为，如果所建议的操作或手术对胎儿的利益是明显的、有科学依据的，医生应该说服母亲接受这样的建议。反之，如果所建议的操作或手术对胎儿的利益是不明显的、缺乏科学依据的，医生应该允许母亲根据自己的利益作出选择。

（五）青春期医学有关的伦理学问题

处于青春发育期的青少年虽然还没有成年，但已经具备行为能力。因此，在青春期医学的范畴内，应十分注重患者本人的知情同意，儿科医生应该像尊重患儿家长的意见一样重视青少年患者本人的意见。另外，应对患儿隐私的保护予以特别的重视。但可能是由于职业的特点，儿科医生往往不十分注重这些方面。

（葛丽燕）

第五节　循证医学与临床实践

循证医学（evidence based medicine）是近年国际临床医学领域迅速发展起来的一个学说。循证医学是临床医学的新范例，它提供给病人的医疗是建立在目前所能提供证据的基础上的，它并不简单根据直觉得到的、非系统的临床经验以及疾病的病理生理的基础知识，而是强调临床证据。其核心思想是：医务人员应认真地、明智地、深思熟虑地运用临床研究中得到的最新、最有力的科学信息来诊治病人。任何医疗决策的确定都应基于客观的临床科学研究依据，临床医师开处方、专家制订治疗指南、政府制订医疗卫生决策等也应依据现有的最可靠的科学依据进行。

循证医学要求临床医师根据科学研究的依据来处理病人,在仔细采集病史和体格检查的基础上,要做到:①进行有效的文献检索。②运用评价临床文献的正规方法。③发现最有关和正确的信息,最有效地应用文献即证据。④根据证据解决临床问题,制订疾病的预防措施和治疗措施。

随着临床医学近年来的迅速发展,人们越来越认识到动物试验不能取代人的试验,因为人体远较动物复杂,并对长期以来单纯根据病理生理机制指导临床治疗现状产生了疑问,许多学者认为随机对照试验在医学研究中的广泛应用可与显微镜的发明相媲美,根据临床研究依据来处理病人的观念已形成。循证医学将帮助培养21世纪的医生用医学证据解决临床问题的能力,将医学研究的结果用于临床实践。儿科学专业具有与其他专科不同的特点,儿科的循证医学实践的核心除了检索文献和评价文献外,一旦证据被认为是真实可靠的,关键是结合实际病人,并与患儿的监护人进行商量,在充分考虑了患儿及其监护人的意见后作出临床的决策。

医疗实践在迅速进步,临床医师可以通过以下途径来了解信息进展:①查找医学文献,包括综述、实践指导、编者按、广告文章等。②向专家进行咨询。③听医学讲座、看广告栏、与医药公司代表交谈。但来源于上述的资料都可能带有不同程度的偏倚,有时各种来源的意见并不统一。如不对上述资料进行评价,对临床实践的应用不会有很多的帮助,医生可能会听信某位权威专家的意见,而对独立判断发生困难。

1984年由加拿大McMaster大学制订了阅读者指南,指南的主要目的是帮助临床医师阅读文献,确保知识更新。后来,该大学的工作小组与北美的同事制订了一套《使用者指南》(user's guides),它指导临床医生如何更有效的搜集文献,指导如何解读临床的研究结果,以及如何将它用于医疗上。新指南更注重提倡用医学文献的证据解决病人的问题。即用从文献中测定、总结出来的信息回答每天碰到的临床问题。

近30年来,临床研究进展迅速,20世纪60年代临床随机对照研究(RCT)还十分少见,现在已被普遍采用。任何一种新药上市都必须通过有效的临床试验。荟萃分析作为对RCT结果进行综合分析的手段,越来越被更多的人所接受。

循证医学与传统医学在处理临床问题时有着很大区别。传统医学对于预后、诊断试验、治疗有效性的观察建立在非系统观察的临床经验、发病机制和病理生理知识的理解、对专家与经验的依赖性基础上,所以传统医学解决临床问题的方法是:①根据自己的经验和生物学知识。②阅读教科书。③请教专家。④阅读有关文献。而循证医学系统地记录治疗结果,可明显地增强对疾病的预后、诊断、治疗的信心。循证医学还认为,对于疾病基础知识的理解十分重要,它可以帮助说明临床观察的结果和证据,但对于临床实践的指导是不够的。循证医学认为,为恰当解决临床问题,应仔细采集病史,进行必要的体格检查,为诊断和治疗的决定提供尽量多的客观的证据,在此基础上应阅读有关原始文献并进行科学评价,决定如何用于临床,当然也不排斥向同事及老师请教。

循证医学证据的来源主要是随机对照试验或随机对照试验荟萃分析结果。在不可以进行随机对照试验或没有随机对照试验结果时,非随机对照试验包括观察性、描述性研究也可作为证据,但可靠程度不及随机对照试验。证据即相关资料必须在具有可供使用、可获得、可被接受、可应用和可被审评性五个先决条件后,才能开展循证医学。

循证医学的具体做法和步骤。首先要提出一个拟解决的具体的临床问题,然后进行有效的文献检索,选择有关的最佳研究资料,并用使用者指南中的标准评价,了解其优缺点,分析其是否合理正确,最终提取有用的临床信息用于解决病人的问题。在考虑该信息是否适用于自己的病人时既需要有关的病理生理基础知识,还需要有行为医学的知识。评价文章时要考虑到及回答以下问题:①研究结果是否正确?②结果是什么?③这些结果对处理我的病人有帮助吗?

归纳起来,进行循证医学可分下面四个步骤:①从病人存在的问题提出临床要解决的问题。②收集有关问题的资料。③评价这些资料的真实性和有用性。④在临床上实施这些有用的结果。

循证医学中对医学文献的评价方法。循证医学中对收集的医学文献都要进行评价,评价方法需遵循《使用者指南》(user's guides)提出的标准进行评价,如评价有关治疗和预防的文章,使用者指南有下列规定：

一、测定研究结果是否正确

（1）病人是否随机分组。

（2）是否所有进入试验的病人都归入原先随机化分配的各组中进行分析，并在结论中加以说明，即打算治疗分析。失访者越多，结果的偏倚越大，因为他们可以有不同的结局，有些可能因好转而不继续求医，有的可能很差或因不良反应或因死亡而离开试验，故如有失访者，应将可能有的两种结果都计算一遍，如结论不变，则较可信。

（3）病人、医生及研究者对治疗是否都是"盲"的。

（4）患者的分组在研究开始时是否是相同的。

（5）除了实验干预外，各组其他的治疗是否都相同。

二、结果是什么治疗的作用有多大，可以通过下列方法计算及表达

（1）绝对危险度差。

（2）相对危险度。

（3）治疗作用的估计有多少精确？实际上，从来也没有人能知道真正危险度的减少有多大，对此只能作出估计，上述的计算是估计，我们常用 95％可信限（CI）来表示其范围。

三、结果是否对自己的病人有帮助

（1）该结果能否用于自己的病人，将您自己的病人与文献报道中选择病人的标准相比。

（2）是否考虑到所有的临床上的重要结果？每一种药物的治疗作用主要看对病人是否重要。

（3）治疗的好处与可能发生的不良反应及费用：应考虑可能的治疗作用是否值得。这可以用需要治疗的病人数目（number needed to treat，NNT）来表示。

总之，在评价治疗作用的文章时首先要确立问题，再用检索手段获得可提供的最佳证据测定该证据的质量，如果质量是好的，那么就测定治疗作用的范围，考虑病人是否与您自己的病人相同，结果的测定十分重要，最后考虑到治疗不良反应，测定干预措施的可能结果，在纸上写出治疗的好处、不良反应和费用，决定是否采用此治疗。

使用者指南发表了一系列对医学文献评价的标准，包括对诊断试验的评价、疾病预后的评价、病因结论的评价等，均可用作循证医学对医学文献的评价。

总之循证医学就是在提出问题基础上寻找证据，对这些证据进行评价说明，最后用这些证据指导临床实践。

系统综述（systemic review）是系统全面地收集全世界所有已发表或未发表的有关临床研究的文章，筛选出符合质量标准的文章，进行定量综合，得出可靠的结论。由于传统医学解决临床问题方法上存在缺陷，某些疗法虽有充分证据证明有效，但长期未被采用，另一些疗法根本无效，甚至有害，却长期广泛应用，某些医学问题已有答案但仍在进行研究。系统综述就是用来解决这些问题的方法之一。1979 年，Archie Cochrane 提出各专业应将所有的有关 RCT 的研究论文收集起来进行系统综述，并随新的临床试验出现随时更新，为临床治疗实践提供可靠依据。20 世纪 80 年代出现跨国合作，对某些常见重要疾病（心血管、癌症、消化道疾病）某些疗法作了系统综述，它们对改变世界临床实践和指导临床研究课题的方向产生了划时代的影响。被认为是临床医学发展史上的一个里程碑。系统综述由于经过系统评价结果，使其结论最接近真实情况，从而可以为临床提供质量高、科学性强、可信度大、重复性好的医疗措施、治疗方法和药物，以指导临床实践，推动医疗质量的提高。另一方面亦为临床科研提供重要信息，为立题提供科学的基础，从而避免了走弯路及重复研究浪费科研经费。

系统综述的步骤可分为：①确立综述目的。②确定资料来源和收集有关资料。③对收集的文献

资料按循证医学的原则和方法进行评价。④应用描述性方法将资料进行数量上的合并。⑤应用荟萃分析方法将资料进行定量综合。⑥小结和分析综合结果。⑦提出应用指南。循证医学提倡个人的临床实践经验与从外部得到的最好的临床证据结合起来,这在病人的诊治决策中至关重要。但是必须强调,忽视临床实践经验的医生,即使得到了最好的证据,也可能用错,因为最好的证据在用于每一个具体病人时,也必须因人而异,结合临床资料进行取舍;而如果缺乏最好、最新的外部证据,临床医生可能采用已经过时的旧方法,给病人造成伤害。1972—1989 年共有 7 项 RCT 研究均显示用泼尼松龙治疗早产孕妇可降低早产儿的死亡率达 30%～50%,但在 1989 年前由于未开展该试验的系统性综述分析,大多数产科医师根本不知道该疗效有效,结果 1% 的早产儿由于没有得到相应治疗而死亡。

近年来,采用各种临床指南(clinical guideline)作为临床医生的医疗行为的标准已成为国际的趋势。临床指南是以循证医学为基础,由官方政府机构或学术组织撰写的医疗文件,将规范化医疗与个体化医疗相结合,对提高医疗质量有重要的推动作用,其目的是为了提高医疗质量和控制医疗费用的不断上涨。自 1993 年在 Index Medicus 可以用"实践指南"作为关键词检索到你所需要的内容,美国国立卫生研究院公布的临床指南和专家组意见分两个目录收集在http:/text nlm nih gov。不同的疾病临床指南也可以在网上找到。如哮喘的诊治指南可以从美国国立心肺血液研究所的网址查到,其网址是 http:/www. nhlbi. nih. gov/。此外,在网上也可查阅加拿大医学会(http:/www. cma. ca/cpgs/index. htm)和澳大利亚医学会(http:/www. mja. com. au/public/guides/guides. htm)提供的临床指南。中华医学会发布的临床诊治指南虽然没有收集到一起,但中华医学会期刊系列均已全文上网(http:/www. chinainfo. gov. cn/periodical/zhyxh. htm)读者上网查找原文也非常方便。我国第一部以循证医学为依据的脑血管病临床指南——《BNC脑血管病指南》也已问世,为我国神经科医生明确诊断和规范化治疗脑血管病提供了循证医学的依据。以循证医学为基础的临床指南的产生具有以下几方面的重要意义:①可以提高医疗机构的医疗质量,给予经治病人以最佳的治疗和合理的治疗,因为临床指南上形成的诊断治疗决策都是以循证医学为基础,集中新近最佳临床科学研究和专家意见。②由于诊断和治疗建议是以正式医疗文件形式在各种医疗机构和临床医师中进行传播,因此可以改变临床医师的医疗行为,减少不同医疗机构和不同临床医师间由于素质不同造成医疗水平的差异。③可以减少医疗费用,不少临床指南的形成,都经过临床经济学成本—效果分析,所形成的诊断治疗意见成本效果分析都是最好的。④有助于继续教育,临床指南收集了所有有关文献,并对文献中的结论进行了系统评价,集中了新近最佳临床科研结果,并且不断更新,因此也是很好的继续教育教材。⑤可以作为官方政府部门对医疗机构医疗质量检查的依据,因为指南具有一定的权威性。⑥可作为医疗保险机构掌握医疗保险政策的凭据。

不同水平的实证(按强度排序),包括:a. 来自对所有相关随机对照试验的系统评价的实证;b. 来自至少设计良好的随机对照试验的实证;c. 来自设计良好、有对照但非随机试验的实证;d. 来自设计良好的队列研究或病例对照分析研究,特别是多中心研究;e. 来自多时间序列研究,有干预或没有干预;f. 来自于权威的意见,基于临床经验、描述性研究或专家委员会的报告。

目前高水平的有关儿童的证据在很多方面是不足的,而成人的研究不能完全照搬应用于儿童,由于儿童对药物的吸收、分布和代谢与成人有着根本的区别,儿童与成人相同的疾病但病因不同,对治疗产生的效果也不同,如大剂量、长疗程使用糖皮质激素会造成小儿的生长发育迟缓的危险,而在成人则没有这种危险。很多研究不包括儿童或没有年龄的分组结果,这意味着儿科医生没有适当的结果可以推广于病儿,现在有 Cochrane Child Health Field 来提供儿童的证据,如 the Cochrane Child Health Field 已制订了关于儿童的证据指南和有关与年龄的亚组分析。与成人相比,小儿往往缺乏有价值的病史资料和体格检查,特别是这些资料的获得是通过第 3 人(家长)和一些受限的检查(病人不合作),根据病史和检查能得到的验后概率和以前的实验室研究信息都十分有限。儿童的研究证据常存在诊断的不确定,缺乏客观的终点指标,小样本和医德问题而影响研究的内部的真实性。加强儿科领域里的大样本的多中心随机对照研究将会大大改变目前临床决策中的失误、偏倚。

尽管儿科循证临床实践存在着这些障碍,但循证医学的实践对保证患儿采用最好的和最适宜的临床处理,保证最适宜的证据应用于儿科临床决策是必要的。虽然循证儿科临床实践实施的困难是存在的,但克服这些困难的方法和策略也在不断的发展、完善。

（葛丽燕）

第二章　儿童生长发育

第一节　生长发育规律

一、生长发育的连续性

小儿生长发育是一个连续的过程,但各年龄生长发育并非等速,除在母体宫内生长期外,出生后第1年末(即婴儿期)身长为出生时的1.5倍,体重为出生时的3倍,此为生长发育的第一个高峰。至青春期,身高及体重生长又迅速加快,出现生长发育的第二个高峰。

二、各系统器官发育的不平衡性

各系统的发育快慢不同,各有先后。如神经系统发育较早,生殖系统发育较晚,淋巴系统则先快而后回缩,皮下脂肪发育年幼时较快,而肌肉组织则须到学龄期才发育加速(见图2-1)。

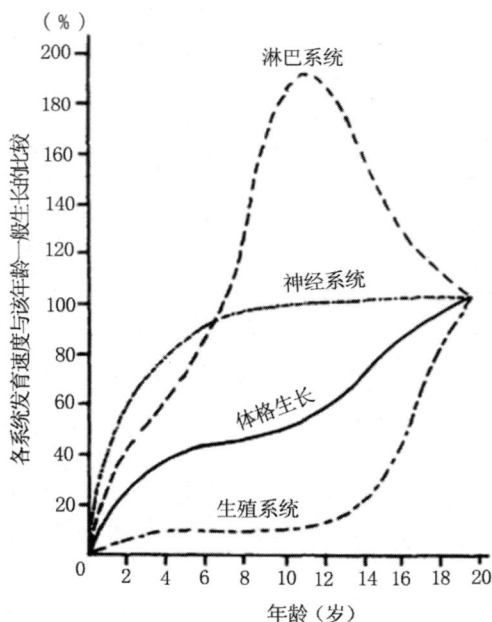

图 2-1　出生后不同年龄各主要系统的生长规律

三、生长发育的一般规律

生长发育遵循由上到下、由近到远、由粗到细、由低级到高级、由简单到复杂的规律。如出生后运动发育:先抬头,后抬胸,再会坐、立、行(自上到下);从臂到手,从腿到脚的活动(由远到近);手拿物品先用全掌握持,以后发展到能以手指摘取(从粗到细);先会画直线,进而能画圈,再画人(由简单到复杂);先学会观看和感觉事物,认识事物,再发展到记忆、思维、分析、判断(由低级到高级)。

四、生长发育的个体差异

小儿生长发育虽按上述一般规律发展,但由于受遗传、性别、环境、锻炼等的影响而存在很显著的个体差异,如矮身材父母的小儿与高身材父母的小儿相比,两者身长就可相差很多,但都属正常范围,故每个小儿有他自己的生长模式。因此所谓正常值不是绝对的,要考虑个体不同的影响因素,才能做出较正确的判断。体格上的个体差异一般随年龄增长而越来越显著,青春期差异更大。因此系统连续地观察比一次性调查更能反映小儿生长发育的真实情况,避免在评价时做出错误的判断。

(葛丽燕)

第二节 体格发育及评价

一、体格生长的常用指标

一般常用的形态指标有体重、身高(长)、坐高(顶臀长)、头围、胸围、上臂围、皮下脂肪等。

(一)体重的增长

体重为各器官、系统、体液的总重量,是衡量儿童生长与营养状况的重要指标,也是儿科临床作为计算药量、静脉输液量的重要依据。

新生儿出生体重与胎次、胎龄、性别以及宫内营养状况有关。我国1995年九大城市城区调查结果显示平均男婴出生体重为(3.3 ± 0.4)kg,女婴为(3.2 ± 0.4)kg,与世界卫生组织的参考值相近(男3.3kg,女3.2kg)。生后1周内如摄入不足,加之水分丢失、胎粪排出,可出现暂时性体重下降或称生理性体重下降,约在生后3~4d达最低点(下降3%~9%),以后逐渐回升,至出生后7~10d恢复到出生时体重。若体重下降超过10%或至第10d还未恢复到出生时的体重,则为病理状态,应分析其原因。生后及时合理喂哺,可减轻或避免生理性体重下降的发生。

小儿体重的增长不是等速的,年龄愈小,增长速率愈快。生后第一年内婴儿前3个月体重的增加值约等于后9个月内体重的增加值,即12个月龄时婴儿体重约为出生时的3倍(9kg),是生后体重增长最快的时期;生后第二年体重增加2.5~3.5kg,2岁时体重约为出生时的4倍(12kg);2岁至青春前期体重增长减慢,年增长值约2kg。因此,小儿体重可按以下公式计算:

1~6个月婴儿体重(kg)=出生体重(kg)+月龄$\times$0.7(kg)

7~12个月婴儿体重(kg)=6kg+月龄$\times$0.25(kg)

2岁至青春前期体重(kg)=年龄$\times$2+7(或8)(kg)

(二)身材的增长

1.身高(长)

身高(长)指头顶到足底的垂直长度。3岁以下儿童应仰卧位测量,称为身长;3岁以上小儿一般立位测量,称为身高。身高(长)的增长规律与体重相似。年龄越小增长越快,也出现婴儿期和青春期两个生长高峰。出生时身长平均为50cm,生后第一年身长增长最快,约为25cm;前3个月身长增长11~12cm,约等于后9个月的增长值,1岁时身长约75cm;第二年身长增长速度减慢,约10cm左右,即2岁时身长约85cm;2岁以后身高每年增长5~7cm。故2~12岁身长的估算公式为:年龄$\times$7+70(cm)。

身高(长)的生长受遗传、内分泌、宫内生长水平的影响较明显,短期的疾病与营养波动不易影响身高(长)的生长。

2.坐高(顶臀长)

坐高指头顶到坐骨结节的高度。坐高增长代表头颅与脊柱的生长。

3.指距

指距是两上肢水平伸展时两中指尖距离,代表上二肢长骨生长。

(三)头围的增长

头围的增长与脑和颅骨的生长有关。胎儿期脑生长居全身各系统的领先地位,故出生时头围相对大,平均32～34cm;第一年前3个月头围的增长约等于后9个月头围的增长值(6cm),即1岁时头围约为46cm;生后第二年头围增长减慢,约为2cm,2岁时头围约48cm;以后增长更慢,至15岁后接近成人,为55～58cm。头围的测量在2岁以内最有价值,尤其是连续追踪测量头围更有意义。较小的头围常提示脑发育不良,头围增长过速往往提示脑积水。

(四)胸围的增长

沿乳头下缘至肩胛骨下缘绕胸一周的长度,取呼、吸的平均值,即为胸围。胸围代表肺与胸廓的生长。出生时胸围32cm,略小于头围1～2cm,1岁左右胸围约等于头围。1岁至青春前期胸围应大于头围(约为头围＋年龄－1)。婴儿期应注意适度的啼哭和被动体操,练习爬行是促进婴儿胸廓发育的良好方法。

(五)上臂围的增长

上臂围代表肌肉、骨骼、皮下脂肪和皮肤的生长。1岁以内上臂围增长迅速,1～5岁增长缓慢,1～2cm。因此,有人认为在无条件测体重和身高的情况下,可测量左上臂围筛查5岁以下儿童营养状况:大于13.5cm为营养良好,12.5～13.5cm为营养中等,小于12.5cm为营养不良。

(六)身体比例与匀称性

在生长过程中,身体的比例与匀称性生长有一定规律。

1.头身比例

头的生长在宫内与婴幼儿期领先生长,而躯干、下肢生长则较晚,生长时间也较长。这样,头、躯干、下肢长度的比例在生长进程中发生变化,头长占身长(高)的比例在婴幼儿为1/4,到成人后为1/8(见图2-2)。

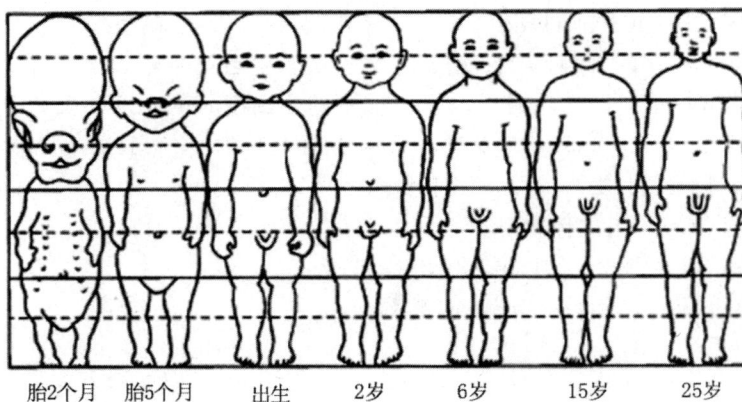

胎2个月　胎5个月　出生　2岁　6岁　15岁　25岁

图2-2　头与身长比例的变化

2.体型匀称

表示体型(形态)发育的比例关系,如身高/体重(weight-for height,W/H),胸围/身高(身高胸围指数),体重/身高×1000(Quetelet指数),体重/身高^2×10^4(Kaup指数),年龄的体块指数(BMI/岁)等。

3.身材匀称

以坐高与身高的比例表示,反映下肢的生长情况。坐高占身高的比例由出生时的0.67下降到14岁时的0.53。任何影响下肢生长的疾病,可使坐高与身高的比例停留在幼年状态,如甲状腺功能低下与软骨营养不良。

4.指距与身高

出生时,指距略小于身高(长),到12岁左右二者相等。如指距大于身高1～2cm,对诊断长骨的异常生长有参考价值,如蜘蛛样指(趾)(马方综合征)。

二、骨骼和牙齿的生长发育

(一)骨骼

1.头颅骨

除头围外,还可根据骨缝闭合及前后囟闭合时间来衡量颅骨的发育。小儿出生时颅骨缝稍有分离,于3～4个月时闭合。出生时后囟很小或已闭合,至迟生后6～8周闭合。前囟出生时1～2cm,以后随颅骨生长而增大,6个月左右逐渐变小,在1～1.5岁闭合。前囟检查在儿科临床很重要,如脑发育不良时头围小、前囟小或关闭早;甲状腺功能低下时前囟闭合延迟;颅内压增高时前囟饱满;脱水时前囟凹陷。颅骨随脑的发育而逐渐长大。

2.脊柱

脊柱的增长反映脊椎骨的生长。生后第一年脊柱生长快于下肢,以后四肢生长快于脊柱。1岁左右开始行走,形成3个自然弯曲,有利于身体平衡。到6～7岁自然弯曲才被韧带所固定。

3.长骨

长骨的生长和成熟与体格生长有密切关系。长骨干骺端的骨化中心按一定的顺序和部位有规律地出现,可以反映长骨的生长发育成熟程度。通过X线检查长骨骨骺端骨化中心的出现时间、数目、形态变化及其融合时间,可判断骨骼发育情况。一般摄左手X线片,了解其腕骨、掌骨、指骨的发育。腕部出生时无骨化中心,其出生后的出现顺序为:头状骨、钩骨(4～6个月后出现);下桡骨(约1岁);三角骨(2～3岁);月骨(3岁左右);大、小多角骨(3.5～5岁);舟骨(5～8岁);下尺骨骺(6～7岁);豆状骨(9～13岁);10～13岁时出齐,共10个,尺骨远端则6～8岁形成。故1～9岁腕部骨化中心的数目(称为骨龄)约为其岁数加1。临床上常测定骨龄以协助诊断某些疾病,如生长激素缺乏症、甲状腺功能减低症、肾小管酸中毒时明显落后;中枢性性早熟、先天性肾上腺皮质增生症则常超前。正常骨化中心出现的年龄差异较大,诊断骨龄延迟时一定要慎重。

(二)牙齿

牙齿生长与骨骼有一定关系。人一生有乳牙(20个)和恒牙(32个)两副牙齿。出生后4～10个月乳牙开始萌出,12个月后未萌出者为乳牙萌出延迟。乳牙萌出顺序一般为下颌先于上颌、自前向后,约2.5岁时出齐。2岁以内的乳牙数目为月龄减4～6个。乳牙萌出时间个体差异较大,与遗传、内分泌、食物性状有关。6岁左右萌出第一颗恒牙,7～8岁乳牙按萌出先后逐个脱落代之以恒牙,17～30岁恒牙出齐。出牙为生理现象,出牙时个别婴儿可有低热、唾液增多、流涎、睡眠不安、烦躁等表现。

三、青春期的体格生长发育

青春期是儿童到成人的过渡期,受性激素等因素的影响,体格生长出现生后的第二个高峰(peak height velocity,PHV),有明显的性别差异。男孩的身高增长高峰约晚于女孩2年,但持续时间长,且每年身高的增长值大于女孩,因此男孩比女孩高。一般来说男孩骨龄15岁,女孩骨龄13岁时,身高生长达最终身高的95%。女孩在乳房发育后(9～11岁)、男孩在睾丸增大后(11～13岁)身高开始加速生长,1～2年内生长达PHV,此时女孩每年身高平均增加8～9cm,男孩9～10cm,以下肢增长最快。在第二生长高峰期,身高增加值约为最终身高的15%。

青春期体重的增长与身高平行,同时内脏器官增长。女性有耻骨与髂骨下部的生长与脂肪堆积,臀围加大。男性则有肩部增宽,下肢较长,肌肉增强的不同体形特点。

生殖系统发育受内分泌系统的下丘脑-垂体-性腺轴的控制。小儿进入青春期后,下丘脑对性激素负反馈作用的敏感度下降,促性腺激素释放激素(GnRH)分泌增加,使垂体分泌的促卵泡激素(FSH)、促黄体生成激素(LH)和生长激素增多,性腺和性征开始发育,持续 6～7 年,最终生殖系统完全成熟。

四、体格生长评价

生长评价主要是通过人体测量学指标以及常用辅助检查,根据各年龄段生长发育规律对小儿进行评价,及时发现生长障碍,给予适当的指导与干预,对促进儿童的健康生长十分重要。

(一)资料分析方法

1. 常用的体格生长评价方法

(1)均值离差法:适用于常态分布状况,以平均值($\overline{X}$)加减标准差(SD)来表示,如 68.3％的儿童生长水平在 $\overline{X} \pm 1SD$ 范围内;95.4％的儿童在 $\overline{X} \pm 2SD$ 范围内;99.7％的儿童在 $\overline{X} \pm 3SD$ 范围内。

(2)百分位数法:当测量值呈偏正态分布时,百分位数法能更准确地反映所测数值的分布情况。

(3)标准差的离差法(Z 积分,SDS):Z 积分＝($\overline{X}$)/SD,可进行不同体质人群间比较,用偏离该年龄组标准差的程度来反映生长情况,结果表示也较精确。其中 X 为实值。Z 积分可为正值,也可为负值。

(4)中位数法:当样本变量为正态分布时中位数等于均数与第 50 百分位数。当样本变量分布不是完全正态时,因此时样本中少数变量分布在一端,用算术平均数作为中间值对个别变量值影响大,故用中位数表示变量的平均水平较妥。

2. 界值点的选择

通常以均值离差法 $\overline{X} \pm 2SD$(包括总体的 95％)为正常范围;百分位数法以 $P_3 \sim P_{97}$(包括样本的 94％)为正常范围;标准差的离差值以 $\pm 2SD$ 以内为正常范围。

3. 测量值的表示

(1)表格:将测量数值以表格形式列出,便于查询,但不够直观。

(2)生长曲线:按各等级的数值绘制成曲线图。优点是较等级数值直观,不仅能较准确了解儿童的发育水平,还能对儿童某项指标进行定期纵向观察,易看出该小儿生长的趋势有无偏离现象,以便及早发现原因,采取干预措施。

(二)体格生长评价

正确评价儿童体格生长状况,必须注意采用准确的测量用具及统一的测量方法。中国卫生部建议采用 1995 年中国九大城市儿童的体格生长数据为中国儿童参照人群值。儿童体格生长评价包括发育水平、生长速度及匀称程度 3 个方面。

1. 发育水平

将某一年龄点所获得的某一项体格生长指标测量值(横断面测量)与参考人群值比较,得到该儿童在同质人群中所处的位置,即为此儿童该项体格生长指标在此年龄的生长水平,通常以等级表示其结果。生长水平包括所有单项体格生长指标,如体重、身高等,可用于个体或群体儿童的评价。对群体儿童的评价可了解该群体儿童的体格状况;对个体儿童评价仅表示该儿童已达到的水平,不能说明过去存在的问题,也不能预示该儿童的生长趋势。

2. 生长速度

生长速度是对某一单项体格生长指标定期连续测量(纵向观察),将获得的该项指标在某一年龄阶段的增长值与参照人群值比较,得到该儿童该项体格生长指标的生长速度。以生长曲线表示生长速度最简单、直观,定期体检是生长速度评价的关键。生长速度的评价较发育水平评价更能真实了解儿童生长状况。生长速度正常的儿童生长基本正常。

3. 匀称程度

匀称程度是对体格生长指标之间关系的评价。①体形匀称度:表示体形(形态)生长的比例关系。常选用身高和体重表示一定身高的相应体重增长范围,间接反映身体的密度与充实度。②身材匀称:以坐高/身高的比值反映下肢生长状况。按实际测量计算结果与参照人群值比较。

(葛丽燕)

第三节　影响生长发育的因素

一、遗传因素

染色体上的基因是决定遗传的物质基础。小儿生长发育的特征、潜力、限度、趋向,都受父母双方遗传因素的影响。人体生长发育多项指标,如身高、体重、皮下脂肪、血压、性成熟的迟早等都有家族倾向,尤以身高为明显,在良好的生活条件下,2岁以后逐渐体现出遗传因素的影响,青春期后有极显著相关。小儿身高与父母平均身高相关最密切,可以根据父母平均身高来预测小儿的最终身高。因此在评价小儿体格生长时,必须考虑遗传因素。

二、性别因素

男女小儿生长发育各有特点,除青春早期外,一般女孩平均身长、体重较同年龄男孩为小,在评价小儿体格发育时男女标准应分开。

三、内分泌因素

内分泌腺的功能对生长发育起重要调节作用。内分泌疾病,如甲状腺功能低下,基础代谢缓慢,造成体格矮小,智力障碍;脑垂体功能不全,生长激素不足引起侏儒症;性腺可促使骨骺愈合,故青春期开始较早者比迟者身材矮小。各内分泌腺之间互相影响,与神经调节密切相关。

四、环境因素

（一）宫内环境

胎儿宫内发育受孕妇生活环境、营养、情绪、疾病等各种因素的影响。妊娠早期如患病毒性感染可导致胎儿先天性畸形;孕妇严重营养不良可导致流产、早产和胎儿发育迟缓;孕妇接受某些药物、X线、环境毒物污染和精神创伤等,均可使胎儿发育受阻,因而影响出生后的生长发育。

（二）出生后的环境

1.营养

营养是小儿生长发育的物质基础,当营养摄入不足,首先导致体重不增甚至下降,长期营养不良最终也会影响身长。20世纪以来,人类身材有逐渐增高的趋势,性发育也提前,这主要是经济生活水平提高,营养好转所致。

2.疾病

急性感染性疾病常使体重减轻、生长迟缓,但只要在疾病恢复阶段为小儿提供良好的营养和生活条件,则小儿可"赶上生长"。但长期的慢性疾病,如哮喘反复发作、先天性心脏病,对体格发育有一定影响。

3.生活环境和心理因素

良好的居住环境,如充足的阳光、新鲜的空气、清洁的水源等,能减少小儿疾病,促进小儿生长发育。合理安排生活制度、护理、教养、锻炼,对小儿体格和智力的成长能起促进作用。家长的爱抚和良好的学校及社会教育对小儿性格、品德的形成、智能的发育具有深远影响。

4.物理和化学因素

X线照射、某些药物如细胞毒性药物、激素、抗甲状腺药物等,都可直接或间接影响生长,如长期应用肾上腺皮质激素者,身高增长减慢。

以上情况说明小儿的生长受遗传和环境两者的作用。遗传赋予人类生长的潜力,如种族特点、父母身高、体型和成熟速度等均制约着儿童的生长。生长潜力是否能充分表现出来,决定于环境因素,如战争和自然灾害对儿童体格生长有不利影响。随着人民生活水平的改善和医疗保健水平的提高,小儿生长速度逐年增加,如我国 1995 年小儿体格生长标准高于 1985 年。但当遗传潜力充分发挥后,环境因素的影响越来越小,小儿体格生长的水平不再提高。

神经精神和智力发育也与体格生长一样,自始至终贯穿着遗传和环境的相互作用。研究证明遗传关系越亲近,智力发展越相似,同卵双生子之间的智商相关系数达 0.9 以上。遗传素质有缺陷,如染色体异常与多种代谢缺陷病都会引起严重的智力迟缓。

环境因素中凡影响体格生长的因素,都能影响神经精神的发育,脑细胞对缺氧和营养不良等因素特别敏感。在后天环境中教养是影响神经精神发育最主要的环境因素,家庭、学校及社会应密切配合,才能培养下一代成为德、智、体全面发展的人才。

了解小儿生长发育规律及遗传和环境因素的影响,使医务工作者在实际工作中可按照发育规律,较正确地评价小儿生长发育情况,及时发现问题,追查原因,予以矫治。另外也可根据不同年龄的生长发育特点,探索和加强有利条件,防止不利因素,以促进小儿的正常生长发育。

(葛丽燕)

第四节　神经心理发育及评价

一、中枢神经系统的发育

神经、精神发育与中枢神经系统的发育成熟密切相关。胎儿时期神经系统发育最早。胚胎 3 周形成神经管,4 周其两端的前后神经孔关闭,头端发育成脑泡,后端形成脊髓,5 周脑泡形成前、中、后脑。此期胎儿若受到有害因素影响,则发生神经管发育障碍。

大脑皮质从胚胎第 8 周开始形成,第 10～18 周神经元大量增殖、移行,分布到大脑皮质基底神经节和小脑,如因致病因素使神经元增殖受阻,造成皮质体积减小,发生小头畸形。5 个月时皮质细胞开始分化,并逐渐形成六层结构(分子层、外颗粒层、锥体细胞层、内颗粒层、巨大锥体细胞层和多形层)。大脑皮质细胞的增生、长大、分化在胎儿末期和新生儿初期达最高峰。小儿出生后,皮质细胞的数目不再增加,以后的变化主要是细胞增大、分化、功能发育成熟。

出生时脑重约 370g,相当于体重的 1/9～1/8,6 个月时达 600g,1 岁时达 900g,成人的脑重约 1500g 相当于体重的 1/40。新生儿的大脑已基本上具备沟和回,但较成人为浅,灰质也较成人薄,细胞分化不全,树突与轴突少而短,3 岁时细胞分化基本完成,8 岁时已与成人无区别。

神经髓鞘的形成传导纤维形态学成熟的重要标志。其形成按一定顺序,至 4 岁神经纤维才完成髓鞘化。在婴幼儿时期,由于神经髓鞘形成不全,当外界刺激作用于末梢神经而传入大脑时,因无髓鞘的隔离,兴奋可波及邻近纤维,在大脑皮质就不能形成一个明确的兴奋灶,同时无髓鞘神经传导较慢,因而小儿对外界刺激反应较慢,而且易于泛化。

新生儿的皮质下系统如丘脑、苍白球在功能上已较成熟,但大脑皮质及新纹状体发育尚未成熟,新生儿活动由皮质下系统调节,因此新生儿出现很多无意识的手足徐动,肌肉张力高。以后脑实质逐渐增长成熟,运动主要由大脑皮质调节。延髓在出生时已基本发育成熟,有呼吸、循环、吸吮、吞咽等维持生命的重要中枢。脊髓在初生时已具备功能,重量 2～6g,2 岁时构造已接近成人。脊髓成长和运动功能的发育相平行。

新生儿的脑富于水分和蛋白质,而类脂质、磷脂和脑苷脂含量较少,脑化学成分至 1.5 岁以后和成人相同。蛋白质在婴儿为 46%,成人为 27%;类脂质在婴儿为 33%,成人为 66.5%。

二、神经、精神发育

小儿神经、精神活动能力的发育以神经系统组织结构上的不断发育成熟为其物质基础。常从大运动、细运动、语言及对周围人、物的反应等几方面进行评价。婴幼儿的发育程度大量反映在日常行为上，因此也称为"行为发育"。

（一）感知觉的发育

1. 视觉

视觉与整个心理发育关系甚大，视觉缺陷可造成学习障碍，小儿视觉的发育如下：

新生儿：已有瞳孔对光反射和短暂的原始注视，目光能跟随近距离缓慢移动的物体，能在19cm处调节视力和两眼协调。

1个月：开始出现头眼协调，眼在水平方向跟随物体在90°范围内移动。

3个月：调节范围扩大，头眼协调好。仰卧位时水平位视线可跟随180°，能看见直径0.8cm的物体，视觉集中时间可达7～10min。

6个月：视线跟随在水平及垂直方向移动的物体转动，并改变体位以协调视觉，可以注视远距离的物体，如飞机、汽车，并能主动观察事物。

9个月：较长时间地看相距3～3.5m以内人物的活动，喜欢鲜艳的颜色。

18个月：注意悬挂在3m处的小玩具。

2岁：区别垂直线与横线。

4岁：视力约20/40（Snellen表），能区别基本颜色。

5岁：区别斜线、垂直线与水平线，视力约20/30。

6～9岁：视力达20/20。

10岁：正确判断距离与物体运动的速度，能接住从远处掷来的球。

2. 听觉

近年的研究表明新生儿已有良好的听觉灵敏度，50～90dB的声响引起呼吸的改变。一般小儿到3个月时能感受不同方位发出的声音，转头向声源。4个月听悦耳声音时会微笑。6个月对母亲语音有反应。9个月寻找来自不同高度的声源。1岁听懂自己的名字。2岁听懂简单的吩咐。4岁听觉发育已较完善。

3. 味觉

新生儿对不同味觉物质已有不同反应，半个月左右时对甜味作吸吮动作，露出愉快表情，对苦、酸、咸的物质则表示不安、皱眉、闭眼、恶心。3～4个月婴儿对食物的微小改变已能区分。

4. 皮肤觉

皮肤觉（包括温、痛、触觉）是最早出现的感觉。新生儿触觉已很发达，当身体不同部位受到刺激时就会做出不同的反应。新生儿皮肤对刺激的敏感性已接近成人。新生儿对冷热的感觉十分灵敏，3个月的小儿已能分辨33℃和31℃的水温。新生儿对痛觉反应较迟钝，第2个月起对痛刺激才表示痛苦。

（二）运动的发育（动作能）

随着大脑皮质功能逐渐发育以及神经髓鞘的形成，小儿运动发育渐趋完善。运动发育的规律是：由上而下，由近而远，由不协调到协调，由粗大到精细。运动的发育可分大运动和细运动（精细动作）。

1. 大运动

大运动包括抬头、翻身、坐、爬、立、走、跑等方面。小儿大运动发育程序如下：

新生儿：俯卧位能将脸从一边转向另一边以避免窒息。仰卧位可出现颈紧张姿势。

1个月：能俯卧位抬头片刻。

2个月：能俯卧抬头45°，从仰位拉至坐位，头后仰。

3个月：俯卧位抬头90°，垂直位能抬头，但控制尚不稳定，出现头晃动。

4个月：仰卧头向中央，四肢对称；俯卧抬头高，并以肘支撑抬起胸部。

5 个月:腰肌继颈肌发育,能直腰靠背坐。

6 个月:已能用下肢支持身体,喜欢扶腋下跳跃。

7 个月:会翻身,俯卧位能向左右旋转追逐物体。

8 个月:长时间稳坐,开始学爬。

9 个月:扶着栏杆能站立。

10 个月:会自己从座位攀栏站起。

11 个月:会扶栏行走或牵着一手走。

12 个月:会独立片刻,约 1/4 小儿能独自行走。

15 个月:一般小儿都会独走,会蹲下拣物。

18 个月:行走快,很少跌跤,会自己扶栏一次一级地上楼梯,会倒退行走数步。

2 岁:能跑。

3 岁:双足交替登楼。

4～5 岁:会单足跳,能奔跑。

2.细运动

细运动是指手及手指的功能,如取物、搭积木、绘图、扣纽扣等。视觉的发育是细运动发展的必要基础。新生儿手接触物体时出现握持反射。3 个月左右随着握持反射消失,出现了主动抓握。5～6 个月以后出现了以视觉为线索的抓握,并进而出现手、眼及其他部位肌肉的协调。手的功能发展也有成熟过程:①先用手掌尺侧握物,后用桡侧,再用手指。②先会用 4 个手指以一把抓方式取物,后用拇指与食指钳取。③先会抓握,后能主动放松。小儿细运动发育程序如下:

出生～2 个月:紧握触手物。

2 个月:能短暂留握如摇荡鼓一类物体。

3 个月:两手放松,常拉自己的衣服及大人的头发。

4 个月:两手在胸前玩弄,见到新鲜物体两臂会活动起来。

5 个月:手伸向物体,碰到时会随手抓起。

6 个月:双手能各拿一块边长 2.5cm 左右的方木。

7 个月:可在两手间传递玩具。能用 4 个手指一把抓的方式取到小糖丸。

8 个月:出现捏弄、敲打及抛掷玩具的动作。

9 个月:伸出食指拨弄小物件。此时拇、食指能配合用钳形动作摘拿小丸,但近尺侧腕部仍贴住桌面。

12 个月:拇、食指用钳形动作取小丸时已不需尺侧腕部的支持,称为"垂指摘"。

15 个月:试搭方木 2 块。能将小丸放入小瓶中。

18 个月:搭方木 3～4 块。会将小丸从瓶中倒出以取得小丸。开始会用笔在纸上乱画。

2 岁:搭方木 5～6 块。会模仿画竖线、横线。会逐页翻书。

2.5 岁:搭方木 8 块。会穿上短裤和便鞋。

3 岁:会模仿用 3 块方木"搭桥",串木珠,解纽扣。会画"圆圈""十"字。

4 岁:会画方形。

5 岁:会画人。

6 岁:会画三角,能折纸。

7～8 岁:会画菱形,能做手工、泥塑。

(三)语言的发育(语言能)

语言是人类所特有的一种高级神经活动形式,是表达思维和意识的一种形式。小儿语言的发育除受语言中枢控制外,还需要正常的听觉和发音器官。语言能分理解和表达两方面。小儿学语是先理解而后表达,先会发语音而后会用词和句。在词的理解应用上,先是名词而后为动词、形容词、介词。语言能力发展程序如下:

新生儿出生时能大声啼哭。

1个月:能发很小喉音。

2～3个月:能发 a(啊)、o(喔)等元音。

4个月:在愉快的社交接触中能大声笑。

6～7个月:发唇音,并能将元音与辅音结合起来,如 ma、da 等。

8个月:常重复某一音节,如 ma-ma、da-da、ba-ba 等。

8～9个月:能区别大人语气,对大人的要求有反应,如"拍手"。能模仿发 ma、ba 等音。

12个月:懂得某些物体的名称,如"灯灯""鞋鞋""帽帽",并会用手指出。同时还知道自己的名字。约半数12个月的小儿能有意识叫"爸爸""妈妈"。

18个月:能说10个左右有意义的词。会指出身体各部分。

2岁:会说2～3个词构成的简单句。能说出身体各部分的名称。

3岁:词汇增加很快。能说出姓名、性别,懂得介词(如上、下),能唱简单的儿歌。

4～5岁:能听懂全部说话内容,能简单地叙说一件事情及讲故事。这年龄的特点为喜欢提问。

6岁:说话流利,句法正确。

语言的发育是在第一信号系统基础上形成的,是小儿高级神经活动进入一个质变的阶段,语言发育加深了认识、理解、推理,使小儿智力更进一步发展。语言发育重要时期在生后9～24个月,应早期进行语言训练。

(四)对周围人和物的反应(应人能、应物能)

包括对周围人和物的反应和交往的能力以及独立生活能力。应人能、应物能是随年龄增长而逐渐发展的。其发展程序如下:

新生儿:对周围较淡漠,反复逗引方有反应。对强光反应较快。

1个月:喜欢看熟悉人的脸和颜色鲜艳的物体。

2个月:双眼会追随移动的物体,会注意母亲的脸,开始微笑。

3个月:认识母亲。

4个月:逗引时能发出笑声,能主动以笑脸迎人,母亲离去或不在时会表现不愉快。

5～6个月:能区别熟人和陌生人,喜欢做用手帕遮脸的游戏。会向镜中人微笑。能抚摸或抱着奶瓶。

7～8个月:能注意周围人的行动与表情。能体会说话人的语调,如大人用斥责语调说"不许动",小儿可出现恐惧表现或马上停止动作。

9～10个月:能模仿成人动作,会招手表示"再见",对外人表示疑惧。

12个月:对人有爱憎之分,能配合大人穿衣。

18个月:会用语言或手势表示要求,会表示大小便。

2岁:能自己用匙吃饭,动作准确,但吃不干净。基本能控制大小便。能听懂命令,执行简单任务。

3岁:会参加其他孩子的活动,会洗手。

4岁:好奇心强,求知欲强,不断提问。能自己上厕所,脱衣服。

5～6岁:喜欢集体游戏,常扮演想象中的角色,会做简单的家务劳动如抹桌、扫地等。

小儿中枢神经系统一切功能活动的发育,虽以神经、肌肉和骨骼系统正常发育为前提,但外界环境条件、训练和教养起着重要作用。多让小儿接触外界环境,加强教养、训练,会对小儿神经、精神的发育有促进作用。

(五)神经反射的发育

新生儿一出生即具有某些先天性反射活动,并持久存在,如觅食、吸吮、吞咽反射,对疼痛、寒冷、强光亦有反应。婴儿的暂时性反射如拥抱反射、紧张性颈反射、踏步反射、握持反射,以后随着小儿发育逐渐消退。一般握持反射和拥抱反射于3～4个月消失。腹壁和提睾反射于1岁时开始稳定,巴氏征在2岁时转阴。如这些反射在该出现时不出现,或应消失时不消失,特别表现出不对称时,常提示神经系统有异常。后天性反射(条件反射)是在先天性反射基础上随着大脑及各感觉器官的发育而产生的。小儿在出生后9～14d 即出现第一个条件反射:母乳喂养儿 9~14d 开始,每当母亲刚一抱起小儿,乳头尚未放入小儿口中,小儿即出现吸吮动作。2 个月起逐渐形成与视、听、味、嗅、触觉等感觉有关的条件反射。3~4 个月开始出现兴奋性和抑制性条件反射。

三、小儿神经、精神发育的评价

为了检出小儿神经、精神发育是否异常,世界卫生组织提出可用动作发育和语言发育作为最简便的评定指标。运动方面如 4 个月时不能抬头,10 个月不会坐,1 岁不会站,1 岁半不能走;语言方面如出生时哭声不洪亮,4 个月不会微笑,6 个月不会大笑,不能发出"啊"声,10 个月不能发出"爸爸""妈妈"等复音,1 岁半不会说单词均提示小儿神经、精神发育异常,应首先从环境因素和教养、训练等方面找原因,其次应探查有无神经系统器质性病变。

检查时可先参考小儿神经、精神发育进程表(见表 2-1)进行评价,如与该表偏离过大,可采用智能筛查方法。

下面介绍几种常用的智能筛查方法:

(一)丹佛发育筛选检查

丹佛发育筛选检查(DDST)在世界范围内广泛应用,我国也已进行标准化。DDST 适用于出生至 6 岁小儿。共有 105 个项目,分属 4 个能区:①应人能力(个人－社会)——小儿对周围人们应答及料理自己生活的能力。②精细动作——包括手、眼协调,手指精细动作(摘小物体,画图,叠方木等)。③语言能力——听觉、理解及言语表达能力。④大运动(粗动作)——抬头、坐、站立、行走、跳等的能力。

表 2-1　小儿神经、精神发育进程表

年龄	动作	语言	接触人物的反应(智力)	感觉和反射
新生儿*	不协调动作	能哭叫	不能注视	有觅食、吸吮、吞咽、拥抱、握持等先天性反射,对疼痛、寒冷、强光有反应
1 月*	直立和俯卧位时能抬头	发出和谐的喉音	微笑	握持反射减弱,腹壁和提睾反射不易引出
2 月*	从俯卧位扶起时能仰头	发出和谐的喉音	注意人面和玩具	
3 月*	仰卧扶起时头不后垂	咿呀发声	认识奶头,头转向声源	握持反射可消失,屈肌张力高,克氏、巴氏征阳性
4 月*	坐头竖直,会翻身	大声发笑	抓面前物件	拥抱反射消失
6 月*	扶腋下能站立、跳跃、抱奶瓶	发单音,听到叫喊声有反应	伸手取物,能辨认生人	
7 月*	会爬,独坐,将玩具从一手换到另一手	能发出爸爸、妈妈等复音	能听懂自己的名字	
9 月*	坐稳,扶站	能听懂较复杂的词句,如再见等	见熟人要抱	
12 月*	能独立,但不稳,用拇指、食指捡物	能叫出物品名字,指出自己手指	能指出物件表示需要	吸吮反射逐渐开始消失,腹壁和提睾反射开始稳定
15 月*	走得稳,能蹲着玩	听懂一些日常用语	能叠 2 块方木	
18 月	爬台阶,扶栏上楼	认识身体各部分	能表示大、小便	
2 岁	能跑,会踢球	会说 2~3 字拼成的句子	能完成简单的动作,如戴帽	巴氏征阴性
3 岁	会骑三轮车,会洗手、脸,脱衣服	说短歌谣,数 3 个数	认识画中物	
4 岁	能爬梯子,会穿鞋	能唱歌	能分辨颜色	
5 岁	能单腿跳,会系鞋带	开始认字	分辨 4 种颜色	
6~7 岁	参加简单劳动	讲故事,开始写字	数几十个数	

＊世界卫生组织提出的衡量婴幼儿神经、精神发育主要动作和语言出现的月龄

DDST 测验表顶边线和底边线有年龄标度,每一项目以自左向右排列的横条来表示(见图2-3),4个箭头所指之点,分别提示 25％、50％、75％及 90％的正常小儿能完成该项目的年龄。

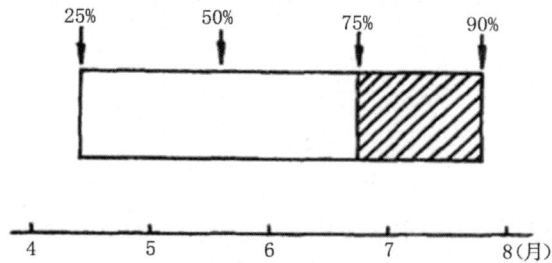

图 2-3　DDST 项目示意图

DDST 仅作筛查之用,筛查结果评为正常、可疑、异常、无法测定,评定主要根据"迟长"项目数。凡在年龄线以左的项目,如小儿失败称为"迟长"。本测验应用工具简便,操作时间约 20min,易为小儿接受。

20 世纪 70 年代原作者对 DDST 进行改进,称为 DDST-R,项目排列成阶梯式。90 年代针对 DDST 的不足再行修订,称为 DenverⅡ儿童发育筛查量表,共有 125 个项目,语言能项目增加较多。

(二)50 项测验

50 项测验或称入学合格测验,操作方法简便,评分明确,可作为 4～7 岁儿童筛选方法之一。内容包括问题和操作两大类,共 50 题。具体有:①自我认识 13 项,指出身体部分,说出姓名等。②运动能力 13 项,包括大运动及精细动作。③记忆能力 4 项,复述数字、句子、故事内容。④观察能力 6 项,指出图画中缺损、错误、拼图等。⑤思维能力 9 项,包括左右概念、日期概念、分析推理。⑥常识 5 项,认识颜色、几何图形、动物名称。每题 1 分,满分为 50 分。再以实际得分查得相应的能力商(采用离差法)。

(三)绘人试验

绘人试验(Drawn-A-Man test)是简单易行的儿童智力测试方法,可反映小儿的观察力、注意力、记忆力、空间和方位知觉及眼手协调等方面的能力。

工具简单,取一张图画纸,大小为 21cm×27cm,1 支铅笔及 1 块橡皮。让小儿画一张全身人像,不限时间。可用于 5～12 岁儿童,较适合的范围为 5～9 岁。根据所画人像评分(满分为 50 分),再查出智商。

(四)图片、词汇测试法

图片、词汇测试法(PPVT)适用于 3.25～9 岁小儿,尤其对语言障碍、性格内向的儿童比较合适。我国修订本工具为 120 张图片,每张图片上有 4 幅不同的图画,由易到难。若 8 张中连续失败 6 次即停止,以最末一张的总数减去总错误数,即为总分,再算出智商。

(五)瑞文测验

瑞文测验原名"渐进矩阵",是一种非文字智力筛查方法。现常用的是瑞文测验联合型,适用范围为 5 岁至成人。测验有 6 个单元共 72 幅图,结果以智商表示。

(六)0～6 岁发育筛查测验

0～6 岁发育筛查测验(DST)适用于我国 0～6 岁小儿。该测验采用运动、社会适应及智力三个能区的模式,共 120 个项目。结果以智力指数(MI)和发育商(DQ)表示。

以上所介绍的智能筛查方法如第一次检查结果有问题应于 2～3 周后予以复试,复试时应更为慎重,选择更为适宜的时间和环境。如复试结果仍有问题,应采用智能诊断方法进行更详细深入地检查。目前国际上所推崇的智能诊断量表,婴幼儿为盖泽儿发育诊断法及贝利婴儿发育量表。学龄前期及学龄期阶段为斯坦福-比奈量表(S-B 量表)及韦氏智力量表。后者包括学龄前与学龄初期(4～6.5 岁)儿童智力量表(WPPSI);儿童(6～16 岁)智力量表(WISC);成人智力量表(WAIS)。如肯定智力低下应转至有关专业科(心理、神经、视、听觉、遗传等科)作进一步检查和治疗。

(葛丽燕)

第五节　环境与儿童健康

一、自然环境

（一）概述

自然环境主要包括胎儿宫内环境、疾病、营养及环境污染、毒物等。出生前后良好的环境有利于儿童的健康成长。但随着工业发展、全球气候变化，与环境污染相关的疾病发生率呈现显著上升的趋势，引起人们越来越多的关注。从近年发生的奶粉"三聚氰胺"污染、"苏丹红""地沟油"、含"双酚A"塑料奶瓶、沙尘暴等事件中可以看出，我国儿童正处于无处不在的环境污染威胁中，宣传环保理念、治理环境污染刻不容缓。

儿童对环境污染的易感性是由其特殊的生理结构及行为决定的。

（1）胎儿及婴幼儿处于快速生长期，细胞增殖及分化速度非常快，如果受到环境中有害物质（如酒精、烟草、可卡因、大麻和鸦片类药物等）的干扰，将造成不可逆的后果，导致生理结构或功能缺陷，如出生缺陷或生长迟缓等。

（2）儿童特殊的行为及代谢：儿童活动量巨大，新陈代谢旺盛，每单位体重的体表面积比成人大，每单位体重摄入的空气也是成人的数倍。儿童喜舔、咬物品，手口接触次数频繁，且常坐在地上玩耍或吃东西，此外，儿童由于身高限制或坐于婴儿车内，更接近地面汽车尾气区域，因此易通过皮肤接触、消化道或呼吸道吸收环境中的毒性物质。儿童每单位体重消耗的水、鱼、蔬菜、水果及乳制品比成人多，残余农药、重金属及乳制品中的脂溶性污染物容易被儿童吸收。但是，儿童肝脏、肾脏等组织的解毒系统尚未成熟，对毒素的解毒功能不足。因此儿童容易比成人吸收更多环境毒素。

（3）神经系统：大脑各部位发育速度不均衡，2岁神经元全部形成，5岁左右突触形成结束，但髓鞘发育可持续到青春期。血－脑脊液屏障直到6个月才发育完善，脂溶性有害物仍可通过血－脑脊液屏障。许多毒素对发育中的神经系统的结构和功能会产生明显的有害影响。

（4）呼吸系统：支气管的发育、分支及肺泡形成在6岁左右才完成，初生婴儿约有2400万个肺泡，至4周岁可增加到2.57亿个肺泡，成年期可达到6亿个肺泡。儿童气道较成人狭窄，肺发育期若暴露于空气中的毒性物质，易引发呼吸道疾病，如支气管炎、肺炎、哮喘等。

（5）生殖系统：青春前期暴露于具有生殖毒性的物质或外源性激素，可引起青春发育提前或推迟及睾丸、卵巢功能异常。

（6）免疫系统：如发育早期暴露于免疫抑制剂（如紫外线、高剂量电离辐射、二噁英、杀虫剂、重金属及人工合成的免疫抑制剂等），可干扰淋巴细胞的发育，影响免疫系统的建立及成熟，甚至引发自身免疫性疾病。

（二）胎儿酒精综合征

胎儿酒精综合征是由两位美国西雅图华盛顿大学的Kenneth Lyons Jones及David W. Smith于1973年所命名，是指孕妇饮酒过多，引起胎儿出现以智力发育受损为主的中枢神经系统功能障碍、发育障碍、颜面发育不良等特征性的表现，还可伴有其他畸形。在美国，胎儿酒精综合征的发生率高达0.22%。

胎儿酒精综合征的影响程度取决于摄入酒精的数量和酒精摄入的阶段。在怀孕的头三个月饮酒，对胎儿具有破坏性。同样在3～6个月时饮酒比6～9个月时饮酒对胎儿损害更大。

胎儿酒精综合征有以下临床表现：①发育不良。②面部特征：上颌骨小，短而上翻的鼻子，人中平坦，上唇扁平，眼睛小且上眼睑下垂。③关节、手、足、手指、脚趾发育异常。④协调性差。⑤学习障碍。⑥记忆障碍。⑦心脏缺陷，如房间隔、室间隔缺损。⑧注意力不集中。⑧与他人交往能力差。

孕妇戒酒是防止胎儿酒精综合征的根本措施。

（三）环境内分泌干扰物（endocrine disrupting chemicals，EDCs）

环境内分泌干扰物指广泛存在于环境中、能通过干扰激素分泌功能、引起个体或人群可逆性或不可逆性生物学效应的环境化合物。主要包括：①表面活性剂（洗涤剂）的降解物。②邻苯二甲酸酯类（广泛应用于塑料的增塑剂）。③双酚A。④农药、杀虫剂。⑤天然或人工合成雌激素等。

长期暴露于EDC的孕妇容易发生流产、早产、胎儿宫内发育迟缓、出生缺陷等情况。EDC还可导致男婴睾丸发育不全综合征。欧洲研究发现，孕妇接触多氯化联苯基（polychlorinated biphenyls，PCB）可导致婴儿出生低体重。环境激素与睾丸癌、尿道下裂及性早熟的发生率增加有一定关联。

（四）大气颗粒物污染

大气颗粒物是空气污染的主要来源，且儿童对此种污染特别敏感，是对儿童健康的巨大威胁。大气颗粒物包括大气中的固体及液体颗粒状物质。颗粒物可分为一次颗粒物和二次颗粒物。一次颗粒物是由天然污染源和人为污染源释放到大气中直接造成污染的颗粒物。自然来源则包括风扬尘土、火山灰、森林火灾、漂浮的海盐、花粉、真菌孢子、细菌。人为来源包括道路扬尘、建筑施工扬尘、工业粉尘、厨房烟气、化石燃料（煤、汽油、柴油）的燃烧、生物质（秸秆、木柴）的燃烧、垃圾焚烧等。二次颗粒物是由大气中某些污染气体组分（如二氧化硫、氮氧化物、碳氢化合物等）之间，或这些组分与大气中的正常组分（如氧气）之间通过光化学氧化反应、催化氧化反应或其他化学反应转化生成的颗粒物。

根据颗粒空气动力学直径，可分为粗颗粒、细颗粒（可吸入颗粒物）及超微颗粒。

儿童呼吸道每单位面积的颗粒沉积数量是成人的4~5倍，因此更易受到颗粒污染的危害。颗粒物的直径越小，进入人体呼吸道部位就越深，对人体的危害就越大。粒径10 μm以上的颗粒物，会被挡在人的鼻子外面；粗颗粒能够进入上呼吸道，但部分可通过痰液等排出体外，另外也会被鼻腔内部的绒毛阻挡，对人体健康危害相对较小；而粒径在2.5 μm以下的细颗粒物，直径相当于人类头发的1/10大小，不易被阻挡，能被吸入人的支气管和肺泡中并沉积下来，引起或加重呼吸系统的疾病，且不经过肝脏解毒直接进入血液循环分布到全身，会损害血红蛋白输送氧的能力，其中的有毒、有害物质、重金属等溶解在血液中，对人体健康的伤害更大。

大气中的细颗粒物可通过孕妇胎盘和脐带对胎儿产生危害。孕母暴露于严重的颗粒物污染时，可能会造成胎儿宫内发育迟缓、低出生体重、早产、死产和出生畸形等。美国纽约的研究者在新生儿脐血中检测出200种环境污染物（主要来自汽车尾气）。妊娠后期，PM10浓度每增加10 μg/m³，新生儿出生体重就下降11 g，且孕妇暴露于高水平PM10时，新生儿死亡率比暴露于低水平时增加10%。PM2.5浓度每增加10 μg/m³，新生儿死亡率增加6.9%。

颗粒物对儿童身体的影响主要包括呼吸道疾病、肺功能和免疫功能。国外研究发现，PM2.5浓度每增加10 μg/m³，患喘息性支气管炎的儿童增加5%。大气颗粒物污染与儿童肺功能低下（FEV$_1$降低）有关系，而改善空气质量与儿童肺功能增强有相关性。汽车尾气相关的颗粒物污染可介导过敏性疾病、增强IgE应答（柴油机排出的颗粒物可使机体IgE水平增加50倍）和提高机体的超敏反应，还可使儿童机体免疫功能不同程度降低，导致对其他疾病的抵抗力下降。氧化应激是大气颗粒物对人体主要的损伤机制，使用抗氧化剂（如维生素C、维生素E）可能有助于改善症状。

（五）中毒

儿童中毒为儿童误食、误吸或以其他方式接触毒性物质后，毒性物质进入儿童体内，导致器官和组织功能紊乱或器质性损害，产生一系列症状、体征，甚至导致死亡。儿童认知能力差、好奇心重、自我预防能力差，易发生中毒，可分为急性中毒和慢性中毒。

常见毒性物质包括农药、细菌性食物、毒素、亚硝酸盐、重金属、药物、一氧化碳等。

1. 铅中毒

铅是一种有毒的重金属元素，铅对人体无任何生理功能，人体理想的铅水平应为"0"，但由于工业化与城市化的发展，人们事实上暴露在一方"铅的世界"里，儿童尤易受到伤害。

美国国家疾病控制中心（CDC）于1991年将儿童铅中毒的诊断标准修订为：儿童血铅水平≥100 μg/L，不论是否存在临床表现或血液生化改变。这是目前国际上公认的广义"儿童铅中毒"概念。事实上，这一"中毒"概念是基于大量群体研究的结果。仅表明达到这一血铅水平的儿童，其体内铅的浓度可能产生不良的健康效益,并不是儿童血铅水平达到这一程度就需要进行治疗,而我国许多家庭往往将"儿童铅中毒"这一概念与传统的"中毒"相混淆,从而争取不恰当的处理方式。因此,结合我国的实际情况和国际上现有铅对儿童健康危害研究成果,卫生部于 2006 年组织铅中毒防治专家组制定了《中国儿童高铅血症和铅中毒分级原则(试行)》。

当儿童血铅连续测定超过 200 μg/L 时,可诊断为临床铅中毒,在该血铅水平时,可能伴有食欲下降、胃部不适、便秘、多动、注意力缺陷、易冲动、易疲劳和失眠等非特异性临床表现,也可能仅出现其中某些表现或无任何临床症状,有时即使出现其中某些临床表现,如果没有血铅水平的支持,也不能诊断为临床铅中毒,因为其他很多疾病都有可能伴有上述症状。目前,在中国儿童血铅水平低于 100 μg/L,属于是可以接受的血铅水平。在 100~199 μg/L 时称为高铅血症,表明这一水平对处于生长发育中的儿童,尤其是0~6 岁的儿童具有潜在的健康危害,需要给予重视,并给予必要的指导,同时要随访观察,尽可能避免接触铅源。减少铅暴露,降低血铅水平。

根据 2006 年卫生部印发的《儿童高铅血症和铅中毒分级原则(试行)》,连续 2 次静脉血检测结果可作为诊断分级依据,末梢血仅能作为筛查手段。

铅污染主要来源于:①工业污染,铅开采、蓄电池厂、五金加工厂、饰品加工厂、电子回收等均为含铅行业。②含铅汽油也是儿童铅中毒的重要来源,可随汽车尾气排出,但随着无铅汽油的推广应用,很大程度上降低了儿童血铅水平。③生活铅污染,如装修污染(含铅油漆、涂料)、进食高铅食品、用锡壶加热食物、饮用地下水、使用红丹(四氧化三铅)爽身粉、使用劣质塑料制品等情况,也可导致儿童血铅水平超标。④学习用品和玩具的污染,因各类油漆及课本的彩色封面的含铅量很多均超过国家标准。

铅对机体的毒性是多方面的,其中,神经系统、血液系统和免疫系统是铅毒性的最敏感靶器官。不同的血铅含量对儿童体格发育的影响也不一致。妊娠期低水平铅暴露不仅可对胎儿的生长发育及妊娠结局产生不利影响,而且可影响婴儿出生后的生长发育、行为及认知功能。此外,母亲血铅水平与婴儿的血铅水平之间存在显著的正相关性。

儿童铅中毒重在预防,一级预防是确定和根除铅污染源,二级预防是通过一系列干预措施,使儿童铅吸收的量降低到最低的程度,尽可能少受或免受铅中毒的危害。健康教育在儿童高铅血症和各种程度临床铅中毒的干预和治疗上均起着极其重要的作用。尤其在高铅血症的干预中,健康教育尤其重要,因为此血铅水平往往难以找到确定的铅暴露源,同时由于此时机体铅负荷不是太高,对驱铅治疗往往难以达到应有的效果。

对临床铅中毒的治疗应遵守健康教育,环境干预和驱铅治疗相结合的基本原则。对轻度临床铅中毒可在健康教育、环境干预基础上,随访三个月,暂不考虑用药物驱铅治疗。对中度以上临床铅中毒,在采取上述措施的同时,需给予驱铅治疗,可根据患者具体情况选择二巯基丁二酸(简称 DMSA)、依地酸二钠钙等药物。在治疗过程中,应定期复查血铅水平,同时也可服用某些中药辅助治疗。

2. 汞中毒

汞是对中枢神经系统有毒性并为人类广泛接触的重金属元素,尽管有关汞的研究不像铅中毒的研究一样广泛与深入,但是汞和铅均被列为地球十大污染物之首。自然界的汞存在的形式主要为:中汞元素、无机汞以及有机汞。中汞元素闪闪发亮,银色,无味,温度计中的汞即是中汞元素。无机汞是由汞与无碳的物质结合在一起形成的,最常见的是汞盐。有机汞则是汞和碳连接在一起,最常见的则是甲基汞。

汞的来源主要有:①自然来源:汞是一种天然物质,地壳运动、火山爆发、地震、森林火灾等都可将汞以蒸气的形式释出,排放到大气。②环境污染:汞是燃煤火力发电厂的副产物,煤炭燃烧时,排出的汞经大气循环,降雨过程进入河道水体。在水中含有甲基化辅酶的细菌作用下,可转化为毒性极强的甲基汞。河流、湖泊中的甲基汞被水生植物链富集,浓度升高。处于食物链高端的鱼类,如金枪鱼、鲨鱼等体内含汞量相对较高。由于甲基汞是脂溶性的短链的羟基结构,很容易被消化道吸收进入血液,并可通过胎盘和血—脑脊液屏障,胎盘的汞不能再返回到母亲的血液循环,因此,胎儿体内甲基汞含量总是高于母亲甲基汞含量。胎儿对甲基汞更为敏感,所以摄入一定量的甲基汞时,母亲还没有任何症状,胎儿就可能产生明显的神经损伤。③生活中汞的来源：日常生活中低水平汞暴露普遍存在，某些药物和疫苗的制剂中含有汞，硫柳汞是疫苗防腐剂，而外用红药水（红汞）、牛皮癣药膏和某些消毒剂均含硫柳汞。补牙材料中，含汞合金作为补牙材料已经使用多年，可释放出少量汞。某些化妆品中含有大量的汞，有些甚至超标数千倍。

汞一旦进入人体，会迅速溶解堆积在人的脂肪和骨骼里，并大量聚积在神经胶质细胞中，作用于钠钾泵，增加细胞膜的通透性，导致细胞肿胀。甲基汞能迅速通过血－脑脊液屏障和胎盘，胎儿对甲基汞毒性较为敏感，产生明显的神经损伤。

当前，严重的元素汞或无机汞中毒已较少见，更多的是慢性暴露的有机汞，尤其是食物链导致的甲基汞接触。高水平的甲基汞暴露主要见于日本水俣湾和伊拉克的甲基汞污染事件。根据水俣湾甲基汞中毒流行病学调查，儿童大剂量的甲基汞中毒经过数周或数月的潜伏期呈现出迟发性神经毒性，表现为运动失调、麻痹、步态异常、视听嗅味觉的损伤、记忆丧失、进行性精神障碍甚至死亡。胎儿最易受到毒性影响，出生时表现为低体重、小头畸形、多种发育迟缓、脑瘫、耳聋、失明和癫痫等。长期低水平甲基汞暴露也可以引起儿童的神经发育障碍，包括注意力、记忆力、语言、精细动作、听力和视味觉等方面的异常。

汞是一种易于蓄积的重金属，长期低剂量暴露可导致慢性中毒，临床上，主要分急性汞中毒和慢性汞中毒。

目前汞中毒的诊断主要依据接触史、临床表现、实验室检查。急慢性汞暴露史是诊断的关键，仅依据实验室的阴性结果，不能完全排除汞中毒。机体汞负荷的指标主要如下：

（1）无机汞检测：可通过测定尿液中汞的水平进行评估，尤其是 24 h 尿。24 h 尿汞水平＞10～20 μg/L，即可认为有汞的过量暴露，而神经系统毒性症状，则要在 24 h 尿汞水平＞100 μg/L 时才会表现，如果单纯尿汞高，无临床症状，可继续观察。尿汞的检测无法评估慢性汞中毒以及汞中毒的严重程度。

（2）有机汞检测：有机汞化合物主要存在于红细胞中，可用全血汞测定进行评估。在美国，1～5 岁儿童中，血汞的几何均数为 0.34 μg/L，而 16～49 岁女性中则为 1.02 μg/L。在非暴露人群中，血汞水平很少＞1.5 μg/L。若血汞水平≥5 μg/L，可出现毒性症状。甲基汞可存在于生长的头发中，人群中发汞的水平常小于 1 ppm。无论是测定全血，还是发汞，均需严格的无汞采集环境和严格的污染控制程序，通常在正规的实验室才能进行。

儿童汞中毒比较少见，防治汞污染的根本途径是治理环境、根除汞污染、禁止食用汞类污染的水源及食物。急性汞中毒者，应立即灌肠洗胃，将未吸收的含汞毒物洗出，可用蛋清、牛奶保护胃黏膜，亦可加活性炭吸附，注意护理，并予适当的支持疗法。儿童避免接触含汞的油漆、墙纸和家具。防止孕妇、乳母及儿童摄食被污染的贝壳、鱼类。驱汞治疗可采用二巯基丁二酸、二巯基丙醇等螯合剂。

3. 砷中毒

砷具有很强的生物毒性，被国际癌症机构定为一类致癌物，主要用于杀虫剂、木材防腐剂及颜料、烟火制造、养殖业的抗生素、军事、半导体制造等。广泛存在于岩石、石油、水、空气、动植物中，最常见的是无机砷酸盐，包括三氧化二砷与五氧化二砷，极易溶于水并生成酸性化合物。

（1）砷的来源主要有：①饮用水中的砷。以地下水为主要饮水来源的国家与地区，经常会遇到区域性的砷中毒。在孟加拉、印度、越南、柬埔寨、中国、智利、阿根廷、墨西哥，甚至在德国和美国等发达国家，饮水中的砷，影响到约一亿人的健康。在中国的新疆、内蒙古、山西、吉林、青海、宁夏等省份都曾发生过区域性饮用水砷中毒事件，特别是在农村地区。②空气中的砷。煤炭中砷的含量，与煤炭的地理位置密切相关。东北和南部地区的煤含砷量较高。烧煤厨房空气中的砷含量可达到 0.46 mg/m^3。煤炭中砷引起的砷中毒是中国特殊的健康问题。另外，垃圾燃烧，采矿，熔炼，造纸，玻璃与水泥制造过程中，都可以产生砷。③食物中的砷。海水中（例如金枪鱼）和贝壳类水生物总的砷含量最高。每星期吃鱼少于一次的儿童，尿砷水平为 5.9 μg/L，而在一次以上者，则为 10.5 μg/L。

（2）毒性作用：主要表现为致畸、致突变及致癌性，砷化物（三氧化二砷）进入人体，在体内转化成亚砷酸盐，后者快速作用于细胞与组织，产生活性氧和自由基，引起氧化应激提高，影响亚铁血红蛋白的生物合成,导致细胞膜的过氧化,线粒体相关的细胞凋亡,DNA 的氧化损伤而产生基因突变。并可抑制许多功能酶类,甲基化和去甲基化的三价砷剂具有非常强的细胞毒性、基因毒性和酶抑制作用。长期砷暴露,可造成人体皮肤损伤、高血压、动脉粥样硬化等心血管疾病,增加患皮肤癌、肺癌和膀胱癌的风险。在亚急性砷中毒患者,可表现腹痛、腹泻、消化不良等胃肠道反应,以及白细胞减少、肝脏、肾脏受损的表现,继而可发生严重的周围神经系统病变。砷中毒还可导致儿童认知发育迟缓、智力发育受损伤、记忆功能低下和学习能力下降等。无机砷可穿过人体胎盘,随着饮用水或者空气中的砷水平增加,自然流产、出生缺陷或死产的风险也增加。而出生前暴露于高剂量无机砷,可导致神经管畸形、生长发育迟缓和死胎等。

目前,砷中毒诊断主要依据接触史、临床表现与实验室检查而定。砷主要经肾脏排泄,而在血液中的半衰期非常短,故不推荐进行血砷的检查,头发与指甲的砷检测也不推荐。因为头发与指甲的外部砷污染很难除去。因此,诊断砷中毒主要依靠尿液检测,尿液采集简单方便,基质干扰小。在成人是收集一次尿液,校正肌酐后得出相应值。在儿童则推荐收集 8～24 小时的尿液。此外,无机砷与有机砷的毒性差异很大,要在尿液收集前 2～5 d,记录人体的饮食,以排除食用海产品对测定结果的影响,并帮助判断尿液中的砷来源。除测定尿液之外,还可以测定尿液中砷的代谢相关的生理生化指标,提示砷中毒或更具体的何种类型损伤。

砷中毒一旦诊断,首先要查明砷的可能来源,避免砷的再暴露,同时可用螯合剂进行治疗。常用的螯合剂有二巯基丙醇、d-青霉胺以及二巯基丁二酸等。砷中毒,不仅取决于砷的暴露程度和暴露形态,而且还与环境因素、暴露主体的基因、营养等因素密切相关。硒与砷有拮抗作用,低硒的摄入,抑制了无机砷在人体内的生物甲基化,提高了砷引起的皮肤损伤风险。补充叶酸可以减轻亚砷酸盐引起的肝细胞毒性。

防治砷中毒的根本途径是治理环境。消除砷污染,重点是对水质中砷的监控。世界卫生组织推荐的水中砷含量为 10 ppb,在高度怀疑水中砷超标的地区,可使用净化水或饮用瓶装水。要根据地域差异和种族差异制定不同的砷摄入安全标准,建立和完善降低饮用水中砷的方法与技术。

（六）自然灾害

主要包括地震、台风、洪灾、山崩、泥石流、冰雹、海啸、火灾、旱灾等。儿童缺少自我保护的意识和能力,在灾害中较成人更易受到伤害。

灾难儿童可能经历身体伤害、灾后传染病流行、营养不良及心理伤害。需要临床医生、心理治疗师、老师及家长共同进行生理治疗及心理行为指导。

二、社会环境

主要包括家庭类型、父母育儿方式、父母婚姻状况、亲子关系、家庭家外条件、家庭功能和功能失调、学校环境与学校教育、电子媒介、儿童医疗保健、意外伤害、战争与社会动乱等,直接影响儿童的早期发展和健康。下面重点介绍一下儿童虐待的情况。

（一）儿童虐待的分型

儿童虐待现象是一个严重的公共卫生问题,即使在现代文明高度发达的今天,仍普遍存在。2002 年世界卫生组织（WHO）出版的《世界暴力与卫生报告》一书中指出:"2000 年,约有57 000 名儿童被杀害,其中,0～4 岁儿童的危险性最高,更多的儿童遭受非致死性的暴力和忽视"。美国的研究显示,每年有200 万儿童遭受虐待。其中 16.9 万儿童受到严重的外伤或剥削,更多的儿童遭受非致死性虐待和忽视。目前,对于儿童虐待的定义,不同种族、不同文化的国家和地区,有不同的见解。1999 年,世界卫生组织对儿童虐待的定义是:儿童虐待指对儿童有义务抚养、监管及有操纵权的人,做出足以对儿童的健康、生存、生长发育及尊严造成实际的、或潜在的伤害行为,包括各种形式的躯体虐待、情感虐待、性虐待、忽视及对其进行经济性剥削。已有证据表明,各种形式的虐待都与成年后的情绪障碍、酒精和物质滥用及人格障碍有关。儿童虐待主要表现为以下四种类型:

1. 躯体虐待

不同的国家对这一虐待形式有不同的定义,一般指对儿童造成身体伤害或痛苦,或不作任何预防使儿童受伤或遭受痛苦。亚洲一些国家认为儿童须服从家长，而对儿童有意地施加体罚可培养儿童忍耐力，使其变得坚强，因此体罚常常被父母和老师用作管教孩子的重要手段，以此来培养孩子的性格，而不被视为身体虐待。儿童躯体虐待可使儿童身体不同程度受伤，最常见的致死性躯体虐待是头部外伤，其次是腹内损伤。受虐儿童可能会选择离家出走逃避躯体虐待。

2.精神虐待

精神虐待往往通过羞辱、恐吓、拒绝、孤立、藐视、剥夺等方式危害儿童的情感需求，并潜在而长期地影响儿童心理发展。但精神虐待存在界定困难，主要是因为没有可观察的具体表现，细节回忆困难及难以通过实验手段检测等。

3.性虐待

对这一虐待形式，国际上有较统一的认识，即无论儿童是否同意，任何人在任何地方对儿童直接或间接做出的性利用或性侵犯都视为性虐待，它包括所有形式的性活动。例如让儿童接触淫秽书刊或利用儿童制作色情制品等。

4.忽视

儿童忽视是一种特殊形式的虐待，但是国际上也缺乏明确的定义和科学的判断标准。忽视可概括为：严重地或长期地，有意忽略儿童的基本需要，以致危害了儿童的健康或发展；或在本来可以避免的情况下使儿童面对极大的威胁。目前普遍认为忽视应包括身体、情感、医疗、教育、安全及社会等多个领域。

各种虐待形式中，一半以上是躯体虐待，两种或多种虐待形式可共存，任何形式的虐待都包含一定的精神虐待。研究发现任何形式的虐待都会增加成年后轴Ⅰ和轴Ⅱ精神类疾病的可能性。

目前国内的研究主要集中于体罚和忽视方面，由于文化的差异，对于精神虐待和性虐待的研究很少。

(二)儿童虐待的高危因素

1.社会因素

不同人种、国籍，不同文化背景、经济状况以及社会的稳定程度，均会影响教育儿童的观点，进而影响虐待的发生。

2.家庭因素

社会经济地位低下、居住环境不固定者，失业者，单亲、暴力家庭，家庭中有酗酒、吸毒、人格障碍者及有儿童虐待史的家庭发生率高。

3.儿童方面

具有身体残疾、学校表现差、智能低下的儿童容易受到虐待和忽视。学龄期儿童受到体罚的发生率最高。麻烦型气质儿童，由于固执、我行我素，经常打架、惹祸，多次说服仍不服从者，易招致虐待。另外，遗弃儿童、留守儿童情感缺失严重。

(三)儿童虐待的危害

1.身体伤害

主要表现为儿童身体受伤。由轻(如擦伤)到重(如硬膜下血肿等)。儿童被忽视常见烧伤、摔伤、溺水，甚至终生残疾或死亡。严重的儿童虐待可破坏儿童正常的生理功能，免疫力下降，可继发多种疾病。

2.精神心理伤害

包括儿童的精神、情感、认知、行为、社会能力等。与同样社会经济文化背景的正常儿童相比，经历过虐待的儿童表现出更多不利于适应的功能。受虐经历会直接或潜在地给儿童的认知、语言、情绪、社交以及精神生理等方面的发展带来后遗症。甚至使这些儿童处于一系列行为问题，精神失调以及病态人格等发展危机之中。

(四)儿童虐待的预防干预

制定保护儿童免受虐待的相关法律，大力发展教育、经济、文化事业，消除种族、性别歧视，建设稳定和谐的社会环境和家庭环境，均有利于保护和促进儿童健康，预防和减少儿童虐待的发生。

预防言语和躯体虐待应加强对成人的教育，尤其是家庭主要成员(如父母)，平常注意自己的言行，禁止在家庭中使用暴力,严格侮辱儿童人格。教育儿童警惕、躲避可能的虐待,特别是性虐待。建立儿童保护机构,提供举报电话。及时发现,迅速干预使受害者尽快脱离危险环境,对情感虐待和性虐待尤其重要,以便使远期不良影响减至最低限度。

矫正性干预强调应将目标锁定在已经确认的受虐儿童。开展针对性的干预,重现心理治疗,情感关怀。预防性干预应着重于对潜在的儿童虐待问题的控制。同时,更应强调全社会特别是通过提高儿童所在家庭早期依恋关系达到减少或消除虐待现象的发生。

（魏慧娟）

第三章　儿童保健学概述

第一节　儿童保健发展史

一、命名的由来

最初中国"儿童保健"的称谓由来或中国"儿童保健"命名的由来可能与 20 世纪 50 年代学习前苏联医学模式有关。且长期以来国内对儿童保健的英文翻译也未统一,有直译为"Child Health Care",或意译为"Primary Child Care"。1988 年中华医学会儿科学分会成立儿童保健学组,儿童保健专业才正式被中国儿科界接纳。

多年来除儿童保健专业外,中华医学会儿科学的其他专业都有与国际儿科学对应的专业,如儿科血液专业(Pediatric Hematology)、儿科心血管专业(Pediatric Cardiology)、新生儿专业(Neonatology)等。查阅近年来美国儿科的发展情况,发现有了一些改变,增加与我国儿童保健工作内容相近的专业。如马萨诸塞州儿童医院北岸医学中心成立儿科基础保健(Pediatric Primary Care)专业,负责健康的或疾病婴儿至青少年的保健,如预防接种、早期发育筛查测试(early periodic screening development test)、体格检查、青少年综合保健服务以及儿童哮喘和过敏的专业指导,参加儿科基础保健的医生需要通过儿科或家庭医学的严格考试。同时,也出版相关书籍,如 Catherine E. Burns 主编的"Pediatric Primary Care"(2013 年第 5 版)。可见儿童保健专业已逐渐被国际认同,时代的要求使儿童保健专业成为一独立的学科。

二、发展史

新中国成立后的儿童保健事业发展有很强的历史特点,分为三个阶段。

(一)第一阶段

儿童生存保障,为儿童保健初级阶段。20 世纪 50～70 年代传染病肆虐中国儿童生命,如 50～60 年代婴儿死亡率平均为 157‰～150‰。当时儿童健康的主要任务是改善儿童生存环境,与贫困、落后、疾病斗争。因此,中国的儿童保健发展起步于儿童疾病的预防。传染病管理、预防接种、新法接生成为当时卫生工作的基本任务。20 世纪 50 年代初原卫生部(现国家卫生和计划生育委员会)在北京成立了"中央妇幼保健实验院",主要任务是防治传染病;防治疾病的同时,逐渐意识到预防疾病的关键是加强儿童体质,开始在北京地区建立实验地段,包括建立儿童健康卡、托幼机构管理,初步开展儿童卫生保健、营养和体格锻炼,获得经验后曾向全国推广。通过新法接生、预防接种、抗生素的应用、妇幼卫生机构的成立等措施,使儿童死亡率显著下降和营养不良状况明显改善。中国儿童保健机构的发展主要在 1958～1962 年期间(第二个五年计划),1958 年前城市儿童保健所仅 10 个,1965 年已发展到 40 个,1958 年儿童保健院(所、站)达 4315 个。

早期中国儿童保健的前辈均出自儿科界的泰斗,如上海医科大学复旦儿科医院院长陈翠贞教授曾在 1950 年《中华儿科杂志》创刊号的编者言中明确指出"本志创刊之目的,在阐扬科学,鼓励学术研究;推广保健学识,促进儿童健康,中华儿科学会职责所在,义不容辞。儿科医师与保健事业关系甚大,应肩起促进我国儿童与民族健康之重任……"。1954 年陈翠贞教授亲自领导建立上海医科大学复旦儿科医院儿童保健科,开设儿童保健门诊,开展地段和幼托机构的儿童保健,制订各种儿保工作规范,成为国内较早的儿童保健实施和教学基地。1950 年宋杰教授发表内容较全面的"健康婴儿检查",已涉及儿童体格生长、营养、生活习惯、预防接种、与人交往、适应环境等丰富内容。1951 年余鼎新教授开始在我国引进 Wetzel 生长发育表监测营养不良婴儿。1952 年叶恭绍教授发表儿童保健专著"儿童生长发育的规律",用体格生长、儿童生长标准、动作发育、语言发育、情绪发育阐明儿童生长的连续性。20 世纪 70 年代已有中国儿童保健的雏形内容,但由于历史的原因中国儿童保健停滞发展 10 年。

（二）第二阶段

20 世纪 80～90 年代为儿童保健发展阶段。儿童保健从儿童生存向提高质量发展,与社会经济文化发展同步开展儿童保健的国际交流、应用先进技术,使以儿童生存、保护和发展为目标的初级儿童保健事业显著改善。1976 年以后一批积极推进儿童保健工作的前辈,如北方的薛心冰、林传家、王丽瑛、张璇、李同、魏书珍、叶恭绍等教授,南方的郭迪、刘湘云、宋杰、钱情、余鼎新等教授,西南的樊培录、郑德元、郑惠连等教授,开始组织各种基层培训活动。20 世纪 80 年代世界卫生组织（WHO）与联合国儿童基金会（UNICEF）的资助项目让中国儿科界的前辈们有机会出国学习,同时迎来前所未有的与国际合作发展机遇,使国内儿童保健工作逐步与国际儿童健康发展内容接轨,如人乳喂养、生长监测、疾病防治等基础措施。为提高专业水平,前辈们深知需要有专业人员和相应组织。1977～1978 年各大城市医院儿童保健科先后成立。部分大专院校建立儿童保健教研室,承担儿科学中有关儿童生长、发育的教学、科研任务。至今已有 15 所大专院校设立儿童保健教学内容,承担不同层次儿童保健教学。全国有 15 个儿童保健硕士授予点,8 个儿童保健博士授予点。

儿童保健的前辈们在中国儿童保健发展的早期就意识到儿童健康不仅仅是指身体没有疾病,还需要心理行为健康。1978 年上海市儿童医院宋杰教授应用盖泽尔等人的智能诊断法、丹佛智能筛选检查及韦氏学龄前儿童智能发育进行调查研究工作,并制定出我国城市 6 岁以下儿童行为和智力发育标准。郭迪教授是中国儿童行为心理发育研究的先知之一,第一个开展儿童智能测试全国合作课题研究,引进国外多种儿童心理行为测试方法,奠定中国儿童行为心理发育发展的基础。近 30 年来随着人们生活水平的提高,儿童疾病谱发生改变,儿童神经心理行为发育问题逐渐显露,各地纷纷因临床实践的需要在儿童健康常规检查中设立发育筛查,部分地区与医院开展相关门诊。儿童保健专业内有一群对儿童神经心理行为发育感兴趣的医生开始投身于儿童发育与行为的临床工作与研究,学术活动频繁开展。这样,中国儿童保健从 30～40 年前以保障儿童生存为主的初级保健阶段,逐渐进入儿童健康全面发展的二次卫生革命阶段。

儿童保健专业进入中国儿科学也是 20 世纪 80 年代的事件。1988 年、1989 年中华医学会儿科学分会儿童保健学组和中华预防医学会儿童保健分会相继成立,90 年代后各大城市陆续成立儿童保健学组。1989 年郭迪教授、刘湘云教授主编第一部较系统的儿童保健学参考书出版,1999 年、2005 年二次修订再版,在儿童保健知识更新迅速、交叉学科越来越多的基础上 2011 年第 4 版问世。为适应大专医学院校开设有关教学内容,1992 年郑惠连教授主编的第一部儿童保健学全国高等医学院校教材出版,2009 年再版。2012 年是中国儿童保健杂志创刊 20 周年,为中国从事儿童保健事业的基层专业人士提供发表文章的平台。

（三）第三阶段

新时期儿童健康问题控制与国际社会接轨阶段。快速经济出现的工业化、城市化、现代化和全球化给儿童健康带来新的问题,包括环境、社会、行为和生活方式的对儿童健康的影响。如传染病的威胁依然存在,包括已得到控制的传染病回升以及新的传染病的出现;慢性非传染性疾病在儿童疾病发病率和死亡率中构成比疾病增加,如损伤和中毒、肿瘤、先天畸形、慢性呼吸道疾病和神经系统疾病;儿童精神和卫生问题,包括对处境困难儿童的特殊照顾;成人疾病的儿童期预防,如宫内发育不良、超重/肥胖与成人期代谢综合征;环境因素对儿童健康的影响,包括自然环境和社会环境。因此,21 世纪后的儿童保健与国际社会接轨,进入一个全新的阶段,强调儿童保健以早期发展为主,以提高儿童身心素质为重点。

现代科学与文明的进步使儿童保健成为各国卫生工作的重要内容之一。为使全世界儿童人人都健康,个个都有更好的未来,WHO 与 UNICEF 采取了系列重大决策和部署。1990 年联合国召开世界儿童首脑会议(the World Summit for Children),中国政府和参会的各国首脑签署了《儿童权利公约》(the Convention on the Rights of the Child)以及《儿童生存、保护和发展世界宣言》(the World Declaration on the Survival,Protection and Development of Children)。1991 年经全国人大批准,中国成为儿童权利公约的签约国。《中国儿童发展纲要(2000—2010)》也明确提出了儿童发展的目标、任务和措施。这样,中国儿童保健发展目标一儿童优先和儿童生存、保护和发展得到国际、国内的政策支持。

三、我国儿童保健状况

(一)完善的儿童保健网

为解决当时农村缺医少药的现状,从 1949 年新中国成立到 20 世纪 80 年代初我国逐渐建立健全县、乡、村三级医疗卫生组织。目前我国三级医疗卫生组织已从农村扩展到城市,逐步达到配套齐全、功能完备、运转协调的医疗卫生服务体系,即以县妇幼保健院或综合性医院为龙头、社区卫生服务中心或乡卫生院为枢纽、社区或村卫生室为网底的三级城乡医疗预防保健网,开展综合实施医疗、预防及保健等各项卫生工作措施,在防病治病、促进基层健康水平的提高取得了显著成就。中国的医疗预防保健网的建立得到WHO 和各国卫生组织的赞扬。

三级儿童保健网是农村医疗卫生服务体系的重要部分,是各项儿童保健措施得以成功推广的组织保障。各级儿童保健网有明确的服务功能,如县妇幼保健机构承担对社区卫生服务机构、乡(镇)卫生院和其他医疗机构技术指导、业务培训和工作评估,协助开展儿童保健服务;乡(镇)卫生院、社区卫生服务中心掌握辖区内儿童健康基本情况,完成辖区内各项儿童保健服务与健康状况数据的收集、上报和反馈,对村卫生室、社区卫生服务站的儿童保健服务、信息收集、相关监测等工作进行指导和质量控制;村卫生室和社区卫生服务站在上级指导下,开展或协助开展儿童保健健康教育和服务,收集和上报儿童保健服务与健康状况数据。20 世纪 90 年代以来建立的儿童保健三级网使我国儿童保健管理率覆盖率逐年上升,2005 年城、乡<7 岁儿童保健管理率达 82.3% 与 69.7%,2009 年<7 岁儿童儿童保健管理率平均已达 80%。三级儿童保健网使政府的各项儿童保健措施得以执行与推广,可使大多数儿童获得定期健康检查、生长监测、疾病的早期筛查,有利与疾病预防与儿童健康生长。儿童保健三级网的建立保证高的预防接种率,显著降低和控制严重传染病的流行。如 20 世纪 60 年代初中国向全世界宣布消灭了天花,比世界消灭天花提早了 19 年。2011 年中国七种疾病(卡介苗、百日咳、白喉、破伤风、脊髓灰质炎、麻疹、乙型肝炎)疫苗接种已覆盖 99% 以上的婴儿。

(二)中国儿童生存状况

UNICEF 采用的新生儿死亡率(NMR)、婴儿死亡率(IMR)和 5 岁以下儿童死亡率(U5MR)是国际社会公认的反映一个国家或地区儿童健康状况的指标。自新中国成立以来,我国新生儿死亡率、婴儿死亡率和 5 岁以下儿童死亡率逐年下降。1990 年至 2011 年,5 岁以下儿童死亡率从 49‰ 下降到 15‰,降低了69%;新生儿死亡率从 33.1‰ 下降到 9‰;婴儿死亡率从 39‰ 下降到 13‰。5 岁以下儿童死亡率的明显下降,充分反映了我国社会的进步和经济的发展。UNICEF 将 193 个国家的 5 岁以下儿童死亡率从高到低排序(under-five mortality rankings)。中国 5 岁以下儿童死亡率逐年的下降,使中国在 193 个国家排序从 2003 年的第 85 位(39‰)上升到 2009 年的 105 位(24‰),2011 年达 115 位(15‰),接近发达国家水平。即 2003~2011 年中国 5 岁以下儿童死亡率 8 年来降低 60% 以上,在 193 个国家排序中提升 30 位,显示近年来我国儿童健康状况显著改善。

中国 5 岁以下(U5MR)儿童主要死因已由上世纪的肺炎和腹泻等感染性疾病转变为早产或低出生体重和出生窒息等与产科技术有关的新生儿疾病。从 U5MR 死因顺位变化可见意外伤害发生率和死亡率逐年上升,对儿童的生命与健康构成严重威胁,但意外死亡是一种可避免的死亡。因此,降低 U5MR 的关键一是降低婴儿和新生儿的死亡,尤其是出生未满 1 周新生儿的死亡,二是降低意外死亡。

（三）中国儿童生长状况

儿童的生长发育是儿童健康重要领域。保障、促进儿童的生长发育将成为儿童保健越来越重要的任务。营养是儿童健康的基本保障,儿童体格发育状况可最直接、最简单地反映儿童营养状况。1995～2000 年 UNICEF、WHO 的资料显示我国<5 岁儿童中 10% 为中、重度低体重,17% 为中、重度矮小,2003～2009 年分别下降至 7%、15%,2007～2011 年降至 4%。2007～2011 年<5 岁儿童中的 10% 为生长迟缓,3% 消瘦。1975 年、1985 年、1995 年、2005 年连续 4 次全国大规模的 7 岁以下儿童体格发育调查结果显示 1975 年～2005 年城市和郊区男女儿童体重、身(长)高均显著增长。如 6～7 月龄城市和郊区男、女童平均体重分别增长 0.53kg、0.51kg 和 0.78kg、0.74kg,身长分别增长 1.7cm、1.4cm 和 2.4cm、2.2cm;6～7 岁龄城市和郊区男、女童平均体重分别增长 3.26kg、2.88kg 和 2.68kg、2.68kg,身长分别增长 5.3cm、5.0cm 和 7.6cm、7.5cm。2005 年我国儿童体格发育的参照标准已接近或部分超过 WHO 参考标准。1975～2005 年 4 次全国范围的儿童体格发育调查资料显示我国儿童的体格生长状况不断改善,提示我国儿童的线性生长潜力逐渐充分发挥,也是我国儿童体格生长水平达到历史上最好的时期的有力证据之一。

我国儿童仍然存在不同程度营养不良问题,包括营养不足和营养过度双重负担。1992 年中国居民营养与健康状况调查结果显示 5 岁以下城市儿童生长迟缓发生率为 19.1%,2002 年降至 4.9%,农村儿童生长迟缓发生率从 35.0% 降至 17.3%;1992 年 5 岁以下城市儿童低体重发生率为 10.1%,2002 年降至 3.1%;农村儿童低体重发生率从 20.0% 降至 9.3%(图 1-1-4),提示我国儿童的营养状况和生长发育还存在着明显的城乡差别和地区差别,农村儿童营养不足高于城市 3～4 倍。2013 年 UNICEF 的资料报道 2007～2001 年中国儿童中、重度超重为 7%。因此,儿童营养不足、促进儿童的生长发育是农村和边远地区主要问题,预防儿童营养过度是较发达的城市地区较突出的问题。

（章青兰）

第二节　儿童保健目标

21 世纪儿童保健的目标是促进或改变儿童健康轨道,包括生命初期的健康准备、生长过程中的健康保护以及健康促进。儿童保健研究的基本内容涉及儿童健康的全过程,包括体格生长发育、营养、神经心理行为,是控制疾病的第一道防线。

儿童保健研究方法有别于微观的疾病研究,尤其适合采用流行病学的研究方法。流行病学最基本的方法学框架有助儿童保健工作者进行前瞻性的随访观察,评估干预效果,不断修正和优化服务技术。

儿童保健的发展方向包括儿童体格生长资料的积累、个体化的儿童营养处方儿童心理、行为发育研究与环境安全与儿童健康。

一、儿童保健目标及研究范围

（一）儿童保健目标

医学模式由传统的生物医学模式向生物－心理－社会医学模式的转变,改变了人们的健康观和疾病观。进入 21 世纪以来,儿童健康的基本概念已转变为使儿童处于完好的健康状态,保障和促进生理、心理和社会能力充分发育的过程。2004 年美国国家医学院(Institute of Medicine,IOM)、美国国家科学研究委员会(United States National Research Council,NRC)定义儿童健康为:①儿童个体或群体能够发展和实现其潜能。②满足儿童的需要。③使儿童能成功利用生物学的、自然界的和社会环境发展儿童的能力。健康在人的生命历程中发展是一个人的健康轨迹。因此,21 世纪儿童保健的目标是促进或改变儿童健康轨道,包括生命初期的健康准备、生长过程中的健康保护以及健康促进。

儿童健康轨迹有关键时期,健康发展关键时期因基因与环境的相互作用使儿童有不同的健康发展结果。因此,有效的健康促进策略可降低危险因素,有益健康发展。影响健康的危险因素有母亲抑郁、贫困、缺乏卫生服务、家庭不和睦,健康促进策略包括父母受教育、情绪健康、有文化(能给儿童阅读)、有教养,儿童有卫生服务、能参加学前教育等等。

(二)儿童保健的研究范围

儿童保健涉及儿童健康的全过程,控制儿童高死亡率、降低发病率保障儿童生存,尽可能消除各种不利因素,保护和促进儿童身体、心理和社会能力的充分发展,使儿童健康进入成人期。因此,疾病控制的第一道防线是保健。按《儿童权利公约》第一部分第一条关于儿童的定义"儿童系指 18 岁以下的任何人,除非对其适用之法律规定成年年龄低于 18 岁",中国儿童保健对象由婴儿扩展到 3 岁内婴幼儿,现已逐步开展 0~18 岁儿童的保健。

儿科学是临床医学中唯一以人的生命发展阶段(年龄)划分的学科,其中儿童保健又是儿科学中最具特色的学科之一,属临床医学的三级学科。儿童保健内容涉及临床儿科学、发育儿科学、预防儿科学、社会儿科等多学科知识。

生长发育是儿童生命过程中最基本的特征。发育儿科学是研究儿童体格生长和神经心理发育规律的一门学科,是儿童保健学的核心学科。儿童为弱势人群,易受疾病、环境等各种不良因素影响造成身心损伤。研究儿童体格生长和神经心理发育规律、影响因素和评价方法,保证和促进儿童身心健康,及时发现生长发育偏离,给予必要的干预处理是儿童保健学的重要的基础组成部分。

预防儿科学是研究提高儿童生命质量的学科,根据疾病发展的规律采取预防措施,防患于未然。近年来医学模式已逐渐从生物医学模式向生物、心理、社会医学模式转变,扩展的预防内容除预防器质性疾病和精神心理、行为问题等,还涉及预防社会、环境等因素所致疾病。预防儿科包括三级:一级预防(primary prevention)或基础预防,是疾病发生前的干预、促进性措施,如健康教育、营养、环境保护、心理卫生、预防接种、母亲孕期用药指导等。二级预防(secondary prevention)是未出现疾病症状前的干预措施,及早发现偏离或异常,包括定期体格检查、生长监测(monitoring of growth)、疾病早期筛查(如新生儿遗传代谢性疾病筛查、听力筛查、语言发育障碍筛查、视力筛查、运动发育障碍筛查、贫血筛查、血铅筛查等)、产前检查,目的是疾病早期阶段诊断、干预与治疗,避免严重后果(如治疗先天性甲状腺功能减低症预防精神发育迟滞)。三级预防(tertiary prevention)即彻底治疗疾病,防止并发症和后遗症,争取全面康复,包括家庭护理、心理治疗和促进功能恢复等措施。预防儿科学是儿童保健学的主要内容。目前,中国儿童保健由单一的传染性疾病预防管理到儿童体格发育、系统疾病筛查与防治,包括体格生长疾病、营养性疾病、心理行为疾病、新生儿疾病、听力及视力疾病、口腔疾病。因此儿童保健涉及的专业也从儿童生长发育、儿童营养、流行病学,逐步扩展到儿童传染病、儿童神经学、儿童心理学、新生儿学、儿童免疫学、儿童皮肤学、儿童五官学、环境医学、青春医学、遗传学、伤害医学等多学科。

社会儿科是建立从关注个体儿童到社区所有儿童的理念,认识到家庭、教育、社会、文化、精神、经济、环境和政治的力量对儿童健康有重要意义作用;将临床实践与公共健康原则中有关儿童保健内容结合;充分利用社区资源与其他专业人员、媒介,父母合作,以获得理想的、高质量的儿童服务。完整的儿科学应是儿科医生的专业知识与社会责任的结合。儿童保健医生面对不同年龄的儿童和不同的家长,需要鉴别疾病,回复、解释儿童和家长的各种生理的、非生理的问题,这是儿童保健专业艺术不同于其他儿科医生的闪光之处。社会儿科是儿童保健的工作范围。

临床儿科学研究儿童疾病发生发展规律、治疗和预后,主要研究疾病的发生发展机理,以个体儿童为主,属三级预防内容。临床儿科学是儿童保健学的基础学科,儿童保健是临床儿科学的基础内容。有丰富临床儿科经历的儿童保健学专业医生在临床实践中可表现较强的疾病鉴别与处理能力,具有较好发展潜力。

儿童保健学是预防儿科学与临床儿科学在新的生物-心理-社会医学模式下整合的新学科,以预防为主、防治结合,群体保健干预和个体保健服务相结合,包括一级、二级预防和部分三级预防内容,关注儿童的整体发展,内涵在实践中不断拓展。为满足社会需求和学科发展,各儿童保健亚专业的发展应在体格生长发育、营养、神经心理行为等基本的内容基础上侧重发展,但亚专业不能替代儿童保健学科的建设。

二、儿童保健工作方法及特点

儿童保健工作的目的是促进或改变儿童健康轨道,包括生命初期的健康准备、生长过程中的健康保护以及健康促进,服务对象是儿童个体,但我国儿童保健的优势是儿童人群大,良好的三级工作网有利于开展多中心研究。同时,儿童保健研究方法适合采用流行病学的研究方法,有别于微观的疾病研究。流行病学最基本的方法学框架也有助儿童保健工作者进行前瞻性的随访观察,评估干预效果,不断修正和优化服务技术。流行病学研究方法主要分为观察性研究和实验流行病学,儿童保健工作者可根据研究内容与条件,选择适合的、可行的方法。

(一)观察性研究

根据对照设计情况分为描述性研究(无对照)与分析性研究(有对照)两类。观察性研究与实验研究的主要区别是有无人为实施暴露因素的分配。

1. 描述性研究

利用已有资料(如常规检测记录)或设计调查获得的资料(包括实验室检查结果、门诊调查、人群调查等),按不同地区、不同时间及不同人群特征分组,描述人群中有关疾病或健康状况及暴露因素的分布情况。

描述性研究(descriptive study)是流行病学研究方法中最基本的类型,其主要目的是通过对疾病或健康状态及其暴露因素的分布情况进行分析、归纳,初步了解导致疾病发生的可能因素以及对该病防治采取的措施及效果等,从而对所研究的问题提出假设,作为进一步研究的依据或起点。因此,描述性研究是其他研究方法的基础,所利用的数据资料必须真实可靠。

描述性研究包括横断面研究(cross-sectional study)、纵向研究(longitudinal study)、生态学和病例报告等。横断面研究是儿童保健工作者最常使用的方法。

横断面研究:又称为现况研究,是在特定时间段与特定人群范围内开展调查,了解疾病或健康状况及其相关危险因素的分布特征。因收集所观察时点或时间段的资料,既不回顾过去的情况,也不追踪未来的情况,故又称为现况研究(existing circumstances research)。因此,观察指标只能获得某一特定时间内调查群体中某病的患病率,也称患病率研究(prevalence study)。

横断面研究根据研究目的确定研究对象,其研究对象包括人群整体,不需要将人群根据暴露状态或疾病状态先进行分组。研究重点关注的是在某一特定时点上或某一特定时期内某一人群中暴露及疾病的联系,特定时点可以是某个疾病的诊断时间,也可以是患者入院时间、出院时间等。横断面研究不能区分暴露与疾病发生的时间关系,因此不能直接推断因果关系;但如暴露因素是研究对象具有疾病发生前就存在的固有因素(如性别、种族、血型、基因型等),且固有因素不因疾病发生而改变时,则横断面研究的结果可提供相对真实的暴露和疾病发生的时间先后顺序关系,有助进行因果推断。如果在同一人群中定期进行重复的横断面研究也可以获得发病率资料。

横断面的研究结果有助于了解儿童的健康和保健水平;确定某种疾病的高危人群,指出当前疾病防治和卫生防疫的主要问题及对象;对某种疾病重复开展多次横断面调查的结果可获得患病率的变化趋势,有助于考核干预措施的效果或评价相关因素的变化对儿童人群发病风险的影响。儿童保健研究中应用横断面研究方法最多,如我国原卫生部自1975年以来每10年开展的全国性儿童生长发育的调查,至今已累计4次;其他,如儿童贫血、佝偻病、食物过敏的患病率调查等。虽然疾病与影响因素处于同一时间点而无法得到因—果结论,但横断面研究可提供病因研究线索。如三聚氰胺污染奶粉与儿童泌尿系结石关联性的横断面研究,通过比较服用污染奶粉与未污染奶粉两组儿童中泌尿系结石的患病率,初步获得被三聚氰胺污染奶粉可能是引起儿童泌尿系结石的初步病因学线索,为进一步病因研究与干预研究提供依据。

2.分析性研究

观察所研究的人群中可疑病因或危险因素与疾病或健康状况之间关系的研究方法。分析性研究（analysis study）的主要目的是检验病因假设,估计危险因素与疾病的关联强度。根据研究的因果时序,分析性研究分为队列研究与病例对照研究。

(1)队列研究:将研究对象按是否暴露于某种因素或暴露的不同水平分组,追踪各组的结局,比较不同组间结局的差异,判断暴露因素与结局关联及关联程度的一种分析性研究方法称为队列研究（cohort study）。

队列研究的特征属于观察性研究方法,按研究对象进入队列时的原始暴露状态分组,暴露为客观存在因素,即非人为分配。研究过程在自然状态中进行,不进行任何干预。因研究暴露因素对疾病的影响,故队列研究需设立对照组,即无暴露因素的人群,比较暴露人群与无暴露因素人群的疾病结局。如 20 世纪 60 年代德国医生 Von Masselbach 教授在产科门诊前瞻性观察 350 位孕妇,其中 7 人为暴露组,即怀孕前半期曾服反应停,其余为非暴露组（对照组）。随访观察发现暴露组共有 3 名出生畸形婴儿,非暴露组无一例畸形婴儿出生。统计学分析显示 2 组差别具有统计学意义,得出孕早期服用反应停可能与婴儿畸形有关的判断。队列研究的设计决定研究方向是纵向的、前瞻性的,由“因”至“果”,即首先确认研究对象有暴露,再分别追踪暴露与对照组的结局。队列研究证实暴露与结局的因果关系力度强于横断面研究。队列研究可应用于研究儿童生长发育与疾病自然史,如通过长期随访一群儿童研究生长发育特点与规律;或观察和描述暴露于某种危险因素的儿童疾病发生、发展至结局自然过程,明确疾病自然病史。如芬兰、英国维特岛、丹麦、荷兰和挪威 5 个国家或地区采用出生队列研究获得确切的婴儿牛奶过敏发病率。队列研究是前瞻性研究,可用于探讨多种因素与多种疾病的关联,检验病因假设,如随访观察胚胎期营养不良与成人期非感染性疾病的影响。队列研究可评价预防效果,如观察母亲孕期补充叶酸预防神经管畸形作用的研究中对补充叶酸（暴露组）和未补充叶酸（对照组）的育龄期女性进行登记、随访,结果发现母亲孕期补充叶酸（暴露组）的胎儿神经管畸形发病率低于孕期未补充叶酸（对照组）胎儿,提示孕妇补充叶酸可降低胎儿发生神经管畸形的风险。

队列研究根据研究结局出现时间分为前瞻性队列研究（prospective cohort study）和回顾性队列研究（retrospective cohort study）。前瞻性队列研究开始时无研究结局,据研究对象的暴露状况分组,随访观察一定时间获得研究结局。回顾性队列研究开始时已有研究结局,但需在过去某个时点暴露状况的历史资料基础上开展回顾性队列研究,完成研究结局的测量。如米杰教授团队进行的出生体重对成人期慢性病发病风险的研究方法即为回顾性队列研究。如在回顾性队列研究基础上再进行前瞻性随访研究对象为双向性队列研究（ambispective cohort study）。

(2)病例对照研究（case-control study）:是一种分析性研究方法。按研究对象是否患某病分为病例组与对照组,对照组与病例组在非研究因素（一般为年龄、性别等）之间要具有可比性,回顾性调查两组人群既往暴露于某个（些）因素的情况及暴露程度,以判断暴露因素与该病之间是否存在关联及关联程度。如 1948~1952 年 Doll 与 Hill 两名医生收集伦敦与附近 20 余家医院诊断的肺癌住院患者,每收集到 1 例肺癌患者,选同期住院的其他肿瘤患者为对照,要求年龄、性别、居住地区、经济情况等与肺癌组有可比性。回顾性调查收集两组人群吸烟史和吸烟量。经过比较两组人群既往吸烟情况,发现肺癌组吸烟的比例高于对照组,差别有统计学意义,推断吸烟可能与肺癌发生有关联,结果为病因研究提供证据。

病例对照研究方法属于观察性研究方法,研究对象分组是客观存在的,整个研究过程是在自然状态下进行的,无任何人为干预。对照选择是病例对照研究结果体现真实的因与果关联的关键。因病例对照研究是在疾病发生之后追溯假定的致病因素,故病例对照研究的因果论证强度比队列研究弱。

病例对照研究可用于检验病因假设、疾病预后因素以及遗传流行病学研究。病例对照研究适于研究病因复杂、潜伏期长的罕见病的危险因素研究。采用病例对照研究筛选和评价影响疾病预后的因素时,以发生某种临床结局者作为病例组,未发生该结局者为对照组,回顾性追溯影响 2 组不同结局的有关因素,通过对比分析确定影响疾病预后的主要因素,从而指导临床实践。如研究出生巨大儿（出生体重

≥4000g)2 岁时的肥胖状态的影响因素,可以出生巨大儿为研究对象,将 2 岁时是否肥胖分为病例组和对照组,利用儿童保健记录或回顾调查收集生后两年的喂养、体格发育和疾病等因素,通过对比分析以发现影响出生巨大儿 2 岁时肥胖状态的可能因素。另外,遗传关联性研究或全基因组关联分析(genome-wide association study,GWAS)研究的设计多采用病例对照研究的原则。

(二)实验流行病学

据研究目的按设计方案将研究对象随机分为试验组与对照组,研究过程人为给试验组增加或减少某种处理因素,追踪随访该处理因素的结果,比较分析两组或多组人群的结局及效应差异,判断处理因素的效果。实验性流行病学(experimental epidemiology)是流行病学研究的重要方法之一,据研究目的和研究对象分为临床试验、现场试验和社区试验。临床试验适用于对治疗措施进行严格的效果评价,而现场试验和社区试验则适用于对儿童保健措施的实施效果进行评价。

1. 临床试验

设计是以患者或健康志愿者为受试对象,施加或去除某种干预措施(如药物、检查方法、治疗手段等),追踪随访干预措施对受试对象健康状态或疾病的影响,并对干预措施的效果和安全性进行检验和评价。

临床试验(clinical trial)为前瞻性研究,须直接追踪随访受试对象;同时施加一种或多种干预措施;有平行的试验组和对照组。临床试验在人体进行,因研究者将主动实施各项干预措施,受试对象需自愿参加研究,鼓励和劝说受试对象接受新的干预措施,或停用可能影响试验结果的药物或其他措施是不当的。

临床试验据研究对象分组方法分为随机对照临床试验(randomized controlled clinical trail,RCT)和非随机对照临床试验。随机对照临床试验要求研究对象随机分为试验组和对照组,结果更加真实可靠,但设计和实施复杂。非随机对照临床试验中研究对象因客观原因限制或伦理学问题而难以或无法实施随机分组,因此论证强度要低于随机对照临床试验,如非随机同期对照试验、自身前后对照试验、交叉设计对照试验、序贯试验及历史对照试验。

临床试验可用于临床疗效与安全性评价、疾病预后研究以及病因验证。如新药物及治疗方案效果与安全性实验,RCT 被认为是临床疗效评价的金标准。疾病预后指疾病发生后的结局,疾病治疗后的转归包括治愈、缓解、迁延、慢性化、恶化、复发、残疾、发生并发症及死亡。对疾病预后开展临床试验可克服凭临床经验判断预后的局限性,了解影响疾病预后的各种因素,帮助临床医生做出合理的治疗决策,改善并干预疾病结局,促进治疗水平的提高。临床试验用于证实病因假说的真实性是通过对干预组施加或去除某种因素,比较干预组和非干预组人群发病或死亡水平的差异。

2. 现场试验和社区试验

研究者在严格控制的现场条件下,以自然人群为研究对象,针对某种疾病的干预措施进行效果评价的试验。其中干预措施包括生物医学治疗或预防措施,健康教育和行为生活方式改变措施,以及生物或社会环境改变措施等。现场试验接受干预措施的基本单位是个体,社区试验接受干预措施的基本单位是社区,有时也可是某一人群的各个亚群。

现场试验(field trial)和社区试验(community trial)研究的是预防疾病的发生,不是疾病的后果。因此,现场实验和社区实验的目的是改变人群中某因素暴露情况,观察该因素与某疾病发病率和死亡率的关系,寻找影响疾病发病或死亡的因素。

现场试验和社区试验常用于评价健康人群推行新的预防接种、药物预防以及通过健康教育改变不良行为等措施的效果,效果考核是预防疾病的发生。现场试验和社区试验通常是比较干预后疾病的死亡率、患病率及发病率等,在有统计学显著性差异的情况下计算干预措施的保护率和效果指数。

(三)理论流行病学

是流行病学研究方法的重要组成部分,用数学符号和公示表达疾病及其影响因素之间的关系。采用数学公式明确地和定量地表达病因、宿主和环境之间构成的疾病流行规律、人群健康状况以及卫生事件分布,即理论流行病学(theoretical epidemiology)从理论上探讨疾病流行的发生机制和评价预防措施的防制效应。

理论流行病学属理论性研究,故研究对象宜标准化、研究状态理想化,即假定研究对象是在某种理想状态下存在的无差异、相对独立的个体;研究因素、研究对象和研究条件均具有相对的独立性。理论流行病学需要有完整的人群发病资料,以比较研究对象发病的理论期望值与实际观察值之间的符合程度,从理论上探讨疾病流行的发生机制。因此,理论流行病学研究结果可预测疾病发展趋势。

理论流行病学模型中的各种参数定量表达各种因素对疾病流行的影响,即可定量研究各种因素对疾病流行的影响。如对年龄、文化水平、生活习惯等可能影响疾病流行的因素给出定量的估计值。理论流行病学设计和评价控制疾病流行的方案,如建立疾病数学模型后,据目标人群中的基本数据模拟某病在该人群中流行过程及转归,然后将不同控制措施输入模型,评价不同控制措施的效果。实际应用中,理论流行病学可用来评价某种治疗方法对疾病的治疗效果和效益,帮助医生做出科学的临床决策。同时,理论流行病学可解析疾病流行过程,预测流行趋势。如更改疾病数学模型的参数,包括易感者比例、有效接触率大小、潜伏期长短等,获得不同参数下各种疾病的流行趋势,结果帮助全面预防疾病。疾病数学模型可用于建立计算机模拟诊断系统,如在模型中输入患者舌象、脉象、消谷善饥等症候表现进行中医的辨证论治,获得有关的中医诊断。远程教育亦可利用数学模型在远离疾病流行现场的环境中模拟各种疾病在人群中的流行过程进行教学和培训。

三、儿童保健发展方向

(一)儿童体格生长资料的积累

生长是几乎涉及每个儿童与家庭的课题,是儿童健康的基础内容。中国 2005 年中国儿童体格生长参数已接近 WHO/NIHS 的标准。因此,中国的儿科/儿童保健医生可根据工作的需要采用 WHO/NIHS 的标准,也可用中国 2005 年中国儿童体格生长参数,从生长水平、生长速度以及匀称状况三方面评价儿童生长发育。在基层儿童保健机构普及体格生长速度与增值评价方法,可帮助基层儿童保健及时发现生长速率异常的儿童。随社会与科学的发展,需要不断深入研究儿童生长发育的规律及其影响因素。中国是人口大国,约 3.6 亿儿童与青少年。2003 年 UNICEF 报告中国每年有 1870 万新生儿,按 3 岁以下儿童系统管理率 81.5%、每个儿童 7 次体格测量计算,至 2013 年应有 3.5 亿余份 3 岁以下儿童生长资料。但人口大国丰富的儿童生长发育资料未被重视与收集。中国应向先进发达国家学习积累儿童生长发育资料,进行多中心、多学科的纵向研究。应在全国 3000 余个妇幼保健机构建立体格测量数据的积累保存,其中涉及统一体格测量标准,包括工具、方法、技术。积累儿童生长发育资料将是一个很有价值的、大的基本工程建设,可从各个县妇幼保健机构为龙头的三级儿童保健网局部逐步开展。5 年、10 年后中国儿童生长发育资料基础数据库将是世界上样本量最大的儿童生长资料,将可提供获得许多珍贵的信息,包括不同儿童人群的生长资料,如青少年、早产儿/低出生体重儿、宫内营养不良儿,也可获得各种急慢性疾病的发生率、患病率、死亡率,如贫血、佝偻病、智力低下、孤独症谱系障碍。

近年早产儿、宫内发育不良儿童的生长结局是一比较棘手的临床问题,包括生长追赶、智能水平。90 年代初提出的"程序化(programming)"理论,即胎儿发育关键时期(critical windows)受到不利因素影响胎儿组织器官形态结构、发育与代谢等,造成远期的功能障碍。成年期代谢性疾病与其胎儿起源有关(fetal origins of adult disease),预防胎儿、成年和老年疾病将成为儿童保健学的一新的研究领域。除了营养和早期干预的介入外,更重要的是需要儿童保健与妇产医学共同研究母亲妊娠期、哺乳期的营养,降低早产儿、宫内发育不良的发生率。

(二)个体化的儿童营养处方

包括婴儿引入其他食物时间与种类、特殊儿童的生长、<5 岁儿童营养不良状况和评估。

近 30 余年人乳喂养、4～6 月龄婴儿引入其他食物、微量营养素的概念已基本深入基层儿童保健医生和每个家庭。但在临床工作中需要研究据儿童的生理发育水平或生理年龄判断给出个体化的儿童营养处方,而不是简单、统一按(实际)年龄处理。儿童的生理发育水平或生理年龄判断包括综合出生时生长水平、生长的速度、消化道发育状况、新陈代谢水平以及神经心理发育水平等。扩大、深化人乳喂养概念,对无法进行人乳喂养的婴儿选择适当的配方喂养,保证婴幼儿生长所需营养。研究儿童平衡饮食、基础食物的选择对儿童生长的作用,不推行以单一营养素,特别是单一微量营养素或某一营养成分的实验室研究结果替代食物的作用。近年的研究已证实蛋白质、能量充足时可满足微营养素的需要,即玉米、大米、小麦、豆子、水果、蔬菜等含有所有微量营养素而不需要另外补充。因此,应以促进以食物为基础的研究代替现在微量营养素补充或强化食物的政策。预防的关键是提高家长的营养知识,改变喂养儿童的行为。

研究食物的营养素密度对儿童生长的作用,包括特殊儿童的营养,如早产儿/低出生体重儿、宫内生长受限儿以及营养不良儿童。婴幼儿喂养是儿童发育的基础保健,研究家长改善喂养方法或行为对改善儿童能量和营养素的摄入的作用。

全世界约5%～15%的儿童消瘦,多发生6～24ms;20%～40%儿童2岁时仍矮小。以证据为基础的干预和治疗营养不足的成本效益分析结果显示胎儿期和生后24月龄(1000d)是最高的投资回报率的关键期。有资料显示发展中国家儿童发生营养不良的关键年龄为3月龄至18～24月龄。人力资本(human capital)核心是提高人口质量与教育,最好的预测因子是2岁时的身高。儿童期营养不足的后果是低的人力资本。因此,理想的婴幼儿喂养对儿童的生长非常重要,生后2年是预防儿童生长落后的关键期(critical window of opportunity)。

经典的按体格发育指标判断<5岁儿童营养不良状态的指标有W/age、L(H)/age和W/L(H)三种情况,其中一项异常则提示儿童存在营养不良状况。近年有研究显示给低体重儿童补充能量治疗营养不良时出现超重/肥胖。因此,WHO建议改进营养评估和营养不良分类方法,即以W/H判断<5岁儿童营养不良状况和评估干预情况,包括营养低下(undernutrition)和营养过度(超重/肥胖)两种情况。

达到科学的个体化营养处方的最新方法是进行营养基因组学研究。20世纪营养学科关注与健康相关的营养问题,维生素、矿物质缺乏性疾病、肥胖和2型糖尿病。伴随着基因组学、生物信息学等的迅猛发展及其在生命科学领域的应用,2000年提出的一种新的营养理论,即从分子水平研究营养素和其他食物的生物活性成分与基因间的关系,研究营养素在分子水平维持细胞、组织、器官和身体的最佳状态。营养研究已从流行病、生理功能转到基因水平,涉及营养学、基因组学(genomics)、分子生物学、生物化学、生物信息等多学科,产生营养基因组学。营养基因组学(nutrigenomics或nutritional genomics)中营养素被看成是在身体内的特殊细胞信号,不同的食物可引出不同的基因、蛋白质表达和代谢产物。营养基因组学将促进理解营养素影响代谢的旁路和体内平衡,可预防食物所致的慢性疾病,如肥胖和2型糖尿病。同时,营养基因组学研究食物中的营养素及其他天然物质来源的活性成分达到人体最佳状态的基因表现,进而促进身体的健康。营养基因组学将成为营养学研究新的前沿,但目前仍是处于发展初期的新兴学科。

(三)儿童心理、行为发育研究

医学专业的分化是科学发展的必然,如儿科是在成人内科基础上发展的,普儿科又逐渐发展分化以系统为主的各个儿科亚专业,但普儿科仍是各专业的基础。儿童保健深入发展到一定时期则首先分支出发育－行为儿科,同样儿童保健也是发育－行为儿科的基础。与各儿科亚专业一样,发育－行为儿科的专业性强,有条件的儿科专科医院、或医学院校应成立发育－行为儿科。儿童的发育与行为问题发生率高而严重度低,需要在一、二级儿童保健网的综合全面保健基础上进行发育和行为筛查,对发育和行为有偏离的儿童进行早期干预,对发展为发育和行为问题的儿童转诊至二级儿童保健机构进行诊断性测试、干预,发展为发育/行为疾病或障碍者转诊至三级或高级发育－行为专科进行评估、诊断、治疗;对健康儿童进行预见性指导、促进早期发展。

1982年美国成立行为儿科学专业,1994年更名为发育与行为儿科学会(Society for Development and Behavioral Pediatrics,SDBP)。2011年中华医学会儿科学分会儿童发育行为学组成立,标志中国儿科学发展完全与国际接轨—已具备同样的专业分支。但相同专业分支不等于有相同的学术水平,需要认识到中、美两国儿科医生有30年以上的基础医学差距,我国与国际发育－行为儿科学尚存在明显差距。为与国际同步发展,学科建设任重道远,如规范综合性评估,强化多纬度诊断、疗效评价等;同时需要加紧培养中国的高级发育－行为儿科医生,强化专业队伍的基础知识,特别是用神经生理学基础知识解释儿科发育与行为临床现象。

（四）环境安全与儿童健康

儿童环境包括社会与自然环境。社会经济的发展对儿童的健康有正面影响，也有严重的负面影响。确保儿童在良好的环境中健康成长是一重要而艰巨的任务，需要建立有利于儿童健康的社会环境和生活方式。

（）以指南、建议规范工作

医学科学的发展过程积累了丰富的控制疾病的经验和理论。健康促进内容比疾病控制复杂，是疾病控制的基础。

有效的健康促进需要指南规范正确的理念、适宜的方法和措施。发达国家医学界制定各类指南，并不断完善。指南使各级医生有章可循，各级医生也视指南为"医学法规"认真执行。美国儿科学会（AAP）制定了各种指南，涉及婴儿喂养、人乳喂养、儿科果汁应用、佝偻病诊治、缺铁性贫血诊治以及儿童的运动方式、运动量等。中国预防医学会儿童保健学分会自20世纪90年代制定了有关儿童保健评价、体格生长与营养的4个常规。2006～2013年以中国医学会儿科分会儿童保健学组为主制定"儿童注意缺陷多动障碍诊疗建议""儿童缺铁和缺铁性贫血防治建议""维生素D缺乏性佝偻病防治建议""婴幼儿喂养建议""婴儿过敏性疾病预防、诊断和治疗专家共识""儿童微量营养素缺乏与防治建议""婴儿食物过敏防治建议""牛奶蛋白过敏防治循证建议"等多项建议。儿童保健实际工作应以指南、建议规范日常工作，同时需要定期组织专家对已发表的常规、建议再进行研究、评价，用新的数据、理论修改。

（章青兰）

第三节　儿童保健工作内容

一、工作内容

儿童保健服务需按三级处理，因一级儿童保健机构（村卫生室和社区卫生服务站）、二级儿童保健机构（乡、镇卫生院，社区卫生服务中心）和三级儿童保健机构（省、市、县妇幼保健机构，专科或医学院、研究所）有不同的职责与任务。

（一）一级儿童保健机构工作内容

1. 基础儿童保健服务

一级儿童保健机构为基层儿童保健机构，在上级儿童保健机构指导下承担基础的儿童保健服务工作，包括收集和上报儿童保健服务与健康状况数据，儿童疾病管理（体格发育异常、营养性疾病、发育—行为异常）。

2. 常规工作内容

参见国家卫生和计划生育委员会"儿童营养性疾病管理技术规范""儿童健康检查服务技术规范""儿童喂养与营养指导技术规范"。

（1）新生儿家庭访视：新生儿出产院后进行家庭医学访视，了解新生儿健康状况，指导家长做好喂养、护理和疾病预防。通过健康检查，早期发现问题，及时指导和治疗，促进新生儿健康。

（2）定期健康检查：通过健康检查，对儿童生长、发育进行定期监测和评价。2015年《中华儿科杂志》编辑委员会中华医学会儿科学分会儿童保健学组撰写《中国儿童体格生长评价建议》中建议婴儿期9次健康检查。

（3）生长监测：采用儿童生长曲线图是儿童体格评价常用的方法，追踪儿童体格生长趋势和变化情况，及时发现生长偏离。

（4）心理发育一行为监测：常规进行儿童发育和行为筛查，或据家长反映儿童有不明原因的行为"过多"，或睡眠差、喂养困难，日常生活行为中不合作等偏离正常同年龄儿童行为的现象进行随访与早期干预。

（5）预见性指导：包括营养指导与心理行为发育的预见性指导。即对儿童家长进行乳类喂养（包括人乳、婴儿配方、特殊婴儿配方）、食物转换、平衡膳食、饮食行为等科学喂养知识的指导，以及预防营养性疾病。根据个体化原则，注重儿童发育的连续性和阶段性特点给予科学的预见性指导，如母婴交流、情绪安抚、促进其感知觉的发展、依恋建立、认知训练、生活自理能力与良好行为习惯培养等。

3.高危儿保健

指产前、产时和产后存在危险因素影响的儿童，包括早产儿、极低体重儿（＜1500g），宫内发育迟缓（IUGR）或小于胎龄儿（SGA）；新生儿严重疾病（缺氧缺血性脑病、惊厥、颅内出血、化脓性脑膜炎），持续头颅 B 超 CT/MRI 异常（脑室扩张或不对称、脑室周围白质软化、脑穿通、小脑畸形等）；使用 ECMO（体外膜肺），慢性肺部疾病，呼吸机辅助治疗等；持续性喂养问题，持续性低血糖，高胆红素血症，家庭或社会环境差等；母亲孕期感染（TORCH）等医学情况。

（1）高危新生儿：出院（或家庭分娩）后 3 日内进行首次访视，根据具体情况酌情增加访视次数，同时进行专案管理。访视时重点了解疾病发生情况，如呕吐、腹泻等；测体温，指导保暖方法；预防吸吮能力差的极低出生体重早产儿发生呛奶；监测体重变化，观察神志、面色、呼吸、吸吮力、皮肤、二便情况，发现疑难病情及异常情况，及时转送医院就诊。

（2）听力障碍高危儿：存在听力损失高危因素，如出生体重＜1500g，Apgar 评分低（1 分钟 0～4 分或 5 分钟 0～6 分）；住新生儿重症监护室＞24 小时，机械通气时间＞5 日；宫内感染史；颅面形态畸形，包括耳廓和耳道畸形等；高胆红素血症达换血指征；细菌性脑膜炎史；母亲孕期用过耳毒性药物；儿童期永久性听力障碍家族史；临床诊断或疑诊听力障碍的综合征或遗传病以及新生儿听力筛查未通过者，需于 6、12、24 和 36 月龄复查听力。

4.转诊

基层儿童保健机构的日常基础工作中发现异常情况处理有困难时需及时转诊上级儿童保健机构或专科，同时随访转诊儿童的治疗情况，对提高基层医生、儿童保健医生水平非常重要。

（1）体格检查异常情况：如前囟张力过高，颈部活动受限或颈部包块；眼外观异常、视力筛查异常；耳、鼻有异常分泌物，听力复查未通过者；龋齿；心脏杂音；四肢不对称、活动度或肌张力异常，疑发育性髋关节发育不良者。

（2）体格发育异常：体重、身长、头围＜P 3rd，或＞P 97th，体重或身长向上或向下跨 2 条主百分位线；连续 2 次指导体重增长不满意者，或营养改善 3～6 月龄后身长或身高仍增长不足者。

（3）营养性疾病治疗效果欠佳情况：贫血儿童经铁剂正规治疗 1 个月后无改善或进行性加重者，或重度贫血；活动期佝偻病经维生素 D 治疗 1 个月后症状、体征、实验室检查无改善；肥胖儿童怀疑有病理性因素、存在合并症或经过干预肥胖程度持续增加的肥胖儿童。

（4）发育一行为问题：持续偏离者。

（二）二级儿童保健机构工作内容

1.掌握辖区内儿童健康基本情况

完成辖区内各项儿童保健服务与健康状况数据的收集、上报和反馈。

2.指导和质量控制

对村卫生室、社区卫生服务站的儿童保健服务、信息收集、相关监测等工作进行指导和质量控制。

3.筛查与初步干预

对一级儿童保健机构转诊体格发育异常、营养性疾病治疗效果欠佳者明确诊断，调整治疗方案；可疑或异常的儿童开展心理发育一行为筛查、初步检查与初步干预。

4.转诊

(1)生长障碍与疑难疾病。

(2)喂养困难。

(3)疑诊发育一行为异常者。

(三)三级儿童保健机构工作内容

1.技术指导、业务培训和工作评估

承担对社区卫生服务机构、乡(镇)卫生院和其他医疗机构技术指导、业务培训和工作评估,协助开展儿童保健服务。

2.体格生长、营养问题评估、诊断、治疗

对一、二级儿童保健机构转诊的生长障碍与喂养困难的疑难疾病明确诊断,调整治疗方案后返回一、二级儿童保健机构管理。

3.发育一行为问题评估、诊断、治疗

对二级儿童保健机构初步诊断有发育一行为问题的儿童采用诊断性技术进行确诊、综合治疗及干预服务,或明确诊断、制定干预方案后返回一、二级儿童保健机构进行干预和管理。

4.教学与科研

结合儿童保健临床问题,开展教学与相关研究,提高基层儿童保健服务水平。

5.转诊

涉及相关专业的疾病。

(1)生长障碍与疑难疾病。

(2)喂养困难(难以原发营养不良解释者)。

二、儿科医生、家长在儿童保健中的作用

(一)儿科医生在儿童保健中的作用

社会对健康儿童发育的期望是所有儿童都能正常生长和发育,并顺利进入成人期,为社会发展提供成功的服务,成为一个对社会有益的人。因此,儿童保健医生的主要任务是监测和评估儿童的健康发育状况,针对性地提出有效的建议。但监测儿童健康发育比治疗儿童疾病的内容更广泛,包括对儿童体格生长、认知和心理发育水平的评估,以及鉴别与处理儿童生长发育相关问题。多年来儿童保健已在控制多种传染病和处理某些慢性疾病方面取得显著成绩。但在21世纪新的环境下出现新的儿童健康问题,包括儿童发育、行为以及智力等方面的健康问题。

因此,儿科、儿童保健医生应具备坚实的医学基础知识,以最合理的方案诊治儿童疾病;能利用各种医疗信息系统,如网络和电子健康记录,以最快的速度获得对儿科、儿童保健医生本人以及家长有用的最新知识;有明确的关于健康儿童发育概念,对疾病病理生理的认识已从单一的病因模式转到基因与环境相互作用的新的模式。21世纪的儿科医生还应具有有效与家长交流的能力,能仔细、认真倾听家长对儿童生长发育的意见,给家长提供有关儿童生长发育的知识和教育,并及时给家长预见性指导意见;与家长和儿童建立相互信任的关系;同时,为促进和支持儿童健康,努力获得与其他领域的人士合作的有效技能。

21世纪的社会、经济和人口学的显著变化直接影响到家庭和儿童的健康,儿科医生、儿童保健医生应继续发挥促进儿童健康的作用,采用各种措施减少环境变化对儿童健康的影响,特别是社会、文化的影响。随着儿童与家长医学科普知识的增加,儿童保健的重点亦应随之发生相应的变化,发展以儿童或家长为主的医疗保健中心是重要的内容之一。

1.生命初期的健康准备

胎儿期是儿童发育最早、最敏感的时期,也是生长发育最迅速的时期,是最易受环境不良因素的干扰和影响而发生缺陷与畸形的时期,又称为致畸敏感期(critical period)。

胎儿的健康发育与母亲的生理状况、神经精神因素密切相关,如母亲健康与营养状况、疾病、生活环境

和情绪等。儿科医生、儿童保健医生需要与产科医师、遗传代谢专家密切配合,监测、保护胎儿健康生长发育、安全出生,属一级预防保健,重点为预防胎儿因环境因素导致的畸形与出生缺陷、宫内发育迟缓、宫内感染、窒息等。

2.生长过程中的健康保护

(1)婴儿。①评价神经系统的稳定性:包括交感神经系统和副交感神经系统。通过新生儿家访,检测新生儿心律、呼吸次数、体温控制以及皮肤颜色改变判断。②监测生长与发育:婴儿期是出生后生长和发育最快的时期,尽早发现生长或发育迟缓,及时处理对改善预后可能有积极作用。有效地评估儿童生长与发育则需要定期观察,内容包括测量体重、身长、头围,记录睾丸下降情况;了解婴儿喂养和睡眠规律;完成免疫接种程序;2岁左右幼儿的如厕训练,以及监测2～3岁儿童性格形成问题等。③筛查策略:采用体格生长曲线评估婴儿生长状况。婴儿的发育问题筛查工具包括Brazelton新生儿行为筛查量表、新生儿成熟度筛查、Denver发育筛查(DDST)等方法。常规筛查:先天性髋关节发育不良、贫血筛查。高危儿童的听力、视觉、血铅水平筛查。

(2)幼儿与学龄前儿童。①加强营养。②监测生长与发育。定期观察,内容包括测量体重、身长;与家长交流,判断儿童生长、发育状况,早期发现儿童生长或发育问题,包括营养不良问题(营养不足和营养过度);了解儿童营养与进食行为和睡眠规律,儿童遵守纪律、牙与眼健康(3岁)情况等;4～6岁完成免疫接种。③筛查策略:采用体格生长曲线评估幼儿与学龄前儿童的生长状况,特别注意评估身高发育水平与速度的变化。幼儿的发育问题筛查工具多采用"Denver发育筛查(DDST)""学前儿童学习能力筛查"等可用于发育问题筛查。常规筛查:视力(3岁)、听力(4岁)、血压(3岁后)、贫血(2岁)、尿筛查(隐匿性泌尿系统疾病)。高危儿童应进一步筛查血铅水平、是否有结核感染。

(3)学龄儿童与青少年。①监测生长与发育:定期观察,记录身高和性发育阶段;与家长讨论特殊问题,如儿童的学校表现与学习情况,避免药物滥用、饮酒;进行性教育、牙健康、卫生和体育锻炼的指导等。②筛查策略:采用体格生长曲线评估学龄儿童与青少年的生长状况,特别注意评估身高发育水平与速度的变化。学龄儿童的行为发育问题可采用"学前儿童能力筛查(50项)""绘人测验""图片词汇测验""Conners儿童行为量表"等筛查方法。常规筛查:脊柱侧弯、贫血(月经期的女童)、尿筛查(隐匿性泌尿系统疾病)、视力、血压。高危筛查试验:听力、结核感染。

3.预见性指导

儿科医生与家长交流了解婴儿的生长、发育状况,发现问题,通过教育家长和预见性的指导可使婴儿早期的生长、发育问题获得改善。预见性指导过程可帮助家长学习知识,婴儿的生长、发育状况改善也增加家长的信心和依从性。但要避免给家长过多或复杂的信息,特别是年轻的家长,应进行分阶段、个体化的指导,给家长提供新的、可接受的方法,以达到更好的效果。

4.健康教育与健康促进

健康教育(health education)和健康促进(health promotion)的目的是通过有效的健康促进和教育的形式、内容和手段,消除或减轻影响健康的危险因素,达到预防疾病,促进健康和提高生活质量。通过信息传播和行为干预,帮助个人和群体掌握卫生保健知识,树立健康观念,自愿采纳有利于健康行为和生活方式的教育活动与过程。健康促进与健康教育相辅相成的,目标一致。

儿科医生与儿童抚养人接触过程都需要有效的健康教育。健康教育和健康促进涉及儿童与家庭、社会,方式多种:

(1)社会咨询活动及应用传播媒体:效果不确切,不易评估。

(2)健康咨询:开设专门的咨询门诊,针对家长提出的问题进行详细的解答,有条件时应该在门诊工作中兼做健康教育工作。医生和家长之间的交流,可随时得到信息反馈,针对性强,家长对所授知识多能接受,效果确切。

(3)家长学校(父母学校):针对某一年龄组儿童家长所面临的主要问题,举办系列健康讲座,并可配合一些实际操作练习,图文并茂,感官冲击。公示健康教育课程表,家长可根据自己的需求选择课程,在有效且较短的时间内掌握一些实用技术。

(4)小组讨论：由专业人员组织8～10位有共同经历的家长在一起，就一个方面或多个方面的问题展开讨论，提供家长之间互相交流经验的机会，说服力强，并可随时得到专业人员的指导。

(二)家长在儿童保健中的作用

儿童健康发育主要依靠家长，因此提高家长对健康的认识和科学知识水平是保证儿童健康发育的关键。

1.父母对儿童成长负有首要责任

1989年11月20日第44届联合国大会通过《儿童权利公约》中明确规定"父母对儿童成长负有首要责任"，"儿童有权享有可达到的最高标准的健康；每个儿童均有权享有足以促进其生理、精神、道德和社会发展的生活水平；儿童有受教育的权利；学校执行纪律的方式应符合儿童的人格尊严；教育应本着谅解、和平和宽容的精神培育儿童。"因此，父母需要自己承担抚养儿童的所有义务，没有特殊原因，不可将儿童完全交给祖父母或他人代抚养。

2.学习婴儿营养、护理、生长、发育的相关知识

儿童生长、抚养中的问题多数是可以避免的，究其原因，主要是父母缺乏相关知识所致，包括很多日常生活中的简单问题。部分父母多从祖父母、邻居、同事，甚至保姆(月嫂)了解抚育儿童的方法。21世纪的生存环境、生活条件改变，卫生、医疗保健和教育的改善，敦促家长学习婴儿营养、护理、生长、发育以及与儿童健康相关的其他知识，使家长有能理解和预见自己婴儿的能力，是积极促进婴儿健康发育的关键。

3.积极配合定期观察

儿童生长发育过程具有连续、分阶段的特点，特别在生命的早期需要1～2月健康检查，以早期发现问题，早期干预与纠正，促进健康发展。因此，家长的积极配合是儿童保健顺利进行的关键。

4.与婴儿建立密切关系

(1)建立好的依恋关系：父母、祖父母对儿童进入学校顺利学习、成为有自信、具有主动学习能力的人的培养过程具有重要作用，首先需要在婴儿期建立好的依恋关系，支持健康的社会—情感发展是整个儿童期心理健康的基础。

(2)每日爱的互动：虽然婴儿尚没有开始学习、读书和书写，但出生后儿童在每日爱的互动中已开始学习语言与言语技能，如唱歌、说话、讲故事、读书，促进儿童认知能力的发展；选择适合儿童年龄的玩具促进动作协调，发展想象、思维能力等。重视与幼儿的语言交流，创造机会让儿童参加各种活动，如通过游戏、讲故事、唱歌等学习语言和交流，促进认知能力的发展；选择促进小肌肉动作协调发育的玩具、形象玩具以发展幼儿想象力和思维能力。

5.培养自我生活能力

安排有规律地生活，培养儿童独立生活的能力，逐步养成良好的生活习惯，并自觉遵守，准备适应学校生活。

6.培养学习习惯

提供适宜的学习条件，引导和培养良好的学习兴趣与习惯，注意通过各种形式发展儿童想象力与思维能力，通过游戏、体育活动增强体质，在游戏中学习遵守规则和与人交往，培养合作精神，实现全面发展。

（章青兰）

第四节　儿童保健评价指标

通过评价儿童保健状况获得儿童生命、健康信息,为宏观制定儿童卫生发展战略、规划和疾病防治提供依据。

一、生物学指标

是评价儿童保健和儿童健康状况最重要指标。

(一)生命指标

反映儿童生存状况。如围产期死亡率、早产儿死亡率、新生儿死亡率、婴儿死亡率、1～4岁儿童死亡率、5岁以下儿童死亡率(under 5 mortality rate)、5岁以下儿童死亡下降率、死亡率/死因专率(归类死因死亡率)、伤残调整生命年(disability-adjusted life year,DALY)等,其中围产期死亡率、早产儿死亡率、新生儿死亡率是反映妇女保健、产科质量和儿童保健的综合指标。因战争、自然灾害、贫困等首先影响婴儿死亡率;同时婴儿死亡率不受人口构成影响,也是人均期望寿命研究的重要参考数据,故是国际社会衡量一个国家或地区经济、文化、人民健康和卫生保健事业水平重要指标。1987年后UNICEF、WHO更重视5岁以下儿童死亡率,因0～4岁儿童生存状况综合反映一个国家或地区对儿童营养、预防疾病、医疗保健服务投入。

注:①围产儿死亡率＝胎龄＞28周胎儿死胎数＋出生后7天内新生儿死亡数总数/同年同地区胎龄＞28周胎儿死胎数＋生后7天内活产新生儿总数×1000‰。②婴儿死亡率(infant mortality rate,IMR)＝婴儿死亡数/同年同地区活产婴儿总数×1000‰。③新生儿死亡率(neonatal mortality rate,NMR)＝＜28天新生儿死亡数/同年同地区＜28天活产新生儿×1000‰。④＜5岁儿童死亡率(under 5 mortality rate,U5MR)＝＜5岁儿童的死亡人数/同年同地区活产新生儿总数×1000‰。⑤死亡率/死因专率(cause specifc mortality and morbidity)＝某一时期人群中某一疾病死亡人数/同期平均人群患同一疾病的总数(1/10万)。⑥伤残调整生命年(DALY)作为疾病负担的衡量指标。DALY减少是指生命年的丧失或有能力的生命年减少。通过计算DALY可以估计疾病的相对重要性、疾病对社会的整体负担,以及评估干预措施的成本－效益和考虑合理分配健康资源。疾病负担以DALY为单位进行测量,其含义是疾病从其发生到死亡所损失的全部健康生命年,包括早逝生命损失年YLLs(years of life lost with premature death)和残疾生命损失年YLDs(years of lived with disability),二者在不同程度上反映了人的健康生命。

(二)疾病指标

最常用的指标是发病率和患病率。发病率(incidence)是某一时期内(年、季、月)特定儿童人群中发生某种疾病的新发生病例的频率(‰)(增加率的调查),如急性传染病、急性感染、新生儿破伤风等。患病率(morbidity prevalence)是横断面调查受检儿童中某疾病的现患情况(%),患病率可按观察时间的不同分为期间患病率和时点患病率两种。时点患病率较常用。通常患病率时点在理论上是无长度的,一般不超过一个月。而期间患病率所指的是特定的一段时间,通常多超过一个月。如儿童贫血、佝偻病、龋齿、弱视、伤残等调查。

注:某病的发病率＝某新发生病例数/同期平均总人数×‰

如:新生儿破伤风发病率(‰)＝新生儿破伤风病例数/同年活产新生儿数×‰

时点患病率＝某一时点一定人群中现患某病新旧病例数/该时点人口数(被观察人数)

期间患病率＝某观察期间一定人群中现患某病的新旧病例数/同期的平均人口数(被观察人数)×100%

如:儿童贫血患病率＝儿童贫血患患者数/同期同地区儿童血红蛋白检查人数×100%

儿童超重(肥胖)率＝儿童超重/肥胖人数/同期同地区儿童体格检查人数×100％

（三）生长发育和营养状况指标

采用体格发育指标评价儿童生长与营养状况,神经心理行为指标评价儿童发育水平。

注:①儿童低体重率＝儿童低体重人数/同期同地区儿童体重检查人数×100％。②儿童生长迟缓率＝儿童生长迟缓人数/同期同地区儿童身长/身高检查人数×100％。③儿童消瘦率＝儿童消瘦人数/同期同地区儿童体格检查人数)×100％

二、工作指标

是反映儿童保健机构服务能力的指标,如＜3岁儿童系统管理率、＜7岁儿童保健管理率、＜5月龄婴儿人乳喂养率、新生儿访视率、预防接种率等。

＜3岁(＜36月龄)儿童系统管理率＝3岁以下儿童系统管理合格人数/同年同地区3岁以下儿童数×100％

＜7岁(＜72月龄＝儿童保健管理率＝7岁以下儿童接受≥1次体格检查人数/同年同地区7岁以下儿童总数×100％

＜5月龄(＜150日龄＝婴儿人乳喂养率≤150日龄纯人乳喂养婴儿数/同年同地区＜150日龄婴儿总数×100％

新生儿(0～28日龄)访视率＝该年接受≥1次访视的新生儿人数/同期同地区活产新生儿数×100％

新生儿(0～28日龄)纯人乳喂养率＝纯人乳喂养新生儿数/同期同地区＜28日龄访视有喂养记录的新生儿数)×100％

某疫苗接种率＝按疫苗免疫程序实际接种人数/应该接种人数×100％

（章青兰）

第四章　儿童营养

第一节　儿童营养素需要量及推荐摄入量

人体从饮食中获得各种营养素维持身体基本功能。如某种营养素长期摄入不足或过量均危害健康。人体应尽可能合理的平衡膳食,以获得身体需要的各种营养素。人体的营养需要存在个体差异,与年龄、性别、生理及体力活动状况有关,也与营养素消化、吸收、利用和体内代谢状态有关。膳食评价和膳食规划是营养健康科学研究与营养改善实践的重要内容,因此需依据人体的营养需要制订人群营养标准以判断相关工作效果。遗传是影响个体营养状况的重要因素之一。虽然,不可能为每一特定个体制定营养需要量,但所有的个体营养素需要仍然有共性,即各种营养素的需要有一定范围,是制订人群营养标准的基础。因而基于有一定代表性人群(样本)中获得的人体营养素平均需要量的研究资料可作为评估身体营养素需要的参照标准,即膳食营养素参考摄入量(dietary reference intakes,DRIs)。据统计学原理,制定不同年龄、性别及体力活动水平和生理状态人群的 DRIs。儿童是身体特殊的生命阶段,营养需要有特殊性,儿童的 DRIs 与成人不同。

一、发展史与研究状况

(一)发展史

第二次世界大战期间美国政府和军方请科学界制订确保士兵最低营养需要的基本食物营养供应标准,1943 年美国国家研究院(National Research Council,NRC)发布的第 1 版膳食营养素供给量(recommended dietary allowances,RDA),反映营养学研究进展与社会营养健康需要结合,具有里程碑意义。20 世纪初营养素缺乏疾病的研究促进各种营养素研究的进展,包括发现新营养素、成分与功能研究。美国 NRC 和食物与营养委员会(Food Nutrition Board,FNB)每 5 年修订一次 RDA,至 1989 年已发表第 10 版RDA。RDA 是美国营养领域的基础性工作,已成为不同时期美国人营养素供给领域的权威性指导文件,同时也引领和影响世界许多国家开展类似工作。

1979 年英国提出英国人的膳食营养素参考数据,称为膳食参考值(dietary reference values,DRVs)。1992 年欧洲共同体食物科学委员会(ECSCF)提出欧共体膳食能量和营养素摄入量建议。欧洲许多国家,如意大利、西班牙、德国、奥地利、法国和荷兰等国家同时制订本国营养素需要量和推荐量建议。

虽然 RDA 的概念和相关体系基本相同,但传统的 RDA 概念已不能完全涵盖营养素促进健康的作用。在多年营养研究的基础上,1998 年美国 FNB 发展 RDA 为新的膳食营养素参考摄入量(dietary reference intake,DRIs)体系,包括平均需要量(estimated average requirement,EAR)、推荐摄入量(recommended nutritional intake,RNI)、适宜摄入量(adequate intake,AI)、可耐受最高摄入量(tolerable upperintake level,UL)4 个参数,适用于营养缺乏和营养素摄入过量的预防。

与国际营养界同步,20 世纪 30 年代我国营养学界开始关注国人营养需要量,1955 年正式使用"每日膳食中营养素供给量(RDA)"描述推荐的营养素摄入量。2000 年中国营养学会参考国外制定 DRIs 经验和相关资料,编辑了第 1 版《中国居民膳食营养素参考摄入量》。为更好地开展社会公众健康服务,与国际营养学接轨，实现营养科学研究成果的转化，2010 年中国营养学会再次组织专家着手《中国居民膳食营养素参考摄入量》的修订。经过文献检索、科学论证、撰稿编写、审阅评议等系列工作，2013 年完成第 2 版《中国居民膳食营养素参考摄入量》的修订和编写，2014 年正式发布与出版。

（二）儿童能量需要量的研究现状

能量需要量的组成包括基础代谢、热动力作用、活动、生长消耗和排泄。儿童能量需要量定义为食物产能满足一定水平的活动、支持理想生长发育的总能量消耗（TEE）。其他营养素的需要量是满足群体中所有个体，而能量需要量则是基于群体的平均需要量，避免能量供给过低与过高发生营养不良（不足与过剩）。过去研究婴儿的食物能量摄入是基于观察正常婴儿的生长估计 TEE，缺乏运动消耗的能量资料。近年从双标水与心率监测获得的新的 TEE 资料使儿童能量需要量发生改变。2004 年 FAO/WHO/UNU 和 2002 年美国医学研究所（IOM）的婴儿能量需要量的建议较 1985 年 FAO/WHO/UNU 的建议低 12～20%；7 岁男童降低 18%，女童降低 20%；7～11 岁男童降低 12%，女童低 5%；12～18 岁青少年则增加 12%。2002 年 IOM 的建议中 7 岁儿童能量需要量降 8%，7～11 岁儿童降 2%，12～18 岁青少年则增加 8%。研究能量需要量的基本原则没有改变，儿童青少年能量需要量的改变是源于新的 TEE 资料。从我国婴儿总能量需要量的变化可说明我国营养需要量的研究逐渐与国际营养界同步。

二、基本概念

2013 年 DRIs 修订版在 EAR、RNI、AI、UL 等 4 个参数基础上增加宏量营养素可接受范围（acceptable macronutrient distribution ranges，AMDR）、预防非传染性慢性疾病的建议摄入量（proposed intake for preventing non-communicable chronic disease，PI-NCD 或 PI）和膳食成分的特定建议量（specific proposed levels，SPL）等 3 个与预防非传染性慢性疾病有关的指标。

（一）平均需要量

为某一特定性别、年龄及生理状况的群体某种营养素需要量的平均值，摄入量达到 EAR 水平时可满足群体中 50% 个体对该营养素的需要，但不能满足剩余 50% 个体对该营养素的需要。如个体营养素需要量高于 EAR，提示该个体摄入量充足的可能性较高；若低于 EAR 则个体摄入量不足的可能性较大。EAR 是制定推荐摄入量的基础。

（二）推荐摄入量

正常人群营养素的平均需要量按正态分布，当营养素摄入量为 EAR＋2SD 时，可满足 97%～98% 个体的营养素需要量，达到维持健康、组织有适当的储备状况，称为营养素摄入量的推荐水平，相当于传统的 RDA。个体营养素摄入宜大于 RNI 水平，或适当提高以获得膳食中的营养素良好状态。不同身高、体重的个体 RNI 应按每体重（kg）计算需要量，即采用理想体重与现实体重调整 RNI。

（三）适宜摄入量

通过观察或实验获得的健康群体某种营养素的平均摄入量为 AI。当某一人群某种营养素的个体需要量资料缺乏或不足时，无法获得 EAR 及 RNI 时，可用 AI 代替 RNI。一般，AI 会高于 RNI 水平，但不是准确反映个体或群体营养需要的判定界值，准确性不如 RNI。

（四）可耐受的最高摄入量

是平均每日可摄入的某营养素最高限量，即从生物学角度判断可被耐受的某种营养素摄入水平。UL 不是建议的营养素摄入水平，超过 UL 的摄入水平提示存在健康损害风险。某些营养素因缺少资料尚未设定 UL 数值，或某些营养素的毒副作用小时也未制订 UL，但不提示该营养素不存在过量摄入的风险。故对无 UL 的营养素，应了解无 UL 数据的原因。

（五）其他

设定用以预防非感染性慢性疾病（NCD）的内容，包括 AMDR、PI-NCD 和 SPL。AMDR 为脂肪、蛋白质和碳水化合物理想的摄入量范围，以占总能量摄入量的百分比表示。2013 版《中国居民膳食营养素参考摄入量》AMDR 采用 FAO（2010）和美国 DRIs 专家委员会（IOM，2005）提出的 AMDR 的下限（L-

AMDR),用于满足能量需求与预防缺乏,上限(U-AMDR)用于预防慢性非传染性疾病。PI是以非传染性慢性病Ⅰ级预防为目标的必需营养素的每日摄入量。易感人群的某些营养素摄入量达到或接近PI时,可降低发生NCD风险。SPL用于营养素以外的食物成分,每日膳食中食物成分摄入量达到SPL时有利于维护人体健康。

三、膳食营养素参考摄入量的原理和建立方法

(一)营养素需要量和分布规律

营养素需要量与身体生物学状态有关,因体内代谢过程和功能不同对营养物质需求也不相同。如身体对维生素C的需要可体现多种生物学状态,包括满足身体内血管胶原合成所需,体内一定量维生素C可避免或预防坏血病发生,或体内较高水平维生素C有抗氧化作用等。

营养素需要量的定义是维持人体正常生理功能,使身体处于"适宜营养状况"所需营养素的最低量,或预防营养缺乏性疾病的最低量,涉及营养素的消化、吸收等因素。吸收率高的营养素供给量与需要量相近,如身体可吸收80%～90%的从膳食来源的维生素A、维生素C;吸收率很低的营养素则其营养素需要量和膳食供给营养素(摄入量)有较大差别,因铁的吸收率较低,仅为膳食摄入铁的3%～15%,故成年男子(65kg)铁的需要摄入量(6～30mg/d)远高于铁的吸收量(0.9mg/d)。

"良好的健康状态"和某种营养素维持健康的需要量有不同的认定标准。联合国粮食及农业组织(Food and Agriculture Organization,FAO)和世界卫生组织(World Health Organization,WHO)联合专家委员会提出三种营养素需要量:①基本需要量(basal requirement):为预防临床可察知的功能损害所需要的营养素量;满足基本需要,身体能正常生长和繁育,不出现明显的营养缺乏症状;但组织内营养素储备不足,短期内供给不足可出现缺乏。②储备需要量(normative requirement):使组织中储存的一定水平营养素的需要量,可满足身体的基本需要,避免出现临床可察知的功能损害。营养素储备量是一较理想的需要量状态,但难以确定合理的储备量。③预防需要量:为不出现明显临床损害的营养素最低需要量,低于基本需要量水平。

研究个体需要量的分布资料可获得群体需要量,用以估计某一营养素摄入量满足某一个体营养需要的可能性概率。

当某种营养素膳食摄入量逐渐增加时,人群中需要量高于摄入量的个体的百分比逐渐下降;个体出现从"低摄入量"至"高摄入量"变化,营养素摄入量不足的风险亦从100%逐渐下降为0。如膳食营养素摄入量继续增加,甚至增加至一较高水平时则发生营养素摄入过量的风险。

(二)营养素需要量的测定

(1)能量需要量测定:有直接测热法、气体代谢法、稳定同位素双标水法、心率监测法、运动感应器测量法、调查记录法以及心率监测和运动感应器结合法。双标水法(doubly labeled water,DLW)是测定能量消耗的金标准,广泛应用于各种人群能量消耗测定。美国最新版DRI体系中能量需要量的数据均来源于DLW测定方法。

(2)营养素平衡研究:以测量营养素摄入和排出量的平衡关系确定营养素的需要量,如氮平衡实验估计蛋白质需要量,钙、锌、碘平衡实验等。

(3)营养素耗竭、补充和饱和实验法:对志愿者的营养素缺乏膳食进行营养素耗竭,或额外补充不同剂量营养素,观察营养素缺乏症状的出现或消失情况,估计营养素需要量。

(三)EAR制定

(1)成人EAR:据营养素需要量实验中获得的、符合正态分布的个体需要量资料,估计总体需要量的平均值,采用平均值计算法制定成人EAR;不符合正态分布的资料,经过统计学处理转换为正态分布资料后再进行估计。

(2)儿童青少年EAR:儿童和孕妇、乳母人群缺少足够的营养素需要量研究资料,往往以成人EAR推算妇幼人群EAR。推算依据4个假设:①儿童和成人维持生理功能所需的营养素按千克代谢体重($W^{0.75}$

为代谢体重)的计算方法相同。②成年人 EAR 是维持有关生理功能所需的营养素量。③儿童生长所需额外的营养素量和生长所需额外的蛋白质量的比例一致。④＜14 岁儿童营养素的需要量无明显性别差异。

（3）RNI 制订：与营养素需要量的资料分布状态有关

资料为正态分布或近似正态分布时，RNI＝ EAR＋2SD。

数据符合正态分布或对称分布，但资料不足以计算标准差时，人为设定变异系数(coefficient of variation，CV)为 10％，SD＝10％ EAR，RNI＝1.2× EAR。

资料不符合正态分布时，则采用统计学方法将数据转换为正态分布，P50th 与 P75th 分别为 EAR、RNI 估算值，再将 EAR 和 RNI 的数据转换回原始单位。

（4）婴儿 AI 制定：因难以进行婴幼儿群体营养素需要量研究，现有 DRI 体系中，婴幼儿的多数营养素都为 AI。

＜6 月龄：纯人乳是健康足月、＜6 月龄婴儿的理想营养来源，因此可以认为摄入人乳的营养素量即婴儿各种营养素的 AI。《中国居民膳食营养素参考摄入量(2013 版)》以人乳摄入量 750ml/d(780g/d)计算＜6 月龄婴儿的 AI。因人乳营养素成分有一定差异，尽可能选用高质量的研究资料与我国居民为研究对象的营养研究结果。

7～12 月龄：营养素的 AI 由两部分构成：①平均每日摄入 0.6L 人乳的营养素。②其他食物提供的营养素。如无其他食物的相关资料时，AI 按代谢体重法取小婴儿和成人推算结果的平均值。

（5）UL 制定：制定依据为相关营养素在人群中的"未观察到有害作用剂量"(no observed adverse effect level，NOAEL)和"观察到有害作用最低剂量"(lowest observed adverse effect level，LOAEL)资料。以某人群中较长时间每日摄入相关营养素，且未产生不良作用的最高摄入量为 NOAEL，即未出现可观察到的危害作用的营养素量；LOAEL 则为产生危害反应的最低摄入剂量。

据人群营养素的 NOAEL 和 LOAEL 及不确定性系数(uncertainty factor，UF)数据确定儿童、青少年的 UL。成年人 UL＝NOAEL/UF，如不能确定 NOAEL，则 UL＝LOAEL/UF。针对营养素的 NOAEL，UF 为 1～10；如用 LOAEL，则需要使用更大的 UF。儿童、青少年缺乏相关数据时，由成年人 UL 外推计算：$UL_{儿童}＝UL_{成人}×(体重_{儿童}/体重_{成人})$。此外，婴儿营养素危害性作用的资料有限，同时婴儿处理过量化学物质的能力不足，目前仅确定了少数营养素的 UL。

四、能量 DRI

（一）儿童能量代谢特点

儿童能量的需要与年龄和生理状态有关。如婴儿肠道吸收功能不成熟、代谢率较高，故以体重表示的 6 月龄内婴儿的能量需要是成人的 3 倍。儿童总的能量消耗包括基础代谢率、食物的热力作用、组织生长合成、活动和排泄过程的能量消耗。

1. 基础代谢率

20℃(18℃～25℃)室温下，餐后 10～14 小时，清醒、安静状态下测量维持身体基本生命活动所需的最低能量为基础代谢(for basal metabolism rate，BMR)。BMR 与年龄、性别、环境温度、健康情况、肌肉组织多少、营养状况等因素有关。婴儿重要器官的代谢率与其重量成比例。新生儿脑发育的能量为 BMR 的 70％，婴儿为 60％～65％。儿童 BMR 的较成人高，随年龄增长、体表面积的增加逐渐减少。如婴儿 BMR 约为 55kcal/(kg·d)，7 岁时 BMR 为 44kcal/(kg·d)，12 岁时约为 30kcal/(kg·d)，成人为 25～30kcal/(kg·d)。

2. 食物的热力作用

食物中的宏量营养素代谢过程为人体提供能量，同时在消化、吸收过程中出现能量消耗额外增加的现象，即消耗能量，如氨基酸的脱氨以及转化成高能磷酸键产生的能量消耗，称为食物的热力作用(for thermic effect of food，TEF)。食物的热力作用与食物成分有关。蛋白质分解后，57％的氨基酸在肝脏内合成尿素而消耗能量,氨基酸产生高能磷酸键少,体内能量消耗持续约 10～12 小时。蛋白质本身在消化、吸收过程中所需的能量相当于摄入蛋白质产能的 25%,故热力作用最高。脂肪的热力作用为 2%～4%,取决于脂肪酸被氧化或贮存。碳水化合物转化为葡萄糖和糖原消耗 7% 的能量。婴儿食物含蛋白质多,食物热力作用占总能量的 7%～8%;年长儿的膳食为混合食物,其食物热力作用为 5%。儿童过多摄入蛋白质可增加体内食物热力作用。

3.活动消耗

为儿童活动消耗的能量(for physical activity),与儿童体格生长水平、活动强度、活动时间、活动类型有关。故活动所需能量波动较大,并随年龄增加而增加,如 3 月龄婴儿活动所需的能量为 0.2BMR,6 月龄时增加到 0.4BMR。

儿童活动所需能量对儿童生长发育的意义在于可调节部分能量,如当能量摄入不足时儿童表现为活动减少,以此节省能量,保证身体基本功能和满足重要脏器的代谢。

4.排泄消耗

为正常情况下未经消化吸收食物损失的能量(for excreta),约占总能量的 10%,腹泻时增加。

5.生长所需

组织生长合成所消耗的能量,为儿童特有。生长所需能量(for growth)与儿童生长的速度呈正比,即随年龄增长而逐渐减少。如 1 月龄婴儿能量摄入的 35% 用于生长,1 岁时为 3%,3 岁为 2%,直至青春期第 2 个生长高峰前均维持较低水平,青春期为 4%。

上述五部分能量的总和即为儿童能量的需要量。一般,基础代谢占 50%,排泄消耗占能量的 10%,生长和运动所需能量占 32%～35%,食物的热力作用占 7%～8%。2013 版《中国居民膳食营养素参考摄入量》推荐:<6 月龄婴儿能量平均需要量为 90kcal/(kg·d),7～12 月龄为 80kcal/(kg·d),1 岁后以每日计算(附表 2-1,2-2)。婴儿能量需要与生长速度、活动量有关,如 1～4 月龄婴儿生长速度迅速,单位体重计算每日能量较高;4～6 月龄生长速度减慢,运动发育仅可抬头、坐,虽然婴儿日平均总能量增加,但按单位体重计算每日能量需要略有下降;8～9 月龄后随运动的发育,按单位体重计算每日能量需要将增加。婴儿体格生长良好、活动水平与健康状况一致并可维持正常活动的需要时,提示婴儿从食物中摄入能量与能量消耗达到平衡。

(二)能量特点

能量摄入不足与能量摄入过多都可增加缺乏风险与过剩风险,因此,能量无 RNI 数值,群体的能量推荐摄入量等同于该群体的平均能量需要量(estimated energy requirement,EER),为维持身体正常生理功能所需要的膳食能量摄入。EER 支持个体或群体健康生长发育,能长时间保持良好的健康状态,有良好体型、身体构成以及理想活动水平,胜任必要的经济和社会活动。EER 与性别、年龄、体重、身高和体力活动水平等因素有关。能量推荐数据中不需要增加安全量,也无 UL。

(三)婴幼儿、儿童和青少年 EER 推算

婴幼儿、儿童和青少年 EER=每日总能量消耗(total energy expenditure,TEE)+组织生长的能量储存量。

1.婴幼儿 EER 推算

采用 WHO/FAO/UNU 推荐的、基于 DLW 测定方法获得 TEE 估计公式:纯人乳喂养儿 TEE(MJ/d)=-0.635+0.388×bw(kg) 或 TEE(kcal/d)=-152.0+92.8×bw(kg)

部分人乳喂养儿 TEE(MJ/d)=-0.416+0.371×bw(kg) 或 TEE(kcal/d)=-99.4+88.6×bw(kg)

婴儿组织生长所需能量储存量估计:按 WHO/FAO/UNU 报告推算。

婴儿 EER=TEE+能量储存量

(1)<6 月龄 EER:按纯人乳喂养推算 TEE。

(2)7～12 月龄 EER:已引入其他食物,为部分人乳喂养。

2.儿童、青少年 EER

目前无中国儿童、青少年人群的 DLW 能量代谢实验数据,依据两方面的路径推算儿童和青少年 TEE。一种路径采用 2004 年 WHO/FAO/UNU 报告推荐的 DLW 和心率监测法获得 TEE 计算公式:男童 TEE(MJ/d) = 1.298+0.265×bw(kg)−0.0011×[bw(kg)]^2;女童 TEE(MJ/d)=1.102+0.273×bw(kg)−0.0019×[bw(kg)]^2,但结果可能高估中国儿童 TEE。另一路径采用要因加算法,即用 2005 年 Henry 的基础能量消耗(BEE)估算公式与 2008 年 Sasaki 用 DLW 法测定的日本儿童青少年身体活动水平(PAL)的平均值获得青少年的 EER(EER=BEE×PAL+能量储存量)。

五、宏量营养素 DRI

(一)蛋白质

1.蛋白质特点

儿童生长发育迅速,所需蛋白质量相对较多,新生儿期蛋白质需要量最高,以后随年龄增长逐步下降。婴儿蛋白质需要量(g/kg)与优质蛋白质需要量均较成人多。蛋白质参与体液的渗透压调控,供能约占总能量的 8%～15%。蛋白质长期摄入不足或过多均可影响碳水化合物、脂肪代谢,导致生长发育迟滞、组织功能异常,甚至威胁生命。

蛋白质主要由 20 种基本氨基酸组成,儿童除需要与成人相同的 9 种必需氨基酸(essential amino acids,EAAs)外,如亮氨酸(leucine)、异亮氨酸(isoleucine),缬氨酸(valine)、苏氨酸(threonine)、蛋氨酸(methionine,)、苯丙氨酸(phenylalanine)、色氨酸(tryptophan,)、赖氨酸(lysine)、组氨酸(histidine),还有半胱氨酸(cysteine)、酪氨酸(tyrosine)、精氨酸(arginine)和牛磺酸(taurine)等为儿童期的条件必需氨基酸(conditionally essential amino acids),即对特殊儿童人群尚需外源性供给。如<4 月龄婴儿肝脏内半胱氨酸亚磺酸脱羧酶发育不成熟,体内不能合成牛磺酸,故牛磺酸是婴儿期所需的条件性必需氨基酸;早产儿体内蛋氨酸转变成胱氨酸的酶活性较低,胱氨酸可能也是必需的。婴儿需要酪氨酸的原因不很清楚。胎儿早期苯丙氨酸转变成酪氨酸的苯丙氨酸羟化酶(phenylalanine hydroxylase)已达成人水平,故早产儿可转变苯丙氨酸为酪氨酸。

近年采用蛋白消化率校正氨基酸评分法(Protein Digestibility Corrected Amino Acid Score,PD-CAAS)评价蛋白质质量,即根据食物蛋白质的必需氨基酸组成、蛋白质的消化率以及蛋白质提供必需氨基酸的能力等判定蛋白质的生物学价值。因为过多的氨基酸不能被身体作为氨基酸来利用,任何高于1.0 的 PDCAAS 记分均为 1.0。当蛋白质的 PDCAAS≥1.0 时提示可满足人体必需氨基酸需要量,为高质量或优质蛋白质,如乳类和蛋类生物利用价值最高。PDCAAS 低于 1.0 的低质量蛋白质,其氨基酸组分不能满足 2～5 岁儿童对氨基酸的需要量,消化率也较低。人的氨基酸需要量在不同生长阶段不同。婴儿食物蛋白质质量的评价是根据人乳的氨基酸成分作为记分模式。人乳和婴儿配方含有所有必需氨基酸,包括半胱氨酸、酪氨酸和精氨酸。某些蛋白质的一种或几种必需氨基酸含量相对较低,使其他的必需氨基酸在体内不能被充分利用,蛋白生物学利用价值降低,称为限制氨基酸(limiting amino acid)。如小麦限制氨基酸为赖氨酸、苏氨酸、缬氨酸;大米为赖氨酸、苏氨酸;玉米为赖氨酸、色氨酸、苏氨酸;大麦为赖氨酸、苏氨酸、蛋氨酸;燕麦为赖氨酸、苏氨酸、蛋氨酸;花生为蛋氨酸;大豆为蛋氨酸。不同食物的合理搭配可相互补充必需氨基酸的不足,提高蛋白质的生物利用价值,即蛋白质互补作用。如米、麦、玉米中的蛋白质缺乏赖氨酸,若配以富含赖氨酸的豆类,则可大大提高其蛋白质的利用率。食物加工,如豆制品的制作可使蛋白质与纤维素分开,消化率从整粒食用的 60% 提高到 90% 以上。

2.蛋白质 DRIs

(1)<6 月龄婴儿:据婴儿摄入人乳的量(780g/d)与蛋白质含量(1.16g/100g)计算获得<6 月龄婴儿蛋白质的 AI 为 9g/d。若<6 月龄婴儿体重代表值为 6kg,推算蛋白质 AI 则为 1.5g/(kg·d)。配方的蛋白质含量低于人乳,故应适当增加非人乳喂养婴儿的蛋白质 AI。欧洲一项随机对照研究表明高蛋白质摄入可致<2 岁婴幼儿体重增长过快,而低蛋白质摄入可能降低以后超重/肥胖风险。因此,<6 月龄婴儿蛋

白质推荐量不宜过高。多项随机对照双盲实验表明 1.8g/100kcal 蛋白质可满足<4 月龄内婴儿的生长需要量。4～6 月龄婴儿在乳量充足的情况下不必增加蛋白质的摄入。

(2)7～12 月龄婴儿:蛋白质的 AI 为人乳蛋白质摄入量与其他食物蛋白质摄入量之和。因缺乏 7～12 月龄中国婴儿其他食物蛋白质摄入量的资料,根据成人蛋白质的 EAR 和 RNI,采用代谢体重法进行推算获得 7～12 月龄婴儿蛋白质 RNI(20g/d)。

(3)2～18 岁儿童、青少年:采用蛋白质维持量与生长发育所需蛋白质储存量估算。2013 版《中国居民膳食营养素参考摄入量》用 PDCAAS 法和代谢体重法修正获得 2～18 岁儿童、青少年蛋白质 EAR 和 RNI。

PDCAAS 法:从 2002 年中国居民营养状况调查中 2～18 岁儿童、青少年膳食结构获得 2～18 岁儿童、青少年膳食蛋白质质量的 PDCAAS 的最低值(0.74≈0.7)。以 2007 年 WHO/FAO/UNU 建议的儿童和青少年蛋白质安全摄入量除以 0.7 获得 2～18 岁儿童、青少年蛋白质 RNI。

代谢体重法:由成人蛋白质的 EAR 和 RNI 推导出儿童、青少年蛋白质 EAR 和 RNI。

3. 氨基酸 DRIs

婴儿、儿童和青少年每日必需氨基酸平均需要量高于成人,因包括维持体重所需的氨基酸量和生长所需氨基酸量。2013 版《中国居民膳食营养素参考摄入量》采用 2007 年 WHO/FAO/UNU 的婴儿、儿童青少年必需氨基酸 EAR 作为我国必需氨基酸的推荐摄入量的参考值。

(二)脂类及脂肪酸 DRI

1. 脂类及脂肪酸特点

脂类包括脂肪和类脂。脂肪是人体能量的主要来源和储存形式,脂肪由甘油和脂肪酸组成三酰甘油酯;类脂包括磷脂、糖脂、脂蛋白、类固醇(胆固醇、麦角因醇、皮质甾醇、胆酸、维生素 D、雄激素、雌激素、孕激素)。膳食中的脂类及脂肪酸有促进脂溶性维生素吸收、维持体温和保护脏器、提供必需脂肪酸作用。磷脂有维持生物膜结构和功能的作用,参与脑、神经组织构成,以脂蛋白形式参与脂类运输。类固醇激素前体合成维生素 D_3、胆汁酸、固醇类激素等参与调节物质代谢。

脂肪酸(fatty acid)是由不同数量碳原子数组成直链烃,是构成甘油三酯和磷脂的重要成分,结构式为 $CH_3(CH_2)COOH$。可以根据脂肪酸碳链上碳原子数、有无双键、双键数以及双键位置进行分类。含有反式非共轭双键结构的不饱和脂肪酸总称为反式脂肪酸(TFA)。

人体可合成饱和脂肪酸、单不饱和脂肪酸,但不能合成必需脂肪酸 n-3 系和 n-6 系,如 亚油酸 ($C_{18:2n-6}$,linoleic acid,LA)、亚麻酸($C_{18:3n-3}$,α-linolenic acid,LNA)。亚油酸是 n-6 系的脂肪酸,可衍生多种 n-6 不饱和脂肪酸,如花生四烯酸($C_{20:6}$,arachidonic acid,AA)。植物油不含 20、22 碳的 n-3 系和 n-6 系脂肪酸。植物可合成亚油酸($C_{18:2}$)。通过酶链的延长和去饱和作用,ALA 和 LA 可转化为长链不饱和脂肪酸(long-chain polyunsaturated fatty acids,LCPUFA)。LCPUFA 是人体的必需脂肪酸,包括亚油酸(LA)、亚麻酸(LNA),花生四烯酸(AA 或 ARA)和二十二碳六烯酸(DHA)。食物中的亚油酸主要来源于玉米油、芝麻油、葵花子油、红花油等。亚油酸在体内可转变成亚麻酸和 花生四烯酸($C_{20:6}$,arachidonic acid,AA)。亚麻酸主要来源于亚麻籽油、低芥酸菜子油、豆油。亚麻酸分为 α-亚麻酸和 γ-亚麻酸。α-亚麻酸为 n-3 脂肪酸,可衍生多种 n-3 不饱和脂肪酸,包括 二十碳五烯酸($C_{20:5}$,eicosapentaenoic acid,EPA)和二十二碳六烯酸($C_{22:6}$,docosahexaenoic acid,DHA)。海洋哺乳动物、深海鱼和鱼油富含 EPA 和 DHA。动物性食物,如蛋黄、肉、肝、内脏也含 DHA 和 AA。必需脂肪酸参与构成线粒体膜和细胞膜、体内磷脂和前列腺素的合成以及胆固醇代谢。DHA、AA 是构成脑和视网膜脂质的主要成分,DHA 约占大脑皮质和视网膜总脂肪酸含量的 30%～45%,脑神经元、突触、视网膜光感受器视盘含大量 DHA。故 n-3 脂肪酸与视力、认知发育有关。n-3 系与 n-6 系脂肪酸平衡协调可维持身体正常免疫功能。n-6 系的脂肪酸(亚油酸)促进生长发育,DHA、AA 缺乏是婴儿低出生体重原因之一。动物实验发现精子的形成也与必需脂肪酸有关。

亚麻酸、亚油酸转变成 DHA 和 AA 的去饱和酶活性与年龄、营养状况、激素水平、组织器官等有关。

足月新生儿体内的 LCPUFAs 源于胎盘转运。人乳可提供新生儿生理需要的全部营养素,包括 DHA 和 AA,且人乳中 DHA 和 AA 比例合适。人乳或配方喂养可满足婴儿体内的 LCPUFAs 需要。婴儿膳食中的亚麻酸可在肝脏、视网膜、脑合成 DHA,约 5% 的食物中的 α-亚麻酸可在婴儿肝脏内合成 n-3 长链多不饱和脂肪酸。

早产儿因体内贮存少、去饱和酶活性低而合成不足、亚麻酸和亚油酸易被氧化供能(因寒冷、感染、饥饿)等因素,不能利用必需脂肪酸前体(α-亚麻酸、亚油酸)生产足够的 DHA 和 AA。同时,早产儿生长发育快、需要量大,易发生 LCPUFAs 缺乏,需适当补充。

2. 膳食脂肪 AI

体内可合成的脂肪和脂肪酸过量摄入均影响人体健康,推荐摄入量不设立 L-AMDR,仅有U-AMDR;必需脂肪酸与婴幼儿膳食脂肪需要量(高度依赖)是根据健康人群摄入量中位数或参照国际组织数据制订 AI。DHA 和 AA 需要量尚无确切定论。脂肪和脂肪酸 AI 和 AMDR 以脂肪供能/总能量(%E)表示;膳食中含量低、人体需要量少的脂肪酸,如 ARA、EPA 和 DHA 以绝对量表示。

(1)<6 月龄婴儿:据人乳脂肪含量及泌乳量推算脂肪 AI。2013 版《中国居民膳食营养素参考摄入量》依据中国人乳含量调查结果(750 mL/d,680 kcal/L,脂肪含量 36.5 g/L),估计人乳脂肪供能比为 48.3%,推荐 0~6 月龄婴儿膳食脂肪的 AI 为 48%E。FAO 推荐 0~6 月龄婴儿脂肪的 AI 为 40%E~60%E。

(2)7~12 月龄婴儿:膳食仍以乳类为主,含脂肪较高,其他食物脂肪含量不多,脂肪的供能比较纯乳类喂养的小婴儿低。参照 2010 年欧盟食品安全局(EFSA)推荐的参考摄入量与脂肪供能比的过渡,我国 7~12 月龄婴儿膳食脂肪 AI 推荐为 40%E。

(3)1~3 岁幼儿:食物以脂肪含量较高的乳类向成人混合膳食转变。FAO 及 EFSA 建议幼儿膳食脂肪供能宜应逐渐降低。我国 1~3 岁幼儿膳食脂肪 AI 定为 35%E。

(4)儿童、青少年:膳食已经成人化,过多脂肪的摄入增加超重/肥胖的风险。2010 年 FAO 推荐 2~17 岁儿童青少年膳食脂肪的 AMDR 与成人相同(25%E~35%E),EFSA(2010)推荐为 20%E~30%E。我国推荐 4~17 岁儿童青少年膳食脂肪的 AMDR 与成人相同,为 20%E~30%E。

3. 膳食脂肪酸 AI

人体可合成 SFA,一般不设 AI 与 L-AMDR。为预防过多摄入 SFA 所引起的相关慢性病发生风险的增加,必需脂肪酸应占脂肪所提供能量的 1%~3%。

(1)婴儿:SFA 的需要参考人乳含量。

(2)幼儿:目前尚无证据提出 SFA 的 AMDR。

(3)2~18 岁儿童、青少年:2010 年 FAO 推荐 U-AMDR 为 8%E。我国推荐 4~17 岁儿童、青少年 SFA 的 U-AMDR 为 <8%E。

FAO(2010)未设定 2~18 岁儿童、青少年 MUFA 的 AI,而提出 MUFA 供能比计算公式:AMDR(%E)=膳食脂肪供能比(%E)-SFA(%E)-PUFA(%E)-TFA(%E),其摄入量估计 >15%E。

2013 版《中国居民膳食营养素参考摄入量》亦未设定 2~17 儿童青少年 MUFA 的 AMDR,仅提出控制总脂肪供能 <30%,SFA<8%E~10%E 的原则,满足 n-6PUFA、n-3PUFA 适宜摄入量,其余膳食脂肪供能由 MUFA 提供。

(4)n-6 PUFA:包括 LA、ARA 和 γ-亚油酸。研究显示 LA 摄入量最高的五分位组(摄入量的前 1/5)(14.5g/d)比摄入量最低的五分位组(摄入量的后 1/5)(5.7g/d)患哮喘的危险增加 20%,提示过多摄入 LA 可能对儿童产生负面影响,可能与 LA 体内生成前列腺素和白三烯等炎症因子有关。因有必要限制儿童 LA 的摄入量。目前 EFSA 和 FAO 均推荐 4~6 岁儿童 LA 的 AI 为 4%E,7~17 岁儿童、青少年的 LA 的 AI 和 AMDR 与成年人一致(4.0%E、2.5%E~9%E)。2010 年 FAO 推荐 1~3 岁幼儿 LA 的 AI 为 3.0%E~4.5%E,认为可满足幼儿合成 ARA 的需要,不特别推荐 ARA 的 AI。我国推荐 0~6 月龄婴儿 LA 的 AI 为 4.2g/d(7.3%E),7~12 月龄婴儿 LA 的 AI 为 4.6 g/d(6.0%E),1~3 岁幼儿 LA 的 AI

为 4%E,亦不特别推荐 ARA 的 AI。FAO(2010)推荐 0~6 月龄婴儿 ARA 的 AI 为 0.2%E~0.3%E (115~173 mg/d),据此中国推荐 0~6 月龄婴儿 ARA 的 AI 为 150 mg/d。

(5)n-3 多饱和脂肪酸:包括 ALA、EPA 和 DHA。尽管 EPA 和 DHA 可由 ALA 衍化生成,但转化效率低,且 ALA 食物来源有限,膳食摄入量较低。婴儿脑和视功能发育需较多 EPA 和 DHA,故制定 n-3 多饱和脂肪酸的 AI 非常必要。人乳(n-6)/(n-3)比约为 5~10。

ALA 的 AI:据人乳中含量推算,推荐 0~6 月龄婴儿 ALA 的 AI 为 500 mg/d(0.87%E);7~12 月龄婴儿 ALA 的 AI 为 510 mg/d(0.66%E);1~3 岁幼儿 ALA 的 AI 为 0.60%E;4~17 岁儿童、青少年 ALA 的 AI 为 0.6%E。

DHA 的 AI:由于 <6 月龄婴儿合成有限,故 DHA 是 <6 月龄婴儿的条件必需脂肪酸。FAO(2010) 推荐 0~6 月龄婴儿 DHA 的量为 0.1%E~0.18%E(58~104 mg/d),建议 7~36 月龄婴幼儿 DHA 的 AI 定为 10~12mg/kg。EFSA(2010)推荐 7~24 月龄婴幼儿 DHA 的 AI 为 100mg/d。2013 版中国居民 DRI 推荐 0~6 月龄婴儿 DHA 的 AI 为 100 mg/d,与 EFSA 2010 年的推荐值一致;7~36 月龄婴幼儿 DHA 的 AI 为 100mg。FAO(2010)认为 4 岁儿童的 EPA+DHA 推荐摄入量(100 mg/d),至 10 岁时 (250 mg/d)并逐渐增加至成人水平。因证据不足,我国目前尚未制订 EPA+DHA 的 AI。

一般推荐 LA/LNA 比为 5~15。按 2013 年中国营养学会推荐婴儿 LA 的 AI 4.2~4.6 g/d 与 LNA 的 AI500~510mg/d 推算我国婴儿食物的 LA/LNA 比为 8~9.0。婴儿配方中 LA/LNA<10,LNA 占总能量的 1.5%。一般 AA:DHA 为 1:1~2:1。

(三)碳水化合物 DRIs

1.碳水化合物特点

亦称糖类,是自然界最丰富的能量物质,也是人类膳食能量的主要来源。6 月龄内婴儿的碳水化合物 (carbohydrate,CHO)主要是乳糖、蔗糖、淀粉。身体 CHO 存在形式主要有葡萄糖、糖原和含糖的复合物。CHO 可与脂肪酸或蛋白质结合成糖脂、糖蛋白和蛋白多糖构成细胞和组织。细胞膜上的糖链(糖蛋白的一种)是细胞借以相互识别、黏着和抑制接触的特异性标志之一。

2.碳水化合物 DRIs

2013 版《中国居民膳食营养素参考摄入量》根据大脑对葡萄糖的利用和需要,估计 1~7 岁儿童 CHO 的最低需要量为 100 g/d,变异系数为 20%,获得 1~7 岁儿童的 CHO 平均需要量为 120 g/d;11~17 岁青少年最低需要量 135 g/d。建议 CHO 平均需要量为 150 g/d;0.5~1 岁则基于成人代谢数值计算

CHO 的可接受范围是基于能量的平衡按适宜的能量比例确定的。

(1)0~6 月龄婴儿:人乳是婴儿最佳食物来源,能够满足 <6 月龄婴儿全部能量和营养需要。美国 IOM 的人乳资料中乳糖含量为 7.2~7.4g/100g,建议 0~6 月龄婴儿 CHO 的 AI 为 65g。中国调查资料显示人乳乳糖含量为约 7.8g/100g(7.5~8.0g/100g),推荐 0~6 月龄婴儿的 CHO 的 AI 为 60g/d。

(2)7~12 月龄婴儿:CHO 需要量的制定以人乳为基础,累加其他食物 CHO 量。美国 7~12 月龄婴儿 CHO 需要量推荐值为 95g/d,荷兰为 86g/d。我国缺乏婴儿其他食物 CHO 的数据,则以 0~6 月龄婴儿 CHO 的 AI 为基础,采用代谢体重比推算 7~12 月龄婴儿 CHO 需要量为 82g/d,修正后为 85g/d。

(3)2~18 岁儿童和青少年:我国推荐 2~18 岁儿童和青少年 CHO 的可接受范围为 50%E~65%E。

六、重要矿物性营养素 DRI

矿物质来源于食物,有一定生理功能。2013 版《中国居民膳食营养素参考摄入量》中矿物性营养素推荐量多采用 AI。

(一)钙

以人乳为基础计算推荐 0~6 月龄婴儿钙的 AI 为 200 mg/d,UL 为 1000 mg/d;7~12 月龄婴儿钙 AI 是以小婴儿膳食参考摄入量为基础,采用代谢体重比推算为 250 mg/d,UL 为 1500 mg/d。儿童和青少年的钙 DRI 数据则是结合平衡实验结果,采用要因加算法计算得出各年龄段 EAR,设 CV 为 10%,修正后

得出各年龄段的钙的推荐值 RNI 分别为：1～3 岁 600 mg/d；4～6 岁 800 mg/d；7～10 岁 1000 mg/d；11～13 岁1200 mg/d；14～17 岁 1000 mg/d。

（二）磷

以人乳为基础计算 0～6 月龄婴儿磷的 AI 为 100mg/d。以小婴儿和成人磷的 EAR 为基础，采用代谢体重比推算 7～12 月龄婴儿磷的 AI 为 180mg/d。2～18 岁儿童、青少年在成年人 EAR 的基础上采用代谢体重比法推算（CV＝10%）计算获得 1～3 岁磷的 RNI 为 300mg/d；4～3 岁 350mg/d；7～10 岁 470mg/d；11～13 岁 640mg/d；14～17 岁 710mg/d。

（三）铁

健康母亲乳汁的铁可维持 0～6 月龄婴儿生长发育需要，即铁的 AI 为 0.3mg/d。7～12 月龄婴儿与年长儿的铁需要量＝基本铁丢失＋血红蛋白中的铁蓄积量＋非存储性组织铁的增加量＋储存铁的增加，膳食铁的吸收率约为 8%（CV＝20%）获得铁的 EAR 为 7mg/d，RNI 为 10mg/d。11～17 岁是生长加速期，男童青春期血红蛋白总量和含量均明显增加，其增加量甚至超过经期女性的铁需要量。女童在月经初潮前生长加快，月经来潮后仍保持快速生长，铁需要量大，包括基本铁丢失＋非存储性组织铁的增加量＋储存铁的增加＋月经铁的丢失。2013 版《中国居民膳食营养素参考摄入量》采用要因加算法计算儿童和青少年的铁的平均需要量获得 EAR 和 RNI。

（四）碘

以人乳中碘含量为基础计算获得 0～6 月龄婴儿碘的 AI 为 85μg/d；7～12 月龄婴儿 AI 则采用代谢体重法从 0～6 月龄 AI 值推算为 115μg/d。儿童和青少年碘 RNI 为 1～6 岁 90μg/d；7～10 岁 90μg/d；11～13 岁110μg/d；14～17 岁 120μg/d。

（五）锌

以人乳锌含量推算 0～6 月龄婴儿锌的 AI 为 2.0 mg/d，7～12 月龄婴儿锌的 AI 为 3.5 mg/d。儿童和青少年的锌推荐量采用要因加算法估计，获得 1～3 岁锌的 RNI 为 4.0 mg/d；4～6 岁 5.5 mg/d；7～10 岁7.0 mg/d；11～13 岁男童 10.0 mg/d、女童 9.0 mg/d；14～18 岁男童 11.5 mg/d、女童8.5 mg/d。

七、维生素 DRI

（一）概述

维生素定义是身体不能合成的、存在于食物中的、有生物活性的成分。同时，维生素需要量甚微，既不参与身体构成，也不提供能量，但具有多种特殊的生理功能。维生素可分脂溶性和水溶性维生素。

维生素 A、维生素 D、维生素 E、维生素 K 为脂溶性维生素。水溶性维生素包括维生素 B_1（硫胺素）、维生素 B_2（核黄素）、维生素 B_6（吡哆醇、吡哆醛、吡哆胺）、维生素 B_{12}（氰钴胺素）、维生素 C（抗坏血酸）、烟酸（抗糙皮病因子、维生素 PP）、叶酸、泛酸、生物素等。

脂溶性维生素主要改变复合分子及细胞膜的结构，为高度分化组织的发育所必需；分子特异性不高，均有前体；因易溶于脂肪和脂肪溶剂中，故可储存在体内；脂溶性维生素排泄缓慢，缺乏时症状出现较迟，过量易致中毒。

水溶性维生素主要参与辅酶的形成，有高度的分子特异性，没有前体，除碳、氢、氧以外，还常常含有氮、硫、钴等元素；因易溶于水，其多余部分可迅速从尿中排泄，不易储存，需每日供给；缺乏后迅速出现症状，过量不易发生中毒。

维生素的供给量不分年龄、性别。各种维生素的作用和来源不同，维生素 A、C、D、B、K、叶酸是儿童易缺乏的维生素。

（二）重要维生素的 DRI

1.维生素 A

2013 版《中国居民膳食营养素参考摄入量》对维生素 A 的 DRIs 重点修订内容为用视黄醇活性当量（retinol activity equivalents，RAE）代替以往使用的视黄醇当量（retinolequivalent，RE）。RAE＝膳食或补充剂来源全反式视黄醇（μg）+1/2 补充剂纯品全反式 β-胡萝卜素（μg）+1/12 膳食全反式 β-胡萝卜素（μg）+1/24 其他膳食维生素 A 原类胡萝卜素（μg）。同时调整 EAR 和 RNI 数据，增加或调整婴幼儿和较大儿童、孕妇的 UL 数值。

目前缺乏婴儿、儿童和青少年维生素 A 需要量的代谢研究资料。故婴儿的维生素 A 推荐量采用 AI，2～18 岁儿童、青少年则采用从成人数据推荐的 RNI。以人乳维生素 A 浓度（400μg/L）为参考值，则 0～6 月龄婴儿维生素 A 的 AI 为 300μg RAE/d；7～12 月龄婴儿维生素 A 的 AI 采用代谢体重法由小婴儿 AI 和成人 RIN 推算取均值，数据确定为 350μg RAE/d。利用成人 EAR 数据按照代谢体重法推算儿童和青少年的 EAR，再用 20% 变异系数，计算获得儿童的 RNI。

目前缺乏可靠的婴儿维生素 A 的 NOAEL 资料。根据婴儿连服维生素 A 1～3 个月，出现囟门膨出等毒副作用，临床诊断维生素 A 中毒的病例报告，确定 LOAEL 为视黄醇 6000μg/d。选择最大不确定系数 UF=10.0，推算婴儿 UL 水平为 600μg RAE/d。

2. 维生素 D

因人乳中维生素 D 含量较低，不宜用于估计婴儿维生素 D 的 AI，制定婴儿维生素 D 的 EAR 证据尚不足。20 世纪 90 年代 Specker 在中国南北方进行一项足月婴儿出生至 6 月龄补充维生素 D 随机对照研究，分 3 组补充维生素 D 2.5、5、10μg/d。3 组婴儿 6 月龄时均无佝偻病发生，但北方地区 10μg/d 组血清 25(OH)D 水平显著高于其他两组，中位数为 62.5nmol/L。根据维生素 D 10μg/d 可维持适宜婴儿血清 25(OH)D 水平超过 50nmol/L、无临床维生素 D 缺乏表现的对照组研究结果，作者建议婴儿维生素 D 的适宜摄入量为 10μg/d。

北欧（北纬 49.5°以北）和南极洲（南纬 78°以南）冬季进行的 9 项随机对照临床试验研究的荟萃分析表明 6～60 岁人群血清 25(OH)D 平均水平与维生素 D 平均摄入量之间呈对数线性关系：y（血清 25(OH)D 水平 nmol/L）=9.9ln（维生素 D 摄入 IU/d）。回归方程的 95% 可信区间的下限为 y=8.7ln（维生素 D 摄入 IU/d）。无内源性维生素 D 合成的条件下平均维生素 D 摄入量为 313IU/d 时可使人群平均血清 25(OH)D 达到 50nmol/L（即 50% 的个体血清 25(OH)D 水平达到或超过 50nmol/L），取整数 320IU/d（8μg/d）为成人维生素 D 的 EAR。设 CV=10%，则 RNI 为 384IU/d，取整数推算成人 RNI 亦为 10μg/d（400IU/d）。

年龄与维生素 D 摄入量、血清 25(OH)D 水平无显著影响。有研究结果显示钙营养正常情况下，当血清 25(OH)D 水平<30nmol/L 时幼儿佝偻病发病增加，同时血清 25(OH)D 水平为 28～50nmol/L 时钙吸收率最高。青少年血清 25(OH)D 水平为 50nmol/L 时骨矿物质含量明显增加，钙吸收率最大。研究均提示以 50% 个体 25(OH)D 水平达到 50nmol/L 所需膳食维生素 D 摄入量为 EAR，结合血清 25(OH)D 水平与膳食维生素 D 摄入量的对数线性关系，建议儿童青少年维生素 D 的 EAR 与成人相同为 8 g/d，RNI 为 10 g/d。

婴儿维生素 D 摄入过高可增加生长迟缓发生率，但研究发现婴儿维生素 D 平均摄入量为 44.4μg/d、持续近 6 个月，儿童未出现生长发育异常。故设定 44.4μg/d（≈45μg/d）为儿童的 NOAEL（Bransby et al，1964），不确定系数为 2，建议婴儿维生素 D 的 UL 值为 20μg/d。因缺乏特定数据用于 1～17 岁人群维生素 D 的 UL，目前仍采用成人和婴儿的 UL 按体重比推算。

3. 维生素 K

是含 2-甲基-1,4 萘醌基团的一组化合物。维生素 K_1（叶绿醌，phylloquinone）和维生素 K2（甲萘醌，menaquinone）是天然维生素 K 的两种类型。

中国居民的维生素 K 营养状况和膳食供给数据研究较少，维生素 K 的推荐值均为 AI。据 2002 年中国居民营养与健康状况调查获得的膳食维生素 K 摄入量数据，确定成年人膳食维生素 K 的 AI 值为 80μg/d。

以人乳中维生素 K_1 的平均浓度为 2.5μg/L 为基础计算 0～6 月龄婴儿维生素 K 的 AI 为 2.0μg/d。7～12 月龄婴儿 AI 则从 0～6 月龄婴儿的 AI 按代谢体重法外推，为 3.0μg/d。因 7～12 月龄婴儿已进食其他食物,维生素 K 摄入应比纯人乳喂养婴儿的多。采用代谢体重法由成人数据外推获得 1~3 岁幼儿维生素 K 的 AI 为 30μg/d,4~6 岁儿童为 40μg/d,7~10 岁 50μg/d,11~13 岁 70μg/d,14~17 岁 75μg/d。因无天然食物或补充剂维生素 K 动物或人群研究资料,故目前暂不制订维生素 K 的 UL 值。

4. 维生素 B_1

化学名称为硫胺素,也称抗神经炎因子、抗脚气病因子,在人体内的主要活性形式为焦磷酸硫胺素(TPP),亦称辅羧酶。

依据人乳中含量推算 0~6 月龄婴儿维生素 B_1 的 AI 为 0.1mg/d。采用代谢体重法从小婴儿 AI 值推算 7~12 月龄婴儿维生素 B_1 的 AI,同时从成人 RNI 估计其他食物中的 AI 值,修改后约为 0.3mg/d。1~10 岁儿童维生素 B_1 的推荐量(无性别差别)则是从成人数据推算 1~3 岁儿维生素 B_1 的 EAR 为 0.5mg/d,4~6 岁 0.6mg/d,7~10 岁 0.8mg/d,按变异系数为 10% 计算则 RNI 分别为 0.6mg/d、0.8mg/d、1.0mg/d。11~13 岁 EAR 为男性 1.1mg/d、女性 1.0mg/d,RNI 为 男性 1.3mg/d、女性 1.1mg/d;14~17 岁的 EAR 为男性 1.3mg/d、女性 1.1mg/d,RNI 为男性 1.6mg/d、女性 1.3mg/d。

5. 维生素 B_2

又称核黄素。食物中大部分维生素 B_2 是以黄素单核苷酸(flavin mononucleotide,FMN)和黄素腺嘌呤二核苷酸(flavin adenine dinucleotide,FAD)辅酶的形式与蛋白质结合存在。

0~6 月龄婴儿维生素 B_2 推荐量根据母乳维生素 B_2 含量计算获得,AI 为 0.4mg/d;7~12 月龄 AI 则是也是从小婴儿和成人推荐量分别推算,再取平均值并修订获得,确定为 0.5mg/d。

成年人 EAR 推算获得儿童和青少年的推荐量:1~3 岁 0.5mg/d,4~6 岁 0.6mg/d,7~10 岁 0.8mg/d,11~13 岁男性 1.1mg/d、女性 0.9mg/d,14~17 岁男性 1.3mg/d、女性 1.0mg/d;RNI 为:1~3 岁 0.6mg/d,4~6 岁 0.7mg/d,7~10 岁 1.0mg/d,11~13 岁男性 1.3mg/d、女性 1.1mg/d,14~17 岁男性 1.5mg/d、女性 1.2mg/d。

维生素 B_1 和 B_2 极少发生因膳食或补充剂摄入过量引起不良反应的报告,故均未制订 UL。

6. 维生素 C

是人体内重要的水溶性抗氧化营养素之一。

1 岁以内婴儿维生素 C 推荐量为 AI。0~6 月龄维生素 C 的 AI 据人乳含量(5mg/100g)和婴儿摄乳量确定为 40mg/d;7~12 月龄婴儿 AI 也从小婴儿和成人数据推算为 40mg/d。成人数据外推得到儿童、青少年 EAR:1~3 岁 35mg/d;4~6 岁 40mg/d;7~10 岁 55mg/d;11~13 岁 75mg/d;14~17 岁 85mg/d;用变异系数 10% 计算 RNI 为:1~3 岁 40mg/d;4~6 岁 50mg/d;7~10 岁 65mg/d;11~13 岁 90mg/d;14~17 岁 100mg/d。

尽管维生素 C 的毒性非常低,但目前有较多大剂量维生素 C 摄入造成不良后果的报告,有助提出 UL 数据。目前确定成人 UL 为 2000mg/d。按体重比值,成人 UL 数据外推儿童、青少年维生素 C 的 UL 为:1~3 岁 20mg/d;4~6 岁 25mg/d;7~10 岁 35mg/d;11~13 岁 45mg/d;14~17 岁 55mg/d。因缺少婴儿维生素 C 资料,故未制订婴儿维生素 C 的 UL。

7. 叶酸

化学名为蝶酰单谷氨酸。体内的活性形式为四氢叶酸,主要生理作用是作为体内生化反应中一碳单位转移酶系的辅酶,参与核酸和蛋白质的合成、DAN 的甲基化、同型半胱氨酸的代谢。

膳食中叶酸约 3/4 是以叶酸盐(以多谷氨酸叶酸)形式存在,而人工合成叶酸的分子结构为蝶酰单谷氨酸。膳食叶酸参考摄入量采用膳食叶酸当量(dietary folate equivalent,DFE)表示,DFE(μg)=〔天然食物来源叶酸 μg+(1.7×合成叶酸 μg)〕。

婴儿叶酸推荐量以 AI 表示。0~6 月龄婴儿叶酸的 AI 依据人乳水平推算为 65μg DFE/d;7~12 月龄婴儿叶酸 AI 从小婴儿和成人数据推算,为 100μg DFE/d。成人数据外推儿童、青少年叶酸 EAR:1~3 岁 130μg DFE/d;4~6 岁 150μg DFE/d;7~10 岁 210μg DFE/d;11~13 岁 290μg DFE/d;14~17 岁 320μg DFE/d;用变异系数 10% 计算 RNI 为:1~3 岁 160μg DFE/d;4~6 岁 190μg DFE/d;7~10 岁

250μg DFE/d;11～13 岁 350μg DFE/d;14～17 岁 400μg DFE/d。

八、膳食纤维 DRI

（一）定义

现代膳食纤维（dietary fiber,DF）定义强调食物中 DF 对人体的营养价值,将生理学功能相似的物质均归为 DF,即不能在小肠内消化吸收、可进入结肠发酵的物质,故包含一些既往不被认为是 DF 的物质,如低聚糖、抗性淀粉、不能被消化的单糖、双糖等。2010 年 WHO/FAO 定义膳食纤维为 10 个和 10 个以上聚合度（degree of polymerization,DP）的碳水化合物聚合物,且该物质不能被人体小肠内的酶水解,并对人体具有健康效益。中国食品标准 GB/Z21922—2008 对膳食纤维的定义是使用"≥3DP 聚合度的碳水化合物为膳食纤维"的概念。虽然低聚糖是含 3～9 个单糖结构的缩合物,不完全符合新的 DF 定义,但根据低聚糖对人体的作用,2008 年营养与特殊食品委员会的 DF 定义特别注释低聚糖属 DF 范畴。小婴儿的 DF 来源是乳汁中未完全被消化吸收的乳糖、低聚糖或食物中未消化吸收的淀粉。

（二）膳食纤维 DRI

目前尚无婴幼儿膳食纤维推荐值。儿童 DF 推荐摄入量以美国标准为主,多以成人 DF 摄入量为基础推算制定。1993 年美国儿科协会（AAP）据成人 DF 摄入量重新修订的指南中推荐＞2 岁儿童 DF 摄入量为 0.5g/(kg·d)。1993 年美国食品药品监督管理局（FDA）根据能量消耗制定人群 DF 推荐摄入量约 12g/1000kcal。1995 年美国健康基金会（AHF）指南以排便正常为依据,建议＞2 岁儿童 DF 摄入量为（年龄＋5～10）g/d,（年龄＋10）g/d 接近 FDA 的 12g/1000kcal 推荐意见。2002 年美国科学协会（NAS）据 DF 摄入量与心肌梗死和（或）冠心病风险的相关性,推算 1 岁以上人群 DF 摄入量标准为 14g/1000kcal。2005 年美国 FNB 推荐 DF 摄入与年龄、性别有关。2004 年北欧营养推荐（NNRs）学龄儿童 DF 摄入量宜为 10g/d,逐渐增加 DF 摄入量,青春期达成人水平（25～35g/d）。欧洲儿科胃肠病学、肝病学与营养学会建议学龄儿童在平衡膳食基础上摄入 10g/d 膳食纤维,青少年 DF 摄入量应逐渐达成人的推荐量。我国推荐成人（19～50 岁）膳食纤维的摄入量为 25～30g/d,建议每日 1/3 的谷物为全谷物食物,蔬菜、水果摄入≥500g。因儿童需要能量密度较高的食物,膳食纤维的摄入量应适当减少,建议＜14 岁儿童为 10g/1000kcal（2.4mg/MJ）。婴儿后期肠道功能逐渐发育成熟,肠道缺乏从乳类来的 DF（主要是未消化的乳糖）,食物中未消化吸收的淀粉减少,需要逐渐引入含一定量 DF 的半固体或固体食物。有研究认为随其他食物的引入,6 月龄后膳食纤维的摄入量应逐步提高,12 月龄应达到 10g/1000kcal（2.4g/MJ）。

九、水 DRI

水是人体必不可少的膳食成分。人体含水总量称作总体水含量（total body water,TBW）。个体对水的需要量与性别、年龄、体成分、代谢、气候、环境温度和湿度、身体活动、膳食等因素有关,且同一个体在不同环境或生理条件下也有差异。因此,水的人群推荐量不等同个体每日的需要量。

婴幼儿体内水占体重的比例较大,基础代谢率高,肾脏功能发育尚未成熟,易发生体液和电解质的失衡。WHO 建议纯人乳喂养的 0～6 月龄婴儿不需额外补充水分。据人乳含水量推算我国 0～6 月龄婴儿水的适宜摄入量为 0.7L/d。以人乳供水量（540 mL/d）加其他食物和饮水量（330 mL/d）计算婴儿 7～12 月龄总水 AI 为 0.9L/d。以人乳提供的水量（480 mL/d）加饮水量（825 mL）估计 1～3 岁幼儿总水 AI 为 1.3L/d。我国尚无 3 岁儿童水摄入的数据,故参考 1～2 岁幼儿数据,3 岁儿童总水 AI 定为 1.3L/d。

儿童和青少年体内水含量随年龄增大而降低,但仍高于成人。4～6 岁儿童饮水量根据成人按体重比和生长系数推算,定为 0.8L/d,参考我国成人调查中饮水量占总水量的比例推算,4～6 岁儿童总水 AI 为 1.6L/d。据我国 4 城市儿童、青少年的饮水调查数据,同时参考我国成年人饮水量调查结果（56％总水）,建议我国 7～10 岁儿童总水推荐量为 1.8L/d;11～13 岁男童 2.3L/d、女童 2.0L/d;14～17 岁男童 2.5L/d、女童 2.2L/d。

（章青兰）

第二节　婴儿喂养

一、婴儿喂养发展

(一)人乳喂养

从人类生物进化的角度看,母亲的喂哺是人类延续的基本生理现象。人类对母亲乳汁喂养的认识和态度在历史上经历过若干不同的阶段。

1.中国

人乳喂养自然是首选,中国历史上一直崇敬人乳喂养,也有关于人乳分泌的描述。如公元752年王焘在《外台秘要·卷三十五》中已有关于人乳量的描述,即"儿生十日,始哺如枣核,二十日倍之;五十日如弹丸;百日如枣。若乳汁少,不得依此法,当用意少少增之。儿若早哺之及多者,令儿头面身体喜生疮,愈而复发,令儿尪弱难长。"因存在母亲乳汁不足的情况,于是出现经济条件好的家庭"借奶"的现象,逐渐产生"奶妈"。"奶妈"是婴儿喂养实践的第一个演变。中国历史上有名的孙思邈(581—682年)撰于公元652年的《千金方》中已有关于奶妈的描述,"凡乳母者,其血气为乳汁也。五情善恶,悉血气所生。其乳儿者,皆须性情和善,形色不恶,相貌稍通者。若求全备,不可得也。但取不狐臭、瘿瘘、气嗽、瘑疥、痴癃、白秃、疠疡、沈唇、耳聋、齄鼻、癫痫,无此等疾者,便可饮儿"。普通人家如母亲乳汁不足可向邻居有多余乳汁的母亲要乳汁喂养婴儿,无条件家庭只有采用米浆喂养是当时满足婴儿最低营养水平—存活的方法。

2.国外

犹太人已有关于母亲喂哺期的法典规定:"婴儿必须哺乳至24月龄,不可提前断奶"。希腊公元前950年较高社会地位的以色列妇女可要求奶妈帮助喂养婴儿,故在采用牛奶和配方以前奶妈喂养已较普遍。17世纪法国产科医生均支持母亲喂哺自己的婴儿。

(二)兽乳替代

1.中国

中国人喝牛奶的历史可追溯到唐高宗时期。唐代人喝牛奶,仅限于宫廷贵族之家。北宋以后,由于推行保护耕牛及奶牛的政策,使得牛奶产量增加,奶制品也得到相应发展。因缺乏动物奶杀菌处理技术,当时的婴儿不喝动物奶。早期可能只有生活在牧区的婴儿才有机会喝鲜牛、羊奶。

2.欧美国家

19世纪采用奶瓶喂养并逐渐替代奶妈喂养。公元前2000年的婴儿坟墓发现有不同形状的喂养器皿盛用动物乳汁喂养婴儿,有木制的、陶瓷的、牛角制作的。16～18世纪的欧洲有船型器皿喂婴儿面糊等半流质食物。

19世纪早期,因乳类不能贮存和灭菌,加之用不洁器皿喂养婴儿,导致1/3的奶瓶喂养婴儿死亡。19世纪中期奶瓶与人造乳头的较快发展。1851年法国出现第一个玻璃奶瓶;1896年英国出现船型的、两头开口的奶瓶一直用到20世纪50年代。奶瓶喂养婴儿较为普遍后,奶妈替代喂养减少。

(三)牛奶、配方喂养

最初的奶粉是从军队开始的。

1.中国

1217年成吉思汗要穿越东西长880公里、南北宽440公里的可吉尔库姆沙漠西征花辣子摩的最大的问题是军粮供给和恶劣的沙漠气候。于是蒙古大将慧元发明一种便于携带的粉末状奶粉和肉松作为军粮。大将慧元的奶粉成就成吉思汗的大业,于是起国号元,封聪明的人叫慧聪。因此,中国应是发明奶粉最早的国家,慧元是世界上最早的成人奶粉品牌。意大利马可·波罗在游记中也有关于中国元朝的蒙古骑兵曾携带过一种奶粉食品的记述,是至今世界上公认的人类最早使用奶粉的有文字记录。与中国当时经济发展水平有关,"慧元奶粉"并没有在中国普遍使用,更没有发明中国的婴儿奶粉。

2.欧美国家

1760年法国化学家Jean Charles Des-Essartz第一次分析比较人、牛、绵羊、驴、马和山羊的乳汁成分后,他首次提出人乳是婴儿营养的最好来源,人乳的脂肪提供40%~60%的能量以及有特殊功能性的成分,如脂肪酸、磷脂、胆固醇。

动物乳汁研究结果是科学家们研制配方的理论基础。同时,19世纪采用奶瓶喂养的方法也促使科学家研究以动物乳为基础的婴儿营养。1805年法国人帕芒蒂伦瓦尔德首先建立奶粉工厂。1865年化学家Justus von Liebig研制一种易于保存的婴儿配方,至1883年出现27种专利品牌的婴幼儿食品。1912年始制造易清洁的橡胶奶嘴,冰箱的问世也使牛奶可较长时间贮存。1929年科学家们发展一种大豆为基础的配方给牛奶蛋白过敏的婴儿食用。20世纪40~50年代人们已知道无法人奶喂养的婴儿可采用婴儿配方。二战期间欧美奶粉才逐渐传到中国,当时也只是少数有经济能力的家庭能够购买。20世纪80年代婴儿配方奶陆续进入中国,促进中国婴儿配方的发展。近30年中国经济的发展使婴儿营养品基本与国际接轨。

1959年开始生产铁强化配方。美国儿科学会(The American Academy of Pediatrics,AAP)建议无法进行母亲乳汁喂养或母亲乳汁不足的婴儿均应采用牛乳为基础的强化铁配方喂养,婴儿可获得适量铁营养,成功降低婴儿缺铁性贫血的发生。当时的标准强化铁配方是在1夸脱(1.101L)乳液中加入硫酸亚铁,提供10~12mg元素铁。因有些抚养者认为婴儿配方的铁可致消化道问题,如肠绞痛、便秘、腹泻、呕吐,故需要低铁婴儿配方。1997年AAP营养委员会曾建议的低铁配方(<4mg Fe/quart)已不再生产。现在多数牛乳为基础的配方降低了铁的含量,约为5 mg Fe/quart。然而,有研究证实强化铁配方与低铁配方的消化道问题发生率相近。因此,无法进行母亲乳汁喂养或母亲乳汁不足的婴儿采用牛乳为基础的强化铁配方喂养可满足铁的需要。现在无关于应用铁强化配方的禁忌指南。

尽管牛奶喂养婴儿和配方的普及挽救很多婴儿的生命,但牛奶喂养和配方喂养对人乳喂养也有较大冲击,使70年代的人乳喂养下降至最低。有许多研究显示牛奶与配方喂养对儿童健康有不利一面,如儿童发生特应性疾病、糖尿病以及肥胖病的比例增加。因而,20世纪70年代后开始世界范围的促进人乳喂养的运动。

(四)食物转换

1.关于断乳与补充食物名称

婴儿在胎儿期完全依赖母亲-胎盘获得营养,出生后则完全依赖母亲的乳汁获得营养,满足生长。和其他哺乳动物一样,随婴儿逐渐成熟必然脱离母亲独立生存,首先是逐渐脱离母亲的乳汁。因此,出现"断乳"的名称。"断乳"的原意是"使哺乳动物的幼仔,包括人类的婴儿完全脱离母亲的乳汁,习惯于其他食物"。但"断乳"往往易产生误解,使一些地区或国家的母亲,甚至医生理解为"完全停止母亲乳汁"的喂养,结果影响婴儿的营养需要。实际上,人类的婴儿生后2年的营养来源主要是乳类。因此,不建议使用"断乳"一词。

婴儿完全脱离母亲乳汁前有一段时间学习进食与家庭成员同样食物的适应过程,有的英文文献或教科书称进食其他食物为"supplementary foods"、或"complementary foods",即"补充食物"。最初的中国学者将"supplementary foods""complementary foods"翻译成"断乳食品""辅助喂养""辅食",并沿用至今。但这种称谓易产生概念混淆,如"断乳食品"可能误以为用其他食物完全替代乳类;"辅助喂养"或"辅食"也易产生婴儿可在任何时间进食的误解。临床上大部分儿科医生和儿童保健医生仍用"辅食"的概念指导家长,结果家长用"辅食""挤去"或"占用"可继续进食乳类的时间。权威的Nelson儿科学描述婴儿补充食物为"other foods",即"其他食物",方法为"引入"(introduction)。

WHO的关于"补充食物"(Complementary foods,CF)的定义是除人乳外的富含营养素固体食物或液体食物(不包括含维生素、矿物质或药物的滴剂、糖浆,包括婴儿配方)。2009年美国农业部(USDA)在《婴儿营养与喂养-母亲婴儿儿童与商品补充粮食计划的指南》中关于CF的定义是除乳类外(人乳、婴儿配方)给婴儿引入的、可提供营养素的其他食物(液体、半固体、固体)。美国儿科学会(AAP)的有关婴儿喂养指南则描述为"半固体、固体食物"。2009年中华医学会儿科分会(Chinese Association Pediatrics,CAP)儿童保健学组(Pediatric Primary Care Group,PPCG)发表的"婴幼儿喂养建议"定义半固体、固体食物"是除乳类以外,适合婴儿营养需求和进食技能发育的其他食物"。

2001年美国著名的儿童营养学家Samuel J. Fomon在关于"20世纪婴儿喂养"一文中则采用"Beikost"。"Beikost"源于德语,意思是"一种除牛奶或营养配方以外的半固体或固体婴儿食物"。

可见"引入"其他食物、"补充食物"与"辅食"含义是有差别的,术语的正确描述可影响专业人员与家长的行为。

2.关于引入其他食物的时间

一直受到儿童营养界关注,也存在争议。各国婴儿引入其他食物的年龄各不相同(1～18月龄),可能与各国经济、文化、宗教有关。

二十世纪30年代至70代美国婴儿引进食物的年龄较早。1935年曾报告婴儿食物引进年龄为5～6月龄,1937年则变为4～6月龄。1954年美国儿科医生报道88%的婴儿在3月龄前引入固体食物,有66%的婴儿在8周龄前就开始引入固体食物。美国儿科界也逐渐认识婴儿进食其他食物需要学习用勺,必须大运动发育较好,可以竖颈,即头、颈肌肉发育好,多数婴儿能竖颈的年龄为4月龄。因此,美国儿科学会(AAP)对婴儿其他食物引进年龄亦逐渐延迟,如1958年AAP建议婴儿固体食物引入年龄为生后第3～4个月,2005年AAP则将婴儿引入固体食物年龄修改为6月龄左右,但建议应个体化,如有独特需求、发育良好的婴儿可早于4月龄,而少数婴儿尚不具备接受其他食物的能力时可延迟至8月龄。2007年AAP建议婴儿固体食物引入年龄为生后6月龄,但美国儿科学会营养委员会仍建议引入年龄为4～6月龄。2008欧洲小儿胃肠营养学会(ESPGHAN)、2013年英国饮食协会的政策声明(BDA)均建议婴儿引入固体食物的年龄不早于4月龄(17周龄),但也不迟于6月龄(26周龄)。2001年WHO专家咨询委员会对3000余篇有关纯人乳喂养最佳持续时间的文献系统回顾后建议婴儿纯母亲乳汁喂养的时间为6月龄;如母亲和婴儿均健康,人乳喂养可持续到12月龄或更长时间。2009年《中华儿科杂志》编辑委员会、中华医学会儿科学分会儿童保健学组撰写的《婴幼儿喂养建议》主张婴儿引入其他食物的年龄不早于4月龄,也不宜迟于8月龄,多为4～6月龄。2013年德国学者基于近年的研究建议按营养需要和发育的成熟情况婴儿引入固体食物的年龄宜为第5～6月龄(150～180日龄)。

近年的研究提示婴幼儿食物过敏可能与食物引入的年龄有关。2000年AAP曾经建议给婴儿引入食物延迟"6月龄后引入固体食物,1岁后食用其他奶制品,2岁后食用鸡蛋,3岁后食用花生、坚果、鱼等食物"。因无证据支持延迟4～6月龄后可预防过敏性疾病发生,2004年AAP修改为"建议婴儿4～6月龄后引进其他食物"。2008年有研究显示,人类产生黏膜免疫耐受的关键时期可能在4～6月龄,与大多数国家的喂养实践结果一致。

(五)人乳库的发展

人乳库的发展应与"奶妈"有关。过去,当婴儿没有自己母亲的乳汁时,常常请朋友、亲戚,甚至陌生人家的乳母用多余的乳汁哺乳婴儿,以后发展为"奶妈"。19世纪初人们的观念发生改变,逐渐鼓励有多余乳汁的母亲捐赠自己的乳汁给患病的婴儿,包括早产儿。随着收集与贮存乳汁技术的发展,使多余的人乳被安全贮存,必要时用于需要的婴儿。1909年奥地利维也纳成立第一个人乳库。1919年美国马萨诸塞州的首府波士顿和德国亦分别成立人乳库。1985年北美人乳学会(the Human Milk Banking Association of North America,HMBANA)成立,1990年制定人乳库建立的标准。100多年来,尽管配方喂养产品不断改善,但其他任何营养产品永远都不可替代人乳喂养婴儿。捐赠安全的人乳也证明人乳喂养是不可替代的。人乳库的发展需要多学科合作,包括儿科医师、微生物学家、病毒学家、营养学专家、细胞学专家等。21世纪的人乳库将会得到更好的发展。中国人乳库亦在发展,2013年中国的广州和南京相继成立人乳库。

二、适宜喂养技术

(一)人乳喂养

母亲的乳汁是婴儿理想的营养来源,可以满足婴儿生长和发育的需要。2009 年中华医学会儿科学分会(Chinese Pediatric Society,Chinese Medical Association)儿童保健学组(Pediatric Primary Care Group,PPCG)发表的"婴幼儿喂养建议"建议婴儿纯人乳喂养不少于 4 月龄。PPCG 建议"在引入其他食物满足婴儿生长发育需要的同时,建议对婴儿人乳喂养至 12 月龄。

广义的人乳喂养包括母亲用自己的乳汁喂养、奶妈或其他乳母的乳汁喂养和用人乳库的乳汁喂养。人乳喂养可在婴儿与母亲之间建立安全、爱的密切联系。因此,应积极促进和支持母亲用自己的乳汁喂养婴儿。

1.人乳的益处

(1)对婴儿的益处:提供平衡营养素满足婴儿生长和发育。人乳中的营养素易被婴儿消化吸收。在喂养的过程中人乳汁可随婴儿的生长需要改变成分。研究已证实如果所有的母亲产后 1 小时即哺乳,则每年可挽救 100 万婴儿的性命。①人乳汁经济(仅 1/5 婴儿配方喂养的费用)、方便、温度适宜。②有利于婴儿心理健康,母亲与婴儿的皮肤接触,使婴儿感到安全,有爱的满足。③人乳汁含丰富的"生物因子",包括 IgA、溶菌酶、白介素、生长因子、酶和核苷酸,预防婴儿感染;母亲乳汁的分泌型抗体进入婴儿体内可成为婴儿免疫系统的一部分。④降低发生消化道疾病、呼吸道疾病、中耳炎的危险。⑤可能对儿童认知发育有益。⑥有助预防食物过敏。⑦对预防儿童超重/肥胖有益。

(2)对母亲的益处:①方便、经济、省时。②刺激催乳素分泌。③哺乳可促进乳母产后子宫复原;提高血中催乳素水平,抑制卵巢对促滤泡素的反应,使雌二醇下降,抑制垂体促黄体生成素分泌,使黄体缺乏正常冲动,抑制排卵,有助计划生育。④可能有助预防乳腺与卵巢癌。⑤有助母亲较快恢复孕前体重状态。

2.人乳喂养的基础知识

(1)乳腺的组织解剖:腺泡细胞成串形成小叶与小叶内导管,若干小叶形成一个乳叶,乳腺由结缔组织分隔有 15～25 个乳叶;腺泡细胞分泌的乳汁从小叶内导管汇集进入叶间导管,总导管、输乳管、输乳管窦将腺泡腔与乳头连通,乳汁从开放的乳头排出。乳腺泡腔和导管周围有肌上皮细胞(myoepithelial cells)。

(2)乳头大小判断:一般乳头的概念包括乳头和乳晕部分,但医学上多分别描述。即乳晕是乳房环型色素沉着部分,指示乳腺导管所在;乳头在乳房中部突出的部分。人类妇女的乳头约长 3/8 英寸(或 10 mm),有的妇女的乳头长≥2 cm 为长乳头;乳晕的平均直径为 1.25 英寸(或 3.2 cm),最大可达 4 英寸(或 10.2 cm)。妇女乳头平均为 12～15 mm(相当一角硬币大小),<12 mm 为小乳头,16～23 mm 为大乳头,>23 mm 为特大乳头。临床实际中,母亲产后几周乳头达到最大,以后逐渐回复原来正常大小。

(3)妊娠乳房的改变:女性青春期乳腺的发育主要受雌激素刺激,孕激素、生长激素等也参与乳腺发育。妊娠 24 周后受催乳素与雌激素、孕激素及其他激素共同作用,乳房的生理、解剖都发生变化,为产后泌乳作准备。如人绒毛膜生长素、孕酮促进腺泡、小叶结构发育,使乳腺小叶末端导管发展成为小腺泡。胎盘分泌的雌激素刺激乳腺基质发育、脂肪堆积、小管生长,孕激素刺激乳腺腺泡发育。妊娠前母亲乳房的大小与乳汁分泌量无关。但妊娠前至产后母亲的乳房应约增大 2～3 倍。

(4)激素调节:婴儿吸吮母亲的乳头时,刺激母亲乳头乳晕感受器,将神经冲动从脊髓的传入神经传到母亲下丘脑,刺激垂体分泌 2 种重要的激素,即分催乳素(prolactin,PRL)与催产素(oxytocin,OT)。

催乳素的泌乳作用:PRL 是垂体前叶(腺垂体)嗜酸细胞分泌的一种蛋白质激素,主要作用为促进乳腺发育生长,刺激并维持泌乳。妊娠期血液雌激素、孕激素浓度高,与 PRL 竞争乳腺细胞受体,使血液 PRL 浓度低。分娩后产后孕酮、雌激素水平显著下降,PRL 大量与乳腺细胞受体结合,作用于乳腺细胞的 C-ATP,合成脂肪、乳糖、酪蛋白等营养素,生成乳汁。母体血中高水平的催乳素是维持泌乳的关键,使乳腺细胞不断生成乳汁。频繁哺乳(8～12 次/24 小时)与乳房排空均是使催乳素维持较高水平的关键。如产妇分娩后不哺乳,母亲血清催乳素的浓度常在一周后降到妊娠早期的低水平。同时,因下丘脑与情绪有关,母亲情绪越放松泌乳则越多。

催产素作用:婴儿吸吮母亲乳头同时刺激垂体前叶(N 垂体)分泌 OT。

OT 作用于包绕在乳腺泡腔和导管周围的肌上皮细胞,肌上皮细胞收缩的结果是将乳汁挤到乳导管,迅速产生"射乳反射"(Milk Ejection Reflex,或 let down),即婴儿吸吮乳头 30～45 秒后,双侧乳房射乳。射乳反射可使婴儿在很短时间内吸吮大量乳汁,乳房排空,有利于乳汁的合成、分泌。同时,OT 使子宫平滑肌收缩,排出恶露,促进子宫复原。当建立良好的哺乳后,哺乳过程可使母亲形成射乳反射的条件反射,如婴儿的哭声、母亲看见婴儿等。母亲哺乳前热敷或按摩乳房,卧位哺乳亦可促进产生射乳反射;母亲焦虑、疲倦、疼痛、窘迫等不良情绪则抑制射乳反射。

(5)人乳的特点:人乳的蛋白质、脂肪、碳水化合物、维生素、矿物质、酶、激素、生长因子、抗炎因素、免疫诱导和调节对婴儿有特殊的生理作用。人乳是 6 月龄内婴儿的营养唯一来源,人乳的营养成分已作为建立婴儿食物与营养素适宜摄入量的依据。母亲乳汁的成分在一次哺乳过程和整个哺乳期间都可满足婴儿生长和发育的需要。

初乳:为孕后期与分娩 4～5 日以内的乳汁。黄色是因含丰富的 β-胡萝卜素,碱性,比重 1.040～1.060(成熟乳 1.030)。虽然初乳量少,每日量约 15～45 mL,但初乳营养丰富,含脂肪较少而蛋白质较多(主要为免疫球蛋白),维生素 A、牛磺酸和矿物质的含量颇丰富,并含有初乳小球(充满脂肪颗粒的巨噬细胞及其他免疫活性细胞),对新生儿的生长发育和抗感染能力十分重要。如果婴儿出生前母亲没有初乳,用吸奶器吸可刺激子宫收缩,引起早产。

过渡乳:产后 5～14 日的乳汁为过渡乳,乳汁的脂肪、乳糖、水溶性维生素和能量逐渐增加,蛋白质、免疫球蛋白、脂溶性维生素和矿物质下降。

成熟乳:14 日以后的乳汁为成熟乳。一次哺乳过程中初始部分乳汁较稀薄,蛋白质含量较高;随哺乳时间延长乳汁变得黏稠、乳白色,含较多脂肪,使婴儿产生饱足感而安静入睡。

3. 建立良好的人乳喂养

成功的人乳喂养应当是母子双方都积极参与并感到满足。当母亲喂养能力提高,婴儿的摄乳量也将提高。建立良好的人乳喂养需要孕母分泌充足的乳汁,形成有效的射乳反射以及婴儿有力的吸吮。

(1)母亲健康状况:大多数健康的孕妇都具有哺乳的能力,但真正成功的哺乳则需孕妇身、心两方面的准备和积极的措施。保证孕母营养合理,孕期体重增加适当(12～14kg),母体可贮存足够脂肪,供哺乳能量的消耗。妊娠前母亲的 BMI 宜维持正常范围内。尽管消瘦母亲的妊娠期体重增加适当,但仍可能生出低体重儿;肥胖母亲合并妊娠症的危险增加,如剖宫产、妊娠期糖尿病、高血压、出生缺陷和围产期死亡等。妊娠、哺乳妇女适当营养素摄入对胎儿和乳汁的分泌是重要的。若母亲妊娠期营养不足可使胎儿宫内营养不良,哺乳期营养素不足可使乳汁某些营养素(如维生素 A、B_1、B_6、B_{12}、碘)缺乏。妊娠期妇女需增加能量 200～300 kcal/d(+15%),哺乳期妇女需增加能量 500 kcal/d(+25%)。

(2)正确的喂哺技巧:包括刺激婴儿的口腔动力,有利于吸吮;唤起婴儿的最佳进奶状态(清醒状态、有饥饿感),哺乳前让婴儿用鼻推压或用舌舔母亲的乳房,哺乳时婴儿的气味、身体的接触刺激乳母的射乳反射。采用最适当的哺乳姿势,使母亲与婴儿感到放松。如母亲可选择卧位、侧卧位、蜡抱式、抱球式等不同的哺乳姿势。

(3)哺乳次数与时间:适当的哺乳次数有助维持哺乳与增加乳汁分泌。纯母亲乳汁喂养的新生婴儿宜 8～12 次/d(或 1.5～3 小时),一般白天不宜超过 2～3 小时,夜间不超过 4 小时哺乳。如新生婴儿仍在睡觉,需唤醒哺乳。随婴儿年龄增加,晚睡眠时间较长,夜间哺乳次数逐渐减少,日间增加哺乳量。

0～2 月龄的小婴儿每日多次、按需哺乳,使吸吮有力,乳头得到多次刺激,乳汁分泌增加。按需哺乳不仅可使催乳素在血中维持较高的浓度,还能保证婴儿有较强的吸吮力。因此有力的吸吮是促进乳汁分泌的重要因素。如给婴儿喂过多糖水,常使其缺乏饥饿感,导致婴儿思睡、吸吮无力,则乳母的乳头缺乏刺激,泌乳量减少。产后乳晕的传入神经特别敏感,诱导催产素分泌的条件反射易于建立。出生后 2 周是建立人乳喂养的关键时期。吸吮是主要的条件刺激,应尽早开始第一次吸吮(产后 15 分钟～2 小时内)。婴儿出生后第一次吸吮的时间对成功建立人乳喂养十分关键。出生时嗅觉、视觉和触觉的发育使婴儿能本能地实现"乳房爬行(breast crawl)",帮助婴儿很快找到母亲的乳房,开始第一次吸吮。如果婴儿不能很快开始第一次吸吮,婴儿的警觉关键期刚过而进入睡眠,婴儿的第一次吸吮则被延迟。尽早第一次吸吮亦可减轻婴儿生理性黄疸,因频繁吸吮,刺激肠蠕动,排便增加,减少胆红质的肠肝循环;同时还可减轻生理性体重下降,减少低血糖的发生。

(4)人乳量判断:婴儿生长正常,体重增加适当是乳量充足的重要指征,如3~4月龄婴儿体重应增加1倍;或哺乳后婴儿感到满足,或常常需唤醒哺乳;哺乳时可听到婴儿持续的吞咽声;尿量适当,即3~5日龄的新生婴儿,色淡黄,小便4~8次/日或3~4个被尿浸透的尿片/日,5~7日龄为>6次/日。为顺利进行纯人乳喂养,生后2~4周内应避免给婴儿补充配方、水、或用安抚奶嘴、或交替进行人乳与配方喂养均可减少婴儿对母亲乳房的刺激,使人乳量逐渐减少,最后导致很早断离人乳。正常情况下,母亲分娩后2周乳房开始变小,为正常的回缩,不是判断乳汁分泌量的依据。当婴儿出现觅食反射、频繁吸吮手指、有些焦躁不安、欲哭表情、嘴发出"吧唧"声为婴儿饥饿的行为,即应哺乳。不宜等婴儿持续哭闹才哺乳,因哭闹已表示婴儿很饥饿。

生后8~12日,或6周龄,或3月龄时婴儿常常可表现进食频繁,提示可能短期内出现生长加速,但有个体差异。

(5)哺乳问题处理:喂养成功的关键之一是母亲乳头、乳房健康。

乳头护理:需要产前或产后做简单的乳头挤、捏护理。每日用清水(忌用肥皂或酒精之类)擦洗乳头。

乳头过大或过小:人乳喂养成功的需要母亲、婴儿、乳头的同步作用。妇女的乳头大小有差别,部分妇女乳头过大或过小,家长担心婴儿吸吮困难。

长、大乳头的喂养方法:乳头长≥2 cm、直径≥2.3 cm为长、大乳头。一般,婴儿吸吮大乳头没有任何问题,往往因其他原因家长已用配方喂养使婴儿不愿吸吮母亲的大乳头;或婴儿太小或太弱(嘴小)不能吸吮母亲过大的乳头,使吸吮乳汁困难。事实上人造乳头较母亲乳头大,婴儿可以吸吮;母亲的乳头比人造乳头软、易塑性,因此,大乳头不影响婴儿吸吮。吸吮时让婴儿张大嘴含住乳头,并采用抱球的姿势易成功哺乳。母亲的过长、大的乳头有时可塞住婴儿口腔,若婴儿拒绝吸吮母亲长、大的乳头时,可吸出乳汁用奶瓶喂养,但随婴儿年龄增长,情况可逐渐缓解。

乳头过小或乳头内陷:乳头过小即乳头扁平。大多数母亲的乳头突出,易于婴儿吸吮。少数母亲的乳头扁平或内陷,常见于初产妇。因妊娠期母亲乳头皮肤变得松软,约1/3的孕妇有不同程度的乳头扁平或内陷。但只有1/10的孕妇的乳头扁平持续到分娩。真正的乳头内陷是乳头皮肤与底部组织粘连,使哺乳困难。让母亲学习"乳房喂养",而不是用"乳头喂养"婴儿。

即哺乳时母亲与婴儿胸贴胸,使婴儿下颌贴近母亲乳房口含乳晕部分,使乳晕下的输乳管窦内的乳汁迅速排出。只要婴儿吸吮方法正确,即使母亲的乳头扁平或内陷,大部分婴儿仍可从扁平或内陷乳头吸吮乳汁。同时,应让母亲学习护理扁平乳头和乳头内陷的方法。

预防乳头痛:哺乳后自然让乳头在空气中风干、保持乳罩干燥、采用不同哺乳姿势等方法可减少乳头皮肤皲裂;同时,避免婴儿过度饥饿,因为饥饿婴儿易发生咬乳现象。未哺乳时保持乳房皮肤自然干燥,不宜用热吹风机或灯烤干;避免用低劣香皂或保湿剂,洗澡时避免擦伤,不宜在乳头或乳晕处用乳霜、软膏;严重时及时看医生。有专家建议每次哺乳后可挤出少许乳汁均匀地涂在乳头上,乳汁中丰富的蛋白质和抑菌物质可保护乳头表皮,预防乳头皮肤皲裂。

乳房结节:局部热敷,哺乳前洗热水澡10~20分钟,有利形成射乳反射;轻揉乳晕部分使乳头外凸,婴儿易于含住;按摩乳房使乳汁流出通畅;哺乳后冷敷,减少肿痛;频繁哺乳,减少积乳。

乳腺炎:乳房红、肿、热、痛,同时可有全身症状,如发烧、头痛、恶心、畏寒、全身不适时,需立即看医生。采用对婴儿无害的药物,仍可继续哺乳;婴儿宜频繁哺乳,使两个乳房均排空有助于减少乳腺炎发生。

(6)影响母亲开始或继续哺乳因素:很多因素可影响母亲的哺乳行为,包括社会、家庭、朋友的态度,母亲的身体状况、工作环境,以及不当使用婴儿配方等。母亲妊娠后应让母亲学习有关人乳喂养的基本知识,了解哺乳对婴儿与母亲本人的益处,帮助解除影响哺乳的障碍。

因与泌乳有关的多种激素都直接或间接地受下丘脑的调节,下丘脑功能与情绪有关,故情绪影响泌乳。心情压抑可以刺激肾上腺素分泌,使乳腺血流量减少,阻碍营养物质和有关激素进入乳房,从而使乳汁分泌减少。刻板地规定哺乳时间也可造成精神紧张,故在婴儿早期应采取按需哺乳的方式,并保证乳母的身心愉快和充足的睡眠,避免精神紧张,可促进泌乳。

4.断离人乳

每个婴儿都需经历断离母亲哺乳的过程。为使婴儿在此过程生长与情感不受影响,需要让母亲充分了解此过程。其他食物引入至完全替代人乳为断离人乳期,继续人乳喂养时间有个体差异,依母亲乳汁情况决定人乳喂养时间。婴儿至 6 月龄后,若反复夜醒,体重增长不足提示母亲乳汁质、量逐渐下降,可采用代授法逐渐增加婴儿配方以维持婴儿正常生长,婴儿配方量至 800 mL/d 即可完全替代人乳。一般,婴儿12 月龄左右完全断离人乳。部分婴儿 6 月龄后生长良好提示母亲乳汁较好,母亲能按常规引导婴儿接受其他食物,人乳喂养可持续至 2 岁左右。如 4 月龄内的人乳喂养婴儿连续 2 月体重增长不满意时,常常提示人乳不足。此时应采用婴儿配方补充人乳喂养(补授法)。补授时,人乳哺喂次数一般不变,每次先哺人乳,将两侧乳房吸空后再以婴儿配方补足人乳不足部分。这样有利于刺激人乳分泌。补授的乳量由婴儿食欲及人乳量多少而定,即"缺多少补多少"。

6～8 月龄是婴儿形成依恋阶段,为避免婴儿过度依恋人乳,需培养婴儿有良好的进食习惯。如3～4 月龄后宜逐渐定时哺乳,4～6 月龄逐渐断夜间奶,培养对其他食物的兴趣以及有自我进食的技能等。让婴儿直接学习用杯喝配方可减少依赖奶瓶喂养问题,如睡时吸奶形成"奶瓶龋齿"或将吸吮奶嘴作为抚慰婴儿的方法。

5.不宜哺乳情况

母亲感染 HIV、患有严重疾病应停止哺乳,如慢性肾炎、糖尿病、恶性肿瘤、精神病、癫痫或心功能不全等。乳母患急性传染病时,可将乳汁挤出,经消毒后哺喂。乙型肝炎的母婴传播主要发生在临产或分娩时,是通过胎盘或血液传递的,因此乙型肝炎病毒携带者并非哺乳的禁忌。母亲感染结核病,经治疗,无临床症状时可继续哺乳。

(二)婴儿配方喂养

无法进行母亲乳汁喂养的婴儿需要采用配方喂养。

1.配方选择

所有婴儿配方均经过科学研制,可给不能进行人乳喂养或人乳不足的健康足月婴儿生长需要的各种营养素。市售婴儿配方包括牛乳或大豆为基础的配方、低敏配方以及其他有特殊医学问题儿童的配方。

(1)牛乳为基础的配方:多数婴儿配方是以牛乳为基础增加乳糖、植物油、维生素和矿物质。酪蛋白是牛乳的主要蛋白质,乳清蛋白是人乳的基础蛋白质。因此,目前已发展含较多乳清蛋白的婴儿配方。但婴儿配方中的乳清蛋白与人乳乳清蛋白仍有差别,主要是氨基酸和蛋白质成分的不同。牛乳为基础的配方中蛋白质供能为 9%,脂肪供能 48%～50%,碳水化合物供能 40%～45%。因此,牛乳为基础的配方脂肪较低,碳水化合物、蛋白质、矿物质则高于人乳。

(2)大豆为基础的配方:目的是为牛奶不耐受婴儿发展大豆为基础的配方,含大豆蛋白质、植物油、维生素、矿物质,蔗糖或玉米糖浆为碳水化合物的来源。因大豆含必需氨基酸蛋氨酸低,故应强化蛋氨酸。大豆为基础的婴儿配方蛋白质供给 10%～11% 能量,45%～49% 由脂肪供给,41%～43% 为碳水化合物提供。强化铁的量与牛奶为基础的配方相同。AAP 认为大豆为基础的配方对牛奶过敏的婴儿安全有效。除牛奶过敏外,大豆为基础的配方还可用于半乳糖血症(galactosemia)、遗传性乳糖缺乏症,但不适宜于 6 月龄内的健康婴儿、急性胃肠炎后的乳糖不耐受、肠绞痛,亦不用于牛奶蛋白过敏性肠病或小肠结肠炎,不能预防高危儿的牛奶蛋白过敏。

(3)其他动物乳制品:AAP 营养委员会不建议全牛乳、低脂或脱脂乳喂养婴儿,也不建议给婴儿喂养羊乳。因羊乳含铁、叶酸、维生素 C、维生素 D、维生素 B_1、维生素 B3、维生素 B5(泛酸)、维生素 B_6 等营养素不足。同时,羊乳的肾负荷高于牛乳。现在有部分羊乳制品强化维生素 D 和叶酸。

2.配方喂养方法

同人乳喂养一样,配方喂哺婴儿亦需要有正确的喂哺技巧,包括正确的喂哺姿势、唤起婴儿的最佳进奶状态。配方奶喂哺婴儿应特别注意选用适宜的奶嘴和奶瓶、奶液温度适当、奶瓶清洁以及喂哺时奶瓶的位置,奶液的安全贮存,不宜用微波炉热奶以避免奶液受热不均或过烫,米粉加入奶液不利于婴儿学习吞咽。

3.配方调配

规范的调配方法对保证婴儿营养摄入至关重要。一般市售配方配备统一规格的专用小勺。如盛 4.4g 配方粉的专用小勺,1 平勺宜加入 30 mL 温开水;盛 8.8g 配方粉的专用小勺,1 平勺宜加入 60 mL 温开水(重量比均为 1:7)。家长或医生往往不重视调配方法。过浓或稀释配方均影响婴儿营养状况。如家长为婴儿冲调配方 600 mL/d,但婴儿实际消耗配方 120 g/d,相当 900 mL/d 时,可初步判断配方调配过浓(抖平、半勺);婴儿可无饥饿感(间隔时间超过 3 小时)、大便干、不消化,最重要的是配方过浓使肾脏负荷过重对婴儿不成熟的肾脏产生潜在损伤。如婴儿体重不足、摄入冲调后的配方量"高"于实际消耗配方量时,多为配方冲调稀释(过多水、或用米汤、开奶茶、中药等),长期使用稀释配方可致婴儿营养不良。

注:1 平勺为自然舀后刮平,若摇或磕"平"可使配方粉重量增加,冲调后的配方液浓度增加。

4.摄入量估计

配方是 6 月龄内婴儿的主要营养来源时,需要正确指导家长或评价婴儿的营养状况,主要是估计婴儿摄入量。婴儿的体重、RNIs 以及配方制品规格是估计婴儿配方摄入量的必备资料。一般市售婴儿配方 100g 供能约 500 kcal,婴儿能量需要量为 90 kcal/(kg·d),故需婴儿配方奶粉约 18 g/(kg·d)或 135 mL/(kg·d)。或采用月消耗奶粉量估计日奶量,如月消耗 900g 奶粉 4 听,相当婴儿进食奶量 900 mL/d。按规定调配的配方奶蛋白质与矿物质浓度接近人乳,只要摄入量适当,总液量亦可满足需要

(三)过渡期食物

婴儿期随着生长发育的逐渐成熟,需要经历由出生时的纯乳类向成人固体食物转换的过渡时期。应让婴儿在食物转换的过渡时期逐渐接受成人固体食物,培养对各类食物的喜爱和自己进食的能力。尽管婴儿生后有不同的喂养方式,在食物转换的过渡时期食物的引入方法相同。

1.关于概念

婴儿从纯乳类食物逐渐接受的其他食物常常被称为过渡期食物,或半固体、固体食物。过渡时期食物常称之换乳食物、旧称"辅食"、或断乳食物,是除人乳或配方奶(兽乳)外,为过渡到成人固体食物所补充的富含营养素的半固体食物(泥状食物)和固体食物。引入时宜考虑婴儿的发育、营养状况、医学情况,同时需要了解社会因素、文化、经济状况以及宗教对食物制作的影响,保证食物的结构、风味等能够被婴儿接受。

2.引入其他食物年龄

各国均没有严格的规定,应根据婴儿发育成熟状况决定,包括儿童进食技能发育水平转换婴儿食物质地,而不是用实际年龄判断,体重和能量也不是决定引入其他食物的因素。

一般,3~4 月龄婴儿消化道发育逐渐成熟,有消化其他蛋白质、脂肪和碳水化合物的能力;肠道免疫屏障功能发育,可防止对引入食物中的大分子蛋白质产生过敏;4~6 月龄婴儿神经肌肉发育较好,可以竖颈,可控制头在需要时转向食物(勺)或吃饱后把头转开;口腔明显增大能接受勺喂,可闭唇从勺中取食物,可咀嚼、吞咽半固体食物(泥状食物)和固体食物,可接受食物质地与颜色的改变;肾脏功能发育成熟,可排出产生肾负荷高的食物代谢产物,如肉类食物。乳类可满足婴儿 6 月龄内营养需要。因此,一般引入其他食物的婴儿年龄为 4~6 月龄。

婴儿的发育年龄不一定与生理年龄一致,可能出现喂养技能发育落后情况,此类婴儿不宜与正常健康婴儿相同对待,需要评估发育水平,了解采用口腔喂养的能力和食物质地接受能力。如早产、低出生体重、疾病多次住院治疗、生长落后、神经肌肉发育延迟、被忽视或受虐待、抑郁、唇腭裂、因长期静脉或管道喂

养、或其他医学情况(如 21-三体综合征、脑瘫)儿童。

3.引入的其他食物

当婴儿口腔功能逐渐发育,需随婴儿年龄增长逐渐增加食物的黏稠度与块状食物,食物的质地从泥茸状到碎状的食物,再到小块状食物。即引入食物的质地应适合婴儿的发育年龄。

(1)婴儿第一阶段食物:中华医学会儿科分会儿童保健学组发表的"婴幼儿喂养建议"描述婴儿第一阶段食物为特别制作的婴儿产品或家庭自制的含一定营养素(如维生素 C)、不含调味品(糖、盐)的泥状(茸状)食物,多为植物性食物,包括强化铁的米粉、水果泥、根茎类或瓜豆类的蔬菜泥。

6 月龄后多数人乳喂养的婴儿应补充其他食物满足能量、铁、锌、维生素 D 和其他营养素的需要。因婴儿生长发育较快,铁和维生素 D 缺乏的患病率较高,中华医学会儿科分会儿童保健学组和 AAP 均特别强调补充铁与维生素 D。4～6 月龄的婴儿体内贮存铁消耗已尽,选择的食物应同时补充铁营养。通常能满足这些条件的食物是强化铁的米粉。其次引入的食物是根块茎蔬菜,补充少量维生素、矿物质营养外,主要是训练婴儿的味觉,增加膳食纤维摄入。

儿童喜爱他们熟悉的食物,这不是食物本身的特点,而是儿童从自己的经历中获得。婴儿最初的对新食物的抵抗可通过多次体验改变。因此,婴儿食物转变期有一个对其他食物逐渐习惯的过程。此期让婴儿熟悉多种食物,特别是蔬菜类,有利于儿童期对食物的接受能力。开始引入的新食物宜单一引入,让婴儿反复尝试,持续约一周,或直至婴儿可接受为止,再换另一种,以刺激味觉的发育。单一食物引入的方法可帮助了解婴儿是否出现食物过敏。如引入强化铁的米粉一周后可引入燕麦粥。

(2)婴儿第二阶段食物:经过第一阶段食物训练已能分别接受各种食物,无明显变态反应,7～8 月龄婴儿宜混合食用;食物品种接近成人食物,宜含更多营养素,不含调味品(糖、盐)。食物的硬度或大小应适度增加,适应婴儿咀嚼、吞咽功能的发育,如末状、碎状、指状或条状软食,包括水果、蔬菜、鱼肉类、蛋类和豆类食物。引入的食物制作应以当地食物为基础,注意食物的质地、营养密度、卫生、制作多样性。乳类仍为婴儿营养的主要来源,应保证 800 mL 左右。

引入的其他食物的过程也是婴儿学习进食技能的过程。因此,食物宜让婴儿易于拿,软易于咀嚼,如指状食物包括熟通心面、面条、小面包、小块水果、蔬菜以及饼干等。7～9 月龄后食物的质地从泥(茸)状过渡到碎末状可帮助学习咀嚼,增加食物的能量密度。与人类进化过程一致,儿童进食应有从手抓到用餐具的过程,婴儿手抓食物更容易;须允许婴儿自己吃,对发展进食技能很重要。10～12 月龄婴儿可在餐桌上与成人同食,手抓食物进餐。如家庭条件允许婴儿进餐时可坐婴儿餐椅或加高椅,便于婴儿与成人同餐学习进食技能,增加进食兴趣,又有利于眼手动作协调和培养独立能力。

(章青兰)

第三节 婴儿喂养问题及障碍

一、常见婴儿喂养问题

(一)溢乳

多数人乳喂养或配方喂养婴儿生后都易出现溢乳现象,或吐奶,特别是新生婴儿。多因喂养方法不当,如奶头过大、吞入气体过多时,但若婴儿无任何不适奶量足够、大小便正常(尿不湿 6～8 个/日,至少 3 次大便/日),体重增长正常,没有吐奶引起的呼吸问题,提示婴儿没有医学问题。一般吐奶 4～6 月龄后可自行消退,所以有人称为"快乐的吐奶"(happy spitter)。

(二)体重增长不足

临床应用概念不清,常与生长偏离(growth deviation)或生长迟缓(failure to thrive)混淆。体重增长不足描述婴幼儿（<3岁）W/age 生长曲线下降1～2个主百分位线（相当1～2SD）；生长偏离或生长迟缓包括 W/age<P3^rd，或 W/L<P5^th，或 W/age 生长曲线下降2个主百分位线（相当2SD）。儿童保健门诊儿童约2/3的婴幼儿存在不同程度体重增长不足现象

1.问题

能量摄入不足、吸收不良与消耗过多三种情况可致婴幼儿体重增长不足。能量摄入不足是最常见的原因，多因喂养问题所致。

（1）食物引入时间不当：过早引入固体食物影响人乳铁吸收，增加食物过敏和肠道感染的机会；过晚引入其他食物，肠道发育延迟，或错过味觉、咀嚼功能发育关键年龄，则造成进食行为异常，断离人乳困难，婴儿营养不足等问题。

（2）食物能量密度低：9月龄后的婴儿已可接受能量密度较高的成人固体食物。如经常食用能量密度低的食物（汤面、稀粥、汤饭、米粉），或摄入液量过多，婴儿可表现进食后不满足，体重增长不足甚至下降，或常于夜间醒来要求进食。

2.处理

婴儿后期消化功能发育较成熟，应注意逐渐增加婴儿6月龄后的固体食物能量密度比，满足生长需要。婴儿食物构成乳类占较大比例，含水量已较多；其他食物质地较软，亦含较多水分。故避免给婴儿额外液量影响进食与体重增长。

（三）进餐频繁

1.问题

（1）进食频繁：婴儿6月龄后（超过7～8次/日），未按婴儿年龄调整进食时间与量，维持新生儿的喂养方法。

（2）"按需"哺乳（喂养）：误认为按需没有年龄限制，任由婴儿决定，延迟停止夜间进食，影响日间正常食欲。

（3）餐次多则摄入多：部分家长误认为餐次多婴儿就可摄入更多，均使胃排空不足，影响婴儿食欲。

（4）婴儿乳量需恒定：家长误以为婴儿每次摄入乳汁量应该相同，如剩余乳液则"努力"让婴儿在下一次进食前完成，结果6次进食变为10次或更多。婴儿胃内始终有食物，缺乏饥饿感，进食量反而日益下降。

（5）"辅食"替代主食－乳汁的摄入：引入其他食物以"辅食"对待，随时补充，也影响婴儿胃的排空。

2.进食餐次的生理学基础

（1）婴儿有判断进食量的能力：一般20～30分钟即可获得足够食物满足生长。

（2）胃排空时间：与婴儿消化能力密切相关。喂养的间隔时间约为2～3小时，婴儿有利消化食物，胃的排空，形成饥－饱循环。

（3）胃排空与食糜组成有关：脂肪、蛋白质可延长排空时间。如凝块大、脂肪多的食物影响胃的蠕动和分泌功能，胃内停留时间较长。水在胃的排空时间约0.5～1小时，人乳约2～3小时，牛乳3～4小时，混合食物4～5小时。温度、年龄、全身状况亦可影响排空时间。

3.处理

婴儿4～6月龄后喂养宜定时，一般安排间隔3小时，一日六餐有利于消化，每次摄入量不宜固定。

（四）乳头过大或过小

喂养成功的关键之一是母亲乳头、乳房健康。母亲乳头过大或过小影响哺乳，需技术指导。

（五）换乳困难

1.问题

（1）味觉习惯：4～6月龄婴儿习惯人乳（乳头、乳汁味道）或某种配方（味道），如需转换配方难以适应。同时婴儿的味觉可敏感区别人造乳头与母亲的乳头，婴儿拒绝奶瓶，从人乳喂养转变为配方喂养较为困难。

（2）眷恋母亲：特别是人乳喂养的婴儿眷恋母亲，断离困难。

（3）"厌新"：配方味道恒定，是婴儿从未接触的食物味道。

2. 处理

（1）抚养人行为：应有耐心，可在婴儿饥饿时用婴儿配方替代人乳，或先喂配方后喂人乳。4～5月龄婴儿出现依恋行为，建议母亲与婴儿分床有助培养婴儿较好生活习惯。

（2）变换方法：或随婴儿年龄增加，在人乳喂养过程先用奶瓶喂人乳，后逐渐增加配方量；或逐渐使用奶瓶喂养次数，也可帮助婴儿逐渐从人乳转换为配方与奶瓶。

（3）Medela补充喂养系统：（Supplemental Nursing System，SNS）采用有2条较细硅胶管的奶瓶挂在母亲胸前，管的一端在奶瓶内，另一端贴在母亲乳头上，可让婴儿吸吮母亲乳头时不感觉细管的存在，同时吸到人乳和配方，"混淆"婴儿的味觉以逐渐适应；或直接用虹吸原理补充喂养。Medela补充喂养系统（supplemental nursing system，SNS）可避免婴儿拒绝人造乳头或配方奶，维持人乳喂养、持续补充人乳的不足，也有利于密切母子关系。

SNS用新鲜人乳或其他母亲的新鲜乳汁，可帮助建立纯人乳喂养。母亲与婴儿亲密接触（皮肤与皮肤接触）有利与母亲哺乳时的激素分泌，如催产素和催乳素分泌；如人乳不足而婴儿又拒绝配方时，亦可采用配方同时摄入，使婴儿习惯配方味道后，帮助婴儿逐渐从人乳转换为配方与奶瓶。

总之，婴儿换奶方法多种，需据情况选择。

二、喂养困难

儿童喂养困难为描述临床提示喂养问题的总称，缺乏统一定义。儿童保健科常见儿童喂养困难多为母亲认为有"问题"的情况，程度较轻，少部分儿童可能存在器质性原因。如家长因儿童喂养问题看医生，儿科医生或儿童保健医生应重视家长的陈述，按流程确认喂养困难的性质。

（一）概念

一致同意的术语命名是任何医学问题分类的重要基础。但临床应用或儿童营养文章常常提及的术语，如厌新（neophobia）、挑食（picky）、喂养障碍（feeding disorder）与喂养困难（feeding difficulty）则缺乏统一定义。一般认为喂养障碍是描述潜在器质性、营养性或情感性所致的有严重后果的临床问题，相当于2013年美国精神病学协会（APA）出版新的"精神疾病诊断和统计手册-5"（DSM-V）中的回避/限制性摄食障碍（avoidant/restrictive food intake disorder，ARFID）和第10版国际疾病统计分类（the International Statistical Classification of Diseases，10th Revision）的R63.3相关健康问题。DSM-V在DSM-IV-TR基础上重新归类和定义喂养和进食障碍，包括ARFID、异食癖（pica）、反刍障碍（rumination disorder，RD）、神经性厌食（anorexia nervosa，AN）、神经性贪食（bulimia nervosa，BN）及其他特定的喂养或进食障碍（other specified feeding or eating disorder，OSFED）。喂养困难则是描述临床提示喂养问题的总称，多为母亲认为有"问题"的情况。DSM-V未描述喂养困难的概念，可能临床常用的"喂养困难"一词常用于描述程度较轻尚不足以被诊断为喂养障碍的问题，包括喂养者与儿童间互动不良。因此，喂养困难亦可见于营养状态良好，甚至是超重肥胖儿童。目前多数学者认为喂养困难或障碍均指固体食物或流质食物在口腔处理阶段发生异常，包括喂养进食技巧不成熟、挑食、食欲低下及拒食等。一般，临床儿科医生多关注器质性疾病所致喂养障碍，不注重系统研究儿童行为问题；精神心理学家则更偏重行为问题。儿童保健医生则需要一个易于操作的、器质性与行为观察结合的、涉及儿童与家长关系的判断方法。儿童喂养困难诊治常需多学科合作，若儿科医生与儿童保健医生认为儿童存在喂养障碍则应及时转诊。如家长因儿童喂养问题看医生，儿科医生或儿童保健医生应重视家长的陈述，按流程确认喂养困难的性质。

（二）流行病学资料

约25%的母亲认为孩子至有少有1个喂养问题，但其中估计仅1%～5%符合喂养障碍的标准。

（三）诱因

虽然儿童喂养困难的原因较多、分类方法不同，但涉及营养的问题相同。分析喂养困难的原因需涉及食物因素、儿童本身特点以及儿童与抚养者互动情况 3 方面。

1. 食物因素

食物来源、品种、搭配与制作不当可致喂养问题。如食物量及种类不当使摄入不足或搭配不均衡；食物品种、质地与儿童发育年龄不符合时可出现"挑食"或"拒食"现象。

2. 儿童特点

(1)气质：不同气质类型的婴幼儿可有不同进食行为，如困难型气质儿童难以抚养，易出现进食行为问题。

(2)进食技能发育不良：婴儿延迟学习新进食技能致进食技能发育延迟可出现不同程度进食困难，因咀嚼、吞咽功能差，出现"挑""偏"食细软食物，拒绝质地较硬或较长食物现象。

(3)不良进食经历：疾病情况下曾在进餐时出现疼痛、恶心等症状经历的儿童进食时可有不愉快的记忆，即使病愈后也可发生食欲缺乏和厌食行为。部分儿童有插管、喉镜等治疗操作的记忆，进食时可出现"拒食"。

(4)器质性疾病：儿童患有急、慢性疾病时可能造成喂养困难，重者甚至发生喂养障碍。

3. 儿童-家长互动不良

进餐时儿童-家长的互动与态度影响儿童进食，如家长能理解婴儿进餐与自我择食意愿可促进儿童顺利进餐；若家长仅注意儿童营养，强迫儿童进食，则进食将成儿童负担并诱发焦虑。当家长将患病儿童视为"脆弱儿童"，忽略与年龄相应的进餐规则；儿童康复后难以适应正常的进餐规则从而造成进食冲突。家庭成员焦虑，如焦虑母亲的婴儿易发生喂养困难。

(四)临床表现

喂养困难的临床表现程度不一，可从基本正常(家长错误理解)至严重症状(行为和器质性障碍)，但多数为轻～中度问题。

临床上，据家长描述儿童喂养困难的症状表现可分为食欲缺乏、挑食、恐惧进食及互动不良。

1. 食欲缺乏

(1)家长错误理解：家长对儿童进食过度焦虑，但儿童体格生长正常。正常儿童食入量基本与生长速度一致。如家长将家族性矮小、进食量少的儿童视为"食欲缺乏"，采取不恰当喂养方法，如强迫进食则可致喂养困难。

(2)精力旺盛的"食欲缺乏"：常出现于进食方式转变阶段，即儿童出现自我意识，希望自我进食时。儿童可表现活跃，对除进食外的任何事情均感兴趣，注意力易分散，进餐时难以安坐，缺乏饥饿感而摄食量少。部分儿童可体重增长不足。精力旺盛儿童的进食过程易出现儿童-家长冲突，若解决不当可影响儿童认知发展潜力，出现退缩、抑郁、攻击等不良行为。

(3)精神不振的"食欲缺乏"：儿童多感倦怠、性格孤僻或生长速度不足，但无潜在医学问题。家长可能意识不到儿童存在的生长或喂养问题，儿童可能被虐待或忽视，对周围环境不感兴趣，与代养者缺少言语及眼神交流。

(4)器质性疾病：儿童因疾病影响食欲，长期进食不足导致营养缺乏，儿童体重增长不足或下降。需详细询问病史及体格检查排除器质性疾病。

2. "挑食"

不是医学术语，多为家长的判断。尽管如此，不同的文化国家、作者给"挑剔"进食的儿童有不同定义。儿科医生与儿童保健医生需了解"挑剔"进食是喂养困难的较轻的形式，少数儿童有明显的感觉障碍，应予以鉴别。

(1)家长错误理解：18～24 月龄婴儿进食技能发育过程中可出现不愿意尝试新食物现象，即"厌新"，是一自我保护行为；多次暴露(8～15 次)，儿童熟悉食物后逐渐接受新食物。但若家长不了解儿童发育过程需经历尝试新食物，可误认为儿童"挑食"。

(2)轻度"挑食"：多数儿童有轻度或一过性"挑剔进食"，无医学与体格生长问题。儿童不完全回避某一种类或质地的食物,但反复多次暴露并不能改变儿童接受食物情况。轻度"挑食"儿童的家庭易发生进餐不和谐。

（3）重度"挑食":多为喂养障碍儿童。儿童可有"感觉性食物厌恶",表现为完全回避某一种类、质地或稠度的食物;食谱范围狭窄导致营养素摄入不均衡;部分儿童可对声音、光亮、皮肤接触等产生过度反应;生长明显受抑制。

（4）器质性"挑食":常见发育迟缓儿童(如染色体异常、线粒体病、神经系统损害、孤独症谱系障碍),对食物表现高度敏感或不敏感,口腔运动功能延迟;或吞咽障碍儿童。

3.恐惧进食

（1）家长错误理解:健康小婴儿可出现生理性胃肠道功能紊乱,如肠绞痛/过度哭闹;部分可能与食物过敏、便秘、胃食管反流、尿路感等有关,家长错误认为婴儿哭闹是恐惧进食。

（2）创伤后:因多次进食后出现疼痛等痛苦经历,婴儿看见食物、奶瓶,甚至餐椅即哭闹不安;年长儿则会因曾发生呛咳、呕吐、插管或强迫进食后恐惧进食。如持续时间较长可致体重下降或不增。

（3）器质性疾病:喂养时的疼痛由器质性疾病本身引起,从而造成恐惧进食,如嗜酸性粒细胞食管炎、胃炎、小肠动力障碍等。

4.喂养互动不良

家长的喂养方式及态度受文化背景、家长及儿童的特点影响。除应答型外,控制型、溺爱型和忽视型均为喂养不良互动模式。

（1）控制型:约一半以上的家长表现控制型。家长可忽视儿童的饥饿信号,采用强迫、惩罚及不恰当的奖励方式促进儿童进食。控制型互动方式初期很有效,但随时间延长,可致儿童能量摄入不均衡、蔬菜水果摄入不足、营养不足或过剩的风险增加。

（2）溺爱型:家长未给儿童设定进餐规则,只想满足儿童的进餐需要,不分时间、地点、环境为儿童准备特殊或多种食物,忽视儿童就餐过程发出的信号。溺爱型的互动喂养方式可致儿童营养摄入不均衡,如高脂食物较多,增加儿童超重风险。

（3）忽视型:喂养者未尽抚养儿童责任,与儿童缺少言语、肢体交流,忽视儿童的进餐信号及生理、情感需求;甚至不为儿童提供食物,致儿童生长障碍。部分忽视型家长可能自身存在情绪障碍,如抑郁等。

（五）临床评估与实验室检查

因喂养困难缺少统一及规范的定义,故目前尚无统一诊断标准。虽然儿童保健工作中的儿童喂养困难多与行为问题有关,但亦少数儿童可能存在器质性疾病。只有排除器质性原因,才可诊断与行为有关的喂养困难。因此,排除器质性病因是评估的关键。

1.临床评估

（1）病史采集:详细询问与喂养困难相关的病史,排除基础疾病。包括喂养困难出现及持续时间、程度、母孕史、家族史、过去疾病史及住院治疗情况(有无气管插管等)、儿童与喂养者关系、儿童气质、家庭环境及情绪问题等。

（2）体格检查:包括与基础疾病相关的体格检查以及口腔功能及神经系统检查。口腔功能包括唇闭合情况、舌在口腔位置与运动情况、下腭稳定性及反映口腔敏感性的咽反射等;同时检查颅面、口腔畸形(如唇腭裂、巨舌症)体征。神经心理行为检查可获与神经肌肉发育异常有关的进食与吞咽障碍的信息,如脑神经、肌力、肌张力、反射、认知、语言、视觉跟踪、大运动、精细运动及感觉功能等。

（3）观察进食过程:是评估的重要方法之一。医生现场观察或通过录像可了解儿童进餐情况,如姿势、位置、进食技能、行为状态、对外界环境的反应、呼吸、心率等,是评估儿童口腔功能、吞咽功能及呼吸协调能力的重要信息。同时,可观察家长与儿童在进餐时的交流方式。

2.实验室检查

体检结果及生长发育正常的喂养困难儿童,通常不需要进行实验室检查。喂养困难出现生长不足时,需排除器质性疾病。详细的喂养史、生长发育史、过去疾病史及体检可为选择进一步的实验室检查提供线索。排除器质性疾病宜转诊专科,如食物过敏、遗传代谢性疾病、吞咽功能障碍需进行相关确诊检测,包括食物过敏确诊试验、基因、血氨基酸或尿有机酸等检测以及视吞咽检查、纤维内镜检查、超声检查等检查。

（六）鉴别诊断

1. 器质性疾病

多发生严重喂养障碍。

2. 回避/限制性摄食障碍

儿童对进食无兴趣导致摄入食物种类及能量不足,伴体重丢失、不增或显著的生长障碍、营养素显著缺乏及心理社会功能受影响。多见于婴儿及儿童早期,也可持续至成人期。

DSM-V 的回避/限制性摄食障碍(ARFID)诊断标准如下。

（1）喂养或进食障碍:如对进食明显无兴趣,感官性食物厌恶;因担忧进食后发生令人厌恶的结果而不愿进食,导致长期不能获得合理的营养和/或能量需求。符合下列≥1 条:①体重显著下降。②营养素显著缺乏。③依赖肠内营养或口服营养补充。④显著影响心理功能。

（2）进食障碍不能以文化习俗及食物缺乏解释。

（3）进食障碍与控制体重、体型无关。

（4）进食障碍不能以现存其他疾病或智力障碍解释。如症状发生于其他疾病病程中,且足够严重,应更多临床关注。

（七）临床处理

1. 病因治疗

严重喂养困难儿童需转诊,或由多学科医生组成的喂养治疗小组对患儿进行相应治疗是最为有效的治疗方法。如胃食管反流症的儿童转儿科消化科采用相关药物(如 H_2 受体阻断剂或质子泵抑制剂)改善症状,减轻进食时疼痛等不良感觉的负性刺激;唇腭裂儿童适时行手术修复,逐步恢复正常进食技能;口腔触觉异常儿童可采用口腔振动及按摩等促进触觉发育;吞咽困难儿童(如脑瘫)需行吞咽康复训练,必要时行手术干预。

2. 营养支持

病因治疗过程中需有营养师的参与,帮助制定最初的喂养计划,保证儿童有充足营养支持。喂养困难致儿童生长障碍时可据年龄选择增加能量摄入方法,如人乳强化剂、高能量配方、固体食物中适量加入油类、奶酪、牛奶、多聚糖等,或适当增加进餐频率或(和)时间等。当患儿摄入量不能满足需要量时可采用管饲,病程较短者可插胃管、鼻饲或静脉营养;病程长者予以食管及胃肠造瘘术,保证其基本营养需求,预防营养性疾病发生。

3. 进食技能的康复训练

儿童营养状态得到改善后,需语言病理学家、作业训练师、心理学家参与,帮助儿童建立正常的进食技能。对器质性疾病所致喂养障碍需专业人员对患儿进行进食技能的康复训练,如增加舌体力量或应用补偿性技巧增加摄食的安全性(如下颚回缩或转头)等方法训练吞咽功能。为避免有神经运动问题儿童进餐时头颈位置不正确致气道不畅,矫正进食姿势问题往往需物理训练师及专门喂养人员合作。咀嚼功能异常的儿童据不同症状选择不同质地食物;喉关闭不良或口腔包食欲缺乏、舌控制能力弱的儿童可选择质地稠厚的食物(如泥状物或固体软食)。

4. 行为疗法

因抚养者喂养方式不当所致儿童喂养问题可采用行为分析法改善抚养者行为,建立良好家长-儿童间的互动关系。同时,个体化处理喂养困难儿童。如精力旺盛的食欲缺乏幼儿应强调一般进餐规则,使儿童有饥饿感,刺激食欲;精神不振的食欲缺乏幼儿需注意喂食环境,必要时住院营养支持;过分挑食者应在营养素补充同时有计划地引入新食物;恐惧进食儿童可需据情况更换餐具、进餐时间,甚至采用口腔运动干预及行为治疗等。

（八）预后

多数喂养困难为暂时性,轻者随年龄增长逐渐恢复正常;约 3%～10% 的程度较重、持续存在者可出现生长发育迟缓、营养不良、语言发育迟缓、构音障碍等问题。单纯喂养行为问题儿童,经合理干预治疗后可矫正,虽短期内可影响营养摄入、生长发育,甚至出现心理行为问题,但长期预后良好。器质性疾病所致喂养障碍儿童预后与疾病严重程度、治疗效果相关,积极干预可改善预后。

（九）健康教育

由受过训练的临床医生对抚养者进行教育是儿童喂养成功重要的条件。

1.喂养者的责任

教育家长学习应答型喂养方式,即能有效区分不同角色承担的责任。如家长可决定儿童进食地点、时间及食物,判断儿童进食情况;家长设定进食规则、进食进餐示范、正面谈论食物;对儿童在进餐过程中的饥饿和饱足信号及时反馈;由儿童根据自身饱足及饥饿循环决定吃不吃,吃多少。喂养是家长—儿童的互动过程,应答型喂养模式可促进儿童进食,减少垃圾食品摄入及超重发生。处理喂养问题需改善家长的喂养态度从控制型、溺爱型和忽视型转变为应答型。

2.进食基本规则

教育家长了解儿童进食基本规则,包括控制进食时间、良好的就餐环境及培养儿童进食技能等。家长对生长正常的儿童,重点关注饮食行为问题,不宜过度焦虑,或采取强迫进食方式。

3.进食技能训练

是减少喂养困难发生的有效方法之一。教育家长在关键期给婴儿充分机会发展进食技能,包括适当口腔刺激,增加口腔运动力量及协调性,改善肌肉张力和姿势控制。此外,选择不同形状、大小的奶瓶或杯子亦有利于不同进食能力儿童摄入液体食物（如乳类食物）。

（章青兰）

第四节 食物不良反应

食物不良反应(adverse reaction to food)是描述食物或食物添加剂引起的临床异常反应,包括食物过敏、食物不耐受和食物中毒。食物过敏、食物不耐受又称为食物非毒性反应。食物过敏(food allergy,FA)为免疫学机制介导的食物不良反应,即食物蛋白引起的异常或过强的免疫反应,可由 IgE 或非 IgE 介导,表现为一疾病群,症状累及皮肤、消化、呼吸、心血管等系统。食物不耐受(food intolerance,FI)则为非免疫介导的食物不良反应,包括机体本身代谢异常（如乳糖酶缺乏）、对某些食物内含的药物成分（如久置奶酪中含的酪胺）易感性增高、甚至是心理因素等。

一、食物不耐受

（一）定义

欧洲临床免疫与过敏学会基于不同发病机制提出"食物不良反应"的分类标准,食物不耐受属非免疫介导的食物不良反应,是对某一物质的异常的生理性应答,症状可累及胃肠道、呼吸道及皮肤等器官。食物不耐受曾称为"非过敏性食物变态反应"(non-allergic food hypersensitivity)或"假性变态反应"(pseudo-allergic reaction)。随着对食物不耐受机制的深入认识,命名将被更新。因反应迟发、呈剂量依赖、许多食物存在等因素,难以确定机体对食物成分的非免疫性异常反应。

（二）流行病学资料

1.发生率

人群约为 15%～20%,与 20 年前报告的食物不耐受相近(20%)。功能性胃肠紊乱(FGIDs)的消化道症状,即肠易激综合征(IBS)中 $50\%\sim84\%$ 与食物不耐受有关。

药理性食物反应是 FI 中较常见原因,其中食物天然成分所致 FI 较多。因缺乏实验室检查方法,多为报告的症状发生率。

2.年龄、性别

FI 发生有个体差异,某些高敏感体质的人体内天然的、或人工合成的物质积累到一定程度可导致不耐受反应。FI 可发生于任何年龄,病情进展可快可慢。诱发因素可是病毒感染、疾病状态或某个化学物质暴露。成年人发生药理性食物反应女性多于男性,可能与食物中化合物与类似激素结构成分有关。

(三)病因与发病机制

食物不耐受(FI)的病因发病机制尚不明确。目前认为 FI 发病原因与某些酶缺乏(如乳糖不耐受因乳糖酶缺乏)、药物(如生物胺,组胺的反应)以及某些食品添加剂有关。

1.消化酶缺乏

因机体缺乏消化所需的物质或酶,致食物某些成分不能消化吸收,如乳糖酶不足、先天性果糖不耐受等。

2.药理性食物反应

是 FI 中较常见原因,其中食物天然成分所致 FI 较多。因食物中某些小分子量的化学物质使某些敏感机体产生不良反应。

(1)食物天然成分:如水杨酸、柠檬黄色素和苯甲酸盐,苯甲酸盐和水杨酸盐天然存在于许多不同的食物,包括水果、果汁、蔬菜、香料、香草、坚果、茶叶、葡萄酒和咖啡等。

(2)食品添加剂:如防腐剂、色素、乳化剂、调味剂等。

(3)其他:如胺,硝酸盐,亚硫酸盐和一些抗氧化剂。

3.代谢性食物反应

多为先天性或获得性的营养物质代谢异常,如糖尿病、乳糖酶缺乏、苯丙酮尿症、蚕豆病、肝豆状变性等。

(四)临床表现

临床表现无特异性,主要为消化道,如腹胀、腹泻、腹痛、肠易激综合征;亦可涉及皮肤、呼吸系统。

(五)诊断与鉴别诊断

1.诊断

(1)病史采集:重点与症状有关的食物。

(2)排除疾病:基础疾病与食物过敏。

(3)激发实验:食物添加剂不耐受可采用排除食物、症状改善(可维持 3~4 周)、激发实验。

(4)详细食物成分评价:发现与症状有关的特殊食物成分,如外源性组胺、酪胺、苯乙胺的证据;低短链可发酵碳水化合物食物可排除(FODMAP),包括低聚糖、双糖、单糖、多元醇。

(5)实验室检查:呼吸实验测试食物碳水化合物吸收不良(乳糖、果糖、山梨醇),葡萄糖 6-磷酸脱氢酶缺乏(G6PD)时 G6P 活性检测。

(6)共聚焦激光显微内镜:某些病例可直观观察消化道黏膜改变。

2.鉴别诊断

(1)食物过敏:虽然 FI 与食物过敏家族史无关,但病史和临床表现相似,需首先排除食物过敏。与 FI 不同,易发生食物过敏的食物多为大分子的动物蛋白和坚果类食物。通过食物过敏诊断方法可明确鉴别。婴儿早期的牛奶蛋白过敏与牛奶相关症状难以鉴别。2014 年比利时儿童消化科专家 YvanVandenplas 提出"牛奶相关症状评分"方法(cow's milk-related symptom score,CoMiSS),帮助儿科医生与儿童保健医生临床早期识别婴儿与牛奶相关症状。CoMiSS 应用需多次评估,不能替代食物激发试验。

(2)器质性疾病:食物不耐受症状是非特异性的,应注意鉴别。

(3)食物特异性 IgG 抗体:在食物不耐受诊断中的意义存在较大争议。虽然有研究报告根据特异性食物 IgG 抗体结果剔除肠易激综合征和偏头痛患者的相应食物可减轻症状,但美国、欧洲临床免疫与过敏学会的指南均不推荐特异性食物 IgG 抗体作为食物不耐受诊断的依据。因食物特异性 IgG 抗体测定与临床症状吻合性差、缺乏具有诊断价值的对照试验、重复性差。此外,细胞毒性测定、皮肤电检法、毛发分析实验、虹膜学、脉冲测试以及舌下或皮下中性激发实验等方法诊断食物不耐受都缺乏科学依据。

（六）处理

严格回避不耐受食物是最好的治疗措施。回避饮食过程应注意营养素的替代和补充。

（七）预防

1. 高危人群

食物不耐受与遗传因素有关。对父母双方或一方有食物不耐受的婴幼儿,食物不耐受患病率高于双亲正常的婴幼儿。

2. 健康教育

教育家长了解相关科普知识,学会正确阅读食品标签,选择安全的食物。加强个人食物不耐受的观念,预防食物不耐受发生。

二、乳糖不耐受

（一）概述

乳糖不耐受(lactose intolerance,LT)又称乳糖酶缺乏(lactase deficiency)或肠乳糖酶缺乏(hypolactasia),因肠道缺乏乳糖酶不能分解乳中的乳糖为葡萄糖和半乳糖而产生临床症状。若乳糖吸收障碍无临床症状则称为乳糖吸收不良(lactose malabsorption,LM)。2006 年美国儿科学会营养委员会定义 LT 为进食乳糖或含乳糖食物后有一种或多种临床表现的临床综合征,如腹痛、腹泻、恶心、腹胀/胀气。临床症状与乳糖酶缺乏程度、摄入乳糖量有关。

（二）发病机制

乳糖酶(lactase)学名为 β-半乳糖苷半乳糖水解酶,或 β-半乳糖苷酶,存在于十二指肠黏膜上皮细胞绒毛远端刷状缘,与人类健康的关系密切。乳糖酶是成熟最晚的双糖酶,消化道含量最低,易受损,恢复也最慢。

幼小婴儿主要依赖乳汁中的乳糖获得能量,断奶后则可从其他食物中获得能量。乳糖是一双糖,不能直接从小肠吸收进入血循环,需乳糖酶将乳糖水解为葡萄糖和半乳糖。乳糖酶缺乏时,未经消化的乳糖进入结肠,结肠的细菌分解代谢乳糖,引起发酵,产生乳酸、丙酸、丁酸等有机酸以及氢气、甲烷和二氧化碳等混合气体,刺激肠道产生症状。进入结肠的未吸收的乳糖、发酵产物增加结肠渗透压,产生腹泻。

（三）流行病学资料

1. 发病率

新生婴儿肠道乳糖酶活性高,适应乳类较高水平乳糖的消化吸收。5～6 月龄后乳糖酶逐渐下降,但下降的速度和程度有个体与种族差异。正常情况多数人幼年停止食乳后出现乳糖不耐受,但部分人可持续存在乳糖酶至成人期。估计全世界 75％ 的成人乳糖酶活性下降。新生儿先天性乳糖酶缺乏(congenital lactase deficiency)的发病率尚不清楚。芬兰的发病率较高,约为 1/60 000。

2. 种族、年龄、性别

乳糖不耐受的发生存在种族和年龄差异,与性别无关。北欧为 5％,意大利西西里为 71％,非洲和亚洲则为 90％。中国人是乳糖不耐症的高发人群。我国汉族人群乳糖酶缺乏 75％～95％。儿童乳糖酶缺乏的发生率随年龄增长而升高,中国儿童乳糖不耐受发生率为 12.2％～32.2％。

食用乳制品为主的国家发生率较低,如北欧成人型乳糖酶缺乏的发生率仅 2％;其他国家黑色人种和北欧犹太人成人型乳糖酶缺乏发病率为 60％～80％、美洲印第安人 80％～100％、美国白色人种 6％～22％、西班牙 50％～80％、印度北方 20％～30％、印度南方 60％～70％、亚洲 95％～100％。

（四）病因与临床分类

1978年美国儿科学会营养委员会首次描述 LT，近年 LT 的研究有显著进展。

2006年美国儿科学会营养委员会补充描述 LT 不同病因的定义。

1. 先天性乳糖酶缺乏

即婴儿出生后即缺乏乳糖酶，是一少见的常染色体隐性遗传疾病。先天性乳糖酶缺乏（congenital lactase deficiency）婴儿小肠组织活检组织结构正常，但乳糖酶活性非常低下甚至无活性。20世纪前先天性乳糖酶缺乏的婴儿生后内因不能吸收乳汁中的乳糖（人乳含量为9%，牛乳为4.7%），能量严重缺乏，发生严重营养不良而死亡。因此，先天性乳糖酶缺乏的婴儿不能采用人乳或含乳糖的常规配方喂养，需要采用无乳糖的特殊配方，度过婴儿期则可存活至成年。

2. 原发性乳糖酶缺乏

全世界约70%的人群为原发性乳糖酶缺乏（primary lactase deficiency），也是儿童期发生乳糖吸收不良和乳糖不耐受的最常见原因。人类乳糖酶的活性与人种、年龄等因素有关。乳糖不耐受发生的年龄取决于小肠内乳糖酶减少的年龄，大多数人乳糖酶活性持续至2～15岁，随年龄增长逐渐达成人乳糖酶缺乏水平。成人乳糖酶缺乏又称成人型乳糖酶缺乏（adult-type hypolactasia，ATH）或肠乳糖酶不持久症（lactase nonpersistence），或遗传性乳糖酶缺乏（hereditary lactase deficiency）。ATH发病率与年龄、种族以及使用乳制品有关，是一遗传性缺乏持续乳糖酶等位基因。乳糖酶并非诱导酶，延长哺乳期或连续摄乳，仍存在不可逆的生理性降低现象。研究显示成人乳糖酶的下降受基因调控（乳糖酶基因关闭），编码乳糖蛋白的乳糖酶基因在2号染色体长臂（q）21区（2q21）。因此，LT被认为是一自然选择现象。乳糖酶的基因表达与乳糖酶活性关系密切，随着年龄的增长，乳糖酶基因表达降低，乳糖酶的活性逐渐降低甚至消失，形成ATH，但不影响营养。

近来认为欧洲、印度和非洲某些地区的人群乳糖酶持续较高可能与基因突变有关，可在婴儿断离人乳后仍继续表达乳糖酶。大约44%乳糖不耐受的妇女妊娠时可进食乳类食物，即可再次获得乳糖消化能力，可能与妇女妊娠时小肠蠕动减慢和肠道菌群改变有关。

3. 继发性或获得性乳糖酶缺乏

主要发生在婴幼儿。婴幼儿常因急性胃肠炎、腹泻、化疗、肠道寄生虫或环境因素使损伤小肠黏膜表面绒毛，不成熟的肠道上皮细胞乳糖酶缺乏致继发性乳糖酶缺乏（secondary，acquired，or transient lactase deficiency），疾病恢复肠黏膜修复后乳糖酶可恢复正常。如儿童轮状病毒性腹泻常发生1～2周的LT。虽然多数研究与meta分析结果显示多数儿童因急性胃肠炎继发乳糖吸收不良的临床意义不大，可继续人乳喂养、或含乳糖的常规配方喂养，无任何明显的不良后果（包括营养、水、疾病恢复时间与治疗）。但<3月龄的小婴儿与营养不良的儿童为发生乳糖不耐受高危儿，继续人乳喂养、或含乳糖的常规配方喂养可影响疾病的恢复。因此，WHO建议持续感染后腹泻（>14日）的儿童宜避免摄入含乳糖的乳制品。大量应用内酰胺酶类抗生素也可继发性乳糖不耐受，但机制不明。

4. 肠黏膜发育不完全

乳糖酶位于小肠刷状缘，乳糖酶至少要到胎儿34周龄才开始有活性。早产儿和某些刚出生的婴儿因肠黏膜发育不成熟，乳糖酶活性偏低，肠黏膜发育成熟后乳糖不耐受症会消失。婴儿肠绞痛可能因为生后短暂的乳糖酶活性偏低所致。

5. 乳糖吸收不良

是摄入乳糖量与肠道乳糖酶水解乳糖能力暂时失衡的生理性问题，临床表现与LT相似。

（五）临床表现与诊断

1. 临床表现

LT的临床表现是一组症状，可在进食乳制品30分钟或2小时后出现恶心、呕吐、腹胀、腹泻、腹痉挛痛、肠鸣音异常等小肠刺激征。临床症状的严重程度与摄入乳糖量有关，多数人可耐受一定量的乳糖。

2.诊断

详细病史资料有助于判断临床症状与 LT 关系。实验室诊断方法包括小肠功能激发试验、空肠乳糖酶测定、粪便还原物质检查(斑氏试剂法 clinitest)、乳糖耐量试验、氢呼气试验和大便酸性试验。小肠活检和基因诊断方法受实验方法条件限制,临床应用较少。临床疑诊 LT 儿童可采用小肠功能激发试验与大便酸性试验,方法简单、非侵袭性,婴幼儿与家长的依从性较好。小肠功能激发试验即儿童进食多于正常情况的乳制品,观察症状出现时间。如 30 分钟或 2 小时出现症状则应考虑乳糖酶缺乏。大便酸性试验依据乳糖不耐受时,结肠的细菌分解乳糖,产生酸性物质。如大便 pH<5.5 提示乳糖不耐受。国内临床的半乳糖定量测定是筛查方法,不宜用于确诊乳糖不耐受。

六、治疗

一般,乳糖不耐受不需药物治疗,主要措施是饮食调整。基本原则是避免含乳糖食物、适当替代食物保证营养、钙营养以及酶制剂的使用。

乳糖不耐症的治疗与临床类型有关。先天性乳糖酶缺乏应终身食用无乳糖饮食。继发性乳糖不耐受主要治疗原发病,同时暂时采用无乳糖或低乳糖饮食;乳糖酶缺乏导致的慢性腹泻和营养不良宜纠正水电解质紊乱后要进行营养支持治疗。原发性乳糖不耐受儿童临床症状与禁食的乳糖量密切相关,少量多次摄入乳制品,可增强对乳糖的耐受性。

1.限制含乳糖食物

控制或减少乳糖摄入或含乳糖食物可有效地控制和减轻症状。因存在个体差异,需要控制实际生活中个体乳糖耐受量。

2.补充乳糖酶

乳糖酶可有效改变乳糖吸收不良。但乳糖酶的肠道作用受肠道各种因素影响,如乳糖酶片在胃肠道可被降解,其他食物亦可破坏酶的活性;胃肠道温度、pH 等也可影响酶的活性。有采用乳糖酶制剂完全水解乳糖的乳制品,其他营养成分未变。但乳糖酶制剂完全水解乳糖的乳制品增加乳汁甜度 3~4 倍,口感不适。且乳糖酶制剂完全水解乳糖的乳制品方法成本高,国内尚无工业化生产。

3.发酵乳和益生菌

牛奶经乳酸菌发酵为酸奶,乳酸菌活菌的 β-半乳糖苷酶可分解 25%~50%的乳糖,利于机体吸收;同时发酵乳中活菌还有改善肠道菌群作用,但酸乳只能作为牛乳制品的替代物。长期补充益生菌可改善乳糖不耐受症状,可能与增加结肠内 β 半乳糖苷酶活性有关。

4.无乳糖替代配方

以大豆或牛乳为基础的无乳糖替代配方。碳水化合物来源以蔗糖、葡萄糖聚合体、麦芽糖糊精、玉米糖浆替代乳糖,其他成分同常规牛奶配方。无乳糖替代配方用于先天性乳糖酶缺乏、原发性缺乏乳糖酶缺乏以及半乳糖血症。美国儿科学会不主张在治疗继发性乳糖酶缺乏或乳糖吸收不良的情况限制食物中乳糖,认为治疗原发疾病症状即消退。2009 年中华医学会儿科学分会消化学组的有关《儿童腹泻诊断治疗原则的专家共识》处理中提及"病毒性肠炎常有继发性双糖酶(主要是乳糖酶)缺乏,对疑似病例可暂时给予低(去)乳糖替代配方,时间 1~2 周"。国内外的临床研究均显示儿童腹泻恢复期因继发乳糖不耐受短时间采用无乳糖替代配方可有助于肠黏膜恢复,但不宜长期使用。因乳糖不仅提供婴儿生长所需要的能量,同时乳糖是小婴儿食物纤维来源,有益于小肠有益菌的生长;乳糖还有助于肠道钙的吸收。

三、儿童食物过敏

食物过敏(food allergy,FA)为免疫学机制介导的食物不良反应,即食物蛋白引起的异常或过强的免疫反应,可由 IgE 或非 IgE 介导;表现为一疾病群,症状累及皮肤、呼吸系统、消化系统、心血管系统等系统。正确诊断食物过敏需要合理选择测试方法,口服食物激发试验是确诊"金标准",据临床病史正确解释试验结果。目前治疗主要包括严格回避过敏原以及对症处理。

（一）定义

公元前460～370年，现代医学之父、古希腊医生 Hippocrates 首先认识到牛奶可能引起荨麻疹和胃部不适。1906年奥地利儿科医生皮尔凯（Clemens von Pirquet）首先提出"过敏"概念。1915年美国学者在《波士顿医学外科杂志》报道食物过敏后，将食物过敏引入现代研究阶段。

2004年WAO定义食物过敏（food allergy，FA）为免疫学机制介导的食物不良反应，即食物蛋白引起的异常或过强的免疫反应，可由IgE或非IgE介导；表现为一疾病群，症状累及皮肤、呼吸系统、消化系统、心血管系统等系统。食物过敏是婴幼儿期常见的变态反应性疾病。

（二）流行病学资料

1. IgE 介导的食物过敏

文献报告多为IgE介导食物过敏患病率，涉及报告患病率及确诊患病率。因研究方法、标准不同患病率存在差异。

（1）报告的患病率：自述的或家长报告的食物过敏患病率为9.1%～34.9%。近期 meta 分析问卷调查显示3%～35%人认为自己患有食物过敏，其中牛奶、鸡蛋过敏患病率分别为1.2%～17%和0.7%～7%；其次为花生和海鲜，分别为0～2%和0～10%。Steinke 问卷调查欧洲10个国家成人与儿童食物过敏的患病率为4.7%，主要为<3岁儿童（7.2%）。2008年Marrugo问卷调查获得的食物过敏患病率约14.9%～35%。

发展中国家有关食物过敏的流行病学资料较少。重庆医科大学附属儿童医院1999年、2009年2次问卷调查家长报告儿童食物过敏率分别为16.7%与13.7%。

约10%的报告的食物过敏被食物激发试验确诊。虽然报告的食物过敏患病率高于确诊患病率，但报告的食物过敏率仍可为公共卫生提供食物过敏诊断相关信息，有助高危人群预防过敏性疾病；同时亦可估计食物过敏潜在医疗服务需求，指导公共卫生机构为服务对象选择医疗机构，制定公共健康规划。

（2）确诊患病率：采用"金标准"双盲安慰剂对照食物激发试验（double blind placebo-controlled food challenge，DBPCFC）确诊的数据是代表人群食物过敏患病率的真实流行病学资料。

系统分析结果显示食物激发试验确诊的食物过敏患病率为1%～10.8%，其中牛奶、鸡蛋、花生过敏的患病率为0～3%、1.7%与0.2%～1.6%。各国报道的食物过敏患病率异质性较强，如美国确诊0～3岁儿童食物过敏的患病率约为6%～8%；哥伦比亚为2.3～4.2%；2010年我国重庆、珠海及杭州三市流行病学调查结果显示0～2岁儿童食物过敏平均检出率为5.8%。

有研究提示食物过敏的患病率逐年增加。meta分析显示各国报告食物过敏的患病率存在差异与研究设计、诊断方法及种族差异有关，难以比较不同研究结果。各种流行病学研究中缺乏食物过敏发病率时间变化的连续性研究资料，同时研究方法与设计不完全相同，亦难以说明食物过敏的发病率确实升高。确定世界食物过敏患病率以及流行状况是一难度较大的课题，需有较好的研究设计、研究方法的质量控制（包括人员培训、方法与结果判断、试剂等）。

2. 非 IgE 介导的食物过敏

因诊断和临床表现的特殊性，难以获得非IgE介导的食物过敏（non-IgE mediated food allergy，NFA）确切患病率。Sampson HA认为60%的牛奶蛋白过敏患者为NFA。美国明尼苏达一项近30年的报道结果显示1976年嗜酸细胞性食管炎（eosinophilicesophagitis，EE）的发病率为0.35/10万，2005年升至9.45/10万，推测EE的患病率为55/10万，与Spergel JM报告的52/10万相近。中国广东中山大学附属中山医院的一项食道病理学回顾研究提示EE发生率为0.34%（12/3490）。Spergel JM一项大样本调查结果显示嗜酸细胞性胃肠炎/结肠炎的患病率为28/100 000，儿童多于成人。2004～2006年以色列学者Katz Y的一项大样本研究结果显示食物蛋白诱导的小肠结肠炎综合征（food protein induced enterocolitis syndrome，FPIES）患病率为0.34%（44/13 019），NFA牛奶蛋白过敏占57.7%（79/137）。意大利的一项多中心研究显示19%（66/346）食物过敏为FPIES。Xanthakos SA认为64%的小婴儿直肠出血为食物蛋白性直肠结肠炎（过敏性肠炎）。儿童期的非IgE介导的牛奶蛋白过敏（Cow's milk protein allergy，

CMPA)自然缓解率高于 IgE 介导的 CMPA,成人以非 IgE 介导的 CMPA 为主。推断非 IgE 介导 CMPA 患者为年龄较大的人群。因激发试验是确诊食物过敏症的唯一方法,操作复杂,非 IgE 介导的 CMPA 流行病学资料难以获得。许多消化道食物过敏的病例被漏诊或误诊为肠易激综合征。

（三）致敏食物

1. 致敏食物

食物变态反应主要抗原物为糖蛋白,分子量大约为 $10\sim60kDa$,少数分子量大于 $80kDa$。食物抗原对热与酶的反应较稳定,但物理处理可在一定程度上减少免疫原性,如加热和加压。理论上食物均可诱发过敏,但 90% 婴幼儿食物过敏与牛奶、鸡蛋、大豆、小麦、花生、鱼、虾、坚果类等 8 种食物有关。食物抗原种类不同可能与不同国家饮食结构不同有关。多数国家研究显示鸡蛋和牛奶是儿童食物过敏的最常见过敏原;香港地区儿童多见虾、蟹、蜂王浆过敏;澳大利亚<5 岁最常见的三种过敏食物为海产品、牛奶和鸡蛋;新加坡则可见燕窝过敏。

2. 交叉变态反应

2 种蛋白质的氨基酸序列部分相同(至少该序列包含抗原表位区域)或两者结合特定抗体的三维构象相似时可出现交叉反应。交叉反应与物种间的亲缘关系有关,进化中保守的蛋白质通常容易产生交叉反应。但临床工作不宜推论儿童对一种食物过敏则对相似种类食物也过敏,需要有病史与食物激发试验证实。如花粉蛋白过敏者摄入具有同源蛋白的特定水果或蔬菜可能引发变态反应。

（章青兰）

第五章 预防接种

预防接种是最有效、经济的公共健康预防措施,使许多传染性疾病的发病率大幅度降低,最成功的工作是在全球范围内消灭天花。

第一节 发展史与研究现状

一、发展史

(一)经验免疫预防

公元 10 世纪后我国唐宋时代已有接种人痘的记载,是世界上最早采用人工免疫预防天花的国家。随着我国种痘技术日趋完善,相继传入俄罗斯、土耳其和英国,后又传入日本和朝鲜等国家。18 世纪(1796 年)英国医生爱德华·琴纳(Edward Jenner)从牧场挤奶女工通过患牛痘母牛感染牛痘不再感染天花的现象得到启发,将青年挤奶女工手感染的牛痘浆液接种于一名 8 岁男童左臂,7 周后接种部位感染牛痘、结痂;2 个月后再将天花脓疱液接种男童右臂,因男童已获得免疫力未发生天花。琴纳的实验证实种痘能预防天花,为发明牛痘疫苗预防天花的方法。琴纳的种痘实验开创人工免疫的先河,以后所有现代接种法都源于琴纳第一次的伟大发现,因此也是免疫学科建立的初始。拉丁语 vacca 是"牛"的意思,牛痘为 vaccina。琴纳把接种牛痘获得天花免疫力的方法称"vaccination",沿用至今。

(二)实验免疫预防

19 世纪中期科学家认识到病原体感染恢复健康患者可获得抵御同样病原体再次感染的抵抗力,称之为免疫(immunity)。1881 年巴斯德(Pasteur)应用高温培养法获得炭疽菌的减毒株,制备炭疽疫苗,开始实验免疫预防,也是第一次疫苗革命的开始。后又将狂犬病毒在兔体内连续传代获得减毒株,研制出狂犬巴氏减毒疫苗,奠定试验免疫学的基础。同时,人们认识到琴纳接种牛痘预防天花的科学性和重大意义,将疫苗称之为"vaccine"表示纪念,推动疫苗的研制和广泛使用。自此,微生物学和免疫学迅速发展,大批灭活疫苗问世。

(三)近代免疫预防

二次世界大战后疫苗的研发发展很快,脊髓灰质炎、风疹、腮腺炎和水痘减毒活疫苗相继问世。20 世纪 80 年代进入疫苗的第二次革命时代,即不再采用完整的细菌和病毒,而是从细菌或病毒中提取所需成分,灭活疫苗和提纯疫苗开始用于人类疾病预防。以后又发展多糖与蛋白载体结合的联合疫苗(如 Hib 疫苗)、纯化的蛋白疫苗(如无细胞的百日咳疫苗)等。1978 年和 1980 年分别成功研制肺炎链球菌和 Hib 疫苗。但 1985 年后成功研发的疫苗较少,甚至 1998 年研发的重组莱姆病疫苗也因可能的不良反应于 2000 年停用。

1962 年始进行基因重组疫苗研制,即利用细菌或真核细胞克隆表达的病原体抗原(某种表达蛋白质)作为疫苗。基因技术的运用使禽流感病毒疫苗研制有新的突破。2004 年 WHO 专家 Webster 成功研制 H5N1 病毒疫苗,2005 年 H7N1 型禽流感病毒疫苗也研制成功。2007 年美国 FDA 正式批准 H5N1 禽流感疫苗用于 18～64 岁高危人群的禽流感预防。近年新出现的核酸疫苗是含有编码病原体抗原基因序列的质粒载体，经肌内注射、微弹轰击等方法导入体内；疫苗通过宿主细胞系统表达抗原蛋白，诱导宿主产生对该抗原蛋白的免疫应答，形成对相应病原的免疫保护作用。目前此种技术仅用于动物疫苗的研制。有学者将以重组 DNA 技术为代表的基因工程疫苗称为疫苗的第三次革命。随着生命科学的发展，疫苗的研制理论和技术得到极大的改善，疫苗学已形成一独立学科。

二、疫苗接种策略

（一）国际

1974 年 WHO 提出 扩大免疫规划（Expanded programme on immunization，EPI），即至 1990 年全球＞80％的儿童都应接种卡介苗、百白破、脊髓灰质炎三型混合疫苗和麻疹减毒活疫苗；1992 年婴儿应普遍接种乙肝疫苗；1998 年有条件的国家将 Hib 疫苗纳入儿童常规免疫；2006 年全球都应开展 Hib 疫苗接种。2005 年 WHO、UNICEF 与合作伙伴共同制定 2006～2015 年全球预防接种策略（GIVS），要求每位适宜接种人都能得到免疫接种服务，并将 GIVS 用于各国制定国家综合计划。为减少漏种率，WHO 提高常规免疫接种率的主要政策还包括开展预防接种活动的预算。近年，美国儿科学会感染病委员会（Committee on Infectious Diseases）和美国免疫实施咨询委员会（ACIP）亦据实际应用情况不断更新免疫接种指南与儿童疫苗接种建议。

（二）中国

1978 年始在全国推行计划免疫。1982 年原卫生部颁布《全国计划免疫工作条例》，制定儿童基础免疫程序。1986 年制定新的儿童基础免疫程序，确定 4 月 25 日为全国儿童预防接种日。2004 年新修订的《传染病防治法》规定"对儿童实行预防接种证制度"，儿童注射疫苗需持正式登记本。为贯彻《疫苗流通和预防接种管理条例》，2006 年 9 月执行入托/学需接受儿童预防接种证检查的措施，提高强制计划免疫接种率，发现漏种疫苗，有效降低学校传染病的发生。同时，原卫生部组织编写《预防接种工作规范》，对疫苗使用管理、冷链系统管理、预防接种服务、预防接种异常反应与事故的报告与处理等有详细规定，同时涉及接种率和免疫水平监测、与国家免疫规划疫苗有关的传染病监测与控制；设立预防接种门诊参考标准，规范预防接种技术操作要点与常见疑似预防接种异常反应的诊治原则。2008 年原卫生部颁布《扩大国家免疫规划实施方案》，将甲型肝炎、流行性脑膜炎等 15 种传染病疫苗纳入国家免疫规划。

（章青兰）

第二节　与预防接种相关的免疫学知识

一、免疫防御

免疫防御（immune defense），即免疫预防，是宿主抵御、清除入侵病原微生物的免疫防护作用，也即通常所指的抗感染免疫，是免疫系统最基本的功能。免疫预防根据免疫学机制可分为主动免疫和被动免疫。

（一）主动免疫

通过抗原物质刺激机体产生免疫反应。主动免疫（active immunization）有天然和人工主动免疫。

天然主动免疫时间持续长，免疫效果好。自然感染疾病是获得天然主动免疫的主要方式，如麻疹患者产生对麻疹病毒的免疫力，终身不再患麻疹。人工主动免疫制剂具有抗原性，机体接种后产生特异性自动免疫力，包括灭活疫苗、减毒活疫苗以及组分疫苗（亚单位疫苗、基因工程疫苗、合成疫苗）。疫苗引起类似于自然患病所获得的免疫记忆，但受种者不发生疾病及潜在的并发症。如接种麻疹疫苗使机体产生抗麻疹的抗体则属主动特异性免疫。疫苗接种引起的免疫反应受到许多因素的影响，包括母体抗体、抗原的性质和剂量、接种途径、佐剂等机体因素如年龄、营养状况、遗传以及潜在疾病等。

（二）被动免疫

为机体被动接受抗体、致敏淋巴细胞或其产物获得特异性免疫的能力。被动免疫（passive immunity）效应快，但维持时间短，也分天然和人工被动免疫。

妊娠后期1~2个月母亲抗体通过胎盘传递给胎儿，使足月婴儿具有与母亲相同的抗体，即为天然被动免疫（natural passive immunity）。胎儿从母亲获得的抗体可在生后早期（6月龄左右）保护婴儿免于某些感染性疾病。人工被动免疫（artificial passive immunization）则采用抗原或病原特异性免疫效应制剂作用于机体预防疾病发生。被动免疫制剂属特异性免疫球蛋白，具有抗体属性，使机体产生被动免疫力，达到预防疾病的目的，包括抗毒素、异体高价免疫血清和特异性免疫球蛋白（免疫球蛋白制剂、人高价免疫球蛋白）等。人工被动免疫多用于需配合主动特异性免疫措施的高危人群，如免疫球蛋白制剂主要用于甲型肝炎和麻疹暴露后的预防和某些先天性免疫球蛋白不足的治疗；人高价免疫球蛋白用于疾病暴露后的预防，如乙型肝炎、狂犬病、破伤风和水痘；异体高价免疫血清也被称为抗毒素，用于治疗肉毒中毒和白喉。

二、免疫应答

免疫应答（immune response）是机体免疫系统对抗原刺激产生排除抗原的过程，包括抗原递呈、淋巴细胞活化、免疫分子形成及免疫效应发生等一系列保护机体的生理反应。接种疫苗后的免疫反应，使机体产生对某种病原微生物感染的特异性抵抗能力，并有免疫记忆，可避免感染相应的疾病。

（一）抗原提呈

是抗原提呈细胞（APC）在感染或炎症局部摄取抗原，在细胞内将抗原加工、处理成抗原多肽片段，并以抗原肽-MHC复合物的形式表达于细胞表面，然后被T细胞表面受体（TCR）识别，从而将抗原信息传递给T细胞，引起T细胞活化的过程。

（二）淋巴细胞活化

APC通过细胞表面的MHC-抗原肽复合物与T细胞表面的TCR特异性结合即为抗原识别（antigen recognition）过程，产生第一信号分子与APC分泌的IL-1等细胞因子（第二信号分子）协同作用于T细胞，使T细胞活化、增殖，并分化为不同的功能亚群。

（三）免疫效应

包括活化的T细胞通过释放细胞因子产生抗感染效应，直接识别和杀伤受感染的细胞；同时辅助性T细胞通过TCR、CD40L以及IL-4等细胞因子作用于B细胞，B细胞活化、增殖、分化为浆细胞，合成并分泌抗体与血液、淋巴和组织中存在的特异性抗原结合发挥免疫效应。

三、疫苗诱导的免疫效应

（一）免疫效应

疫苗产生的免疫反应是人工诱导宿主对特异性病原产生特异性反应，预防感染，与自然感染引起的免疫反应一致。疫苗中的致病原蛋白（多肽、肽）、多糖或核酸，以单一成分或含有效成分的复杂颗粒形式，或活的减毒致病原或载体，进入机体后产生灭活、破坏或抑制致病原的特异性免疫应答。疫苗通常由免疫原和佐剂组成。免疫原决定免疫反应的特异性、保护性和效果，选择优势抗原、保护性抗原、保守性强的抗原或表位和能引发长期记忆的抗原或表位。佐剂可以提高疫苗的免疫原性和免疫反应效果，目前有提高抗体应答为主的Th2极化佐剂和以提高细胞免疫为主的Th1极化佐剂两类。

（二）免疫效果

疫苗接种的早期预防效果主要是抗原诱导的抗原－抗体免疫反应。判断疫苗效果不是疫苗诱导抗体滴定度而是更多抗体介导的保护作用，即抗体反应水平或有效性是决定疫苗效果的关键因素。疫苗长期的预防作用取决抗体水平，当微生物不断暴露时可迅速、有效再激活记忆性免疫细胞。诱导记忆性免疫细胞的决定因素与维持有效的抗体水平是评估疫苗长期效果的重要参数。T细胞可诱导有高度亲和力的抗体和记忆性免疫细胞。目前多数疫苗对疾病的保护作用都是抗体依赖型,但对于某些重要疾病(如艾滋病、结核病、疟疾等)抗体不能起到很好的保护作用,需记忆性 T 细胞参与。

有 2 种不同功能和移行特性定义的记忆性细胞。即中心记忆 T 细胞(T centralmemory,T_{CM})和效应型记忆 T 细胞(effector and memory T cells,T_{EM})。T_{CM} 主要存在淋巴器官,一般不立即活化;T_{EM} 主要存在周围组织和感染部位,可迅速表现效应功能。理论上,记忆性 $CD8^+$ T 细胞的数量越多,质量越好,则维持免疫记忆的效果越长久。故设计和评价疫苗的关键是诱导产生足够数量和质量的 $CD8^+$ 记忆性 T 细胞,即新型疫苗的免疫目标可能主要取决于 T 细胞作用。

多数微生物感染中 T 淋巴细胞是产生免疫预防的关键。免疫反应包括 APC 识别和传递抗原信息、淋巴细胞增殖分化和免疫效应 3 个阶段。接种后,树突状细胞(dendritic cells,DC)获取疫苗中的微生物抗原,抗原信息至淋巴结中的纯真 T 细胞(naïve T cells),刺激纯真 T 细胞增殖,分化为 T_{EM}。淋巴结中激活的 T_{EM} 帮助转运 B 细胞至感染部位,分泌抗微生物的细胞因子,杀伤感染细胞。

四、儿童免疫特点与预防接种

(一)预防接种

经典的或传统的预防接种(vaccination)泛指采用人工制备的疫苗类制剂(抗原)或免疫血清类制剂(抗体)通过适宜的途径接种到机体,使个体和群体产生对某种传染病的主动免疫或被动免疫。广义预防接种包括所有人群使用疫苗,如儿童计划免疫,成人常规接种和应急接种;免疫血清类制品的临床治疗和免疫预防;体内用诊断用品的使用方法等。正常的免疫系统可识别侵入的病原体(细菌、病毒),诱导产生抗体,杀灭病原体。免疫接种(immunizations),或疫苗接种即刺激免疫系统。免疫接种抗病毒采用死的或弱的疫苗,一般抗细菌感染采用死菌的部分成分刺激抗体形成。儿童预防接种的基础免疫包括人体初次、全程和剂量等涉及影响儿童疫苗免疫应答的因素。

1. 决定初次接种反应的因素

初始接种疫苗效果受疫苗类型、抗原特性、接种间隔时间、遗传、环境以及接种年龄有关。如活疫苗有更高强度的内在反应、体内复制后有更多抗原,较长期的抗原刺激产生较高水平的抗体反应;多糖抗原(polysaccharide antigens)不能诱导生发中心,限制免疫原性;较高的抗原剂量增加附着于激活 B/T 细胞的能力,包括滤泡树突状细胞(FDC)。疫苗效果与接种 间隔时间(interval of vaccine)有关,一般初始接种与第 2 次接种最少应间隔 3 周,避免初始接种反应连续抗体高峰波的竞争。与 B/T 细胞激活/分化有关的重要分子的基因多态性可影响抗体反应,早期免疫发育不成熟或与年龄相关的免疫衰退也可影响抗体反应。

从进化的角度看母体 IgG 通过胎盘进入胎儿体内,在婴儿自身产生 IgG 水平以前可帮助婴儿抵抗感染。>6 月龄婴儿自身产生 IgG 水平逐渐增加,婴儿体内的母体 IgG 逐渐消退,至 10～12 月龄婴儿体内 IgG 均为自身产生,8～10 岁时达成人水平。因此,理想的儿童预防接种年龄与儿童体内的母体抗体消退水平以及儿童产生免疫应答能力的年龄有关。如新生儿对结核病无先天免疫,出生即易感染,但新生儿细胞免疫发育已较成熟,故新生儿出生后即可接种卡介苗。新生儿从母体获得脊髓灰质炎和百日咳被动免疫抗体很短暂,婴儿早期即可发病,故规定 2 月龄开始接种脊髓灰质炎疫苗,3 月龄开始接种百白破疫苗。

2. 接种间隔时间

取决疫苗产生抗体的反应时间,与疫苗类型、接种程序等有关。如活疫苗在机体诱导较多稳定水平的抗体。多糖抗原不能诱导生发中心,限制诱导免疫回忆反应和附着生命期长的浆细胞能力。抗体反应时间与接种疫苗刺激产生生命周期长的浆细胞数目成比例,如缺乏抗原再暴露,疫苗接种后 6～12 个月检测抗体滴定度即生命期短的浆细胞反应末期,可预测抗体水平维持情况。为促进 B 细胞回忆反应成熟,初次接种和大剂量抗原暴露至少间隔 4 个月,可出现高水平的第二次反应。为避免干扰初次接种特异性抗体的出现,间隔初始接种时间至少 3 周。特殊情况,如旅游前初次接种的最小间隔时间可为 1～2 周,但产生的免疫反应时间较间隔 1～2 个月的免疫反应弱。维持抗体持续存在的疫苗大剂量标准世界各国尚不统一。疫苗接种年龄影响疫苗抗体持续,如生命早期免疫发育不成熟或老年人免疫衰退时均限制诱导持续产生生命期长的浆细胞。

临床上,婴儿初次免疫后甚至几十年后记忆细胞仍然能持续和再激活 HBsAg-特异性记忆 B 细胞。HB 疫苗接种后 2 年内抗-HBs 的效价下降较迅速,以后抗-HBs 的效价缓慢下降。抗-HBs 的效价下降速率与初免的抗-HBs 水平、性别、年龄无显著关系,而抗-HBs 持续时间与初免后抗-HBs 应答峰有关。多数研究表明尽管有时疫苗应答者的抗-HBs 下降到保护水平以下或检测不到,因免疫记忆的存在,仍有保护作用。有学者证实 HB 疫苗接种 12 年后体内仍存在免疫记忆。因此,不能以是否检测到抗-HBs 为判断疫苗免疫效果,而是以抗 HBV 感染为判断标准。

尽管疫苗接种后缺乏抗原反复再暴露,特异性抗体效应 T 细胞反应时间较短暂(short-lived),多数效应 T 细胞($>90\%$)几日后凋亡死亡,但少数免疫记忆对维持 T 细胞疫苗的效果很重要。活减毒疫苗可作为终身免疫(life-long immunity)典型的诱导剂,如麻疹、风疹疫苗。

3. 基础免疫和加强免疫

基础免疫(routine immunization)是人体初次接受某种疫苗全程足量的预防接种。疫苗的接种次数(interval)与疫苗性质有关,活疫苗(菌苗)接种后在体内能繁殖,保持较高抗原水平,产生持久免疫力。死疫苗(菌苗)需多次接种,即必须经抗原的多次刺激才能使抗体形成较稳定的免疫力。各种疫苗基础免疫的次数和剂量不同,由疫苗性质决定。

基础免疫疫苗接种一段时间后体内免疫力逐渐减弱或消失,为维持机体的免疫力,据不同疫苗的免疫特性进行适时的再次接种,即 加强免疫(catch-up immunization)。加强免疫刺激机体产生回忆性免疫反应(IgG 二次反应),使抗体增长并维持较长时间。各种疫苗的加强免疫年限有具体规定,如白百破混合疫苗 3 针基础免疫完成后,第 2 年进行 1 次加强免疫。

4. 疫苗复种或补种

部分疫苗不需要进行加强免疫,但需 复种(revaccination)或免疫失败后的补种(vaccination to re-seed)。如预防个体麻疹感染可通过强化免疫再次接种麻疹疫苗,即儿童 18~24 月龄进行麻疹复种;或给漏种麻疹疫苗与接种后失败的儿童补种。

5. 补充免疫

亦称强化免疫。补充免疫(supplementary immunization)是国家或地区针对某种传染病的发病或流行情况以及人群对该传染病的免疫状况进行分析后,决定在短时间内对某年龄段人群进行普遍免疫,即对常规免疫的加强,与计划免疫共同构成计划免疫体系。如预防人群麻疹感染需要 $>95\%$ 的人体内有麻疹抗体才能形成有效免疫屏障,阻断麻疹病毒传播。因此,强化免疫对于免疫史不详或未完成 2 剂次免疫的人群尤为必要。如中国《2006—2012 年全国消除麻疹行动计划》目标是 2012 年麻疹发病率控制 $<1/100$ 万,不考虑目标人群麻疹疫苗免疫史,每年对所有 <4 岁儿童接种 1 剂麻疹疫苗,为麻疹强化免疫。2000 年我国向 WHO 宣布消灭脊髓灰质炎,因此自 1990 年每年进行一次脊髓灰质炎强化免疫活动。

6. 扫荡式免疫

WHO 定义扫荡式免疫(mopping-up immunization)是对某特殊地区进行挨家挨户免疫接种,是对强化免疫的补充。特殊地区标准是指 3 年前曾发现脊髓灰质炎病毒,存在病毒感染的危险,但该地区保健措施较差;或该地区人口密集,死亡率高,卫生条件差,免疫接种率低。如各国阻断野生脊髓灰质炎病毒传播的 4 个主要策略包括儿童常规接种脊髓灰质炎减毒活疫苗(OPV),达到高免疫覆盖率;给特定年龄组儿童服用口服 OPV 强化免疫;通过报告和实验室检测所有 <15 岁儿童急性弛缓性麻痹(AFP)病例,监测脊髓灰质炎野病毒病例;当野生脊髓灰质炎病毒传播限制在某一特定地区后进行有目标的“扫荡”式免疫。

7. 联合免疫

因人工主动免疫制剂逐渐增多,往往需要在同时(年龄)接种几种疫苗。近年发展含有二个或多个活的、灭活的生物体,或同一生物体不同种或不同血清型提纯抗原疫苗同时接种的 联合疫苗(conjugated vaccines),诱导 T 淋巴细胞免疫反应,高亲和力的强免疫反应(potent immune),提高疫苗效果。联合疫苗可适当减少疫苗剂量,简化免疫程序,改进疫苗质量,如无细胞白百破三联疫苗(DTaP),麻疹、风疹二联疫苗(MR),麻疹、风疹、腮腺炎三联疫苗(MMR)、多价肺炎疫苗和流脑 A+C 联合疫苗以及百白破、B 型嗜血流感杆菌和脊髓灰质炎五联疫苗。

(二)疫苗分类

疫苗分类方法多种。按剂型可分为液体疫苗或冻干疫苗;按成分可分为普通疫苗或提纯疫苗;按品种分为单价疫苗或多价疫苗;按用途可分为预防性疫苗和治疗性疫苗;按使用方法分为注射疫苗、划痕疫苗、口服疫苗或喷雾疫苗。最常用的是按疫苗的性质分为灭活疫苗、减毒活疫苗和重组疫苗。

1.减毒活疫苗

实验室传代培养野生型或致病性病毒或细菌使致病性减弱,将有免疫原性、减毒或无毒的病原生物制成疫苗。减毒活疫苗(live attenuated)接种后微生物在受种者体内生长繁殖,产生足够抗原量刺激机体发生免疫反应。减毒活疫苗引起的免疫反应类似自然感染免疫反应,但无野生型微生物致病反应,可获得长期或终生保护作用。减毒活疫苗接种可出现疫苗不良反应,类似相应疾病表现,但症状较自然疾病轻微。减毒活疫苗具有潜在致病危险,如在人体内发生突变恢复毒力。发生无免疫应答或无效接种原因与微生物损伤(如光和热),或干扰微生物体内繁殖有关(如循环中的相应抗体);免疫缺陷患者接种减毒活疫苗的病毒在机体内复制和繁殖失控,可致严重或致命的反应。

2.灭活疫苗

将培养的细菌和病毒加热或采用化学制剂(常是福尔马林)灭活制成的疫苗为 灭活疫苗(killed vaccines)。灭活疫苗可由全病毒或细菌或裂解片段组成,包括蛋白质疫苗、多糖疫苗和结合疫苗(多糖与蛋白质结合的疫苗)。

灭活疫苗首剂不产生具有保护作用的免疫力,故需多次接种,接种第 2 剂次或第 3 剂次后产生保护性免疫反应。灭活抗原的抗体滴度逐渐下降,部分灭活疫苗需定期加强接种以提高或增强抗体滴度。目前均使用为灭活的全病毒疫苗,不主张使用灭活全病毒流感疫苗和全细胞灭活细菌疫苗(百日咳、伤寒、霍乱和鼠疫)。灭活疫苗抗原均可通过注射方式接种,即使接种于免疫缺陷者也不会造成感染而致病。

3.多糖疫苗

是唯一由某些细菌外膜的长链糖分子组成的灭活亚单位疫苗。目前纯化的多糖疫苗(polysaccharide vaccine,PS)用于预防肺炎球菌、脑膜炎球菌和伤寒沙门杆菌引起的疾病。纯化多糖疫苗引起的免疫反应是典型的非 T 细胞依赖型免疫反应(独立 T 细胞抗原反应),即纯化多糖疫苗能无辅助 T 细胞的帮助刺激 B 细胞。

多数 PS 疫苗免疫应答产生的抗体主要是 IgM 与少量 IgG,故 PS 疫苗诱导的抗体比蛋白抗原诱导的抗体活性低,重复接种 PS 疫苗不产生抗体滴度的升高或效力增强。PS 疫苗包括 B 型流感嗜血杆菌疫苗(Hib)、肺炎球菌结合疫苗和脑膜炎结合疫苗。

4.重组疫苗

采用基因工程生产的疫苗。重组疫苗(recombinant vaccines)分为三大类:①应用重组 DNA 技术从酵母菌生产疫苗:即将病毒的基因片断插入到酵母细胞的基因后进行克隆扩增产生的 DNA 重组疫苗,如乙肝疫苗和人乳头瘤病毒疫苗(HPV)。②消除和修饰病原微生物致病性基因制备疫苗:如轮状病毒疫苗、活伤寒疫苗(Ty21a)和减毒流感活疫苗(在鼻咽部黏膜内有效繁殖)。③非致病性微生物:如病毒体内插入病原微生物某个基因,被修饰的病毒为携带者或载体表达病原微生物基因,诱导免疫反应。目前正用于 HIV 疫苗研制。

(章青兰)

第三节　疫苗应用

一、应用疫苗分类

我国疫苗应用分一类疫苗和二类疫苗。

（一）一类疫苗

包括预防传染力强、危害严重的 7 类疾病，国家免费强制性要求全部儿童注射，又称为"计划免疫类疫苗"，目前包括 10/11 类疫苗覆盖 15 种疾病。一类疫苗均为国内自己生产的疫苗，已使用较长时间、效果好、价廉。

1. 卡介苗（BCG）

用活的无毒牛型结核杆菌制成，接种 4～8 周产生免疫力，特异性免疫约需 3 个月，但 BCG 的预防时间尚不清楚。BCG 对结核性脑膜炎和播散性结核有较好预防作用。BCG 为诱导机体 T 细胞免疫反应，新生儿细胞免疫发育成熟，接种 BCG 反应好。我国 BCG 有冻干制剂和注射剂，皮内注射接种。BCG 接种前不需作结核菌素皮肤试验，不推荐 BCG 复种。接种后偶见局部淋巴结炎症、类狼疮反应、瘢痕形成等不良反应发生。2004 年 WHO 的立场文件建议在结核病发病率高的地区与国家仍应在婴儿出生后尽早接种 BCG。

2. 乙肝疫苗

有血源乙肝疫苗及基因重组（转基因）乙肝疫苗两种类型，目前我国多采用基因重组（转基因）乙肝疫苗，有儿童和成人两种剂型，分别用于儿童和 20 岁以下的青少年以及 11～19 岁的青少年和成人，肌内注射。新生儿应尽早接种乙型肝炎疫苗（<24 小时）。乙肝疫苗接种后反应轻微，一般 1～2 日消失。酵母重组乙肝疫苗可与 Hib、BCG、甲肝、脊髓灰质炎、麻疹、流行性腮腺炎、风疹、DTP 等疫苗分不同部位同时接种。

3. 脊髓灰质炎疫苗

有口服脊髓灰质炎减毒活疫苗（oral poliovirus vaccine，OPV）与脊髓灰质炎灭活疫苗（inactivated poliovirus vaccine，IPV）两种疫苗。我国目前使用的"糖丸"即 OPV，是由减毒的活病毒株制成，多为Ⅰ型/Ⅱ型/Ⅲ型三价疫苗。IPV 是采用Ⅰ型（Mahoney 株）、Ⅱ型（MEF-1 株）、Ⅲ型（Saukett 株）脊髓灰质炎病毒经灭活后按比例混合制成的 3 价液体疫苗。OPV 第 1 剂约 50％儿童产生免疫，3 次全程基础免疫后＞95％儿童产生免疫。因为口服脊髓灰质炎疫苗遇热失效，应直接含服或凉开水溶化后服用；服疫苗后半小时内不要吸吮人乳（可用牛奶或其他代乳品）；IPV 为大腿外侧或三角肌肌内注射。

4. 百白破三联疫苗

由百日咳疫苗、精制白喉和破伤风类毒素按比例配制。有全细胞百白破疫苗（wDTP）和无细胞百白破疫苗（DTaP）2 种。wDTP 接种不良反应较多，严重者可出现皮疹，甚至神经血管性水肿或过敏性休克，神经系统异常反应或低张力低应答反应（休克样综合征）。全程 DTP 接种后（基础＋加强）免疫力可持续维持＞6 年。1～7 岁儿童延迟或中断接种 DTP 者需再接种 3 次，未接种 DTP 的 7 岁儿童宜接种 Td（白喉、破伤风）疫苗。因母亲不能为婴儿提供足够的抗百日咳的抗体。2005 年美国免疫工作咨询委员会（ACIP）建议未接种百日咳疫苗的母亲、新生儿以及家庭成员应接种 TdaP 联合疫苗。2012 年再次建议未接种百日咳疫苗的妊娠妇女需在妊娠后期接种 TdaPP 联合疫苗。

5. 麻疹疫苗/麻风疫苗

麻疹减毒活疫苗用麻疹病毒减毒株接种鸡胚细胞经培养收获病毒液后冻干制成。麻疹风疹联合减毒活疫苗（MR）系用麻疹病毒减毒株和风疹病毒减毒株冻干制成。用于接种＞8 月龄易感者，1 周后始产生抗体，1 个月达高峰，阳转率＞95％。少数儿童接种后 5～12 日出现发热（≥38.3℃）及皮疹。

6. 流脑疫苗

包括 A 群流脑疫苗和 A＋C 群流脑疫苗,均为菌体提纯后的多糖疫苗。A 群流脑疫苗主要用于 6 月龄～18 月龄的儿童,A＋C 群流脑疫苗用于＞2 岁儿童及成年人。＞2 岁儿童接种 1 剂 A＋C 群多糖疫苗可提供至少 3 年的保护作用。

7. 乙脑疫苗

有灭活疫苗和减毒活疫苗两种。乙脑减毒活疫苗系用流行性乙型脑炎病毒 SA14-14-2 减毒株接种原代地鼠肾细胞制成,灭活疫苗系由乙脑病毒灭活后制成,用于＞8 月龄健康儿童、非疫区进入疫区的儿童和成人。减毒活疫苗一次注射后中和抗体阳转率可＞80％,第二年加强后可达＞90％。灭活疫苗经 2 针基础免疫后中和抗体阳转率为 60％～85％,次年加强注射后阳转率可达＞90％,且可维持较长时间。

8. 甲肝疫苗

有甲肝病毒减毒株制成的甲肝减毒活疫苗和灭活甲型肝炎病毒株制备甲肝灭活疫苗 2 种。甲肝减毒活疫苗又据保存时间和要求条件分为普通减毒活疫苗和冻干减毒活疫苗。1 岁以上儿童、成人的甲肝病毒易感者均应接种甲肝疫苗。接种后 8 周机体抗体阳性率可达 98％～100％;免疫力一般可维持5～10 年后补种一针可获得长期免疫作用。

9. 流行性出血热疫苗

有Ⅰ型和Ⅱ型两种灭活疫苗,有一定程度交叉保护。Ⅰ型用Ⅰ型(野鼠型)出血热 Z10 毒株感染沙鼠肾原代细胞或者直接取脑组织提取病毒囊膜糖蛋白(G1P、G2P)和核蛋白(NP)等有效成份制备而成,保护率可达 90％左右。Ⅱ型用Ⅱ型(家鼠型)出血热病毒感染原代地鼠肾细胞培养后制备而成,接种后血清抗体阳转率＞90％。

10. 炭疽疫苗

用炭疽弱毒(A16R)株生产,为 50％甘泊芽胞悬液。划痕接种,如 24 小时划痕局部无任何反应(包括创伤反应)应重新接种。接种后 1 周产生免疫力,2 周达保护水平,约维持 1 年,故对高危人群者宜每年接种 1 次。因划痕疫苗剂量较皮下注射大(约 80 倍),故严禁注射。

11. 钩端螺旋体疫苗

有钩端螺旋体流行菌株制成单价或多价疫苗的全菌体灭活疫苗与提取钩端螺旋体外膜抗原制成的外膜疫苗(亚单位疫苗)2 种。全菌体灭活疫苗保护率为 85.3％～100％,外膜疫苗的阳性率＞95％。适用流行地区 7～60 岁人群。

(二)二类疫苗

为"计划免疫外疫苗",政府不强制全部儿童接种,包括流感嗜血杆菌、水痘、肺炎球菌、流感以及特殊情况应用疫苗等 10 余种。二类疫苗接种与疾病流行地域(如钩端螺旋体病疫苗)或某些疾病危害性较低(如风疹、水痘等)有关。少数疫苗价格较贵、产量有限(如肺炎疫苗),尚不能免费接种也属二类疫苗。二类疫苗还包括部分效果不确定、未普遍接种的疫苗(如伤寒、痢疾等疫苗)。

1. B 型流感嗜血杆菌疫苗

由纯化的 B 型流感嗜血杆菌(Hib)荚膜多糖与破伤风类毒素共价结合生产的结合疫苗。用于＞2 月龄儿童接种预防 Hib 感染。基础免疫 1 个月后 95％～100％的婴儿产生免疫作用,加强免疫 1 个月后免疫保护达 100％。

2. 水痘疫苗

可预防水痘和水痘带状疱疹病毒所致并发症。水痘疫苗(VAR)用水痘－带状疱疹减毒活病毒制备。无水痘史的成人和青少年均应接种。接种 6 周后血清阳转率均＞98％,＞13 岁人群接种 2 剂(6～10 周)血清阳转率可达 100％;5 年后仍有 93％的儿童和 94％的成人可检测体内水痘－带状疱疹病毒抗体,87％儿童和 94％成人具有细胞介导的免疫力。

3. 轮状病毒疫苗

口服 RV 后可刺激机体产生对 A 群轮状病毒的免疫力,用于预防婴幼儿 A 群轮状病毒引起的腹泻,保护期＞1.5年。目前全世界有比利时的单价的(RV1)、美国的五价的(RV5)轮状病毒疫苗和中国兰州羔羊轮状病毒疫苗(LLR)3种口服减毒活轮状病毒疫苗(RV)。国内主要用LLR。2013年WHO的立场性文件建议所有国家的免疫计划中应包括RV,特别在发展中国家;适用于2月龄～24月龄婴幼儿;婴儿6周龄后尽早口服RV。

4.流感疫苗

目前流感疫苗(influenza vaccines)有三价灭活疫苗(TIV)、减毒活流感疫苗(LAIV)。TIV包括2个甲型流感病毒和1个乙型流感病毒,有全病毒灭活疫苗、裂解疫苗和亚单位疫苗3型。多数国家采用裂解疫苗和亚单位疫苗。2012年美国有四价的鼻喷LAIV。流感疫苗适用于流感高危人群,特别是6～35月龄的婴幼儿。1～15岁儿童接种流感疫苗的免疫效力为77%～91%,＜65岁成人接种流感疫苗可减少87%流感相关疾病住院率。流感流行高峰前1～2个月接种流感疫苗,更有效发挥疫苗的保护作用。流感疫苗接种后2周内产生保护性抗体,持续1年。

5.肺炎球菌疫苗

目前有2种肺炎球菌疫苗类型,23价肺炎双球菌多糖疫苗(PPV23)和肺炎结合疫苗PCV(PCV11和PCV13,PCV7已逐渐由PCV11所替代)。PPSV覆盖了23种经常引起肺炎球菌感染的血清型,约90%的肺炎是由这23种血清型引起的。PPV23对＜2岁的婴幼儿免疫效果较差。2012年WHO的立场性文件建议所有国家的免疫计划中应包括PCVs,特别在儿童死亡率较高的地区与国家优先采用多成分的PCVs。

6.狂犬疫苗

1882年法国化学家、微生物学家路易·巴斯德(Louis Pasteur)首次研制人用狂犬病疫苗(Rabies vaccine)。目前技术采用原代地鼠肾细胞、鸡胚细胞、人二倍体细胞和Vero细胞培养的纯化疫苗。狂犬疫苗的预防效果以中和抗体水平和保护率为主要指标。中国疾病预防控制中心参考世界卫生组织和美国疾控中心的技术指南制定《狂犬病预防控制技术指南(2016版)》建议通过检测中和抗体,监测暴露前抗体背景及暴露后疫苗注射的免疫效果。WHO建议接种者体内中和抗体水平≥0.5 IU/mL为有效保护能力;如中和抗体水＜0.5 IU/mL需加强免疫,至有效保护水平。如全程接种半年后再次被动物咬伤者需重新进行全程免疫。WHO推荐的暴露后免疫肌内注射程序包括"5针法"(Essen法)、"2-1-1"程序(Zagreb法),2009年美国免疫实施顾问委员会推荐"简易4针法"。《狂犬病预防控制技术指南(2016版)》建议狂犬病疫苗的暴露后免疫程序包括"5针法"和"2-1-1"程序。狂犬病是致命性疾病,被有狂犬病毒感染的动物咬后无任何预防禁忌。

二、特殊人群接种

(一)早产儿/低出生体重儿

美国儿科学会(AAP)和免疫工作咨询委员会(ACIP)建议按早产儿实际年龄接种,与正常同龄儿相同疫苗的常规剂量接种;体重不是影响接种的因素,但是出生体重＜2000g可能影响乙肝抗体产生,故建议2000g以上接种乙肝疫苗。

母亲HBsAg(一):早产儿生命体征稳定、出生体质量≥2000g时,按3针方案接种,最好1～2岁加强1次;如早产儿＜2000g,待体重达2000g后接种第1针(如出院前体重未达到2000g,在出院前接种第1针);1～2月后再重新按3针方案接种。母亲HBsAg(＋):生后12小时内立即肌内注射乙型肝炎免疫球蛋白(HBIG)和乙肝疫苗;1月龄注射一次HBIG,按3针方案接种乙肝疫苗。如生命体征稳定,尽快接种第1针疫苗。如生命体征不稳定,待稳定后尽早接种第1针;体重达2000g后再重新按3针方案接种。

早产儿如住院超过6周以上,建议推迟轮状病毒疫苗。建议早产婴儿6月龄后接种两剂流感疫苗,两剂间隔1个月;同时,建议接触早产婴儿的家庭成员也接受流感疫苗的接种。

(二)妊娠妇女预防接种

一般妊娠期常规接种疫苗是比较安全的,如白喉、破伤风、流感、乙型肝炎疫苗。

WHO建议妊娠妇女优先接种流感疫苗,可预防母亲与胎儿感染流感,TIV可在妊娠如何阶段接种,但妇女妊娠接种LAIV的安全性资料不足。

麻疹、腮腺炎、风疹疫苗对胎儿有潜在的影响而不宜接种,如妇女孕前3个月与妊娠期不宜接种麻疹减毒疫苗。育龄妇女在接种麻疹、腮腺炎、风疹三联疫苗后1~3个月受孕。妊娠妇女慎用甲型肝炎疫苗,有感染甲型肝炎危险时注射免疫球蛋白。BCG对胎儿的有害作用尚不清楚,但建议母亲妊娠期不接种BCG疫苗。水痘疫苗可能对胎儿有潜在的影响。

三、预防接种不良反应

预防接种对象主要是健康人群,公众对预防接种的期望值很高,一旦出现问题往往难以接受。疫苗接种安全与国家控制疾病的项目一样重要,是各国家卫生行政部门重点关注问题。2010年原卫生部和国家食品药品监督局组织制定《全国疑似预防接种异常反应监测方案》以规范预防接种异常反应监测工作,调查预防接种异常反应原因。美国NIH过敏和传染病研究所(NIAID)也发布临床评估分级的参考资料《儿童及婴幼儿不良反应及毒性分级表》进行安全性评估。

(一)定义

2014年WHO定义预防接种异常反应(adverse event following immunization,AEFI)是"任何发生在预防接种后的不良医学事件,但不一定与疫苗接种有因果关系"。不良事件可有任何不适或体征或一个症状与疾病、异常的实验室发现。因是"事件",首先需要报告,其次需要调查原因(直接、间接或无法评估),确定存在的因果关系。

(二)预防接种不良反应原因与程度分类

1.原因分类

有5类AEFI。疫苗生产与质量问题是较少见的AEFI。少数个体可出现对疫苗的固有属性发生反应,与疫苗的制备、转运、操作等程序无关。目前对发生与疫苗产品相关反应的机制尚不清楚,可能发生特发性的免疫调节反应(如严重变态反应),或疫苗相关微生物剂复制(如OPV接种后发生的脊髓灰质炎)有关。与疫苗产品相关的反应只在高危者发生的几率较高。与疫苗质量缺陷相关的反应近年已较少发生。

2.程度分类

(1)一般反应:症状一般轻微或自限性。预防接种后发生的一过性生理功能障碍反应,由疫苗本身所固有的特性所致。一般反应(common adverse)主要有发热和局部红肿,同时可能伴有全身不适、倦怠、食欲缺乏、乏力等综合症状。局部可出现注射局部红肿浸润,根据纵横平均直径分为弱反应(≤2.5cm)、中反应(2.6~5.0cm)和强反应(>5.0cm),伴局部淋巴管/淋巴结炎者为局部重反应。

(2)少见或严重反应:多由疫苗本身所固有的特性引起的相对罕见、严重的不良反应,常与疫苗毒株、纯度、生产工艺、疫苗附加物(防腐剂、稳定剂、佐剂等)等有关。严重异常反应包括过敏性休克、过敏性喉头水肿、过敏性紫癜、血小板减少性紫癜、局部过敏坏死反应(Arthus反应)、热性惊厥、癫痫、臂丛神经炎、多发性神经炎、吉兰-巴雷综合征、脑病、脑炎和脑膜炎、疫苗相关麻痹型脊髓灰质炎、卡介苗骨髓炎、全身播散性卡介苗感染等。

(三)预防接种不良反应评估

2014年WHO建议评估预防接种不良反应原因的步骤有4个,如多个疫苗同时接种需分别评估。

1.合格评估

确定符合AEFI原因评估的最低标准,即有明确诊断或事件与疫苗接种的因果关系的资料。

2.问题清单

包括与可能引起AEFI问题的相关信息。

3.分类

确定与AEFI相关的基础问题。

(章青兰)

第四节　疾病状态下的预防接种

一、常见疾病的预防接种

(一)感染急性期

对上呼吸道感染时急性期患者,特别是伴高热者建议应暂缓接种疫苗。因有的疫苗可出现类似上呼吸道感染的症状,影响对呼吸道感染病情的正确判断。

(二)过敏性疾病

包括过敏性鼻炎、变应性皮炎、哮喘与食物过敏。一方面,患过敏性疾病的儿童需接种疫苗预防某些传染病,另一方面,过敏体质的儿童有对疫苗成分过敏或接种后发生变态反应的高危因素。因此,接种过程需兼顾二者。一般,有过敏性疾病的儿童应与正常儿童一样的常规预防接种。但对任何疫苗有变态反应者应禁忌同样疫苗的接种,需注意询问家长儿童既往疫苗相应成分的过敏史,特别是对于过敏体质的儿童。对曾发生疫苗引起的 IgE 介导的速发型变态反应者,基层儿科医生、儿童保健医生应请变态反应科医生评估儿童进行预防接种的安全性。如特别需要接种时,可进行有关成分的皮肤试验,必要时可采用分级剂量的方法进行分次注射。

1. 易引起过敏的疫苗成分

包括凝胶(gelatin)、鸡蛋(egg)、酵母(yeast)、乳胶(latex)、新霉素和硫柳汞。含有凝胶的疫苗有 DTaP、流感、乙脑、MMR、狂犬病、伤寒、水痘、黄热病和单纯疱疹疫苗,特别是 MMR、水痘和乙脑。乙肝疫苗和 HPV 含有酵母成分,但很少发生与酵母过敏有关的疫苗反应。疫苗安培的瓶塞或者注射器的柱塞可能有橡胶成分,对乳胶过敏的儿童可能有潜在风险。个别报告 MMR 和流感疫苗变态反应可能与新霉素和硫柳汞有关。

含有鸡蛋蛋白的疫苗有麻疹、风疹、部分狂犬病疫苗、流感和黄热病疫苗。其中麻疹、风疹和部分狂犬病疫苗是在鸡胚胎纤维细胞中培养,鸡蛋蛋白含量为纳克级,可正常接种。ACIP、AAP、2010 年美国食物过敏指南专家组均认为鸡蛋过敏儿童,甚至有严重反应的儿童进行麻疹、腮腺炎、风疹(MMR)或 MMR＋水痘(MMRV)接种是安全的单价水痘疫苗不含鸡蛋蛋白。过去因 MMR 中卵清白蛋白诱发的不良事件,除非对疫苗中的成分过敏,如明胶(gelatin)。

关于流感疫苗接种尚存在争议。因流感疫苗和黄热病疫苗含有鸡蛋蛋白为微克级(流感疫苗鸡蛋蛋白 $1.2 \sim 42 \mu g/mL$),可能导致鸡蛋过敏儿童的变态反应。接种时需注意询问家长,儿童既往接种两种疫苗或者对鸡蛋的过敏史,包括对生鸡蛋过敏情况。因部分儿童食用熟鸡蛋不发生过敏,但对生鸡蛋过敏,疫苗中的鸡蛋成分未经加热,儿童可能发生过敏。如接种时有对生鸡蛋过敏的儿童,基层儿科医生、儿童保健医生应请免疫科医生对儿童发生过敏的可能性进行评估。

近年关于鸡蛋过敏儿童接种流感疫苗安全性有新的进展。美国 CDC、美国儿科学会(AAP)、美国过敏、哮喘和免疫学学院(AACAAI)已不再认为鸡蛋过敏的儿童需禁止接种流感疫苗,也不需要先做皮肤筛查检测(SPT)后再接种。有研究证实 SPT(＋)并不能预测发生疫苗反应,分 2 次接种证据不足,即使有鸡蛋严重过敏史的儿童 1 次接种仍是安全的。因现在疫苗中的卵清白蛋白很少(＜$1\mu g/mL$),较以前更低。较轻反应或局部反应者不是禁忌对象。

2. 谨慎接种情况

活的减毒流感疫苗(LAIV)可能在鼻腔中复制而诱发哮喘发作,故＜2 岁婴幼儿、哮喘或反应性气道疾患,或者既往 12 个月内有喘息或哮喘发作的 2~4 岁的儿童均不用 LAIV。患湿疹的儿童应尽量查找和避免接触变应原;急性期特别是伴有发热时不能接种疫苗,病情稳定时可尝试接种疫苗,但应密切观察皮疹情况。

(三)先天性心脏病

文献分析近20年美国因疫苗接种发生儿童死亡的死因,未证实与先天性心脏病并发症有关。WHO认为澳大利亚、欧洲报告的心脏病疫苗接种后死亡很少,死亡可能与心肌病有关。美国心脏病学会认为有先天性心脏病的儿童不仅应常规接种疫苗,还应增加免疫接种,如流感疫苗。冬季应接种疫苗预防病毒(RSV)感冒。

(四)糖皮质激素应用

2014年AAP提出局部的类固醇治疗(如雾化吸入)不影响预防接种。一般短期采用糖皮质激素治疗不影响流感或肺炎球菌疫苗接种,除非用药数月。糖皮质激素治疗期儿童与减毒活疫苗接种情况与疾病、激素剂量、治疗时间等因素有关。患有免疫抑制疾病且接受激素治疗的儿童,禁忌所有活的病毒疫苗。

(五)惊厥

惊厥家族史/或神经系统疾病家族史,不影响儿童常规免疫接种。儿科医生需与家长讨论有惊厥高危因素儿童的免疫接种风险-效益,接种前可采用抗惊厥药物预防;有惊厥家族史的儿童可适当给予解热镇痛药(如对乙酰氨基酚)。

二、慢性疾病的预防接种

慢性疾病状态的儿童预防接种较正常儿童复杂,儿科医生、儿童保健医生临床工作需正确处理。

(一)慢性肾脏病

慢性肾脏病(CKD)患者存在细胞及体液免疫功能受损、免疫细胞活性下降、营养状况差等病理状况,接种疫苗后出现血清转化率低、抗体峰值浓度低、抗体浓度下降速度快及维持时间短等问题,故不适用常用的疫苗接种模式。美国CDC的免疫接种顾问委员会(ACIP)制订慢性肾脏病及透析患者疫苗接种指南。如无特别禁忌情况儿童CKD患者应按年龄接种相应疫苗;但慢性肾脏病患者属于免疫低下人群,只能接种灭活疫苗,不能接种减毒活疫苗;强烈推荐慢性肾脏病患者接种乙肝、流感和肺炎球菌疫苗。如日本透析患者强制接种乙肝疫苗,且需每年测定乙肝表面抗体水平,当乙肝表面抗体水平<10 IU/L时需加强剂量接种;建议接种IPV、DTaP、水痘-带状疱疹疫苗、麻疹、MMR、甲肝疫苗、乙肝疫苗、Hib、肺炎链球菌疫苗及流感疫苗。

(二)血液系统疾病

1.急性白血病与恶性肿瘤

原则上建议所有活疫苗均在结束化疗3个月后接种。部分灭活的疫苗在肿瘤化疗期间可按免疫计划接种,但因免疫功能抑制可能有效抗体保护不足。如化疗方案中有抗B淋巴细胞的抗体(如利妥昔单抗注射液),则化疗结束6个月病情稳定后接种疫苗。家庭成员可接种IPV,禁止接种OPV,避免病毒泄露后致儿童患病。

2.出血性疾病

接受抗凝治疗儿童避免肌内注射,可采用细针头皮内或皮下注射,按压2分钟;如采用凝血因子治疗者宜给凝血因子后尽快预防接种。

(三)原发性免疫缺陷病

2015年中华医学会儿科分会免疫学组与中华儿科杂志编辑委员会参考2013美国感染疾病学会(IDSA)的《免疫功能低下宿主疫苗接种临床指南》撰写《免疫功能异常患儿预防接种专家共识:原发性免疫缺乏病》。IDSA指南建议原发性免疫缺陷病(PID)儿童禁忌接种活疫苗;免疫功能低下儿童接种灭活疫苗较安全,可常规接种,但免疫反应强度和持久性可降低;原发性补体缺乏症等轻度免疫抑制者按常规免疫接种。儿童免疫抑制治疗前≥4周接种活疫苗,避免免疫抑制治疗开始2周内接种;免疫抑制前≥2周接种灭活疫苗。联合免疫缺陷症儿童免疫球蛋白治疗前可常规接种灭活的疫苗,产生抗体的能力为评估免疫反应的参考指标。

（四）艾滋病 HIV 感染

可安全接种疫苗，所有灭活的疫苗原则上应按免疫计划常规接种。如艾滋病（HIV）儿童接种其他疫苗可预防疾病，应进行被动免疫预防治疗。HIV 感染的患者疫苗的免疫反应与 CD4＋T 细胞的数量以及血浆中的病毒载量明显相关，同时稳定的 cART 治疗对抗体的产生也很重要

1. 一类疫苗

不建议接种口服的脊髓灰质炎糖丸，也不建议接种卡介苗。因 HIV 患者接种乙肝疫苗后抗体很快下降，建议应完成 3 个剂量的接种后 6～12 个月检测相应抗体，如乙肝抗体＜10mIU/mL，建议进行第二次的 3 剂标准剂量的乙肝疫苗接种。＞12 岁的 HIV 青少年可接种 3 剂甲乙肝联合疫苗（包含 $20\mu g$ 的乙肝表面抗原）。建议未接种 Hib 的＞59 月龄的 HIV 患儿接种一剂 Hib 疫苗；临床上无症状，或症状较轻，且 CD4 阳性细胞＞15％者接种麻腮风三联疫苗（MMR）；感染 HIV 的 11～18 岁儿童、青少年至少间隔 2 月接种两次流行性脑膜炎疫苗（MCV4），如果第一剂流脑疫苗在 11～12 岁时接种，则 16 岁时接种第三剂流脑疫苗。

2. 二类疫苗

建议接触或感染 HIV 的婴儿接种轮状病毒疫苗；每年接种流感疫苗，但不接种活的增强流感疫苗（LAIV）；建议临床上无症状，或症状较轻，CD4 阳性细胞＞15％者接种水痘疫苗，2 剂水痘疫苗至少间隔 3 个月，但不建议接种麻腮风水痘（MMRV）的联合疫苗。HIV 感染患者最好在 cART 治疗≥3 个月，特别是 $CD4^+T$ 细胞数量明显改善（≥15％），以及血浆病毒载量明显下降（＜10^3 copies/mL）时再进行预防接种。

（章青兰）

第六章 新生儿遗传代谢病筛查

第一节 概 述

一、定义与筛查标准

新生儿遗传代谢病筛查（newborn inherited disease screening,简称新生儿疾病筛查）是指在新生儿期对严重危害儿童健康的先天性、遗传性疾病,采用快速、简便、敏感方法筛检,早期诊断,及时治疗,以避免儿童受到不可逆损害,减少出生缺陷发生,提高出生人口素质。

1967年WHO制定了筛查病种的选择标准,近50余年新生儿疾病筛查标准在疾病的危重性、诊治效率及社会经济效益方面有了更高的要求。

二、发展史与研究状况

（一）发展史

1. 新生儿疾病筛查

已有50余年的历史。美国是最早开始新生儿疾病筛查的国家,最初仅筛查PKU后逐步开展了先天性甲低（CH）、半乳糖血症（GAL）、高胱氨酸尿症（HCY）、枫糖尿症（MSUD）、镰刀细胞贫血症（SCD）、先天性肾上腺皮质增生症（CAH）和生物素缺乏症等8种疾病筛查。美国、加拿大的新生儿筛查覆盖率达100%,某些发达国家的新生儿疾病筛查率达95%以上。1975年美国国家科学院建议疾病预防与控制中心（CDC）建立权威实验室负责该区域实验室的资格认证。1977年美国CDC开始对实验室进行质量评估,至今已覆盖50余个国家的近400个筛查实验室。

1966年在南斯拉夫召开了首届新生儿疾病筛查国际会议,迄今已召开十余届。1982年日本东京召开的第二届国际新生儿疾病筛查大会上,提出了适合大规模筛查PKU、CH、先天性肾上腺皮质增生症（CAH）与半乳糖血症（GAL）四种疾病。1988年国际新生儿疾病筛查学会在美国成立。1993年在日本札幌市召开了首届亚太地区新生儿疾病筛查会议。2004年9月在中国上海召开了第五届亚太地区新生儿疾病筛查学术研讨会。

2. 新生儿遗传代谢病串联质谱筛查

20世纪90年代串联质谱（MS-MS）技术始用于新生儿遗传代谢疾病筛查,扩大了检测疾病的种类,实现了从"一种实验检测一种疾病"到"一种实验检测多种疾病"的转变,且显著降低了筛查的假阳性率。美国是最早开展MS-MS新生儿疾病筛查项目的国家,51个州与华盛顿特区已全部开展MS-MS筛查,但筛查病种不尽相同。英国、德国、澳大利亚、韩国、日本等国也已将MS-MS新生儿疾病筛查列为法定项目,筛查覆盖率达90%以上。

（二）研究状况

1. 串联质谱技术应用于新生儿遗传代谢疾病原理及优点

由于遗传性代谢途径的缺陷导致异常代谢物蓄积或重要生理活性物质缺乏产生相应临床症状的疾病

称为遗传代谢病(inherited metabolic disorders),涉及氨基酸、有机酸、脂肪酸、尿素循环、碳水化合物、类固醇、维生素等多种物质代谢异常。已发现 500 余种遗传代谢病,是人类疾病病种最多一类疾病。虽然每种遗传代谢病发病率低,但总发病率达到 1/4000～1/5000。部分遗传性代谢病,在新生儿早期(数小时或几日)即可出现临床表现;部分遗传性代谢病可在幼儿期、学龄前期与学龄期、青少年期甚至成年期发病。如未早发现,儿童可出现不可逆严重损害,如智力低下、终身残疾,甚至死亡。

近年发展的 MS/MS 技术是一项直接分析复杂混合物的新技术,较色谱－质谱技术应用更广。MS/MS的基本原理是将两个质谱仪经一个碰撞室串联而成,用质谱仪做混合物样品的分离和组分鉴定器,直接进样系统中导入一混合物样品。MS/MS 技术可与连续自动进样器联用,可增加分析的准确度及分析样品的数量,使一个进样序列可连续分析 200 个样品(每个样品分析 3 秒),便于大样本筛查新生儿遗传代谢病。具有操作简便、快速、灵敏、高通量和选择性强等特点,适应扩大新生儿遗传代谢病筛查疾病谱,可提高筛查效率及筛查特异性、敏感性。

2. 管理系统

(1)美国:由各州政府制定新生儿筛查法律。在早期医院实验室、私立实验室和公共卫生实验室均可提供检测服务。美国联邦政府卫生部相应机构负责指导和规范全国新生儿疾病筛查工作,卫生资源与服务管理局(HRSA)负责技术规范,CDC 负责质量控制。20 世纪 80 年代美国已建立实验室信息管理系统,出版美国新生儿疾病筛查指南。政府资助的美国国家新生儿疾病筛查与遗传资源中心(NNSGRC)是美国新生儿疾病筛查信息管理的核心机构,美国新生儿疾病筛查中心需将相关信息上报 NNSGRC。

(2)英国:实行国家集中管理制度。1996 年成立了国家筛查委员会,负责监督全国筛查项目的引入与执行、筛查效果和质量评估等。卫生部是具体的管理机构。目前,英国成立了 17 个卫生部直属新生儿疾病筛查实验室,每个实验室平均覆盖 5 万～7 万人口,筛查实验室均设在医院,并与新生儿筛查项目中心紧密联系。

(3)澳大利亚:由州政府负责组织实施,全国设立 5 个筛查中心集中检测。澳大利亚人类遗传学会和皇家医师学会共同制定新生儿疾病筛查指南,为新生儿筛查提供技术指导。澳大利亚实行免费新生儿疾病筛查,费用由州政府支付。

3. 进展

2006 年美国儿科学会与医学遗传学会合作成立的美国新生儿筛查专家组通过了 84 种遗传代谢病的评估,建议将 54 种疾病纳入新生儿遗传代谢病筛查项目,包括 29 种首选筛查疾病和 25 种次要筛查疾病。中国上海、浙江、广东筛查的常见新生儿遗传代谢病为 29 种。

美国部分新生儿筛查中心在 MS-MS 筛查遗传代谢病的基础上,增加了某些传染病的筛查,如 HIV、弓形虫病。并开始筛查溶酶体贮积病、新生儿严重联合免疫缺陷病(SCID)、新生儿Ⅰ型糖尿病、严重先天性心脏病、新生儿进行性假肥大性肌营养不良(DMD)等疾病。

三、中国新生儿疾病筛查发展史

(一)发展史

美国及欧洲与日本等发达国家新生儿疾病筛查的发展促进了中国的新生儿疾病筛查。1981 年上海市儿科医学研究所陈瑞冠教授等人以项目形式进行了新生儿 CH、PKU 和 GAL 3 种疾病筛查。2003 年始用 MS-MS 技术开展新生儿遗传代谢病筛查,2005 年以来筛查 16 种遗传代谢病的总发病率为 1/4342,其中氨基酸代谢障碍发病率为 1/7983;高苯丙氨酸血症发病率为 1/11 511,瓜氨酸血症发病率为 1/90 000,枫糖尿症发病率为 1/99 000,有机酸血症发病率为 1/16 229,原发性肉碱缺乏症发病率为 1/38 076,短链酰基辅酶 A 缺乏症发病率为 1/90 000。目前有 16 个省市开展 G-6-PD 筛查,14 个省市开展 CAH 筛查。

中国台湾省 1981 年启动新生儿疾病筛查项目,1985 年开始筛查 5 种疾病(CH、PKU、HCU、GAL、G-6-PD)。2006 年增加筛查甲基丙二酸血症、枫糖尿血症、中链辅酶 A 脱氢酶缺乏症、戊二酸血症Ⅰ型、异戊酸血症、庞贝氏症及法布瑞氏症等病种。2000 年始用 MS-MS 技术筛查 20 种遗传代谢病。中国台湾省有三个筛查中心,年筛查 30 万新生儿。香港特别行政区 1984 年开始 CH 与 G-6-PD 的筛查,2000 年后始应用 MS-MS 技术筛查新生儿遗传代谢病。

（二）发病率

各地存在差异。1985～2011 年全国累计筛查新生儿 55 619 114 例,诊断 CH 5134 例,发病率为 1∶2100;诊断 PKU 4914 例,发病率为 1∶11 354。

（三）研究状况

(1)实验方法:1986 年上海市儿科医学研究所改良了 Guthrie 细菌抑制法,提高了实验的准确性与可靠性。1988 年利用高效液相色谱法(HPLC)分析尿蝶呤谱,开展四氢生物蝶呤(BH$_4$)缺乏筛查,首次诊断 BH$_4$ 缺乏所致非经典型 PKU 并跟踪治疗。

(2)治疗配方:上海市儿科医学研究所 1986 年成功研制出国产低苯丙氨酸奶粉。20 世纪 90 年代初北京医科大学也成功研制出一款低苯丙氨酸奶粉及其他治疗食物。

(3)国际合作:1992～1993 年原卫生部与 WHO 合作,在北京、上海、天津、成都、广州、济南、沈阳等 7 个城市开展新生儿 CH 和 PKU 筛查。1996 年与芬兰卫生部合作在上海市、江西省、湖南省、天津市和河南省等 5 个省市进行三年第 I 期新生儿疾病筛查合作项目,包括提供新生儿疾病筛查实验室设备、专业技术人员培训、建立新生儿疾病筛查网络与开展 CH 与 PKU 的筛查。2006 年中芬第 II 期新生儿疾病筛查合作项目启动,选择黑龙江、辽宁、湖北、广西、陕西、青海、贵州等 7 个省市,为期 5 年。

(4)管理:卫生部负责全国新生儿疾病筛查的监督管理工作,可根据医疗需求、技术发展状况、组织与管理需要等实际情况,制定全国新生儿疾病筛查工作规划和技术规范。卫生部临床检验中心为全国新生儿疾病筛查实验室质量控制与监督、评估的最高机构,2012 年已有 190 余家单位参加新生儿疾病筛查实验室室间质量评价。

(5)效益:1998 年卫生部组织专家从卫生经济学的角度对新生儿疾病筛查进行成本/效益分析,结果表明患儿一生用于医疗、护理、教育的费用是新生儿疾病筛查投入费用的 3.7 倍。

四、新生儿疾病筛查注意事项

（一）家长知情

新生儿监护人需了解新生儿遗传代谢病筛查项目、病种、方式、费用等情况,遵循知情选择的原则认真填写采血卡片。

（二）采血时间

婴儿 3 日龄(72 小时)、哺乳 6 次后采血。因各种原因未采血者,如早产、低体重、病重入 NICU 者或提前出院,宜 20 日龄内采血。

（三）采血部位

多选择婴儿足跟内或外侧缘,血滴缓慢渗透滤纸,血斑直径应≥8mm。

（四）标本保存

血片置于清洁空气自然晾干呈深褐色,避免阳光直射;登记造册后置于塑料袋内,存于 2℃～8℃ 冰箱。

（五）复筛与确诊

筛查结果阳性者需用原血片复查,如 2 次实验结果均＞阳性切值则为可疑病例,须召回筛查中心进行复查以排除/确诊。

（六）质量控制

包括采血时间、滤纸血斑质量、标本保存与递送、填写采血卡片、实验方法、试剂、实验操作程序、室内质控与室间质控等。

（七）治疗、随访及评估

确诊病例需 1 月龄内立即治疗,定期检测与随访,评估儿童体格生长与智力发育。医师需给家长提供遗传咨询。

五、新生儿疾病筛查的发展趋势

(一)纳入国家公共卫生服务体系

公共卫生是通过评价、政策发展和保障措施来预防疾病、延长人的寿命和促进人的身心健康的一门科学和艺术。公共卫生服务是一种成本低、效益好的服务,为教育、筛查、随访、诊断、管理和评估六要素组成的系统工程。因此各国发展新生儿疾病筛查项目都以公共卫生措施逐步纳入国家卫生保健体系。

(二)集中化模式

因筛查的新生儿疾病发病率较低,需经大样本筛查积累数据,改进质量来提升筛查功能。尤其用MS-MS技术进行筛查的几十种遗传代谢病,单个病种发病率很低,更需集中化筛查保证筛查有效性。

(三)设备与检测自动化

新生儿疾病筛查模式的集中化发展,使筛查实验室规模扩大,自动化、高通量的检测技术逐步普及。自动化的设备包括实验过程的自动化、样品的前处理过程(如自动打孔和自动进样)。近年已有整合DELFIA技术和免疫荧光法的新生儿筛查高通量全自动仪器GSP问世,实现CH、PKU、CAH、G6PD和GAL筛查实验的完全自动化,连续、同时进行2400个样本测试。

(四)信息化管理

新生儿疾病筛查为复杂的系统工程,需有与实验室的自动化设备同步的信息化管理系统,与集中化筛查模式匹配。

(五)筛查病种的扩增

随着新标志物、新检测技术及新治疗方法的出现,新生儿疾病筛查病种不断扩增。严重联合免疫缺陷病(SCID)、弓形虫感染(TOX)、HIV感染、溶酶体贮积症(LSDs)、脊髓性肌萎缩症(SMA)、假肥大型肌营养不良症(DMD)、脆性X综合征、先天性心脏病(CCHD)等疾病,均已开始在新生儿中进行筛查。

(六)技术革新

未来新生儿疾病筛查检测技术将基于生化免疫法、MS-MS技术和分子生物学技术三个平行的检测平台。现行检测技术主要检测因蛋白质结构改变或代谢失衡造成代谢产物异常积聚的遗传代谢性疾病。随着现代分子生物学技术的迅猛发展,基因芯片、高通量测序技术的应用,将为新生儿疾病筛查展现良好的前景。

(七)评估管理体系

虽然新生儿筛查病种不断扩增,但不是所有疾病都适宜新生儿疾病筛查。如某些筛查疾病发病率极低,病史了解很少,缺乏确诊手段,或尚无治疗措施,甚至可能无法解释;或有些病种筛查费用高,筛查假阳性率高,或筛查检测技术通量低;或存在伦理、法律和社会问题等不宜筛查。因此,需建立新生儿疾病筛查的标准化的评估管理体系,逐渐完善现有新生儿疾病筛查项目。

(八)建立检测标准体系

室内质量控制和室间质量评价是目前新生儿疾病筛查实验室常规的质量控制方案。但各实验室筛查性能参数仍存在差别,如分析灵敏度和特异性、临床灵敏度和特异性,以及筛查结果的预期值各不相同。检测结果假阳性率升高会增加医疗机构和患者带来沉重经济和心理负担,造成医疗资源短缺。2004年美国实施的R4S实验室合作项目(Region 4 Collaborative's Laboratory Performance Program)汇总分析各实验室的检测数据以提高串联质谱新生儿遗传代谢症筛查分析质量,确定合适cut-off值,改进检测能力性能参数。推广R4S项目可促进实验室间比对和改进,降低假阳性率。

(九)跨学科与国际合作

不断发展的新技术使新生儿遗传代谢性疾病诊断模式有显著转变,特别是随着MS-MS技术在新生儿疾病筛查中的应用,使筛查技术从"一种实验检测一个指标筛查一种疾病"发展到"一种实验检测多种指标筛查多种疾病"阶段。新生儿遗传代谢性疾病的复杂鉴别诊断需要多中心长期合作和数据共享。

(章青兰)

第二节　常见新生儿遗传代谢病筛查

一、先天性甲状腺功能减退

先天性甲状腺功能减退（congenital hypothyroidism，CH）可有不同病因引起，多为甲状腺发育缺陷。先天性甲状腺功能减退在新生儿出生早期多数无症状或症状轻微，或为非特异性甲状腺激素缺乏的症状。因最初的先天性甲状腺功能减退临床表现缺乏特异性，至婴儿6～12周龄后逐渐出现典型的临床症状与体征，因此儿童保健医生需提高警惕。

（一）新生儿CH筛查

1. 采血时间

与年龄有关。出生时因应激状态与宫外环境温度刺激，生后30秒的新生儿TSH有一生理性高峰，24小时血清TSH可达70 mIU/L，随后逐渐下降，3日龄至＜10 mIU/L。因此，一般正常2～4日龄新生儿出院前或输血前足跟采血。中国卫生部规定新生儿72小时采血。NICU住院新生儿或早产儿生后7日采血。如母亲患甲状腺疾病或家族中有CH病史者宜采新生儿静脉血行甲状腺功能检测。同胞（双胎或多胎）可能存在宫内交叉输血，若一例阳性，筛查正常的其他同胞需同时复查。

2. 指标选择

TSH与T4为筛查指标。

（1）TSH：血清甲状腺刺激激素（TSH）浓度检测是各国筛查CH优选指标。但正常范围的TSH值也不能完全除外甲状腺素不足。TSH筛查主要有放射免疫法（RIA）、化学发光免疫分析（chemiluminescence immunoassays）2种方法。TSH界值点与实验室及试剂盒有关，一般8～20mIU/L，超过切值者需召回复查。漏诊包括甲状腺结合球蛋白（thyroid-binding globulin，TBG）缺乏、中枢性甲低、低甲状腺素血症，早产儿/低体重儿等。

（2）T_4：较TSH敏感性及特异性低，测试费用较高及操作复杂，且初期T_4正常伴延迟性TSH升高者可能漏诊，较少选用。但T_4筛查可及时发现迟发性TSH增高、中枢性甲减及高甲状腺素血症的婴儿。

（3）TSH＋T_4：较为理想的筛查方法。有些国家采用T_4＋TSH＋TBG三个指标筛查增加敏感性和特异性（98％及99％），即T_4为主筛查，若$T_4 \leqslant -0.8SD$，加筛TSH；$T_4 \leqslant -1.6SD$，加筛TBG，但因成本效益比率高，较少用于筛查。

3. 结果判断与随访

与筛查方法、实验操作过程及新生儿自身情况（患病、输血、早产、低体重）等因素有关。即使目前最好的筛查方法仍遗漏少数CH新生儿（假阴性5％～0％）。为减少漏诊，美国部分地区设定2～4日龄与2周龄2次CH筛查。2周龄筛查时约检出10％的CH新生儿，多为轻度或延迟增高TSH的低体重儿或极低体重儿，部分因甲状腺发育异常或内分泌功能障碍。

疑诊CH新生儿参考2006年美国AAP遗传、内分泌学组的《新生儿先天性甲状腺功能低下症筛查与治疗》指南，建议据筛查结果复测与复查以进一步决定情况。

（1）T_4或FT_4下降、TSH升高：T_4下降及TSH＞40 mU/L，为原发性CH，确诊为原发性CH的患儿中有10％ TSH值可在20～40 mU/L。

（2）T_4正常、TSH升高：为高TSH血症，可能为暂时性或永久性CH或下丘脑－垂体轴延迟成熟，唐氏综合征婴儿暂时性、持续性高甲状腺素血症及CH发生率较高。

（3）T_4降低、TSH正常：$T_4 < 10$ ug/dL提示甲状腺功能减退。3％～5％新生儿可有TSH水平正常、T_4水平降低的情况，可因下丘脑功能不成熟引起，多见于早产儿、TBG缺乏症、中枢性甲低、迟发性TSH升高。

暂时性低甲状腺素血症多能在生后 10 周恢复正常,除非合并 TSH 增高,一般无需治疗。

垂体－下丘脑功能障碍除单纯 T_4 降低外,还伴有其他异常症状与体征,如低血糖、多尿、小阴茎、视力障碍、先天性眼球震颤及胼胝体发育不良等。

(4) T_4 降低伴延迟性 TSH 升高:易漏诊。多为早产儿/低体重儿、严重疾病(重症监护及心血管异常)婴儿。延迟性 TSH 升高机制尚不清楚,可能与垂体－甲状腺反馈调节机制障碍、暂时性 CH(如碘诱导)或轻度永久性 CH 有关。如存在高危险因素需复检。

(二)辅助检查

1. 甲状腺超声检查

为形态学检查的主要手段,彩色多普勒超声为疑诊 CH 婴儿首选方法,可检测甲状腺缺失及大小形状和位置。

2. 下肢 X 线

正常新生儿腕骨骨化中心尚未钙化,需加下肢 X 线。如新生儿下肢未出现骨化中心或仅见小碎片骨化,即胎儿骨发育延迟,提示 CH。

3. 核素扫描

TSH 增高时对核素摄取增加,甲状腺素替代治疗后 48 小时内核素摄取不再增加,故应在治疗前进行。因核素不良反应,目前对筛查阳性患儿采用核素扫描仍有争议。疑诊 CH 核素扫描可发现移位甲状腺。

(三)CH 治疗与随访

确诊 CH 或诊断性治疗儿童宜及时转专科治疗,儿童保健医生协助随访生长发育情况。

二、苯丙酮尿症

苯丙酮尿症是最早筛查的新生儿代谢性疾病。因所致的苯丙酮尿症是苯丙氨酸羟化酶缺乏致体内苯丙氨酸堆积过多,致婴儿神经心理发育异常。早期诊断与治疗可显著改变儿童的临床预后。

苯丙酮尿症(phenylketonuria,PKU)属常染色体隐性遗传性疾病,是先天性遗传代谢病中发生率相对较高的一种疾病,也是引起儿童智能发育障碍较为常见的原因之一。但 PKU 可早期诊断、早期治疗。

(一)新生儿 PKU 筛查

1. 采血时间与方法

采集生后 72 小时(哺乳＞6～8 次)新生儿的足跟外周血于干滤纸片,采用荧光法或串联质谱法(MS/MS)测定苯丙氨酸(phenylalanine,Phe)浓度进行高苯丙氨酸血症(hyperphenylalaninemia,HPA)筛查。

2. 指标选择

血 HPA 升高可为 PKU,10%～30% HPA 也可为 BH_4 缺乏症(BH_4D)。

(1)血 Phe 浓度:筛查 PKU。

(2)尿蝶呤分析和 BH_4 负荷测验:血 phe 基础浓度＞600μmol/L 者需检测尿蝶呤和 BH_4 负荷试验;血 phe 基础浓度＜600 μmol/L 者宜测试 phe-BH_4 联合负荷试验。

3. 结果判断

(1)召回复查:血 Phe 浓度＞120 μmol/L 或 Phe/Tyr＞2.0 者。

(2)疑诊复测:轻度 HPA 空腹或低蛋白饮食状态血 Phe 浓度可＜2 mg/dL 需多次复查。

(3)假阴性:早产儿因肝酶不成熟致暂时性 HPA,或发热、感染、蛋白摄入不足、肠道外营养或输血情况等也可致血 Phe 浓度增高。

(二)随访及监测

血 Phe 浓度监测:PKU 儿童采用特殊配方治疗后每 3 日测定血 Phe 浓度,以及时调整饮食;Phe 浓度稳定后,Phe 测定可适当调整。如感染等应急情况时血 Phe 浓度升高、或血 Phe 波动,或添加或更换食谱后 3 日均需监测血 Phe 浓度。

三、先天性肾上腺皮质增生症

先天性肾上腺皮质增生症是因肾上腺皮质激素合成过程酶的缺陷引起的疾病,属常染色体隐性遗传病。新生儿筛查目的是预防危及生命的肾上腺皮质危象导致脑损伤或死亡、性别判断错误、身材矮小以及心理、生理发育等障碍,使儿童在临床症状出现前获得诊治。

先天性肾上腺皮质增生症(congenital adrenal cortical hyperplasia,CAH)是因肾上腺皮质激素合成过程中酶缺陷所致疾病,属常染色体隐性遗传病。多数 CAH 因肾上腺分泌糖皮质激素、盐皮质激素不足使体内雄性激素过多,临床出现不同程度肾上腺皮质功能减退,如女童伴男性化,男童则表现性早熟,尚可有低血钠和高血钾等多种症候群。CAH 发病以女童多见(男∶女约 1∶2)。

新生儿 CAH 筛查主要是针对新生儿 21-羟化酶缺乏症的筛查。

(一)新生儿 CAH 筛查

1.采血时间与方法

采集生后 72 小时(哺乳>6～8 次)新生儿的足跟外周血于干滤纸片,采用荧光法或 MS/MS 测定血 Phe 浓度进行 HPA 筛查。

2.指标选择

血液 17-OHP 浓度测定。

3.结果判断

正常婴儿出生后 17-OHP>90 nmol/L,12～24 小时后降至正常。正常足月儿血 17-OHP 水平为 30 nmol/L,血 17-OHP>500 nmol/L 为典型 CAH。

(1)召回复测:足月儿血 17-OHP 水平>30 nmol/L、早产儿>40 nmol/L 时召回。150～200nmol/L 可见于各种类型的 CAH 或假阳性。

(2)假阳性:17-OHP 水平与出生体重及胎龄有关,低体重新生儿(<2500g)为 40 nmol/L,极低体重早产儿(<1500g)为 50 nmol/L。新生儿生后如合并心肺疾病可致血 17-OHP 水平改变。

血 17-OHP 筛查界值点与实验室方法有关。阳性病例需密切随访,确诊需测定血浆皮质醇(COR)、睾酮(T)、脱氢表雄酮(DHEA)、雄烯二酮(DHA)及 17-OHP 水平等。根据临床症状、体征和试验检测结果,CAH 诊断为三种类型:①失盐型。②单纯男性化型。③非典型(晚发型)CAH。

(二)产前诊断

CAH 是常染色体隐性遗传病,每生育一胎即有 1/4 的概率为 CAH 患者。家族有 CAH 先症者的父母应进行 21 羟化酶基因分析。母亲妊娠 9～11 周取绒毛膜活检进行染色体核型分析及 CYP21B 基因分析;妊娠 16～20 周羊水检测,包括胎儿细胞 DNA 基因分析、羊水激素(孕三醇、17-OHP)水平测定等。

(三)治疗与随访

1.治疗

确诊后立即转诊内分泌医生,尽早给予盐皮质激素和糖皮质激素治疗。治疗期间必须进行临床评估和血 DHEA、DHA 检测,以调节两类激素的剂量,达到最佳治疗效果。生后 3 月内得到早期规范的治疗,较好控制激素水平,可维持正常的生长速率和骨龄成熟,青春期发育正常。

2.随访

包括临床和生化指标,测空腹血清 17-OHP 或(和)雄烯二酮;选择 ACTH＋COR、T、DHEA、电解质、B 超等检查;每年测定骨龄一次。

四、葡萄糖-6-磷酸脱氢酶缺乏症

G-6PD 缺乏症可致新生儿高胆红素血症。新生儿筛查及产前筛查可早期诊断、早期防治高胆红素血症的发生。

葡萄糖-6-磷酸脱氢酶缺乏症（glucose-6-phosphate dehydrogenase deficiency，G-6PD）是一遗传性溶血性疾病，不同地区、不同民族发生率差异较大。如地中海沿岸国家、东南亚、印度、菲律宾、巴西和古巴等地区与国家 G-6PD 发病率较高。我国 G-6PD 发病率较高地区为长江流域与以南各省，以四川、广东、广西、云南、福建、海南等省（自治区）多见，其中以广东省发病率最高。G6PD 基因突变型已有 122 种以上，全世界已发现 400 多种酶的变异型。我国报告 17 种。据 WHO 的 G-6PD 生化变异型鉴定标准，中国变异型有香港型、广东型、客家型、台湾型等。

G6PD 基因突变使 G-6PD 酶活性降低，基因定位于染色体 Xq28，由 13 个外显子和 12 个内含子组成，编码 515 个氨基酸，呈 X 连锁不完全显性遗传。男童多于女童。男性 G6PD 基因缺陷称半合子，酶活性呈显著缺乏；女性 G6PD 基因缺陷为杂合子者 G-6-P 酶活性取决缺乏 G-6-P 的红细胞数量的比例，酶活性可接近正常或显著缺乏。如女性 G6PD 基因缺陷者均为纯合子，酶活性亦显著缺乏，但较少见。

（一）新生儿 G-6PD 筛查

1. 采血时间

出生时取脐血测定 G-6-P 酶活性。

2. 方法

G-6-P 活性检测为特异性直接诊断方法。界值点宜据 G6PD 参考值范围和本地区 G6PD 缺乏症发病率确定。低于界值点者为 G-6PD 缺乏。

（1）Zinkham 法：WHO 推荐方法，正常值为 12.1±2.09IU/gHb。

（2）Clock 与 Melean 法：国际血液学标准化委员会推荐，正常值为 8.34±1.59 IU/gHb。

（3）NBT 定量法：正常值为 13.1～30.0 NBT 单位。

（4）荧光斑点试验：男童半合子和女童纯合子检出率可达 100%，G-6-P 酶活性正常者与直接测定法（分光光度法）符合率为 98.3%。因此，荧光斑点法具有灵敏度高，实验程序、操作步骤简便、耗时少、廉价与结果可靠等特点，适于新生儿 G-6PD 筛查。G-6PD≤2.5u/gHb 疑诊 G-6PD。

3. 误诊与漏诊

（1）误诊：即假阳性结果，与检测时间有关。干血斑 G-6-P 活性随检测时间的推移而下降，第 72 小时、7 日、14 日检测者比 24 小时内检测者分别衰减 20%、32%及 52.4%。血片漂浮可影响 G-6-PD 测定结果，荧光测定时最好能使血片沉底。筛查血片宜在采集血片三日内检测，超过 1 周检测则假阳性率增多。

（2）漏诊：即假阴性结果，与新生儿感染、病理产程、缺氧、溶血症等因素有关，可能掩盖 G-6PD 的诊断。

4. 结果判断

（1）召回确诊：疑诊 G-6PD 者，召回进行 G6-P 活性确诊试验。

（2）复测确诊：高度疑诊 G-6PD 者宜在血液指标恢复正常，溶血恢复后 2～3 月再复查 G-6-P 活性，避免漏诊。

（二）G-6PD 治疗与预防

1. 产前检查

母亲产前服用预防溶血的药物，可降低 G-6PD 新生儿高胆红素血症发生。即产前检查的妊娠妇女及丈夫进行 G-6-P 活性检测，父母一方为 G-6PD 者，建议母亲妊娠 36 周至分娩每晚服苯巴比妥 30～60mg，同时服叶酸 10mg、维生素 E 50mg、复合维生素 B3 次/d。

2. 治疗

目前尚无特殊治疗，急性发作时对贫血和高胆红素血症对症处理。

3. 指导预防用药

进行疾病预防知识的宣教。因某些药物可诱发 G-6PD，教育家长了解相关知识。建议 G-6PD 儿童随时携带 G-6PD 保健卡，注明禁用和慎用的氧化作用药物（如磺胺类）、避免食用蚕豆及其制品等情况，便于他人了解儿童病情。

（章青兰）

第七章 儿童管理

第一节 高危儿管理

一、高危儿管理的概念和意义

高危儿(high risk infant)广义上特指在母亲妊娠期及分娩期、新生儿期以及婴幼儿期内存在对胎儿、婴儿生长发育不利的各种危险因素的特殊人群,而狭义上指已经发生或可能发生危重疾病而需要监护的新生儿。随着医学的进步,高危儿的存活率已经有了明显提高,同时,这些存活高危儿各种发育障碍如脑瘫、学习困难、视听障碍等的发生率也相应增加。根据2000年统计的资料显示,我国每年出生2 000万的新生儿,窒息发生率占活产新生儿的5%～10%,早产儿发生率占活产婴儿的5%～6%,极低体重儿占0.5%～1.2%,这些数据说明目前高危婴幼儿已成为我国一个巨大的特殊群体。对高危儿合适的随访管理是监测高危儿发育和预后的广义概念,包括发育监测、评估和干预技术,其意义在于通过对高危儿的早期发育监测、评估,及时发现发育迟缓、偏异或功能障碍,提供适宜的综合干预,支持、鼓励高危儿家庭并提高其育儿技能,促进儿童运动、语言、认知、社会情绪最适宜的发育,减少高危儿的伤残发生率或减轻伤残程度,从而改善预后,提高存活高危儿的生命质量。

(一)高危儿随访的实施方案和分级管理

高危儿随访的实施方案包括高危儿的筛查和分类,高危儿咨询、生长发育评估、转诊,高危儿的综合干预和预后监测。

1.高危儿的筛查和分类

对新生儿进行高危因素的筛查,高危儿主要来自新生儿重症监护室(neonatal intensive care unit,NICU)出院的婴儿,高危因素包括:①出生体重:早产、极低体重儿(<1 500 g)、宫内发育迟缓(intrauterine grouth retardation,IUGR)。②神经系统:有新生儿缺氧缺血性脑病伴抽搐,新生儿惊厥,颅内出血,化脓性脑膜炎史,持续头颅B超、CT、MRI异常包括脑室扩张或不对称、脑室周围白质软化、脑穿通、小脑畸形等。③呼吸系统:如使用体外膜肺氧合(extracorporeal membrane oxygenation,ECMO)、慢性肺部疾病、呼吸机辅助治疗等。④其他:持续性喂养问题,持续性低血糖,高胆红素血症,家庭、社会环境差等。不同类型的高危儿常需要不同重点的监测和管理,同时,在第1～2年内,仍需要专科医生的治疗和管理。

2.高危儿咨询、评估和转诊

为高危儿提供咨询和评估,包括:①与其疾病相关的健康问题,如神经系统、呼吸系统、视觉、听力等相关问题和预后的咨询。②喂养咨询和体格生长评估。③运动、语言、心理行为发育的评估。④有关社会经济或家庭养育环境的咨询和评估。对某些特殊的问题如持续惊厥、早产儿视网膜病、慢性肺部疾病等需要转诊至专科医生或多学科的共同治疗,对明显的发育迟缓或发育障碍则需要转诊上级医院进一步评估诊断,或转诊至特殊康复机构综合训练和治疗。

3.高危儿的综合干预和预后监测

根据高危儿健康情况和评估信息,为高危儿家庭提供综合的干预服务,包括家庭咨询、指导,父母育儿认知和技能的提高,对高危儿及其家庭的支持和帮助等,并通过干预后的综合评估,监测个体的预后发展。

在高危儿的随访中,应考虑到:①特殊疾病或疾病类型对儿童发育的影响。②其健康问题对日常生活的影响。③体格、精神心理发育和社会行为发育。同时,也应考虑到家庭和其他社会环境的作用。生物危险因素常与社会和环境危险因素相互共同作用,影响并预示着远期功能发育。在出生后的 2 年内,生物因素对功能发育起着重要的预示作用,尤其是运动发育,而在出生 2 年后,社会环境因素对认知发育和学业发展起着重要的作用。儿童保健医生不能改变儿童已存在的器质性损害,但能通过支持家庭、社会环境改善儿童的发育和行为功能。高危儿随访的实施和管理要点如表 7-1 所述。

目前,国内外对高危儿的系统管理、实际运作模式和早期干预均处于不断的探索阶段。美国、新加坡等国提倡并实施以社区为基础、以家庭为中心、围绕儿童的多学科协作,并由政府和社会组织共同参与、组织的服务项目。在我国,各地也在探索一种以社区为基础、家庭为中心、分层分级的高危儿管理、干预模式。

表 7-1 高危儿随访的实施和管理要点

项目	要点
与疾病相关的问题	是否需要家庭氧疗、药物治疗等
喂养和体格生长问题	有无喂养困难,指导喂养方法,必要时转诊至专科医生诊治;定期监测体格生长,包括身长、体重和头围,描绘生长曲线图
视、听感觉系统	定期听力、视力筛查,尤其是早产、极低体重儿,有条件进行视网膜病筛查,必要时转诊至专科医生
发育问题	定期神经运动检查和发育筛查(见本节高危儿随访监测内容)
家庭环境	了解家庭经济情况和养育环境,对改善家庭养育环境提出建设性意见;给予家长心理支持,提高父母养育技能
社区教育	开展社区健康教育,提高高危儿家庭对高危儿随访重要性的认识,普及相关知识
转诊问题	如需转诊至专科医生或上级医院,提出转诊意见,以便进一步诊断、治疗;并进行转诊后的回访,协助治疗
干预问题	针对高危儿情况,提出干预意见并指导干预;了解专业治疗师的干预治疗方案,配合专业治疗师治疗,反馈干预效果

(二)高危儿特殊问题的评估和管理要点

1. 神经系统

颅内出血、脑室周围白质软化、脑白质发育不良、宫内发育迟缓(IUGR)是未成熟儿、极低出生体重儿的主要脑损伤原因。围生期窒息、严重缺氧缺血性脑病、颅内出血、颅内感染是足月儿常见脑损伤的原因,其严重程度与远期神经发育密切相关。严重者导致脑瘫、癫痫、脑积水、视听障碍、精神发育迟滞(IQ<70)。近 20 年报道,极低出生体重儿(<1 500 g)的严重残疾发生率为 10%。一般的神经运动发育异常。如暂时性肌张力改变(肌张力增高或降低)、肌无力、斜视见于婴儿期。轻微的神经发育异常发生率较高(30%～50%),如精细动作协调困难,知觉、学习问题等,多见于年长儿童。

评估:所有上述高危婴儿均应进行视力和听力的检测。在出生后 1 年内进行视力、听力筛查,有条件单位开展视觉、听觉诱发电位检查,以早期发现斜视、复发性中耳炎或语言发育迟缓。在婴儿期,应进行仔细的神经、运动系统检查,定期发育监测;1 岁后,应进行特殊的发育筛查和评估。

管理:在婴儿期,无论是暂时的还是长期的运动、语言和认知、社会情绪等发育问题,都需要定期的评估和干预指导,严重者应转诊至特殊康复机构治疗。干预可通过社区服务中心或各级妇幼保健院指导家庭完成。有视、听感觉障碍的婴儿,需要相应专科医生、发育行为儿科医生和康复治疗师的共同协作治疗。对年长儿童,提供学习问题的咨询、制订个体化的教育计划非常重要。

2. 呼吸系统

慢性肺部疾病(CLD)、支气管肺发育不良(BPD)、反复呼吸暂停、气道梗阻是 NICU 出院的高危儿常见的呼吸系统问题。慢性肺部疾病占 NICU 出院病儿的 5%～35%,症状常在出生后 2 年内逐渐消失。20% 的极低出生体重儿有反应性气道疾病,发病率是正常出生体重儿的 2 倍。

评估:①呼吸情况:注意评估静息呼吸频率,有无呼吸费力(如吸气性凹陷),有无呼气相延长或呼气性喘鸣,有无啰音。②氧合状况:定期测查血红蛋白(hemoglobin,Hb)或红细胞比积(hematocrit,Hct),定期测脉搏、血氧饱和或动脉血气分析,了解高危儿出院后的氧合状况。③药物治疗:如高危儿出院后仍需药物治疗,则需了解所用药物及剂量,监测药物不良反应,必要时测定血药浓度。

管理:高危儿如有上述呼吸系统问题,应及时转诊至专科医生,与专科医生协同管理。在喂养过程中指导液体限制,提供足够的热能和营养素,监测体重增长;指导父母监测病儿的呼吸频率、呼吸暂停,指导胸部物理治疗,避免呼吸道刺激物(如吸烟),提高父母的护理技能。

3.其他

有持续性肺动脉高压、进行 ECMO 治疗、高胆红素血症需要换血治疗或伴有惊厥、先天感染病史(如TORCH 感染)的高危儿常有发生进行性或晚发性听力障碍的危险,同时会因听力问题影响语言发育和相关认知发育。高胆红素脑病、低血糖伴有惊厥、先天性感染病史的高危儿,则有发生脑瘫、智力低下、学习困难等风险。

评估和管理重点应根据其原发疾病或高危因素确定。如有持续性肺动脉高压、进行 ECMO 治疗的高危儿应包括:①呼吸系统的评估和管理。②中枢神经系统的评估和管理:定期进行脑干听觉诱发电位监测、视力筛查、神经系统检查和发育筛查。有高胆红素脑病、低血糖伴有惊厥、先天性感染病史的高危儿,应注意神经系统的评估和管理;有先天性感染(如 TORCH、梅毒等感染)的高危儿,除评估和管理神经系统外,尚需注意评价和管理先天性感染对全身其他各系统和脏器的影响,如呼吸系统、心血管系统、消化系统(肝功能)等,并注意监测和评价先天性感染的转归和预后。

二、高危儿随访监测内容

(一)营养、体格发育评估

高危儿出院后常有持续的喂养问题,如喂养困难、吸吮吞咽不协调、热量摄入不足、因心肺疾病导致容量不耐受等。良好的营养是促进大脑和体格生长发育的必要基础。对高危儿应采用标准生长曲线前瞻性纵向监测其生长模式。早产儿可采用特殊的早产儿生长曲线图评估。目前我国尚无针对早产儿的特殊生长曲线图,因此可进行年龄矫正后(实际周龄－早产周数),用常规的生长曲线图评价。早产儿体格生长有一允许的“赶上生长”年龄范围,一般身长到 40 月龄、头围 18 月龄、体重 24 月龄后,早产儿不再需要进行年龄矫正,可直接按实际年龄评价。高危儿的生长趋势常见以下几种模式。

1.体重生长百分位下降或低于第 5 百分位

即体重生长曲线走向落后于参考曲线的走向,导致体重生长百分位下降或进一步低于第 5 百分位。说明体重增长不良,或体重不增甚至下降。这种情况可能继发于疾病、营养因素、环境因素或神经系统异常等因素,应进一步检查明确,并针对原发问题指导干预或治疗。

2.赶上生长或超过原来的生长百分位

赶上生长在出生后最初阶段可以比较缓慢,但在出生后 2 年内持续存在。早产儿通过赶上生长达到同龄足月儿的体格生长水平。

3.生长曲线平行于第 5 百分位

高危儿的生长速率可能持续缓慢,或在出生后的几年缓慢追赶。这种生长模式多见于极低出生体重儿和(或)宫内发育迟缓的小儿,如足月小样儿、小于胎龄儿(small for gestational age infants,SGA)。

4.快速的头围生长

头围的赶上生长是早产儿大脑发育良好的征象。然而,当头围生长过速,与体重、身长不成比例地超过原来的生长百分位时,则应做头颅超声或 CT 以排除脑积水的可能。外围性脑积水(external hydro-cephalus)通常是良性和暂时性的。有Ⅲ～Ⅳ级脑室内出血的高危儿有时会出现晚发性脑积水而需要分流手术治疗。

5.头围生长明显落后于其他体格参数

这是一种大脑发育不良的征象,常与精神发育迟滞有关。

（二）听力筛查

所有高危儿应进行听力筛查，尤其是有神经系统高危因素的婴儿，如颅内出血、颅内感染、缺氧缺血性脑病等；同时，也应注意对听神经中枢损害的因素，如高胆红素血症、先天性感染、持续性肺动脉高压、ECMO治疗等，有条件单位应进行脑干听觉诱发电位（ABR）检查。一般在高危儿出院时检查一次，在出生后6个月复查一次。如初筛异常或未通过，应于42日内进行复筛；如ABR检查发现可疑或异常，应增加随访复查次数（如1~2个月或至少3个月一次），并及时转诊至专科医生。

（三）视觉评估

许多从NICU出院的早产儿有发生早产儿视网膜病的可能，同时，早产儿中斜视、近视的发生率很普遍。因此，应注重对高危儿，尤其是早产儿视力的筛查和随访，应有眼科专科医生的参与。

（四）神经运动系统评估

建议对所有高危儿进行神经运动系统的监测，仔细、常规的神经运动系统评估对神经系统高危因素的婴儿和早产儿尤为重要。健康的早产儿趋向于出生后1~2年内赶上同年龄正常足月儿的神经运动发育，在这个过程中，随着年龄的增长，与同龄正常足月儿的差距应该逐渐缩小。新生儿期，可采用Brazelton新生儿行为估价评分（NBAS）早期评价并发现新生儿神经行为异常，在国内，常采用鲍秀兰教授修订的20项新生儿行为神经评估（NBNA）。早产儿可按矫正年龄进行评估。在出生后的1年内，一般采用INFANIB神经运动评估，该检查方法共20项，检查包括肌张力、原始反射、保护性反射、姿势等五个分因子，操作简便、快速，具有较好敏感性和特异性；Peabody运动发育量表包括反射、姿势、移动、实物操作、抓握和视觉－运动整合等分项目，共249项。测试结果以粗大运动、精细运动和总运动的发育商来表示，具有实用、评分明晰的特点。该量表不仅可以全面评价婴幼儿的运动发育，同时配有运动发育干预训练方案，可根据测评结果确立训练目标和方案，体现了以家庭和病儿为中心的干预理念。在国内也有学者采用52项神经运动检查法。评估的方法和次数可根据当地高危儿随访可获得的服务资源而定，在出生后第1年，前半年每1个月评估一次，后半年每2个月评估一次，并根据评估结果指导干预。1~2岁时可每3个月评估1次，以后每半年评估1次，至少随访到3岁。如评估提示脑瘫，应及时转诊专科进一步检查诊断，以及转诊康复机构进行相应的治疗。

（五）精神发育评估

高危儿的精神发育一直以来都引人关注，通常采用发育商或智商评价。研究发现，极低出生体重儿2岁时发育商低于68~70分的发生率达5%~20%。体重越低，发生率越高；而在年长儿童，学业失败或学习问题的发生率高达50%。有颅内出血、脑白质损伤、严重先天性感染、IUGR等的高危儿发生发育问题的风险较高，出现时间也较早。而家庭、社会环境差等环境因素导致的发育迟缓出现时间较迟，常在第2年末。

对高危儿精神发育评估应结合：①在常规儿童保健体检时，应该了解发育里程碑情况。②定期发育筛查和评估。对早产儿可采用矫正年龄评估发育里程碑，临床实践中可采用半矫正的折中方法：（实际年龄－1/2早产周数），将此年龄应达到的发育里程碑作为早产儿的评价目标。在社区和妇幼保健机构，可采用家长用的婴儿年龄和发育阶段的筛查问卷（age and stage questionnaires：a parent-completed，child-monitoring system，ASQ）、丹佛发育筛查测试（DDST）筛查，但不能替代定期的诊断性评估。高危儿可在出生后第1年末、第2年末进行标准的诊断性评估。如筛查发现可疑或异常，有条件应由专业人员立即进行诊断性评估，制订干预计划；或转诊至上级医院或儿童发育中心的发育专科医生诊治。常用的婴儿发育评估有贝利婴儿发育量表（Bayley scales of infant development）、盖瑟尔（Gesell）发育量表；对年长儿童，可采用韦氏学前及初小儿童智能量表或韦氏儿童智能量表评价其智力。

（六）语言发育评估

语言发育筛查和评估是高危儿发育筛查的特殊内容之一，语言发育是生物性高危因素与环境因素交互作用的复杂过程，一般语言发育迟缓表现较迟，在学龄前儿童的发生率约为10%。围生期高危因素如窒息、缺氧、颅内出血所致的脑损害可导致听力受损、脑瘫、精神发育迟滞、发育性语言障碍、构音障碍等；

围生期高危因素也与孤独症谱系障碍的发生密切相关,这些均是语言或言语发育障碍的原因。

对高危儿的语言发育评估应根据以下评估结果,确定是否进行特殊的语言、言语发育筛查和评估:①听力检查:首先应进行听力检查如脑干听觉诱发电位检查,或转诊至专科医生,以排除因听力受损导致的语言和言语发育迟缓。②根据精神运动发育评估结果。判定高危儿的运动、语言、认知和行为功能发育是否一致或相当,有无异常的行为特征,如有无眼神和手势的交流、刻板而重复的行为模式等;如果高危儿同时有运动和(或)智力发育迟缓,那么,语言和言语发育迟缓可能只是其脑损害的表现之一,可进行特殊的语言和言语发育筛查和评估,对脑瘫儿应进行口腔运动功能的评估,如下颌的位置是否居中、嘴唇的运动、舌的位置和运动、口的轮替运动、发声情况和气流的控制等。如果语言发育障碍同时伴有异常的行为特征,应进一步筛查孤独症或孤独症谱系障碍。③特殊的语言发育筛查和评估:包括语言理解和语言表达。如采用早期语言发育量表(ELMS),包括听觉语言理解、视觉理解和语言表达的筛查;或采用汉语沟通发展量表(Chinese Communicative Development Inventory,CDI)评估,其中"词汇和手势"量表适合于8~16个月婴幼儿,"词汇和句子"量表适合于16~30个月幼儿。

（七）社会情绪和行为评估

近年来对高危儿的社会情绪和行为评估逐年重视。因儿童早期缺乏情感交流的能力,发育儿科医生常依赖儿童的异常行为筛查发现早期的心理、精神发育问题,如明显增强的攻击性行为或退缩性行为等。国外研究发现,经标准化的行为评估,约15%的学龄前儿童行为评分异常,7%~10%严重异常。有研究证实这些行为问题与今后发生品行障碍等行为问题的风险密切相关。

高危儿如早产儿、极低体重儿、窒息等发生多动冲动障碍和(或)注意力缺陷等行为问题的风险明显增加。发生行为问题的高危因素还包括家庭环境的紧张压力、母亲抑郁、抽烟、忽视或暴力等,行为问题可导致学习困难或学业失败。由于学习困难和其他健康问题,高危儿的社会竞争能力常常弱于其他正常儿童。

对高危儿的社会情绪和行为评估,可结合精神运动发育评估进行,如结合贝利婴儿发育量表(BSID)中的婴儿行为记录表进行评价;询问了解社会经济、家庭养育环境和母亲情绪等.提供咨询和指导,必要时可采用家庭环境测量观察量表(HOME)评价家庭养育环境;采用Achenbanch儿童行为量表(CBCL)筛查儿童的社会能力和行为问题。根据出现问题的性质和功能障碍的程度进行处理,一些行为问题可通过特殊教育项目纠正,而一些行为问题、情绪障碍则需转诊至心理治疗和(或)药物治疗。

三、高危儿的早期干预

早期干预(early intervention,EI)即为有残疾风险和发育迟缓的高危儿及其家庭提供服务和支持,以有利于0~3岁儿童的最佳发展。早期干预的方法有多种,有针对儿童的直接干预,针对父母养育技能和家庭养育环境的间接干预,但综合的、完整的干预体系最有效。

（一）早期干预的目的

(1)充分发挥儿童的潜能,促进高危儿体格、认知和社会情绪的全面发展,减少伤残率,减轻伤残程度。

(2)增强家庭满足高危儿特殊需要的能力。

（二）综合干预的关键组成

(1)建立对高危儿进行随访、筛查,早期鉴别、诊断和转诊、干预和治疗的管理体系。

(2)制订个体化的家庭服务计划。

(3)制订以社区为基础、家庭为中心,围绕儿童的个体化早期干预训练计划。

(4)多机构、多领域专业人员的参与和协调,提供咨询和指导。目前,国内早期干预模式多以家庭指导为主,即专业工作人员对家长进行有计划或有组织的专业辅导,宣传在社区和家庭水平开展的干预方法,为儿童制订一个系统的干预计划,指导父母在家中对儿童进行训练和教育,并定期评估。同时也开展中心式的干预模式。便于儿童参加小组活动,增进同伴交流,也便于父母间的交流。

（三）个体化的干预方案

(1)即通过评估了解儿童目前运动、语言、社会交往等各能区的功能和技能水平,以现有的水平为起点,制订训练计划。

(2)了解家庭的经济能力、资源和关心的问题,根据家庭实际情况提供帮助和指导,并制订适宜家庭条件和能力的干预训练计划。

(3)制订预期达到的目标,并定期测评,根据发育进程修订训练方案。

(4)了解儿童是否需要接受特殊的治疗服务,合理安排治疗和训练时间。

(5)了解开展早期干预的"自然环境",即儿童日常生活、玩耍和学习的养育环境,包括家庭和社区。对父母和养育人员进行培训,改善其对儿童的态度和理解,提高养育技能。

(6)制订计划,使早期干预的儿童成功过渡进入学前教育。

(四)早期干预原则

早期干预的原则是以儿童发展、家庭系统和人类生态环境的科学研究为理论依据。早期干预服务理念已从原来狭义的只为个体儿童提供治疗性服务转变为儿童作为社区、家庭整体一部分的广义服务。内容包括听力、视力、发音-语言训练、运动功能训练、健康护理咨询、家访、家庭培训、营养咨询、发育咨询、心理服务、康复治疗、特殊指导、社会工作服务等。这一综合的早期干预包括以下内容。

1.教育干预

为高危儿家庭提供早期干预的教育课程,使高危儿父母及家庭理解早期干预的重要性,并给予父母及高危儿家庭心理支持,缓解父母及家庭的紧张压力、焦虑和负罪的心理,鼓励父母及家庭提供高危儿一个充满爱心的、良好的刺激环境。

2.心理干预

可以针对父母或家庭,也可以针对儿童。如针对母亲的抑郁、儿童的行为问题等,可提供心理咨询、心理治疗、药物治疗、行为治疗和认知治疗。

3.运动干预

运动干预应基于运动发育情况、神经运动检查和发育行为儿科医生的诊断,最常用的运动干预治疗有两种:①神经发育治疗(neurodevelopmental therapy,NDT):这一干预方法是基于神经系统发育是分级的,同时具有一定的可塑性的概念。因此,NDT着重于姿势、步态和运动发育的训练,包括日常生活技能、知觉能力,如手-眼协调、空间位置觉和运动发育顺序等,以引导获得运动技能。②感觉综合治疗(sensory integration therapy):通过触觉、本体感受和前庭功能的训练构建感觉经历。以产生适应性的运动反应。

4.言语-语言干预

听力干预由听力专家(或耳鼻咽喉科专家)实施,包括监测听力敏锐度、提供助听器、评估感染后中耳功能等。言语-语言干预训练包括言语治疗师与儿童一对一的干预治疗、小组治疗和课堂治疗。言语治疗师(口腔-运动治疗师)是整个言语-语言干预计划的一部分。首先评估儿童的言语、语言、认知交流、吞咽技能,确定言语-语言发育迟缓或障碍的问题所在。语言干预活动在与儿童的互动游戏和交谈中实施,治疗师通过图片、书本、实物或活动过程中的事件刺激儿童的语言发育,同时,提供儿童正确的发音范式,反复练习以建立言语和语言技能。构音清晰度治疗是在游戏、活动过程中,治疗师为儿童提供正确的发音、构音范式,同时,训练儿童的口腔和舌运动。所用的干预活动应与儿童的发育年龄相适应,并满足儿童的特殊需要。父母的参与对儿童言语-语言治疗的进步和成功起着关键作用。

5.社会环境干预

通常采用社区工作者与家庭沟通和交流的模式。了解家庭的经济能力、父母受教育情况和关心的问题,根据家庭实际情况提供帮助和指导;与多种服务机构联系并协调,制订适宜家庭条件和能力的干预训练计划。

6.医学干预

除提供初级保健外,尚需了解高危儿的特殊医学治疗情况,如癫痫的药物治疗和监测,慢性肺部疾病的氧疗和药物治疗,以及对残疾的特殊治疗。与父母、家庭一起讨论并指导监测药物的治疗过程,通过疗效和不良反应的监测,及时反馈给专科医生或治疗师,以改善治疗方案。虽然许多残疾是不可逆的,但通过医学药物治疗和适宜的干预,可最大程度减轻功能受损。

（王金花）

第二节 特殊儿童管理

一、特殊儿童的定义

世界上对特殊儿童通用的界定分为狭义和广义两种理解。

（一）狭义的概念

狭义的概念是专指残疾儿童(disabled children),包括生理功能、解剖结构、心理和精神状态异常或丧失,部分或全部丧失日常生活自理、学习和社会适应能力的 14 岁以下儿童。2006 年第二次全国残疾人抽样调查标准将残疾人分为以下七类:视力残疾、听力残疾、言语残疾、智力残疾、肢体残疾、精神残疾和多重残疾。该抽样调查主要数据公报显示.全国各类残疾人的总数为 8 296 万人,残疾人占全国总人口的比例为6.34％;0～14 岁残疾人口为 387 万人,占全部残疾人口的 4.66％。

（二）广义的概念

广义的概念是指与正常儿童在各方面有显著差异的各类儿童,包括残疾儿童、问题儿童和超常儿童。问题儿童(problem children)包括学习问题、行为问题、情绪问题等不同类型的儿童。超常儿童(gifted and talented children),包括有高于常人的智商,有较高的领悟能力和解决问题的能力,或在某一方面有资赋优异的天才儿童。

二、学龄前期特殊儿童的早期干预

早期干预(early childhood intervention)的概念是 20 世纪 60 年代在美国提出的,主要是指对环境不利于儿童采取补救性措施进行补偿性教育,把此种补偿性教育称为早期干预。美国国会于 1975 年通过了《全体残疾儿童教育法》,要求各州为所有残疾儿童提供免费的特殊教育和相关服务,并确立了零拒绝、非歧视性评估、恰当的教育、最少限制环境、程序性核查过程和家长参与六条原则。美国 1986 年修订的《残障个体教育法案》(Individuals with Disabilities Education Act,IDEA)要求各州在全国范围内建立针对残障婴儿和学步儿童的服务体系,并为残障幼儿提供免费的、合适的公立教育。从而使针对学龄儿童提出的规定延伸到了学龄前儿童阶段。

通过早期干预可以达到如下目的:①促进 3 岁以下残疾婴幼儿的发展,从而把他们发展滞后的可能性降到最低程度。②努力改善早期干预的康复效果,把残疾婴幼儿进入学校后的特殊教育需要降到最低程度,从而降低社会和学校为学龄儿童支付的特殊教育开支。③尽可能提高残疾婴幼儿成年后独立生活的能力,把他们进入收容所的可能性降到最低程度。④提高家庭满足残疾婴幼儿特殊需要的能力。随着美国及各国一系列干预计划、方法的诞生及实施,早期干预在世界各国得到推广和发展。

在国内,目前从事特殊儿童早期干预工作的主要有三类人:一类是医务工作者,主要是儿科医生、儿童保健医生和康复医生,他们针对出生前后存在有脑损伤高危因素的新生儿开展定期随访监测、早期临床干预等措施;第二类是特殊教育工作人员,包括特殊教育研究者和一线教师,针对特殊儿童的早期特殊教育需要进行研究和实践;另外还有一些心理学家也比较重视这一领域的研究。国内,来自医学、教育等不同学术领域的专业人员对早期干预具体定义不一,但其主要内涵为有组织、有目的地对 5～6 岁前有发展缺陷或有发展缺陷可能的特殊需要儿童及其家庭采取的预防、鉴别、治疗和教育、训练措施,其目的在于增进家长照顾障碍儿童的知识和技能,增进障碍婴幼儿生理、认知、语言以及社会能力等的发展,减轻障碍程度、减少社会依赖。

目前国内各学科在特殊儿童早期干预研究中取得了一定的成绩,形成了一些早期干预的模式和体系。

(一)综合性的系统干预方法

综合性的系统干预方法指通过临床专业人员、特殊教育专业人员、心理学专业人员、教师、家长等共同参与干预,以某种或几种训练方法为主,辅以其他一种或几种训练方法,以解决学前特殊儿童认知、情绪、行为等方面问题的干预模式。其理论基础是特殊婴幼儿的身心发展障碍是生物因素、心理因素和社会因素协同交互作用的结果,为了避免特殊婴幼儿错过治疗的最佳时期,从而采取边干预边诊断,通过诊断来促进干预,通过干预来反观诊断的准确性,将诊断与干预有机地结合起来的措施。目前的综合干预策略主要有以场所为中心、幼儿为中心、项目为中心的综合干预策略与多维综合干预策略等。

(二)"多重障碍-多重干预"综合康复体系

"多重障碍-多重干预"综合康复体系指的是对生理、心理或感官上出现两种或两种以上障碍者采用多重手段和方法(包括医学康复、教育康复、心理康复、社会康复以及职业康复等)进行干预的体系,该体系强调综合利用各种手段促进特殊儿童的整体协调发展,通过团队合作和综合康复,来满足特殊儿童生存和发展的需要。

(三)生态式早期干预

针对各机构在早期发现、早期诊断以及后续的教育训练等方面工作不能有机地衔接,有研究者开始尝试探索一条系统的早期干预方案——生态式早期干预。生态式早期干预以生态式教育思想为指导,强调特殊儿童早期发现、筛查和诊断以及干预各环节之间保持一种系统的、整体的、和谐的和均衡的相互作用的关系,通过采用多种策略积极帮助和支持这些儿童及其家庭,共同促进这些儿童在不同的年龄阶段逐步完成家庭适应、机构适应、社会适应,促成其达到与环境相适应的平衡状态。

综合分析我国目前早期干预现状,尚存在许多不足。首先,我国需要加强对特殊儿童早期干预的相关法规政策的建立,使早期干预在法律的保障下发展起来;其次,特殊儿童的早期干预是跨学科、跨专业的领域,需加强来自不同领域的专家的整合研究;再次,应注意加强现有的医学系统中高危儿系统管理和教育系统中早期特殊教育的衔接,构建起0~6岁特殊儿童的早期干预网络,形成系统的、完整的早期干预方案并加以推广和实施;最后,早期干预需要家长的大量介入和配合,家长的文化素养、心理状态、养育技能等都与早期干预的疗效密切相关,需要加强亲职教育。

三、学龄期特殊儿童的学校教育模式

随着科技的发展,人们教育观念的改变,世界特殊教育已和普通教育结合在一起,形成了学前教育、基础教育、中等教育和高等教育四个层次,其中包含了文化教育和职业教育。目前我国也基本形成了以教育部门为主,民政部门、卫生部门、残联部门和社会力量作补充的特殊教育办学渠道,正在形成学前教育、基础教育、中等教育、高等教育的特殊教育体系。

学龄期开始的特殊儿童管理以学校教育为主,目前国内外特殊儿童学校教育的模式主要有资源教室模式、特殊教育班模式、特殊学校模式及一体化、全纳教育和随班就读模式。

(一)资源教室模式

资源教室(resource room)模式是指被安置到普通班学习的特殊儿童用部分时间到资源教室接受补救或强化的特殊教育方式,是对轻、中度障碍儿童较为常用的安置方式。这种教育模式最初流行于美国和加拿大,现被许多国家所接受。其特点是能最大限度地利用普通学校现有的人力、物力资源,体现"回归主流"的教育思想。在资源教室模式中,资源教师是教学方案的主要实施者,也是特殊教育和普通教育沟通的桥梁,负责对特殊儿童进行个别辅导和补救教学,为普通班教师和家长提供咨询和支援服务。

(二)特殊教育班模式

在普通学校设立特殊教育班也是对特殊学生实施教育的形式之一。特殊教育班通常由10~15个学生组成,教学多采用个别教学的方法,有针对性地进行。特殊儿童除了在特殊教育班学习外,还要和普通班的儿童一起参加某些活动。这种教育模式可以增加特殊儿童与正常儿童的日常交往,有利于互相了解;

也有利于教师进行有效的个别教学,并为特殊儿童创造适合他们的学习环境和可以达到最大可能发展的环境;同时还有助于全校同学正确认识人与人之间的关系。

（三）特殊学校模式

这是特殊教育史上比较古老、传统的特殊教育模式,也是我国特殊教育中采用较广泛的一种模式。特殊学校即为不同类型特殊儿童,尤其是较严重的残疾儿童设立的学校。专门的聋校、盲校、智障学校、盲聋学校等都是特殊学校教育模式的体现。特殊学校一般都配有经过系统培训的特殊教育师资和比较齐全的教学设施,适合中、重度残疾儿童的教育。但由于学生长期生活与学习在相对隔离的环境中,有碍他们的社会化和正常化,毕业出校后,很难适应社会生活和与普通人进行交往。

（四）一体化、全纳教育和随班就读模式

一体化教育模式认为特殊儿童应该在普通学校与普通儿童一起接受教育,并根据特殊儿童的不同残障程度设置各种类型的特殊教育形式,制订教学计划,尽可能让大多数特殊儿童与正常儿童一起生活、学习。全纳教育或融合教育是 20 世纪 90 年代初期特殊教育领域出现的新思想,与之相对应的是全纳学校的建立。全纳教育要求全纳学校满足包括特殊儿童在内的所有儿童的需要,在一切可能的情况下,所有儿童一起学习。我国随班就读特殊教育模式则是让特殊儿童与同龄儿童一起学习和生活,教师根据随班就读学生的特殊教育需要给予特别教学和辅导。

（五）其他模式

除了以上几种特殊教育模式之外,还有特殊教育巡回服务中心,鉴别、诊断、评估中心,行为训练中心,咨询中心等特殊教育模式。

特殊教育的模式是多种多样的,就一个具体的特殊儿童而言,接受哪种模式的教育,要根据其身心发展、教育需要和周围的环境而定。

四、特殊儿童的评估

评估活动贯穿特殊儿童管理的全过程。通过对特殊儿童进行评估,旨在确定其是否有特殊的需要,应该为其提供何种服务和帮助,还可以测量特殊教育或早期干预措施的有效性,因此在对特殊儿童及其家庭提供帮助的过程中,高质量的评估实践是关键。

评估的目的在于收集有关信息,以促进针对儿童个体的决策制定。一般而言,评估具有四种不同的目的或功能:鉴别（identification）、诊断（diagnosis）与适宜性（eligibility）的确定、评估干预方案与服务的提供以及监控干预进程。评估的目的决定着评估工具的选择、使用和对评估结果的报告。

评估过程应按照从一般活动到特异性活动的顺序加以组织,并且与评估目的紧密相连。评估阶段包括:①筛选与鉴别:筛选是评估过程的第一步,目的是确定儿童是否需要接受其他更多评估,以鉴别可能存在的发展迟滞或障碍,通常采用涉及各个领域的常模参照的发展性测量工具,由专业人员实施测验。②评估与联系:这一阶段要对儿童各方面的发展能力进行全面详尽的分析,确定儿童是否发展迟滞或障碍,在此基础上决定是否将儿童推介到相应的特殊服务机构,并帮助设定干预目标,通常所用的测评工具应包含临床诊断中常用的、由经专门培训的专业人员操作的标准化测量。③方案与干预:在此阶段主要由相关治疗者在多个发展领域开展课程评估,确定儿童当前的发展水平,拟订个体化课程活动计划并设计适应特殊儿童的教学策略。④监控与评价:本阶段的主要任务是对儿童和家庭干预方案进行监控,其目的在于持续追踪儿童的发展进程,确定方案有效性,并在必要时对方案进行相应的调整。

评估内容,由于残疾儿童占特殊儿童的很大一部分比例,因此对儿童身体检查和医学诊断是特殊儿童评估的重要内容之一,也构成了鉴别诊断残疾儿童的主要依据。有关评估应由专业的医学工作者根据实际需要,从病史询问、体格检查和有针对性的特殊检查这三方面进行相关身体检查与医学诊断。心理与教育测验是了解儿童的心理与教学发展水平的重要途径,因此也是特殊儿童评估的重要内容。心理测验的内容丰富,种类繁多,按照所测心理特性的不同属性,可将测验分为能力测验和人格测验两大类别。最常见的能力测验是智力测验、学绩测验和适应行为测验。人格测验是除能力以外,如性格、情绪、需要、动机及自我概念等个性心理特征及相关行为的非能力测验。为了更全面了解儿童各方面的情况,通常还会采用一些正规的评估方法,如课程性评估方法、观察法和作业评估法等。

目前,发达国家在特殊儿童评估方面有着系统而完善的操作流程,对特殊儿童发现、确认和安置提出详尽而严谨的要求,对评估人员的专业化和多样化也有着极其严格的要求,相关机构和人员在特殊儿童评估和教育活动中相互协作、相互制约,共同担负起促进儿童发展的重任。国内特殊儿童的评估存在起步晚、发展慢、评估工具欠缺、不同领域的专业人员之间缺乏机制性的分工协作等不足,基于对发达国家特殊儿童评估的认识,需建立健全的特殊儿童的发现、评估、教育/干预等网络系统,制定从业人员资格认证制度并建立专门的特殊儿童评估机构,推进多领域专业合作,促进特殊教育评估的持续性和严谨性,推进家校合作,提高家长教育能力。

五、特殊儿童常用干预方法

干预是指对有发育障碍、发育延迟或其他障碍的儿童进行有计划的教育、治疗及指导。其实质是针对儿童的视觉、听觉、皮肤感觉、运动觉、平衡觉等感觉器官提供适当而丰富的刺激,以促进儿童感知觉及身心的健全发展。常用的干预方法有物理治疗、运动疗法、作业疗法、感觉统合疗法、心理治疗、游戏治疗、音乐治疗、言语治疗等。

（一）物理因子治疗

物理因子治疗是指应用电、光、声、水、磁、热动力学等物理学因素作用于人体防治疾病的方法。儿童早期干预中最常用的物理因子治疗方法如下。

1.功能性电刺激疗法

功能性电刺激疗法是应用交替输出波宽和频率均可调的脉冲电流刺激病儿的肌肉,促进肌肉的规律性收缩、缓解肌肉痉挛、减轻肌肉挛缩,从而达到改善病儿肢体功能的目的。

2.超声波疗法

通过声波的机械作用、热作用和理化作用对机体产生治疗作用。有运动障碍的病儿应用超声波疗法可使神经兴奋性下降,神经传导速度减慢,肌肉的兴奋性减低。

3.水疗法

水疗法是利用水的物理特性如温度刺激、机械刺激（冲击力量）和化学刺激治疗疾病促进康复的方法。水疗法既是物理治疗也是一种运动疗法,通过水中的温度刺激、机械刺激和化学刺激可以缓解肌肉痉挛。改善循环,调节呼吸频率,增加关节活动度。增强肌力,改善协调性.提高平衡能力,纠正异常步态等。尤其对病儿还可增加训练的兴趣,树立自信心,改善情绪,参与娱乐活动,对于智力、语言、个性的发展都有极大的好处。

（二）运动疗法

运动疗法是为了改善运动功能、矫正异常运动姿势而进行全身或局部的运动以达到治疗目的的方法,是运动障碍的一种主要治疗方法。针对儿童运动障碍的运动疗法。主要是根据病儿的整体情况。制订治疗计划,按照儿童运动发育规律及进程,结合功能性活动进行被动运动和（或）主动运动的训练,在训练中应利用各种反射的正常化引出正常的运动模式和姿势,逐渐让病儿获得正常的运动功能。

（三）感觉统合疗法

感觉统合疗法感觉统合是指将人体各部分感觉信息输入大脑,经过大脑的统合作用,完成对身体内外知觉作出反应。感觉统合疗法最初是为学习障碍儿童设计的一种治疗方法,由美国临床心理学家爱瑞斯1972年首次提出,于20世纪70年代后期完成其方法体系。现已广泛应用于学习障碍、协调运动障碍、孤独症等疾病的干预及康复治疗中,主要是通过儿童感兴趣的各种游戏式运动（即感觉统合能力训练）来控制和协调其感觉,引发适当的反应,使之在感觉经验的积累中改善感觉处理和组合功能,提高其学习技能。具体训练方法包括爬行、悠荡、旋转和其他特殊的技能训练和活动。感觉统合治疗可改善儿童脑体协调性、视听等感觉的反应能力、学习能力和对生活的态度。

（四）言语治疗

言语治疗又称语言训练或言语再学习，是指通过各种手段对有言语障碍的病儿进行针对性的治疗，包括针对语言发育迟缓、构音障碍等的治疗。

（五）作业治疗

作业治疗是指应用有目的的、选择性的作业活动，对身体、精神及发育方面有残疾或功能障碍而引起不同程度丧失生活自理能力和职业劳动能力的患者进行治疗性训练，使其生活、学习、劳动能力得以提高、恢复和增强，帮助病儿重返社会的一种治疗方法。对于学龄前期儿童而言。通过作业治疗的实施，应达到促进病儿认知功能发育、感觉功能发育、精神功能发育、运动功能发育、感觉统合能力发育与改善、促进病儿日常生活活动最大限度自立与改善的目的，从而帮助病儿入学、获得与人交流的能力与技能。

（六）心理治疗

心理治疗是心理工作者运用心理学的理论和技术，通过改善病儿心理活动状况以达到改善其身体状态、消除心理障碍的目标。心理治疗者通过言语、表情、行为举止，以及特定的环境条件，来影响病儿的认知和意向，改善其心理状态，进而改善其生理功能，达到治疗疾病的目的。针对存在发育障碍的特殊儿童，可采用游戏治疗、音乐治疗、绘画治疗等心理疗法改善其心理状态。

1.游戏治疗

游戏治疗是以游戏为主要表现和交流的心理疗法。即通过游戏对病儿进行干预和心理治疗。对于儿童来说，游戏时可以通过自己的语言自然地、自由自在地表达自己的感情和想法。根据病儿的年龄、性别、智能情况、自我统合能力、障碍的程度、周围环境条件等决定治疗目标和游戏的种类。

2.音乐治疗

即运用一切音乐活动的各种形式，包括听、唱、演奏、律动等各种手段，促进身心健康和培养人格的心理治疗手段。

六、特殊儿童的干预和管理

（一）视力障碍儿童的干预和管理

按照 WHO 制定的标准，双眼中好眼的最佳矫正视力小于 0.3、而大于等于 0.05 者为低视力；小于 0.05 到无光感，或视野半径小于 10 度者均为盲。无论盲或低视力均指双眼，盲加低视力是视力残疾的总称。据抽样调查，14 岁以下视力残疾儿童的患病主要原因为遗传、先天性眼病、弱视、屈光不正、角膜病、视神经疾病、白内障等。许多低视力病儿和盲童可能仅有短暂的视觉经验或根本没有视觉经验，缺乏进一步建立视觉记忆的基础。由于受到语言表达能力与理解能力的限制，常常表达不出或意识不到自己有视觉损害，但是他们往往能自然地利用其残余视力。同时视力残疾儿童常合并其他生理方面的缺陷，如智力或肢体的残疾以及其他先天性遗传疾病。因此，对他们的特殊教育和康复训练将是综合性的，比较复杂，费用也比较高。

从发患者数看，视力残疾残病儿只占整个视力残疾人群中的一小部分。然而如果按患病年数来计算的话，一个儿童 5 岁时患病，预期可活到 80 岁，即有 75 年为视力残疾.即"患病年数"或"视力残疾年数"为 75 年。所以，视力残疾儿童在漫长的生活道路上所经受的痛苦和不便比成人长得多，这对儿童本人及其家庭和社会的影响是十分严重的。另一方面，由于儿童正处于生长发育阶段。视力残疾会给他们的身心健康发展带来巨大影响。而其中有一部分眼病，如先天性白内障、先天性青光眼，通过早期预防和早期手术，病儿是可以获得有效视力的，所以更应该予以重视。

视力残疾儿童的康复包括低视力康复服务和传统的临床方法，如视力评估和光学助视器等，还包括近期开展的服务项目，如视觉刺激、助视器的训练情况以及环境的评估和改善。低视力康复服务的传播也有多种形式，其中至少要有社会、卫生和教育三方面的参与。

低视力专家认为：①低视力儿童的视力"用进废退"，提倡科学地使用残余视力。②对于视力有严重损害的低视力儿童教导其使用视力可以增加其视觉效率，使用助视器可以增强儿童的独立性和生活质量。

③应该有一个由跨学科专业人员组成的专家组来评估和制订康复计划,指导低视力儿童使用视力和助视器。④应有充分的专业人员来帮助评估、检查和指导低视力儿童康复计划的实施情况。

(二)听力障碍儿童的干预和管理

听力损伤也可称为聋,是各种听力减退的总称。分类方法很多,如按病变性质分类,有传导性聋、感音神经性聋和混合性聋;按损伤时间分类,有先天性聋和后天性聋;按损伤程度分类,有轻度、中度、重度耳聋。耳聋病儿的早期发现和早期干预是预防听力残疾的关键,聋儿教育和听力言语康复是可实施的重要方法。早期干预的内涵包括两个方面,一是指干预的年龄要早,对确诊为永久性听损伤的病儿应在 6 月龄内采取干预措施;二是指干预的时间要早,对已确诊的聋儿应在 3 个月以内采取干预措施。

许多研究表明,早期的听觉经历在大脑发育过程中具有关键性作用,及时、有效的强化性早期干预能够明显改善其后的言语和认知发育。特别是在听损伤病儿出生之后的 6 个月之内进行干预,可获得与其发育年龄相当的言语能力。因此,对患有听损伤的婴幼儿,如确认其具有中—重度以上的永久性听损伤,则立即开始干预是最佳选择。干预服务开始后,持续、稳定地保证干预质量,使干预服务持续下去,是干预的核心。家庭、学校、社会和健康组织的多方通力合作,将有利于干预服务的稳步进行。干预措施包括:①医学干预:如清除耳道耵聍、治疗分泌性中耳炎、矫正先天性外耳及中耳发育畸形、植入人工耳蜗等。②康复训练:听力补偿或重建、听功能训练、言语和语言功能训练、语言治疗、父母与教师的参与等。

(三)其他障碍儿童的干预和管理

(1)智力障碍儿童的干预和管理。

(2)情绪和行为障碍儿童的干预和管理。

(3)学习障碍儿童的干预和管理。

(4)孤独症儿童的干预和管理。

(5)肥胖、营养不良、矮小儿童的干预和管理。

(王金花)

第八章 儿科常见症状及鉴别

第一节 发 热

发热(fever)即指体温异常升高。正常体温小儿的肛温波动于36.9 ℃~37.5 ℃之间,舌下温度比肛温低0.3 ℃~0.5 ℃,腋下温度为36 ℃~37 ℃,个体的正常体温略有差异,一天内波动<1 ℃。发热,指肛温>37.8 ℃,腋下温度>37.4 ℃,当肛温、腋下、舌下温度不一致时以肛温为准。因腋下、舌下温度影响因素较多,而肛温能真实反映体内温度。根据体温高低,将发热分为(均以腋下温度为标准):低热≤38 ℃,中度发热38.1 ℃~39 ℃,高热39.1 ℃~41 ℃,超高热>41 ℃。发热持续1周左右为急性发热,发热病程>2周为长期发热。本节重点讨论急性发热。

发热是小儿最常见的临床症状之一,可由多种疾病引起。小儿急性发热的病因主要为感染性疾病,常见病毒感染和细菌感染。大多数小儿急性发热,为自限性病毒感染引起,预后良好,但部分为严重感染,可导致死亡。

一、病因

(一)感染性疾病

病毒、细菌、支原体、立克次体、螺旋体、真菌、原虫等病原引起的全身或局灶性感染,如败血症、颅内感染、泌尿系感染、肺炎、胃肠炎等。感染性疾病仍是发展中国家儿童时期患病率高、死亡率高的主要原因。

(二)非感染性疾病

(1)变态反应及风湿性疾病:血清病、输液反应、风湿热、系统性红斑狼疮、川崎病、类风湿关节炎等。

(2)环境温度过高或散热障碍:高温天气、衣着过厚或烈日下户外运动过度所致中暑、暑热症、先天性外胚层发育不良、家族性无汗无痛症、鱼鳞病等。

(3)急性中毒:阿托品、阿司匹林、苯丙胺、咖啡因等。

(4)代谢性疾病:甲状腺功能亢进。

(5)其他:颅脑外伤后体温调节异常、慢性间脑综合征、感染后低热综合征等。

二、发病机制及病理生理

正常人在体温调节中枢调控下,机体产热、散热呈动态平衡,以保持体温在相对恒定的范围内。在炎症感染过程中,外源性致热源刺激机体单核巨噬细胞产生和释放内源性致热源(EP)包括白细胞介素(IL-1、IL-6)、肿瘤坏死因子(TNF-2)干扰素(INF)及成纤维生长因子等。EP刺激,丘脑前区产生前列腺素(PGE),后者作用于下丘脑的体温感受器,调高体温调定点,使机体产热增加,散热减少而发热。发热是机体的防御性反应,体温升高在一定范围内对机体有利,发热在一定范围可促进T细胞生成,增加B细胞产生特异抗体,增强巨噬细胞功能;发热还可直接抑制病原菌,减少其对机体损害。而另一方面发热增加了机体的消耗,体温每升高1 ℃,基础代谢率增加13%,心脏负荷增加;发热可致颅内压增高,体温每升高1 ℃,颅内血流量增加8%,发热时消化功能减退,出现食欲缺乏、腹胀、便秘,高热时可致烦躁、头痛、惊厥、重者昏迷、呕吐、脑水肿。超高热可使细胞膜受损、胞质内线粒体溶解、变性,加上细菌内毒素作用引起横纹肌溶解、肝肾损害、凝血障碍、循环衰竭等。

三、诊断

发热是多种疾病的表现,诊断主要依靠病史的采集和详细全面的体格检查及对某疾病的高度认知性。

（一）病史

重视流行病学资料:注意年龄、流行季节、传染病接触史、预防接种史、感染史。小儿感染热性疾病中,大多数为病毒感染(占60%),而病毒感染常呈自限性过程,患儿一般情况良好,病毒性肠炎、脑膜炎则病情严重,细菌感染大多严重,为小儿危重症的主要原因。

1. 发病年龄

不同年龄感染性疾病的发生率不同,年龄越小,发生严重的细菌感染的危险性越大,新生儿、婴儿感染性疾病中以细菌感染发生率高,且感染后易全身扩散,新生儿急性发热12%～32%系严重感染所致,血培养有助病原诊断。<2岁婴幼儿发热性疾病中严重的细菌感染发生率为3%～5%,主要为肺炎链球菌(占60%～70%),流感嗜血杆菌(2%～11%)。其他如金黄色葡萄球菌、沙门菌等,另外泌尿系感染也常见。

2. 传染病史

对发热患儿应询问周围有无传染病发病及与感染源接触史,有助传染病诊断,如:粟粒性结核患儿有开放性肺结核患儿密切接触史。冬春季节,伴皮疹,警惕麻疹、流脑,近年来发生的各种新病毒感染如严重急性呼吸综合征(SARS),禽流感、肠道病毒EV71型感染(手足口病)、甲型流感H1N1感染,均有强传染性,且部分患儿可发生严重后果,流行疫区生活史、传染源及其接触史很重要,须高度警惕。

（二）机体免疫状态

机体免疫状态低下如:营养不良、患慢性消耗性疾病、免疫缺陷病、长期服用免疫抑制剂、化疗后骨髓抑制、移植后患儿易发生细菌感染、发生严重感染和机会性条件致病菌感染如真菌感染、卡氏肺孢子菌感染等的危险风险大。

（三）病原体毒力

细菌感染性疾病中军团菌性肺炎、耐药金黄色葡萄球菌、产超广谱β-内酰胺酶革兰阴性耐药菌感染往往病情较重;而变异的新型病毒如冠状病毒(引起SARS)、禽流感病毒、肠病毒EV71型(肠炎、手足口病)、汉坦病毒(引起流行性出血热),可致多器官功能损害,病情凶险。

（四）发热时机体的状况

发热的高低与病情轻重不一定相关,如高热惊厥,患儿常一般情况良好,预后好,但脓毒症时,即使体温不很高,但一般情况差,中毒症状重,预后严重。有经验的临床医师常用中毒症状或中毒面容来形容病情危重,指一般状况差、面色苍白或青灰、反应迟钝、精神萎靡,以上现象提示病情笃重,且严重细菌感染可能性大。对所有发热患儿应测量和记录体温、心率、呼吸频率、毛细血管充盈时间,还要注意观察皮肤和肢端颜色、行为反应状况及有无脱水表现。英国学者Martin Richardson、Monica Lakhanpaul等提出了对5岁以下发热患儿评估指南(表8-1)。

（五）发热的热型

根据发热特点分为:

1. 稽留热(continuous fever)

体温恒定在39℃～40℃以上达数天或数周,24小时内体温波动范围不超过1℃。常见于大叶性肺炎、斑疹伤寒、伤寒高热期。

2. 弛张热(remittent fever)

体温常在39℃以上,波动幅度大,24小时体温波动超过2℃,且都在发热水平。常见于败血症、风湿热、重症肺结核及化脓性炎症等。

表 8-1　5 岁以下发热儿童危险评估

项目	低危	中危	高危
颜色	皮肤、口唇、舌颜色正常	皮肤、口唇、舌颜色苍白	皮肤、口唇、舌颜色苍白,有斑点,呈青色或蓝色
活动	对刺激反应正常,满足或有笑容,保持清醒或清醒迅速,正常哭闹或不哭闹	对刺激反应迟缓,仅在延长刺激下保持清醒,不笑	对刺激无应答,明显病态,不能倍唤醒或不能保持清醒,衰弱,尖叫或持续哭闹
呼吸	正常	鼻翼煽动,呼吸急促:呼吸频率＞50 次/分钟(6～12 个月龄),呼吸频率＞40 次/分钟(＞12 个月龄),血氧饱和度＜95%,肺部听诊湿啰音	呼吸急促:任何年龄＞60 次/分钟,中重度的胸部凹陷
含水量	皮肤、眼睑无水肿,黏膜湿润	黏膜干燥,皮肤弹性降低,难喂养,毛细血管再灌注时间＞3 秒,尿量减少	皮肤弹性差
其他	无中危、高危表现	持续发热＞5 天,肢体或关节肿胀,新生肿块直径＞2 cm	体温:0～3 个月龄＞38 ℃,3～6 个月龄＞39 ℃,出血性皮疹,囟门膨隆、颈强直,癫痫持续状态,有神经系统定位体征,局灶性癫痫发作,呕吐胆汁

将以上评估结果比作交通信号灯,则低危是绿灯,中危是黄灯,而高危是红灯。临床可依此对患儿做出相应检查和处理

3. 间歇热(intermittent fever)

体温骤升达高峰后持续数小时又迅速降至正常水平,无热期可持续一天至数天,发热期与无热期反复交替出现,见于急性肾盂肾炎、痢疾等。

4. 波状热(undulant fever)

体温逐渐上升达39 ℃以上,数天后又逐渐下降至正常水平,持续数天后又逐渐升高如此反复多次,常见于布鲁菌病。

5. 回归热(recurrent fever)

体温急骤上升至39 ℃或更高,持续数天后又骤然下降至正常水平,高热期与无热期各持续若干天后,规律性交替一次,见于回归热、霍奇金病、鼠咬热等。

6. 不规则热(irregular fever)

体温曲线无一定规律,见于结核、风湿热、渗出性胸膜炎等。

因不同的发热性疾病常具有相应的热型,病程中热型特点有助于临床诊断,但由于抗生素广泛或早期应用、退热剂及糖皮质激素的应用的影响,热型可变得不典型或不规则,应注意不能过分强调热型的诊断意义。

(六)症状体征

不同的症状、体征常提示疾病的定位,小儿急性发热中,急性上呼吸道感染是最常见的疾病,占儿科急诊首位,而绝大多数为病毒性感染,表现发热、流涕、咳嗽、咽部充血、精神好,外周血白细胞总数和中性粒细胞及 CRP 均不增高。咳嗽、肺部啰音提示肺炎;呕吐、腹泻提示胃肠炎。发热伴面色苍白,要注意有无出血、贫血;发热时前胸、腋下出血点、瘀斑,要警惕流脑或 DIC;黏膜、甲床瘀点伴心脏杂音或有心脏病史者杂音发生变化时,要警惕心内膜炎。有骨关节疼痛者:注意化脓性关节炎、化脓性骨髓炎、风湿热、Still病、白血病、肿瘤。淋巴结肿大:要考虑淋巴结炎、川崎病、Still 病、传染性单核细胞增多症、白血病、淋巴瘤等。发热伴抽搐:要考虑热性惊厥、中毒性痢疾、颅内感染等。值得注意的是在采集病史和体格检查后,约20% 的发热儿童没有明显感染定位灶,而其中少数为隐匿感染包括隐匿性菌血症、隐匿性肺炎、隐匿性泌尿系感染和极少数为早期细菌性脑膜炎。

四、与危重症相关的情况

(一)发热伴有呼吸障碍

肺炎是儿童多发病常见病,也是发展中国家 5 岁以下儿童死亡主要原因之一,占该年龄小儿死亡总人

数的19%,肺炎的主要病原菌为细菌、病毒、肺炎支原体、肺炎衣原体等,重症感染多为细菌性感染主要为肺炎链球菌、流感嗜血杆菌、也有金黄色葡萄球菌及革兰阴性菌等。临床最早表现为呼吸障碍包括呼吸急促和呼吸困难,呼吸急促指新生儿>60次/分,<1岁者>50次/分,>1岁者>40次/分;呼吸困难指呼吸费力、呼吸辅助肌也参与呼吸活动,并有呼吸频率、深度与节律改变,表现为鼻翼扇动、三凹征、点头呼吸、呼吸伴呻吟、喘息、呼气延长等。当发热出现发绀、肺部体征、呼吸障碍时,或<2岁患儿虽无肺部体征只要血氧饱和度<95%,均提示有肺部病变,胸片可了解肺部病变,血气分析有助于呼吸功能判断。

（二）发热伴循环障碍

皮肤苍白、湿冷、花纹、毛细血管充盈时间延长、脉搏细弱、尿量减少、血压下降均提示循环障碍,要警惕心功能不全、休克存在,伴腹泻者多为低血容量休克,伴细菌感染者则为感染性休克。

（三）严重脓毒症

脓毒症是感染引起的全身炎症反应综合征（SIRS）,当脓毒症合并休克或急性呼吸窘迫综合征（ARDS）或不少于两个以上其他脏器功能障碍即为严重脓毒症。严重脓毒症病原以细菌为主,其中葡萄球菌最多,其次为肺炎链球菌和铜绿假单胞菌,而致死率最高的是肺炎链球菌。临床以菌血症、呼吸道感染多见,其次为泌尿系感染、腹腔感染、创伤、皮肤感染。所有感染中致死率最高的是心内膜炎和中枢神经系统感染。凡有中性粒细胞减少、血小板减少,应用免疫抑制剂、化疗药物、动静脉置管等感染高危因素的患儿,一旦发热应警惕脓毒血症,血液肿瘤患儿发生脓毒血症时死亡率>60%。

（四）严重中枢神经系统感染

常有发热、抽搐、昏迷,最常见的中枢神经系统感染为化脓性脑膜炎、病毒性脑膜炎、结核性脑膜炎,均表现为前囟饱满、颈项强直、意识障碍、抽搐或癫痫持续状态。化脓性脑膜炎:新生儿以金黄色葡萄球菌为主要致病菌,<3个月婴儿以大肠埃希菌为主要致病菌,婴幼儿以肺炎球菌、流感嗜血杆菌、脑膜球菌为主;年长儿主要为脑膜炎双球菌和肺炎链球菌感染。病毒性脑膜炎以柯萨奇病毒和埃可病毒感染最常见,夏秋季多见,乙型脑炎夏季多见,腮腺炎病毒脑膜炎冬春季多见,而单纯疱疹脑膜炎无明显季节性。结核性脑膜炎多发生于<3岁未接种卡介苗婴幼儿,在结核感染后1年内发生。另外中毒型痢疾脑型急性起病、高热、剧烈头痛、反复呕吐、呼吸不规则等。嗜睡、谵妄、抽搐、昏迷,抽搐易发生呼吸衰竭。

（五）感染性心肌炎

是感染性疾病引起的心肌局限或弥漫性炎性病变,为全身疾病的一部分,心肌炎最常见的病因是腺病毒,柯萨奇病毒A和B、埃可病毒和巨细胞病毒、艾滋病病毒（HIV）也可引起心肌炎,典型心肌炎表现有呼吸道感染症状,发热、咽痛、腹泻、皮疹、心前区不适,严重的腹痛、肌痛。重症者或新生儿病情凶险可在数小时至2天内暴发心力衰竭、心源性休克表现烦躁不安、呼吸困难、面色苍白、末梢青紫、皮肤湿冷、多汗、脉细数、血压下降、心音低钝、心动过速、奔马律、心律失常等可致死亡。

（六）泌尿系感染

泌尿系是小儿常见的感染部位,尤其<7岁儿童多见,严重的泌尿系感染可引起严重脓毒症而危及生命,泌尿系感染大多数由单一细菌感染,混合感染少见,病原菌主要是大肠埃希菌占60%~80%,其次为变形杆菌、克雷伯杆菌、铜绿假单胞菌、也有G^+球菌如肠球菌、葡萄球菌等,新生儿B族链球菌占一定比例,免疫功能低下者,可发生真菌感染。此外,沙眼衣原体、腺病毒也可引起感染。年长儿常有典型尿路刺激症状;小年龄儿常缺乏典型泌尿系统症状,只表现发热、呕吐、黄疸、嗜睡或易激惹;多数小儿尤其<2岁婴幼儿,发热是唯一症状,而尿检有菌尿改变。泌尿系感染所致的发热未能及时治疗,可致严重脓毒症。Hober-man等报道在有发热的泌尿系感染婴幼儿中,经[99]锝二巯丁二酸肾扫描证实约60%~65%为肾盂肾炎。泌尿系感染小儿原发性膀胱输尿管反流率达30%~40%,值得临床注意,凡泌尿系感染者应在专科医师指导下,进一步影像学检查:超声检查、静脉肾盂造影（IVP）、排泄性肾盂造影（VCUG）和放射性核素显影等。

（七）人禽流感病毒感染

在我国发病甲型禽流感病毒（H5N1亚型）感染是鸟类的流行病,可引起人类致病,其病死率高。由鸟禽直接传播给人是人感染 H5N1 的主要形式,WHO 指出 12 岁以下儿童最易禽流感感染。人禽流感,其潜伏期一般 2～5 d,最长达 15 d,感染后病毒在呼吸道主要是下呼吸道复制,可播散至血液、脑脊液。临床特点:急性起病,早期表现为其他流感症状,常见结膜炎和持续高热,热程 1～7 d,可有呼吸道症状和消化道症状。50％患儿有肺实变体征,典型者常迅速发展为呼吸窘迫综合征(ARDS)为特征的重症肺炎,值得注意的是儿童感染后,常肺部体征不明显,甚至疾病进入典型重症肺炎阶段,临床也会仅表现为上呼吸道感染症状而缺乏肺炎体征。少数患儿病情迅速发展,呈进行性肺炎、ARDS、肺出血、胸腔积液、心力衰竭、肾衰竭等多脏器功能衰竭死亡率达 30％～70％。有以下情况者预后不佳,白细胞减少,淋巴细胞减少,血小板轻度减少和转氨酶、肌酸、磷酸激酶升高,低蛋白血症和弥散性血管内凝血(DIC)。

（八）手足口病

由柯萨奇 A16(也可由 A5、A10 等型)及肠道埃可病毒 71 型(EV71)引起流行,近年来在亚太地区及我国流行的手足口病部分由 EV71 感染所致,病情凶险,除手足口病变外易引起严重并发症,以脑损害多见,可引起脑膜炎、脑干脑炎、脑脊髓炎,引起神经源性肺水肿表现为急性呼吸困难、发绀、进行性低氧血症,X 线胸片示双肺弥漫渗出改变,引起神经源性心脏损害、出现心律失常、心脏受损功能减退、循环衰竭、死亡率高。临床:①可见有手足口病表现,急性起病,手足掌、膝关节、臀部有斑丘疹或疱疹、口腔黏膜疱疹,同时伴肌阵挛、脑炎、心力衰竭、肺水肿;②生活于手足口病疫区,无手足口病表现,即皮肤、手足掌及口腔未见疱疹、皮疹,但发热伴肌阵挛或并发脑炎、急性弛缓性麻痹、心力衰竭、肺水肿,应及早诊断早治疗。对手足口病伴发热患儿应密切观察病情变化,若出现惊跳、肌阵挛或肌麻痹、呼吸改变,可能迅速病情恶化危及生命,应及时送医院抢救。

五、实验室指标

(1)依患儿危重程度选择有关实验室检查。

低危:①常规查尿常规以排除尿路感染;②不必常规作血化验或 X 线胸片。

中危:①尿常规;②全血象、CRP;③血培养;④胸片[T＞39 ℃和(或)WBC＞20×10⁹/L 时];⑤脑脊液检查(＜1 岁)。

高危:①全血象;②尿常规;③血培养;④胸片;⑤脑脊液;⑥血电解质;⑦血气分析。

(2)外周血白细胞总数、中性粒细胞比例和绝对值升高,若同时测血清 C-反应蛋白(CRP)升高,多提示细菌感染,当 WBC＞(15～20)×10⁹/L,提示严重细菌感染。

(3)CRP 在正常人血中微量,当细菌感染引发炎症或组织损伤后 2 h 即升高,24～48 h 达高峰,临床上常作为区别细菌感染和病毒感染的指标。CRP＞20 mg/L 提示细菌感染。CRP 升高幅度与细菌感染程度正相关,临床上 CRP 100 mg/L 提示脓毒症严重感染。CRP＜5 不考虑细菌感染。在血液病、肿瘤、自身免疫性疾病也可增高。

(4)血降钙素原(PCT):PCT 被公认为鉴别细菌感染和病毒感染的可靠指标,其敏感性和特异性均较 CRP 高,健康人血清水平极低,当细菌感染时,PCT 即升高,升高程度与细菌感染严重程度呈正相关,而病毒感染时 PCT 不升高或仅轻度升高。PCT＞0.5 mg/L 提示细菌感染,局部或慢性感染只有轻度升高,全身性细菌感染才大幅度升高,PCT 也是细菌感染早期诊断指标和评价细菌感染严重程度的指标。

(5)尿常规:发热但无局灶性感染的＜2 岁小儿,应常规进行尿常规检查,尿沉渣每高倍视野白细胞＞5/HP 提示细菌感染。

(6)脑脊液检查:发热但无局灶性感染的小婴儿,常规脑脊液检查,脑脊液白细胞数增加提示细菌感染。

发热婴儿低危标准:临床标准,既往体健,无并发症,无中毒症状,经检查无局灶感染。实验室标准:WBC(5～15)×10⁹/L,杆状核＜1.5×10⁹ 或中性杆状核/中性粒细胞＜0.2,尿沉渣革兰染色阴性,或尿 WBC＜5/HPF,腹泻患儿大便 WBC＜5/HPF,脑脊液 WBC＜8/mm³,革兰染色阴性。

严重细菌感染筛查标准:①外周血白细胞总数＞15×10⁹/L;②尿沉渣白细胞＞10/HP;③脑脊液白

细胞＞8×10⁶/L，革兰染色阳性；④X线胸片有浸润。

六、发热的处理

发热如不及时治疗，极易引起高热惊厥，将给小儿身体带来一定损害，一般当体温（腋温）＞38.5 ℃时予退热剂治疗，WHO建议当小儿腋温＞38 ℃应采用安全有效的解热药治疗。

（一）物理降温

物理降温包括降低环境温度、温水浴、冷盐水灌肠、冰枕、冰帽和冰毯等。新生儿及小婴儿退热主要采取物理降温如解开衣被、置22 ℃～24 ℃室内或温水浴降温为主。物理降温时按热以冷降，冷以温降的原则，即高热伴四肢热、无寒战者予冷水浴、冰敷等降温，而发热伴四肢冰冷、畏寒、寒战者予30 ℃～35 ℃温水或30％～50％的温乙醇擦浴，至皮肤发红转温。

（二）药物降温

物理降温无效时，可用药物降温，儿童解热药应选用疗效明确、可靠安全、不良反应少的药物，常用对乙酰氨基酚、布洛芬、阿司匹林等。

1. 对乙酰氨基酚

对乙酰氨基酚又名扑热息痛，为非那昔丁的代谢产物。是WHO推荐作为儿童急性呼吸道感染所致发热的首选药。剂量每次10～15 mg/kg，4～6 h可重复使用，每日不超过5次，疗程不超过5 d，＜3岁1次最大量＜250 mg。服药30～60 min血浓度达高峰，不良反应少，但肝肾功能不全或大量使用者可出现血小板减少、黄疸、氮质血症。

2. 布洛芬

布洛芬是环氧化酶抑制剂，是FDA唯一推荐用于临床的非甾体抗炎药。推荐剂量为每次5～10mg/kg。每6～8小时1次，每日不超过4次。该药口服吸收完全，服药后1～2 h血浓度达高峰，半衰期1～2 h，心功能不全者慎用，有尿潴留、水肿、肾功能不全者可发生急性肾衰竭。

3. 阿司匹林

阿司匹林是应用最广泛的解热镇痛抗炎药，因不良反应比对乙酰氨基酚大得多，故WHO不推荐3岁以下婴幼儿呼吸道感染时应用，目前不作常规解热药用，主要限用于风湿热、川崎病等。剂量每次5～10 mg/kg，发热时服1次，每日3～4次。不良反应：用量大时可引起消化道出血，某些情况下可引起瑞氏综合征（如患流感、水痘时）、过敏者哮喘、皮疹。

4. 阿司匹林赖氨酸盐

阿司匹林赖氨酸盐为阿司匹林和赖氨酸复方制剂，用于肌内、静脉注射。特点：比阿司匹林起效快、作用强，剂量每次10～25 mg/kg，不良反应少。

5. 萘普生

解热镇痛抗炎药，解热作用为阿司匹林的22倍。剂量每次5～10 mg/kg，每日2次。口服2～4 h血浓度达高峰，半衰期13～14 h，适用于贫血、胃肠疾病或其他原因不能耐受阿司匹林、布洛芬的患儿。

6. 类固醇抗炎退热药

类固醇抗炎退热药又称肾上腺糖皮质激素，通过非特异性抗炎、抗毒作用，抑制白细胞致热源生成及释放，并降低下丘脑体温调节中枢对致热源的敏感性而起退热作用，并减轻临床不适症状。但因为：①激素可抑制免疫系统，降低机体抵抗力，诱发和加重感染，如结核、水痘、带状疱疹等；②在病因未明前使用激素可掩盖病情，延误诊断治疗，如急性白血病患儿骨髓细胞学检查前使用激素，可使骨髓细胞形态不典型而造成误诊；③激素退热易产生依赖性。故除对超高热、脓毒症、脑膜炎、无菌性脑炎或自身免疫性疾病可使用糖皮质激素外，对病毒感染应慎用，严重变态反应和全身真菌感染禁用。必须指出的是糖皮质激素不应作为普通退热药使用，因对机体是有害的。

7. 冬眠疗法

超高热、脓毒症、严重中枢神经系统感染伴有脑水肿时，可用冬眠疗法，氯丙嗪＋异丙嗪首次按

0.5～1mg/kg,首次静脉滴入半小时后,脉率、呼吸均平稳,可用等量肌内注射 1 次,待患儿沉睡后,加冰袋降温,对躁动的患儿可加镇静剂,注意补足液体,维持血压稳定。一般 2～4 h 体温下降至 35 ℃～36 ℃(肛温),一般每2～4 h重复给冬眠合剂 1 次。

注意:退热剂不能预防热性惊厥,不应以预防惊厥为目的使用退热剂。通常不宜几种退热剂联合使用或交替使用,只在首次用退热剂无反应时,考虑交替用二种退热剂。没有感染指征或单纯病毒感染不应常规使用抗菌药物。急性重症感染或脓毒症时,宜早期选用强力有效抗菌药物,尽早静脉输注给药,使用强力有效抗菌药物后才能使用激素,且在停用抗菌药前先停激素。

(王金花)

第二节　剧烈啼哭

剧烈啼哭(severe cry)是婴幼儿对来自体内或体外不良刺激引起不适的一种本能反应,2 岁以下小儿,一般不能用语言表达或语言表达能力尚不成熟,而是用啼哭这种形式来表达。一般分为:生理性啼哭(physiologic cry)和病理性啼哭(pathologic cry)。如果只为达到某种要求的啼哭,称之为生理性啼哭;疼痛是机体不适,由疼痛或其他因素引起的啼哭,处理不及时,有可能产生严重的后果,这种啼哭称之为病理性啼哭。临床上因啼哭而来诊的婴幼儿,特别是长时间或阵发性剧烈啼哭者,一定要仔细检查,找出病因,及时处理。

一、啼哭的特点

(一)时间

婴幼儿缺乏语言表达能力,多数是以啼哭来表达某种要求,故婴幼儿啼哭多是生理性的。这种啼哭的特点是:啼哭的时间多较短暂,当要求得到或以玩具分散注意力时,啼哭即停止,活动如常。不同的生理要求有不同的啼哭时间,如在进食 4 小时或午夜的啼哭多为饥饿所致。每于进食时啼哭或一会儿吸乳一会儿啼哭,则可能是鼻塞或口腔炎影响吸乳所致;或可能乳头过短,奶嘴过小不能吸到足够的奶量。若进食后抽出奶头或奶嘴即啼哭,则可能为进食不足或奶嘴过大吸入过多的空气所致。患有某些疾病时,常因无力吸乳而啼哭,如先天性心脏病、肺部疾患或严重贫血等。排便时啼哭要注意肠炎、肛裂、脱肛、尿道口炎、尿道畸形等。疾病所致的啼哭,因致哭原因不能马上去除,常为持续性啼哭或反复发作。

(二)声调

生理性啼哭在声调上较为平和一致。但在 2 岁以上的幼儿,有时为达到要挟的目的会将声调忽然提高,出现哭声时高时低的特点,这种声调提高的时间不长,要求得到满足即中止;未能满足时,也不会长时间高声啼哭。高调尖叫声或哭声发直的啼哭多为脑部疾病所致,如颅内出血、胆红素脑病、脑膜炎等,称为脑性啼哭或脑性尖叫。哭声嘶哑多为喉部疾病所致,如喉炎、喉头水肿或白喉。哭声嘶哑而低调者,见于声带损伤或甲状腺功能低下患儿。哭声细小提示先天性肌弛缓综合征或疾病严重衰弱无力。猫叫样哭声提示染色体异常。

(三)强弱

突然啼哭,哭声洪亮,往往是受惊吓或被刺痛等强烈刺激引起;伴有烦躁不安、面色苍白者,多为腹痛引起,如肠套叠、嵌顿疝或肠痉挛等。哭声细弱,或为低钾,或病情严重。哭声由强变弱,全身软弱无力,呈困倦无力状者,多为病情严重的表现。哭声嘶哑,多为发音器官疾病。

二、生理性啼哭的常见原因

(一)饥饿性啼哭

在餐前发生,哭声响亮,抱起婴儿时头转向母体一侧,做吸吮的动作,喂乳后仍哭,应注意是否奶头过大、过小、过短致吸吮困难;或因母乳分泌过多或过少,不能及时咽下或咽下过少。

(二)外界环境刺激

外界环境刺激包括尿布湿了,衣服过多、过少、粗糙不平,硬物或不洁性刺激,过强的声、光刺激,情绪变化、口渴、睡眠不足、体位不当,饮食改变如断奶、食物过冷过热、喂乳不当咽气过多、见到生人、大便前肠蠕动加剧及不良习惯(喜抱或昼眠夜哭)等。

(三)要挟性啼哭

哭声洪亮或时大时小,可伴有自暴行为,不予理睬,自行止哭。

(四)生理性夜啼

生理性夜啼多见于4个月内的婴儿,表现为昼眠夜哭,即白天睡的很多,夜晚则很兴奋,喜抱和逗其玩耍,熄灯或大人睡觉时即啼哭不止,为习惯问题,6个月后多有缓解。婴儿躯体不适时,饥饿、过冷过热、被服过重、噪音刺激等,或睡眠环境改变,也可出现夜啼。睡眠时被惊吓,特别是被反复惊吓,则会形成条件反射而夜啼。

三、肠道疾病引起的啼哭

任何疾病都是引起病理性啼哭的常见原因,处理不及时往往会带来严重的后果。

(一)肠套叠(intussusception)

肠套叠是婴幼儿病例性啼哭最常见且特征性的疾病。患儿表现为突然阵发性剧烈啼哭,多伴有面色苍白、屈腿,每次发作约数分钟,发作后可入睡或玩耍如常。以后反复发作,发作次数越多,持续时间越长,间歇时间越短,则示病情越重应积极治疗。病程中有呕吐,初期为内容物,继之为胆汁,甚至粪质。发病后数小时可有血便(开始可有正常大便)。腹部以扣及腊肠状包块为特征,但如套至结肠肝曲亦可扪不到包块。对可疑病例做肛查、腹部B超、空气灌肠进行X检查,以便确定诊断。后者对肠套叠具有确诊价值。但如肠套叠已超过24 h,不宜做灌肠检查,以免发生肠穿孔。

(二)婴幼儿阵发性腹痛(infant paroxysmal abdominalgia)

婴幼儿阵发性腹痛为功能性疾病。多见于4个月内的小婴儿,起病常在出生后1~2周,多在喂乳时或傍晚发生,表现为阵发性啼哭,烦躁不安,严重者可产生阵发而规律的剧哭,持续数分钟至数十分钟后转而安静入睡。发作时肠鸣音亢进,但无腹部包块,亦无血便及面色苍白,排气或排便后可缓解。需与肠套叠鉴别。原因可能与更换饮食或进食糖类过多致肠积气有关。

(三)嵌顿疝(incarcerated hernia)

嵌顿疝为婴幼儿啼哭的常见原因。突然发作为其特征,过去多有同样发作史。检查腹股沟有疝囊突出可明确诊断。

(四)肠道感染(intestinal infection)

常因腹痛引起婴幼儿啼哭。多伴有典型的消化道症状,如腹泻、呕吐、发热。查体肠鸣音亢进。排便后腹痛可暂时缓解。

(五)肠道寄生虫(intestinal parasitosis)

学爬后的婴幼儿,特别是生活在农村者,常感染肠道寄生虫,以蛔虫、蛲虫多见。蛔虫引起的腹痛可呈发作性,不甚剧烈(胆道蛔虫排除),患儿哭闹时体态不定,腹软喜按,肠鸣音亢进,常反复发作,有排蛔虫史或大便检查发现蛔虫卵可明确诊断。蛲虫所致啼哭常发生在睡眠时,蛲虫从肛门爬出引起肛周瘙痒,哭时可在肛门周围发现蛲虫。驱虫后阵发性啼哭可缓解。

(六)其他肠道疾病

其他肠道疾病包括各种机械性肠梗阻、腹腔脏器穿孔、腹膜炎等。机械性肠梗阻常伴有呕吐,呕吐物为梗阻部位以上的胃肠内容物,有时可见肠型,扪及包块,肠鸣音早期亢进,有气过水声。腹膜炎者可有腹膜刺激征,但在婴幼儿常不典型。

四、神经系统疾病引起的啼哭

神经系统疾病如颅内出血、颅内感染、颅内占位性疾病等均可引起颅内压增高,引起啼哭,往往为高调尖叫性啼哭,伴有呕吐,常为喷射性呕吐。婴儿癫痫亦可以啼哭为先导,继而抽搐。周围神经炎如维生素 B_1 缺乏症,多在夜间啼哭,声音嘶哑,腱反射异常。此外,还有以下几种具有特征性啼哭的神经系统疾病。

(一)新生儿破伤风(newborn tetanus)

啼哭具有特征性,且是最早出现的症状。因为咀嚼肌痉挛不能吸乳,患儿啼哭,但哭不成声,同时有找乳头的动作,喂奶患儿又拒食,继续啼哭不止,表现出想吃又不能吃的症状。因此,新生儿破伤风的主诉往往是长时间啼哭、拒乳。患儿拒抱或转换体位时哭喊加剧,并伴有发热、牙关紧闭、苦笑面容。

(二)脊髓灰质炎(poliomyelitis)

由脊髓灰质炎病毒引起,主要侵犯中枢神经系统,以脊髓前角运动神经细胞受损明显。在瘫痪前期有感觉过敏的表现,患儿拒抱,一碰即哭,烦躁不安,同时伴发热、出汗等。

五、其他疾病引起的啼哭

任何引起疼痛的疾病均可导致患儿啼哭,仔细查体可找到炎症或损伤部位,常见的有以下几种疾病。

(一)口腔疾病

患儿口腔疾病时,常因吸乳疼痛而啼哭。患儿可同时有拒食、流涎。检查口腔可见黏膜有溃疡或糜烂,患有鹅口疮时口腔黏膜有不易擦去的白色膜状物。

(二)中耳炎(otitismedia)

婴幼儿耳咽管短且呈水平位,上呼吸道感染时很容易蔓延到中耳。典型的中耳炎有耳流脓,不典型者可无耳流脓的症状。婴幼儿啼哭伴发热而又无明确病因时,应想到中耳炎的可能,及时检查耳鼓膜。

(三)低钙血症

低钙血症的小儿神经肌肉兴奋性高,早期可出现兴奋、烦躁、啼哭、易激动、惊跳、睡眠不安。注意询问户外活动情况,有无鱼肝油添加史,有无长期腹泻史,查体有无佝偻病体征,化验血清钙<2 mmol/L和(或)钙剂治疗有效可明确诊断。

(四)病理性夜啼

最常见为活动性佝偻病,患儿可伴有多汗、枕秃、前囟过大或闭合延迟等,患蛲虫病时,雌虫常在夜间爬出肛门产卵,肛门瘙痒引起婴幼儿夜啼。严重维生素 B_1 缺乏,可出现脑型脚气病的症状,患儿烦躁不安,并有夜啼,同时伴有前囟饱满、头后仰等症状。湿疹、荨麻疹可因痒感引起患儿啼哭。

六、诊断

首先应根据婴幼儿啼哭的时间、声调、强弱和伴随症状等,区别是生理性啼哭,还是病理性啼哭。生理性啼哭一般时间不长,声调、强弱较平和一致,不伴有其他症状。如啼哭时间过长、声调尖叫,可能有中枢神经系统疾病,应注意是否伴有呕吐、发热、精神异常,检查囟门有无饱满隆起等。伴有症状对诊断很重要。如面色好,食欲和大小便正常,无呕吐,多为生理性啼哭。如面色苍白、便秘、呕吐者,应注意是否有肠梗阻。阵发性啼哭应注意肠套叠的可能。肠套叠的发展是以小时计算的,延误诊断,轻则失去非手术复位的机会,重则会发生肠穿孔,因此,对任何一个长时间啼哭或阵发性啼哭者,都应排除肠套叠的可能。对于夜啼的婴幼儿,还应注意有无活动性佝偻病。

(梁联防)

第三节　呼吸困难

呼吸困难(dyspnea)指患者主观上感觉到缺氧和呼吸费力,客观上表现为辅助呼吸肌参与呼吸运动,出现呼吸增快,或呼吸节律、深度及呼气/吸气相之比发生改变。

一、发生机制

正常呼吸维持是一个复杂的生理过程,包括呼吸中枢的控制,神经、化学感受器的反射调节,胸廓的正常结构及运动,呼吸道畅通及足够通气,血循环正常,使吸入肺泡的氧气能与血液中的二氧化碳进行有效的交换等。在病理因素作用下,以上任何一环节发生障碍,均可引起机体缺氧和(或)二氧化碳潴留而致呼吸困难。机体通过辅助呼吸肌参与呼吸运动及呼吸频率、深度等的改变进行代偿,有时仍可维持血气正常;当代偿不全时,即可导致血 PaO_2 降低和(或) $PaCO_2$ 升高,严重者出现低氧血症（Ⅰ型呼吸衰竭）和(或)高碳酸血症（Ⅱ型呼吸衰竭）。

二、病因及分类

临床上根据病因和发生部位不同,呼吸困难可归纳为肺源性、心源性、中毒性、神经精神性和血源性呼吸困难。

(一)肺源性呼吸困难

呼吸系统疾病时,通气、换气功能障碍导致机体缺氧和(或)二氧化碳潴留所致。临床上又可细分为三种类型。

1.吸气性呼吸困难

炎症、水肿、痉挛、异物或肿瘤等因素使上呼吸道(喉部、气管、支气管等)狭窄和阻塞所致。表现为吸气显著费力,吸气相延长,严重者由于呼吸肌极度用力,胸腔负压增加而出现三凹征。喉部炎性水肿导致狭窄时,可伴有犬吠样咳嗽;喉软骨发育不全梗阻时,可出现高调吸气性喉鸣;鼻腔或咽部梗阻时则可出现张口呼吸及鼾声。此外,较小婴儿常不会张口呼吸,也可引起吸气性呼吸困难。

2.呼气性呼吸困难

主要由于肺泡弹性减弱和(或)细小支气管等下呼吸道炎症、水肿和痉挛所致。常见于喘息型支气管炎、支气管哮喘和弥漫性毛细支气管炎等疾病。表现为呼气费力和缓慢,呼吸时间延长,可伴有呼吸音降低和呼气哮鸣音。

3.混合性呼吸困难

主要由于肺或胸腔病变使肺泡面积减少,换气功能障碍所致二见于重症肺炎、重症肺结核、严重肺不张、弥漫性肺间质性疾病、大量胸腔积液、气胸和广泛性胸膜增厚等疾病,表现为吸气和呼气均费力,呼吸频率增快,深度变浅,可伴有异常呼吸音和湿性啰音。

(二)心源性呼吸困难

主要见于各种严重心血管疾病,如先天性心脏病、心肌炎和心力衰竭等引起,表现为混合性呼吸困难。

左心衰竭所致的呼吸困难较为严重,其发生原因和机制为:①肺淤血,气体弥散能力下降。②肺泡弹性减退,肺活量减少。③肺泡张力增高及肺循环压力增高,对呼吸中枢具有反射性刺激作用。

急性左心衰患儿可出现夜间阵发性呼吸困难和心源性哮喘,其发生原因和机制是:①睡眠时迷走神经兴奋性增高,冠状动脉收缩,心肌供血减少,心功能降低;②小支气管收缩,肺通气量减少;③卧位时肺活量减少,下半身静脉回心血量增加,使肺淤血加重;④睡眠时呼吸中枢敏感性降低,对肺淤血引起的轻度缺氧反应迟钝,只有当淤血加重,缺氧明显时刺激呼吸中枢引起应答反应。

　　右心衰竭所致的呼吸困难相对较轻,主要体循环淤血所致:其发生机制是:①右心房和上腔静脉压升高,刺激压力感受器反射性地兴奋呼吸中枢;②血氧含量降低,无氧酵解增强,酸性代谢产物(乳酸、丙酮酸等)增加,刺激呼吸中枢;③胸腹腔积液、淤血性肝脏肿大,使呼吸运动受限。儿科临床上主要见于某些先天性心脏病和重症肺炎合并右心衰者。

　　此外,各种原因所致的急性或慢性心包积液也可引起呼吸困难,主要机制是大量心包渗出液填塞心包或心包纤维性增厚、钙化并发生缩窄,使心脏舒张受限,体循环淤血所致。

　　(三)中毒性呼吸困难

　　由代谢性酸中毒、某些中枢性抑制药(巴比妥类和吗啡类等)、某些化学毒物(一氧化碳、亚硝酸盐、苯胺类等)引起。水杨酸盐和氨茶碱中毒也可兴奋呼吸中枢引起呼吸深快。各种原因(重症感染并休克、心肺复苏后、慢性肾炎并尿毒症、糖尿病酮症酸中毒、有机酸血症等)所致代谢性酸中毒时,酸性代谢产物堆积,动脉血 H^+ 浓度增高,刺激颈动脉窦和主动脉体化学感受器,或脑脊液中 H^+ 浓度增高,直接刺激呼吸中枢,使肺通气量增大,出现呼吸困难(深大呼吸)。巴比妥类、吗啡类等中枢性抑制药中毒时,可抑制呼吸中枢引起的呼吸困难。一氧化碳、亚硝酸盐和苯胺类等可与血红蛋白结合,分别形成碳氧血红蛋白和高铁血红蛋白,使之失去携氧能力,导致组织细胞缺氧,出现呼吸困难。氰化物等化学毒物氰化物可抑制细胞色素氧化酶的活性,影响细胞呼吸作用(细胞内窒息),导致组织缺氧,出现呼吸困难。

　　(四)神经精神性呼吸困难

　　神经性呼吸困难主要由于各种原因所致颅内压增高和(或)供血减少刺激/损害呼吸中枢所致,如脑炎、脑膜炎、中毒性脑病、颅内出血、缺氧缺血性脑病等均可引起呼吸中枢过度兴奋,最终导致脑水肿、颅内压增高及脑疝引起呼吸困难,严重者出现呼吸衰竭;急性感染性多发性神经根炎、脊髓灰质炎、急性脊髓炎、重症肌无力危象、严重低钾血症、有机磷中毒,肉毒中毒所致末梢神经和(或)呼吸肌麻痹而引起的呼吸困难,也属神经性呼吸困难范畴(严格地说,应该是神经肌肉性呼吸困难)。精神性呼吸困难主要由于过度通气诱发呼吸性碱中毒(如过度换气综合征)所致。

　　(五)血源性呼吸困难

　　严重贫血患者,红细胞数量减少,血氧含量下降,不能满足机体组织对氧的需求,刺激呼吸中枢,代偿性引起呼吸困难;若存在贫血性心功能不全时,呼吸困难更加明显。大出血或休克时,由于缺氧和血压下降,刺激呼吸中枢,呼吸加快。

三、诊断与鉴别诊断

　　正常小儿呼吸频率:新生儿为 40 次/分,婴幼儿为 30 次/分,儿童为 20 次/分左右。发现患儿存在呼吸困难时,应正确判断呼吸困难的程度,并积极寻找呼吸困难的原因,并对其进行正确分类。

　　(一)呼吸困难的程度

　　临床上,将呼吸困难程度分为轻、中、重三度,即:①轻度:患儿仅表现为呼吸增快或节律略有不整,哭闹或活动后可出现轻度青紫,睡眠不受影响;②中度:患儿烦躁不安,呼吸急促,可有节律不整,鼻翼扇动,点头呼吸,明显三凹征(吸气时胸骨上窝、锁骨上窝和肋间隙凹陷),活动受限,影响睡眠,安静时口周青紫,吸氧后有所缓解;③重度:上述呼吸困难症状明显加重,患儿极度烦躁或处于抑制状态,可出现张口呼吸、端坐呼吸、呻吟喘息,且有呼吸深度和节律改变(呼吸浅表或深浅不一、呼吸暂停等),口周及四肢末梢青紫严重,吸氧不能使青紫缓解。明确呼吸困难的严重程度,对临床治疗具有重要指导意义。

　　(二)呼吸困难的病因

　　临床上,明确呼吸困难的病因并正确分类(肺源性、心源性、中毒性、神经精神性和血源性呼吸困难)在疾病诊断、鉴别诊断和治疗方面具有极其重要意义。

1.肺源性呼吸困难

主要由上呼吸道疾病、下呼吸道疾病、胸腔及胸廓疾病等引起。

(1)上呼吸道疾病:鼻后孔闭锁、鼻炎、鼻甲肥厚、Pierre-Robin综合征(小下颌和舌后坠)、巨舌症、先天性喉喘鸣(喉软骨软化病)、喉蹼、喉囊肿、扁桃体炎(极度肥大)、咽后壁脓肿、会咽炎、急性喉-气管炎、声门下狭窄、气管软化、气管异物气管外部受压(颈部、纵隔肿瘤或血管畸形)等。

(2)下呼吸道疾病:各种肺炎、湿肺、肺透明膜病、胎粪吸入综合征、支气管肺发育不良、支气管扩张、肺水肿、肺出血、肺不张、肺大疱、肺囊肿、隔离肺、肺脓肿、肺栓塞、急性呼吸困难综合征、膈疝、朗格罕组织细胞增生症、特发性肺含铁血黄素沉着症、肺泡蛋白沉积症和肺部肿瘤等。

(3)胸腔及胸廓疾病:各种病因所致胸腔积液、气胸、液气胸、纵隔积气、胸廓畸形,或腹压增高(腹水、腹胀或腹部肿物)使膈肌运动受限等。

不同年龄小儿,其引起不同类型肺源性呼吸困难的病因有所不同。不同年龄患儿肺源性呼吸困难的常见病因见表8-2。

表8-2　不同年龄患儿肺源性呼吸困难的常见病因

类型	新生儿	婴幼儿	年长儿
吸气性呼吸困难	急性上呼吸道感染、先天性喉蹼、先天性喉软骨软化症、鼻后孔闭锁、声门下狭窄、Pierre-Robin综合征	急性喉炎、喉头水肿、喉痉挛、咽后壁脓肿、支气管异物、气管炎	感染、过敏、化学刺激所致急性喉梗阻、气管异物
呼气性呼吸困难	慢性肺疾病(支气管肺发育不良)	毛细支气管炎、婴幼儿哮喘、支气管淋巴结结核	儿童哮喘病、嗜酸性粒细胞增多性肺浸润
混合性呼吸困难	肺透明膜病、胎粪吸入综合征、肺出血、肺不张、肺水肿、肺发育不全、先天性膈疝、食管气管瘘、气漏、脓胸	支气管肺炎、肺结核、脓胸、气胸、肺气肿、肺不张、肺水肿、肺大疱、纵隔气肿	肺炎、肺脓肿、脓胸、气胸、肺气肿、肺不张、肺水肿、支气管扩张、支气管异物、结缔组织病肺部浸润、胸部外伤

2.心源性呼吸困难

呼吸困难是心力衰竭的常见症状,可见于各种心血管病如先天性心脏病、风湿性心脏病、病毒性心肌炎、心肌病、心内膜弹力纤维增生症合并心力衰竭时;青紫性心脏病(法洛四联症、重度肺动脉狭窄,肺动脉高压、肺动静脉瘘等)缺氧发作、心律失常(阵发性室上性心动过速等)、急性或慢性心包积液时,可出现呼吸困难。此外,急性肾炎严重循环充血、严重贫血患儿并心力衰竭时,也可出现呼吸困难。

左心衰竭所致的呼吸困难较为严重,其临床特点为:①基础疾病存在,如风湿性心脏病等。②活动时呼吸困难出现或加重,休息时减轻或消失;卧位时明显,坐位时或立位时减轻,故患儿病情较重时,往往被迫采取半坐位或端坐位(端坐呼吸)。③两肺底或全肺可闻及湿性啰音。④心影异常,肺野充血或肺水肿。⑤应用强心剂、利尿剂和血管扩张剂改善左心功能后,呼吸困难好转。

急性左心衰时,患者夜间出现阵发性呼吸困难,表现为睡眠中突感胸闷气急而清醒,惊恐不安,被迫坐起。轻者数分钟内症状逐渐减轻或消失;重者端坐呼吸,面色青紫,大汗淋漓,出现哮鸣音,咳粉红色泡沫痰,两肺底湿啰音,心率增快,可有奔马律(心源性哮喘)。

右心衰竭所致的呼吸困难相对较轻,主要由体循环淤血所致。其临床特点是:①基础疾病所致,如重症肺炎和某些先天性心脏病等。②静脉压升高表现,包括颈静脉怒张、淤血性肝脏肿大和下肢水肿等。③心率、呼吸增快,口周青紫。④应用强心剂和利尿剂后,呼吸困难好转。

临床上,呼吸困难患儿有时伴有哮喘,其病因可以是肺源性,也可以是心源性。两者的鉴别非常重要,因为其治疗方法完全不同。肺源性与心源性哮喘的鉴别见表8-3。

表 8-3 肺源性和心源性哮喘的鉴别

	肺源性	心源性
病史	既往有哮喘病史、过敏病史	既往有心脏病史
发作时间	任何时候,冬、春、秋季多发	常在夜间睡眠时出现,阵发性,端坐呼吸
肺部体征	双肺哮鸣音,呼气延长,可有其他干、湿啰音	双肺底可闻及较多湿啰音
心脏体征	正常	心脏扩大,心动过速,奔马律,器质性心脏杂音
胸部 X 线	肺野透亮度增加,肺气肿	肺淤血表现、心脏扩大

3. 中毒性呼吸困难

严重代谢性酸中毒,巴比妥类及吗啡类等中枢性抑制药和有机磷中毒时,均可出现呼吸困难。代谢性酸中毒呼吸困难的特点是:①基础疾病(糖尿病酮症和尿毒症等)存在;②呼吸深长而规则,可伴有鼾音,即所谓酸中毒深大呼吸(Kussmaul 呼吸)。中枢性抑制药引起呼吸困难的特点是:①药物中毒史;②呼吸缓慢、深度变浅,伴有呼吸节律改变,即所谓 Cheyne-Stokes 呼吸(潮式呼吸)或 Biots 呼吸(间停呼吸)。此外,一氧化碳中毒所致碳氧血红蛋白血症,亚硝酸盐、苯胺类、磺胺和非那西丁所致高铁血红蛋白血症,苦杏仁等含氰苷果仁中毒、氰化物中毒所致组织细胞缺氧(细胞内窒息症)等也可引起呼吸困难。

4. 神经精神性呼吸困难

该症多见于重症颅脑疾患(脑出血、脑炎、脑膜炎、脑脓肿、脑外伤及脑肿瘤等),表现为呼吸深慢,并由呼吸节律改变,如双吸气(抽泣样呼吸)、呼吸突然停止(呼吸遏止)等中枢性呼吸衰竭症状,同时伴昏迷、反复惊厥或青紫等。少部分患儿可出现呼吸中枢过度兴奋表现如呼吸急促、深大,严重者发生呼吸性碱中毒。肋间肌麻痹患儿除有辅助呼吸肌参与呼吸运动出现三凹征外,尚有呼吸急促、浅表及矛盾呼吸运动,即吸气时胸廓下陷而腹部隆起;呼气时则相反。呼吸肌麻痹患儿在呼吸困难的同时,常伴有肢体弛缓性瘫痪或吞咽困难(舌咽肌麻痹)。膈肌麻痹时腹式呼吸消失,X 线透视下无横膈运动。精神性(心因性)呼吸困难主要见于过度换气综合征患者,多见于女性青少年,自觉憋气、头晕、乏力、焦虑,呼吸困难突然发生,为叹息样呼吸,有时伴手足抽搐。

5. 血源性呼吸困难

该症主要见于严重贫血、大出血和休克患者。患儿因红细胞数量减少,血氧含量下降,刺激呼吸中枢,反射性引起呼吸困难;若存在贫血性心功能不全时,临床上呼吸困难更加明显,表现为呼吸浅和心率快同时出现。大出血和休克时,由于有效血容量下降,血压下降和组织缺氧,反射性刺激呼吸中枢引起呼吸加快。

(梁联防)

第四节 黄 疸

黄疸(jaundice)是由于胆色素代谢障碍,血清胆红素含量增高,使皮肤、巩膜、黏膜等组织及某些体液被染成黄色的一种临床征象。正常血清总胆红素(STB)含量在 17.1 μmol/L 以下。当 STB>17.1 μmol/L,但<34.2 μmol/L 时为隐性黄疸或亚临床黄疸;34.2~171 μmol/L 为轻度黄疸,171~342 μmol/L 为中度黄疸,>342 μmol/L 为重度黄疸。黄疸是肝功能不全的一种重要的病理变化,但并非所有的黄疸都是肝功能障碍引起的,例如红细胞破坏引起的溶血性黄疸,胆管阻塞引起的阻塞性黄疸。此外,新生儿存在生理性黄疸期。

一、胆红素的正常代谢

(一)胆红素的来源

人体80%～85%的胆红素是血液循环中衰老的红细胞在肝、脾及骨髓的单核—吞噬细胞系统中分解和破坏的产物。红细胞破坏释放出血红蛋白,然后代谢生成游离珠蛋白和血红素,血红素经微粒体血红素氧化酶的作用,生成胆绿素,进一步被催化还原为胆红素。其余15%～20%来自骨髓中无效造血的血红蛋白和含有亚铁血红素的非血红蛋白物质(如肌红蛋白、过氧化氢酶及细胞色素酶),这种胆红素称为"旁路胆红素"(shunt bilirubin)。

(二)非结合胆红素的形成

从单核—吞噬细胞系统(肝、脾、骨髓)释放出来的游离胆红素是脂溶性的、非结合性的(未与葡萄糖醛酸等结合),在血液中与清蛋白(少量与α_1-球蛋白)结合,以胆红素-蛋白复合体的形式存在和运输。由于其结合稳定,几乎不溶于水,不能自由透过各种生物膜,故不能从肾小球滤过。胆红素定性试验呈间接阳性反应,故称这种胆红素为非结合胆红素,也称间接胆红素。该胆红素对中枢神经系统有特殊亲和力,能透过血脑屏障而引起胆红素脑病(核黄疸)。

(三)结合胆红素的形成

肝细胞对胆红素的处理,包括摄取、结合、分泌三个过程。以清蛋白为载体的非结合胆红素随血流进入肝脏,到达肝细胞膜时,清蛋白即与胆红素分离,然后迅速被肝细胞摄取。被摄取的胆红素在肝细胞内和配体结合蛋白(Y蛋白和Z蛋白,主要是Y蛋白)结合,被运送至肝细胞的光面内质网,在此胆红素与配体结合蛋白分离,在葡萄糖醛酸转移酶存在时,胆红素与尿苷二磷酸葡萄糖醛酸作用,形成双葡萄糖醛酸胆红素和单葡萄糖醛酸胆红素,即结合胆红素。这种胆红素的特点是水溶性大,能从肾脏排出,胆红素定性试验呈直接阳性反应,故称这种胆红素为结合胆红素,也称直接胆红素。结合胆红素在肝细胞质内,与胆汁酸盐一起,经胆汁分泌器,被分泌入毛细胆管,随胆汁排出。由于毛细胆管内胆红素浓度很高,故胆红素由肝细胞内分泌入毛细胆管是一个较复杂的耗能过程。

(四)胆红素的肠肝循环

结合胆红素经胆管随胆汁排入肠道,在肠道细菌作用下,发生水解、还原反应,脱去葡萄糖醛酸,生成胆素原。肠道中的胆素原大部分被氧化随粪便排出,称为粪胆素。仅小部分(10%～20%)被肠黏膜重吸收,经门静脉到达肝窦,重新转变为结合胆红素,再随胆汁排入肠腔,称"胆红素的肠肝循环"。在胆红素的肠肝循环过程中仅有极少量胆素原进入体循环,经肾脏从尿中排出。

胆红素的正常代谢过程见图8-1。

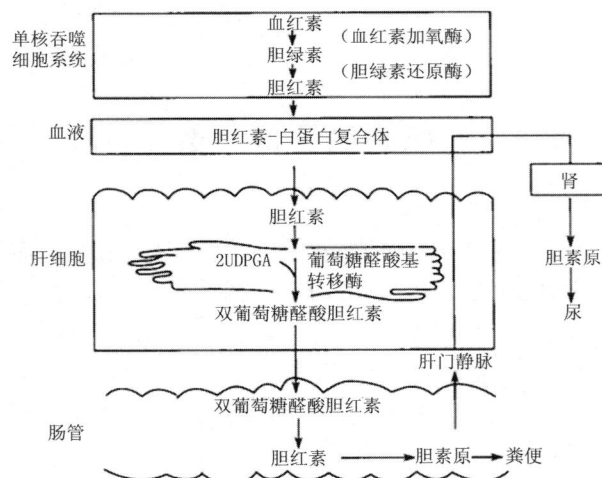

图8-1 正常胆色素代谢途径

二、黄疸的分类和发病机制

(一)黄疸的分类

根据血中升高的胆红素的类型分为高非结合胆红素性黄疸及高结合胆红素性黄疸两大类;按发病原因可分为溶血性、肝细胞性和梗阻性黄疸;按发病机制可分为胆红素产生过多性、滞留性及反流性黄疸;按病变部位可分为肝前性、肝性和肝后性黄疸。

(二)黄疸的发病机制

无论哪种分类方法,黄疸的发生归根到底都源于胆红素的某一个或几个代谢环节障碍。发生胆红素代谢障碍的原因有以下几个方面。

1.胆红素生成过多

胆红素在体内形成过多,超过肝脏处理胆红素的能力时,大量非结合胆红素即在血中积聚而发生黄疸。非结合胆红素形成过多的原因包括溶血性与非溶血性两大类。临床上任何原因引起大量溶血,红细胞破坏过多,导致大量的血红蛋白释放,血中非结合胆红素增多而引起的黄疸,称为溶血性黄疸。非溶血性的胆红素形成过多则多见于无效造血而产生过多胆红素。在一些贫血的患儿,由于骨髓红细胞系统增生,骨髓内无效性红细胞生成增多,这种红细胞多在"原位"破坏,而未能进入血循环,或是进入血循环后红细胞生存的时间很短(数小时),而使非结合胆红素增多。

2.肝细胞处理胆红素的能力下降

肝细胞对胆红素的摄取、结合或排泄障碍,使血中胆红素积聚而引起黄疸,为肝细胞性黄疸发生的原因。

3.胆红素排泌障碍

由于胆道梗阻,肝内结合胆红素不能排到肠道,结合胆红素逆流入血而引起黄疸,为梗阻性黄疸发生的原因。

黄疸的分类、发病机制及常见疾病见表8-4。

表 8-4 黄疸的分类、发病机制及常见疾病

黄疸类型		发病机制		常见疾病
高未结合胆红素黄疸	肝前性	胆红素生成过多	溶血性	新生儿溶血性黄疸(血型不合)
				血红蛋白异常:镰状细胞贫血、珠蛋白生成障碍性贫血
				红细胞膜异常:遗传性球形细胞增多症、遗传性椭圆细胞增多症
				先天性红细胞酶异常:丙酮酸激酶缺乏、葡萄糖-6-磷酸脱氢酶缺乏
				自身免疫溶血性贫血
			非溶血性	旁路性高胆红素血症
				严重贫血
				先天性骨髓性卟啉症
	肝性	胆红素摄取障碍		Gilhert 综合征(轻型)
		胆红素结合障碍		新生儿高胆红素血症
				肝未成熟迁延性新生儿黄疸
				Grigler-Najjar 综合征(肝葡萄糖醛酸基转移酶缺乏)
				母乳性黄疸
				家族性一过性黄疸(Lucey-Driscoll)
高结合胆红素黄疸		胆红素分泌障碍		Dubin-Johnson 综合征
				Rotor 综合征
		胆汁分泌障碍——肝内胆汁淤积		先天性肝内胆管闭锁

黄疸类型	发病机制	常见疾病
	胆红素摄取、结合和胆汁分泌混合性障碍——肝细胞黄疸	肝炎(病毒性、中毒性、药物性等)
		病毒性肝炎
		感染中毒性肝炎
		先天性梅毒、弓形体病
		某些先天性代谢病:半乳糖血症、酪氨酸血症等
肝后性	胆道阻塞性——梗阻性黄疸	先天性胆管闭锁、先天性胆总管囊肿
		胆道结石、胆道蛔虫或分支睾吸虫
		原发性胆汁性肝硬化

三、各型黄疸的特点和临床常见疾病

(一)肝前性黄疸

肝前性黄疸包括溶血性高胆红素血症和非溶血性高胆红素血症。

1.溶血性黄疸

红细胞大量破坏时,生成过量的非结合胆红素,远超过肝细胞摄取、结合和排泄的限度,使非结合胆红素潴留于血中而发生黄疸。按发病原因可分为先天性溶血性黄疸和获得性溶血性黄疸。先天性溶血性疾病主要包括:①红细胞膜缺陷,如遗传性球形红细胞增多症,椭圆形红细胞贫血;②酶的异常,如红细胞缺乏葡萄糖-6-磷酸脱氢酶和谷胱甘肽合成酶缺乏;③血红蛋白结构异常或合成缺陷,如镰状细胞性贫血和地中海贫血。获得性溶血性疾病主要包括:①血型不合所致溶血性贫血;②不同原因弥散性血管内凝血;③溶血尿毒综合征;④阵发性夜间血红蛋白尿;⑤与感染、物理化学、毒物、药物及恶性疾病等有关的免疫性溶血。

溶血性黄疸的临床特征:①有与溶血相关疾病史。②皮肤、巩膜轻度黄染,呈浅柠檬色。③在急性发作时可出现溶血反应,表现为发热、寒战、呕吐、腰背酸痛,慢性溶血时症状轻微,常伴有面色苍白。④皮肤无瘙痒。⑤多有脾大。⑥骨髓增生活跃,血清铁和网织红细胞增加。⑦血清总胆红素增高,除溶血危象外,胆红素一般不超过 $85\ \mu mol/L$,以非结合胆红素增高为主,占80%以上。因为溶血持续时间较长,溶血性贫血引起的缺氧、红细胞破坏释放出的毒性物质等,可导致肝细胞损伤、肝功能减退,可能会有小量结合胆红素反流入血。⑧尿中尿胆原增加而无胆红素,急性发作时有血红蛋白尿,呈酱油色,慢性溶血时尿内含铁血黄素增加。⑨24 小时粪中粪胆原排出量增加。⑩在遗传性球形红细胞增多时,红细胞渗透脆性增加,地中海贫血时渗透脆性降低。

2.非溶血性高胆红素血症

骨髓内未成熟红细胞破坏过多,引起的旁路性高胆红素血症,此时循环中红细胞无溶血现象,见于严重贫血、先天性骨髓性卟啉症等。

(二)肝性黄疸

各种原因引起的肝脏对胆红素摄取、结合或排泌障碍所致。

1.肝细胞对胆红素摄取障碍

肝细胞摄取胆红素能力不足,可能因为胆红素与白蛋白不易分离、胆红素不易透过肝细胞膜或 Y、Z 蛋白异常。其代谢特点是:血中非结合胆红素增高,血清胆红素定性试验呈间接阳性反应,尿内无胆红素,粪和尿排出的尿(粪)胆原偏低,无溶血征象,转氨酶正常。可见于下列原因:①由于肝细胞受损害(如病毒性肝炎或药物中毒),使肝细胞摄取非结合胆红素的功能降低;②新生儿肝脏的发育尚未完善,肝细胞内载体蛋白少,因而肝细胞摄取胆红素的能力不足;③Gilbert 综合征。该病是一种先天性、非溶血性非结合胆红素增高症,可能由于肝细胞窦侧微绒毛对胆红素的摄取障碍所致,多发生于年长儿,亦可于婴儿或儿童

期发病,除有长期间歇性黄疸外,常无明显症状。应用苯巴比妥能使血清胆红素降至正常水平。重型病例除肝脏对非结合胆红素的清除能力降低外,还发现肝组织内 UDP-葡萄糖醛酸基转移酶活性降低。

2.肝细胞对胆红素结合障碍

胆红素被肝细胞摄取后,在滑面内质网由葡萄糖醛酸转移酶催化,与葡萄糖醛酸结合,如果此酶缺乏或活力不足,均能影响结合胆红素的形成。其代谢特点是:血清非结合胆红素增高,呈间接阳性反应,尿内无胆红素,尿(粪)胆素原从粪和尿排出明显减少,多无贫血,转氨酶正常。可见于下列原因:①肝细胞受损害(如病毒性肝炎或药物中毒),使肝内葡萄糖醛酸生成减少或 UDP-葡萄糖醛酸基转移酶受抑制。②新生儿肝内 UDP-葡萄糖醛酸基转移酶的生成不足(在出生后 10 个月左右才趋完善)。③母乳性黄疸:可能与母乳内含有对 UDP-葡萄糖醛酸基转移酶有抑制作用的物质,也有学者认为因母乳内 β-葡萄糖醛酸苷酶进入患儿肠内,使肠道内非结合胆红素生成增加有关,或是母乳喂养患儿肠道内使胆红素转变为尿、粪胆原的细菌过少所造成,其特点是非溶血性非结合胆红素升高,常与生理性黄疸重叠且持续不退。婴儿一般状态良好,停母乳喂养 3~5 天后,黄疸明显减轻或消退有助于诊断。④Luce-Driscoll 综合征,又名暂时性家族性高胆红素血症,其发病机制与患儿母亲在妊娠末三个月血浆中出现抑制葡萄糖醛酸转移酶的物质有关,出生后即发生黄疸,血中胆红素可达 340~850 μmoL/L(20~50 mg/dL),易发生胆红素脑病(核黄疸),如不及时治疗可危及生命。⑤Crigler-Najjar 综合征:这是一种伴有胆红素脑病(核黄疸)的先天性非溶血性、家族性黄疸,分为 I 型和 II 型。I 型为重型,属常染色体隐性遗传,由葡萄糖醛酸转移酶完全缺如所致,一般在出生后第 3~4 d 出现黄疸,血浆中非结合胆红素浓度很高,大于 340 μmol/L(20 mg/dL),严重时可达 425~765 μmol/L(25~45 mg/dL),常规肝功能试验及肝组织学检查无明显异常,预后不良,绝大多数患儿在出生后 18 个月内并发胆红素脑病(核黄疸),苯巴比妥治疗无效,光照疗法或可暂时降低血浆中非结合胆红素浓度;II 型为中型,又称 Arias 综合征,为常染色体显性遗传,系肝脏葡萄糖醛酸转移酶部分缺乏或活力低下所致,血浆中非结合胆红素浓度小于 340 μmol/L(20 mg/dL),黄疸多于生后不久出现,但有时直到儿童期或青春期才出现,胆红素脑病(核黄疸)罕见,苯巴比妥能降低血清中胆红素浓度,预后相对较好。

3.肝细胞对胆红素排泄障碍

肝细胞内结合胆红素与胆固醇、胆汁酸盐、卵磷脂、水及电解质组成胆汁,通过高尔基复合体和微绒毛,分泌到毛细胆管。由于先天性或获得性原因导致肝细胞胆汁排泄障碍,结合胆红素排入毛细胆管受阻。"单纯的"或选择性胆红素分泌障碍极少见。其胆色素代谢特点是:血清内结合胆红素明显升高,呈直接阳性反应,尿中胆红素阳性,粪和尿内尿(粪)胆素原减少,大多数患儿伴有血清碱性磷酸酶升高和肝功能损害。常见疾病有:

(1)Dubin-Johnson 综合征,又称为慢性特发性黄疸,为遗传性结合胆红素增高 I 型,属常染色体隐性遗传病,常有家族史,青年期发病居多,也可于儿童期发病。肝细胞对酚四溴酞钠(BSP)的排泄正常或中度潴留,90 分钟后再次出现高峰,可能是由于肝细胞对胆红素和有机阴离子排泄有先天性缺陷,胆红素不能定向地向毛细胆管分泌而反流入血窦,使血清内结合胆红素增多,表现为间歇性黄疸,可转为良性过程,临床少见。

(2)Rotor 综合征,遗传性结合胆红素增高 II 型,亦属常染色体隐性遗传,与 Dubin-Johnson 综合征相似,但肝脏外观不呈现黑褐色,肝细胞内无特异色素颗粒沉着,口服胆囊造影显影,肝细胞对 BSP 排泄障碍,90 分钟后无再次升高,可能是由于肝细胞储存胆红素的能力降低所致,临床罕见。

(3)α_1 抗胰蛋白酶缺乏性肝病,是遗传性 α_1 抗胰蛋白酶缺乏引起的代谢性肝脏疾病,为常染色体隐性遗传,新生儿期即发生胆汁淤积性黄疸。

(4)家族性肝内胆汁淤积性黄疸:新生儿期即可起病,多于儿童期或青年期发病,反复性黄疸,伴有皮肤瘙痒、肝脾大、脂肪泻、发育不良、佝偻病等,血清总胆红素增高,以结合胆红素增高为主,血清碱性磷酸酶增高,胆固醇正常。

(5)病毒性肝炎或药物(如异烟肼、氯丙嗪、睾丸酮)等导致肝细胞排泄胆汁障碍,引起后天性肝内胆汁淤积,可能与自身免疫、滑面内质网功能受损、毛细胆管内胆汁受到抑制有关。

4.肝细胞对胆红素的摄取、结合和胆汁分泌混合性障碍

胆色素代谢的任一环节发生障碍都有可能引起黄疸,但在疾病过程中,黄疸的发生,往往不是某单一环节障碍的结果,常涉及多个环节。可见于:

(1)肝细胞性黄疸。一旦肝细胞受损害,不仅可影响肝细胞对非结合胆红素的摄取、结合胆红素的形成,甚至影响到肝胆汁的分泌。其胆色素代谢变化也比较复杂,一方面肝细胞对非结合胆红素摄取障碍和结合胆红素生成减少,血清非结合胆红素增多,另一方面肝细胞分泌胆汁功能受损,肝胆汁分泌障碍,肝内胆汁淤积,或由于肝内小胆管炎,引起机械性阻塞,而使胆汁从肝细胞反流入血,而且分泌到毛细胆管的胆汁,亦可通过变性坏死的肝细胞或肝细胞之间的间隙反流入血,而使血清结合胆红素增多,因此胆红素定性试验可呈双相阳性反应,尿内胆红素阳性,由于排入肠道的胆汁减少,粪胆原和尿胆原多为减少。肝细胞损伤原因包括:病毒性肝炎、感染所致肝脏损害(先天性梅毒、弓形虫病、巨细胞病毒、风疹病毒及某些细菌感染等)、中毒所致肝脏损害(包括物理、化学、生物因素等)、某些先天性代谢病(半乳糖血症、酪氨酸血症、肝豆状核变性)等。

(2)新生儿生理性黄疸。与以下原因有关:出生后,血液内原来过多的红细胞被破坏,非结合胆红素生成过多;肝细胞内载体蛋白-Y蛋白少,肝细胞摄取非结合胆红素的能力不足;肝细胞内胆红素葡萄糖醛酸基转移酶生成不足,结合胆红素生成少;肝细胞胆汁分泌器发育不完善,对肝胆汁分泌的潜力不大;肠肝循环增加。此种黄疸以血清非结合胆红素增多为主,如无先天性胆红素代谢缺陷,可以逐渐消退。

(3)药物性黄疸。药物可干扰胆红素代谢,也可发生免疫性肝损害,通过停药、休息和保肝治疗后,一般很快可以痊愈。

(三)肝后性黄疸

胆汁由胆管排入肠道受阻,导致阻塞上部的胆管内大量的胆汁淤积,胆管扩张,压力升高,胆汁通过破裂的小胆管和毛细胆管而流入组织间隙和血窦,引起血内胆红素增多(胆汁酸盐也进入血循环),产生黄疸。常见于结石、寄生虫、胆管炎症、肿瘤或先天畸形等,使胆道狭窄或阻塞。其胆色素代谢特点是:血清结合胆红素明显增多,尿内胆红素阳性,尿胆原和粪胆原减少,如胆道完全阻塞,尿(粪)胆原可以没有,但是阻塞上部胆道有感染,结合胆红素可被细菌还原为尿(粪)胆原,吸收入血由肾脏排出。此外胆汁排泄不畅,长期淤积,可导致肝功能损伤影响非结合胆红素在肝脏的代谢。

四、诊断

首先必须明确有无黄疸,然后根据病史、体征、实验室检查对黄疸病因做进一步分析。

(一)病史

黄疸发病缓急、发病年龄,持续黄疸还是呈间歇性,是否进行性加重,有无皮肤瘙痒,是否伴随畏寒、发热,有无恶心、呕吐、食欲缺乏、腹痛、腹胀等消化道症状,有无尿及粪便颜色的改变,有无肝炎接触史、输血史、用药史、毒物接触史,既往有无类似发作史,是否有家族遗传病史。

(二)体征

皮肤黄疸的程度,是苍黄或暗黄,口唇和睑结膜的颜色,有无抓痕,有无瘀斑、瘀点、肝掌、蜘蛛痣等,腹部有无压痛、反跳痛、腹肌紧张,有无肝脾大,有无水肿、腹水,有无意识状态及肌张力改变,有无淋巴结肿大。

(三)实验室检查

1.肝功能试验

是最重要的实验室检查。①胆红素测定可帮助明确是否黄疸,区分非结合胆红素增高性黄疸与结合胆红素增高性黄疸;尿胆红素、尿胆原、粪中尿胆原测定有助鉴别溶血性黄疸、肝细胞性黄疸及梗阻性黄疸。②在血清酶学方面,肝细胞坏死时主要是转氨酶升高,胆汁淤积时以碱性磷酸酶、5-核酸磷酸酶、亮氨酸氨基肽酶升高为主,转氨酶升高大于正常值 4～5 倍,伴轻度碱性磷酸酶升高,提示弥漫性肝细胞病变如

病毒性肝炎,而碱性磷酸酶升高大于正常值 3～5 倍,则提示存在胆汁淤积。

2.血液检查

(1)全血细胞计数、网织红细胞计数、外周血涂片、红细胞渗透脆性实验、溶血实验协助诊断溶血性黄疸。

(2)血脂测定反映肝细胞的脂质代谢功能及胆系排泄功能。胆汁淤积时胆固醇和甘油三酯均可增高;肝细胞损伤严重时,胆固醇水平可降低。

(3)血浆凝血酶原时间测定:胆汁淤积性黄疸时,肌内注射维生素 K 可使延长的凝血酶原时间恢复或接近正常。严重肝病时凝血酶原合成障碍,凝血酶原时间延长,即使注射维生素 K 亦不能纠正。

(4)肝炎标志物及 AFP 检测有助于病毒性肝炎及肝癌诊断。

(四)辅助检查

1.腹部超声检查

该检查安全方便,可重复进行,故可作为黄疸鉴别诊断的首选方法。肝门及肝门以下梗阻时,肝内胆管普遍扩张,非梗阻性肝内胆汁淤积时则无胆管扩张。超声波对辨别肝内及肝门附近局灶性病变性质具有肯定的诊断价值,有利于判断胆结石、胆总管癌、胰头癌和肝癌。

2.电子计算机体层扫描(CT)

高密度的分辨率以及层面扫描使其以图像清晰、解剖关系明确的特点成为肝、胆、胰等腹部疾病的主要检查方法,对了解有无胆管扩张以及占位性病变有较重要参考价值。

3.磁共振成像(MRI)

因其具有较高的软组织分辨率,并能多方位、多序列成像,故常常能更清楚地显示病变的部位和性质。磁共振胰胆管造影(MRCP)能更好地显示胰胆管直径、走向及有无梗阻等,因此对梗阻性黄疸更具有诊断价值,甚至可替代有创性 ERCP 检查。

4.经十二指肠镜逆行胰胆管造影(ERCP)和经皮肝穿刺胆管造影(VFC)

两者都可显示胆管梗阻部位、梗阻程度以及病变性质,但 ERCP 较 PTC 创伤性小,当无胆管扩张时,ERCP 显示胆管的成功率高,并能了解胰腺病变对胆管的影响。FFC 更适用于高位胆管梗阻的诊断。

5.内镜和上消化道钡餐检查

如发现食管胃底静脉曲张有助于诊断肝硬化及其他原因所致的门脉高压。低张十二指肠造影可通过观察十二指肠形态了解十二指肠和胆囊、胆总管以及胰腺的关系,有助于辨别胆总管下端、胰头和壶腹癌。超声内镜有助于发现由十二指肠乳头癌、胆管癌或胰腺癌所致黄疸,经超声内镜细针穿刺进行胰腺活体组织学检查更有助于确定胰腺疾病性质。

6.放射性核素检查

静脉注射放射性核素或其标记物,利用肝摄取并可经胆汁排泄的原理,进行示踪图像分析,利用组织间放射性核素浓度差异提示病变部位,甚至包括功能代谢方面的变化,从而提高对肝内占位性病变的诊断准确率。

7.肝穿刺活体组织学检查

常用于慢性持续性黄疸的鉴别,尤其对遗传性非溶血性黄疸的鉴别更有价值。对有肝内胆管扩张者不宜进行,以免并发胆汁性腹膜炎。

8.腹腔镜和剖腹探查

腹腔镜很少用于黄疸的鉴别诊断,仅在少部分诊断十分困难的病例可考虑应用,但应十分谨慎。腹腔镜直视下进行肝穿较安全,比盲目穿刺更具诊断价值。如经多项认真检查仍不能明确诊断,而且疑有恶性病变时也可考虑剖腹探查以免延误治疗时机。

五、鉴别诊断

黄疸仅是一种临床表现,其涉及的疾病较多,而且某些疾病可同时兼有不同的机制,这就需要结合病史、临床症状、体征,以及实验室检查等进行综合分析,找出引起黄疸的原因。确定皮肤黄染为黄疸后,分析属于溶血性黄疸、肝细胞性黄疸、梗阻性黄疸。如为溶血性黄疸,进一步判断是血管内溶血,还是血管外溶血;如为肝细胞性黄疸,进一步判断是先天性,还是获得性;如为梗阻性黄疸,需进一步判断引起梗阻的疾病性质。溶血性黄疸、肝细胞性黄疸及梗阻性黄疸的鉴别见表 8-5。

表 8-5　溶血性黄疸、肝细胞性黄疸及梗阻性黄疸的鉴别

	溶血性黄疸	肝细胞性黄疸	梗阻性黄疸
病史特点	多有引起溶血因素、家族史、类似发作史	肝炎接触史、输血史、肝损药物应用史	反复发作或进行性加重
皮肤瘙痒	无	肝内胆汁淤积患儿可出现	常有
消化道症状	无	明显	轻重不一
腹痛	急性大量溶血时有	可有肝区隐痛	较多明显
肝脏	可稍大,软,无压痛	肝大,急性肝炎时质软,明显压痛;慢性时质硬,牙痛不明显	多不肿大,可有压痛
脾脏	肿大	多有肿大	多不肿大
血常规检查	贫血、网织红细胞增多	可有贫血、白细胞下降、血小板减少	白细胞增加
总胆红素	增加	增加或明显增加	增加或明显增加
非结合胆红素	增加	增加	增加
结合胆红素	正常,后期可增加	增加	明显增加
结合胆红素/总胆红素	<15%	>30%	>50%
尿中胆红素	阴性	阳性或阴性	强阳性
尿中胆素原	增多	不定	减少或无
粪中胆素原	增多	多无改变	减少或消失
丙氨酸转氨酶	正常	明显增加	正常或轻度增加
碱性磷酸酶	正常	正常或轻度增高	明显增高
γ-谷氨酸转肽酶	正常	可增高	明显增高
凝血酶原时间	正常	延长,不易被维生素 K 纠正	延长,能被维生素 K 纠正
胆固醇	正常	轻度增加或降低	明显增加
絮状试验	正常	阳性	多为阴性
血浆蛋白	正常	白蛋白降低、球蛋白增加	正常
特殊检查	骨髓象、溶血试验	肝组织活检	B 超、CT、ERCP

（梁联防）

第五节　呕　吐

呕吐是致吐因素通过呕吐中枢引起食管、胃、肠逆蠕动,并伴腹肌强力痉挛性收缩,迫使胃内容物从口腔、鼻腔排出。呕吐是儿科最常见的症状之一,消化系统和全身其他系统的疾患均可引起呕吐。其表现轻重不一。剧烈呕吐可致全身水、电解质紊乱及酸碱平衡失调,甚至危及生命;长期慢性呕吐可导致营养不良和生长发育障碍。

一、诊断与鉴别诊断

呕吐病因错综复杂,根据病因分类见表8-6。

表8-6　呕吐分类

类型	疾病
感染	①消化道为急性胃肠炎,消化性溃疡,病毒性肝炎,胰腺炎,胆囊炎,阑尾炎,肠道寄生虫病;②呼吸道为发热,扁桃腺炎,中耳炎,肺炎;③中枢神经系统为颅内感染(脑炎、脑膜炎、脑脓肿);④尿路感染,急性肾炎或肾盂肾炎,尿毒症;⑤败血症
消化道梗阻	肠梗阻,肠套叠,中毒性肠麻痹,先天性消化道畸形(食管闭锁、肥厚性幽门狭窄、肠闭锁、肠旋转不良、巨结肠、肛门直肠闭锁)
中枢神经病变	颅内占位性病变、颅脑损伤、颅内出血,呕吐型癫痫,周期性呕吐
代谢性疾病	糖尿病、酮症酸中毒,肾小管性酸中毒,低钠血症,肾上腺危象
中毒及其他	药物、农药、有机溶剂、金属中毒,误吞异物,晕车(船)

(一)诊断程序

1.首先要了解呕吐的时间、性质、内容物及伴有的症状

(1)时间:呕吐的时间随疾病不同而异。出生后即出现呕吐多为消化道畸形,幽门肥厚性狭窄的患儿常在出生后2周发生呕吐。进食后立即出现呕吐多提示食管和贲门部位病变。突然发生的呕吐且与进食相关者,考虑急性胃(肠)炎或食物中毒。

(2)性质:呕吐可分为3种类型。即溢乳、普通呕吐、喷射性呕吐。溢乳是奶汁从口角溢出,多发生在小婴儿;普通呕吐是呕吐最常见的表现;喷射性呕吐是大量的胃内容物突然从口腔、鼻孔喷涌而出。常由于颅内高压、中枢神经系统感染、幽门梗阻等引起。

(3)内容物:酸性呕吐物混有食物或食物残渣,常见于急性胃炎、溃疡病;呕吐物含有隔日宿食,见于幽门梗阻;呕吐物为咖啡色内容物时,考虑为上消化道出血、肝硬化食管胃底静脉曲张破裂出血;呕吐物伴胆汁,提示胆汁反流性胃炎,呕吐严重者可见于高位小肠梗阻及胆管蛔虫症;呕吐物有粪汁或粪臭,见于低位肠梗阻。

(4)伴随的症状:呕吐伴腹泻提示急性胃肠炎;呕吐伴便血多为消化道出血;呕吐伴腹胀,无大便,可能消化道梗阻;呕吐伴婴儿阵发性哭吵可见于肠套叠、嵌顿疝;呕吐伴腹痛要排除胆囊炎、胰腺炎、腹膜炎;呕吐伴有发热要考虑感染性疾病;呕吐伴有头痛、嗜睡、惊厥多为中枢神经系统感染。

2.体格检查

全身状态的检查不可忽视,如体温、脉搏、呼吸、血压、神志、精神状态等常可反映病情的轻重。重点检查腹部体征,是否有肠型、压痛、包块、肠鸣音等。如腹胀,甚至皮肤发亮并伴有静脉怒张,有肠型,说明有肠梗阻可能;右上腹触及包块,可能为幽门肥厚性狭窄;疑有中枢病变,应仔细检查脑膜刺激征及病理反射。

3.辅助检查

(1)常规检查:有以下项目。①血、尿、大便常规检查:常可初步明确呕吐原因。②血电解质检查:常可了解呕吐的程度及电解质紊乱情况。

(2)特殊检查:有以下项目。①腰穿:疑有颅内感染的患者应进行脑脊液检查。②肝功能:可帮助了解肝胆疾病的情况。③腹部B超:可了解腹部脏器及包块性疾病。④腹部X线与钡餐、电子胃镜检查:有助于诊断消化道的畸形、梗阻,食管、胃部炎症和溃疡性疾病。⑤头颅CT和MRI(磁共振成像):可确诊有无颅内出血、占位性病变。

(二)诊断思维

1.不同年龄阶段引起的呕吐

不同年龄阶段引起呕吐的疾病见表8-7。

表 8-7　不同年龄阶段引起呕吐的疾病

	内科疾病	外科疾病
新生儿期	新生儿感染、颅脑损伤、羊水吞入	消化道畸形、幽门肥厚性狭窄
婴幼儿期	喂养不当、胃食管反流、消化道感染、中枢感染、中毒性疾病	消化道畸形、胃食管异物、急腹症（肠梗阻、胆管蛔虫症、肠套叠）
儿童期	消化道炎症、溃疡、中枢感染、周期性呕吐	急腹症（阑尾炎、腹膜炎、嵌顿疝、胆管蛔虫症）、颅内病变（肿瘤、出血）

2.感染性与非感染性呕吐的鉴别

见图 8-2。

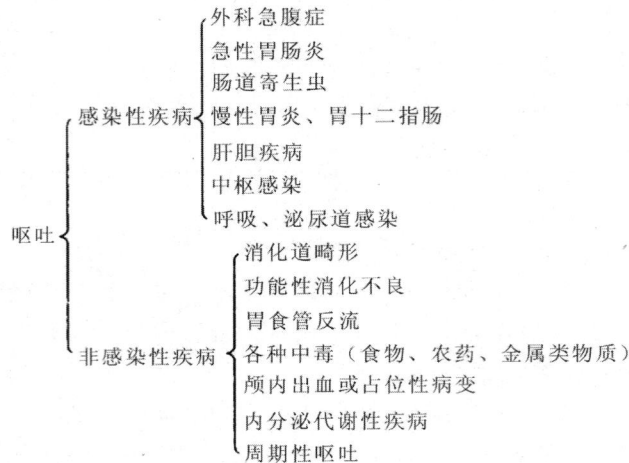

图 8-2　感染性与非感染性呕吐的鉴别

3.鉴别诊断

呕吐有以下疾病需鉴别。

(1)消化道畸形：包括食管闭锁、食管气管漏、膈疝，往往出生后不久即出现呕吐；幽门肥厚性狭窄常在出生后 2 周左右出现呕吐，同时可见胃蠕动波，在右上腹可扪及枣核样肿块；肠旋转不良、消化道重复畸形除呕吐外，常伴腹胀；先天性巨结肠及肛门闭锁行肛指检查时可发现，如有较多的粪便和气体随手指拔出而喷出，可能为巨结肠。消化道的畸形，常常出现腹部梗阻性的症状，要注意腹胀的情况、呕吐物的性质。如含胆汁和粪汁要考虑下消化道梗阻。可进行 X 线腹部平片或钡剂灌肠检查，对确诊食管闭锁、肠旋转不良、消化道重复畸形、先天性巨结肠及肛门闭锁有重要意义；B 超检查有助于先天性幽门肥厚性狭窄的诊断。

(2)急腹症：包括阑尾炎、腹膜炎、肠套叠、嵌顿疝、胆管蛔虫症、肠梗阻等疾病，起病急，往往伴有呕吐，但腹痛症状突出，腹部检查压痛、肌紧张、反跳痛等明显，肠套叠、嵌顿疝在腹部或腹股沟处可扪及块物。除肠套叠、嵌顿疝外，周围血象检查示白细胞和中性粒细胞均增高。腹部 X 线检查有助于腹膜炎、胆管蛔虫症、肠梗阻的诊断；B 超检查和空气灌肠可确诊肠套叠。

(3)感染性疾病：可分普通感染和颅内感染。①普通感染：如急慢性咽喉炎、中耳炎、急性肺炎、泌尿道感染、败血症等感染在发病的急性期都可以有呕吐表现，但同时应伴有鼻塞、流涕、打喷嚏、咽痛、咳嗽、耳痛等呼吸道症状，以及尿频、尿急、尿痛、血尿等泌尿道症状。血、尿常规和 X 线胸片检查可助诊断。②颅内感染：发热、头痛、嗜睡、呕吐、惊厥，且呕吐呈喷射状，提示中枢神经系统感染，应进行神经系统和脑脊液的检查，尽早做出脑炎、脑膜炎、脑脓肿等中枢感染性疾病的诊断。

(4)消化系统疾病：可有以下几种。①急性胃肠炎：是由肠道病毒和细菌引起的胃肠道的急性病变，主要表现为发热、恶心、呕吐、腹泻，但临床上常起病急，呕吐在先，在腹泻出现前容易误诊。临床诊断依赖病史、临床表现和大便的形状、肠道病原学的检测。②胃食管反流：典型的症状是反酸、反胃、打嗝、烧心，但儿童表现常不典型。新生儿常表现为频繁溢乳,婴幼儿常见反复呕吐,年长儿可有腹痛、胸痛、胸闷、反胃等。部分患者可有吸入综合征,引起口腔溃疡、咽喉炎、哮喘;婴幼儿重者可突然窒息死亡。24 h食管pH监测、食管胆汁反流检测和核素胃食管反流检查可以帮助诊断。③功能性消化不良:其表现是近1年内至少12周持续或反复出现上腹不适或疼痛,伴有餐后饱胀、腹部胀气、嗳气、恶心,呕吐等,且通过X线钡餐和胃镜检查没有发现食管、胃、肠等器质性疾病可解释的症状。④胃、十二指肠疾病:急性胃炎或慢性胃炎急性发作可表现为腹痛,以上腹痛或脐周痛为主,可伴餐后呕吐、恶心、嗳气、腹胀,寒冷及刺激性食物可加重,伴胃黏膜糜烂者可有呕血和黑便。消化性溃疡主要是指胃和十二指肠的溃疡,可发生在任何年龄,但学龄儿童明显增加。婴幼儿的主要症状是呕吐、食欲不振;学龄期儿童可有腹痛、腹胀、反酸、嗳气等表现,严重者可有呕血、黑便等症状。胃镜检查是急慢性胃炎和胃十二指肠溃疡的可靠方法,可直接观察到炎症的轻重、溃疡的变化。上消化道的钡餐造影也能帮助我们了解病变的情况。其他血常规、大便隐血和幽门螺杆菌检查能协助诊断。⑤周期性呕吐:表现为突然发生的反复、刻板的恶心、呕吐,呕吐症状很严重,可持续数小时和几天。呕吐的特点是在晚上和清早发生,50%的呕吐可呈喷射性,含有胆汁、黏液和血液,可伴有腹痛、头痛、心动过速等。呕吐发作严重者伴有脱水和电解质紊乱,大多的患者需要静脉补液。需做详细检查,排除器质性的疾病,方可诊断。

(5)各种中毒(药物、农药、金属类物质):其特点为病情呈急进性加剧;临床症状可累及全身各系统。误服或吸入是造成各种中毒的首要条件,应尽快了解误服的病史,或可以从患儿的气味辨别,或对血、尿、呕吐物和胃液进行快速检验,以利及早诊治。

(6)内分泌代谢性疾病:尤其是糖尿病酮症酸中毒,其表现恶心、呕吐、嗜睡,甚至昏迷。有时由于脱水、腹痛、白细胞增高而误诊为急腹症。临床上血糖增高和尿酮体阳性、血气酸中毒及原有的糖尿病病史有助诊断。

(7)颅内占位性病变:起病急骤,表现剧烈头痛、头晕、恶心、呕吐等,需做头颅CT和MRI明确诊断。

二、处理措施

(一)确立是否需要外科处理

决不能因对症治疗而延误诊断。

(二)一般治疗

对呕吐严重者应暂时禁食,防止呕吐物吸入到肺,引起窒息或吸入性肺炎;对有脱水和电解质紊乱的应积极纠正。

(三)对症治疗

根据不同病因,临床症状选用不同药物。

1.周围性镇吐药

(1)阿托品、颠茄可解除平滑肌的痉挛,抑制反应性的呕吐。

(2)吗丁啉为外周多巴胺受体拮抗剂,可增加食管下部括约肌的张力,增加胃蠕动,促进胃排空,防止胃、食管反流,抑制恶心、呕吐。

(3)莫沙必利。

2.中枢性镇吐药

(1)氯丙嗪为多巴胺受体阻滞剂,可抑制呕吐中枢,有强大的止吐作用;但肝功能衰竭和心血管疾病者禁用。

(2)甲氧氯普胺(胃复安)对中枢及周围性的呕吐都有抑制作用,不良反应为直立性低血压,消化性溃疡患者不宜应用。

(3)舒必利。除有抗精神病作用外,可用作中枢性止吐药,常用于周期性呕吐。

(4)维生素B_6及谷维素可调节自主神经,有轻度制吐作用,对使用红霉素和抗肿瘤药物引起的呕吐有效。

（四）病因治疗

根据不同的病因做出相应的治疗。

（李修贵）

第六节　咯　血

喉及喉以下呼吸道任何部位的出血,经口腔排出称为咯血。婴幼儿及体弱患儿不易将咯出物从口腔清除,而被吞咽后经肠道排出,亦可经鼻腔溢出或涌出。咯血可表现为痰中带血丝,或血与痰混合,或血凝块,或大量鲜血。依据出血量的多少可将咯血分为三度:Ⅰ度,痰中带血,失血量少于有效循环血量的5%,外周血红细胞计数及血红蛋白值无明显改变;Ⅱ度,一次或反复加重的咯血,失血量达有效循环血量的5%～10%,外周血红细胞计数及血红蛋白值较出血前降低10%～20%;Ⅲ度,大口咯血,口鼻喷血,失血量大于有效循环血量的15%,血压下降,外周血红细胞计数及血红蛋白值较出血前降低20%以上。咯血量与病因或病变性质有关,而与病变范围或病变的严重程度并不一定平行。如特发性肺含铁血黄素沉着症患儿,咯血症状常不明显,但是肺泡壁、毛细血管壁变性、增生及肺泡腔、细支气管腔出血量较多,常引起严重贫血及呼吸道阻塞症状。因此对大量咯血者要高度警惕,采取积极有效的止血措施,对仅有少量咯血症状者也不应疏忽麻痹,要详细询问病史,细致检查,弄清原因,妥善处理。

一、病因

咯血的病因很多,涉及面很广,主要有:

（一）气管、支气管疾患

如支气管扩张症、支气管内膜结核、气管炎、支气管炎、气管支气管肿瘤、支气管结石、支气管囊肿等。

（二）肺部疾患

如肺炎链球菌、金黄色葡萄球菌、流感嗜血杆菌等引起的细菌性肺炎,腺病毒、流感病毒、合胞病毒等引起的病毒性肺炎,白色念珠菌、放线菌、曲霉、隐球菌、毛霉等引起的真菌性肺炎、支原体肺炎、衣原体肺炎、卡氏肺孢子菌肺炎、肺结核,肺吸虫、血吸虫、蛔虫、钩虫、丝虫等引起的肺部寄生虫感染,特发性肺含铁血黄素沉着症,肺弥漫性间质性纤维化,肺部肿瘤,肺隔离症,肺出血-肾炎综合征,肺泡蛋白沉积症,肺囊肿等。

（三）心血管、肺循环改变

其主要包括各种原因引起的肺动脉高压,左心衰竭,肺动、静脉瘘,心脏瓣膜病,肺栓塞等。

（四）全身性疾病

如新生儿出血症、血友病、白血病、再生障碍性贫血、弥散性血管内凝血、血小板减少性紫癜、白塞病、系统性红斑狼疮、流行性出血热、遗传性毛细血管扩张症等。

（五）理化因素刺激

理化因素刺激主要包括放射性肺、异物吸入、胸部外伤、氯气、碳酸铵等吸入。

二、发病机制

（一）肺部微血管壁通透性增加

当肺部感染、中毒、血管栓塞时,病原体及代谢产物可直接损伤微血管或通过血管活性物质间接使微血管通透性增加,红细胞自扩张的微血管内皮细胞间隙进入肺泡引起咯血,该类咯血一般量比较少。

（二）支气管及肺血管壁损伤破裂

异物、外伤、医疗操作可直接损伤支气管、肺血管壁;病变直接侵犯血管,使血管破裂出血,常见的有空洞型肺结核、支气管扩张症、动脉瘤等。血管破裂所致咯血常为大咯血。

（三）肺血管压力增高

各种原因引起的肺血管压力增高，达到一定程度，红细胞通过血管壁向肺泡内渗透，出现咯血。如原发性肺动脉高压、左心衰竭引起肺静脉压力增高肺淤血等均可致咯血。

（四）凝血功能障碍

白血病、血友病、弥散性血管内凝血等由于凝血功能障碍，在全身出血的基础上亦可出现咯血。

（五）血管活性物质代谢障碍

肺部参与前列腺素、5-羟色胺、血小板活化因子、血管紧张素等多种血管活性物质的代谢，肺部病变可直接影响血管活性物质形成、释放、灭活，进而影响血管的舒缩效应，促使血小板聚集引起肺血管微血栓形成，而致咯血。

（六）其他

约有10％～20％咯血患儿，经各项检查均未能发现引起咯血的原发疾病，称此为特发性咯血。

三、诊断

（一）确定是否为咯血

咯血是指喉及喉以下呼吸道任何部位的出血，经口腔排出，因此首先要排除口腔及鼻咽部的出血，其次要注意与呕血进行鉴别（表8-8）。

表 8-8　咯血与呕血的鉴别

鉴别要点	咯血	呕血
病史	多有心肺病病史	多有胃病、肝病史
出血方式	咳出	呕出
出血前症状	咽部痒感、胸闷、咳嗽等	上腹部不适、恶习、呕吐等
血的颜色	多为鲜血	多为暗红、棕黑
血中混有物	痰、泡沫	常有食物残渣、胃液
酸碱反应	碱性	酸性
粪便	无改变，除非咽下部分血液	黑便、柏油样便
出血后的症状	常有少量血痰数日	无血痰
胸部 X 线	有肺部病变	无肺部病变
肺部体征	常有湿啰音	无阳性体征

（二）病史

应详细询问年龄、性别、病程、服药史、咯血量、性状及伴随症状以及是否早产，有无高浓度吸氧史、麻疹史、百日咳病史、结核接触史等；小婴儿咯血可见于先天性支气管肺畸形或发育不良、肺囊性纤维化等，儿童及青少年咯血可见于气管、支气管炎症、支气管扩张、肺结核、特发性肺含铁血黄素沉着症等；女性周期性咯血要考虑子宫内膜异位症；咯粉红色泡沫痰见于左心衰竭肺水肿，铁锈色痰见于大叶性肺炎，砖红色胶冻样痰见于克雷白杆菌肺炎。

（三）体格检查

对咯血患儿查体应观察精神反应、营养状况及有无全身出血表现，有无杵状指（趾）等，特别要对患儿进行全面细致、反复的胸部检查。

（四）相关辅助检查

1. 痰液检查

痰液检查是重要的检查项目，包括：肉眼观察痰液的颜色，如红色、粉红色、褐色均提示含有血液，粉红色泡沫痰见于肺水肿，铁锈色痰见于大叶性肺炎，果酱样痰见于肺吸虫病，脓血痰见于支气管扩张等；痰涂片、细菌及真菌培养、病毒分离等。

2.血液检查

主要查血常规及凝血功能。

3.影像学检查

主要包括胸部透视、胸片、胸部CT、仿真支气管CT等。

4.纤维支气管镜检查

可以明确出血原因及部位,并进行止血治疗,多用于一般止血效果不佳、诊断不明确的患儿。

5.动脉造影

有利于发现动脉瘤、有无血管栓塞,并对栓塞进行治疗。

四、鉴别诊断

(一)支气管扩张

多数病例有反复咯脓痰、咯血病史,有呼吸道感染、麻疹、百日咳、肺炎后咳嗽迁延不愈等,高分辨率CT显示支气管腔扩大的异常影像学改变,纤维支气管镜检查或局部支气管造影,可明确扩张的部位。

(二)大叶性肺炎

典型病例一般起病较急,有发热、咳嗽、胸痛、咯铁锈色痰等临床症状,致病菌以肺炎链球菌最多见,其次为葡萄球菌、大肠埃希菌、肺炎克雷白杆菌等,X线胸片显示肺叶或肺段的实变阴影。

(三)肺结核

典型病例有午后低热、盗汗、疲乏无力、体重减轻等结核中毒症状,应结合卡介苗接种史、结核病接触史、PPD皮试等对明确诊断有较大帮助,胸片可见病变多在肺门,表现为肺门结构不清或肿块影或为原发病灶、淋巴管炎、淋巴结炎组成的典型的"哑铃"状改变,痰中可找到结核分枝杆菌,一般抗菌治疗无效。

(四)气管、支气管炎

一般咯血量少,多表现为痰中带血,不持续,一般不反复,胸片表现为肺纹理增粗、紊乱,抗感染治疗有效。

(五)肺部真菌病

常发生于免疫力低下的患儿,长期应用抗生素、激素、免疫抑制剂或婴幼儿肺炎迁延不愈时,要考虑继发肺部真菌感染。肺部体征及胸片与一般肺部感染无特异性改变,经痰液或血液培养出真菌是确诊的依据。

(六)肺含铁血黄素沉着症

本病大多在7岁以前发病,以反复咳嗽、咯血、气促、喘鸣伴明显贫血为特征,贫血程度与咯血量不成比例,贫血为小细胞低色素性贫血,痰或胃液中查见含铁血黄素巨噬细胞是诊断的主要依据。

(七)肺栓塞

典型病例多在先天性心脏病、外伤、手术、血栓性静脉炎等后突然出现胸闷、胸痛、呼吸困难、咯血等症状,胸片及CT可见尖端指向肺门的楔形阴影,心电图检查可出现异常改变。

(八)弥散性血管内凝血

典型病例有导致弥散性血管内凝血的基础疾病,有多发出血倾向,血小板明显下降或进行性下降,凝血功能异常,咯血可为其全身出血的一部分。

五、治疗

咯血的治疗重点是及时制止出血,保持呼吸道通畅,防止气道阻塞窒息,维持患儿的生命功能,并同时进行病因治疗。

(一)一般治疗

1.镇静、休息与对症处理

Ⅰ度咯血出血量少,一般无须特殊处理,适当减少活动量,对症处理即可。Ⅱ度及Ⅱ度以上咯血常可危及患儿生命,应作紧急处理,首先宜取半卧位,如果发生大咯血窒息时,则取头低足高位,轻拍背部,助血液排出;如不能迅速改善,应及时气管插管,以保持气道通畅,并清除积血。镇静一般用苯巴比妥,镇咳药物一般不用,咳嗽剧烈时,酌情应用二氧丙嗪、喷托维林(咳必清)等,吗啡有强烈的抑制中枢咳嗽反射的作用,不宜使用。

2.观察与护理

进食易消化食物,保持大便通畅,避免用力屏气排便,对Ⅱ度及Ⅱ度以上咯血的患儿,应监测心率、呼吸、脉搏及血压,并做好大咯血与窒息的各项抢救准备。

(二)止血药物的应用

止血药物主要通过改善出凝血机制、毛细血管及血小板功能而起作用。常用的止血药物有血凝酶(立止血)、酚磺乙胺、维生素 K_1、氨基己酸、垂体后叶素、高渗氯化钠等。

(三)纤维支气管镜下止血

纤维支气管镜不仅能帮助确定出血部位,同时能清理积血并进行镜下止血治疗。

(四)手术治疗

出血部位明确,大咯血经内科治疗保守治疗无效,有发生窒息和休克可能,又无手术禁忌者,应及时手术治疗,以挽救患儿生命。

(五)病因治疗

细菌、真菌、寄生虫、结核杆菌、病毒感染引起者,及时予以有效的抗菌、驱虫及抗病毒治疗;对自身免疫性疾病,肺含铁血黄素沉着症等所致者,及时予以皮质激素治疗;对肿瘤引起者,应及时手术治疗等。

六、咯血并发窒息的识别抢救

窒息是咯血患儿迅速死亡的主要原因,应及早识别和抢救。当患儿出现:①烦躁不安、气促、发绀;②突然呼吸困难,伴明显痰鸣音、神情呆滞、发绀;③咯血突然中止、呼吸困难加剧、张口瞪目、双手乱抓、面色转灰白,均提示有窒息发生,应立即采取急救措施,重点是保持呼吸道通畅和纠正缺氧,将患儿置头低足高位,轻拍患儿背部,并清除口腔内血凝块,如不能迅速改善,则立即予以气管插管或气管切开,通畅气道,抢救的同时予以高流量吸氧。

(李修贵)

第七节　发　绀

发绀是指血液中还原血红蛋白增多使皮肤和黏膜呈青紫色改变的一种表现,也称为发绀。这种改变常发生在皮肤较薄、色素较少和毛细血管较丰富的部位,如口唇、指(趾)、甲床等。

一、发病机制

发绀是由于血液中还原血红蛋白的绝对量增加所致。当毛细血管内的还原血红蛋白超过50 g/L时皮肤和黏膜可出现发绀。但临床上发绀并不总是表示缺氧,缺氧也不一定都有发绀。若患儿血红蛋白大于180 g/L时,即使在机体的氧含量正常不至于缺氧的情况下,如果存在有50 g/L以上的还原血红蛋白亦可出现发绀。而严重贫血(Hb<60 g/L)时,即使所有的Hb都氧合了,但是Hb总量仍不足以为正常代谢运输足够的氧,即使不发绀也会缺氧。临床上,在血红蛋白浓度正常的患儿如 $SaO_2 < 85\%$(相当于22.5 g/L的血红蛋白未饱和)时,发绀却已经很明显。近年来也有临床观察资料显示:在轻度发绀的患儿中,有60%的患儿其 $SaO_2 > 85\%$。故而,在临床上所见发绀并不能完全确切反映动脉血氧下降的情况。

二、病因与分类

根据引起发绀的原因可将其作如下分类。

（一）血液中还原血红蛋白增加（真性发绀）

1. 中心性发绀

此类发绀的特点表现为全身性，除四肢及颜面外也可累及躯干和黏膜的皮肤。受累部位的皮肤是温暖的。发绀的原因多由心、肺疾病引起呼吸功能衰竭、通气与换气功能障碍、肺氧合作用不足，导致 SaO_2 降低所致。一般可分为：

（1）肺性发绀：即由于呼吸功能不全、肺氧合作用不足所致。常见于各种严重的呼吸系统疾病。常见病因有：①呼吸道梗阻：如新生儿后鼻孔闭锁、胎粪吸入、先天性喉、气管畸形、急性喉炎、惊厥性喉痉挛、气道异物、血管环或肿物压迫气管、溺水及变态反应时支气管痉挛等；②肺部及胸腔疾病：以重症肺炎最常见，其他疾病如新生儿呼吸窘迫综合征、支气管肺发育不良、毛细支气管炎、肺水肿、肺气肿、肺不张、胸腔较大量积液、气胸及膈疝等；③神经、肌肉疾病：中枢性呼吸抑制可引起呼吸暂停而致发绀，如早产儿中枢发育不成熟、新生儿围生期缺氧、低血糖、重症脑炎、脑膜炎、肺水肿、颅内压增高及镇静剂（如苯巴比妥）过量等。呼吸肌麻痹时也可致发绀，如感染性多发性神经根炎、重症肌无力及有机磷中毒等。

（2）心性发绀：由于异常通道分流，使部分静脉血未通过肺进行氧合作用而入体循环动脉，如分流量超过心排出量的1/3，即可出现发绀。常见于右向左分流的发绀型先天性心脏病，如法洛四联症、大动脉转位、肺动脉狭窄、左心发育不良综合征、单心房、单心室、动脉总干、完全性肺静脉连接异常、持续胎儿循环及动静脉瘘等。只有下肢发绀时，应考虑主动脉缩窄位于动脉导管前。此类疾病吸入100%氧后发绀不能缓解。心脏阳性体征、X线检查及彩色多普勒超声心动图检查有助于诊断。

（3）大气氧分压低：如高原病、密闭缺氧等。

2. 周围性发绀

此类发绀常由于周围循环血流障碍所致。其特点表现为发绀多为肢体的末端与下垂部位。这些部位的皮肤发冷，但若给予按摩或加温，发绀可减退。此特点可作为与中心性发绀的鉴别点。此型发绀可分为：

（1）淤血性周围性发绀：常见于引起体循环淤血、周围血流缓慢的疾病，如右心衰竭、渗出性心包炎、缩窄性心包炎、心包填塞、血栓性静脉炎、上腔静脉阻塞综合征、下腔静脉曲张等。

（2）缺血性周围性发绀：常见于引起心排出量减少的疾病和局部血流障碍性疾病，如严重休克、暴露于寒冷中和血栓闭塞性脉管炎、雷诺病（Raynaud病）、肢端发绀症、冷球蛋白血症等。

（3）混合性发绀：中心性发绀与周围性发绀同时存在。可见于心力衰竭等。

（二）血液中存在异常血红蛋白衍生物（变性血红蛋白血症）

血红蛋白分子由珠蛋白及血红素组成，血红素包括原卟啉及铁元素，正常铁元素是二价铁（Fe^{2+}），具有携氧功能；变性血红蛋白血症时，三价铁（Fe^{3+}）的还原血红蛋白增多，失去携氧能力，称为高铁血红蛋白血症。

1. 高铁血红蛋白血症

由于各种化学物质或药物中毒引起血红蛋白分子中二价铁被三价铁所取代，失去结合氧的能力。当血中高铁血红蛋白量达到30 g/L时可出现发绀。常见于苯胺、硝基苯、伯氨喹、亚硝酸盐、磺胺类、非那西丁及苯胺染料等中毒所致发绀，其特点是突然出现发绀，抽出的静脉血呈深棕色，虽给予氧疗但发绀不能改善，只有给予静脉注射亚甲蓝或大量维生素C，发绀方可消退，用分光镜检查可证实血中高铁血红蛋白血症。由于大量进食含亚硝酸盐的变质蔬菜而引起的中毒性高铁蛋白血症，也可出现发绀，称"肠源性青紫症"。

2. 先天性高铁血红蛋白血症

自幼即有发绀，而无心、肺疾病及引起异常血红蛋白的其他原因，有家族史，身体一般状况较好。①遗传性 NADH 细胞色素 b,还原酶缺乏症:此酶在正常时能将高铁血红蛋白转变为正常血红蛋白,该酶先天缺乏时血中高铁血红蛋白增多,可高达 50%,属常染色体隐性遗传疾病,发绀可于出生后即发生,也可迟至青少年时才出现。②血红蛋白 M 病:是常染色体显性遗传疾病。属异常血红蛋白病,是构成血红蛋白的珠蛋白结构异常所致,这种异常 HbM 不能将高铁血红蛋白还原为正常血红蛋白而引起发绀。

3.硫化血红蛋白血症

此症为后天获得性。服用某些含硫药物或化学品后,使血液中硫化血红蛋白达到 5 g/L(0.5 g/dL)即可发生发绀。凡引起高铁血红蛋白血症的药物或化学成分几乎都能引起本病。但一般认为本病患儿须同时有便秘或服用含硫药物在肠内形成大量硫化氢为先决条件。发绀的特点是持续时间长,可达数月以上,血液呈蓝褐色,分光镜检查可证明有硫化血红蛋白的存在。与高铁血红蛋白血症不同,硫化血红蛋白呈蓝褐色。高铁血红蛋白血症用维生素 C 及亚甲蓝治疗有效,而硫化血红蛋白无效。

三、伴随症状

(一)发绀伴呼吸困难

常见于重症心、肺疾病及急性呼吸道梗阻、大量气胸等,而高铁血红蛋白血症虽有明显发绀,但一般无呼吸困难。

(二)发绀伴杵状指(趾)

提示病程较长,主要见于发绀型先天性心脏病及某些慢性肺部疾病。

(三)发绀伴意识障碍或衰竭

主要见于某些药物或化学药物中毒、休克、急性肺部感染或急性心功能衰竭等。

(李修贵)

第八节　水　肿

一、定义

过多的液体在组织间隙积聚称为水肿。按水肿波及的范围可分为全身性水肿和局部性水肿;按发病原因可分为肾性水肿、肝性水肿、心性水肿、营养不良性水肿、淋巴性水肿、炎性水肿等。

如液体在体腔内积聚,则称为积水,如心包积水、胸腔积水、腹腔积水、脑积水等。

二、病理生理

正常人体液总量和组织间隙液体的量是保持相对恒定的。组织间液量和质的恒定性是通过血管内外和机体内外液体交换的动态平衡来维持的。水肿发生的基本机制是组织间液的生成异常,其生成量大于回流量,以致过多的体液在组织间隙或体腔内积聚。水肿在不同疾病或同一疾病不同时期其发病机制不完全相同,但基本发病因素不外两大方面:①组织间液的生成大于回流:血管内外液体交换失衡导致组织间液增多;②体内钠水潴留:细胞外液增多导致组织间液增多。

(一)组织间液的生成大于回流

机体血管内外液体交换动态平衡,主要依靠以下几个因素:有效流体静压(驱使血管内液体向组织间隙滤过)、有效胶体渗透压(使组织间液回吸到血管内)、毛细血管壁的通透性、淋巴回流等。当上述一种或几种因素发生变化,影响了这一动态平衡,使组织液的生成超过回流时,就会引起组织间隙的液体增多而造成水肿。

1.毛细血管有效流体静压升高

全身或局部的静脉压升高是有效流体静压增高的主要成因。静脉压升高可逆向传递到微静脉和毛细血管静脉端,使后者的流体静压增高,有效流体静压便随之升高。这种情况常见于全身或局部淤血。如右心衰竭引起的全身性水肿、左心衰竭引起的肺水肿、肝硬化时引起的腹水及局部静脉受阻时(如静脉内血栓形成、肿瘤或瘢痕压迫静脉壁等)引起的局部水肿等。此时常伴有淋巴回流增加,从而可排除增多的组织间液。若组织间液的增多超过了淋巴回流的代偿程度,就会发生水肿。

2.有效胶体渗透压下降

当血浆胶体渗透压下降或组织间液胶体渗透压升高,均可导致有效胶体渗透压下降,而引起毛细血管动脉端滤出增多和静脉端回流减少,利于液体在组织间隙积聚。常见于下列情况:

(1)血浆蛋白浓度降低:血浆胶体渗透压的高低取决于血浆蛋白含量,尤其是清蛋白的含量。引起水肿的血浆清蛋白临界浓度,有人认为大约是 20.0 g/L。但这不是绝对的,因往往不是单因素引起水肿。血浆蛋白浓度下降的主要原因是:①蛋白质摄入不足:如禁食、胃肠道消化吸收功能障碍;②蛋白质丢失:如肾病综合征或肾炎引起大量尿蛋白时,蛋白质丢失性肠病时以及严重烧伤、创伤使血浆蛋白从创面大量丢失等;③蛋白合成减少:如肝实质严重损害(肝功能不全、肝硬化等)或营养不良;④蛋白质分解代谢增强,见于慢性消耗性疾病,如慢性感染、恶性肿瘤等。

(2)组织间液中蛋白质积聚:正常组织间液只含少量蛋白质,这些蛋白质再由淋巴携带经淋巴管流入静脉,故不致在组织间隙中积聚。蛋白质在组织间隙中积聚的原因,主要有微血管滤出蛋白增多、组织分解代谢增强以及炎症等情况下,造成组织间液中蛋白质的增多超过淋巴引流速度,另也见于淋巴回流受阻时。

3.微血管壁通透性增高

正常的毛细血管壁只容许微量的血浆蛋白滤出,其他微血管则完全不容许蛋白质滤过,因而毛细血管内外胶体渗透压梯度很大。毛细血管壁通透性增高常伴有微静脉壁通透性的增高,故合称为微血管壁通透性增高。通透性增高的最重要表现是含大量蛋白质的血管内液体渗入组织间液中,使组织间液胶体渗透压升高,降低有效胶体渗透压,而促使溶质及水分在组织间隙积聚,见于各种炎症性、过敏性疾病,可于炎症灶内产生多种炎症介质,如组胺、5-羟色胺、缓激肽、激肽、前列腺素、白三烯、胶原酶等使微血管壁的通透性增高。

4.淋巴回流受阻

在某些病理情况下,当淋巴管阻塞使淋巴回流受阻时,可使含蛋白的淋巴液在组织间隙中积聚而引起水肿。这种情况可见于:①淋巴结的摘除,如乳腺癌根治手术时广泛摘除腋部淋巴结引起该侧上肢水肿。②淋巴管堵塞,如恶性肿瘤细胞侵入并堵塞淋巴管;丝虫病时主要淋巴管被丝虫阻塞,可引起下肢和阴囊的慢性水肿。

(二)体内钠、水潴留

钠、水潴留是指血浆及组织间液中钠与水成比例地积聚过多,血管内液体增多时,必然引起血管外组织间液增多。若事先已有组织间液增多,则钠、水潴留会加重水肿的发展。

正常时机体摄入较多的钠、水并不引起钠水潴留,这是因为机体有对钠、水的强大调节功能,肾脏的球—管平衡为保证。若出现球—管失平衡,则导致钠水潴留和细胞外液量增多。引起钠、水潴留的机制,主要是因为:①肾小球滤过率下降;②肾小管对钠、水的重吸收增强。

以上是水肿发病机制中的基本因素。在不同类型的水肿发生发展中,通常是多种因素先后或同时发挥作用。

三、病因及鉴别诊断

(一)心源性水肿

指原发的疾病为心脏病,出现充血性心力衰竭而引起的水肿。轻度的心源性水肿可以仅表现踝部有些水肿,重度的病例不仅两下肢有水肿,上肢、胸部、背部、面部均可发生,甚至出现胸腔、腹腔及心包腔积液。

心源性水肿的主要特点:①有心脏病的病史及症状表现,如有心悸、气急、端坐呼吸、咳嗽、吐白色泡沫样痰等症状;②心脏病的体征,如心脏扩大、心脏器质性杂音、颈静脉扩张、肝淤血肿大、中心静脉压增高、肺底湿性啰音等;③为全身性凹陷性水肿,与体位有关。水肿的程度与心功能的变化密切相关,心力衰竭好转水肿将明显减轻。

（二）肾源性水肿

肾源性水肿表现在皮下组织疏松和皮肤松软的部位,如眼睑部或面部显著。肾源性水肿在临床常见于肾病综合征、急性肾小球肾炎和慢性肾小球肾炎的患儿。由于肾脏疾病的不同,所引起的水肿表现及机制都有很大差异。

1.肾病综合征的水肿

常表现为全身高度水肿,而眼睑、面部更显著。尿液中含大量蛋白质并可见多量脂性和蜡样管型。血浆白蛋白减少,胆固醇增加。主要机制是低蛋白血症和继发性的钠、水潴留。

2.急性肾炎的水肿

其水肿的程度多为轻度或中度,有时仅限于颜面或眼睑。水肿可以骤起,迅即发展到全身。急性期（2～4周）过后,水肿可以消退。发病机制主要为肾小球病变所致肾小球滤过率明显降低,球-管失衡致钠、水潴留所致。

3.慢性肾炎的水肿

水肿多仅限于眼睑。常见有轻度血尿、中度蛋白尿及管型尿。肾功能显著受损,血尿素氮增高,血压升高。

（三）肝源性水肿

肝源性水肿往往以腹水为主要表现。患儿多有慢性肝炎的病史,肝脾大,质硬,腹壁有侧支循环,食管静脉曲张,有些患儿皮肤可见蜘蛛痣和肝掌。实验室检查可见肝功能明显受损,血浆清蛋白降低。

肝性腹水最常见的原因是肝硬化,且多见于失代偿期的肝硬化患儿。此时由于肝静脉回流受阻及门脉高压,滤出的液体主要经肝包膜渗出并滴入腹腔;同时肝脏蛋白质合成障碍使血浆白蛋白减少,醛固酮和抗利尿激素等在肝内灭活减少可使钠、水潴留,均为肝源性水肿发生的重要因素。

（四）营养性水肿

营养性水肿是由于低蛋白血症所引起。水肿发生较慢,其分布一般是从组织疏松处开始,当水肿发展到一定程度之后,低垂部位如两下肢水肿表现明显。

（五）静脉阻塞性水肿

此型水肿由于静脉回流受阻。常发生于肿瘤压迫、静脉血栓形成等。临床上较常见的有:

1.上腔静脉阻塞综合征

早期的症状是头痛、眩晕和眼睑水肿,以后头、颈、上肢及胸壁上部静脉扩张,而水肿是上腔静脉阻塞综合征的主要体征。

2.下腔静脉阻塞综合征

其特点是下肢水肿,其症状和体征与下腔静脉阻塞的水平有关。如阻塞发生在下腔静脉的上段,在肝静脉入口的上方,则出现明显腹水,而双下肢水肿相对不明显;阻塞如发生在下腔静脉中段,肾静脉入口的上方,则下肢水肿伴腰背部疼痛;阻塞如在下腔静脉的下段,则水肿仅限于两下肢。

3.肢体静脉血栓形成及血栓性静脉炎

在浅层组织静脉血栓形成与血栓性静脉炎的区别是后者除有水肿外局部还有炎症的表现。而深层组织的静脉炎与静脉血栓形成则很难鉴别,因两者除水肿外都有疼痛及压痛,只是前者常有发热,而后者很少有发热。

4.慢性静脉功能不全

慢性静脉功能不全一般是指静脉的慢性炎症、静脉曲张、静脉的瓣膜功能不全和动静脉瘘等所致的静脉血回流受阻或障碍。水肿是慢性静脉功能不全的重要临床表现之一。水肿起初常在下午出现,夜间卧床后可消退,长期发展后还可致皮下组织纤维化,有的患儿踝部及小腿下部的皮肤出现猪皮样硬化。由于静脉淤血,局部可显青紫、色素沉着,可合并湿疹或溃疡。

(六)淋巴性水肿

淋巴性水肿为淋巴回流受阻所致的水肿。根据病因不同,可分为原发性和继发性两大类。

原发性淋巴性水肿原因不明,故又称特发性淋巴水肿,可发生在一侧下肢,也可发生在其他部位。发生这种水肿的皮肤和皮下组织均变厚,皮肤表面粗糙,有明显的色素沉着。皮下组织中有扩张和曲张的淋巴管。

继发性淋巴水肿多为肿瘤、手术、感染等造成淋巴管受压或阻塞而引起。感染的病因可以是细菌也可以是寄生虫。在细菌中最常见的是溶血性链球菌所引起的反复发作的淋巴管炎和蜂窝织炎。在寄生虫中最多见为丝虫寄生于淋巴系统引起淋巴管炎和淋巴结炎,称为丝虫病。丝虫病以下肢受侵最多见,最后演变成象皮肿,象皮肿的皮肤明显增厚,皮肤粗糙如皮革样,有皱褶。根据患儿的临床表现,血中检出微丝蚴和病变皮肤活组织检查,一般诊断不难。

(七)其他

甲状腺功能低下可出现水肿,为黏液性水肿。水、钠和黏蛋白的复合体在组织间隙中积聚,患儿常表现颜面和手足水肿,皮肤粗厚,呈苍白色。血 T_3、T_4 降低,TSH 增高有助于诊断。新生儿硬肿症,极低出生体重儿,早产儿维生素 E 缺乏及摄食盐或输注含钠液过多时,均可引起水肿。

(李修贵)

第九章 儿科疾病的诊断技术

第一节 病史和体格检查

一、儿科问诊

（一）儿科问诊特点及注意事项

问诊是临床诊治的第一步，病史资料收集的完整性和准确性对疾病的诊断和处理有很大影响。问诊过程的两个基本要素是问诊内容和问诊技巧，所谓问诊内容是指询问者从与家长、陪伴者及患儿交谈中获取的有关疾病的全部资料；而问诊技巧是指询问者获取病史资料所采用的方式和方法。问诊技巧的恰当与不恰当直接影响问诊内容的准确性和完整性。儿科问诊基本形式与成人相似，但由于年龄特点，在问诊的具体内容及方法上都与成人有所不同，作为临床医师，在儿科问诊过程中必须注意以下几点：

（1）问诊前先作自我介绍，可作简短的交谈，以消除家属及患儿的不安情绪。问诊过程中态度应和蔼、亲切，以获得家长和病儿的信任，和谐的医患关系是使问诊顺利进行的保证。

（2）儿科问诊的项目及内容较成人略多，因为儿童期涉及不同年龄、分娩、出生体重、喂养、生长发育及预防接种，甚至母亲妊娠期情况等诸多因素，它们对疾病的诊治有直接关联。新生儿期疾病更与母亲健康状况和产科因素密切相关。故问诊时应全面细致，避免遗漏。

（3）儿科病史大多由家长、抚养者或陪伴者代述，其可靠程度差异很大，对重要症状应注意引证核实。

（4）根据问诊项目顺序逐项有序进行，一个项目问完以后再开始下一项目问诊，尽量避免反复在不同项目之间任意穿插。对重危抢救病人可不必拘泥于顺序，应首先问诊重要内容以便及时进行抢救，待病情稳定后再补充其他项目。

（5）注意提问方式，要用一般性问题开始提问，如"您的孩子有什么不好？"让供史者详细叙述疾病的发展经过，然后再针对某一症状展开，进行深入、特殊的提问，如"您孩子咳嗽时有没有痰？"这样可避免遗漏重要的信息。问诊中应避免使用医学专业术语，以免误解意思；同时还应避免诱导性、暗示性、诘难性提问，或一连串问题同时提问。

（6）婴幼儿疾病常常可影响到多个系统，问诊时应做到突出重点、兼顾其他。

（7）问诊过程中应认真作好记录，问诊结束时可复述所采集的资料，以核对是否准确无误。对家长提出的问题应耐心给予解答。

（二）问诊内容及书写格式

儿科问诊内容包括一般资料、主诉、现病史、个人史、过去史、家族史和社会史共七个部分。

1.一般资料

姓名；性别；年龄：岁、月（新生儿应精确到天，甚至小时）；民族；出生地（省、市或县）；家长姓名；家庭详细地址（包括邮政编码和电话号码）；病史申述者和病人的关系；病史可靠程度。

2.主诉

概括病人前来就诊的主要症状或体征及其发生的时间。问诊时先用通俗易懂的一般性问题提问，如：

"您的孩子哪里不舒服？"

3.现病史

详细记录病人目前的主要问题：

(1)起病情况和患病时间。

(2)主要症状的特点,包括出现的部位、性质、发作的频率、持续时间、程度、缓解或加剧的因素。

(3)可能的病因和诱因。

(4)病情的发展、演变(按时间顺序记录,包括主要症状的发生、发展和出现的其他症状)。

(5)伴随症状。

(6)有临床意义的阴性症状。

(7)治疗经过(药物名称、剂量和疗效)。

(8)病后一般情况(精神,食欲,体重,睡眠和大、小便等)。

4.个人史

(1)胎儿期母亲孕次、产次、流产史(包括自然流产和人工流产)：对新生儿患者应详细询问母亲妊娠期情况,包括疾病、饮食、医疗保健情况、用药史、意外事故、X线照射、出血、羊水过多、高血压、蛋白尿、血尿、糖尿、血型等。

(2)出生史和新生儿期情况：出生史应包括胎龄、产程、分娩方式、接生地点(指出生场所:家庭、医院或转运途中等)；分娩前后母亲用药情况(如镇静剂、麻醉剂)；新生儿出生情况(如 Apgar 评分、哭声、窒息和复苏情况)。新生儿期情况包括出生体重、身长、头围、产伤、畸形、呼吸困难、青紫、皮疹、黄疸、惊厥、出血、吸吮和喂养问题、第一次胎便和小便时间、住院时间、体重增减等。

(3)喂养和营养询问：是母乳喂养还是人工喂养或混合喂养；添加维生素和辅食的种类和时间；平时食欲以及偏食情况；有无长期呕吐和腹泻等。

(4)生长发育：①运动发育:何时会抬头、独坐、站立、行走。②语言发育:何时会叫"爸爸""妈妈"和说简单句子。③对人与社会环境的反应力:何时会笑,何时会控制大小便。④体重、身长的增长情况,乳牙萌出时间。⑤学龄儿童应询问其学习成绩,女性年长儿还应询问月经初潮年龄。

(5)习惯和行为：进食、睡眠、体格锻炼、牙齿的清洁护理等习惯,注意询问有无不良习惯或行为障碍。

5.过去史

(1)既往疾病：指感染性及非感染性疾病、传染病和其他与现病史有关的疾病。

(2)预防接种：应包括接种项目、接种年龄和反应。

(3)意外事故、外伤和手术情况。

(4)过敏史：如湿疹、荨麻疹、哮喘等,与药物、食物及环境等因素的关系。

6.家族史

(1)询问父母、兄弟姐妹和祖父母的年龄及健康情况。如有遗传性疾病家族史,应画出完整的家族遗传谱系图。

(2)家族中是否有下列疾病发生：如结核病、病毒性肝炎、先天畸形、精神神经疾病、风湿热、过敏性疾病、出血性疾病、免疫缺陷病、肿瘤、癫痫、糖尿病等。

(3)家族中已死亡的小儿,要询问死亡的年龄和原因,包括死胎。

7.社会史

(1)父母婚姻状况、文化程度、职业和经济收入。

(2)环境卫生情况；病儿有无传染病的接触史(如保姆、邻居或亲戚)。

(3)当地流行病或地方病。

(4)健康保险或医疗费用来源。

书写病史时按上述顺序依次记录。

二、儿科体格检查

儿科体格检查是儿科医师的基本功之一。学龄儿童及年长儿的体格检查与成人基本相似,但婴幼儿和新生儿的生理和解剖特点与成人差别较大,又不易取得合作,故不论在内容、顺序及方法上都与成人体格检查有所不同,在临床工作中应予以重视。学龄前期小儿体格检查时若合作,可按成人方法进行;若不合作,则按婴幼儿方法进行。

(一)注意事项

(1)检查前准备好器械,听诊器等物品应适用于受检对象,严格洗手。检查新生儿时应戴口罩,检查场地应光线明亮,温度适宜。检查者要态度和蔼,可准备一些小玩具,在检查开始前与患儿逗玩,以融洽医患关系,取得配合。

(2)检查时的体位根据年龄和病情而定。未成熟儿及新生儿可躺在暖箱内或红外线辐射保温床上,婴幼儿可由父母抱着或坐在膝盖上,年长儿可让其坐着或躺在诊察台上,而危重病人可直接在病床上进行检查。

(3)检查顺序可灵活掌握,不必完全按记录顺序进行。原则是尽量减少病人的体位变换,可先从望诊开始,观察患儿的一般情况,然后选择易受哭闹影响的项目先检查,如心、肺听诊等。有刺激性的或易引起不适的项目,如眼、耳、鼻和口腔,特别是咽部应放在最后检查。而淋巴结、骨、关节等内容不受哭闹影响,随时均能检查。

(4)检查过程中应注意保暖。听诊器和手要预先温热,避免引起不适感,尽量不要隔衣裤进行检查,以免影响结果。但脱衣暴露身体时间不要太长,以免受凉。对年长儿还应注意到他们的害羞心理,不要在人群前随意暴露他们身体。

(5)要有爱伤观点,检查手法尽量轻柔和迅速,对重危病儿要避免反复检查,以免加重病情。检查完毕应将检查器械随身带走并拉好床栏,防止患儿受伤。

(二)婴幼儿体格检查项目及方法

1. 一般情况

当小儿在随意情况下,即应观察其体位、站立姿势或步态、面部表情、眼神、对外界的反应、活动情况以及声音大小等,观察外貌并评估精神、神志、发育、营养。

2. 一般测量

(1)体温:将温度计从消毒液中取出擦干,温度计内的水银柱应在 35 ℃标示下,测腋温时应擦干腋下皮肤,水银端置于腋窝,上臂夹紧,测量时间不应少于 5 min。也可测肛温,将肛温计轻柔、缓慢地插入肛门中,深度为长度的 1/2,测量时间 3 min。正常小儿体温腋表为 36 ℃~37 ℃,肛表为 36.5 ℃~37.5 ℃。

(2)脉搏:触诊应在小儿安静、合作时进行,检查者将食指、中指和环指的指腹放在腕关节拇指侧的桡动脉上,压力大小以摸到搏动为宜,计数至少 60 秒。除计数脉搏频率外还应注意节律,如节律不规则,计数应延长至 2 min。小婴儿也可触诊颞动脉。

(3)呼吸频率:在安静情况下,计数 30 秒内胸壁或腹壁起伏的次数。

(4)血压:测量血压时,无论取坐位还是卧位,右上臂与心脏均应在同一水平,手臂要放松。血压计袖带宽度应为上臂长的 2/3,将袖带内空气排空,测压计显示为零后,将袖带缚于上臂,松紧度适宜,袖带下缘距肘窝 2 cm,听诊器胸件应放在肱动脉上。检查者向袖带充气,待肱动脉搏动消失,再将汞柱升高约 2 kPa(15 mmHg),然后放出袖带中空气,使血压计汞柱以每秒 0.4 kPa(约 3 mmHg)的速度缓慢下降。出现第一个动脉音时的读数为收缩压,继续放气,动脉音渐强,然后突然减弱,最后消失,此时的读数即为舒张压。如动脉音减弱和消失之间的读数差值在 2.6 kPa(20 mmHg)或以上,应同时记录 2 个读数。小婴儿血压可用简易的潮红法测量:患儿取仰卧位,将血压计袖带缚于前臂腕部,紧握袖带远端的手,使之发白,然后迅速充气到 10 kPa 以上,移去局部握压,缓慢放气,当受压处皮肤由白转红时,血压计上读数为收缩压近似值。亦可用监听式超声多普勒诊断仪测量。血压不正常时,应测量双上臂血压,双上臂血压不相同或疑为心血管疾病时应量双下肢血压。测量下肢血压时,受检者取俯卧位,袖带缚于腘窝上 3 cm 处。

(5)体重:测量前排空大小便,脱去鞋帽和外衣,婴儿卧于磅秤秤盘中测量,小儿可用台秤。使用前均应校对体重计。如室温较低可连衣服称,再称衣服,总重量减去衣服重量即为小儿体重。

(6)身长(高):3 岁以下的小儿用量床测量身长,受检者取卧位,头顶接触头板,检查者拉直小儿双膝部,两下肢伸直紧贴底板,移动脚板使之紧贴脚底,记录其量板数字。3 岁以上的小儿应测身高,受检者赤脚,取直立位,使两足后跟、臀部及两肩胛角间均接触身长计立柱,足跟靠拢,足尖分开,两眼平视前方,测量者将滑板下移使之与颅顶点恰相接触,读取立柱上的标示数。

(7)上、下部量:受检小儿取卧位或立位,用软尺测量耻骨联合上缘至足底的垂直距离,为下部量;身长或身高减去下部量即为上部量。

(8)头围:用左手拇指将软尺零点固定于头部右侧齐眉弓上缘,软尺从头部右侧经枕骨粗隆最高处,紧贴皮肤,左右对称而回至零点进行读数。若为长发者,应在软尺经过处,将头发向上、下分开。

(9)胸围:3 岁以下取卧位或立位,3 岁以上取立位。检查者用左手拇指将软尺零点固定于右乳头下缘,右手拉软尺使其绕经后背(以两肩胛下角下缘为准)、经左侧回至零点进行测量,取平静呼、吸气时的中间数。

(10)腹围:取卧位,测量婴儿时将软尺零点固定在剑突与脐连线中点,经同水平位绕背一周回至零点;儿童可平脐经水平位绕背一周进行读数。

(11)腹部皮下脂肪:用左手拇指和食指在腹部脐旁锁骨中线处捏起皮肤和皮下脂肪(捏前两指距 3 cm),用卡尺进行测量。小儿正常皮下脂肪厚度应在 0.8 cm 以上。

(12)上臂围:周围取左上臂中点(系肩峰与尺骨鹰嘴连线中点)用软尺与肱骨垂直测量上臂周径,注意软尺只需紧贴皮肤,勿压迫皮下组织。

3. 皮肤和皮下组织

在明亮的自然采光条件下,观察皮肤色泽,注意有无苍白、潮红、黄疸、发绀、皮疹、瘀斑、脱屑、色素沉着、毛发异常等。触摸皮肤弹性、湿润度、皮下脂肪充实度及末梢毛细血管充盈情况。为减少病人的体位变动,皮肤和皮下组织的检查应在检查头、颈、胸、腹和四肢时分别进行,记录时可集中在本项目下。

4. 淋巴结

触摸全身浅表淋巴结,包括枕后、耳前、耳后、颈部(颌下、颏下、颈前、颈后)和锁骨上淋巴结,腋窝、腹股沟淋巴结。应注意大小、数目、硬度及活动度,有无压痛、红肿、瘘管、瘢痕,淋巴结之间及与皮肤之间有无粘连等。淋巴结的触诊也可在检查头、颈、胸、腹和四肢时分别进行,集中记录。

5. 头部

(1)头颅:观察有无畸形,注意头发的密度、色泽和分布(如枕秃)。正确测量前囟的大小(应测量额、顶骨形成的菱形对边中点连线),触诊颅缝,检查有无颅骨软化和颅骨缺损。出生时颅缝可稍分开或重叠,3~4 个月时闭合。检查颅骨软化(craniotabes)时,用手指加压于颞顶部或顶枕部的耳后上部,有乒乓球感时即为颅骨软化。出生时前囟为 1.5~2 cm,1~1.5 岁时闭合。正常前囟表面平坦,如膨隆或凹陷均为异常。出生时后囟已闭合或很小,最迟在生后 6~8 周内闭合。

(2)眼:观察有无眼距增宽、眼睑红肿、眼睑外翻、眼球突出、斜视、结膜充血、异常渗出、毕脱斑、巩膜黄染、角膜浑浊、溃疡和鼻泪管堵塞现象。观察婴幼儿眼球是否有震颤,能随光或玩具转动,或以手指突然接近眼部观察是否有瞬目反射来粗测其视力。观察瞳孔大小、形状、是否对称,并检查直接及间接对光反射。

(3)耳:观察和触摸双侧耳廓、耳前后区,注意皮肤损伤、结节和先天畸形(如耳前瘘管、小耳、低耳位)。轻压耳后乳突区,观察有无压痛。当向上牵拉耳廓或向内压耳屏时,婴幼儿出现痛苦表情,此时应考虑有中耳炎(tympanitis)的可能。观察双侧外耳道,注意皮肤有无异常和溢液。若怀疑为中耳炎者应做耳镜检查。病情需要时应做听力检查。

(4)鼻:观察鼻的外形,注意有无畸形、鼻翼扇动,有渗出物者应注意其性质。

(5)口腔:观察唇、颊黏膜、齿、牙龈和舌,正常小儿口唇红润而有光泽,注意有无苍白、发绀、口角糜烂、鞍裂和唇裂;正常黏膜表面光滑,呈粉红色,注意有无充血、糜烂、溃疡、出血、麻疹黏膜斑和鹅口疮;注意腮腺导管口有无红肿。乳牙是否萌出、牙齿数目、牙列是否整齐、有无牙缺损或龋齿,以及修补情况;检查牙龈时,注意有无肿胀、出血和色素沉着。检查舌时,注意舌面、形态、运动对称性和溃疡等。检查口底和舌底部,用压舌板轻挑舌尖,观察有无异常舌系带或舌下囊肿。检查咽部时应有良好的光照条件,检查者一手固定头颅,另一手用拇指、食指和中指拿压舌板,小指尺侧固定于患儿一侧面颊,将压舌板伸入口内轻压舌根部,动作要准确迅速,利用吞咽反射暴露咽部的短暂时间,迅速观察软腭、悬雍垂、舌腭弓和咽后壁,注意有无充血、疱疹、滤泡、伪膜、溃疡,扁桃体有无肿大及渗出,渗出物的性质,软腭是否对称。

6.颈部

观察颈部外形、皮肤及活动度,注意是否对称,有无肿块、畸形(如先天性斜颈、短颈和颈蹼等),观察有无皮损和颈活动受限。观察颈静脉是否充盈或怒张。婴儿由于颈部较短,脂肪丰富,颈静脉不易看到。如果明显可见即提示静脉压增高。检查颈肌张力,注意有无颈部强直、角弓反张或肌无力。触摸甲状腺有无肿大、气管位置是否居中。

7.胸部

1)胸廓:观察胸部外形和对称性,正常情况下,婴儿胸部略呈桶状,前后径等于横径;随着年龄增长,横径渐增超过前后径。注意儿童期可能发生的畸形,如鸡胸、漏斗胸和肋膈沟(赫氏沟)等。触诊胸壁有无包块和压痛等。检查乳房和腋窝,注意有无乳晕增大和色素沉着以及乳房隆起和渗出物,腋毛的出现是性征发育的征象之一。

2)心脏。

(1)望诊:观察心前区有无隆起以及心尖搏动的部位、强度和是否弥散(搏动范围一般不超过2～3 cm),较胖的婴儿不易观察到心尖搏动。

(2)触诊:触摸心尖搏动位置,大多数婴儿的心尖搏动在左侧第4肋间隙乳线内;分别触诊胸骨左缘第2、3、4肋间隙以及各瓣膜区。如在胸骨左缘第2肋间隙触到收缩期震颤,提示肺动脉狭窄或动脉导管未闭;在胸骨左缘第3、4、5肋间隙触到收缩期震颤,提示室间隔缺损;二尖瓣区触到收缩期震颤提示二尖瓣闭锁不全,触到舒张期震颤提示二尖瓣狭窄;三尖瓣区触到较强的搏动提示右心室肥厚。

(3)叩诊:叩诊相对浊音界,婴儿常采用直接叩诊法。①左界:2岁时叩诊从第4肋间心尖搏动外2 cm开始,由外向内叩诊;3岁以上叩诊从第5肋间心尖搏动外2 cm开始,由外向内叩诊。②右界:从肝浊音界上一肋间开始,由外向内叩诊,动作应较成人叩诊轻,否则心脏叩诊相对浊音界会较实际小。测量左界时以左乳线为标志,量出心左界距该线的内或外距离,测量右界时以右胸骨旁线为标志,量出右界距该线的距离。小儿正常心界见表9-1。

表9-1 正常小儿心界

年龄	左界	右界
<1岁	左乳线外1～2 cm	沿右胸骨旁线
2～5岁	左乳线外1 cm	右胸骨旁线与右胸骨线之间
5～12岁	左乳线上或乳线内0.5～1 cm	接近右胸骨线
>12岁	左乳线内0.5～1 cm	右胸骨线

(4)听诊:由于小儿心率较快,听诊者应仔细区分第一、二心音。小婴儿心尖区第一、二心音响度几乎相等,肺动脉瓣区第二音比主动脉瓣区第二音为响($P_2 > A_2$)。除了注意心音强弱外,还应注意节律,是否有早搏,其频度如何。由于婴儿以先天性心脏病为多见,故听诊重点位置应在胸骨左缘;先用膜型胸件紧贴胸壁分别沿胸骨左缘听诊第2、3、4肋间隙,以及主动脉瓣区、二尖瓣区、三尖瓣区。如闻及杂音,应注意性质、响度、与心动周期的关系、是否广泛传导等。然后再用钟形胸件按同样顺序进行听诊。

3)肺脏。

(1)望诊:观察胸廓活动度和对称性,注意呼吸频率、节律和呼吸方式。小儿以腹式呼吸占优势。

(2)触诊:将双手分别对称地放在胸壁两侧,当小儿啼哭或发音时,判断两侧语颤强度是否相等。

(3)叩诊:用直接叩诊法(即用1~2个手指直接叩击胸壁),从上到下、从外向里、双侧对称地叩诊双肺野。正常叩诊为清音,婴儿胸壁较薄,叩诊音相对较成人更明显,不要误认为是过清音。如出现浊音、实音和过清音为异常叩诊音;肩胛骨上叩诊无意义;左侧第3、4肋间处靠近心脏,叩诊音较右侧对称部位稍浊;右侧腋下部因受肝脏的影响,叩诊音稍浊;左腋前线下方有胃泡,叩诊时产生过清音,检查时应予注意。

(4)听诊:从上到下、从外向里,分别听诊前肺野和后肺野,注意双侧对比。由于婴儿胸壁薄,呼吸音较成人稍粗,几乎均为支气管肺泡呼吸音,甚至有时出现支气管呼吸音,不应视为异常。小儿哭闹时影响听诊,可在啼哭时深吸气末进行听诊。听诊应特别注意双侧肺底、腋下和肩胛间区,这些部分较容易听到湿啰音,有助于肺炎的早期诊断。

8.腹部

(1)望诊:观察腹部皮肤,注意腹部外形。正常婴儿卧位时,腹部较胸部高。注意有无胃肠蠕动波、脐部分泌物、腹壁静脉扩张。

(2)触诊:触诊腹部时,从左下腹开始,按逆时针方向,先浅后深地触诊全腹部。注意肝、脾大小及质地,有无包块;通过观察小儿面部表情判断有无压痛,注意检查麦氏点有无压痛和反跳痛。正常婴儿肝脏肋下可触及1~2 cm,脾脏肋下偶可触及,质地柔软、表面光滑、边缘锐利。最后触诊双侧肾脏。婴儿哭闹时影响腹部触诊,故可哺以母乳或吸吮奶头使其保持安静。

(3)叩诊:从左下腹开始按逆时针方向叩诊全腹部,正常为鼓音。然后在右锁骨中线上叩诊肝脏上、下界,左剑突下叩诊肝脏浊音界。最后检查肝脏叩击痛。如疑有腹水,应检查移动性浊音。

(4)听诊:用膜式听诊器听诊肠鸣音至少1 min,如未闻及肠鸣音,应听诊5 min。注意频率(正常每分钟3~5次)、强度、音调。婴儿因肠壁较薄,有时可闻及活跃的肠鸣音。如疑有血管疾病,应用钟式听诊器听血管杂音,听诊主动脉杂音的位置在剑下与脐之间的中点。

9.脊柱和四肢

(1)脊柱:①望诊:观察脊柱的形态,注意有无畸形,如脊柱前、后、侧凸和脑脊膜膨出。②触诊:从上到下触诊棘突有无压痛。

(2)四肢:①望诊:分别观察上肢和下肢的对称性,注意畸形,如手镯、多指(趾)、手(足)蹼和小指弯曲、杵状指(趾)、O形腿、X形腿、踝内翻、踝外翻、肌肉外形(萎缩或假性肥大)、关节肿胀、皮疹、水肿等,指压胫前和脚背检查凹陷性水肿。②触诊:分别触诊肩、肘、腕、掌、髋、膝、踝、指(趾)关节有无压痛。同时被动检查上述各关节运动。检查四肢肌力及肌张力。如疑有血管疾病,应触诊股动脉、腘动脉和足背动脉。

10.外生殖器

充分暴露检查部位,观察外生殖器的发育,注意有无畸形、水肿、溃疡、损伤和感染的征象。观察阴毛是否出现,此为性征发育的证据之一。

(1)男性检查阴茎,用拇指和食指上翻包皮、注意有无包皮过长或包茎和尿道下裂;检查尿道口有无红肿和渗出;观察阴囊有无肿大,如有肿大应做透光试验:以不透光的纸片卷成圆筒,一端置于肿大部位,另一端以手电照射,被遮处阴囊如呈橙红色、半透明状,多为睾丸鞘膜积液,如不透明多为睾丸肿瘤或腹股沟斜疝;触诊双侧睾丸是否下降,如未下降至阴囊内,应通过腹股沟外环检查是否在腹股沟管内。

(2)女性检查阴蒂、阴道前庭和尿道口,分开小阴唇、暴露前庭,检查有无红肿,尿道口和阴道口有无分泌物。检查处女膜有无闭锁及损伤,小阴唇有无粘连。一般不做阴道检查。如病情需要应请妇科专家会诊。

11.肛门、直肠

望诊肛门会阴区,注意有无出血、分泌物、红肿及直肠脱垂或外痔等。用左手拇指和食指轻轻分开臀沟,暴露整个肛门,观察有无瘘管和肛裂。必要时做直肠指诊,具体方法:检查者戴好手套,在小指上涂以少量石蜡油,将小指轻轻加压于肛门括约肌数秒钟,让其松弛后,轻轻地插入肛门,再以旋转动作渐向直肠深入,注意直肠有无结节、息肉,有无触痛,再以旋转方式退出肛门,观察指套上有无血液、脓液,有大便则送常规检查。

12.神经系统

(1)浅反射:腹壁反射和提睾反射(4 个月以下婴儿可为阴性)。

(2)深反射:肱二头肌反射和膝腱反射。

(3)病理反射:巴氏征(2 岁以下小儿,该反射可为阳性,但如单侧阳性则有一定临床意义)。另外尚需检查脑膜刺激征:颈强直、布氏征、克氏征等,方法同成人体检。

由于小儿难于合作,神经系统检查一般仅作以上要求。如疑有神经系统疾病,应作全面详细的神经系统专科检查。

(三)新生儿产房内体格检查内容和方法

新生儿生后在产房内初次体格检查的重点是:①Apgar 评分。②是否存在先天畸形。③妊娠期或分娩时因临床需要用的一些药物对新生儿的影响程度。④是否存在感染或代谢性疾病的征象。具体内容为:

1.Apgar 评分

应在生后 1 min 进行,可判断新生儿有无窒息,以及时进行复苏处理,通常由产科医师或助产士进行评估(表 9-2)。正常为 8~10 分,4~7 分为轻度窒息,0~3 分为重度窒息。1 min 评分异常者,经复苏处理后,应在 5 min 再评。

表 9-2　新生儿 Apgar 评分项目及标准

体征	0分	1分	2分
皮肤颜色	青紫或苍白	躯干红,四肢青紫	全身红润
心率(次/min)	无	<100	>100
插鼻管反应	无反应	有些动作如皱眉	啼哭或打喷嚏
肌张力	松弛	四肢略屈曲	四肢自主活动
呼吸	无	慢、不规则	正常、哭声响亮

2.一般情况

首先观察呼吸(正常、浅表或不规则),有否缺氧情况。皮肤是否有瘀点、皮疹、产伤、黄疸。

3.体重

正常出生体重为 2500~4000 g。<2500 g 为低出生体重儿;<1500 g 为极低体重儿;>4000 g 为巨大儿。

4.头颅及五官

注意产瘤(头皮隆起、肿胀、柔软提示产瘤,见于头吸助产者),头颅血肿(肿胀不超过颅缝,通常在生后第 2 天出现);双眼位置是否正常、鼻孔有无堵塞、是否有唇裂或腭裂。

5.胸部

外形是否正常,有无吸气性凹陷。听诊呼吸音是否对称、气道是否通畅。

6.心血管系统

注意心率、心音是否规则、有无杂音、心尖搏动位置是否正常,股动脉搏动是否易触及。

7.腹部

观察腹部外形是否正常,有无腹胀或舟状腹,触诊肝脾大小以及腹部肿块。

8.泌尿生殖系统

男性:检查两侧睾丸是否下降,有无尿道下裂,触摸腹股沟有无肿块。

女性:有无处女膜鼓出(常提示闭锁)。

9.背部

注意脊柱有无畸形或缺损,肛门开口是否存在。

10.神经系统

注意是否处于觉醒状态、哭声是否响亮而婉转、四肢肌张力如何、四肢运动是否对称。检查重要的生理反射:拥抱反射、握持反射、觅食反射、吸吮反射等,检查双侧巴氏征。

(四)新生儿全面体格检查内容和方法

1.一般情况

观察外貌,注意神志、反应、发育和营养以及仰卧位时的体位。正常新生儿哭声响亮,对声、光、疼痛等刺激有良好的反应。足月新生儿胎毛少,耳壳软骨发育良好,乳晕清楚,乳头突起,乳房可摸到结节,四肢屈曲,整个足底有较深的足纹。男婴睾丸下降,女婴大阴唇遮盖小阴唇。营养状况可根据体重和皮下脂肪评估。对所有新生儿都应进行胎龄评估。

2.一般测量

(1)测量体温:首次测温常采用肛表,可排除无肛或直肠闭锁。

(2)触诊脉搏(桡动脉或足背动脉):至少60 s。安静状态下,新生儿正常脉搏为120～140 次/min。

(3)测量呼吸频率:观察30 s钟内腹部起伏的次数,正常呼吸频率为40～45 次/min,但初生几个小时内可更快。新生儿呼吸有时有5～10 s短暂停顿,属正常。如呼吸停止20 s以上伴心率减慢(<100 次/min)或发绀为呼吸暂停,必须紧急处理。

(4)测血压:可应用监听式超声多普勒诊断仪或简易潮红法测量。

(5)测量体重:出生体重要求在生后1小时内测量。

(6)测量身长。

(7)测量头围。

(8)测量胸围。

根据体重和胎龄判断是否属于小于胎龄儿或大于胎龄儿。

3.皮肤和淋巴结

新生儿皮肤红润,应注意全身皮肤有无黄疸、青紫、苍白、皮疹、瘀点、瘀斑、皮下坏疽、深部脓肿和颈部、腋下和腹股沟部位的糜烂。鼻部粟粒疹和胎记应视为正常。新生儿浅表淋巴结不易触及,但约1/3新生儿可在颈、腋下和腹股沟触到淋巴结,直径不超过1 cm。

4.头颈部

(1)头颅:观察有无水肿、血肿、产伤和脑膨出。有头皮水肿者应注意是否同时伴有头颅血肿,后者常在生后2～3 d较明显,范围不超过颅缝。触摸颅缝,包括额缝、冠状缝、矢状缝和人字缝,注意有无颅缝重叠或颅缝分开,颅缝活动度如何。触诊颅骨是否有软化或缺损,颅骨软化多见于过期产儿或未成熟儿,生后数周消失。检查前囟的大小和张力,前囟过大由骨化延迟所致,可由甲状腺功能低下、21-三体综合征、宫内营养不良、先天性佝偻病、骨生成不良等原因引起。

(2)眼:让新生儿自然睁眼,如遇哭闹或闭眼,可轻摇小儿头部。观察新生儿眼球随光源或检查者运动可粗略估计视力。观察眼裂的大小,双眼的距离,有无斜视、结膜充血、巩膜黄疸、角膜混浊、分泌物。瞳孔大小及对称性,对光反射。

(3)耳:检查耳廓位置、外形及对称性,注意有无先天性畸形,如耳前赘生物、窦道、脂肪瘤等;观察耳道处有无脓性分泌物。观察新生儿对声音刺激的反应(如眨眼或四肢的活动)可粗略估计听力。

(4)鼻:观察鼻的外形,注意有无畸形、鼻翼扇动、渗出物、呼吸受阻(张口呼吸)。

(5)口:检查有无唇裂、胎生牙、鹅口疮、溃疡、腭裂。检查舌的大小、位置和咽部。

(6)颈:仰卧位时,新生儿颈部不易观察,可用一手托起背部,让头稍下垂,使颈部充分暴露。检查颈部异常情况,如包块、斜颈、颈蹼和运动受限等。颈蹼见于Tuner综合征和Noonan综合征,斜颈常继发于胸锁乳突肌肿块,囊性水瘤是新生儿最常见的颈部肿块。坐位时检查颈部肌力:握住婴儿双肩部,让其从卧位到坐位,正常婴儿头、颈和躯干应在一条线上保持1 s以上。触诊气管位置是否居中以及锁骨有无骨折。

5.胸部

(1)望诊:观察胸廓有无畸形,新生儿呈桶状胸。注意呼吸运动是否对称、有无凹陷、呼吸频率及呼吸类型是否正常。有些新生儿在啼哭时可见胸廓轻度凹陷,如不伴有呻吟,也属正常。另外,正常新生儿受来自母体雌激素的影响可出现乳房增大、乳汁分泌和乳晕色素沉着,属暂时性生理现象。

(2)触诊:用单指触摸心尖搏动位置,正常新生儿偶可触及心前区搏动,如位置异常,可能提示有气胸、膈疝或心脏转位等情况。疑有心脏疾病时,应注意触诊胸骨左缘第2、3、4肋间隙、主动脉瓣区和心尖区是否有震颤。

(3)叩诊:对称性叩诊双肺前、后和侧面;用中指在第4肋间隙左乳线外2 cm开始由外向内直接叩诊心脏相对浊音界。新生儿心界叩诊准确度较差。

(4)听诊:对称性听诊双肺前、后和侧面,新生儿胸壁较薄,故呼吸音较成人强,多是支气管呼吸音。如出生时无呼吸困难的表现而闻及少量湿性啰音,应视为正常。听诊心脏:同婴幼儿,包括胸骨左缘第2、3、4肋间隙,主动脉瓣区,二尖瓣区和三尖瓣区,仔细听诊心率、节律、杂音等内容。新生儿正常心率为120~140次/min,可有短时减慢或加快。有时心率可<100次/min,但刺激后可加快,仍属正常。新生儿早期出现心脏杂音的临床意义不是很大。如出生后1~2 d闻及心脏杂音,接着即消失,常为动脉导管关闭过程,不应视为先天性心脏病。有时严重先天性心脏病可无杂音,如大血管错位。如心脏杂音很响,则应引起注意。应注意右胸部的听诊,以免遗漏右位心的诊断。检查心脏时,应同时检查毛细血管充盈及周围脉搏情况。股动脉搏动减弱提示有主动脉缩窄可能,水冲脉见于动脉导管未闭。

6.腹部

(1)望诊:观察腹部外形和对称性、肠蠕动波、脐带脱落、脐疝、脐部渗出物和性质、脐轮红肿。

(2)触诊:轻柔触诊全腹部,注意有无包块。由于新生儿腹壁较薄,浅触诊即可触及肝脏和脾脏,肝脏在右肋下2 cm,脾脏在左肋下1 cm处触及均应视为正常。

(3)叩诊:叩诊全腹部。

(4)听诊:听诊腹部,注意肠鸣音是否活跃或减弱。

7.脊柱和四肢

(1)检查有无脑脊膜膨出,四肢有无畸形,如多指(趾)等。四肢活动是否对称。腰骶部皮肤是否有窦道或凹陷等。

(2)检查上肢肌张力(前臂回缩)新生儿于仰卧位,检查者用手拉直自然弯曲的前臂,然后放手,若新生儿前臂立刻回复到先前弯曲的位置,即为正常。

(3)检查下肢肌张力(腘窝角)新生儿于仰卧位,其骶骨接触检查台面,髋关节屈曲,检查者一手握住新生儿的两小腿,上提并测量大腿与小腿之间的角度(腘窝角),正常为80°~90°。

8.外生殖器

观察外生殖器的发育,注意有无畸形、肿胀、损伤或感染。①男性:检查有无包茎和尿道下裂,睾丸是否下降,阴囊有无肿大。②女性:观察大、小阴唇,大阴唇应遮盖小阴唇。检查处女膜有无畸形和损伤,阴道前庭有无分泌物。

9.肛门

检查肛门和肛周围区,注意有无肛门闭锁、肛瘘、肛裂或肛周脓肿。

10.神经系统

新生儿的体位和肌张力前已述及。肌力可通过观察对称性的自主运动来评估。肌力与肌张力有关。新生儿神经系统检查重点如下:

(1)觅食反射(rooting reflex):当刺激颊部时引出该反射,婴儿张嘴转向刺激方向。

(2)吸吮反射:当奶头放入口腔内即引出该反射,出现吸吮动作。

(3)握持反射(palmar grasp reflex):当检查者将手指触及婴儿手掌时,婴儿即握住检查者手指。

(4)拥抱反射(Moro reflex):将婴儿仰卧在检查台,头部伸出台边并用手托住,然后将婴儿头部突然下降几个厘米,新生儿会出现躯干伸直,双上肢对称性外展,手指张开,双腿轻微屈曲,然后双上肢收回胸前呈现拥抱动作。

(5)不对称颈紧张反射:迅速将仰卧的婴儿头转向一侧,此时面部所向一侧的手臂和小腿即展开,另一侧的臂腿呈现屈曲状态。

(6)踏步反射:将婴儿扶为直立位,并让足底接触检查台面,身体略向前倾,此时表现踏步动作。

(高作良)

第二节 儿科 X 线诊断技术

一、概述

X 射线成像分为传统 X 射线检查技术和数字 X 射线成像技术。

(一)传统 X 射线检查技术

传统 X 射线检查技术是 1895 年德国科学家伦琴发现了 X 射线之后应用于临床的,现在仍是临床诊断简单、实用的检查方法,可应用于各系统和人体各部位的检查。缺点是对小儿有 X 射线辐射,检查要严格掌握指征。

传统 X 射线成像检查方法分为常规检查、特殊检查和造影检查 3 大类。

1. 常规检查

常规检查有透视和普通 X 射线摄影。

(1)透视:透视适用于人体自身组织的天然对比较好的部位。胸部透视可观察肺、心脏和大血管;腹部透视观察有无肠道梗阻和膈下游离气体;骨关节透视主要观察有无骨折脱位及高密度异物,在透视下进行各种造影和介入。

(2)普通 X 射线摄影:普通 X 射线摄影是临床上最常用最基本的检查方法,适用于人体的任何部位,所得照片称为平片。

2. 特殊检查

常用的有体层摄影、高千伏摄影、软 X 射线摄影和放大摄影等。

(1)体层摄影:是使某一选定层面上组织结构的影像显示清晰,同时使层面以外的其他组织影像模糊不清的检查技术。常用于平片难以显示、重叠较多和较深部位的病变,有利于显示病变的内部结构、边缘、确切部位和范围等。随着 CT 的出现和重建技术的发展,体层摄影已很少应用。

(2)高千伏摄影:是用 120 kV 以上管电压产生穿透力较强的 X 射线以获得在较小的密度值范围内显示层次丰富的光密度影像照片的一种检查方法。

(3)软 X 射线摄影:40 kV 以下管电压产生的 X 射线,能量低,穿透力较弱,故称"软 X 射线"。通常由钼靶产生,故又称为钼靶摄影。软 X 射线摄影常用于乳腺、阴茎、咽喉侧位等部位的检查。

(4)放大摄影:利用 X 射线几何投影原理使 X 射线影像放大,用于观察骨小梁等细微结构。

3. 造影检查

普通 X 射线检查依靠人体自身组织的天然对比形成影像,对于缺乏自然对比的结构或器官,可将密度高于或低于该结构或器官的物质引入器官内或其周围间隙,人为的使之产生密度差别而形成影像,此即造影检查。引入的物质称为对比剂,也称造影剂。

(二)数字 X 射线成像技术

包括计算机 X 射线摄影、数字 X 射线摄影和数字减影血管造影。

1.计算机 X 射线摄影(CR)

CR 是使用可记录并由激光读出 X 射线影像信息的成像板(IP)作为载体,经 X 射线曝光及信息读出处理,形成数字式平片影像。

2.数字 X 射线摄影(DR)

是在 X 射线电视系统的基础上,利用计算机数字化处理,使模拟视频信号经过采样和模/数转换后直接进入计算机形成数字化矩阵图像。包括硒鼓方式、直接数字 X 射线摄影和电荷耦合器件摄影机阵列等多种方式。

3.数字减影血管造影(DSA)

DSA 是 20 世纪 80 年代继 CT 之后出现的一种医学影像学新技术,它将影像技术、电视技术和计算机技术与常规的 X 射线血管造影相结合,是数字 X 射线成像技术之一。基本设备包括 X 射线发生器、影像增强器、电视透视、高分辨率摄像管、模/数转换器、电子计算机和图像贮存器等。其基本原理是以 X 射线发生器发出的 X 射线穿过人体,产生不同程度的衰减后形成 X 射线图像,X 射线图像经影像增强器转换为视频影像,然后经电子摄像机将其转变为电子信号,再经对数增幅、模/数转换、对比度增强和减影处理,产生数字减影血管造影图像。

二、临床应用

X 射线技术对下列疾病可提供快速诊断。

(一)传统 X 射线检查技术的临床应用

1.呼吸系统

肺不发育和肺发育不全、肺透明膜病、湿肺病、吸入性肺炎、大叶性肺炎、支气管肺炎、金黄色葡萄球菌肺炎、支原体肺炎、间质性肺炎、肺囊肿、小儿肺结核、膈疝、纵隔气肿、脓胸、气胸与液气胸、胸腔积液、特发性肺含铁血黄素沉着症、气管支气管异物。

2.循环系统

常规摄取后前位和左侧位照片,摄片要求位置端正,心脏轮廓清晰,通过正位像可观察降主动脉及气管、主支气管,肺门及周围血管清晰可见。左侧位片可借助食管吞钡观察左房,鉴别纵隔与大血管病变,观察下腔静脉与左心室关系。左前斜位指患儿向右旋转 60°～70°照片,适宜观察左右心室及右房大小和主动脉弓(降)部全貌,右前斜位照片指令患儿向左旋转 45°～55°同时吞钡的照片观察左房与食管关系,判断左房大小并可观察右室流出道,肺动脉段突出程度。复杂型先天性心脏病例摄片应包括上腹部,便于肝、脾、胃位置的观察。

3.消化系统

先天性贲门失弛缓症、食管裂孔疝、幽门肥厚性狭窄、肠套叠、坏死性小肠结肠炎、先天性巨结肠。

4.泌尿系统

肾胚胎瘤(肾母细胞瘤或 Wilms 瘤)、神经母细胞瘤。

5.骨骼系统

软骨发育不全、佝偻病。

(二)高千伏摄影的应用

常用于胸部,能较好地显示气管、主支气管、肺门区支气管和被骨骼及纵隔重叠的结构和病灶。

(三)CR 系统的临床应用

对骨结构、关节软骨及软组织的显示优于传统的 X 射线成像。能清晰显示听小骨、前庭、半规管等结构,并能准确判断鼻窦窦壁有无骨质破坏。CR 对肺部结节性病变的检出率及显示纵隔结构如血管及气管等方面优于传统 X 射线片,但在间质性病变和肺泡病变的显示上则不如传统 X 射线片。CR 在显示肠管积气、气腹和泌尿系结石等病变方面优于传统 X 射线摄影。

（四）DR 的临床应用范围

DR 的临床应用范围与 CR 基本相同。

（梁联防）

第三节　儿科磁共振诊断技术

一、概述

磁共振成像（magnetic resonance imaging，MRI）是利用原子核在磁场内共振所产生的信号经重建成像的一种成像技术。是无创性检查，无 X 射线辐射，且分辨率高。对新生儿缺氧缺血性脑病、脑先天畸形、血管性疾病、蝶鞍区及颅后窝等病变的诊断优于其他影像学方法。基本原理是通过对静磁场中的人体施加某种特定频率的射频脉冲，使人体组织中的氢质子受到激励而发生磁共振现象，当终止射频脉冲后，质子在弛豫过程中感应出 MR 信号，经过对 MR 信号的接收、空间编码和图像重建等处理过程，即产生 MR 图像。

二、临床应用

（一）儿科磁共振成像临床常规应用

可用于诊断脑先天畸形，如胼胝体发育畸形；神经皮肤综合征，如神经纤维瘤病、结节硬化；脑血管畸形，如脑内动脉瘤、烟雾病。对颅内各种肿瘤的诊断具有明显优势。对溶酶体贮积病、线粒体脑肌病、颅内感染、多囊性脑软化、新生儿缺氧缺血性脑病、早产儿脑损伤、颅内出血、蛛网膜囊肿、脊髓肿瘤等神经系统病变的诊断给临床医生提供了可靠依据。MRI 是其他影像学胸部病变检查的补充。MRI 能显示纵隔的确解剖结构，显示纵隔肿瘤的确大小、形态、轮廓、范围及肿瘤是否有液化坏死和出血，肿瘤与心脏大血管、气管和食管的关系。腹部 MRI 检查的适应证是肝、胆、胰肿瘤，胆总管囊肿，胆管闭锁，胰管畸形，腹膜后肿瘤，腹腔囊肿等。小儿泌尿系统磁共振水成像（MR urography，MRU）技术是近年发展起来的一项新技术，适用于小儿各种疾病尤其是泌尿系统积水性疾病的检查。还适用于肾脏、腹腔囊性疾病，肾脏肿瘤等的诊断。

（二）脉冲序列应用

常用的有自回旋波（spin echo，SE）序列、梯度回波（gradient echo，GRE）序列、反转恢复（inversion recovery，IR）序列等。

1. SE 序列

SE 序列是临床上常用的成像序列。T_1WI 适于显示解剖结构，也是增强检查的常规序列；T_2WI 更易于显示水肿和液体，而病变组织常含有较多水分。

2. GRE 序列

GRE 序列是临床上常用的快速成像脉冲序列。主要用于屏气下腹部单层面快速扫描、动态增强扫描、血管成像、关节病变检查。

3. IR 序列

主要用于获取重 T_1WI，以显示解剖，通过选择适当的反转时间可得到不同质子纵向磁化的显著差异，获得比 SE 脉冲系列更显著的 T_1 加权效果。

（三）脂肪抑制

短 T_1 高信号可来源于脂肪、亚急性期血肿、富含蛋白质的液体及其他顺磁性物质，采用 STIR 等特殊脉冲序列可将图像上由脂肪成分形成的高信号抑制下去，使其信号强度降低，即脂肪抑制，而非脂肪成的高信号不被抑制,保持不变。

（四）MR 血管成像（magnetic resonance angiography,MRA）

MR 血管成像是使血管成像的 MRI 技术,一般无需注射对比剂即可使血管显影,安全无创,可多角度观察,但目前对小血管和小病变的效果还不够令人满意,还不能完全代替 DSA。

（五）MR 水成像

MR 水成像是采用长 TR、很长 TE 获得重度 T$_2$ 加权,从而使体内静态或缓慢流动的液体呈现高信号,而实质性器官和快速流动的液体如动脉血呈低信号的技术。通过最大强度投影重建,可得到类似对含水器官进行直接造影的图像。目前常用于 MR 胆胰管成像、MR 尿路造影、MR 脊髓造影等。水成像具有无需对比剂、安全无创、适应证广、成功率高、可多方位观察等优点。

（六）磁共振功能成像（functional magnetic resonance imaging,fMRI）

磁共振功能成像是在病变还未出现形态变化之前,利用功能变化来形成图像,以进行疾病早期诊断或研究某一脑部结构功能的技术。主要包括弥散成像、灌注成像和皮质激发功能定位成像等。

（梁联防）

第四节　儿科 CT 诊断技术

一、概述

计算机体层摄影（computed tomography,CT）技术是由 Conmack AM 和 Hounsfied CN 发明的。显示的是人体某个断层的组织密度分布图,图像清晰,提高了病变的检出率和诊断准确率,应用于临床以来有了飞速发展。螺旋 CT 由单排发展到现在的 64 排,一次曝线可获多层信息,提高了 X 射线利用率,减少了曝线剂量,扫描覆盖面增大,扫描速度提高。CT 成像的基本原理是用 X 射线束对人体检查部位一定厚度的层面进行扫描,由探测器接收该层面上各个不同方向的人体组织对 X 射线的衰减值,经模/数转换输入计算机,通过计算机处理后得到扫描层面的组织衰减系数的数字矩阵,再将矩阵内的数值通过数/模转换,用黑白不同的灰度等级在荧光屏上显示出来,即构成 CT 图像。

二、临床应用

（一）平扫、增强扫描检查

平扫、增强扫描可检查以下疾病。

1. 小儿颅脑疾病

脑裂畸形、脑灰质异位、胼胝体发育不全、透明隔发育畸形、小脑扁桃体延髓联合畸形;新生儿缺氧缺血性脑病、新生儿颅内出血、外部脑积水;先天性巨细胞包涵体病毒感染、先天性弓形体感染、先天性风疹感染、新生儿单纯疱疹病毒感染、病毒性脑炎、结核性脑膜炎。瘤:小脑幕上室管膜瘤、大脑半球原始神经外胚瘤或胚胎性肿瘤;小脑幕上脑室内肿瘤（脉络丛肿瘤、室管膜下巨细胞星形细胞瘤）、鞍上池及下丘脑-视交叉部位肿瘤（颅咽管瘤、下丘脑错构瘤）、松果体区肿瘤（生殖细胞瘤、畸胎瘤、松果体母细胞瘤）。

2. 小儿胸部疾病

支气管囊肿、肺隔离症、特发性肺间质纤维化、朗格汉斯巨细胞组织细胞增生症、白血病、特发性肺含铁血黄素沉着症、肺炎、肺结核、前纵隔肿瘤（胸腺瘤、生殖细胞瘤）、中纵隔肿瘤（恶性淋巴瘤、气管囊肿）、后纵隔肿瘤（神经母细胞瘤、食管囊肿）。

3. 小儿腹部 CT 诊断

肝母细胞瘤、肝脓肿、胆总管囊肿、先天性肝内胆管扩张、急性胰腺炎、胰腺囊肿、胰母细胞瘤、肾母细胞瘤、肾恶性横纹肌样瘤、肾上腺出血、肾上腺神经母细胞瘤。

（二）特殊扫描

特殊扫描可作如下诊断。

1.薄层扫描

是指扫描层厚≤5 mm 的扫描，用于检查较小病灶或组织器官和三维重组后处理。

2.重叠扫描

扫描时设置层距小于层厚，使相邻的扫描层面有部分重叠，避免遗漏小的病灶。

3.靶扫描

对感兴趣区进行局部放大扫描的方法，可明显提高空间分辨率，主要用于肺小结节、内耳、垂体及肾上腺等小病灶或小器官的检查。

4.高分辨率 CT（high-resolution CT，HRCT）扫描

采用薄层扫描、高空间分辨率算法重建及特殊的过滤处理，可取得有良好空间分辨率的 CT 图像，对显示小病灶及细微结构优于常规 CT 扫描。常用于肺部弥漫性间质性或结节性病变、垂体、内耳或肾上腺等检查。

（梁联防）

第五节　儿科超声诊断技术

一、概述

超声（ultrasound）超声波为一种机械波，具有反射、散射、衰减及多普勒效应等物理特性，通过各种类型的超声诊断仪，将超声发射到人体内，其在传播过程中遇到不同组织和器官的分界面时，将发生反射或散射形成回声，这些携带信息的回声信号经过接收、放大和处理后，以不同形式将图像显示在荧光屏上，即为超声图像。其优点是无损伤、无辐射、方便，新生儿在暖箱内时即可操作。

二、临床应用

（一）儿科超声波常规应用

早产儿缺氧缺血性脑损伤包括：早产儿颅内出血、早产儿脑室周围白质软化、新生儿缺氧缺血性脑病、脑先天性畸形、颅内感染（包括宫内感染和生后感染）、肾脏肿块（包括肾母细胞瘤、婴儿型多囊肾、成人型多囊肾、肾积水）、肾上腺肿块（包括神经母细胞瘤、新生儿肾上腺出血）、肝脏肿块（包括肝母细胞瘤和肝癌、肝血管瘤、肝脓肿）、肝肿大（包括胆管闭锁和新生儿肝炎、脂肪肝、肝糖原累积病）、脾肿块（包括脾囊肿、脾脓肿、淋巴瘤）、其他囊性肿块（包括肠系膜囊肿、囊性畸胎瘤、肠重复囊肿、胆总管囊肿、卵巢囊肿、子宫阴道积液）、其他实质性肿块（包括淋巴瘤、横纹肌肉瘤）、急腹症（包括急性阑尾炎、肠套叠、肥厚性幽门狭窄、肠旋转不良）、腹腔脏器损伤等。

（二）病变的形态学研究

超声检查可获得各脏器的断面成像图，显示器官或病变的形态及组织学改变，对病变做出定位、定量及定性诊断。

（三）功能性检查

通过检测某些脏器、组织生理功能的声像图变化或超声多普勒图上的变化做出功能性诊断，如用超声心动图和多普勒超声检测心脏的收缩及舒张功能、用实时超声观察胆囊的收缩和胃的排空功能。

（四）器官声学造影

是将某种物质引入靶器官或病灶内以提高图像信息量的方法。此技术在心脏疾病的诊断方面已经取

得良好效果,能够观察心脏分流、室壁运动和心肌灌注情况,测定心肌缺血区或心肌梗死范围及冠状动脉血流储备。目前此技术已推广至腹部及小器官的检查。

（五）介入性超声的应用

包括内镜超声、术中超声和超声引导下进行经皮穿刺、引流等介入治疗。高能聚焦超声还可用来治疗肿瘤等病变。

（梁联防）

第十章　儿科疾病的治疗方法

第一节　氧气疗法

氧气疗法(简称氧疗)是儿科临床的重要治疗措施,正确的应用可有效地提高血氧分压改善机体的缺氧,而应用不当不仅影响其效果,还可能带来各种危害。现将小儿氧疗的有关问题介绍如下。

一、氧疗的适应证

凡可引起低氧血症或有组织缺氧者均为氧疗的适应证。如:①各种原因所致的呼吸功能不全,包括呼吸系统疾患所引起的和其他系统疾患影响呼吸中枢者。②循环功能不全,包括各种原因所致的心力衰竭及休克。③严重贫血。④循环血量不足,由于急性失血或脱水所致。

(一)临床指征

(1)发绀。

(2)烦躁不安:是严重缺氧的重要表现,常伴有心率加快。

(3)呼吸异常:包括呼吸过快、过缓、费力或新生儿期出现的呼吸暂停。

(4)休克、心力衰竭、颅高压综合征。

(5)严重高热或伴有意识障碍。

(6)严重贫血。

(二)血气指标

(1)动脉血氧分压(PaO_2)<8.0 kPa(60 mmHg)。

(2)动脉血氧饱和度(SaO_2)<90%。

(三)氧疗的作用

氧疗的作用是提高氧分压,改善人体的氧气供应,减轻因代偿缺氧所增加的呼吸和循环的负担。缺氧改善的指标为发绀消失,面色好转,患儿由烦躁转为安静、心率减慢,呼吸情况改善;血气指标为:PaO_2维持在 8.0～11.3 kPa 之间,SaO_2>90%。新生儿、早产儿易有中毒倾向,PaO_2 以不超过 10.6 kPa(80 mmHg)为宜,而循环不良患儿组织缺氧明显,应尽量维持在 10.6 kPa 以上。

二、常用氧疗方法

(一)鼻导管给氧

多用于中度缺氧的患儿。一般将鼻导管放入鼻内约 1 cm,氧流量一般按:婴儿每分钟0.5 L,学龄前儿童每分钟 1.0 L,学龄儿童每分钟 1.5 L,可使吸入氧浓度达 30%左右。

优点:简便、易行、舒适。

缺点:吸入氧浓度不高(≤30%),双侧鼻导管或双侧鼻塞,可使吸入氧浓度明显升高,但缺点是鼻腔堵塞,不易让患儿接受,而且患儿张口呼吸,使吸氧效果受影响。

(二)面罩给氧

分开放式面罩和闭式面罩两种,小儿一般用开放式面罩,使用时将面罩置于口鼻前略加固定,不密闭,口罩距口鼻位置一般 0.5～1 cm,氧流量宜大于 5 L/min,以免造成罩内 CO_2 潴留,吸氧浓度(FIO_2)可达 40％～50％。此法优点是简单、方便,可获较大吸氧浓度;缺点是面罩位置不易固定,影响吸氧浓度且耗氧量大。

（三）头罩给氧

用有机玻璃制成,整个头部放在匣内。用于婴幼儿或不合作的患儿,应注意防止患儿皮肤受损。氧流量为 4～6 L/min,FIO_2 可达 50％～60％。

优点:舒适、氧浓度可依病情调节,并可保持一定湿度。

缺点:不适应发热或炎热季节使用,耗氧量大。

（四）持续呼吸道正压给氧(CPAP)

CPAP 是在自主呼吸的前提下给予呼吸末正压,目的是防止肺内分流(动静脉短路),纠正严重的低氧血症。应用指征是当严重的低氧血症用普通吸氧方式且 $FIO_2 > 60％$ 而仍不能达到氧疗目标时。临床用于 RDS、ARDS、肺出血、肺水肿以及机械呼吸停机前的过渡。

三、氧疗的注意事项

（一）解决小儿的缺氧不能只靠供氧

除原发病的治疗外,在给氧的同时,还应特别注意改善循环功能和纠正贫血。

（二）氧气需湿化

不沦何种方式给氧,氧气均需湿化,即吸入前必须经过湿化水瓶。

（三）慢性呼吸功能不全患儿

长期的二氧化碳潴留已不能刺激呼吸,缺氧是刺激呼吸的主要因素。要防止给氧后由于缺氧刺激的解除而引起呼吸抑制,故一般只给小流量、低浓度氧气吸入,必要时检查血液 $PaCO_2$,以防二氧化碳潴留加重引起的昏迷。

（四）预防氧疗的不良反应发生

当患儿缺氧情况好转后,应及时停止吸氧。不恰当的过高浓度(60％以上),过长时间(24 h 以上)吸氧,特别是应用呼吸机时,要注意氧中毒。

（五）氧气治疗应特别注意安全

治疗环境内要防火、防油,平时要检查氧气开关,勿使漏气。

四、氧疗的不良反应

（一）氧中毒肺损害

长期高浓度吸氧($FIO_2 > 60％$)可造成中毒性肺损害。临床表现为呼吸困难、胸闷、咳嗽、咯血、呼吸窘迫等。病理改变为肺泡壁增厚、肺间质水肿、炎性细胞浸润,肺泡上皮增生,黏膜纤毛功能抑制,肺透明膜形成等。此种损害在大儿童是一种可逆性的,降低 FIO_2 可恢复。但在新生儿和早产儿则是不可逆的肺损害,导致"支气管肺发育不良"。故一般主张吸氧浓度:轻、中度缺氧为 30％～40％,严重缺氧为 50％～60％,$FIO_2 > 60％$ 的高浓度吸氧不超过 24 h,纯氧吸氧不超过 6 h,病情好转后及时减低吸氧浓度。

（二）晶状体后纤维增生

动脉血氧分压持续高于正常($PaO_2 > 13.33$ kPa)致视网膜动脉 PO_2 持续增高,对体重小于 2 000 g 的早产儿可造成晶体后纤维增生症。

（张　静）

第二节 雾化吸入疗法

雾化吸入疗法是通过特定方式将药物溶液或粉末分散成微小的雾滴微粒,使其悬浮于气体中,然后吸入呼吸道以达到治疗的目的。近年来,雾化疗法进展很快,特别是对呼吸道感染、哮喘的治疗,疗效明显。

一、影响雾化吸入效果的主要因素

雾化吸入的理想效果是药物雾化微粒能沉着在需治疗的各级支气管而产生药理作用,而药物雾化微粒的沉着与以下因素有关。

(一)药物雾化微粒的大小

药物微粒的气体动力学直径(即微粒的物理直径与密度平方根的乘积)是影响其沉着部位的重要因素。直径在 $1\sim5$ μm 的气雾微粒最容易在下呼吸道沉着。直径小于 1 μm 时,易随呼吸运动呼出,而直径大于 5 μm 时,则易沉着在上呼吸道。

(二)患者呼吸的模式

快而浅的呼吸,气体吸入速度快(如哮喘急性发作时),药物雾化微粒沉着在上呼吸道的数量增多,沉着在下呼吸道的数量减少,故治疗效果不佳。相反,缓慢而深的呼吸能使沉着肺泡和终末细支气管的药物雾化微粒数量增多,在吸气末作短暂屏气 $1\sim2$ s 后,可使沉着量增多。从而提高雾化吸入治疗效果。因此,理想的呼吸模式应该是在功能残气位(即平静呼气后)缓慢深吸气,并在吸气末作屏气,以增加药物微粒由于自身重力沉着于下呼吸道的量。在作雾化吸入时,特别是使用定量雾化吸入时,应教会患者这种呼吸形式。

(三)雾化药物的理化性状

气管和支气管黏膜表面覆盖着假复层柱状纤毛上皮细胞,纤毛运动可将气道内的异物或分泌物运动至气道管口咳出,使呼吸道始终保持清洁通畅,对肺起着积极的防御作用。因此,用作雾化的药物除无刺激性外,还必须要有适合的温度和 pH 值,如果药液的 pH 值小于 6.5,纤毛运动会停止。

二、雾化吸入的优点

(一)起效快、疗效好

药物随气体直接进入呼吸道,很快作用于气管内的各种神经受体,解除呼吸道痉挛;同时由于是局部用药,使局部药物浓度大,疗效迅速,缩短治疗时间。

(二)用药量小,不良反应少

雾化吸入疗法的药物剂量,仅是全身用药量的 $1/2\sim1/5$,有利于节省药物减少对全身的毒副作用。

(三)湿化、清洁呼吸道

使用药物溶液经雾化后吸入,可保持呼吸道应有的湿度和湿化的程度,解除支气管痉挛,减少气道阻力,清洁呼吸道分泌物,有利于分泌物的排出。

三、雾化吸入器的类型及使用方法

(一)超声雾化吸入器

由振荡器和雾化装置两部分组成,振荡器产生电磁振荡,经电缆接到雾化装置中的压电晶片上,在高频电压作用下,产生同频率的轴向振动,使电磁能转变为机械能,产生超声波。由于超声波在液体表面的空化作用,破坏液体表面的张力和惯性而产生雾滴,其雾滴大小与振荡频率成反比,频率越高,雾滴越小。频率在1.5赫兹时,超声雾化器产生雾滴的直径约25%在2.5 μm以下,65%在2.5~5 μm,即90%左右的雾滴直经在 5 μm 以下,能直接吸入到终末细支气管和肺泡,因此该频率最适合临床雾化吸入治疗的要求。

（二）气动雾化器

利用压缩空气作为动力，当气体向一个方向高速运动时，在其后方或四周形成负压，在其前方由于空气阻力而产生正压，使药液在通过喷射器的细管成雾状喷出，雾粒运动的速度行程与气源压力成正比，雾粒的粗细、雾量的大小与气源压力、喷射器细管的直径、前方受阻物质的表面形态、粗细的过滤程度、液体的黏稠度等因素有关。气源压力：一般气体需 3～5 kg，若用氧气作气源则氧流量需每分钟 8～10 L。此类雾化器的优点是仅要求患者用潮气量呼吸，不需特殊的训练，对儿童较适合，对 3 岁以下的婴幼儿可辅以面罩吸入。缺点为耗氧量大，且雾滴的大小受气源量的影响较大。

（三）手压式定量雾化器（metered-dose inhaler，MDI）

药物溶解或悬浮在液体混合推进剂内，放在密封的气筒内，内腔高压，当按压雾化器顶部时，利用其氯氟碳引发正压力，药物即由喷嘴喷出。一般雾滴直径为 2.8～4.3 μm。目前临床上主要用于哮喘患儿，常用的有必可酮、喘乐宁等。但此雾化需用手操作，且需熟练掌握使用技巧，故婴幼儿使用时，往往达不到理想的效果，现特设计了一种贮雾器，可弥补这一不足。

（四）碟式吸纳器

这是一种用以装有干粉末吸入药物，帮助其被吸入呼吸道的干粉雾化吸入器，临床常用的产品为"旋达碟"常用于治疗哮喘；常用药物为必酮碟、喘宁碟等。适用于儿童。

（五）呼吸激动定量干粉吸入器

此为 Astra 公司最近推出的新吸入器，商品名为"都保"。将药物放在有一特殊开口的药瓶中，药物通过开口在患儿吸气时进入呼吸道。3 岁以下儿童使用较困难。

四、雾化治疗的常用药物

（一）平喘药

目前世界上哮喘治疗方案都采用吸入治疗。比较常用的药物有必可酮和喘乐宁气雾剂和喘康速气雾剂等。

（二）抗微生物药物

1. 抗生素

目前普遍认为，多数抗生素制剂本身对气道有刺激作用，可导致气管痉挛；而且，其抗菌效果不佳并容易产生耐药性等。临床上普遍认同的抗生素有庆大霉素、卡那霉素、新霉素等。亦可用青霉素、苯唑青霉素、异烟肼等，其雾化剂量以常用肌内或静脉注射剂量的 1/2～1/4 计算。

2. 抗真菌药

这是雾化吸入治疗呼吸道真菌感染值得研究的一个方面，可减少全身应用抗真菌药所致的毒、副作用。如心、肝、肾的损害等。常用抗真菌药有：两性霉素（0.25～0.5 mg/d，浓度为0.025％～0.1％）、制霉菌素（5 万 U/次）等。

3. 抗病毒药

临床上常用的抗病毒药有病毒唑和干扰素等。剂量为：病毒唑，每日 10～20 mg/kg，分 2～4 次，共 5 d；干扰素，2 万 U/次，每日 2 次。

（三）祛痰药

祛痰药经雾化吸入有局部刺激作用，且长期吸入可溶解肺组织，故应尽量少用。对一般黏稠痰液，可用生理盐水或 2％～4％碳酸氢钠雾化，利用其高渗性吸收水分，使痰液变稀，利于咳出或吸收。如果无效，可试用。—糜蛋白酶 1～2 mg/次。

（四）其他药物

除上述药物外，临床上还应用了许多药物治疗疾病均有一定的疗效。如酚妥拉明、硝普钠、速尿等吸入治疗哮喘；雾化吸入维生素 K₃、肝素、利多卡因等治疗毛细支气管炎；板蓝根、鱼腥草治疗上呼吸道感染；雾化吸入初乳分泌型蛋白 A 可治疗病毒性肺炎等。总之，雾化吸入药物的选择应根据病情加以选择。

五、雾化吸入的不良反应

（一）支气管痉挛引起的低氧血症

（二）雾化器的污染和交叉感染

雾化吸入时的过度增湿和体温调节障碍。其他如口腔干燥、咽痛、声嘶及霉菌感染等，一般不影响治疗。

（张　静）

第三节　退热疗法

一、发热

（一）发热的原因

发热的原因可分四种。

(1)发热物质作用于体温中枢引起，如感染、恶性肿瘤、变态反应等。

(2)不适当的保育环境，如室温过高、衣着过多等影响热的散发。

(3)热散发障碍，如无汗症、热射病等。

(4)体温中枢异常，如中枢神经系统疾病等。

在这些发热原因中，婴幼儿以感染、恶性肿瘤、不适当的保育环境为主。

（二）热型

在儿科，大多数发热为短期内容易治愈的感染性疾病所致（以上呼吸道感染为甚），少数患儿发热可持续较长时间，发热持续达 2 周称为长期发热。对原因不明的发热应明确热型，必要时可暂时停止某些治疗以观察热型。一日中体温差在 1 ℃以上，最低体温在 37 ℃以上的发热叫弛张热，多见于败血症、心内膜炎、尿道感染等；日体温差在 1 ℃以下的持续性高热叫稽留热，多见于川崎病、恶性肿瘤等；体温下降后热度又升高称双峰热，多见于麻疹、脊髓灰质炎、病毒性脑膜炎等。

（三）发热的病理生理

发热通常作为机体对感染微生物、免疫复合物或其他炎症因子反应的结果，急性呼吸道感染（ARI）患儿发热常见于病毒或细菌感染时。机体对入侵的病毒或细菌的反应，是通过微循环血液中的单核细胞、淋巴细胞和组织中的巨噬细胞释放的化学物质细胞因子来完成的，这些细胞因子具有"内源性致热原"的作用，包括白细胞介素-1(IL-1)、白细胞介素-6(IL-6)、肿瘤坏死因子。(TNF-α)及干扰素。在这些致热原刺激下，丘脑前区产生前列腺素 E_2，通过各种生理机制，使体温调控点升高。

（四）发热对机体的影响

发热是机体的适应性反应，是机体的抗感染机制之一。许多研究显示，发热时机体各种特异和非特异的免疫成分均增加，活性增强，如中性粒细胞的移行增加并产生抗菌物质，干扰素的抗病毒及抗肿瘤活性增加，T 细胞繁殖旺盛。

发热也存在有害的一面，如发热可产生头痛、肌肉疼痛、厌食及全身不适等；在一些难以控制的炎症反应中（如内毒素休克），发热还可加剧炎症反应；身体衰弱或有重症肺炎或心衰的患儿，发热可增加氧耗量和心输出量，并可加重病情；5 岁以下小儿有引起高热惊厥的危险，体温高于 42 ℃能导致神经系统永久损害。

二、退热疗法

(一)退热治疗的指征

退热治疗的主要功用是改善患儿身体舒适度,原则上对于极度不适的患儿使用退热治疗会对病情改善大有帮助。是否给予退热治疗,需要在权衡其可能的利、弊而决定。一般在38.5 ℃～39 ℃之间可给予中成药退热,39 ℃以上患儿应用解热抗炎药,有多次高热惊厥史者,应控制体温并应用镇静剂。同一种解热剂反复应用时,原则上应间隔4～6 h,在4～6 h之内需再度使用解热剂时应改用其他的解热剂;解热剂起效时间约为20～40 min。

(二)物理降温

物理降温是指采用物理方法如冷敷、温水浴或酒精浴等方法使体表温度降低的一种手段。世界卫生组织曾专门对ARI伴发热的患儿作了专门研究,证明这些传统的物理降温方法不仅无效,反而可导致全身发抖,且酒精还可经儿童皮肤吸收产生中毒症状。显然,这样做违反了热调定的生理机制。只有用药来降低下丘脑的调定点,才能使体温下降。但在某些特定条件下,如体温高于41 ℃时,急需迅速降低体温,此时温水浴可作为退热治疗的辅助措施。

(三)药物退热

即应用非甾体、抗炎免疫药(NSAIIDs)退热。NSAIIDs是一类非同质且具有不同药理作用机制的化合物。其临床药理学特征为:起效迅速,可减轻炎症反应,缓解疼痛和改善机体功能,但无病因性治疗作用,也不能防止疾病的再发展及合并症的发生。NSAIIDs主要药理作用为抑制环氧化酶活性,阻断前列腺素类物质(PGs)的生物合成,某些NSAIIDs对中性粒细胞的聚集、激活、趋化及氧自由基的产生有抑制作用,这亦为其发挥抗炎作用机制之一。根据化学特点NSAIIDs分为:水杨酸类(乙酰水杨酸、阿司匹林精氨酸等)、丙酸类(萘普生、布洛芬等)、乙酸类(双氯灭痛、痛灭定等)、灭酸类(氯灭酸、氟灭酸等)、喜康类(炎痛喜康、湿痛喜康等)、吡唑酮类(保泰松、对乙酰氨基酚等)。下面将儿科常用的几种解热抗炎药介绍如下:

1.乙酰水杨酸

乙酰水杨酸又名阿司匹林。它可抑制前列腺素合成酶,减少PGs的生成,因而具有抗炎作用。此外尚可通过抑制白细胞凝聚、减少激肽形成,抑制透明质酸酶、抑制血小板聚集及钙的移动而发挥抗炎作用。生理剂量的PGs可抑制绝大部分与T细胞有关联的细胞免疫功能。NSAIIDs抑制PGs的产生,故可促进淋巴细胞的转化与增殖,刺激淋巴因子的产生,激活NK细胞和K细胞的活性,增加迟发型变态反应。内热原可使中枢合成和释放PGs增多,PGs再作用于体温调节中枢而引起发热。阿司匹林由于抑制中枢PGs合成而发挥解热作用;PGs具有痛觉增敏作用,增加痛觉感受器对缓激肽等致痛物质的敏感性,且PGE、PGE_2等也有致敏作用,阿司匹林由于减少炎症部位PGs的生成,故有明显镇痛作用。

阿司匹林口服后小部分在胃、大部分在小肠迅速吸收,服后30 min血药浓度明显上升,2 h达高峰。剂量:解热时每次5～10 mg/kg,发热时服1次,必要时每天3～4次;抗风湿时用80～100 mg/(kg·d);川崎病急性期时用30～50 mg/(kg·d),退热后用10～30 mg/(kg·d),每一疗程2～3个月,有冠状动脉瘤应持续服至冠状动脉瘤消失,剂量为5 mg/(kg·d)。

短期应用不良反应较少,用量较大时,可致消化道出血;流感和水痘患儿应用阿司匹林可发生Reye综合征,故WHO对急性呼吸道感染引起发热患儿不主张应用此药。此药尚有赖氨匹林复方制剂可供肌内或静脉注射;剂量每次10～15 mg/kg。

2.对乙酰氨基酚

对乙酰氨基酚又名扑热息痛,为非那昔丁的代谢产物,解热作用与阿司匹林相似,但很安全,因此,WHO推荐作为儿童急性呼吸道感染所致发热的首选药。临床上一般剂量无抗炎作用,因它只可抑制PGs在脑中合成,而很难抑制其在外周血中的合成。口服后30～60 min血中浓度在高峰,作用快而安全。剂量为每次10～15 mg/kg。

3.萘普生

此药可抑制花生四烯酸中的环氧酶,减少PGs的形成,具有抗炎、解热、镇痛作用,并影响血小板的功能,其抗炎作用是阿司匹林的5.5倍,镇痛作用为阿司匹林的5倍,解热作用为阿司匹林的22倍,是一种高效低毒的消炎、镇痛及解热药物。口服后2～4 h血药浓度达高峰,半衰期为3～14 h,对各种疾病引起的发热和疼痛均有较好的解热镇痛作用,用于类风湿性关节炎,其有效率可达86%以上。尤其适用于贫血、胃肠疾病或其他原因不能耐受阿司匹林、布洛芬等疾病患儿,剂量为每次5～10 mg/kg,每日2次;学龄儿童每日最大剂量不得超过1 000 mg。

4.布洛芬

布洛芬是目前唯一能安全用于临床的抗炎症介质药物。布洛芬为环氧化酶抑制剂,既抑制前列腺素合成,又可抑制肿瘤细胞因子的释放;既可解热、镇痛,又有明显抗炎作用。可防治急性肺损伤,减少急性呼吸窘迫综合征产生,可用于急性感染及感染性休克的治疗;同时影响免疫功能。口服后1～2 h血浆浓度达高峰,血浆半衰期2 h;常用剂量每次5～10 mg/kg。长期应用亦可致胃溃疡、胃出血等。

5.双氯芬酸

双氯芬酸为强效消炎、镇痛、解热药。其消炎、镇痛、解热作用较阿司匹林强20～50倍。口服后1～2 h血中浓度达高峰,口服每次0.5～1.0 mg/kg,儿童一次剂量不超过25 mg,每日3次;肌内注射同口服剂量,每日1次。

6.尼美舒利

化学名为4-硝基-2-苯氧基甲烷磺酰苯胺,具有明显的抗炎、解热和镇痛作用。其机制为:①选择性抑制环氧化酶的活性。②抑制白三烯产生。③抑制蛋白酶活性。④抑制炎症细胞因子介导的组织损伤;⑤抑制自由基产生。该药对发热、呼吸道感染、类风湿性关节炎等具有明显的治疗作用,不良反应发生率低。剂量为每次2～5 mg/kg,每日2次,儿童最大剂量1次不超过100 mg。

7.氨基比林

20世纪80年代以来国内外已将其淘汰,但其复方制剂如复方氨基比林、安痛定在我国仍在应用。氨基比林注射,其解热镇痛作用甚为显著,但过量易致虚脱,甚至休克,且应用后有可能导致颗粒白细胞减少,有致命危险,其发生率远远高于氯霉素。安替比林除过量引起休克外,易产生皮疹、发绀,故两者在儿童不宜应用。

(张　静)

第四节　液体疗法

一、液体治疗法常用溶液及其配制

张力一般指溶液中电解质所产生的渗透压,与正常血浆渗透压相等为1个张力,即等张,高于血浆渗透压为高张,低于血浆渗透压为低张。常用的溶液包括非电解质和电解质溶液。

(一)非电解质溶液

常用的5%的葡萄糖溶液为等渗液,10%的葡萄糖溶液为高渗溶液。但葡萄糖输入体内后,逐渐被氧化成二氧化碳和水,或转变成糖原而储存在肝内,失去其渗透压的作用,因此在液体疗法时视各种浓度的葡萄糖为无张力溶液。5%或10%的葡萄糖溶液,主要用以补充水分和部分热量,不能起到维持血浆渗透压的作用。

(二)电解质溶液

电解质溶液主要用以补充所丢失的体液、所需的电解质,纠正体液的渗透压和酸碱平衡失调。

1. 等张液

0.9% 的氯化钠溶液(生理盐水)和复方氯化钠溶液(Ringer 溶液)均为等张液。在生理盐水中含 Na^+ 和 Cl^- 均为 154 mmol/L,其产生的渗透压与血浆相近,为等渗液。但与血浆中的 Na^+(142 mmol/L)和 Cl^-(103 mmol/L)相比 Cl^- 含量相对较多,故大量输入体内可致血氯升高,血浆 HCO_3^- 被稀释,造成高氯性及稀释性酸中毒(尤其在肾功能不佳时)。复方氯化钠溶液除氯化钠外尚含与血浆含量相同的 K^+ 和 Ca^{2+},其作用及缺点与生理盐水基本相同,但大量输入不会发生稀释性低血钾和低血钙。

2. 碱性溶液

碱性溶液主要用于纠正酸中毒。常用的有以下几种。

(1)碳酸氢钠溶液:可直接增加缓冲碱,纠正酸中毒的作用迅速。市售的 5% 的碳酸氢钠为高渗溶液,可用 5% 或 10% 的葡萄糖溶液稀释 3.5 倍,配制成 1.4% 的碳酸氢钠溶液,即为等渗溶液。在抢救重度酸中毒时,可不稀释直接静脉注射,但不宜多用。

(2)乳酸钠溶液:须在有氧条件下,经肝脏代谢产生 HCO_3^- 而起作用,显效较缓慢。在肝功能不全、缺氧、休克、新生儿期及乳酸潴留性酸中毒时,不宜使用。市售的 11.2% 的乳酸钠溶液,稀释 6 倍配制成 1.87% 的乳酸钠溶液,即为等渗液。

3. 氯化钾溶液

氯化钾溶液用于纠正低钾血症。制剂为 10% 的溶液,静脉滴注稀释成 0.2%～0.3% 浓度。不可静脉直接推注,以免发生心肌抑制而死亡。

4. 氯化铵

氯化铵制剂为 0.9% 的等张液。NH_4^+ 在肝内与二氧化碳结合成尿素,释出 H^+ 及 Cl^-,使 pH 值下降。心、肺、肝、肾功能障碍者禁用。可用于纠正低氯性碱中毒。

(三)混合溶液

将各种不同渗透压的溶液按不同比例配成混合溶液,目的是减少或避免各自的缺点,而更适合于不同情况液体疗法所需要。几种常用混合溶液简便配制方法(表 10-1)。

表 10-1　几种常用混合溶液简便配制方法

混合溶液种类	张力	加入溶液(mL)			
		5% 或 10% 的葡萄糖	10% 的氯化钠	5% 的碳酸氢钠	或 11.2% 的乳酸钠
等张糖盐溶液	1	500	45	—	—
1∶1 糖盐溶液	1/2	500	22.5	—	—
1∶2 糖盐溶液	1/3	500	15	—	—
1∶3 糖盐溶液	1/4	500	11	—	—
1∶4 糖盐溶液	1/5	500	9	—	—
2∶1 液	1	500	30	47	30
3∶4∶2 液	2/3	500	20	33	20
3∶2∶1 液	1/2	500	15	24	15
6∶2∶1 液	1/3	500	10	17	10

(四)口服补液盐(ORS)

口服补液盐是世界卫生组织(WHO)推荐用来治疗急性腹泻合并脱水的一种溶液,经临床应用取得了良好效果。其理论基础是基于小肠的 Na^+-葡萄糖耦联转运吸收机制,小肠上皮细胞刷状缘的膜上存在着 Na^+-葡萄糖共同载体,此载体上有 Na^+-葡萄糖两个结合位点,当 Na^+-葡萄糖同时与结合位点相结合时即能运转、并显著增加钠和水的吸收。

其配方为:氯化钠 3.5 g,碳酸氢钠 2.5 g,枸橼酸钾 1.5 g,葡萄糖 20.0 g,加水 1 000 mL 溶解之。此溶液为 2/3 张。总渗透压为 310。其中葡萄糖浓度为 2%,有利于 Na^+ 和水的吸收,Na^+ 的浓度为

90 mmol/L,适用于纠正累积损失量和粪便中的电解质丢失量,亦可补充钾和纠正酸中毒。

二、液体疗法

液体疗法是儿科医学的重要组成部分,其目的是通过补充不同种类的液体来纠正、电解质和酸碱平衡紊乱,经恢复机体的正常的生理功能。具体实施时要充分考虑机体的调节功能。不宜过于繁杂,根据病情变化及时调整治疗方案。制定体液疗法的原则应简单化、个体化。补充体液的方法包括口服补液法和静脉输液法两种。

（一）口服补液法

适用于轻度或中度脱水无严重呕吐的患儿。有明显休克、心肾功能不全或其他严重并发症以及新生儿不宜口服补液。口服补液主要用于补充累积损失量和继续损失量。补充累积损失量轻度脱水50~80 mL/kg,中度脱水80~100 mL/kg,每5~10 min喂1次,每次10~20 mL,在8~12 h内喂完。继续损失量按实际损失补给。口服补液盐含电解质较多,脱水纠正后宜加入等量水稀释使用,一旦脱水纠正即停服。口服补液过程中要密切观察病情变化,如病情加重则随时改用静脉补液。

（二）静脉补液

适用于中、重度脱水伴严重呕吐的患儿。主要用于快速纠正水电解质平衡紊乱。以小儿腹泻为例,入院后第一天补液量包括累计损失量、继续损失量、生理需要量3个部分,具体实施时应做到"三定"(定量、定性、定速)、"三先"(先盐后糖、先浓后淡、先快后慢)及"两补"(见尿补钾、惊跳补钙)。

1.积累损失量

即发病后水和电解质总的损失量。

(1)补液量:根据脱水程度决定,轻度脱水约30~50 mL/kg,中度脱水约50~100 mL/kg,重度脱水100~120 mL/kg,先按2/3量给予,学龄前及学龄小儿补液量应酌减1/4~1/3。

(2)输液种类:根据脱水的性质决定,低渗性脱水补给2/3张含钠液,等渗性脱水补给1/2张含钠液,高渗性脱水补给1/3~1/5张含钠液。若临床上判断脱水性质有困难时,可先按等渗性脱水处理。

(3)补液速度:累计损失量应于8~12h补足,每小时8~10 mL/kg。伴有明显周围循环障碍者开始应快速输入等渗含钠液(生理盐水或2:1液),按20 mL/kg(总量不超过300 mL)于30 min至1 h内静脉输入。低渗性脱水输液速度可稍快,高渗性脱水输液速度宜稍慢,否则易引起脑细胞水肿,发生惊厥。

2.继续损失量

在液体疗法实施过程中,腹泻和呕吐可继续存在,使机体继续丢失体液,此部分按实际损失量及性质予以补充,腹泻患儿一般按10~40 mL/(kg·d)计算,用1/3~1/2张含钠液于24h内均匀静脉输液,同时应注意钾的补充。

3.生理需要量

要满足基础代谢的能量需要,婴幼儿按230.12~251.04 kJ/(kg·d)计算。液体量按每代谢418 kJ(100 kcal)热量需要120~150 mL水计算,禁食情况下为满足基础代谢需要,供应液量60~80 mL/(kg·d)。可用生理维持补液补充(1:4液加0.15%的氯化钾)。

液体总量包括以上3个方面,即累积损失量、生理需要量和继续损失量,也是第一天补液量。根据脱水程度确定补液量(表10-2),根据脱水性质确定液体的成分和张力(表10-3)。

表10-2　不同程度脱水的补液量（单位 mL）

脱水程度	累积损失2/3的量	继续损失量	生理需要量	总量
轻度脱水	30	10	60~80	90~120
中度脱水	50	20	60~80	120~150
重度脱水	70	30	60~80	150~180

表 10-3　不同性质脱水所补液体的张力

脱水性质	累积损失量	继续损失量	生理需要量
低渗性脱水	2/3	1/2	1/4～1/5
等渗性脱水	1/2	1/2～1/3	1/4～1/5
高渗性脱水	1/3	1/3～1/4	1/4～1/5

第二天及以后的补液主要是补充继续损失量和生理需要量,继续补钾,供给热量。一般能够口服者尽量口服补液。若仍需静脉补液者将这两部分量相加于 12～24 h 内均匀输入。

三、几种特殊情况的液体疗法原则

(一)婴幼儿肺炎液体疗法

1.体液、代谢特点

婴幼儿重症肺炎常有不同程度水、电解质和酸碱平衡紊乱。①高热、退热后大量出汗、呼吸增快或伴有吐泻均可引起脱水,一般为高渗性或等渗性脱水。②通气换气障碍,CO_2 排出减少可引起呼吸性酸中毒,呼吸增快、过度通气可引起呼吸性碱中毒,组织缺氧,酸性代谢产物增加有可引起代谢酸中毒,故常表现为混合性酸碱平衡紊乱。③肺炎常伴有心力衰竭、水钠潴留。

2.补液的方法

(1)一般情况下,尽量口服补液,适当勤给水,可起湿润口腔、咽喉黏膜作用,对稀释呼吸道分泌物有利。

(2)静脉补液:①婴幼儿肺炎如无明显体液紊乱表现,只需要静脉点滴给药时,可用 10% 的葡萄糖溶液,20～30 mL/(kg·d)。②如不能进食或进食不足者总量应按生理需要量补给,为 60～80 mL/(kg·d),有发热呼吸增快者适当增加,用生理维持液于 12～24 h 均匀静脉滴注。③呼吸性酸中毒或碱中毒重点是原发疾病的治疗,改善肺的通气与换气功能,病情严重发生失代偿性呼吸性酸中毒或合并代谢性酸中毒时,可酌情使用碳酸氢钠,一般先给总量的 1/2,再根据病情变化、化验结果调整使用。④肺炎合并腹泻、脱水时补液量按总量的 3/4 给予,速度稍慢。⑤有心力衰竭者,除强心利尿外,应适当减少液体量和含钠量。

(二)新生儿液体疗法

1.体液、代谢特点

新生儿肾脏发育尚不完全成熟,调节水、电解质和酸碱平衡能力较差,容易发生水、电解质平衡紊乱,而脱水、代谢性酸中毒临床表现却不明显,故应密切观察病情变化。新生儿体液代谢的特点:①体液总量高,占体重的 70%～80%。②新生儿生后头 2 d 内水的需要量较少,第 3～5 天为 60～80 mL/(kg·d),1 周时达约 100 mL/(kg·d),1 周后 120～150 mL/(kg·d)。③生后头几天血钾、氯、乳酸、有机物均稍高,血钠偏低,且波动范围大。④新生儿所需能量生后第一周251 kJ/(kg·d)[60 kcal/(kg·d)],第 2 周后增至 418～502 kJ/(kg·d)[100～120 kcal/(kg·d)]。

2.补液的方法

(1)一般尽量不静脉补液。

(2)新生儿补液时可按体温每升高 1 ℃,不显性失水增加 10 mL/kg,光疗时水的需要量每日增加 14～20 mL/kg 计算。

(3)新生儿腹泻脱水时,输入液量按婴儿腹泻量的 2/3,给予 2/3～1/3 张液体,一般全日量宜在 24 h 内匀速滴注以免引起心力衰竭。

(4)有明显代谢性酸中毒时宜选用 1.4% 的碳酸氢钠。

(5)生后 10 d 内新生儿由于红细胞破坏多通常不必补钾。新生儿宜发生低钙血症、低镁血症,应及时补充。

（三）营养不良液体疗法

1. 体液、代谢的特点

营养不良时患儿皮下脂肪少，脱水估计程度易于偏高；腹泻脱水时多为低渗性脱水；大多有低钾、低钙、低镁、肝糖原贮存不足，易致低血糖；细胞外液相对较多，心肾功能差。输液量不宜过多，输液速度不宜过快。

2. 补液的方法

（1）营养不良多有血糖、血浆蛋白偏低，故补液时应注意补充热量和蛋白质。

（2）合并腹泻脱水时补液总量比一般腹泻减少 1/3，以等张或 2/3 张含钠液为宜，以 24 h 内均匀输入为妥，一般为 3～5 mL/(kg·h)。

（3）扩充血容量后宜及时补钾，给钾时间约持续 1 周，同时早期补钙，尤其是合并佝偻病的患儿。

（4）缺镁时，可给 25％的硫酸镁每次 0.2 mL/kg，每日 2 次，深部肌肉注射 1～3 d。还可用维生素 B$_1$ 50～100 mg 肌内注射，每日 1 次。

（王金花）

第五节　光照疗法

光照疗法简称光疗，是在光作用下，将脂溶性未结合胆红素转化为一种水溶性的异构体，从而降低血清未结合胆红素的方法。此法简便易行，不良反应少，效果明显。自 20 世纪 80 年代初国内已普遍开展。

一、光疗原理

胆红素能吸收光线，在光的作用下，未结合胆红素由 IX$_{a2}$ 型转化为水溶性的同分异构体 IXaE 型和光红素，该异构体能经胆汁排泄至肠腔或从尿中排出，从而使血清胆红素浓度降低。胆红素吸收光线的波长在 450～460 nm 作用最强，由于蓝光的波长主峰在 425～475 nm 之间，故认为是最好的光源，一般均采用蓝光照射。Vecch 等认为波长超过 500 nm 时仍有效，且光穿入皮肤深度增长，对人体更为有利。绿光波长主峰在 510～530 nm 之间，经临床试用，胆红素平均下降值及下降幅度大于蓝光，不良反应较蓝光小。无蓝光或绿光灯管时，白光也有一定效果，因白光含有一定比例各种色彩的光谱，包括蓝光和绿光。但波峰较低，疗效略差。

二、光疗指征及适应证

（一）光疗指征

（1）凡患儿总胆红素达 204～255 μmol/L 以上，早产儿 170 μmol/L 以上者，在检查病因的同时开始光疗。

（2）生后 24 h 内出现黄疸且进展较快者，不必等胆红素达 204～255 μmol/L 便可进行光疗。

（3）产前已确诊为新生儿溶血病者，生后一旦出现黄疸即可开始光疗。

（4）早产儿合并其他高危因素者胆红素达 102.6 μmol/L 开始光疗。

（5）胆红素达 342 μmol 儿以上需换血者，在做换血准备工作时应争取光疗，换血后应继续光疗，以减少换血后胆红素的回升以致再次换血。光疗不能代替换血，因不能去除抗体、致敏红细胞，也不能纠正贫血，早期预防和治疗可减少换血的机会。

（二）光疗适应证

用于各种原因所致的高未结合胆红素血症。如同族免疫性溶血病（母婴 Rh、ABO 血型不合）G-6-PD 缺乏，感染、血肿、Crigler-Najjar 综合征等。但当血未结合胆红素大于342 μmol/L时可影响肝脏排结合胆红素的功能,发生瘀胆,当结合胆红素达 68.4 μmol/L 时可引起青铜症,应禁用光疗。

三、光疗方法

分单光治疗、双光治疗及毯式光纤黄疸治疗仪三种。

（一）单光治疗

适用于预防性治疗。用 20 瓦或 40 瓦蓝光或绿光荧光屏光灯 6～8 只,呈弧形排列于上方,形成如地灯,灯管间距 2.5 cm,灯管距患儿 35～40 cm。患儿需裸体,每隔 2～4 h 翻身一次,天冷可睡于暖箱内照光,但应去掉有机玻璃箱盖,以增加蓝光(绿光)照射强度。天热可置于开放暖箱内,周围环境温度维持在 30 ℃左右。目前一般开放或闭式暖箱上方已配备有蓝光装置。

（二）双光治疗

适用于胆红素已达高胆红素血症的诊断标准的治疗。常选用蓝光箱治疗,箱内上下均有 6 只荧光管,排列呈弧形,灯管间距 2.5 cm,上方距患儿 35 cm,下方距患儿 25 cm,患儿睡在箱中央有机玻璃板上。疗效优于单光治疗。

（三）毯式光纤黄疸治疗仪

适用于母婴同室母乳喂养的早期新生儿或家庭治疗。治疗仪包括一个主机(体积 24 cm×10 cm×21 cm)和一个由一条 4 英尺长的纤维光缆连接的光垫。光垫直接贴于婴儿的胸部或背部,其外包裹衣被,不妨碍喂奶,输液和护理。光垫虽直接与皮肤接触,但几乎不产生热,也不直接照射脸部,不良反应很小。缺点是照射面积较小。

四、光疗照射时间

分连续照射和间歇照射两种。间歇照射方法各异,有的照 6～12 h 停 2～4 h,有时照 8 h 停 16 h,有时照 12 h 停 12 h,间歇照射与连续照射效果并无差别,但前者可减少不良反应,临床一般选用间歇照射。疗程一般 2～3 d,发病早,程度重,病因未消除者需适当延长,待胆红素降至220.5 μmol/L 以下可停止光疗。

五、光疗注意事项

(1)充分暴露小儿皮肤,使之有较大接触面积。一般需裸体,用黑布遮住双眼,防止损伤视网膜;用尿布遮盖生殖器,防止损伤生殖器功能,尿布只垫在肛门至耻骨上方,不宜过厚;小儿洗浴后不要扑粉,以免影响疗效。

(2)光疗时不显性失水增加,每日液体入量应增加 25%,并应监测尿量。

(3)光疗时加速核黄素破坏,应适当补充之,每日 3 次,每次 5 mg,光疗结束后改为每日一次,连服 3 日。

(4)光疗时需细心护理,因患儿裸体光疗箱的温度要求在 30 ℃左右,湿度 50%,夏季防止过热,冬季注意保暖,每 2～4 小时测体温及箱温一次,以便随时调整。

(5)光疗的作用部位在皮肤的浅层组织,光疗可降低皮肤黄疸的可见度,不代表血胆红素相应下降,需每 12～24 小时监测血胆红素一次。

(6)灯管使用后其照射强度会减退,蓝色荧光灯照射强度的衰减比白色荧光灯快,20 瓦比 40 瓦衰减更快,使用 2 000 h 后,能量减弱 45%,因此,每次照射后要做记录,超过 2 000 h 应更换灯管,也可用蓝光辐射计测功率＜200 μw/cm^2 时必须换管,以免影响疗效。

(7)密切观察全身情况,有无呕吐、发绀、皮疹及大便性状,并详记生命体征。

(8)光疗时哭闹不安者,可给予苯巴比妥,防止皮肤擦伤。

六、光疗不良反应

目前认为光疗相当安全,虽有不良反应,但并无危害性,停光疗后即消失。

（一）发热

发热为常见的表现，约占47%。体温常达38 ℃～39 ℃，亦有39 ℃以上者。这是由于荧光灯的热能所致。天热更易发生，适当降低箱温，体温可下降，以此与继发性感染相区别。

（二）腹泻

腹泻也较常见，约占55%，大便稀薄呈绿色，每日约4～5次，最早于光疗3～4 h即可出现。但光疗结束不久即停止，其主要原因是光疗分解产物经肠道排出时刺激肠壁引起。应注意补充水分。

（三）皮疹

皮疹较少见，约占7%。在面部、躯干及下肢可见斑丘疹、色素沉着或淤点，停光后很快消退，不留痕迹。原因尚不明，可能与光照射和血小板减少有关。

（四）核黄素缺乏或溶血

光疗超过24 h，可以造成机体内核黄素缺乏。核黄素吸收高峰在450 nm，这正是蓝光对胆红素起作用的最大光谱，因此胆红素与核黄素同时分解，由于核黄素水平降低，影响核黄素腺嘌呤二核苷酸的合成，导致红细胞谷胱甘肽还原酶活性降低，使溶血加重。绿光治疗核黄素缺乏症发生率较蓝光低，因绿光的波长主峰位置在510 nm左右。

（五）贫血

光疗可使有的G-6-PD缺陷患儿溶血加重导致贫血，由于光疗时核黄素被氧化，使红细胞内核黄素水平降低，从而使辅酶Ⅱ的产生受抑制，导致G-6-PD及谷胱甘肽还原酶活性减低加重溶血和贫血，需及时停止照射。

（六）低血钙

光疗中可引起低血钙的发生，机制尚不明确。大多无临床症状，严重者可引起呼吸暂停、抽搐、青紫甚至危及生命。补充钙剂或停止光疗后，低钙可恢复。

（七）青铜症

血清结合胆红素高于68.41 μmol/L且血清谷－丙转氨酶、碱性磷酸酶升高时，光疗后可使皮肤呈青铜色，血及尿呈暗灰棕色，应停止光疗，以后可逐渐消退。机制不清，可能是由于胆汁瘀积，照光后阻止了胆管对胆红素光氧化产物的排泄，也有认为与铜卟啉有关。

（八）其他

光疗可损伤视网膜，用眼罩可防止；光疗还可影响垂体－生殖腺功能，因此要用尿布遮盖生殖器；有报道光疗可使体细胞受损，DNA被破坏，有潜在发生癌变和细胞突变可能，但经过30 min可基本恢复；也有报道连续较长时间光照过程中的化学反应产生过氧化物质，对机体有损害，提示应同时应用自由基清除剂。

光疗是一种简单易行、安全、快速的降低未结合胆红素的首选治疗方法。一般光疗后胆红素浓度每天可下降51.3～85.5 μmol/L，平均3 d可降至220.5 μmol/L以下。疗效与胆红素浓度、日龄、病因有关，胆红素浓度越高，降低越小，因此，光疗开始第一天疗效最佳；日龄越大，下降也越快；围产因素所致者下降快；感染因素及时得到控制下降也快。另外，新生儿溶血病光疗中，胆红素尚可继续上升，因光疗不能阻止溶血，切勿认为无效，若血总胆红素上升不快，未超过换血指标，仍应继续光疗。

（王金花）

第六节　机械通气

机械通气的工作原理是建立气道口与肺泡间的压力差。根据呼吸的设计特点，加压方式分为呼吸道直接加压和胸腔加压。呼吸道直接加压是在呼吸道开口直接施加压力，吸气时气体被正压压入肺泡，呼气时气体随肺脏和胸廓被动回缩而排出体外。胸腔加压指筒状或壳状外壳围绕胸腹部,通过外壳的扩张产生负压,导致胸廓和肺的扩张,产生吸气,外壳的被动回缩或合并外壳内正压产生呼气。吸气末,气体可由病变轻的高压区向病变重的低压区扩散引起气体重新分布;机械通气取代或部分取代自主呼吸,可缓解呼吸肌疲劳。

本文主要讨论呼吸道直接加压呼吸机,简称呼吸机。

一、呼吸机的类型和选择

(一)体外免压呼吸机

包括胸甲式、体套式,现已采用。

(二)常规还压呼吸机

1.简单型呼吸器

手工控制,携带方便。必要时用于机械呼吸机使用前,或用于更换导管而停用呼吸机或呼吸机发生故障时临时使用。手捏频率一般为 16～20 次/min。单手挤压潮气量约 600 mL,双手挤压潮气量约900 mL。

2.定容(容量切换)型

以吸气时呼吸机向肺内输入预定容量的气体呼吸机转换条件,优点是通气量稳定,不受胸肺顺应性及气道阻力变化的影响。适用于无自主呼吸、肺顺应性差的患者。

3.定压(压力切换)型

以呼吸道内预定的压力峰值为呼吸相转换条件,机械简单轻便、同步性能好,但呼吸频率潮气量,吸/呼比值不能直接调节,同时受胸肺顺应性和气道阻力影响较大。故用于病情垂危,有自主呼吸的患者。

4.定时(时间切换)型

以预定的吸气时间作为呼吸相转换条件。同步或控制呼吸可随患者情况转换,潮气量可调节,但通气压力受呼吸道阻力影响。

5.新型多功能呼吸机

目前许多新型呼吸机具有多种功能,可调压力,容量、吸/呼比、频率,辅助呼吸或控制呼吸,以及各种通气方式等。并有自动报警和监制系统,由电脑控制,已广泛应用。

(三)高频通气型呼吸机

可分为高频正压通气,高频喷射通气,高频震荡通气。通气频率 60～5 000 次/min,潮气量小。通气时气道压力,胸内压低,对血管影响很小,可用于新生儿或成人呼吸窘迫综合征,支气管胸膜瘘和气胸的患者。

二、机械通气的适应证和禁忌证

呼吸机作为支持呼吸的一种重要手段,有助于缓解严重缺氧和 CO_2 潴留,可为治疗引起呼吸衰竭的基础疾患及诱发因素争取宝贵的时间和条件。但必须在全面有效的医疗护理基础上,才能发挥作用。使用原则是宜早用。最好在低氧血症和酸中毒尚未引起机体重要器官严重损伤前使用,否则患儿已濒临死亡状态再用,效果不佳。

(一)适应证

1.心肺复苏

2.各种呼吸功能不全的治疗

至于何时应用机械通气,应结合动脉血气、残存肺功能、原发病,患儿一般情况等综合考虑。总趋势是应用指征逐渐扩大。

3.预防性机械通气

呼吸功能减退的患者做胸部或腹部手术,严重感染或创伤,慢性肺功能损害并发感染,估计短时间内可能发生呼吸衰竭,可应用预防性通气。

4.康复治疗

应用逐渐增多,多采用无创伤性通气方式。

5.新生儿疾患

如呼吸系统疾病,特发性呼吸窘迫综合征、吸入性肺炎、各种感染所致肺炎等出现呼吸衰竭;神经系统损害、颅内出血、早产儿呼吸暂停、药物等引起呼吸抑制;预防性应用,如新生儿持续肺动脉高压。

儿童疾患如呼吸系统疾患,各种肺炎所致呼吸衰竭、重症哮喘、成人呼吸窘迫综合征、上气道梗阻、神经肌肉疾患、中枢性呼吸衰竭、感染性多发性神经根炎、进行性脊髓性肌营养不良等,心肺大手术后、循环衰竭;颅内高压,如创伤感染,溺水、中毒等所致颅内高压,可用过度通气治疗。

(二)禁忌证

肺大泡未经引流,排气功能差、纵隔气肿、大咯血急性期。多发性肋骨骨折,支气管异物取出之前,肺炎合并感染,心肌梗死,低容量性休克未补足血容量前。在出现致命的换气与氧合障碍时,使用呼吸机无绝对禁忌证。

三、机械呼吸的建立方式

(一)间歇正压通气(IPPV)

为最常用的人工通气法。呼吸肌在吸气时以正压将气体压入患者肺内,肺内气相压力降至大气压时,可借胸廓和肺泡弹性回缩将气体排出。用于心肺复苏及中枢呼吸衰竭等。此外尚有间歇正、负压通气(CINEEP)和呼气负压通气(CINPV)。

(二)持续气道内正压(CPAP)

呼吸机在各个呼吸周期中提供一恒定的压力,各个通气过程由自主呼吸完成。实质是以零压为基础的自主呼吸上移。其作用相当于呼气末正压。

(三)呼气末正压通气(PEEP)

呼吸机在吸气相产生正压,将气体压入肺脏,保持呼吸运动压力高于大气压,在呼气相中保持一定正压。其作用机制、适宜病症、供气方法与 CPAP 相同。HMD、肺水肿、重症肺炎合并呼吸衰竭及弥漫性肺不张等是 PEEP 的主要适应证。

(四)间歇指令通气(IMV)

间歇指令通气是相对地控制通气,就持续指令通气(CMV)而言。无论自主呼吸次数多少和强弱,呼吸机按呼吸频率给予通气辅助,其压力变化相当于间断 IPPV,每两次机械通气之间是自主呼吸,此时呼吸机只提供气量。可加用各种"自主通气模式"。分容积控制间歇指令通气(VC-IMV)和压力控制间歇指令通气(PC-IMV)。VC-IMV 是传统意义上的间歇指令通气,每次呼吸机输送的潮气量是恒定的。PC-IMV的自变量则是压力。

(五)同步间歇指令通气(SIMV)

同步间歇指令通气即 IMV 同步化,同步时间一般为呼吸周期时间的后 25%。在这段时间内,自主吸气动作可触发呼吸机送气,若无自主呼吸,在下一呼吸周期开始时,呼吸机按 IMV 的设置要求自动送气。

(六)控制通气

通气全部由呼吸机提供,与自主呼吸无关。

1.容量控制通气(VCV)

容量控制通气即传统意义上的控制通气。潮气量、呼吸频率、呼吸比完全由呼吸机控制。其压力变化为间歇正压,现多加用吸气末正压,可为容量或时间转移式。

2.压力控制通气(PCV)

分两种基本类型。一是传统意义上的通气模式,即压力转换式。一是时间转换式,压力为梯形波,流量为递减波。后者已取代前者。

（七）辅助通气

通气量由呼吸机提供，但由自主呼吸触发，呼吸频率和呼吸比值随自主呼吸变化，可理解为控制模式同步化。也分为容量辅助通气（PA）。

（八）辅助/控制通气（A/C）

辅助/控制通气是上述 VP 和 PA 的结合，自主呼吸能力超过预防呼吸频率为辅助通气，低于预防呼吸频率则为控制通气。预防呼吸频率起"安全阀"作用，有利于防止通气过度或不足，也有利于人机的配合。现代呼吸机多用此方法取代单纯控制通气和辅助通气，如 SC-5 型呼吸机。

（九）压力支持通气（PSV）

在自主呼吸前提下，呼吸机给予一定的压力辅助。以提高患者每分钟通气量，潮气量，呼吸频率吸气、呼气时间由患者自己调节符合呼吸生理，是目前最常用的通气模式。但呼吸中枢兴奋性显著降低，神经肌肉严重病变，呼吸肌极度疲劳的患者不宜应用。气道阻力显著过高，胸肺顺应性显著降低的情况下易导致通气不足。

（十）叹气样通气（SIGN）

相当于自然呼吸中叹气样呼吸，潮气量大小增加 $0.5 \sim 1.5$ 倍，其作用是扩张陷闭的肺泡。多能容量辅助，控制通气时发挥作用。

以上为常用通气方式。

（十一）指令分钟通气（MMV）

呼吸机按照预定的每分钟通气量送气，若患者自主呼吸气量低于预防值，不足部分由呼吸机提供，若自主呼吸气量已大于或等于预防值，呼吸机则停止呼吸辅助。MMV 期间的通气辅助可用各种正压通气的形式提供，现趋向于用 PSV。MMV 可保证给呼吸机无力或其他呼吸功能不稳定的患者提供足够的每分钟通气量，主要缺点，呼吸频率快时，因潮气量小，VD/VP 增大，导致肺泡通气量不足。

（十二）反比通气（IRV）

常规通气和自然呼吸时，吸气时间（Ti）小于呼气时间（Te），若设置 Ti/Te 大于 1 即为 IRV。因完全背离自然呼吸的特点，需在控制通气模式下设置，临床上常用压力控制反比通气（PC-IRV）。

主要优点：①延长气体均匀分布时间，气体交换时间延长，气道峰压和平台压也相应下降，可预防气压伤。②缩短气道产生 PEEP，增加 FRC，有利于萎缩的肺泡复张。

缺点是：①与自主呼吸不能协调，需要安定剂或眼松弛剂打断自主呼吸。②肺泡扩张时间延长，与PEEP 综合作用，可加重对心血管系统的抑制和减少重要脏器的血供。

（十三）气道压力释放通气（APRV）

以周期性气道压力释放来增加肺泡通气量，属定压型通气模式，实质是 PEEP 的周期性降低。如果压力释放与自然呼吸同步，并按指令间歇进行，则为间歇指令压力性释放通气（IM-PRV）。APRV 时肺泡通气量的增加取决于释放容量和释放频率。释放容量由释放压力、释放时间决定，也与胸肺顺应性，气道阻力直接相关。

主要优点：①通气辅助取决于自主呼吸频率，呼吸频率越快，释放频率也越快。②多发性损伤的连枷胸患者，应用 APRV 可逆转胸壁的部分矛盾运动。③降低吸气相肺泡内压。

主要缺点：在 PEEP 的基础上进行，对心血管系统有一定影响。APPV 为一新型通气模式，尚待更多临床验证。

以上为少用的通气方式。

（十四）压力调节容积控制通气（PRVCV）

压力切换时，预防一定压力值，呼吸机根据容量压力自动调节压力水平，使潮气量保持相对稳定，其压力控制通气的调节交由微电脑完成。故其在具有压力控制通气的特点上，又兼有定容通气模式的优点。

（十五）容积支持通气（VSV）

实质是压力支持容积保证通气，即在 PSV 基础上，由微处理机测定压力容积关系，自动调节 PS 水平，以保证潮气量的相对稳定。随着自主呼吸能力的增强,PS 自动降低,直至转换成自主呼吸。如呼吸暂停时间超过一定数值(一般为 20 s),自动转换为 PRVCV。故在具有 PSV 优点的基础上又兼有定容通气的优点。

(十六)容积保障压力支持通气(VAPSV)

实质是容量辅助通气和压力支持通气的复合,故兼有两种通气模式的优点。以上实质上是容积控制通气和压力支持通气的调节向电脑化发展。

(十七)成比例通气

指吸气时,呼吸机提供与吸气气道压成比例的辅助通气,而不控制患者的呼吸方式。例如 PAV:1 指吸气气道压 1/2 由呼吸肌收缩产生,另 1/2 由呼吸机给予,故无论何种通气水平,患者和呼吸机各分担 1/2 的呼吸功。PAV 为崭新通气模式,是自主呼吸控制和可调机械通气,使通气反应更符合呼吸生理的一种尝试。

(十八)双水平(相)气道正压通气(BIPAP)

其通气原理是患者在不同高低的正压水平自主呼吸,实际可认为是压力支持加 PAP,同时也可加 PEEP 用压力控制通气。如果是带有患者自己触发的气道内高正压时,可形成同步的压力控制通气加 PEEP。主要适用于阻塞性睡眠呼吸暂停综合征,亦用于面罩将患者与 BIPAP 机连接。对一些只需短时间进行呼吸支持者方便有效。

四、呼吸机参数的设定

(一)潮气量(TV)

正常人的生理潮气量为 6～8 mL/kg,在使用呼吸机时,由于存在呼吸机管道的死腔及管道顺应性,气管导管或气管切开套管与气管之间存在间隙,因此预设的潮气量往往比生理潮气量大 1.5～2 倍。一般情况下呼吸机预设的潮气量为 10～15 mL/kg,特别是在新生儿及婴儿期,气管套管为无气囊套管,气管套管与气管壁之间有较大间隙存在,其漏气量很难准确估计,因此要通过观察胸部的起伏,听诊两肺的呼吸音,观察压力表的压力变化及血气分析后来确定潮气量是否充足。

新生儿及幼婴儿只适合使用压力切换型呼吸机,而小儿适合使用容量切换型呼吸机。对于压力切换型呼吸机,预设高峰吸入(PIP),相当于预设潮气量。对无呼吸道疾病患者,其预设峰压常为 15～20 cmH$_2$O(1.47～1.96 kPa),轻度肺顺应性改变时为 20～25 cm H$_2$O(1.96～2.45 kPa),中度为 25～30 cmH$_2$O(2.45～2.49 kPa),重度为 30 cmH$_2$O(2.94 kPa)以上。增加潮气量或增加高峰吸入压可增加每分钟通气量,但同时增加气道压,可增加 PaO$_2$ 并降低 PaCO$_2$,但也可增加肺的压力性损伤的危险。

(二)呼吸频率

呼吸机的预设频率依疾病的种类、患者自主呼吸的强弱、治疗的目的而异。阻塞性通气障碍时如哮喘、毛支、新生儿胎粪吸入综合征等选用较慢的频率;限制性通气障碍时如 ARDS、肺水肿、肺纤维化和 IRDS 等应选用较快的频率,肺部病变不明显的呼吸衰竭时,呼吸机频率同正常同龄儿。

(三)呼吸比值(I:E)

原则上应既能使吸气时气体在肺内分布均匀,呼气时气体充分排出,又不增加心脏负担。对于有限制性通气障碍的患者如 ARDS 可使用较大 I:E 比值,如 1:1.5～1:1;对于有阻塞性肺部疾病及气道阻力明显增加的患者如支气管哮喘,胎粪吸入综合征等则可用较小的 I:E 如 1:2～1:3。对于心功能不全时用 1:5。

(四)氧浓度

提高吸氧浓度,可提高血氧分压,纠正低氧血症。使用呼吸机时氧浓度应根据疾病种类、严重程度 PaO$_2$ 来决定。一般临床经验表明,除新生儿外,吸入 50% 的氧浓度长达数周亦有严重危险,氧浓度 >50% 时应限制其作用时间在数小时内。一般在 40%～50% 内,使 PaO$_2$ 维持在 7～8 kPa 左右前提下,尽量降低吸氧的浓度。

（五）呼气末正压

呼气末正压是指呼吸机在呼气相结束之前,气道压下降到一定预设值时提前关闭呼吸机之呼气阀,使各个呼吸周期气道压都保持在 0 cmH$_2$O 以上,即呼气末气道压力>0。小婴儿和新生儿插管时对肺容量的影响较年长儿显著。因此机械通气时要常规用 2~3 cmH$_2$O 的 PEEP。年长儿因肺炎、肺不张、肺水肿,RDS 等 PaO$_2$ 明显降低时,若呼吸机调至 FIO$_2$ 至 0.6~0.7,PaO$_2$ 仍<8 kPa,考虑用 PEEP,通常 2~5 cmH$_2$O 并相应提高 PIP。因压力型呼吸机的潮气量大小与 PIP 和 PEEP 之差成反比。

（六）吸气平台压力

调节呼吸机的呼气阀,使其在吸气末继续关闭极短时间然后再开放,从而使这段时间内气道压保持在固定水平上,这段固定在一定水平上的气道压称为吸气平台压力,这段时间称为吸气平台时间。吸气平台时间应设在呼吸周期的 5% 之内,呼气平台可增加平均气道压,使气体在肺内均匀分布,提高 PaO$_2$ 及 SaO$_2$。

（七）吸气

吸气是呼吸机的一部分特殊功能。它能定时地自动将这段潮气量增加一倍,如正常人的叹气一般。例如每 100 次呼吸周期中预设 1~2 次叹气。这样能使部分扩张不足的肺泡复张,有助于防止肺不张及改善低血氧症。

五、呼吸机参数的调整

呼吸机参数预设后,应对血氧饱和度作连续监测,然后在 1 h 左右做 1 次血气分析以了解患儿的 pH、PaO$_2$ 等参数。调整时必须先充分了解呼吸机的各种参数对 PaO$_2$、PaCO$_2$、平均气道压的影响,然后根据呼吸各参数如 PaO$_2$、PaCO$_2$ 平均气道压,每分钟通气量的影响来调整各参数,使 PaO$_2$、PaCO$_2$ 达到理想水平。调整呼吸参数时,每次最好只调一两种参数,每个参数只能作较小幅度的调整,如频率每次调整 1~2 次/min,潮气量每次调整 50 mL,氧浓度调整 5% 左右,PEEP 不超过 1~2 cmHO$_2$。

六、镇静剂的应用

当患者不安,有躁动时常与呼吸机发生对抗,此时,可用镇静剂,如安定、吗啡等,当用镇静剂烦躁不能解除时,也可用短时作用的肌肉松弛剂。

七、呼吸机湿化

使用呼吸机后,上呼吸道的加湿和湿润作用消失,故应注意湿化。应注意吸入气体的温度不超过 32 ℃;常用生理盐水常规加入抗生素作为湿化液,应加温至 32 ℃~37 ℃,并使湿化瓶水蒸气达 70% 以上。

八、呼吸机的管道清洁

管道消毒可根据管道的性能用高压消毒法、药物清洗法、甲醛熏蒸法。

九、呼吸机并发症

(1)气压性损伤:在用呼吸机时由于压力过高或持续时间较长,可因肺泡破裂致不同程度气压伤,如间质性气肿、纵隔气肿、自发性或张力性气胸。预防办法为尽量以较低压力维持血气在正常范围,流量不要过大。

(2)持续的高气道压尤其高 PEEP 可影响回心血量。使心搏击量减少,内脏血流量灌注减少。

(3)呼吸道感染:气管插管本身可将上气道的正常菌群带入下气道造成感染,污染的吸痰管、器械,不清洁的手等均可将病原菌带入下呼吸道。病原菌多是耐药性和毒性非常强的杆菌、链球菌或其他革兰氏阴性杆菌。当发生感染时应使用抗生素。预防方面最重要的是无菌操作,预防性使用抗生素并不能降低或延缓感染的发生反而会导致多种耐抗生素的菌株感染。

(4)喉损伤:最重要的并发症,插管超过72 h即可发生轻度水肿,可静脉滴注或局部雾化吸入皮质激素,重者拔管困难时可行气管切开。

(5)肺—支气管发育不良:新生儿及婴幼儿长期使用呼吸机,特别是长期使用高浓度的氧吸入时可发生。

十、呼吸机撤离

呼吸机撤离的主要指征是患儿病情改善,呼吸运动恢复、原发病减轻或具有维持气道通畅的条件,如分泌物的减少、咳嗽有力、感染已控制、心血管功能稳定。一般从吸氧浓度、PEEP或SIMV的频率三方面分别逐渐降低,呼吸机撤离与呼吸机调整的方法相似,每次只能调整一、二个参数,每个参数只能作轻微的改动。在调整参数后如患者一般状况仍良好,血PaO_2、$PaCO_2$保持在满意值就可继续减低机械通气的参数。一般来说,当SIMV频率降至6次,FIO_2降至0.3时就可改用(PAP)。若在PAP方式下经一段时间后PaO_2、$PaCO_2$仍满意便可撤机。

在撤离呼吸机过程中,如遇患者出现烦躁不安,自主呼吸频率加快,心动过速,SaO_2、PaO_2下降,$PaCO_2$升高都是不能耐受的表现,应当停止或减慢撤机过程,或及时采用鼻塞PAP或提高吸氧浓度。

(王金花)

第十一章 呼吸系统疾病

第一节 反复呼吸道感染

一、定义和诊断标准

呼吸道感染是儿童尤其婴幼儿最常见的疾病,据统计发展中国家每年每个儿童患 4.2~8.7 次的呼吸道感染,其中多数是上呼吸道感染,肺炎的发生率则为每年每 100 个儿童 10 次。反复呼吸道感染是指一年内发生呼吸道感染次数过于频繁,超过一定范围。根据反复感染的部位可分为反复上呼吸道感染和反复下呼吸道感染(支气管炎和肺炎),对于反复上呼吸道感染或反复支气管炎国外文献未见有明确的定义或标准,反复肺炎国内外较为一致的标准是 1 年内患 2 次或 2 次以上肺炎或在任一时间框架内患 3 次或 3 次以上肺炎,每次肺炎的诊断需要有胸部 X 线的证据。我国儿科学会呼吸学组于 1987 年制订了反复呼吸道感染的诊断标准,并于 2007 年进行了修订,如表 11-1。

表 11-1　反复呼吸道感染判断条件

年龄(岁)	反复上呼吸道感染(次/年)	反复下呼吸道感染(次/年)	
		反复气管支气管炎	反复肺炎
0~2	7	3	2
3~5	6	2	2
6~14	5	2	2

注:①两次感染间隔时间至少 7 日以上。②若上呼吸道感染次数不够,可以将上、下呼吸道感染次数相加,反之则不能。但若反复感染是以下呼吸道为主,则应定义为反复下呼吸道感染。③确定次数须连续观察 1 年。④反复肺炎指 1 年内反复患肺炎≥2 次,肺炎须由肺部体征和影像学证实,两次肺炎诊断期间肺炎体征和影像学改变应完全消失

二、病因和基础疾病

小儿反复呼吸道感染病因复杂,除了与小儿时期本身的呼吸系统解剖生理特点以及免疫功能尚不成熟有关外,微量元素和维生素缺乏、环境因素、慢性上气道病灶等是反复上呼吸道感染常见原因。对于反复下呼吸道感染尤其是反复肺炎患儿,多数存在基础疾病,我们对北京儿童医院 106 例反复肺炎患儿回顾性分析发现其中88.7%存在基础病变,先天性或获得性呼吸系统解剖异常是最常见的原因,其次为呼吸道吸入、先天性心脏病、哮喘、免疫缺陷病和原发纤毛不动综合征等。

(一)小儿呼吸系统解剖生理特点

小儿鼻腔短,后鼻道狭窄,没有鼻毛,对空气中吸入的尘埃及微生物过滤作用差,同时鼻黏膜嫩弱又富于血管,极易受到损伤或感染,由于鼻道狭窄经常引起鼻塞而张口呼吸。鼻窦黏膜与鼻腔黏膜相连续,鼻窦口相对比较大,鼻炎常累及鼻窦。小儿鼻咽部较狭小,喉狭窄而且垂直,其周围的淋巴组织发育不完善,防御功能较弱。婴幼儿的气管、支气管较狭小,软骨柔软,缺乏弹力组织,支撑作用薄弱,黏膜血管丰富,纤毛运动较差,清除能力薄弱,易引起感染,并引起充血、水肿、分泌物增加,易导致呼吸道阻塞。小儿肺的弹

力纤维发育较差,血管丰富,间质发育旺盛,肺泡数量较少,造成肺含血量丰富而含气量相对较少,故易感染,并易引起间质性炎症或肺不张等。同时,小儿胸廓较短,前后径相对较大呈桶状,肋骨呈水平位,膈肌位置较高,使心脏呈横位,胸腔较小而肺相对较大,呼吸肌发育不完善,呼吸时胸廓活动范围小,肺不能充分地扩张、通气和换气,易因缺氧和 CO_2 潴留而出现面色青紫。以上特点容易引起小儿呼吸道感染,分泌物容易堵塞且感染容易扩散。

(二)小儿反复呼吸道感染的基础病变

1.免疫功能低下或免疫缺陷病

小儿免疫系统在出生时发育尚未完善,随着年龄增长逐渐达到成人水平,故小儿特别是婴幼儿处于生理性免疫低下状态,是易患呼吸道感染的重要因素。新生儿外周血 T 细胞数量已达成人水平,其中 CD4 细胞数较多,但 CD4 辅助功能较低且具有较高的抑制活性,一般 6 个月时 CD4 的辅助功能趋于正常。与细胞免疫相比,体液免疫的发育较为迟缓,新生儿 B 细胞能分化产生 IgM 的浆细胞,但不能分化为产生 IgG 和 IgA 的浆细胞,有效的 IgG 类抗体应答需在生后 3 个月后才出现,2 岁时分泌 IgG 的 B 细胞才达成人水平,而分泌 IgA 的 B 细胞 5 岁时才达成人水平。婴儿自身产生的 IgG 从 3 个月开始增多,1 岁时达成人的 60%,6~7 岁时接近成人水平。IgG 有 IgG1、IgG2、IgG3 和 IgG4 四个亚类,在正常成人血清中比率为 70%、20%、6% 和 4%,其中 IgG1、IgG3 为针对蛋白质抗原的主要抗体,而 IgG2、IgG4 为抗多糖抗原的重要抗体成分,IgG1 在 5~6 岁,IgG3 在 10 岁左右,IgG2 和 IgG4 在 14 岁达成人水平。新生儿 IgA 量极微,1 岁时仅为成人的 20%,12 岁达成人水平。另外,婴儿期非特异免疫如吞噬细胞功能不足,铁蛋白、溶菌酶、干扰素、补体等的数量和活性不足。

除了小儿时期本身特异性和非特异性免疫功能较差外,许多研究表明反复呼吸道感染患儿(复感儿)与健康对照组相比多存在细胞免疫、体液免疫或补体某种程度的降低,尤其是细胞免疫功能异常在小儿反复呼吸道感染中起重要作用,复感儿外周血 CD3+ 细胞、CD4+ 细胞百分率及 CD4+/CD8+ 比值降低,这种异常标志着辅助性 T 细胞功能相对不足,不利于对病毒等细胞内微生物的清除,也不利于抗体产生,因只有在抗原和辅助性 T 细胞信号的协同作用下,B 细胞才得以进入增殖周期。在 B 细胞应答过程中,辅助性 T 细胞(Th)除提供膜接触信号外,还分泌多种细胞因子,影响 B 细胞的分化和应答特征。活化的 Th_1 细胞可通过分泌白细胞介素 2(IL-2),使 B 细胞分化为以分泌 IgG 抗体为主的浆细胞;而活化的 Th_2 细胞则通过分泌白细胞介素 4(IL-4),使 B 细胞分化为以分泌 IgE 抗体为主的浆细胞。活化的抑制性 T 细胞(Ts)可通过分泌白细胞介素 10(IL-10)而抑制 B 细胞应答,就功能分类而言,CD8 T 细胞属于抑制性 T 细胞。反复呼吸道感染患儿 CD8 细胞百分率相对升高必然会对体液免疫反应产生不利影响,有报道复感儿对肺炎链球菌多糖抗原产生抗体的能力不足。分泌型 IgA(SIgA)是呼吸道的第一道免疫屏障,能抑制细菌在气道上皮的黏附及定植,直接刺激杀伤细胞的活性,可特异性或非特异性地防御呼吸道细菌及病毒的侵袭,因此对反复呼吸道感染患儿注意 SIgA 的检测。IgM 在早期感染中发挥重要的免疫防御作用,且 IgM 是通过激活补体来杀死微生物的。补体系统活化后可通过溶解细胞、细菌和病毒发挥抗感染免疫作用,补体成分降低或缺陷时,机体的吞噬和杀菌作用明显减弱。

呼吸系统是免疫缺陷病最易累及的器官,因此需要特别注意部分反复呼吸道感染患儿不是免疫功能低下或紊乱,而是存在各种类型的原发免疫缺陷病,最常见的是 B 淋巴细胞功能异常导致体液免疫缺陷病,如 X 连锁无丙种球蛋白血症(XLA),常见变异型免疫缺陷病(CVID)、IgG 亚类缺乏症和选择性 IgA 缺乏症等。106 例反复肺炎患儿发现 6 例原发免疫缺陷病,其中 5 例为体液免疫缺陷病,年龄均在 8 岁以上,反复肺炎病程在 2~9 年,均在 2 岁后发病,表现间断发热、咳嗽和咳痰,肝脾大 3 例,胸部 X 线合并支气管扩张 3 例,诊断根据血清免疫球蛋白的检查,2 例常见变异性免疫缺陷病反复检查血 IgG、IgM 和 IgA 测不出或明显降低。1 例 X 连锁无丙种球蛋白血症为 11 岁男孩,2 岁起每年肺炎 4~5 次,其兄 3 岁时死于多发性骨结核;查体扁桃体未发育,多次测血 IgG、IgM 和 IgA 含量极低,外周血 B 淋巴细胞明显减少,细胞免疫功能正常。1 例选择性 IgA 缺乏和 1 例 IgG 亚类缺陷年龄分别为 10 岁和 15 岁,经检测免疫球蛋白和 IgG 亚类诊断,这例 IgG 亚类缺陷患儿反复发热、咳嗽 6 年半,每年患肺炎住院 7~8 次。查体:双肺可闻及大量中等水泡音,杵状指(趾)。免疫功能检查 IgG 略低于正常低限,IgG2,IgG4 未测出。肺 CT 提示两下肺广泛支气管扩张。慢性肉芽肿病是一种原发吞噬细胞功能缺陷病,由于遗传缺陷导致吞噬细胞杀菌能力低下,临床表现婴幼儿期反复细菌或真菌感染(以肺炎为主)及感染部位肉芽肿形成,四唑氮蓝(NBT)试验可协助诊断,近年来我们发现多例反复肺炎和曲霉菌肺炎患儿存在吞噬细胞功能缺陷。

继发性免疫缺陷多考虑恶性肿瘤、免疫抑制剂治疗和营养不良,目前 HIV 感染已成为获得性免疫缺陷的常见原因,2 例艾滋病患儿年龄分别为 4 岁和 6 岁,病程分别为 3 月和 2 年,均表现间断发热、咳嗽,1 例伴腹泻和营养不良,2 例均有输血史,X 线表现为两肺间质性肺炎,经查血清 HIV 抗体阳性确诊。

2.先天气道和肺发育畸形

气道发育异常包括喉气管支气管软化、气管性支气管、支气管狭窄和支气管扩张,其中以喉气管支气管软化症最为常见,软化可发生于局部或整个气道,气道内径正常,但由于缺乏足够的软骨支撑这些患儿在呼气时气道发生内陷,气道阻力增加,气道分泌物排出不畅,易于感染,41 例反复肺炎患儿中 16 例经纤维支气管镜诊断为气管支气管软化症,其中 1 例 2 岁男孩,1 年内患"肺炎"5 次,纤支镜检查提示左总支气管软化症。气管性支气管是指气管内额外的或异常的支气管分支,通常来自气管右侧壁,这种异常损害了右上肺叶分泌物的排出或造成气管的严重狭窄。先天性支气管狭窄导致的肺部感染可发生于主干支气管或中叶支气管,而肺炎和肺不张后的支气管扩张发生于受累支气管狭窄部位的远端。

支气管扩张是先天或获得性损害。获得性支气管扩张多是由于肺的严重细菌感染后导致的局部气道损害,麻疹病毒、腺病毒、百日咳杆菌、结核分枝杆菌是最常见的病原,近年发现支原体感染也是支气管扩张的常见病原。支气管扩张分为柱状和囊状扩张,早期柱状扩张损害仅涉及弹性和气道肌肉支撑组织,积极治疗可部分或完全恢复。晚期囊状扩张损害涉及气道软骨,这时支气管形成圆形的盲囊,不再与肺泡组织交流。抗菌药物不能渗入到扩张区域的脓汁和潴留的黏液中,囊状支气管扩张属于不可逆性,易形成反复或持续的肺部感染。

肺发育异常包括左或右肺发育不良、肺隔离症、肺囊肿和先天性囊性腺瘤畸形均可引起反复肺炎。肺隔离症是一块囊实性成分组成的非功能性肺组织团块异常连接到正常肺,其血供来自主动脉而不是肺血管,通常表现为学龄儿童反复肺炎。支气管源性肺囊肿常位于气管周围或隆突下,囊肿被覆纤毛柱状上皮、平滑肌、黏液腺和软骨,感染可发生于囊肿本身或被囊肿压迫的周围肺。很多患者在婴儿期表现呼吸困难,这些患儿肺炎的发生往往是邻近正常肺蔓延而来,而一旦感染发生由于与正常的支气管树缺乏连接使感染难于清除。先天性囊性腺瘤畸形约 80% 出生前的经超声诊断,表现为生后不久出现的呼吸窘迫,一小部分表现为由于支气管压迫和分泌物清除障碍引起的反复肺炎。

3.原发纤毛不动综合征

本病是由于纤毛先天结构异常导致纤毛运动不良,气道黏液纤毛清除功能障碍,表现反复呼吸道感染和支气管扩张,可同时合并鼻窦炎、中耳炎。部分病例有右位心或内脏转位称为 Kartagener 综合征。

4.囊性纤维化

囊性纤维化属遗传性疾病,遗传缺陷引起跨膜传导调节蛋白功能障碍,气道和外分泌腺液体和电解质转运失衡,呼吸道分泌稠厚的黏液并清除障碍,在儿童典型表现为反复肺炎、慢性鼻窦炎、脂肪痢和生长落后。囊性纤维化是欧洲和美洲白人儿童反复肺炎的常见原因,在我国则很少见。

5.先天性心脏病

先心病的患儿易患反复肺炎有几个原因:心脏扩大的血管或房室压迫气管,引起支气管阻塞和肺段分泌物的排出受损,导致肺不张和继发感染;左向右分流和肺血流增加增加了反复呼吸道感染的易感性,其机制尚不清楚;长期肺水肿伴肺静脉充血使小气道直径变小,肺泡通气减少和分泌物排出减少易于继发感染等。

(三)反复呼吸道感染的原因

1.反复呼吸道吸入

许多原因可以造成反复呼吸道吸入,可能是由于结构或功能的原因不能保护气道,或由于不能把口腔分泌物(食物、液体和口腔分泌物)传送到胃,或由于不能防止胃内容物反流。肺浸润的部位取决于吸入发生时患儿的体位,立位时多发生于中叶或肺底,而仰卧位时则易累及上叶。

吞咽功能障碍可由中枢神经系统疾病、神经肌肉疾病或环咽部的解剖异常引起。闭合性脑损伤或缺氧性脑损伤形成的完全性中枢神经系统功能障碍经常发生口咽分泌物控制不良,通常伴有严重的智能落后和脑性瘫痪。慢性反复发作的癫痫也可导致反复吸入发生。外伤、肿瘤、血管炎、神经变性等引起的脑神经损伤或功能障碍也与吞咽功能受损有关。某些婴儿吞咽反射成熟延迟可以引起环咽肌肉不协调导致反复吸入。神经肌肉疾病如肌营养不良可以有吞咽功能异常,气道保护反射如咳嗽呕吐反射减弱或缺乏,易于反复的微量吸入和感染。上气道的先天性或获得性的解剖损害如腭裂、喉裂和黏膜下裂引起吸入与吞咽反射不协调、气道清除能力下降和喂养困难有关。

食管阻塞或动力障碍也可引起呼吸道反复的微量吸入,血管环是外源性的食管阻塞最常见的原因,经肺增强 CT 和血管重建可确诊。其他较少见原因有肠源性的重复畸形、纵隔囊肿、畸胎瘤、心包囊肿、淋巴瘤和神经母细胞瘤等。食管异物是内源性食管阻塞的最常见原因,最重要的主诉是吞咽困难、吞咽痛和口腔分泌物潴留,部分患儿表现为反复喘鸣和胸部感染。食管蹼和食管狭窄也可引起食管内容物的吸入,表现为反复下呼吸道感染。

气管食管瘘与修复前和修复后的食管运动障碍有关,多数的气管食管瘘在出生后不久诊断,但小的 H 型的瘘可引起慢性吸入导致儿童期反复下呼吸道感染。许多儿童在气管食管瘘修复后仍有吸入是由于残留的问题如食管狭窄、食管动力障碍、胃食管反流和气管食管软化持续存在。胃食管反流的儿童可表现出慢性反应性气道疾病或反复肺炎。

2. 支气管腔内阻塞或腔外压迫

(1)腔内阻塞:异物吸入是儿科患者腔内气道阻塞最常见的原因。常发生于 6 个月~3 岁,窒息史或异物吸入史仅见于 40% 的患者,肺炎可发生于异物吸入数日或数周,延迟诊断或异物长期滞留于气道是肺炎反复或持续的原因。例如 1 例 2 岁女孩,临床表现反复发热、咳嗽 4 个月,家长否认异物吸入史,外院反复诊断左下肺炎。查体左肺背部可闻及管状呼吸音及细湿啰音,杵状指(趾)。胸片:左肺广泛蜂窝肺改变,右肺大叶气肿,纤维支气管镜检查为左下异物(瓜子壳)。造成腔内阻塞的其他原因有支气管结核、支气管腺瘤和支气管内脂肪瘤等。

(2)腔外压迫:肿大的淋巴结是腔外气道压迫最常见的原因。感染发生是由于管外压迫导致局部气道狭窄引起黏液纤毛清除下降,气道分泌物在气道远端至阻塞部位的潴留,这些分泌物充当了感染的根源,同时反复抗生素治疗可引起耐药病原菌的感染。

气道压迫最常见原因是结核分枝杆菌感染引起的淋巴结肿大,肿大淋巴结可以发生在支气管旁、隆突下和肺门周围区域。在某些地区真菌感染如组织胞浆菌病或球孢子菌病也可引起气道压迫和继发细菌性肺炎。

非感染原因引起的肺淋巴结肿大也可导致外源性气道压迫。结节病可引起淋巴组织慢性非干酪性肉芽肿样损害,往往涉及纵隔淋巴结。纵隔的恶性疾病如淋巴瘤偶然引起腔外气道压迫,但以反复肺炎为主要表现并不常见。

心脏和大血管的先天异常也可导致大气道的管外压迫,压迫导致气道狭窄或引起局部的支气管软化,感染的部位取决于血管压迫的区域。这些异常包括双主动脉弓、由右主动脉弓组成的血管环、左锁骨下动脉来源异常、动脉韧带、无名动脉压迫和肺动脉索,其中最常见的是双主动脉弓包围气管和食管,症状通常始于婴儿早期,除了感染并发症外,可能包括喘息、咳嗽和吞咽困难。肺动脉索为一实体,左肺动脉缺如,供应左肺的异常血管来自右肺动脉,这一血管压迫了右支气管。

3. 支气管哮喘

支气管肺炎是哮喘的一个常见并发症,同时也有部分反复肺炎患儿实际上是未诊断的哮喘,这在临床并不少见。造成哮喘误诊为肺炎原因是部分哮喘患儿急性发作时,临床表现不典型,如以咳嗽为主要表现,无明显的喘息症状,由于黏液栓阻塞胸部 X 线表现为肺不张,也有部分原因是对哮喘的认识不够。

4.营养不良、微量元素及维生素缺乏

营养不良能引起广泛免疫功能损伤,由于蛋白质合成减少,胸腺、淋巴结萎缩,各种免疫激活剂缺乏,免疫功能全面降低,尤其是细胞免疫异常,营养不良引起免疫功能低下容易导致感染;反复感染又可引起营养吸收障碍而加重营养不良,造成恶性循环。

钙剂能增强气管、支气管纤毛运动,使呼吸道清除功能增强,同时又可提高肺巨噬细胞的吞噬能力,加强呼吸道防御功能。因此血钙降低必然会影响机体免疫状态导致机体抵抗力下降以及易致呼吸道感染。当患维生素 D 缺乏性佝偻病时,患儿可出现肋骨串珠样改变、赫氏沟、肋骨外翻、鸡胸等骨骼的改变,能使胸廓的生理活动受到限制而影响小儿呼吸,并加重呼吸肌的负担。

微量元素锌、铁缺乏可影响机体的免疫功能与反复呼吸道感染有关。锌对免疫系统的发育和免疫功能的正常会产生一定的影响。锌参与体内 40 多种酶的合成,并与 200 多种酶活性有关。缺锌可引起体内相关酶的活性下降,导致核酸、蛋白、糖、脂肪等多种代谢障碍。同时缺锌可使机体的免疫器官胸腺、脾脏和全身淋巴器官重量减轻,甚至萎缩,致使 T 细胞功能下降,体液免疫功能受损而削弱机体免疫力而导致反复呼吸道感染。

铁是人体中最丰富的微量元素,婴幼儿正处在生长发育的黄金时期,对铁的需要相对增多,如体内储蓄铁减少,不及时补充,可导致铁缺乏。铁也与多种酶的活性有关,如过氧化氢酶、过氧化物酶、单氨氧化酶等。缺铁时这些酶的活性降低,影响机体的代谢过程及肝内 DNA 的合成,儿茶酚胺的代谢受抑制,并且铁能直接影响淋巴组织的发育和对感染的抵抗力。缺铁性贫血或铁缺乏症儿童的特异性免疫功能(包括细胞和体液免疫功能)和非特异性免疫功能均有一定程度的损害,故易发生反复呼吸道感染。有研究表明反复呼吸道感染患儿急性期血清铁水平明显低于正常,感染发生频度与血清铁下降程度有关,补充铁剂后感染次数明显减少,再感染症状也明显减轻。

铅暴露对儿童及青少年健康可产生多方面危害,除了对神经系统、精神记忆功能、智商及行为能力等方面的影响外,铅暴露对幼儿免疫系统功能也有影响,且随着血铅水平的增高,这种影响越显著;有研究表明铅能抑制某些免疫细胞的生长和分化,削弱机体的抵抗力,使机体对细菌、病毒感染的易感性增加;血铅含量与血 IgA、IgG 水平存在较明显的负相关,因此血铅升高也是反复呼吸道感染的一个原因。

维生素 A 对维持呼吸道上皮细胞的分化及保持上皮细胞的完整性具有重要的作用。正常水平的维生素 A 对维持小儿的免疫功能具有重要的作用。而当维生素 A 缺乏时,呼吸道黏膜上皮细胞的生长和组织修复发生障碍,带纤毛的柱状上皮细胞的纤毛消失,上皮细胞出现角化,脱落阻塞气道管腔,而且腺体细胞功能丧失,分泌减少,呼吸道局部的防御功能下降。此时病毒和细菌等微生物易于侵入造成感染。有研究表明反复呼吸道感染患儿血维生素 A 的水平降低,且降低水平与疾病严重程度呈正相关,回升情况与疾病的恢复水平平行,补充维生素 A 可降低呼吸道感染的发生率。

5.环境因素

环境的变化与呼吸道的防卫有密切关系,尤其是小儿对较大的气候变化的调节能力较差,在北方多见于冬春时,南方多见于夏秋两季气温波动较大时。当白天与夜间温差加大、气温多变、忽冷忽热时,小儿机体内环境不稳定,对外界适应力差,很易患呼吸道感染。此外空气污染程度与小儿的呼吸道感染密切相关,居住在城镇比在农村儿童发病率高,与城镇内汽车尾气、工业污水、废气等对空气污染有关,家庭内化纤地毯、室内装修、油漆和被动吸烟等,有害气体吸入呼吸道,直接破坏支气管黏膜的纤毛上皮,降低呼吸道黏膜抵抗力,易患呼吸道感染。居住人口密集,人员流动多,空气流动差,也会增加发病率。

家庭中有呼吸系统病患者、入托、家里饲养宠物也是易患反复呼吸道感染的环境因素,原因是这些情况下儿童易受生活环境中病原体的传染、过敏原刺激以及脱离家庭进入陌生的环境(托儿所)发生心理、生理、免疫方面的改变和缺少了家里父母的悉心照顾。

6.上呼吸道慢性病灶

小儿上呼吸道感染如治疗不及时,可形成慢性病灶如慢性扁桃体炎、鼻炎和鼻窦炎,细菌长期处于隐伏状态,一旦受凉、过劳或抵抗力下降时,就会引起反复发病。小儿鼻窦炎症状表现不典型,常因鼻涕倒流入咽以致流涕症状不明显,而以咳嗽为主要症状。脓性分泌物流入咽部或吸入支气管导致咽炎、腺样体炎、支气管炎等疾病。因此慢性扁桃体炎,慢性鼻-鼻窦炎和过敏性鼻炎是部分患儿反复呼吸道感染的原因。

三、诊断思路

对于反复呼吸道感染患儿首先是根据我国儿科呼吸组制订的标准确定诊断,然后区分该患儿是反复上呼吸道感染,还是反复下呼吸道感染(支气管炎,肺炎),或者是二者皆有。

对于反复上呼吸道感染患儿,多与免疫功能不成熟或低下、护理不当、入托幼机构的起始阶段、环境因素(居室污染和被动吸烟)、营养因素(微量元素缺乏,营养不良)有关,部分儿童与慢性病灶有关,如慢性扁桃体炎、慢性鼻窦炎和过敏性鼻炎等,进一步检查包括血常规、微量元素和免疫功能检查,摄鼻窦片,请五官科会诊等。

对于反复支气管炎的学前儿童,多由于反复上呼吸道感染治疗不当,使病情向下蔓延,少数有潜在基础疾病,如先天性喉气管支气管软化症,伴有反复喘息的患儿尤其应与婴幼儿哮喘、支气管异物相鉴别。反复支气管炎的学龄儿童,多与反复上呼吸道感染治疗不当、鼻咽部慢性病灶、咳嗽变应性哮喘和免疫功能低下引起一些病原体反复感染有关;进一步的检查包括血常规、免疫功能、过敏原筛查、病原学检查(咽培养,支原体抗体等)、肺功能、五官科检查(纤维喉镜),必要时行支气管镜检查。

对于反复肺炎患儿多数存在基础疾病,应进行详细检查,首先根据胸部 X 线平片表现区分是反复或持续的单一部位肺炎还是多部位肺炎,在此基础上结合病史和体征选择必要的辅助检查。对于反复单一部位的肺炎,诊断第一步应进行支气管镜检查,对于支气管异物可达到诊断和治疗目的。也可发现其他的腔内阻塞如结核性肉芽肿、支气管腺瘤或某些支气管先天异常如支气管软化、狭窄,开口异常或变异。如果支气管镜正常或不能显示,胸部 CT 增强和气管血管重建可以明确腔外压迫造成支气管阻塞(纵隔肿物、淋巴结或血管环),支气管扩张和支气管镜不能发现的远端支气管腔阻塞以及先天性肺发育异常如肺发育不良、肺隔离症、先天性肺囊肿和先天囊腺瘤样畸形等。

对于反复或持续的多部位的肺炎,如果患儿为婴幼儿,以呛奶、溢奶或呕吐为主要表现,考虑呼吸道吸入为反复肺炎的基础原因,应进行消化道造影、24 小时食管 pH 检测。心脏彩超检查可以排除有无先天性心脏病。免疫功能检查除了常规的 CD 系列和 Ig 系列外,应进行 IgG 亚类、SIgA、补体以及 NBT 试验检查。年长儿自幼反复肺炎伴慢性鼻窦炎或中耳炎,应考虑免疫缺陷病、原发纤毛不动综合征或囊性纤维化,应进行免疫功能检查、纤毛活检电镜超微结构检查或汗液试验。反复肺炎伴右肺中叶不张,应考虑哮喘,应进行过敏原筛查、气道可逆性试验或支气管激发试验有助于诊断。有输血史,反复间质性肺炎应考虑 HIV 感染进行血 HIV 抗体检测。反复肺炎伴贫血应怀疑特发性肺含铁血黄素沉着症,应进行胃液或支气管肺泡灌洗液含铁血黄素细胞检查。

四、鉴别诊断

(一)支气管哮喘

哮喘常因呼吸道感染诱发,因此常被误诊为反复支气管炎或肺炎。鉴别主要是哮喘往往有家族史、患儿多为特应性体质如易患湿疹、过敏性鼻炎,肺部可多次闻及喘鸣音,过敏原筛查阳性,肺功能检查可协助诊断。

(二)特发性肺含铁血黄素沉着症

急性出血等易误诊为反复肺炎,特点为反复发作的小量咯血,往往为痰中带血,同时伴有小细胞低色素性贫血,咯血和贫血不成比例,胸片双肺浸润病灶短期内消失。慢性反复发作后胸片呈网点状或粟粒状阴影,易误诊为粟粒型肺结核。

(三)闭塞性毛细支气管炎并(或)机化性肺炎

闭塞性毛细支气管炎(BO)、闭塞性毛细支气管炎并机化性肺炎(BOOP)多为特发性,感染、有毒气体或化学物质吸入等也可诱发,临床表现为反复咳嗽、喘息、肺部听诊可闻及喘鸣音和固定的中小水泡音。肺功能提示严重阻塞和限制性通气障碍。肺片和高分辨 CT 表现为过度充气,细支气管阻塞及支气管扩张。BOOP 并发肺实变,有时呈游走性。

(四)肺结核

小儿肺结核临床多以咳嗽和发热为主要表现,如纵隔淋巴结明显肿大可压迫气管、支气管出现喘息症状,易于误诊为反复肺炎和肺不张。鉴别主要通过结核接触史、卡介苗接种史和结核菌素试验以及肺 CT 上有无纵隔和肺门淋巴结肿大等。

五、治疗

小儿反复呼吸道感染病因复杂,因此积极寻找病因,进行针对性的病因治疗是这类患儿的基本的治疗原则。

(一)免疫调节治疗

当免疫功能检查,发现患儿存在免疫功能低下时,可使用免疫调节剂进行免疫调节治疗。所谓免疫调节剂泛指调节、增强和恢复机体免疫功能的药物。此类药物能激活一种或多种免疫活性细胞,增强机体的非特异性和特异性免疫功能,包括增强淋巴细胞对抗原的免疫应答能力,提高机体内 IgA、IgG 水平,从而使患儿低下的免疫功能好转或恢复正常,以达到减少呼吸道感染的次数。目前常用的免疫调节剂有以下几种,在临床中可以根据经验和患儿具体情况选用。

1.细菌提取物

(1) 必思添:含有两个从克雷白肺炎杆菌中提取的糖蛋白,能增强巨噬细胞的趋化作用和使白细胞介素-1(IL-1)分泌增加,从而提高特异性和非特异性细胞免疫及体液免疫,增加 T、B 淋巴细胞活性,提高 NK 细胞、多核细胞、单核细胞的吞噬功能。用法为每月服用 8 日,停 22 日,第 1 个月为 1 mg,2 次/日;第 2、3 个月为 1 mg,1 次/天,空腹口服,连续 3 个月为 1 疗程。这种疗法是通过反复刺激机体免疫系统,使淋巴细胞活化,并产生免疫回忆反应,达到增强免疫功能的作用。

(2)泛福舒:自 8 种呼吸道常见致病菌(流感嗜血杆菌、肺炎链球菌、肺炎和臭鼻克雷白杆菌、金黄色葡萄球菌、化脓性和绿色链球菌、脑膜炎奈瑟菌)提取,具有特异和非特异免疫刺激作用,能提高反复呼吸道感染患儿 T 淋巴细胞反应性及抗病毒活性,能激活黏膜源性淋巴细胞,刺激补体及细胞活素生成及促进气管黏膜分泌分泌型免疫球蛋白。实验表明,口服泛福舒后能提高 IgA 在小鼠血清中的浓度及肠、肺中的分泌。用法为每日早晨空腹口服 1 粒胶囊(3.5 mg/cap),连服 10 d,停 20 d,3 个月为 1 个疗程。

(3)兰菌净(lantigen B):为呼吸道常见的 6 种致病菌(肺炎链球菌、流感嗜血杆菌 b 型、卡他布兰汉姆菌、金黄色葡萄球菌、A 组化脓性链球菌和肺炎克雷白菌)经特殊处理而制成的含有细菌溶解物和核糖体提取物的混悬液,抗原可透过口腔黏膜,进入白细胞丰富的黏膜下层,通过刺激巨噬细胞,释放淋巴因子,激活 T 淋巴细胞和促进 B 淋巴细胞成熟,并向浆细胞转化产生 IgA。研究证实,舌下滴入兰菌净可提高唾液分泌型 IgA(SIgA)水平,尤适用于婴幼儿 RRI。用法为将药液滴于舌下或唇与牙龈之间,<10 岁 7 滴/次,早晚各 1 次,直至用完 1 瓶(18 mL),≥10 岁 15 滴/次,早晚各 1 次,直至用完 2 瓶(36 mL)。用完上述剂量后停药 2 周,不限年龄再用 1 瓶。

(4)卡介苗:系减毒的卡介苗及其膜成分的提取物,能调节体内细胞免疫、体液免疫、刺激单核—吞噬细胞系统,激活单核—巨噬细胞功能,增强 NK 细胞活性,诱生白细胞介素、干扰素来增强机体抗病毒能力,可用于 RRI 治疗。2~3 次/周,0.5 mL/次(0.5 mg/支),肌内注射,3 个月为 1 个疗程。

2.生物制剂

(1)丙种球蛋白(IVIG):其成分 95% 为 IgG 及微量 IgA、IgM。IgG 除能防止某些细菌(金葡菌、白喉杆菌、链球菌)感染外,对呼吸道合胞病毒(RSV)、腺病毒(ADV)、埃可病毒引起的感染也有效。IVIG 的生物功能主要是识别、清除抗原和参与免疫反应的调节。用于替代治疗性连锁低丙种球蛋白血症或 IgG 亚类缺陷症,血清 IgG<2.5 g/L 者,常用剂量为 0.2~0.4 g/(kg·次),1 次/月,静脉滴注。也可短期应

用于继发性免疫缺陷患儿,补充多种抗体,防治感染或控制已发生的感染。但选择性 IgA 缺乏者禁用。另外需注意掌握适应证,避免滥用。

(2)干扰素(IFN):能诱导靶器官的细胞转录出翻译抑制蛋白(TIP)-mRNA 蛋白,它能指导合成 TIP,TIP 与核蛋白体结合使病毒的 mRNA 与宿主细胞核蛋白体的结合受到抑制,因而妨碍病毒蛋白、病毒核酸以及复制病毒所需的酶合成,使病毒的繁殖受到抑制。其还具有明显的免疫调节活性及增强巨噬细胞功能。1 次/天,10 万~50 万 U/次,肌内注射,3~5 d 为 1 个疗程。也可用干扰素雾化吸入防治呼吸道感染。

(3)转移因子:是从健康人白细胞、脾、扁桃体提取的小分子肽类物质,作用机制可能是诱导原有无活性的淋巴细胞合成细胞膜上的特异性受体,使之成为活性淋巴细胞,这种致敏淋巴细胞遇到相应抗原后能识别自己,排斥异己而引起一系列细胞反应,致敏的小淋巴细胞变为淋巴母细胞,并进一步增殖、分裂,并释放出多种免疫活性介质,以提高和触发机体的免疫防御功能,改善机体免疫状态。用法为 1~2 次/周,2 mL/次,肌内注射或皮下注射,3 个月为 1 个疗程。转移因子口服液含有多种免疫调节因子,与注射制剂有相似作用,且无明显不良反应,更易被患儿接受。

(4)胸腺肽:从动物(小牛或猪)或人胚胸腺提取纯化而得。可使由骨髓产生的干细胞转变成 T 淋巴细胞,它可诱导 T 淋巴细胞分化发育,使之成为效应 T 细胞,也能调节 T 细胞各亚群的平衡,并对白细胞介素、干扰素、集落刺激因子等生物合成起调节作用,从而增强人体细胞免疫功能,用于原发或继发细胞免疫缺陷病的辅助治疗。

(5)分泌型 IgA(SIgA):对侵入黏膜中的多种微生物有局部防御作用,当不足时,可补充 SIgA 制剂。临床应用的 SIgA 制剂如乳清液,为人乳初乳所制成,富含 SIgA。SIgA 可防止细菌、病毒吸附、繁殖,对侵入黏膜中的细菌、病毒、真菌、毒素等具有抗侵袭的局部防御作用。5 mL/次,2 次/天口服,连服 2~3 周。

3.其他免疫调节剂

(1)西咪替丁:为 H_2 受体阻断剂,近年发现其有抗病毒及免疫增强作用。15~20 mg/(kg·d),分 2~3 次口服,每 2 周连服 5 d,3 个月为 1 个疗程。

(2)左旋咪唑:为小分子免疫调节剂,可激活免疫活性细胞,促进 T 细胞有丝分裂,长期服用可使 IgA 分泌增加,增强网状内皮系统的吞噬能力,因此能预防 RRI。2~3 mg/(kg·d),分 1~2 次口服,每周连服 2~3 日,3 个月为 1 个疗程。

(3)卡慢舒:又名羧甲基淀粉,可使胸腺增大,胸腺细胞增多,选择性刺激 T 细胞,提高细胞免疫功能,增加血清 IgG、IgA 浓度。3 岁以下 5 mL/次;3~6 岁 10 mL/次;7 岁以上 15 mL/次,口服,3 次/天,3 个月为 1 个疗程。

(4)匹多莫德:是一种人工合成的高纯度二肽,能促进非特异性和特异性免疫反应,可作用于免疫反应的不同阶段,在快反应期,它可刺激非特异性自然免疫,增强自然杀伤细胞的细胞毒作用,增强多形性中性粒细胞和巨噬细胞的趋化作用、吞噬作用及杀伤作用;在免疫反应中期,它可调节细胞免疫,促进白介素-2和 γ-干扰素的产生;诱导 T 淋巴细胞母细胞化,调节 TH/TS 的比例使之正常化;在慢反应期,可调节体液免疫,刺激 B 淋巴细胞增殖和抗体产生。该药本身不具有抗菌活性,但与抗生素治疗相结合,可有效地改善感染的症状和体征,缩短住院日,因此该药不仅可用于预防感染,也可用于急性感染发作的控制。

4.中药制剂

黄芪是一种常用的扶正中药,具有增强机体和非特异免疫功能的作用,能使脾脏重量及其细胞数量增加,促进抗体生成,增加 NK 细胞活性和单核细胞吞噬功能。其他常用的中成药有玉屏风散(生黄芪、白术、防风等)、黄芪防风散(生黄芪、生牡蛎、山药、白术、陈皮、防风)、健脾粉(黄芪、党参、茯苓、白术、甘草)等。

(二)补充微量元素和各种维生素

铁、锌、钙以及维生素 A、维生素 B、维生素 C、维生素 D 等,可促进体内各种酶及蛋白的合成,促进淋巴组织发育,维持体内正常营养状态和生理功能,增强机体的抗病能力。

（三）去除环境因素，注意加强营养

合理饮食；避免被动吸烟及异味刺激，保持室内空气新鲜，适当安排户外活动及身体锻炼；治疗慢性鼻窦炎和过敏性鼻炎，手术治疗先天性肺囊性病和先心病等。

（四）合理使用抗病毒药以及抗菌药物

应严格掌握各种抗菌和抗病毒药的适应证、应用剂量和方法，防止产生耐药性或混合感染。避免滥用激素导致患儿免疫功能下降继发新的感染。

（李桂宽）

第二节　急性上呼吸道梗阻

呼吸道梗阻包括发生于呼吸道任何部位的正常气流被阻断。阻断的部位如果位于呼吸道隆突以上，往往会迅速引起窒息，危及生命。阻断的部位如果位于呼吸道隆突以下，影响支气管或小气道的气流，但不致立刻危及生命。急性上呼吸道梗阻不仅包括上呼吸道，也包括隆突以上所有气道的梗阻。上呼吸道梗阻危及患儿的情况取决于多方面的因素，包括梗阻的部位、梗阻的程度、梗阻发展的速度以及患儿心脏和肺的功能状态。

一、病因

（一）引起急性上呼吸道梗阻病因的解剖分布

1. 鼻咽和口咽

其包括：①严重的面部创伤、骨折；②咽部异物；③扁桃体周围脓肿；④咽旁脓肿；⑤腭垂肿胀伴血管神经性水肿；⑥黏膜天疱疮。

2. 咽后壁软组织

其包括：①咽后壁脓肿；②咽后壁出血；③颈椎损伤后水肿；④烫伤和化学性损伤。

3. 颈部软组织

其包括：①创伤及医源性血肿；②颌下蜂窝组织炎。

4. 会厌

其包括：①急性会厌炎；②外伤性会厌肿胀；③过敏性会厌肿胀。

5. 声门

其包括：①创伤性声门损伤（常为医源性）；②手术引起的声带麻痹。

6. 喉

其包括：①急性喉炎；②血管神经性水肿，喉痉挛；③异物；④手足抽搐伴发的喉痉挛、喉软化症；⑤外伤、骨折、水肿、局部血肿；⑥白喉的膜性渗出；⑦传染性单核细胞增多症的膜性渗出；⑧喉脓肿；⑨软骨炎。

7. 声门下区和气管

其包括：①喉气管炎；②喉气管软化；③异物；④插管、器械、手术引起的医源性水肿；⑤膜性喉气管炎。

8. 食管

其包括：①食管异物；②呕吐物急性吸入。

（二）引起急性上呼吸道梗阻病因的年龄分布

1. 新生儿及小婴儿

其包括喉软化、声门下狭窄、声带麻痹、气管软化、血管畸形、血管瘤等。

2. 新生儿～1岁

其包括先天性畸形（同上）、喉气管炎、咽后壁脓肿、异物等。

3.1～2岁

其包括如喉气管炎、异物、会厌炎等。

4.3～6岁

有肿大的扁桃体及腺样体、鼻充血、会厌炎和异物等。

二、临床表现

气道部分梗阻时可听到喘鸣音,可见到呼吸困难,呼吸费力,辅助呼吸肌参加呼吸活动。肋间隙、锁骨上窝、胸骨上窝凹陷。严重病例呼吸极度困难,头向后仰、发绀并窒息,如瞪眼、口唇凸出和流涎。患儿欲咳嗽,但咳不出。辅助呼吸肌剧烈运动,呈矛盾呼吸运动,吸气时胸壁下陷,而腹部却隆起,呼气时则相反。虽然拼命用力呼吸,但仍无气流,旋即呼吸停止,继而出现心律失常,最终发生致命的室性心律失常,可因低氧和迷走神经反射引起心跳停止而迅速死亡。

三、鉴别诊断

临床上常以喘鸣音作为鉴别诊断的依据。喘鸣是由鼻和气管之间的上呼吸道因部分梗阻而部分中断了气体的通道,由一股或多股湍流的气体所产生。喘鸣的重要意义在于反映部分性的气道梗阻。儿童患者的气道并非一固定的管道,而为一相当软的管道,其管腔的横断面积随压力的不同而发生变化。在正常呼吸时其变化较小,当有阻塞性病变时则表现得相当重要。正常呼吸时,作用于气道的压力变化在胸腔内外是完全相反的。吸气时,在胸腔内,作用于气道壁的外周压力降低,因此,胸内气道趋于增宽;呼气时,外周压力升高使胸内气道变窄。胸外气道在吸气时,其周围软组织的压力保持近于不变,而胸腔内压力降低,使气道变窄;呼气时,胸腔内压力升高使胸外气道变宽。部分梗阻如果发生在气道内径能发生变化的部位,当气道变为最小时,梗阻将是最严重的。气道内径变小会使气流变慢并分裂,从而产生喘鸣。因此,胸外气道梗阻会产生吸气性喘鸣,胸内气道梗阻会产生呼气性喘鸣。较大的病变会产生吸气性和呼气性双相气流梗阻,从而引起双相(往返)喘鸣,双相喘鸣比单相喘鸣有更紧急的临床严重性。

喉是一固定性结构,其内径不随呼吸发生明显变化,婴儿喉腔最窄部位在声带处,横断面积为14～15 mm²。该部黏膜水肿仅1 mm时,即可使气道面积减少65%。喉部病变多产生双相喘鸣。

不同病变引起的喘鸣的呼吸时相有:

(一)倾向于产生吸气性喘鸣的病变

(1)先天性声带麻痹。

(2)喉软化。

(3)插管后喘鸣。

(4)急性喉炎。

(5)小颌、巨舌。

(6)甲状舌骨囊肿。

(7)声门上及声门蹼。

(8)声门下血管瘤。

(9)喉气管炎。

(10)会厌炎。

(11)咽后壁脓肿。

(12)白喉。

(二)常产生双期喘鸣的病变

(1)先天性声门下狭窄。

(2)气管狭窄。

(3)血管环、血管悬带。

（4）声门下血管瘤。

（5）声门下蹼。

（三）倾向产生呼气性喘鸣的病变

（1）气管软化。

（2）气管异物。

（3）纵隔肿瘤。

喘鸣的听觉特征可能对诊断有帮助，如喉软化症的喘鸣为高调、鸡鸣样、吸气性。声门梗阻亦产生高调喘鸣；而声门上病变通常产生低调、浑厚的喘鸣。粗糙的鼾声是咽部梗阻的表现。

发音的特征对上呼吸道梗阻的病因也可能提供诊断线索。如声音嘶哑，常见于急性喉炎、喉气管炎、白喉和喉乳头状瘤病；声音低沉或无声，常见于喉蹼、会厌炎和喉部异物。

咳嗽的声音也有一定诊断意义。犬吠样咳嗽高度提示声门下腔病变；"钢管乐样"咳嗽常提示气管内异物。

由于上呼吸道与食管相毗邻，因此，上呼吸道梗阻也可引起进食困难。在婴儿，鼻咽梗阻时，由于鼻呼吸障碍，其所引起的进食困难常伴有窒息和吸入性呼吸困难；口咽梗阻，特别是舌根部病变以及声门上喉部病变，均影响吞咽；咽后壁脓肿及声门上腔炎症，如会厌炎，不仅极不愿吞咽而且引起流涎。

X 线诊断：上呼吸道的梗阻在 X 线下有些疾患有特异性改变，有些则不具有特异性改变。在胸片上，上呼吸道梗阻的其他表现包括：①肺充气量趋于正常或减少，这与其他原因引起的呼吸困难所见的肺过度膨胀相反；②气道可见狭窄的部分；③若下咽腔包括在 X 线片内，则可见扩张。

四、治疗

（一）恢复气道通畅

急性上呼吸道梗阻患儿应立即设法使其气道通畅，尽量使患儿头向后仰。让患儿仰卧，抢救人员将一手置于患儿颈部，将颈部抬高，另一手置于额部，并向下压，使头和颈部呈过度伸展状态，此时舌可自咽后部推向前，使气道梗阻缓解。若气道仍未能恢复通畅，抢救者可改变手法，将一手指置于患儿下颌之后，然后尽力把下颌骨推向前；同时使头向后仰，用拇指使患儿下唇回缩，以便恢复通过口、鼻呼吸。如气道恢复通畅后，患儿仍无呼吸，应即刻进行人工机械通气。

（二）迅速寻找并取出异物

如果气道已经通畅，患儿仍无自主呼吸，通过人工机械通气肺仍不能扩张，应立即用手指清除咽喉部的分泌物或异物。患儿宜侧卧，医师用拇指和示指使患儿张口，用另一只手清除患儿口、咽部的分泌物或异物，以排出堵塞物。亦可用一长塑料钳，自口腔置入，深入患儿咽后部，探取异物，切勿使软组织损伤。亦可通过突然增加胸膜腔内压的方法，以形成足够的呼出气压力和流量，使气管内异物排出。具体作法是用力拍其肩胛间区或自患儿后方将手置于患儿的腹部，两手交叉，向上腹部施加压力。较安全的方法是手臂围绕于胸廓中部，婴儿围绕于下胸廓，用力向内挤压或用力拍击中背部，亦可得到类似结果。因为大部分吸入异物位于咽部稍下方的狭窄处，不易进一步深入，患儿因无足够的潮气量而无法将阻塞的异物排出。但此时患儿肺内尚有足够的残气量，故对胸或腹部迅速加压，排出的气量足以将异物排出。如有条件可在气管镜下取异物。

（三）气管插管、气管切开或环甲膜穿刺通气

来不及用上述方法或用上述方法失败的病例，以及其他情况紧急窒息时，如手足搐搦症喉痉挛、咽后壁脓肿、甲状舌骨囊肿等，可先作气管插管，必要时可作气管切开。来不及作气管切开时，可先用血浆针头作环甲膜穿刺，或连接高频通气，以缓解患儿缺氧。然后再作气管插管或作气管切开，并置入套管。

（四）病因治疗

引起上呼吸道梗阻的病因除了异物按上述方法抢救外，由其他病因所引起者，应分别按照病因进行处理。

（张苏棉）

第三节　哮喘持续状态

哮喘持续状态是指哮喘发作时出现严重呼吸困难,持续12～24 h以上,合理应用拟交感神经药及茶碱类药物仍不见缓解者。其主要病理改变为广泛而持续的气道平滑肌痉挛、黏膜水肿和黏液栓塞,而导致明显的通气功能障碍,如不及时治疗可发展成呼吸衰竭至死亡。

一、病因

(一)持续的变应原刺激

变态反应为支气管哮喘的主要原因。具有过敏体质者接触特异性抗原后,体内即产生特异性反应素抗体(IgE),IgE与支气管黏膜和黏膜下层的肥大细胞及血液中嗜碱性粒细胞等靶细胞表面的Fc段受体结合,即产生致敏作用。当机体再次接触抗原时,抗原即与IgE分子的Fab段结合,通过一系列反应而激活磷酸二酯酶,水解环磷酸腺苷(cAMP)。由于cAMP浓度下降,导致肥大细胞脱颗粒而释放其内的活性物质,如组胺、5-羟色胺、慢反应物质、缓激肽和嗜酸性细胞趋化因子等。这些物质可直接或间接通过刺激迷走神经引起支气管平滑肌收缩,组织水肿及分泌增加。当有持续的变应原刺激时,上述过程不断发生,而致哮喘不能被控制或自然缓解。

(二)感染

病毒感染为内源性哮喘的发病原因,有外源性过敏原所致的哮喘病儿,亦常因呼吸道感染而诱发哮喘。且在儿科其他感染所致的喘息性疾病如毛细支气管炎、喘息性支气管炎与哮喘关系密切,三者都表现为气道高反应性,有不少病儿以后发展成哮喘。感染因素中以病毒为主,细菌感染无论在哮喘发作还是在支气管哮喘的继发感染中均不占重要地位。有学者通过检测呼吸道合胞病毒(RSV)和副流感病毒感染病儿鼻咽分泌物中的特异性IgE发现,感染RSV和副流感病毒后发生喘鸣的病儿,其鼻咽分泌物中IgE滴度明显高于只患肺炎或上呼吸道感染而无喘鸣者,且前者在3个月的观察中IgE滴度持续上升。以上结果表明,病毒感染可引起与外源性哮喘类似的I型变态反应。病毒感染还可使气道反应性增高,可能通过以下几种途径。

(1)引起支气管黏膜上皮损伤,抗原物质易渗入上皮间隙与致敏的靶细胞结合;同时上皮损伤暴露了气道上皮下的激惹受体或胆碱能受体,当其与刺激物接触时被活化,可引起气道的广泛收缩。

(2)某些病毒能部分抑制β受体,还可使循环血中的嗜碱性细胞容易释放组胺和免疫活性介质。

(3)病毒感染可刺激神经末梢受体,引起自主神经功能紊乱,副交感神经兴奋,支气管收缩。

(4)RSV与抗RSV抗体复合物可引起白细胞释放花生四烯酸代谢产物,引起支气管平滑肌收缩。

病毒感染引起哮喘发作原因可能是多方面的,一方面引起炎症反应和气管高反应性,另一方面可引起机体免疫功能紊乱伴IgE合成过多。因此当感染持续存在时,哮喘发作常难以控制。

(三)脱水及酸碱平衡失调

哮喘持续状态时,由于张口呼吸、出汗以及茶碱类的利尿作用等使体液大量丢失,易造成脱水。失水可致痰黏稠形成痰栓阻塞小支气管,同时脱水状态下,对肾上腺素常呈无反应状态。肺通气障碍造成缺氧及高碳酸血症可致呼吸性酸中毒及代谢性酸中毒,均可使支气管扩张剂失效。因此当哮喘发作合并脱水及酸中毒时常常不易控制。

(四)呼吸道热量或(和)水分的丢失

急性哮喘初发阶段常呈过度通气状态,造成气道局部温度下降及失水,成为对呼吸道的持续刺激,引起支气管反应性收缩,使呼吸困难进一步加重。

（五）其他因素

如精神因素、合并心力衰竭、肾上腺皮质功能不全或长期应用皮质激素而耐药时，发作常不易控制而呈持续状态。

二、诊断要点

哮喘持续状态时临床表现为严重呼吸困难，端坐呼吸，呼吸表浅，呼吸节律变慢，哮鸣音减低甚至消失，发绀，面色苍白，表情惊恐，大汗淋漓。当发作持续时间较长时，病儿可呈极度衰竭状态，紫绀严重，持续吸氧不能改善，肢端发冷，脉搏细速，咳嗽无力，不能说话，甚至昏迷。如不及时治疗或治疗不当则可发生呼吸衰竭或因支气管持续痉挛或痰栓阻塞窒息死亡。

当病儿出现上述表现，并且经合理应用拟交感神经药及茶碱类药物治疗12～24 h仍不缓解，再结合以往反复发作史及过敏史，排除其他可造成呼吸困难的疾病如毛细支气管炎、喘息性支气管炎、气管异物等即可做出哮喘持续状态的诊断。

三、病情判断

虽然近年来对哮喘的治疗有了一系列改进，但病死率并没有下降，在某些国家反而有所上升。原因可能在于对哮喘持续状态患者的严重性认识不足，对哮喘病儿的监测不够，没有对病儿的病情做出明确判断或没有给予进一步的治疗，亦没有充分重视发作间期的预防，以及哮喘急性发作时支气管扩张剂及皮质激素用量不足。重症哮喘持续状态可发生呼吸衰竭、心力衰竭、严重水电解质及酸碱平衡紊乱，易窒息而导致死亡。哮喘持续状态预后不佳，应予充分重视。

四、治疗

（一）吸氧

氧气吸入可改善低氧血症，防止并纠正代谢性酸中毒。一般以4～5 L/min流量为宜，氧浓度以40%为宜，相当于氧流量6～8 L/min，使PaO_2保持在9.3～12.0 kPa（70～90 mmHg），如用面罩将雾化吸入剂与氧气同时吸入，更为理想。

（二）纠正脱水及酸碱平衡失调

脱水及酸中毒常常是造成哮喘持续难以控制的重要原因，因此补液及纠正酸中毒是控制哮喘的有效方法。补液量可根据年龄及失水程度计算。开始以1/3～1/2张含钠液体，最初2 h内给5～10 mL/（kg·h），以后用1/4～1/3张含钠液维持，有尿后补钾。呼吸性酸中毒应该靠加强通气来改善，轻度代谢性酸中毒可通过给氧及补液纠正，只有在明显的代谢性酸中毒时才使用碱性液。计算公式为：碱性液用量（mmol）＝0.15×体重（kg）×（−BE）（碱缺乏），稀释至等张：碳酸氢钠为1.4%，乳酸钠为1.87%，三羟甲基氨基甲烷（THAM）为3.6%。当应用碳酸氢钠来纠正代谢性酸中毒时，机体内必将产生大量碳酸，加重了呼吸性酸中毒，因此加强通气才是防止和治疗酸中毒的根本措施。从此考虑，碱性液应先选用乳酸钠及THAM，可避免体内产生大量的碳酸。

（三）支气管扩张剂的应用

1.β受体兴奋剂

β受体兴奋剂通过直接兴奋支气管平滑肌上的β受体，而使支气管扩张。可雾化吸入，也可全身用药。

（1）沙丁胺醇（舒喘灵）：溶液雾化吸入，舒喘灵几乎为纯β_2受体兴奋剂，对心血管不良反应小，雾化吸入为治疗急性哮喘的首选方法，常用的气雾剂因微粒不够细，不易进入气道深处而效果不满意。可将0.5%舒喘灵溶液根据年龄按下表11-2剂量加入超声雾化器中，面罩吸入。

表 11-2　不同年龄患者吸入舒喘灵雾化浓度的配制

年龄（岁）	0.5%舒喘灵（mL）	蒸馏水（mL）
1～4	0.25	1.75
～8	0.5	1.5
～12	0.75	1.25

如病情严重,开始时每隔 1～2 h 吸入 1 次,并注意心率和呼吸情况的监护,好转后 6～8 h 吸入 1 次。亦可用氨哮素雾化吸入,4 mg/100 mL,每次吸入 10～15 mL,一般每日 2～3 次。

(2)舒喘灵静脉注射:应用本药雾化吸入及静脉滴注氨茶碱无效时,可考虑静脉注射舒喘灵。学龄儿剂量为 5 μg/(kg·次),病情严重时,亦可将舒喘灵 2 mg 加入 10%葡萄糖溶液 250 mL 中静脉滴注,速度为 8 μg/min(即 1 mL/min)左右,静脉滴注 20～30 min。严密观察病情,注意心率变化,若病情好转应减慢滴速。6～8 h 后可重复用药,学龄前儿童舒喘灵剂量应减半。

(3)异丙肾上腺素:经用茶碱类、皮质激素及其他支气管扩张剂无效时,可考虑异丙肾上腺素静脉滴注。将本药 0.5 mg 加入 10%葡萄糖液 100 mL 中,最初以每分 0.1 μg/kg 的速度缓慢滴注,在心电和血气监护下,可每 10～15 min 增加 0.1 μg/(kg·min),直至 PaO$_2$ 及通气功能改善,或心率达到 180～200 次/分时停用。症状好转后可维持用药 24 h。

(4)抗胆碱药:异丙托溴铵(爱喘乐)与 β$_2$ 受体激动剂联合吸入,可增加后者的疗效,该药主要通过降低迷走神经张力而舒张支气管,哮喘持续状态时与舒喘灵溶液混合一起吸入,不大于 2 岁者,125 μg(0.5 mL)/次;2 岁以上者,250 μg(1 mL)/次,其他用法同舒喘灵。

(5)硫酸镁:主要通过干扰支气管平滑肌细胞内钙内流起到松弛气道平滑肌的作用,在用上述药物效果不佳时,往往能收到较好疗效。其用法为 0.025 g/kg(即 25%硫酸镁 0.1 mL/kg)加入 10%葡萄糖液 30 mL 内,20～30 min 内静脉滴注,每日 1～2 次。给药期间应注意呼吸、血压变化,如有过量表现可用 10%葡萄糖酸钙拮抗。

(6)特布他林(博利康尼):每片 2.5 mg,儿童每次 1/4～1/2 片,每日 2 次,亦有人用作雾化吸入治疗,对喘息患者取得一定疗效。

2.茶碱

茶碱类扩张支气管平滑肌的作用机制尚未完全明了,过去普遍认为是通过抑制磷酸二酯酶,减少 cAMP 的水解,使细胞内 cAMP 浓度升高,而产生平滑肌松弛作用。近来研究表明,茶碱的作用是多方面的:支气管平滑肌上存在腺苷受体,腺苷受体兴奋可使平滑肌收缩,茶碱类可与腺苷竞争支气管平滑肌上的腺苷受体,使支气管扩张;茶碱还可抑制变态反应中介质的释放并增加 cAMP 与 cAMP 结合蛋白的亲和力,使 cAMP 作用加强;还可刺激肾上腺髓质释放肾上腺素及去甲肾上腺素。茶碱的最适治疗血药浓度为 10～20 μg/mL,血药浓度超过 20 μg/mL 时将随着血药浓度的增加出现各种不良反应。茶碱的有效血药浓度范围窄,因此有条件最好做血药浓度监测。哮喘持续状态时氨茶碱负荷量为 4 岁以下 6 mg/kg,5～10 岁 5.5 mg/kg,10 岁以上 4.5 mg/kg,稀释后在 20 min 内缓慢静脉注入。如 6 h 内已用过茶碱类药物,应酌情减量(如用 1/3～1/2),然后再以维持量持续静脉点滴,速度为 1～9 岁 1 mg/(kg·h),9 岁以上 0.8 mg/(kg·h)。因茶碱清除率个体差异大,最好有血药浓度监测,以调整剂量,使血药浓度维持在 10～20 μg/mL 之间。

3.其他支气管扩张药

(1)普鲁卡因:曾有报道应用普鲁卡因静脉滴注进行治疗,有效率为 100%。其作用机制尚不明确,可能是通过提高腺苷酸环化酶的活性使细胞内 cAMP 浓度升高或是直接对平滑肌有抑制作用。剂量为 3～5 mg/(kg·次),最大不超过 10 mg/(kg·次),加入 10%葡萄糖液 50～100 mL 内静脉滴注,每天 1 次,严重者 6 h 后可重复 1 次。

(2)维生素 K$_1$:作用机制不明,实验证明有解除平滑肌痉挛的作用。剂量为 2 岁以内 2～4 mg/次,

2 岁以上 5～10 mg/次,肌内注射,每日 2～3 次。

（四）肾上腺皮质激素

肾上腺皮质激素无论对慢性哮喘还是哮喘急性发作都有很好的疗效。皮质激素可能通过以下几种途径发挥作用：①通过抗炎及抗过敏作用,降低毛细血管通透性减轻水肿,稳定溶酶体膜和肥大细胞膜,防止释出水解酶及肥大细胞脱颗粒。②增加 β 肾上腺素能受体的活性。在哮喘持续状态时应早期大剂量应用本药,可选用氢化可的松 4～8 mg/(kg·次)或甲泼尼龙 1～2 mg/(kg·次)静脉滴注,每 6 h 1 次,病情缓解后改口服泼尼松 1～2 mg/(kg·d),症状控制后力争在 1 周内停药,对慢性哮喘尽量在 1～2 月内停药或逐渐用皮质激素吸入剂替代。

（五）机械通气

机械通气的指征为：①持续严重的呼吸困难。②呼吸音减低到几乎听不到哮鸣音及呼吸音。③因过度通气和呼吸肌疲劳而使胸廓运动受阻。④意识障碍；烦躁或抑制甚至昏迷。⑤吸入 40% 氧后发绀仍无改善。⑥$PaCO_2 \geqslant 8.6$ kPa(65 mmHg)。有学者建议有 3 项或 3 项以上上述指征时用机械呼吸。呼吸器以定容型为好。

机械通气时应注意以下几点：①潮气量应较一般标准偏大而频率偏慢。②改变常规应用的吸/呼时比 1∶1.5 为 1∶2 或 1∶3,以保证有较长的呼气时间。③可并用肌肉松弛剂,同时应用支气管扩张剂雾化吸入并经常吸出呼吸道黏液以降低气道的高阻力。有学者报道采用持续气道正压(CPAP)治疗急性哮喘,当 CPAP 为 0.52 ± 0.27 kPa(M±SD)(5.3 ± 2.8 cmH_2O)时患者感觉最为舒适。吸气时间(T_1)减少 8.65%($P<0.01$),T_1 缩短反映了吸气肌工作负荷减少,从而改善了气体交换。急性哮喘应用低至中度的 CPAP 可改善气促症状。

（六）祛痰剂

祛痰剂可清除呼吸道痰液,改善通气,防止发生痰栓阻塞,常用祛痰药有以下几种。

1. 乙酰半胱氨酸(痰易净)

使痰液中黏蛋白的二硫键断裂,黏蛋白分解,痰液黏稠度下降,易于咳出。常用 10% 溶液 1～3 mL 雾化吸入,每天 2～3 次。

2. 溴己新(必嗽平)

使痰液中黏多糖纤维分解和断裂,以降低痰液黏稠度,使之易于咳出,剂量为 0.2～0.3 mg/次,3～4 次/天,口服；或用 0.1% 溶液 2 mL 雾化吸入,每日 1～2 次。

3. 糜蛋白酶

使痰液内蛋白分解黏度降低易于咳出,按 5 mg/次,肌内注射,1～2 次/天；或 5 mg/次加生理盐水 10 mL 雾化吸入,1～2 次/天。

（七）镇静剂

一般不主张应用。病儿烦躁不安时可用水合氯醛,在有呼吸监护的情况下可用地西泮,其他镇静剂应禁用。

（八）强心剂

有心力衰竭时可给予洋地黄强心治疗。

（九）抗生素

合并细菌感染时应选用有效抗生素。

（十）中医中药

对重度发作的哮喘持续状态可用人参 3～10 g,蛤蚧 1 对煎服,每日 1/2 剂,连服 1～2 d,症状缓解后改用上药研粉,每日服 2～5 g。针刺鱼际、关元、气海、足三里、大椎等穴位可解除支气管平滑肌痉挛,降低气道阻力,对改善肺功能有一定疗效。

（十一）呼吸衰竭的治疗

哮喘是否发生呼吸衰竭,可根据动脉血气分析加以判断。急性哮喘时血气改变见表 11-3。

表 11-3 哮喘持续状态的血气判断

气道阻塞	PaO$_2$	PaCO$_2$	pH
程度	（正常为 12.0~13.3 kPa）	4.7~6.0 kPa	7.35~7.45
↑	正常	↓	＞7.45 呼吸性碱中毒
↑↑	↓	↓↓	＞7.45 呼吸性碱中毒
↑↑↑	↓↓	正常	正常
↑↑↑	↓↓↓	↑↑↑	＜7.35 呼吸性酸中毒

注：↑表示加重或增高；↓表示降低。

如无条件做血气分析，亦可参考 Wood 等提出的哮喘临床评分法做出诊断，见下表 11-4。

表 11-4　Wood 哮喘临床评分法

观察项目	0 分	1 分	2 分
PaO$_2$（kPa）	9.33~13.3 （吸入空气时）	≤9.33 （吸入空气时）	≤9.33 （吸 40%氧时）
发绀	无	有	有
吸气性呼吸音	正常	变化不等	减低→消失
辅助呼吸肌的使用	无	中等	最大
吸气性喘鸣	无	中等	显著
脑功能	正常	抑制或烦躁	昏迷

当得分不低于 5 分时提示将要发生呼吸衰竭；当得分不低于 7 分或 PaCO$_2$≥8.6 kPa(64.5 mmHg)，则为呼吸衰竭的指征。

（十二）缓解期的治疗

为了进一步减轻症状和预防再次严重发作，长期应用皮质激素及维持茶碱的有效血浓度的作用是肯定的，但其不良反应以及茶碱类药物较短的半衰期使其临床应用受到限制。应避免接触过敏原，并给予脱敏治疗；避免或减少呼吸道感染；应用中医中药治疗等。

1.丙酸培氯松气雾剂（BDA）

系人工合成的皮质激素，局部作用异常强大而全身作用轻微。有人认为较监测血浓度的氨茶碱疗法更为有效，更安全。由于用药后 7~10 d 才能发挥作用，故仅适用于缓解期的治疗。对于长期应用大量皮质激素或对其产生依赖的病儿，吸入本药可减少皮质激素的用量乃至停用。吸入本药的主要不良反应为引起口及咽部真菌感染，同时辅用酮康唑气雾剂可阻止真菌生长。

2.免疫疗法

机制尚不清楚，可能与下列因素有关：①小剂量抗原进入机体后使体内产生相应的抗体（主要为IgG），从而减少或阻断了抗原与 IgE 结合的机会。②使 IgE 生成受抑制。③使释放介质的细胞反应性减低。应用方法为选择引起临床症状，且皮试呈阳性反应，又无法避免的变应原，按浓度逐渐递增的方法分10 次经皮下注入体内，每周 1~2 次，直至不引起明显的局部和全身反应的最大浓度为止，然后维持此剂量并逐渐延长用药间隔至 4 周，这样再继续用药 3~5 年，待哮喘症状消失后即可停用。

还有人报道用人脾转移因子 1 mL 或猪脾转移因子 4 mL 皮下注射，每周 1 次，共 9~12 次，有效率为78%~98%。

3.中医中药治疗

补肾或健脾对预防儿童哮喘有重要作用，脾虚时可采用参苓白术散或六君子汤，肾虚者可给予六味地黄丸或附桂八味丸等。亦可用北芪浸出液双侧足三里穴位注射疗法，有人观察其有效率为86.4%。

4.长效支气管扩张药

（1）Bambuterol Sandstrom：据报道每日下午 6~7 时按0.27 mg/kg服用一次本药，可明显减少白天及夜间的喘息症状。此药为间羟舒喘宁的双二甲基氨基甲酸酯,吸收后经肝脏水解和氧化为间羟喘舒宁,通过内源性慢释放,可维持持久而稳定的血浓度。

(2)茶碱控释片:此药口服后在肠道内缓慢释放出茶碱,可维持较长时间的有效血浓度,用法为 16 mg/(kg·d),分 2 次口服。

(张苏棉)

第四节　重症肺炎

肺炎是常见的儿童疾病之一,也是导致婴幼儿死亡的主要疾病。重症肺炎除了有严重的呼吸功能障碍以外,由于缺氧、病原毒素或坏死组织释放及全身性炎症反应,导致其他脏器的结构和功能异常。临床上除了严重的呼吸困难外,还伴有呼吸衰竭、心力衰竭、中毒性肠麻痹、中毒性脑病、休克及弥漫性血管内凝血等多脏器多系统功能障碍以及全身中毒症状,属于儿科危重疾病,应积极处理。

一、临床表现

(一)一般临床表现

多起病急,骤起高热,但新生儿、重度营养不良患儿可以不发热,甚至体温不升。此外,还可有精神萎靡、面色苍白、纳差等表现。

(二)呼吸系统的临床表现

1.气促与呼吸困难

患儿有明显的气促和呼吸困难,呼吸频率加快,并可伴有鼻翼扇动、三凹症、唇周发绀等表现。不同年龄段有不同表现:①新生儿与小婴儿突出表现为点头状呼吸、呻吟、口吐白沫和呼吸暂停。②婴幼儿易出现气促、呼吸困难,这与肺代偿功能差、气道较为狭窄有关,不能完全反映肺实质的炎症程度;但大龄儿童如出现明显的气促与呼吸困难,除非为哮喘样发作,否则提示有广泛的肺部病变或严重的并发症。肺部体征因感染的病原类型、病变性质和部位不同有所差别,可以有局限性吸气末细湿啰音;如有肺大片实变或不张,局部叩诊呈浊音、语颤增强、呼吸音减弱或出现支气管呼吸音,但在小婴儿由于哭吵、不配合、潮气量小等原因,有时很难发现,需要仔细、反复的检查。

2.呼吸衰竭

呼吸衰竭是由于广泛肺泡病变或严重的气道阻塞,不能进行有效的气体交换,吸入氧气和呼出二氧化碳能力不能满足机体代谢需要,从而引起机体各脏器的一系列生理功能和代谢紊乱。呼吸困难持续恶化,出现呼吸节律紊乱,严重时可出现呼吸暂停,并伴有嗜睡或躁动等精神症状。根据发病机制及临床表现,可以把呼吸衰竭分为两种类型。

(1)呼吸道梗阻为主。这类患儿肺部病变并不一定很严重,由于分泌物、黏膜炎性肿胀造成小气道广泛阻塞,以及气道阻塞的不均一性引起的通气血流比例失调;缺氧明显的同时合并有较重的二氧化碳潴留,易伴发脑组织水肿,比较早出现中枢性呼吸功能异常,如呼吸节律改变或暂停,多见于小婴儿,血气改变属于Ⅱ型呼吸衰竭:$PaO_2 \leq 6.67$ kPa(50 mmHg),$PaCO_2 \geq 6.67$ kPa(50 mmHg)。

(2)肺实质病变为主。肺内广泛实质病变,影响肺的弥散功能,缺氧症状比二氧化碳潴留明显,有时由于缺氧引起的每分钟通气量增加,反而导致二氧化碳分压降低。血气改变符合Ⅰ型呼吸衰竭:$PaO_2 \leq 6.67$ kPa(50 mmHg),$PaCO_2 < 6.67$ kPa(50 mmHg)。

3.呼吸窘迫综合征(acute respiratory distress syndrome,ARDS)

ARDS又称成人型呼吸窘迫综合征,重症肺炎是ARDS发生的主要原因之一。肺部感染时,肺泡萎陷、肺透明膜及肺微血栓形成,导致肺弥散功能障碍和通气血流比例失调;表现出进行性呼吸困难,难以纠正的低氧血症,肺部胸片显示磨玻璃样改变,甚至白肺样改变。血气分析呈持续性低氧血症, $PaO_2 \leqslant 6.67$ kPa(50 mmHg),(A-a)$DO_2 > 26.7$ kPa(200 mmHg),$PaO_2/FiO_2 \leqslant 26.7$ kPa(200 mmHg)。

4.肺炎并发症

常见肺炎并发症为肺大泡、脓胸和脓气胸。多见于肺部葡萄球菌感染,感染与炎症破坏毛细支气管上皮组织,造成不完全性阻塞和气体呼出障碍,产生肺大泡;肺大泡破裂入胸腔,导致气胸与脓气胸。肺炎患儿在治疗观察期间,如果出现呼吸困难加重,应考虑到出现并发症的可能,可作体检及胸部 X 线检查。

(三)肺外脏器的临床表现

1.循环系统

常见心肌炎和急性充血性心力衰竭,缺氧、病原毒素可引起心肌炎;而缺氧引起的肺小动脉收缩、肺动脉高压则是引起急性充血性心力衰竭的主要因素,尤其见于有心脏疾患的患儿(如先天性心脏病)。急性充血性心力衰竭主要表现为:①呼吸困难突然加重,呼吸频率超过 60 次/分,而不能以肺炎或其他原因解释。②心率突然加快,160~180 次/分,不能以发热、呼吸困难等原因解释;部分患儿可出现心音低钝或奔马律。③肝脏进行性增大,排除肺气肿引起的膈肌下移所致,在大龄儿童可见颈静脉怒张。④骤发极度烦躁不安、面色发灰、紫绀加重。⑤少尿或无尿,颜面眼睑或双下肢浮肿。

2.神经系统

缺氧、二氧化碳潴留、毒素和各种炎症因子作用于脑组织与细胞,脑血管痉挛、脑组织与细胞水肿,颅内压增高,可引起精神萎靡、嗜睡或烦躁不安,严重者有中毒性脑病表现,如昏睡或昏迷、抽搐、一过性失语、视力障碍,甚至呼吸不规则、瞳孔对光反射迟钝或消失。患儿可有脑膜刺激症状、前囟隆起、眼底视神经乳头水肿,脑脊液检查除了压力和蛋白增高外,其他均正常。

3.消化系统

低氧血症、病原毒素以及应激反应导致胃肠道血液供应减少,易使胃肠黏膜受损。轻者表现为胃肠道功能紊乱,食纳差、呕吐、腹泻及轻度腹胀,肠鸣音减弱;重者可有中毒性肠麻痹,多在呼吸衰竭没有及时纠正,并出现心力衰竭和休克的基础上,腹胀进行性加重、呕吐咖啡样物、肠鸣音消失。由于膈肌上抬,影响呼吸运动,可进一步加重呼吸困难。

4.休克及弥漫性血管内凝血

细菌感染,特别是革兰氏阴性菌感染,一些细菌毒素,全身性炎症反应及缺氧等因素,导致微循环功能障碍。在原发肺部疾病恶化的基础上,表现出四肢冰凉、皮肤花纹、脉搏细速、血压降低、尿量减少,眼底动脉痉挛、静脉迂曲扩张;如未经及时处理可引起弥漫性血管内凝血,皮肤黏膜出现淤点淤斑,以及便血呕血等消化道出血。终末期可以出现肺出血。血小板进行性下降、外周血涂片有大量破碎的红细胞、异型红细胞超过 2%、凝血酶原时间延长、纤维蛋白原含量下降、3P 试验和血 D-二聚体阳性。

二、辅助检查

(一)外周血象

细菌性肺炎时可以出现白细胞总数增加,中性粒细胞比例增高,并有核左移现象。对有弥漫性血管内凝血倾向或临床表现的患儿,应反复随访血象。血小板进行性降低,应注意弥漫性血管内凝血的可能性。

(二)血气分析

可以了解呼吸功能状态,判断呼吸衰竭的类型,用以指导临床治疗及疗效判断。此外,患儿出现难治性代谢性酸中毒,应考虑有早期休克的可能性。

(三)X 线检查

可以了解肺部病变的程度与性质,一些病原引起的肺炎具有特殊的影像学特征。如肺大泡、脓胸、脓气胸及肺脓肿是金黄色葡萄球菌的影像学特点;大叶性肺炎多由肺炎链球菌感染所致;支原体肺炎可表现出游走性云雾状浸润影;而病毒性肺炎更多表现出小斑片状渗出影或融合影以及肺气肿表现。如果患儿病情突然加重,应及时摄片以排除并发症出现的可能性,如肺大泡、脓胸、脓气胸及纵隔气肿等。

（四）C 反应蛋白和前降钙素原的测定

两者血清水平升高，提示细菌感染。血清水平的动态观察有助于了解疾病的发展与治疗效果。

（五）病原学检查

细菌检查可以做鼻咽部分泌物、气道分泌物（插管患儿）、胸腔穿刺液革兰氏染色涂片和细菌培养，以及血培养检查。

1. 涂片

发现形态和染色单一的病原以及白细胞中较多的病原菌，对治疗有一定的指导价值。肺炎链球菌为呈镰刀状成串排列的双球菌，金黄色葡萄球菌为成簇分布的革兰氏阳性球菌，流感嗜血杆菌为革兰氏阴性球杆菌，肺炎克雷白杆菌或肠杆菌为革兰氏阴性杆菌。

2. 细菌培养

有 25%～50% 的获得性肺炎痰培养阳性；有菌血症的患儿，痰培养阳性率为 40%～60%。血液、胸腔积液或肺泡灌洗液中分离出的病原菌具有高度的特异性，但住院肺炎患儿的血培养阳性率仅为 5%～20%，伴有胸腔积液的肺炎只占住院肺炎患儿 15%。病毒学检查可用鼻咽部灌洗液病毒分离或免疫荧光检查，或双份血清病毒抗体检查；非典型病原可用鼻咽部灌洗液抗原（免疫荧光或酶联免疫法）或 DNA（PCR 方法）测定，或双份血清非典型病原抗体测定。

三、诊断与鉴别诊断

肺炎患儿，如同时合并有全身中毒症状、呼吸衰竭及肺外各脏器功能异常，可以诊断为重症肺炎。临床上应排除其他疾病引起的肺部炎性改变，以及治疗肺炎时药物对各脏器的不良反应；同时为了及时有效地进行临床治疗，应根据患儿的临床特点、初步实验室检查，需要进行肺炎的病原学诊断。

（一）金黄色葡萄球菌肺炎

本病为支气管肺组织的化脓性炎症，多见于婴幼儿。起病急，进展快，有弛张高热或稽留热，以及精神萎靡、面色苍白等全身中毒症状，皮肤常见猩红热样或荨麻疹样皮疹。肺部体征出现较早，易发生循环、神经及消化系统功能障碍；并发症以肺大泡、气胸、脓气胸及肺脓肿比较常见。外周血白细胞数明显增高（＞$15×10^9$/L），以中性粒细胞增高为主，可见中毒颗粒；部分患儿外周血白细胞数偏低（＜$5×10^9$/L），提示预后不良。进一步痰液、胸腔液及血液细菌培养可以明确诊断。

（二）肺炎双球菌肺炎

重症患儿多为大叶性或节段性肺炎，大龄儿童常见，起病急，突发高热、寒战、胸痛，以及咳嗽、气急，少数患儿咳铁锈色痰，胸部体检有肺实变体征。胸部 X 线检查显示大叶性或节段性实变阴影。

（三）支原体肺炎

支原体肺炎是由肺炎支原体引起，重症患儿多见于 5 岁以上儿童，以高热及刺激性剧咳为主要表现；但由于肺炎支原体与人体某些组织存在部分共同抗原，感染后可引起相应组织的自身抗体，导致多系统的免疫损害，如溶血性贫血、血小板减少、格林-巴利综合征及肝脏、肾脏的损害。胸部 X 线显示节段性实变阴影或游走性淡片状渗出影，可伴有少量胸膜渗出，外周血白细胞数及分类均正常，冷凝集试验阳性有助于诊断，但确诊需要双份血清特异性抗体或胸水特异性抗体检查，以及鼻咽部分泌物、胸水支原体抗原或 DNA 检查。

（四）腺病毒肺炎

多由 3、7 两型腺病毒引起，其次为 11、21 型腺病毒。为支气管肺实质出血坏死改变，支气管上皮广泛坏死、管腔闭塞及肺实质严重炎性改变，往往有明显的中毒症状及喘憋表现。多见于 6 个月到 2 岁的儿童，骤起时稽留高热、剧咳，伴有明显的感染中毒症状，如面色苍白、精神萎靡、嗜睡，剧烈咳嗽伴喘憋、气急、发绀。易并发中毒性心肌炎和心力衰竭，但肺部体症出现较晚，发热 3～5 d 出现肺部湿啰音，胸部 X 线较早显示片状或大片状阴影，密度不均，可有胸膜反应。外周血白细胞数降低，鼻咽分泌物病毒分离或抗原测定，以及双份血清特异性抗体检查有助于病原学诊断。

（五）呼吸道合胞病毒性肺炎

由呼吸道合胞病毒引起，炎症主要波及毛细支气管，导致不同程度的小气道阻塞，引起弥漫性肺气肿及部分肺不张，肺部渗出性改变较轻。多见于 6 个月以下患儿、早产儿、支气管肺发育不良、先天性心脏病患儿病情重。中毒症状轻，但有明显喘憋及呼气性呼吸困难，双肺广泛哮鸣音，喘息缓解后可闻较多湿啰音。胸片显示高度肺气肿及少许斑片状渗出影。外周血白细胞数降低，鼻咽分泌物病毒分离或抗原测定，以及双份血清特异性抗体检查有助于病原学诊断。

（六）革兰氏阴性杆菌肺炎

常见大肠艾希杆菌、肺炎克雷白杆菌、铜绿假单孢菌等，多见于新生儿、婴儿以及气管插管或切开、大量使用抗生素的患儿，起病相对较缓，但细菌耐药性强，治疗不当会导致疾病进行性恶化。

四、处理措施

（一）呼吸支持与护理

近年来，由于广泛肺实质病变的重症肺炎患儿已经减少，而低龄儿童因呼吸道阻塞、呼吸肌疲劳引起的通气功能障碍逐渐增多，及时有效的呼吸支持和护理尤为重要。

1. 保持呼吸道通畅

气道分泌物黏稠、黏膜水肿及支气管痉挛导致气道梗阻，分泌物排泄不通畅，会加重呼吸肌疲劳，促进呼吸衰竭的发生与发展。尽可能避免气道分泌的干结，促进分泌物的排泄，缓解气道黏膜肿胀与痉挛，维护气道有效的功能状态。

（1）保持环境合适的温度（室温 20 ℃）与湿度（相对湿度 50%～60%）。

（2）保证液体摄入，液体的摄入量应考虑当时的脱水情况、是否存在心功能异常、发热等因素，过多的液体摄入会加重心脏的负担，并促进肺水肿的发生，反而会加重病情。一般重症肺炎的患儿的静脉液体按每天 60～80 mL/kg 给予。

（3）给予超声雾化或祛痰药物，反复拍背吸痰以及体位引流，能够减少痰液黏稠度，促进痰液排出。

（4）对有喘憋、肺气肿比较明显的患儿可以吸入支气管扩张药物，解除气道痉挛和黏膜水肿。

2. 氧疗

重症肺炎患儿应给氧，以减缓呼吸肌疲劳、减轻心脏负荷及肺动脉高压。可以鼻导管给氧，氧流量 0.75～1.5 L/min，维持动脉血氧分压在 8.0～12.0 kPa(60～90 mmHg)或血氧饱和度在 92% 以上；缺氧明显的可以面罩或头罩给氧，若出现呼吸衰竭或病情进行性恶化可考虑机械通气。

3. 气管插管与机械通气

对于明显呼吸肌疲劳、呼吸衰减进行加重的患儿，可及时给予气管插管与机械通气，以去除由于呼吸肌疲劳、分泌物堵塞造成的通气功能障碍，同时也可以改善气体的肺内分布，减少通气血流比例失调，促进气体的弥散，缓解机体的缺氧和二氧化碳潴留。

（二）抗感染治疗

重症肺炎细菌感染多见，应积极尽早抗感染治疗。根据患儿的年龄、临床表现和胸部 X 线特点，结合本地区病原流行病学资料、是否有基础疾病、社区抑或院内感染，立即进行经验性药物选择；同时进行必要的病原学检查，根据治疗效果、病原学检查结果和药物敏感试验调整药物。

（三）血管活性药物的应用

重症肺炎对机体的影响除了缺氧和二氧化碳潴留外，病原毒素及炎症因子造成的局部或全身微循环障碍，是肺炎并发中毒性脑病、中度性肠麻痹、休克及 DIC 的重要因素，因此积极改善机体的微循环状态是治疗重症肺炎的重要环节。常用的药物包括多巴胺、酚妥拉明和山莨菪碱。

（四）糖皮质激素的应用

对于全身炎症反应强烈，中毒症状明显，伴有严重喘憋、中毒性脑病、休克的患儿应使用糖皮质激素抑制炎症反应，改善机体各脏器的功能状态，减轻全身中毒症状。可以选用甲基强的松龙、地塞米松和氢化可的松。

（五）对症处理

1.急性充血性心力衰竭

（1）强心：强心药首选地高辛，口服饱和量为小于 2 岁者 0.04～0.06 mg/kg，大于 2 岁者0.03～0.04 mg/kg；多选择静脉给药，剂量为 3/4 口服量。首剂为 1/2 饱和量，以后每 6～8 h1 次，每次给1/4 饱和量。维持量为 1/5 饱和量，每日分 2 次给药，于洋地黄化后 12 h 给予。

（2）扩管：可选用酚妥拉明、多巴胺及血管紧张素转换酶抑制剂（卡托普利、依那普利）。

（3）利尿：可以减少充血性心力衰竭导致的水钠潴留，减轻心脏的负荷量。对于洋地黄药物治疗效果不满意或伴有明显水肿的患儿，宜加用快速强效利尿药，如呋塞米或依他尼酸。

（4）镇静：休息，尽可能避免患儿哭吵，以降低耗氧量；必要时可适当使用镇静药，如苯巴比妥、非那根、水合氯醛等。

2.中毒性肠麻痹

应禁食、胃肠减压，加用多巴胺、山莨菪碱或酚妥拉明，改善肠道循环和功能。

3.中毒性脑病

用甘露醇或甘油果糖减轻颅内压，减少液体量每日 30～60 mL/kg。必要时可以加用利尿药物。

（江书春）

第五节 严重急性呼吸综合征

严重急性呼吸综合征（severe acute respiratory syndrome，SARS）是变异的冠状病毒引起的，以突发高热、咳嗽、呼吸困难为主要症状的综合征。SARS 自 2002 年 11 月中旬在中国广东省暴发流行开始，当地称为"传染性非典型肺炎"，至 2003 年 5 月在中国内地达到流行高峰，全国累计病例数达 5 327 例，死亡343 例。此次流行中国报道儿童的 SARS 病例不足 80 例，以广东、北京地区为主。

一、流行病学

（一）传染源

（1）SARS 的最初传染源仍未被确定。已知中国广东省珠江三角洲是最初病例的发生地区。

（2）SARS 流行期间的传染源是 SARS 患者。目前尚未发现普遍存在 SARS 隐性感染或健康的SARS 病毒携带者。处于潜伏期的病例似乎无传染性。

（3）SARS 病例在发病后 7～10 d，病毒负荷量最大、传染性最强。曾有 1 例患者传播给百余人发病的报道，被称为超级传播者。而病程早、晚期传染性弱，恢复期患者多没有传染性。

（二）传播途径

（1）主要通过近距离呼吸道飞沫及密切接触传播。特别是给危重患者行气管插管、气管切开等操作的医护人员，直接暴露于患者大量呼吸道飞沫环境下极易获得感染，曾有医护人员聚集被感染 SARS 的现象。

（2）其他可能传播方式：SARS 患者的粪便、尿液、血液中曾检出病毒，因此其他传播方式，如粪口传播等尚不能排除。如香港淘大花园的暴发流行，出现 1 例伴有腹泻的 SARS 患者，4 周内，在该住宅区的 328人发生 SARS，而且大部分病例都有腹泻症状，最终经当地排除建筑物内食物或饮用水的污染，而很可能系粪便排水管道系统地面下水口"U"形聚水器干涸而不能起到隔气作用，导致污水气化而发生病毒传播。

（三）易患人群

凡未患 SARS 的个体均为易感者，但以青壮年为主。临床和血清学调查显示，健康人或其他疾病患者的血清中均无 SARS 病毒抗体,说明既往在人类中并未发生过 SARS。但流行期间,的确可使大部分人受染而产生抗体,具有一定免疫力从而减弱流行趋势。

二、病原学

经世界卫生组织确认冠状病毒的一个变种是引起 SARS 的病原体。变种的冠状病毒与流感病毒有亲缘关系,但它非常独特,以前从未在人类身上发现,科学家将其命名为"SARS 病毒",冠状病毒感染在世界各地极为普遍。

到目前为止,大约有 15 种不同冠状病毒株被发现,能够感染多种哺乳动物和鸟类,有些可使人发病。冠状病毒引起的人类疾病主要是呼吸系统感染。该病毒对温度很敏感,在 33 ℃时生长良好,但 35 ℃就使之受到抑制。由于这个特性,冬季和早春是该病毒疾病的流行季节。冠状病毒是成人普通感冒的主要病原之一,儿童感染率较高,主要是上呼吸道感染,一般很少波及下呼吸道。另外,还可引起婴儿和新生儿急性肠胃炎,主要症状是水样大便、发热、呕吐,每天可排便 10 余次,严重者甚至出现血水样便,极少数情况下也引起神经系统综合征。

在 SARS 开始流行,病原学上不清楚期间,曾有衣原体、人类偏肺病毒、副黏病毒和鼻病毒可能是其致病微生物的报道,但最终均肯定地被排除,而且在 SARS 发病中无协同作用,但衣原体可能与多种细菌一样是 SARS 病程后期发生合并感染的病原。

三、发病机制

由于 SARS 临床和尸体病理解剖的研究病例数有限,目前对其发布机制并未完全了解。但是集中的 SARS 病例临床表现和实验室检查以及尸体解剖结果已经显示了其主要的病理生理机制。

(一)肺组织的病理

可见下列三种炎症性变化:

1.重症肺炎样改变

弥漫性肺实变:肉眼显示广泛实变,镜下为肺泡细胞变性、坏死、灶性出血,肺泡腔内可见脱落的肺泡细胞,泡内含病毒包涵体。

2.急性呼吸窘迫综合征样改变

弥漫渗出性炎症:肺泡毛细血管明显扩张,肺泡内较多渗出的蛋白和透明膜、炎性细胞,包括单核细胞、淋巴细胞和浆细胞。

3.肺纤维化样改变

增生性炎症:脱落的肺泡细胞增生形成多核或合体细胞,肺泡周围血管机化性变化形成机化性肺炎。

上述肺组织的广泛渗出、实变、严重水肿和坏死、增生可以是病毒感染引起的直接损害,也可以是病毒感染后期合并继发感染所致的损害。其病理生理机制有全身或脏器局部炎症反应综合征、感染免疫性血管炎、弥散性血管内凝血和感染所致的嗜血细胞反应。

(二)病毒感染直接引起免疫抑制

下列表现提示 SARS 病毒可直接对机体免疫系统造成损害:周围血象白细胞减少,尤其是淋巴细胞显著减少。$CD4^+$ 和 $CD8^+$ T 淋巴细胞显著减低,提示该病毒可能直接感染、破坏这些细胞,使机体免疫功能受抑制。脾脏和淋巴结中所见的病理改变支持此点推测,也可解释为何 SARS 患者早期的特异性 IgM 抗体出现迟,且阳性率低。

四、临床表现

根据有限的病例资料得出,SARS 的潜伏期约 2～14 d,中位数 7 d。起病急,以高热为首发症状,70%～80%体温在 38.5 ℃以上,偶有畏寒,可伴有头痛、关节酸痛、乏力,有明显的呼吸道症状包括咳嗽、少痰或干咳,也可伴有血丝痰。重症病例发生呼吸衰竭、ARDS、休克和多脏器功能衰竭。也有 SARS 病例并发脑炎的症状和体征。

一项研究显示，儿童病例也有近 100％发热，体温多达 38.5 ℃以上，偶有寒战，个别病例低热，可伴有头痛、关节痛、乏力、腹泻等。重症病例有呼吸急促及发绀，少数有肺部湿性啰音或肺部实变体征。根据广州、北京和香港等文献报道，儿童病例的临床表现比成人轻，几乎没有发生严重呼吸困难，恢复比较顺利。在流行病学统计资料中有 1 例儿童 SARS 死亡，但未见相关的临床资料。

五、辅助检查

（一）血常规

显示外周白细胞总数正常或减低，淋巴细胞绝对值计数降低。

（二）胸部 X 线

大多数病例在发病 1 周左右可见肺部斑片状或絮状浸润阴影，多为双侧。胸部 CT 可见肺部有累及数个肺小叶的"棉花团"影和磨玻璃样改变，恢复期可留有条索状阴影或肺纹理增粗。

（三）免疫学检查

早期即显示 $CD3^+$、$CD4^+$ 和 $CD8^+$ T 淋巴细胞减少。有资料显示，一组 SARS 患者的上述 T 淋巴细胞降低的幅度较一组 HIV 感染的水平还低，提示 SARS 病毒感染直接引起免疫细胞抑制。

（四）特异性病原学实验室检查

特异性病原学实验室检查包括病毒分离、鼻咽分泌物的实时动态聚合酶链反应（RT-PCR）、特异性抗体检测、免疫组化法抗原检测法等实验室检查。但上述技术尚缺乏多家实验室标准化后，因此对其特异性、敏感性等准确度尚有待评估。

六、诊断

对于一种新出现的、已造成流行的疾病给予统一的诊断标准是完全必要的，尽管这种诊断主要是经验性的。而经验性的诊断主要依据是临床表现和流行病学资料，并尽力排除类似表现的其他疾病。

（一）诊断依据

1.流行病学史

与发病者有密切接触史或来自发病区域者；属于群体发病之一；有明确的传染他人的证据者。

2.症状与体征

起病急，发热为首发症状，体温高于 38 ℃；有咳嗽、呼吸急促、肌肉酸痛，肺部可闻及干、湿啰音等。

3.辅助检查

外周血白细胞计数不高或降低，淋巴细胞计数下降，C-反应蛋白不增高。X 线胸片可见单侧或双侧斑片样阴影。

（二）世界卫生组织（WHO）的诊断标准

1.疑似病例

（1）发热（体温 38 ℃以上）。

（2）咳嗽或呼吸困难。

（3）症状发生前 10 天有以下一种或多种暴露史：①与可疑或临床诊断 SARS 病例密切接触史；②近期到 SARS 局部传播地区旅游史；③近期在 SARS 局部传播的地区居住史。

2.临床诊断病例

（1）可疑病例：有与肺炎或呼吸窘迫综合征的胸部 X 线变化类似的改变。

（2）可疑病例：存在一种或多种实验室检测阳性结果。

（3）可疑病例：尸检结果与呼吸窘迫综合征的病理改变一致，但无明确病因。

七、鉴别诊断

与其他病毒性肺炎、支原体、衣原体、细菌性或真菌性肺炎，肺结核、流行性出血热、肺嗜酸细胞浸润性肺炎等进行鉴别。

八、治疗

(一)一般治疗
环境通风、休息、多饮水,加强营养。

(二)高热
物理降温或给予布洛芬等解热药,禁用阿司匹林。

(三)抗病毒治疗
可用利巴韦林 $10\sim15$ mg/(kg·d),静脉或口服 $7\sim10$ d。

(四)免疫调节剂
丙种球蛋白 400 mg/(kg·d),静脉给药 $3\sim5$ d。

(五)激素
首先需严格排除激素的禁忌证,严格掌握应用指征、时机和剂量、疗程,但尚存在意见分歧。重症病例可用甲泼尼龙 2 mg/(kg·d),$2\sim3$ d 后逐渐减停。

(六)抗生素
抗生素的作用是治疗继发的细菌感染或防止免疫功能下降者继发感染。

(七)重症病例治疗
按危重监护专业常规对 ARDS、感染性休克和多脏器功能障碍进行给氧、心肺支持和脏器功能支持治疗。

九、儿童病例治疗

全国报告儿童 SARS 病例近 80 例,相对低于成人,临床表现均较轻,均给予综合治疗。包括隔离、环境通风、休息、加强营养、低流量吸氧、清热解毒中药以及预防性抗生素等治疗。香港报道的 10 例 SARS 患儿均以利巴韦林 20 mg/kg、口服泼尼松或静脉滴注甲泼尼龙 10~20 mg/kg 治疗,抗病毒治疗 1~2 周,激素使用 2~4 周后减量停药,其中 4 例给氧、2 例行辅助呼吸机治疗,均康复。SARS 流行病学资料有 1 例小儿死亡病例,但未见相关报道,亦未见后遗症报道。

(江书春)

第六节　急性呼吸衰竭

由于直接或间接原因导致的呼吸功能异常,使肺脏不能满足机体代谢的气体交换需要,造成动脉血氧下降和/或二氧化碳潴留称为呼吸衰竭。呼吸衰竭有着明确的病理生理含义,单靠临床难以确诊,要根据血气分析做诊断。正常人动脉氧分压(PaO_2)为 $11.3\sim14.0$ kPa($85\sim105$ mmHg),二氧化碳分压($PaCO_2$)为 $4.7\sim6.0$ kPa($35\sim45$ mmHg),pH 值 $7.35\sim7.45$。若 PaO_2 低于 10.6 kPa(80 mmHg);$PaCO_2$ 高于 6.0 kPa(45 mmHg),可认为呼吸功能不全。如 PaO_2 低于 8.0 kPa(60 mmHg),$PaCO_2$ 高于 6.7 kPa(50 mmHg),即可诊断呼吸衰竭。应指出这是成人和儿童的标准,婴幼儿 PaO_2 及 $PaCO_2$ 均较年长儿低,诊断标准也应有所不同。在婴幼儿大致可以 PaO_2 小于 6.7 kPa(50 mmHg),$PaCO_2$ 大于 6.0 kPa(45 mmHg)作为诊断呼吸衰竭的标准。在不同类型呼吸衰竭和不同具体情况也不能一概套用上述标准。如:低氧血症型呼吸衰竭 $PaCO_2$ 可不增高,呼吸衰竭患儿吸氧后 PaO_2 可不减低。

小儿呼吸衰竭主要发生在婴幼儿,尤其是新生儿时期。它是新生儿和婴幼儿第一位死亡原因。由于对小儿呼吸生理的深入了解和医疗技术的进步,小儿呼吸衰竭的治疗效果已较过去明显提高,本节重点介绍新生儿和婴幼儿呼吸衰竭有关问题。

一、病因

呼吸衰竭的病因可分三大类,即呼吸道梗阻、肺实质性病变和呼吸泵异常。

（一）呼吸道梗阻

上呼吸道梗阻在婴幼儿多见。喉是上呼吸道的狭部,是发生梗阻的主要部位,可因感染、神经体液因素(喉痉挛)、异物、先天因素(喉软骨软化)引起。下呼吸道梗阻包括哮喘、毛细支气管炎等引起的梗阻。重症肺部感染时的分泌物、病毒性肺炎的坏死物,均可阻塞细支气管,造成下呼吸道梗阻。

（二）肺实质疾患

1. 一般肺实质疾患

包括各种肺部感染如肺炎、毛细支气管炎、间质性肺疾患、肺水肿等。

2. 新生儿呼吸窘迫综合征(RDS)

主要由于早产儿肺发育不成熟,肺表面活性物质缺乏引起广泛肺不张所致。

3. 急性呼吸窘迫综合征(ARDS)

常在严重感染、外伤、大手术或其他严重疾患时出现,以严重肺损伤为特征。两肺间质和肺泡弥散的浸润和水肿为其病理特点。

（三）呼吸泵异常

呼吸泵异常包括从呼吸中枢、脊髓到呼吸肌和胸廓各部位的病变。共同特点是引起通气不足。各种原因引起的脑水肿和颅内高压均可影响呼吸中枢。神经系统的病变可以是软性麻痹,如急性感染性多发性神经根炎,也可以是强直性痉挛,如破伤风。呼吸泵异常还可导致排痰无力,造成呼吸道梗阻、肺不张和感染,使原有的呼吸衰竭加重。胸部手术后引起的呼吸衰竭也常属此类。

二、类型

（一）低氧血症型呼吸衰竭

低氧血症型呼吸衰竭又称Ⅰ型呼吸衰竭或换气障碍型呼吸衰竭。主要因肺实质病变引起。血气主要改变是动脉氧分压下降,这类患儿在疾病早期常伴有过度通气,故动脉 $PaCO_2$ 常降低或正常。若合并呼吸道梗阻因素,或疾病后期,$PaCO_2$ 也可增高。由于肺部病变,肺顺应性都下降,换气功能障碍是主要的病理生理改变,通气/血流比例失调是引起血氧下降的主要原因,也大多有不同程度的肺内分流增加。

（二）通气功能衰竭

通气功能衰竭又称Ⅱ型呼吸衰竭。动脉血气改变特点是 $PaCO_2$ 增高,同时 PaO_2 下降,可由肺内原因(呼吸道梗阻,生理死腔增大)或肺外原因(呼吸中枢、呼吸肌或胸廓异常)引起。基本病理生理改变是肺泡通气量不足。这类病儿若无肺内病变,则主要问题是 CO_2 潴留及呼吸性酸中毒。单纯通气不足所致的低氧血症不会很重,而且治疗较易。因通气不足致动脉氧分压低到危险程度以前,$PaCO_2$ 的增高已足以致命。

三、临床表现

（一）呼吸的表现

因肺部疾患所致呼吸衰竭,常有不同程度呼吸困难、三凹征、鼻煽等。呼吸次数多增快,到晚期可减慢。中枢性呼吸衰竭主要为呼吸节律的改变,严重者可有呼吸暂停。应特别指出,呼吸衰竭患儿呼吸方面表现可不明显,而类似呼吸困难的表现也可由非呼吸方面的原因引起,如严重代谢性酸中毒。单从临床表现难以对呼吸衰竭做出准确诊断。

（二）缺氧与二氧化碳潴留的影响

早期缺氧的重要表现是心率增快,缺氧开始时血压可升高,继则下降。此外,尚可有面色发青或苍白。

急性严重缺氧开始时烦躁不安,进一步发展可出现神志不清、惊厥。当 $PaCO_2$ 在5.3 kPa(40 mmHg)以下时,脑、心、肾等重要器官供氧不足,严重威胁生命。

二氧化碳潴留的常见症状有出汗、烦躁不安、意识障碍等。由于体表毛细血管扩张,可有皮肤潮红、嘴唇暗红,眼结膜充血。早期或轻症心率快,血压升高,严重时血压下降,年长儿可伴有肌肉震颤等,但小婴儿并不多见。二氧化碳潴留的确切诊断要靠血液气体检查。以上临床表现仅供参考,并不经常可见。一般认为 $PaCO_2$ 升高到10.6 kPa(80 mmHg)左右,临床可有嗜睡或谵妄,重者出现昏迷,其影响意识的程度与 $PaCO_2$ 升高的速度有关。若 $PaCO_2$ 在数日内逐渐增加,则机体有一定的代偿和适应,血 pH 值可只稍低或在正常范围,对病儿影响较小。若通气量锐减,$PaCO_2$ 突然增高,则血 pH 值可明显下降,当降至7.20以下时,严重影响循环功能及细胞代谢,危险性极大。二氧化碳潴留的严重后果与动脉 pH 值的下降有重要关系。缺氧和二氧化碳潴留往往同时存在,临床所见常是二者综合的影响。

(三)呼吸衰竭时其他系统的变化

1.神经系统

烦躁不安是缺氧的早期表现,年长儿可有头痛。动脉 pH 值下降,CO_2 潴留和低氧血症严重者均可影响意识,甚至昏迷、抽搐,症状轻重与呼吸衰竭发生速度有关。因肺部疾患引起的呼吸衰竭可导致脑水肿,发生中枢性呼吸衰竭。

2.循环系统

早期缺氧心率加快,血压也可升高,严重者血压下降,也可有心律不齐。北医大报告婴幼儿肺炎极期肺动脉压增高,可能与缺氧所致血浆内皮素增加有关。唇和甲床明显紫绀是低氧血症的体征,但贫血时可不明显。

3.消化系统

严重呼吸衰竭可出现肠麻痹,个别病例可有消化道溃疡、出血,甚至因肝功能受损,谷丙转氨酶增高。

4.水和电解质平衡

呼吸衰竭时血钾多偏高,血钠改变不大,部分病例可有低钠血症。呼吸衰竭时有些病例有水潴留倾向,有时发生水肿,呼吸衰竭持续数日者,为代偿呼吸性酸中毒,血浆氯多降低。长时间重度缺氧可影响肾功能,严重者少尿或无尿,甚至造成急性肾衰竭。

四、诊断

虽然血气分析是诊断呼吸衰竭的主要手段,但对患儿病情的全面诊断和评价,不能只靠血气,还要根据病史、临床表现和其他检查手段做出全面的诊断分析。

(一)病史

在有众多仪器检查手段的当前,仍应详细了解病史,对呼吸衰竭诊断的重要性在于它仍是其他诊断手段所不能代替的,不但有助于我们了解病情发生的基础,还便于有针对性地治疗。以下是需要注意询问了解的内容。

(1)目前患何种疾病,有无感染或大手术,这都是容易发生 ARDS 的高危因素;有无肺、心、神经系统疾患,这些疾患有可能导致呼吸衰竭;有无代谢疾患,尿毒症或糖尿病酸中毒的呼吸表现可酷似呼吸衰竭,要注意鉴别。

(2)有无突然导致呼吸困难的意外情况,如呕吐误吸或异物吸入,这在婴幼儿尤易发生,是否误服了可抑制呼吸的药物。

(3)有无外伤史,颅脑外伤、胸部外伤均可影响呼吸,有无溺水或呼吸道烧伤。

(4)患儿曾接受何种治疗处理,是否用过抑制呼吸的药物,是否进行了气管插管或气管切开,有无因此导致气胸。

(5)有无发生呼吸困难的既往史,有无哮喘或呼吸道过敏史。

(6)新生儿要注意围产期病史,如母亲用药情况,分娩是否顺利,有无早产,是否有宫内窒息,有无引起呼吸窘迫的先天畸形(如横膈疝、食管闭锁)。

(二)可疑呼吸衰竭的临床表现

呼吸困难和气短的感觉、鼻煽,呼吸费力和吸气时胸骨上、下与肋间凹陷都反映呼吸阻力增大,患儿在竭力维持通气量,但并不都表明已发生呼吸衰竭,而呼吸衰竭患儿也不一定都有上述表现。呼吸衰竭时呼吸频率改变不一,严重者减慢,但在肺炎和 ARDS 早期,可以呼吸增快。胸部起伏情况对判断通气量有参考价值,呼吸衰竭时呼吸多较浅,呼吸音减弱,有经验者从呼吸音大致能粗略估计进气量的多少。

(三)血气分析

婴幼儿时期 PaO_2、$PaCO_2$ 和剩余碱(BE)的数值均较儿童低,不同年龄患儿呼吸衰竭的诊断应根据该年龄组血气正常值判断;忽略婴幼儿与儿童的不同,应用同一标准诊断呼吸衰竭是不妥当的。

通常 $PaCO_2$ 反映通气功能,PaO_2 反映换气功能,若 PaO_2 下降而 $PaCO_2$ 不增高表示为单纯换气障碍;$PaCO_2$ 增高表示通气不足,同时可伴有一定程度 PaO_2 下降,但是否合并有换气障碍,应计算肺泡动脉氧分压差。比较简便的方法是计算 PaO_2 与 $PaCO_2$ 之和,此值小于 14.6 kPa(110 mmHg)(包括吸氧患儿),提示换气功能障碍。

对于通气不足引起的呼吸衰竭,要根据病史和临床区别为中枢性还是外周性。中枢性通气不足常表现呼吸节律改变,或呼吸减弱;外周通气不足,常有呼吸道阻塞,气体分布不均匀或呼吸幅度受限制等因素,大多有呼吸困难。对于换气障碍引起的呼吸衰竭,可根据吸入不同浓度氧后血氧分压的改变,判断换气障碍的性质和程度。吸入低浓度(30%)氧时,因弥散功能障碍引起的 PaO_2 下降可明显改善;因通气/血流比例失调引起者可有一定程度改善;因病理的肺内分流增加引起者,吸氧后 PaO_2 升高不明显。根据吸入高浓度(60%以上)氧后动脉 PaO_2 的改变,可从有关的图中查知肺内分流量的大小。

(四)对呼吸衰竭患儿病情的全面评价

除肺功能外,要结合循环情况和血红蛋白数值对氧运输做出评价。患儿是否缺氧,不能只看 PaO_2,而要看组织氧供应能否满足代谢需要。组织缺氧时乳酸堆积。根据北京儿童医院对肺炎患儿乳酸测定结果,Ⅱ型呼吸衰竭乳酸增高者在婴幼儿占 54.2%,新生儿占 64.2%。临床诊断可参考剩余碱(BE)的改变判断有无组织缺氧。

要在病情演变过程中根据动态观察做出诊断。对呼吸性酸中毒患儿要注意代偿情况,未代偿者血液 pH 值下降,对患儿影响大。代偿能力受肾功能、循环情况和液体平衡各方面影响。急性呼吸衰竭的代偿需 5~7 d。因此,若患儿发病已数日,要注意患儿既往呼吸和血气改变,才能对目前病情做出准确判断。如发病 2 d 未代偿的急性呼吸衰竭与发病 8 d 已代偿的呼吸衰竭合并代谢性酸中毒可有同样的血气改变($PaCO_2$ 增高,BE 正常)。

五、呼吸衰竭病程及预后

急性呼吸衰竭的病程视原发病而定,严重者可于数小时内导致死亡,亦可持续数天到数周,演变成慢性呼吸衰竭。原发病能治愈或自行恢复,现代呼吸衰竭抢救技术能使大多数患儿获救,关键在于防止抢救过程中的一系列并发症和医源性损伤,尤其是呼吸道感染。患儿年龄可影响病程,婴儿呼吸衰竭常在短时间内即可恢复或导致死亡,年长儿通常不致发展到呼吸衰竭地步,一旦发生,则治疗较难,且所需时间常比婴儿长。开始抢救的时间对病程长短也有重要影响,并直接影响预后。错过时机的过晚抢救,会造成被动局面,大大延长治疗时间,甚至造成脑、肾、心等重要生命器官的不可逆损害。

呼吸衰竭的预后与血气和酸碱平衡的改变有密切关系。有研究曾对 28 例血氧分压<4.66 kPa(36 mmHg)和 202 例 pH 值<7.2 的危重患儿进行分析。结果表明:危重低氧血症多见于新生儿(52.6%)和婴儿(44.9%),1 岁以上小儿仅占 2.5%。危重低氧血症的病死率高达 41%,危重低氧血症发生后 24 h 内死亡的病例占死亡总人数的 53%,可见其严重威胁患儿生命。

危重酸中毒的总病死率为 51%,其中单纯呼吸性酸中毒为 32%,危重呼吸衰竭患儿常有混合性酸中毒,其病死率高达 84%,危重酸中毒的严重性还表现在从发病到死亡的时间上,血液 pH 值越低,病死率越高,存活时间也越短。如以死亡患儿测定 pH 后平均存活时间计,pH 7.100~7.199 患儿平均为 31.7 h,pH7.0~7.099 者 21.4 h,pH6.90~6.999 者 18.5 h,pH 在 6.900 以下仅 11.2 h。虽然危重酸中毒有很高的病死率,但 pH 在 7.1 以下的 71 例患儿中仍有 21 例存活,其关键在于能否得到及时合理治疗。

六、治疗

呼吸衰竭治疗的目的在于改善呼吸功能,维持血液气体正常或近于正常,争取时间渡过危机,更好地对原发病进行治疗。近代呼吸衰竭的治疗是建立在对病理生理规律深刻了解的基础上,并利用一系列精密的监测和治疗器械,需要的专业知识涉及呼吸生理、麻醉科、耳鼻喉科、胸内科各方面,其发展日趋专业化,治疗效果也较过去有明显提高。处理急性呼吸衰竭,首先要对病情做出准确判断,根据原发病的病史及体检分析引起呼吸衰竭的原因及程度,对病情做出初步估计,看其主要是通气还是换气障碍(二者处理原则不同),然后决定治疗步骤和方法。要对早期呼吸衰竭进行积极处理,这样常可预防发生严重呼衰,减少并发症。严重濒危者则需进行紧急抢救,不要因等待检查结果而耽误时间。呼吸衰竭的治疗只是原发病综合治疗中的一部分,因此要强调同时进行针对原发病的治疗,有时原发病虽无特效疗法,但可自行恢复,则呼吸衰竭的治疗对患儿预后起决定性作用。

改善血气的对症治疗有重要作用,呼吸功能障碍不同,侧重点亦异。呼吸道梗阻患者重点在改善通气,帮助 CO_2 排出;ARDS 患者重点在换气功能,须提高血氧水平;而对肺炎患儿则要兼顾两方面,根据不同病例特点区别对待。本节重点讨论呼吸衰竭的一般内科治疗,呼吸急救技术和呼吸衰竭治疗的新方法。

要重视一般内科治疗,包括呼吸管理,应用得当,可使多数早期呼吸功能不全患儿,不致发展到呼吸衰竭。一旦发生呼吸衰竭,须应用呼吸急救技术时,要尽量从各方面减少对患儿的损伤,尽可能选用无创方法,充分发挥患儿自身恢复的能力。通过气管插管应用呼吸机是现代呼吸急救的重要手段,但可带来一系列不良影响。应用呼吸机时为减少肺损伤,近年特别强调"肺保护通气",值得重视。不同病情患儿,选用不同治疗呼吸衰竭的新方法,可解决一些过去不能解决的问题,减少或避免对患儿应用损伤更大的治疗,但临床上多数严重呼吸衰竭患儿,还是主要靠常规呼吸机治疗。

七、一般内科治疗

(一)呼吸管理

1.保持呼吸道通畅

呼吸道通畅对改善通气功能有重要作用。由积痰引起的呼吸道梗阻常是造成或加重呼吸衰竭的重要原因,因此在采用其他治疗方法前首先要清除呼吸道分泌物及其他可能引起呼吸道梗阻的因素,以保持呼吸道通畅。口、鼻、咽部的黏痰可用吸痰管吸出,气管深部黏痰常需配合湿化吸入,翻身拍背,甚至气管插管吸痰。昏迷患儿头部应尽量后仰,以免舌根后倒,阻碍呼吸。容易呕吐的患儿应侧卧,以免发生误吸和窒息。昏迷患儿为使舌根向前,唇齿张开,可用口咽通气道保持呼吸道通畅。要选择合适大小的通气道,以防管道太长堵塞会厌部,还要防止因管道刺激引起呕吐误吸。

2.给氧

(1)给氧对新生儿的作用:给氧可提高动脉氧分压,减少缺氧对机体的不良影响。此外,给氧对新生儿尚有下列作用:①吸入高浓度氧可使动脉导管关闭。②低氧血症时肺血管收缩导致肺动脉高压,给氧后肺动脉压下降,可减轻右心负担。③早产儿周期性呼吸和呼吸暂停可因给氧而减少或消失。④有利于肺表面活性物质的合成。⑤防止核黄疸。⑥防止体温不升。新生儿在 32 ℃~34 ℃环境下氧消耗量最小,低于此温度,为了维持体温,氧消耗量增加,若同时氧供应不足,则氧消耗量难以增加,不能产生足够热量维持体温,因而体温下降,给氧后可避免发生此种改变。

(2)给氧的指征与方法:严重呼吸窘迫患儿决定给氧多无困难,中等严重程度患儿是否需要给氧最好进行血氧分压测定。紫绀和呼吸困难都是给氧的临床指征。心率快和烦躁不安是早期缺氧的重要表现,在排除缺氧以外的其他原因后,可作为给氧的指征。由于医用氧含水分很少,不论任何方法给氧,都需对吸入氧进行充分湿化。常用给氧方法如下：①鼻导管给氧。氧流量儿童 1～2 L/min，婴幼儿 0.5～1 L/min，新生儿 0.3～0.5 L/min，吸入氧浓度 30％～40％。②开式口罩给氧。氧流量在儿童 3.5 L/min，婴幼儿 2～4 L/min，新生儿 1～2 L/min，氧浓度 45％～60％左右。③氧气头罩。氧浓度可根据需要调节，通常 3～6 L/min，氧浓度 40％～50％。

　　(3)持续气道正压给氧：经鼻持续气道正压(CPAP)是 20 世纪 70 年代初开始用于新生儿的一种给氧方法，其特点是设备简单，操作容易，通常对患儿无损伤，效果明显优于普通给氧方法。最初 CPAP 通过气管插管进行，由于新生儿安静时用鼻呼吸，这是在新生儿可用经鼻 CPAP 的基础。经验表明，婴幼儿用经鼻 CPAP 也可取得良好效果。近十年来国外在 CPAP 仪器的改进和临床应用方面都有不少新进展。国内许多单位正规应用 CPAP 都取得满意效果，但还不够普遍，远未发挥 CPAP 应有的作用。①基本原理和作用。CAPA 的主要作用。当肺实变、肺不张、肺泡内液体聚集时，肺泡不能进行气体交换，形成肺内分流。进行 CPAP 时，由于持续气流产生的气道正压，可使病变肺泡保持开放，使减少的功能残气增加，其增加量可达正常值的 1/3～2/3，并减少肺泡内液体渗出，从而使肺内分流得到改善，血氧上升。CPAP 对血气的影响。CPAP 的作用与单纯提高吸入氧浓度的普通给氧方法有本质的不同，它是通过改善换气功能而提高血氧的，而不必使用过高的吸入氧浓度。CPAP 时 PaO_2 的增高与 CPAP 的压力值并非直线关系，而是与肺泡开放压有关，当 CPAP 压力增加到一定程度，大量肺泡开放时，PaO_2 可有明显升高。应用 CPAP 对 $PaCO_2$ 影响与肺部病变性质和压力大小有关，有些气道梗阻患儿由于应用 CPAP 后气道扩张，$PaCO_2$ 可下降；若气道梗阻严重或 CPAP 压力过高，可影响呼气，使 $PaCO_2$ 增高。CPAP 对肺功能影响。应用 CPAP 时由于肺泡扩张，可使肺顺应性增加，呼吸省力，减少呼吸功，由于鼻塞增加气道阻力，也可使呼吸功增加。在正常新生儿 0.1～0.5 kPa(1～5 cmH₂O) 的 CPAP 可使声门上吸气和呼气阻力均减低，这是 CPAP 用于治疗上呼吸道梗阻所致呼吸暂停的基础。近年研究还表明，CPAP 有稳定胸壁活动、减少早产儿常见的胸腹呼吸活动不协调的作用，这有利于小婴儿呼吸衰竭的恢复。早期应用 CPAP 的作用。CPAP 早期应用，可及时稳定病情，避免气管插管带来不良影响，还可减少高浓度氧吸入的肺损伤，并减少呼吸机的应用，使感染、气胸等合并症减少。CPAP 还可作为撤离呼吸机时向自主呼吸过度的手段，使患儿较早脱离呼吸机。②应用 CPAP 的适应证。新生儿及婴幼儿肺部疾患、肺炎、肺不张、胎粪吸入综合征、肺水肿等所致低氧血症用普通给氧效果不好者，是应用 CPAP 最主要的适应证。新生儿呼吸窘迫综合征(RDS)是应用 CPAP 最合适的适应证。在 20 世纪 70 年代，由于 CPAP 的应用，使 RDS 病死率有较明显下降，但在危重 RDS 患儿，效果仍不理想，而需应用呼吸机。80 年代后期以来肺表面活性物质气管内滴入是治疗 RDS 的一大进步，肺表面活性物质与经鼻 CPAP 联合早期应用，为在基层医院治疗中等病情的 RDS 提供了有效的新疗法。③仪器装置和用法。装置：用简单的自制装置进行 CPAP 氧疗，虽然也可起一定作用，但效果较差。为取得良好效果，要应用专业的 CPAP 装置。CPAP 氧疗器包括适用于新生儿到儿童的不同型号鼻塞、呼气阀、连接管道、水柱压差计、加温湿化器和支架等部分，应用时需要电源和瓶装氧气，该装置的主要不足是目前缺乏氧浓度控制。鼻塞由硅胶制成，外形乳头样，应用时选择适合鼻孔大小鼻塞，保证鼻孔密封不漏气。加温湿化器可向患儿提供温暖潮湿的吸入气，水柱压差计有利于监测气道压力，同时在压力过高时使气体逸出，起到安全阀作用。应用方法：CPAP 的应用方法简易，但要在理解基本原理和仪器性能基础上再应用，以免发生误差。应用前将管道连接妥当，清除患儿鼻孔分泌物，开启氧气 3～4 L/min，将鼻塞置于鼻孔内。开始时压力可保持在 0.3～0.4 kPa(3～4 cmH₂O)，最大可达 0.8 kPa(8 cmH₂O)。原则上用能保持血氧分压至 7.98 kPa(60 mmHg) 以上的最低压力。压力大小由氧流量(最大可达 8～10 L/min)和呼气阀开口控制，也与患儿口腔和鼻塞密闭程度有关。④不良影响与并发症。正确应用 CPAP 对患儿大都没有不良影响，发生不良影响主要与持续气道正压有关，压力过大可导致气压伤、气胸，但在经鼻 CPAP 时，由于口腔经常开放，压力不至过高，故很少造成气压伤。由于大量气体进入胃内，在胃肠动力功能不良的小婴儿，易有腹胀(可通过胃管排气)，在先天性胃壁肌层不全患儿，曾有胃穿孔的个例报告。由于长期应用鼻塞，可造成鼻前庭溃疡。国外报告在病情重的早产儿可损伤鼻翼和鼻小柱，严重者坏死，形成狭窄，日后需整形手术。鼻损伤发生率不高，其发生与鼻塞应用时间长短和护理有密切关系。CPAP 可增加气道阻力,从而增加呼吸功,使患儿呼吸费力,可成为导致治疗失败的原因。

（4）氧中毒：长期应用氧气治疗,要注意氧中毒。新生儿尤其是早产儿对高浓度氧特别敏感,吸入氧浓度大于 60%,超过 24 h 肺内即有渗出、充血、水肿等改变,更长时间吸入高浓度氧,用呼吸机进行正压呼吸的患儿,肺部含气量逐渐减少,可出现增生性改变,严重者表现为广泛的间质性纤维化和肺组织破坏,即所谓"支气管肺结构不良",肺氧中毒直接受吸入氧浓度影响,而与动脉氧分压无直接关系。新生儿,特别是早产儿长时间吸入高浓度氧,导致高于正常的动脉氧分压,主要影响视网膜血管,开始为血管收缩,继则血管内皮损害,引起堵塞,日后发生增生性变化,血管进入玻璃体,引起出血、纤维化,即晶体后纤维增生症,约 30% 可致盲。早产儿视网膜病与用氧时间长短和出生体重密切相关,吸入氧浓度也是一个重要因素。在小婴儿应用 CPAP 时氧浓度不应超过 60%,过高的吸入氧浓度不宜超过 24 h。

3. 雾化与湿化吸入

呼吸道干燥时,气管黏膜纤毛清除功能减弱。通过向呼吸道输送适当水分,保持呼吸道正常生理功能,已成为呼吸衰竭综合治疗中必不可少的内容。湿化的方式有加温和雾化两种。加温湿化是利用电热棒将水加热到 60 ℃ 左右,使吸入气接近体温并含有将近饱和水蒸气的温热、潮湿气体。此法比较适合于生理要求,对患儿不良反应少。应用时要注意水温不可过高,以防呼吸道烧伤。雾化的方法是将水变为直径 1～10 μm 大小的雾粒,以利进入呼吸道深部。通常应用的是以高压气体为动力的喷射式雾化器,可在给氧同时应用。雾化器内还可加入药物,最常用的是支气管扩张剂,进行呼吸道局部治疗。但同时可能增加将感染带入呼吸道深部的机会,故必须注意雾化液的无菌和雾化器的消毒。以对呼吸道局部进行药物治疗为目的之雾化吸入只需短时间间断应用,以湿化呼吸道为目的时持续应用加湿器较好。超声波雾化器雾量大,有较好的促进排痰作用,由于治疗时水雾的刺激,发生咳喘机会较多,不宜长时间应用,每次应用 0.5 h,每日数次即可。为了有效地引流黏痰,湿化吸入必须与翻身、拍背、鼓励咳嗽或吸痰密切配合,才能充分发挥作用。

胸部物理治疗包括体位引流,勤翻身,拍击胸背,吸痰等内容。翻身、拍背对防止肺不张,促进肺循环,改善肺功能有重要作用,方法简单而有效,但常被忽视。重症患儿活动少,尤应注意进行,通常 3～4 h 即应进行一次。湿化呼吸道只有与胸部物理治疗密切配合,才能确实起到保证呼吸道通畅的作用。

（二）控制感染

呼吸道感染常是引起呼吸衰竭的原发病或诱因,也是呼吸衰竭治疗过程中的重要并发症,其治疗成败是决定患儿预后的重要因素。应用呼吸机的患儿,呼吸道感染的病原以革兰氏阴性杆菌多见。抗生素治疗目前仍是控制呼吸道感染的主要手段。除抗生素治疗外,要采用各种方法增加机体免疫力。近年静脉输注丙种球蛋白取得较好效果。营养支持对机体战胜感染和组织修复都有极重要的作用。此外,还要尽量减少患儿重复受感染的机会,吸痰时工作人员的无菌操作和呼吸机管道的消毒（最好每日进行）必须认真做好,并在条件许可时尽早拔除气管插管。

（三）营养支持

营养支持对呼吸衰竭患儿的预后起重要作用。合理的营养支持有利于肺组织的修复,可增强机体免疫能力,减少呼吸肌疲劳。合理的营养成分还可减少排出 CO_2 的呼吸负担。首先要争取经口进食保证充足的营养,这对保持消化道正常功能有重要作用。呼吸衰竭患儿可因呼吸困难、腹胀、呕吐、消化功能减弱等原因,减少或不能经口进食,对此需通过静脉补充部分或全部营养。可通过外周静脉输入,必要时可经锁骨下静脉向中央静脉输入。

（四）药物治疗

1. 呼吸兴奋剂

呼吸兴奋剂的主要作用是兴奋呼吸中枢,增加通气量,对呼吸中枢抑制引起的呼吸衰竭有一定效果,对呼吸道阻塞,肺实质病变或神经、肌肉病变引起的呼吸衰竭效果不大。在重症或晚期呼吸衰竭,呼吸兴奋剂是在没有进行机械呼吸条件时起辅助作用,因其疗效不确实,在急性呼吸衰竭的现代治疗中已不占重要地位。常用的呼吸兴奋剂有尼可刹米(可拉明)和山梗菜碱(洛贝林),回苏灵也有较好兴奋呼吸中枢的效果,可以皮下、肌肉或静脉注射,应用时若无效则应停止,不可无限制地加大剂量。多沙普仑为较新的呼吸兴奋剂,大剂量时直接兴奋延髓呼吸中枢与血管运动中枢,安全范围宽,不良反应少,可取代尼可刹米。用于镇静,催眠药中毒,0.5~1.5 mg/kg,静脉滴注,不宜用于新生儿。

2.纠正酸中毒药物的应用

呼吸性酸中毒的纠正,主要应从改善通气功能入手,但当合并代谢性酸中毒,血液 pH 值低于7.20时,应适当应用碱性液纠正酸中毒,常用5%碳酸氢钠溶液,用量为每次 2~5 mL/kg,必要时可重复1次,通常稀释为1.4%等渗溶液静脉滴注,只在少数情况下才直接应用。需注意碳酸氢钠只在有相当的通气功能时才能发挥其纠正酸中毒的作用,否则输入碳酸氢钠将使 $PaCO_2$ 更高。使用碱性液纠正代谢性酸中毒时计算药物剂量的公式如下:

所需碱性液(mmol)=0.3×BE(mmol)×体重(kg)

5%碳酸氢钠溶液 1.68 mL=1 mmol,要密切结合临床病情掌握用量,而不能完全照公式计算。最好在开始只用计划总量的1/2左右,在治疗过程中再根据血液酸碱平衡检查结果随时调整,以免治疗过度。

(五)呼吸肌疲劳的防治

目前儿科临床确诊呼吸肌疲劳还不易做到,难以进行针对性的特异治疗,但要在呼吸衰竭治疗的全程中把减少呼吸肌疲劳的发生和增强呼吸肌的能力作为一项重要工作,为此需注意:

(1)补充足够营养,以利呼吸肌组织的恢复和能源供应。

(2)注意呼吸肌的休息,也要适当锻炼。应用呼吸机也要尽可能发挥自主呼吸的作用。

(3)改善肺的力学特性(减少气道阻力,增加肺顺应性),减少呼吸功,减轻呼吸肌的负担。

(4)改善循环,让呼吸肌能有充足血液供应能源和养料。

(5)增加呼吸肌收缩能力,目前尚无理想药物能有效治疗呼吸肌疲劳,现有药物效果都不确切。氨茶碱和咖啡因类药物作用于骨骼肌细胞,抑制磷酸二酯酶,从而改变 cAMP 代谢,可使膈肌收缩力加强,预防和治疗膈肌疲劳。

八、呼吸急救技术

(一)建立人工呼吸道

当呼吸衰竭时,若一般内科处理难以维持呼吸道通畅时,就要建立人工呼吸道,这是保证正常气体交换的基本措施。根据病情和需要时间的长短,可有不同选择。共同的适应证如下:①解除上呼吸道梗阻;②引流下呼吸道分泌物;③咽麻痹或深昏迷时防止误吸;④应用呼吸机。常用的人工呼吸道是气管插管或气管切开;应用人工呼吸道时气管直接与外界交通,对患儿不良影响包括吸入气失去上呼吸道的生理保护作用,易于造成下呼吸道感染,不能有效咳嗽,不能讲话。

1.气管插管

气管插管操作简单,便于急救时应用,对患儿创伤较气管切开小。但因对咽喉刺激强,清醒患儿不易接受,且吸痰和管理不如气管切开方便。插管后要尽量避免碰导管,减少对咽喉的刺激。导管管腔易被分泌物堵塞,须注意定时吸痰,保护管腔和呼吸道的通畅。要将气管插管和牙垫固定好,保持插管的正确位置,防止其滑入一侧总支气管(插管常滑入右侧总支气管,使左侧呼吸音减弱或消失)或自气管脱出。气管插管可经口或经鼻进行。经口插管操作较简单,但插管较易活动,进食不便。经鼻插管容易固定,脱管机会少,便于口腔护理,但是插管操作和吸痰不如经口插管方便,插管可压迫鼻腔造成损伤,并将鼻部感染带入下呼吸道。决定插管留置时间主要应考虑的是喉损伤,影响因素包括患者一般状况,插管操作是否轻柔,插管的活动以及插管质量。应用刺激性小的聚氯乙烯插管可留置 1 周左右或更长时间。婴儿喉部软骨细胞成分多而间质少,较柔软,而年长儿则纤维性间质多,喉软骨较硬,故婴儿耐受气管插管时间较长。近年我们对新生儿和婴幼儿呼吸衰竭抢救都是进行气管插管,不做气管切开。年长儿呼吸衰竭的抢救,也可用气管插管代替气管切开,但长时间插管发生永久性喉损伤的严重性不容忽视。对于插管时间,由于病情不同,以及呼吸管理技术水平的差异,很难做出统一的、可允许的插管时限,在年长儿以不超过1～2周为宜。

凡呼吸衰竭病情危重、内科保守治疗无效需进行呼吸机治疗者,气管插管是建立人工呼吸道的首选方法。气管插管材料常用聚氯乙烯(一次性制品),硅橡胶管则可重复应用,过去的橡胶制品因刺激性大已不再用。各年龄选用气管插管大小见表11-5。实际上每个患儿用的号码可略有差别,总的原则是不要管径过大,以免压迫声门,但又不要太细,以防漏气太多。带气囊的气管插管多用于成人,小儿很少应用。经鼻气管插管比经口者略长,其长度大致可按耳屏到鼻孔的2倍计算。为保证气管插管发挥作用和治疗成功,根据多年经验,必须认真、细致地做好日常护理工作,包括呼吸道湿化,吸痰操作轻柔,注意无菌,防止脱管、堵管、插管滑入右侧和喉损伤。

表 11-5 不同年龄患儿气管插管的内径及长度

年龄	气管插管内经	最短长度
新生儿	3.0	110
6月	3.5	120
1岁半	4.0	130
3岁	4.5	140
5岁	5.0	150
6岁	5.5	160
8岁	6.0	180
12岁	6.5	200
16岁	7.0	210

注:法制号＝3.14(Ⅱ)×气管内径

2.气管切开

由于成功应用气管插管,气管切开在呼吸急救中的应用较过去减少。与气管插管比较,切开可减少呼吸道解剖死腔,便于吸痰,可长时间应用,不妨碍经口进食,但是手术创伤较大,肺部感染和气管损伤等并发症机会增多,更不能多次使用。气管切开适应证随年龄和病种不同而异。小婴儿气管切开并发症较多,且易使病程拖延,目前已很少应用。在儿童可望1～2周内病情有明显好转者,也大多用气管插管。若病情虽有好转,仍需继续用呼吸机治疗时,则应考虑气管切开。病情难以在短时间恢复的神经肌肉系统疾患病儿由于气管切开对保持呼吸道通畅和患儿安全有重要作用,切开不宜过迟,以免贻误治疗时机。严重呼吸衰竭患儿最好在气管插管和加压给氧下进行手术,气管切开后即应用呼吸机辅助呼吸,以确保安全。

目前国内大医院较多应用塑料气管切开套管,进口的塑料套管与套囊合而为一,没有内管,质地较柔软,对患儿较舒适,但要防止痰痂堵管。婴儿应用也有不带套囊的塑料套管。包括内、外管的银制套管已很少用。在年长儿机械通气应用时要外加套囊充气,以防漏气。气管切开的并发症较气管插管明显为多,包括感染、出血、气胸等,气管黏膜可因套管长期压迫而水肿、缺血、坏死。

(二)呼吸机的应用(略)

九、呼吸衰竭治疗新进展

(一)肺表面活性物质(PS)治疗

1.成分、作用、制剂

PS是一个极为复杂的系统,它是肺脏本身维持其正常功能而产生的代谢产物,主要成分是饱和卵磷脂,还有少量蛋白,其主要作用是降低肺泡气液界面表面张力,但其作用远不止于此,其他方面的作用还包括防止肺水肿、保持气道通畅和防御感染等。

PS的应用可以从力学结构改善肺功能,使因PS缺乏而萎陷的肺容易扩张,这比现有的方法用呼吸机使肺在正压下吹张,更接近生理要求,从而减少或缩短呼吸机应用时间及并发症。肺表面活性物质治疗还可阻断因其缺乏引起的恶性循环,提供体内合成的原料,为 PS 缺乏引起的呼吸衰竭提供了全新的治疗途径。

2.临床应用

RDS 早期气管内滴入已成为西方先进国家治疗常规,它能改善氧合,缩短应用呼吸机时间,减少并发症,降低病死率。注入的 PS 能被肺组织吸收再利用,通常只需给药 1～2 次,最多 3 次。给药后由于肺泡扩张,换气功能改善,血氧分压迅速升高,肺的静态顺应性也有所改善,$PaCO_2$ 下降,胸片肺充气改善是普遍现象;应用呼吸机所需通气压力和吸入氧浓度也因肺部情况好转而下降,使肺损伤机会减少。

由于气道持续正压(CPAP)对 RDS 肯定的治疗作用,且所需设备简单,已有多篇报告肯定了 PS 和 CPAP 联合应用的治疗效果,它可成为减少或不用呼吸机治疗 RDS 的新方法,这对体重较大,中等病情早期患儿更适用。有对照的研究表明,PS＋CPAP 与 PS＋IMV 的治疗方法比较,气胸和颅内出血在前者均较少,需治疗时间也较短。

PS 在其他疾病所致呼吸衰竭患儿的应用效果不如 RDS。肺表面活性物质减少在 ARDS 或其他肺损伤时的改变是继发的,肺Ⅱ型细胞受损害影响 PS 的合成与分泌,肺内渗出成分(血浆蛋白、纤维蛋白原等)和炎性产物对 PS 的抑制也是一个重要原因。

(二)吸入 NO

1.临床应用

通常与呼吸机联合应用,目前的趋势是应用偏低的浓度,为 10～20 ppm。甚至 1～5 ppm 也有效果;治疗反应与吸入浓度是否平行,文献报告结果不一,重要的是根据具体患者的反应调整浓度。

在呼吸衰竭患儿吸入 NO 改善氧合的效果与患儿肺部情况和呼吸机的应用方法有关。通常在早期应用或致病因素较单一者,效果较好。ARDS 致病因素复杂,低氧血症不是影响预后的唯一因素,其应用效果较差。但吸入 NO 是否有良好反应可作为判断患儿预后的参考指标。肺的通气情况影响治疗效果。在有病变的肺,用高频通气或肺表面活性剂使肺泡扩张,有利于 NO 的进入,能达到较好治疗效果。在有肺病变时,吸入 NO 可有改善通气作用。因 NO 使肺血管扩张,可改善有通气、无血流肺泡的呼吸功能,使死腔减少。

2.吸入 NO 的不良影响

吸入 NO 的浓度必须严格控制,因为浓度过高会对患儿造成危害。

(1)高铁血红蛋白增加。NO 吸入后,进入体循环与血红蛋白结合而失活,不再有扩张血管作用,同时形成没有携氧能力的高铁血红蛋白。因此,在 NO 吸入时要注意监测高铁血红蛋白的变化。临床应用的 NO 浓度 20～40 ppm 或更低,高铁血红蛋白的生成通常不会超过 1％～2％。

(2)对肺的毒性。NO 与 O_2 结合生成 NO_2 红色气体,对肺有明显刺激,可产生肺水肿。NO_2 生成速度与吸入 NO 浓度、氧浓度及氧与 NO 接触时间有关,也受呼吸机类型的影响。根据美国职业安全和卫生管理局规定,工作环境中 NO 的安全浓度应小于 6 ppm。

(3)其他毒副作用。进入体循环的 NO 与血红蛋白结合产生高铁血红蛋白,或 NO 与氧结合产生 NO_2,对肺有损伤作用,由于应用技术的改进,目前已大都不成问题,但吸入 NO 可延长出血时间。新生儿肺动脉高压(PPHN)吸入 40 ppm,NO15 min,出血时间延长 1 倍(血小板计数与血小板聚集正常),停用 NO 后可于短时间内恢复。长时间吸入 NO 产生脂类过氧化反应及 NO 浓度过高对肺表面活性物质失活的影响值得重视。

十、并发症及其防治

呼吸衰竭的并发症包括呼吸衰竭时对机体各系统正常功能的影响以及各种治疗措施(主要是呼吸机治疗)带来的危害,以下列举常见并发症:

(1)呼吸道感染。

(2)肺不张。

(3)呼吸肌与肺损伤。

(4)气管插管及气管切开的并发症。

(5)肺水肿与水潴留。

(6)循环系统并发症。

(7)肾脏和酸碱平衡。

十一、婴幼儿呼吸衰竭

本部分介绍发病最多,有代表性的是重症婴幼儿肺炎呼吸衰竭。肺炎是婴幼儿时期重要的常见病,也是住院患儿最重要的死因;主要死于感染不能控制而导致的呼吸衰竭及其并发症。对婴幼儿肺炎呼吸衰竭病理生理的深入认识和以此为基础的合理治疗,是儿科日常急救中的一项重要工作。

(一)通气功能障碍

肺炎病儿呼吸改变的特点首先是潮气量小,呼吸增快、表浅(与肺顺应性下降有关)。病情发展较重时,潮气量进一步减小。因用力加快呼吸,每分钟通气量虽高于正常,由于生理死腔增大,实际肺泡通气量却无增加,仅保持在正常水平或略低;动脉血氧饱和度下降,二氧化碳分压稍有增高。病情危重时,病儿极度衰竭,无力呼吸,呼吸次数反减少,潮气量尚不及正常的 $1/2$,生理死腔更加增大,通气效果更加低下,结果肺泡通气量大幅度下降(仅为正常的 $1/4$),以致严重缺氧,二氧化碳的排出也严重受阻,动脉血二氧化碳分压明显增高,呈非代偿性呼吸性酸中毒,pH 值降到危及生命的水平,平均在 7.20 以下。缺氧与呼吸性酸中毒是重症肺炎的主要死因。在危重肺炎的抢救中,关键是改善通气功能,纠正缺氧和呼吸性酸中毒。

(二)动脉血气检查

婴幼儿肺炎急性期动脉血氧下降程度依肺炎种类而不同,以毛细支气管炎最轻,有广泛实变的肺炎最重,4 个月以下小婴儿肺炎由于代偿能力弱、气道狭窄等因素,PaO_2 下降较明显。换气功能障碍是引起 PaO_2 下降最重要的原因,肺内分流引起的缺氧最严重,合并先天性心脏病则 PaO_2 下降更低。肺炎患儿动脉 $PaCO_2$ 改变与 PaO_2 并不都一致,$PaCO_2$ 增加可有肺和中枢两方面原因。

(三)顺应性与肺表面活性物质

肺炎时肺顺应性大多有不同程度下降,病情越重,下降越明显,其原因是多方面的,炎症渗出、水肿、组织破坏均可使弹性阻力增加。另外,炎症破坏肺 II 型细胞,使肺表面活性物质减少和其功能在炎性渗出物中的失活,均可使肺泡气液界面的表面张力增加,降低肺顺应性。我们观察到肺病变的轻重与顺应性及气管吸出物磷脂的改变是一致的,肺病变越重,饱和卵磷脂(肺表面活性物质主要成分)越低,顺应性也越差。顺应性下降是产生肺不张,引起换气障碍和血氧下降,以及肺扩张困难,通气量不足的一个基本原因。肺顺应性明显下降的肺炎患儿提示肺病变严重预后不良。上述改变为这类患儿用肺表面活性物质治疗提供了依据。

(四)两种不同类型的呼吸衰竭

1.呼吸道梗阻为主

这类患儿肺部病变并不一定严重,由于分泌物堵塞和炎症水肿造成细支气管广泛阻塞,呼吸费力导致呼吸肌疲劳,通气量不能满足机体需要。缺氧的同时都合并有较重的呼吸性酸中毒,引起脑水肿,较早就出现中枢性呼吸衰竭,主要表现为呼吸节律的改变或暂停,这种类型多见于小婴儿。

2.肺部广泛病变为主

此类患儿虽然也可能合并严重的呼吸道梗阻,但缺氧比二氧化碳潴留更为突出。因这类病儿肺内病变广泛、严重,一旦应用呼吸机,常需要较长时间维持。

以上是较典型的情况,临床常见的是混合型,难以确切区分,但不论何种类型,若得不到及时治疗,不能维持足够通气量将是最终导致死亡的共同原因。

（五）几个有关治疗的问题

1. 针对病情特点的治疗原则

近年来重症肺炎患儿的呼吸衰竭，因广泛严重病变引起者已较少见，而主要是呼吸道梗阻、呼吸肌疲劳引起的通气功能障碍，如果及时恰当处理，大多能经一般内科保守治疗解决，少数需做气管插管进行机械呼吸。对后者应掌握"早插快拔"的原则，即气管插管时机的选择不要过于保守（要根据临床全面情况综合判断，而不能只靠血气分析），这样可及时纠正呼吸功能障碍，保存患儿体力，避免严重病情对患儿的进一步危害。由于通气和氧合有了保证，病情会很快好转，而病情改善后又要尽早拔管，这样可最大限度地减少并发症。

2. 应用呼吸机特点

由于重症肺炎患儿肺顺应性差，气道阻力大，应用呼吸机的通气压力偏高，通常在 $2.0 \sim 2.5$ kPa（$20 \sim 25$ cmH$_2$O），不宜超过 3.0 kPa（30 cmH$_2$O）。为避免肺损伤，潮气量不应过大，为避免气体分布不均匀，机械呼吸频率不宜太快，一般在 $25 \sim 30$ 次/分。为发挥自主呼吸能力，开始即可应用间歇强制通气（IMV 或 SIMV），并加用适当的 PEEP，吸入氧的浓度要根据血氧分压调节，以在30%～60%为好。由于呼吸机的应用保证了必要的通气量，不需再用呼吸兴奋剂，如患儿烦躁，自主呼吸与机械呼吸不协调，可适当应用镇静剂（安定、水合氯醛），很少需用肌肉松弛剂。

3. 肺水肿

肺炎患儿多数有肺水肿，轻者仅见于间质，难以临床诊断，重者液体渗出至肺泡。肺水肿与炎症和缺氧引起的肺毛细血管渗透性改变有关。肺水肿还可发生于输液过多、气胸复张后或支气管梗阻解除后；胸腔积液短时间大量引流也可发生严重肺水肿。应用快速利尿剂（速尿1 mg/kg，肌内注射或静脉注射），可明显减轻症状。严重肺水肿应及时应用呼吸机进行间歇正压呼吸，并加用 PEEP，以利肺泡内水分回吸收。为防止肺水肿，液体摄入量应偏少，尤其静脉入量不宜多，婴幼儿通常以每日总入量在 $60 \sim 80$ mL/kg为好。

4. 难治的肺炎

目前难治的肺炎主要是那些有严重并发症的肺炎，其治疗重点应针对病情有所不同。合并先天性心脏病的患儿由于肺血多，伴肺动脉高压，心功能差，感染反复不愈，应积极改善心功能，对肺动脉高压可应用酚妥拉明，必要时试用吸入一氧化氮，其根本问题的解决在于手术校正畸形。合并营养不良的患儿，由于呼吸肌力弱，呼吸肌疲劳更易发生，同时免疫能力低下，影响机体战胜感染，应特别注意营养支持和增强免疫力。严重感染合并脓气胸者在成功的胸腔引流情况下，必要时仍可应用呼吸机，但压力宜偏低或应用高频通气，以利气胸愈合。强有力的抗生素和一般支持疗法必不可少。病变广泛严重，低氧血症难以纠正的可试用肺表面活性物质，也可试用吸入 NO，但这方面尚缺乏足够经验。

（江书春）

第七节　急性肺损伤

急性肺损伤（acute lunginjury，ALI）和急性呼吸窘迫综合征（acute respiratory distress syndrome，ARDS）是儿科常见和潜在危害极大的疾病之一。ALI 是 ARDS 的早期阶段，重度的 ALI 即发展为ARDS。国内最新调查显示，ARDS 患儿的病死率达到 60%以上。只有在疾病早期有效地控制 ALI 的发展进程，才能遏制 ARDS 的产生和发展，提高 ARDS 的存活率。小儿 ALI/ARDS 正成为临床危重医学的研究重点。

自 1988 年 Murray 等拓展了急性呼吸窘迫综合征（ARDS）的定义以来，便针对它的分期（急性/慢性）、基础疾病和急性肺损伤（ALI）的严重程度等三个方面问题，并提出了一个依据胸片上肺浸润的程度、

PaO₂/FiO₂ 值、维持 PaO₂/FiO₂ 所需的 PEEP 水平和肺顺应性等四个方面来评价 Au 程度的评分系统。鉴于 ARDS 的病理特征就是 ALI，所以许多学者提出，为了认识和定义这一连续的病理生理过程，应用 ALI 一词似乎更为合适，因为它在更大范围上涵盖了这一病理过程的全部，同时又感到，ARDS 只是这一过程的最严重的结局，即 ARDS 是 ALI 的一个阶段。故所有 ARDS 患者都有 ALI，但并非所有具有 ALI 的患者都是 ARDS。尽管 ALI 与 ARDS 之间不能完全划等号，但两者都不是特别的病种。基于这一认识，欧美专家经商讨共同为 ALI 下了一个定义，主要包括：①ALI 是一炎症和通透性增加综合征，其汇集临床、放射和生理的异常，不能用左心房或肺毛细血管高压来解释，但可复合存在；②脓毒综合征（sepsis syndrome）、多发性创伤、误吸、原发性肺炎是最多见的原因，其次还有体外循环、输血过多、脂肪栓塞和胰腺炎等；③ALI 和 ARDS 起病急骤，发病持续，其发病常与一种或多种高危因素有关，并以单纯给氧难以纠正的低氧血症和弥漫性双肺浸润为特征；④间质性肺纤维化、结节病等慢性肺疾病不在此列。ALI 这一概念总是与全身炎症反应综合征（SIRS）和 ARDS 联系在一起，认为 ALI 是 SIRS 的继发性损伤，重症 ALI 就是 ARDS。

一、病因及发病机制

引起 ALI 的病因可分为直接和继发两个方面，一个是吸入胃内容物、毒性气体和毒性液体、严重的肺部感染等，可直接造成弥漫性肺泡毛细血管膜（ACM）损伤；另一个是全身炎症反应继发性损伤 ACM。近年来特别强调炎症反应在 ALI 发病中的地位。这一地位虽已确定，但仍有许多问题尚不明了，如诸多细胞因子具有广泛的生物活性，在炎症反应中相互刺激诱生，形成复杂的调控网络。各种原因引起的炎性肺损伤都有大量细胞因子产生，如 TNF、IL-1、IL-6、IL-8、IL-10、IL-12 等，这些细胞因子引起一系列的炎症级链反应，参与肺损伤过程。

肿瘤坏死因子（TNF）是重要的启动因子，TNF 主要由单核细胞、巨噬细胞产生，它可活化中性粒细胞（PMN），使 PMN 黏附并脱颗粒及呼吸暴发，释放氧自由基，趋化并促进 Fb 分裂，刺激 IL-1、IL-6、IL-8、IL-12 及血小板活化因子（PAF）的产生。静脉或腹腔注射内毒素后可产生大量的 TNF，用 TNF 可复制出急性肺损伤模型。单核细胞、PMN 等细胞可产生 IL-1，IL-1 能趋化 PMN，刺激内皮细胞产生 PAF 并表达细胞间黏附分子-1（ICAM-1），促进 Fb 分裂。健康人外周血单核细胞受 LPS 刺激后 IL-1、IL-2 产生明显上升。TNF 还可影响再构建或脱酰基—再酰基来降低棕榈酸和卵磷酸酯的合成，降低磷脂酰胆碱的合成，从而抑制肺泡 Ⅱ 型细胞表面活性物质的合成。

炎症过程中黏附分子起重要作用，黏附分子大致可分为 4 类，即免疫球蛋白超家族、选择素家族、整合素家族和血管附着素家族。PMN 黏附血管壁时，首先是在血管内皮上滚动，这是由内皮细胞表面的 E-选择素、P-选择素和 PMN 表面的 L-选择素之间相互介导产生的并不强的作用，使 PMN 在内皮细胞上难以黏附；在滚动的基础上，PMN 表面的 CD11/CD18 与内皮细胞表面的 ICAM-1 相互作用，加强了 PMN 与血管内皮细胞的黏附作用。ICAM-1 又称 CD54，是免疫球蛋白超家族成员，可出现在活化的 T 细胞、巨噬细胞、血管内皮细胞、胸腺上皮细胞及成纤维细胞等细胞表面，它由 5 个同源区的单链糖蛋白构成，相对分子质量为 90~115 kD，其受体是淋巴细胞功能相关抗原-1（LFA-1），LFA-1 主要表达在淋巴细胞及 PMN。已知 ICAM-1 和 LFA-1 参与淋巴细胞间、白细胞与内皮细胞间、嗜酸性粒细胞与内皮细胞间的黏附。人类 PMN 用金黄色葡萄球菌或 TNF 刺激，经细胞荧光分析法证实，ICAM-1 表达上升。

肺部细胞能产生多种环氧化物和脂氧化物的代谢产物，参与肺损伤的病理过程。患者肺泡灌洗液（BALF）中白三烯（LTB₄）、LTC₄、LTD₄ 及血中血栓素（TXB₂）和 6-Keto-PGF₁ₐ增加。LTs 类是强力炎症介质，可明显增加小气道的通透性，LTB₄ 可致 PMN 聚集并脱颗粒，还可直接导致肺水肿。TXB₂ 能促进血小板与 PMN 在微血管床中聚集，并引起血管收缩。PGI₂ 可引起血管扩张，抵抗其他缩血管物质的作用。PAF 由 PMN、内皮细胞、血小板、肥大细胞等产生，是很强的趋化因子，能促进炎性细胞聚集，激活 PMN 释放氧自由基等。

内毒素可刺激内皮细胞产生过量的 NO，NO 可导致内皮细胞损伤和死亡。内毒素、TNF、IL-1 等可诱导 NOs 表达,使 NO 生成过量,导致血管过度扩张,并失去对去甲肾上腺素等缩血等物质的反应。有实验证明 NO 参与了肺损伤过程。

氧自由基亦是重要的炎症介质,PMN、单核细胞、巨噬细胞及嗜酸性粒细胞均能产生氧自由基,并参与肺损伤,它可引起脂质过氧化,形成新的氧自由基;脂质产物丙二醛与蛋白酶发生交链反应,并与毗邻的蛋白质交链,使氨基酸遭到破坏;氧自由基增加 PLA_2 的活性,催化花生四烯酸的合成和释放;激活并释放 PMN 溶酶体酶,以损伤血管内皮细胞,使肺毛细血管通透性增加。

机体存在炎症反应的同时又存在着代偿性抗炎症反应,由单核细胞等炎性细胞产生的 PGE_2 便具有抑制炎症反应的作用。PGE_2 可抑制 Th 细胞分化成 Th_1 细胞而促使其分化成 Th_2 细胞,还能抑制 IL-1、IL-2、TNF 和 IFN 的释放,并诱导单核细胞和 Th_2 细胞产生 IL-4、IL-10、IL-11、IL-13 和 GM-CSF 等抗炎介质。

NO 既参与肺损伤,又具有抗炎作用,能阻止血小板、PMN 黏附于内皮细胞,并能抑制 IL-4、IL-6、IL-8 的释放。

糖皮质激素通过受体能抑制 PMN 的黏附,抑制 TNF、IL-1 的释放以及淋巴细胞的凋亡。在细胞内与胞浆受体结合成复合物,进入核内抑制 IFN、白细胞介素类和细胞黏附分子的基因转录。去甲肾上腺素对 LPs 诱导的炎症介质的释放也有抑制作用。IL-1 受体阻滞药、可溶性 TNF-α 受体、超氧化物歧化酶、α_1 蛋白酶抑制剂等的存在,可不同程度地阻断或减轻细胞因子等炎性介质的作用,使炎症反应适度,不致造成严重组织损伤。炎症过程自始至终贯穿着致炎与抗炎这一对基本矛盾。

Fehrenbach 于 1998 年报道了包括板层小体(LBs)在内的肺泡 Ⅱ 型上皮细胞(AT Ⅱ)的早期变化。2005 年报道了内毒素(LPS)诱导的急性肺损伤(ALI)时新生幼鼠及成年幼鼠 AT Ⅱ 细胞超微结构的对比研究。肺表面活性物质系统的系列变化是 ALL/ARDS 的主要发病机制之一。地塞米松可以抑制由 Fas 抗体和 INF-γ 诱导的肺泡上皮细胞的凋亡。

急性肺损伤时以 LBs、细胞核、核仁等连续变化为主要特征的 AT Ⅱ 细胞超微结构的改变是时间依赖性的。AT Ⅱ 细胞在 48 小时和 72 小时破坏严重,这可能导致肺表面活性物质合成不足和肺动态平衡的不稳定造成 ALI。地塞米松可能促进 AT Ⅱ 型上皮细胞的"胞吐"作用,增加 LBs 数量,使 LBs 重新绕核排列以便增强防御能力,保持肺的动态平衡。

合成和分泌肺表面活性物质的肺泡 Ⅱ 型上皮细胞是肺泡上皮最重要的组成部分。肺泡 Ⅱ 型上皮细胞的正常结构和肺表面活性物质合成与代谢的动态平衡是肺正常生理活动所必需的。

Tesfaigzi 和其同事报道在 ALI 早期由 LPS 诱导的肺泡 Ⅱ 型上皮细胞的凋亡明显增强。由 LPS 所致的肺泡 Ⅱ 型上皮细胞凋亡的诱导不需要 TNF-α。在 ALI 时,由 LPS 所致的肺泡 Ⅰ 型上皮细胞的损伤不能靠肺泡 Ⅰ 型上皮细胞自身再生,肺泡 Ⅰ 型上皮细胞的恢复依赖于肺泡 Ⅱ 型上皮细胞的转化。LPS 产生的对肺泡 Ⅱ 型上皮细胞的损伤是 Au 发展和恢复的关键环节。

二、诊断条件的评价

AU 的诊断条件包括:①急性起病;②$PaO_2/FiO_2 \leqslant 40$ kPa(300 mmHg);③正位 X 线胸片显示双肺有弥漫浸润影;④肺动脉楔压$\leqslant 2.4$ kPa(18 mmHg)或无左心房压力增高的临床证据。该标准主要特点是 ALI 包括过去 ARDS 早期至终末期全部动态连续过程,并未将机械通气和 PEEP 水平纳入诊断标准,这样有利于早期诊断。参考上述标准,诊断肺炎合并 ALI 应有以下条件:①急性肺炎;②病情迅速恶化,或一度好转后又明显加重;③正位 X 线胸片显示,在肺炎的基础上,双肺出现弥漫浸润阴影;④$PaO_2/FiO_2 \leqslant 40$ kPa(300 mmHg);⑤排除左心衰竭。若将上述标准中的 PaO_2/FiO_2 测值改为 26.7 kPa(200 mmHg),就成为 ARDS 的诊断条件。

诊断条件十分明确,但在实际运用过程中却有许多困惑,如:急性起病,是指几小时还是指几天;反映肺气体交换功能的 PaO_2/FiO_2 不具有特异性;严重肺炎可因肺微血管通透性增加而造成双肺浸润影,但未必都是 ALI;ARDS 病例中有一部分患者可伴有心功能异常,并使肺动脉楔压 > 2.4 kPa(18 mmHg),

因而使 ALI 或 ARDS 被排除而出现假阴性。上述情况提示,符合上述标准未必一定是 ALI,可见"标准"带有一定局限性或机械性,应用"标准"最重要的还是要结合临床进行综合分析。肺组织病理检查有助于确诊,因系创伤性检查而不常用于临床。各种反映血管内皮损伤的标志物,包括内皮素、循环内皮细胞、Ⅷ因子相关抗原和血管紧张素转化酶等,在 ALI 时血中水平明显增高,可预测 ALI 或 ARDS 的发生,但又不具有特异性。测定肺血管外水分含量的各种方法,对 ALI 早期诊断无意义。放射性核素标记流动体外检测技术,测量 ACM 通透性超过正常值 4～5 倍,虽有助于 ALI 的早期诊断,但尚不能普及。

三、治疗

地塞米松治疗:实验发现地塞米松能够抑制由 Fas 抗体和 IFN-γ 诱导的肺上皮的凋亡。地塞米松除能够抑制炎症介质和细胞因子(cytokines)相互作用外,还能够抑制抗原和抗体的结合,干扰 LPS 引发的杀菌素的激活。地塞米松同时也能够稳定细胞膜和溶酶体膜,致使上皮组织被保护。一份研究提示,肺泡Ⅱ型上皮细胞的"胞吐"现象证明在应用地塞米松 24 h 肺表面活性物质的合成和分泌被激活并被加速。线粒体为肺表面活性物质的合成与分泌以及板层小体的排列提供了大量能量,以至于线粒体在 48 h 受到严重损害。线粒体的过度代偿导致线粒体的肿胀和嵴断裂。由线粒体提供能量使板层小体像指环一样围绕核排列。这些表明地塞米松的作用减少了肺损伤程度,并促进肺泡上皮从损伤向恢复方向发展和肺功能的恢复。肺泡Ⅱ型上皮细胞是肺上皮的干细胞,其为肺上皮从损伤向恢复和重建提供了可能性。在地塞米松治疗组临床表现与肺泡Ⅱ型上皮细胞的改善相一致。

按 ARDS 的原则治疗:器官系统的功能障碍是 SIRS 的常见并发症,其中包括 ALI、休克、肾衰竭和多系统器官功能衰竭(MSOF)等。据认为,约有 25% 的 SIRS 患者发生 ARDS。近年来提出,应从 SIRS→器官功能障碍→多器官功能衰竭,这一动态过程去考虑 ALI 和 ARDS,认为肺是这一连串病理过程中最容易受损害的首位靶器官,MSOF 则是这一过程的严重结局。因此,维护和支持肺及肺外器官功能至关重要。治疗 ALI 与处理 ARDS 的原则基本相同,强调积极处理原发病、机械通气、纠正缺氧,包括液体通气、注意液体管理、防治感染等综合性措施。值得提出的是,近年来有一些新的见解,如机械通气主张应用较小潮气量(5～9 mL/kg)、气道压力限制在 2.9 kPa(30 cmH$_2$O)以下,以避免大潮气量、高气道压 2.9～3.9 kPa(30～40 cmH$_2$O)引起的肺泡过度膨胀,进而加重 ALI。亦不主张吸入高浓度氧,因为氧中毒时肺脏首先受累。更不主张作血液透析,因为当白细胞通过透析膜时被激活,并扣押于肺毛细血管内,释放炎性介质,损伤 ACM。近年来主张应用持续静脉－静脉血液过滤法,可清除血液中的炎性介质,减轻炎症反应,改善预后。

(江书春)

第八节　脓胸和脓气胸

脓胸指胸膜急性感染并胸膜腔内有脓液积聚。若同时有气体进入脓腔则形成脓气胸。脓胸多继发于肺部感染、邻近器官感染和败血症,少数为原发性。多见于 2 岁以下的小儿,年长儿也较常见。最常见的病原是葡萄球菌和大肠杆菌,其他如肺炎球菌、链球菌也可引起;厌氧菌也为重要致病菌;偶可见结核菌、阿米巴及真菌感染。

一、临床表现

(一)病史采集要点

1.起病情况

多数患者急性起病,持续高热不退。因肺炎引起的表现为肺炎。持久不愈,体温持续不退或下降后复升,年长儿常诉胸痛。慢性脓胸者起病可较缓。

2.主要临床表现

除发热及胸痛表现外,大部分病儿呈轻度呼吸困难,少数病儿呼吸困难明显,可有发绀、鼻扇甚至端坐呼吸。晚期则见苍白、出汗、消瘦、无力等慢性消耗病容。发生张力性气胸时,可突然出现呼吸急促、鼻翼煽动,发绀、烦躁、持续性咳嗽、甚至休克。

3.既往病史

引起脓胸或脓气胸的疾病大致可分为两类:一类为胸膜腔周围的组织和器官炎症蔓延引起;另一类为血源性感染引起。因此要仔细询问患者有无这方面的病史。

(1)肺部感染病:如细菌性肺炎、肺脓肿、支气管扩张继发感染等。

(2)纵隔感染:如纵隔炎、食管炎、淋巴结破溃。

(3)膈下感染:如膈下脓肿、肝脓肿、腹膜炎等。

(4)胸壁的感染及创伤。

(二)体格检查要点

1.一般情况

急性起病者呈急性病容,面色灰白、精神萎靡,可见呼吸困难,发绀。晚期多见贫血、消瘦。病程长者可有营养不良及生长发育迟缓。

2.肺部体征

与积液多少有关。大量胸腔积液时患侧胸廓饱满,肋间隙增宽,呼吸运动减弱,气管和心脏向健侧移位,纵隔向健侧和心尖搏动移位。叩诊浊音或实音,语颤减低,呼吸音减低或完全消失。少量胸腔积液时仅叩诊浊音、呼吸音减低或无明显体征。继发于肺炎者可闻干湿啰音。伴脓气胸时,胸上部叩诊为鼓音。脓胸病程超过2周以上可出现胸廓塌陷,肋间隙变窄,胸段脊柱凸向对侧或侧弯,这些畸形在感染完全控制后可逐渐恢复。

3.其他

可见杵状指(趾)。

(三)门诊资料分析

1.血常规

白细胞总数及中性粒细胞增多,可有核左移,严重者可见中毒颗粒。

2.血白细胞碱性磷酸酶和血清C反应蛋白

可升高。

3.X线检查

积液少者肋膈角消失或膈肌运动受限。有时胸腔下部积液处可见弧形阴影;积液较多则患侧呈一片致密阴影,肋间隙增宽,严重者可见纵隔和心脏移位。有脓气胸时可见液平面。包裹性脓胸可见较固定的圆形或卵圆形密度均匀阴影,不随体位移动。不同体位摄片或透视有助于判断胸膜积液量的多少、积液位置、有无包裹等。

(四)进一步检查项目

1.胸腔穿刺

若抽出脓液为诊断重要依据。脓液性状与病原菌有关。金黄色葡萄球菌引起者,常为黄绿色或黄褐色黏稠脓液;肺炎双球菌、链球菌引起者脓液稀薄呈淡黄色;大肠杆菌引起者,脓液为黄绿色,有腐败臭味;厌氧菌引起者,脓液有恶臭。胸水比重常高于1.018,蛋白质高于3.0 g,Rivalta试验阳性。

2.脓液培养和直接涂片

有助于病原学诊断。

3.超声波检查

可确定胸腔积液的有无、部位及多少、胸膜的厚度及有无气体存在。在超声引导下进行诊断性和治疗性穿刺可提高准确性。

4.必要时也可做 CT 协助诊断

二、诊断

(一)诊断要点

临床上出现高热、胸痛、咳嗽、呼吸困难表现,体检胸廓饱满、肋间隙增宽,叩诊浊音或实音,X 线、B 超有胸腔积液等表现,结合诊断性穿刺结果可确诊。

(二)鉴别诊断要点

常需与以下疾病鉴别:

1.大范围肺萎缩

脓胸肋间隙扩张,气管向对侧偏移;而肺萎缩肋间隙缩窄,气管向患侧偏,穿刺无脓液。

2.巨大肺大泡及肺脓肿

较难与本病鉴别。可根据穿刺减压后,肺组织复张分布情况进行鉴别。脓胸肺组织集中压缩在肺门,而肺大泡则外围有肺组织张开,并出现呼吸音。

3.膈疝

小肠疝入胸腔时胸片见多发气液影、胃疝入时见大液面易误为脓气胸,胸腔穿刺若为混浊或黏液、粪汁可资鉴别。

4.巨大膈下脓肿

胸腔可产生反应性积液,但肺组织无病变。穿刺放脓后无负压,或负压进气后 X 线摄片脓肿在膈下,B 超检查可进一步鉴别。

5.结缔组织病并发胸膜炎

胸水外观似渗出液或稀薄脓液,白细胞主要为多形核中性粒细胞。肾上腺皮质激素治疗后很快吸收有助于鉴别。

(三)临床类型

(1)根据起病急缓可分为:急性或慢性脓胸。急性脓胸一般起病急骤,病程不超过 6 周～3 个月。急性脓胸经过 4～6 周治疗脓腔未见消失,脓液稠厚并有大量沉积物,提示脓胸已进入慢性期。

(2)按病变累积的范围可分为全脓胸或局限性脓胸:全脓胸是指脓液占据整个胸膜腔,局限性脓胸是指脓液积存于肺与胸壁或横膈或纵隔之间,或肺叶与肺叶之间,也称包裹性脓胸。

(3)根据感染的病原体分为化脓菌、结核菌、真菌及阿米巴脓胸。①化脓菌引起的脓胸一般起病急,中毒症状明显,脓液培养可明确致病菌,一般以葡萄球菌多见。②结核性脓胸:由结核菌从原发综合征的淋巴结经淋巴管到达胸膜,或胸膜下的结核病灶蔓延至胸膜所致,常有胸痛、气急及结核中毒症状。真菌性脓胸:多由放线菌、白色念球菌累及胸膜所致。③阿米巴脓胸:多由于阿米巴肝脓肿破入胸腔所致。脓肿破入胸腔时可发生剧烈胸痛和呼吸困难,甚至发生胸膜休克。

三、治疗

(一)治疗原则

(1)尽可能在短时间内有效控制原发感染,迅速排出胸腔积脓、消除脓腔,促使肺复张,以减少并发症和后遗症。

(2)应加强支持疗法,改善全身状况。

(二)治疗计划

1.一般治疗

脓胸时蛋白渗出量大,且感染本身对机体损害较大,患儿可很快出现营养不良,抵抗力低下及贫血,故应注意休息,加强营养,如给高蛋白高热量饮食,补充多种维生素,必要时配合静脉高营养及肠道营养,需要时可输血、血浆、多种氨基酸或静脉用丙种球蛋白等。咳嗽剧烈者给予镇咳剂。呼吸困难者氧气吸入。

2.抗感染治疗

根据脓液细菌培养及药物敏感试验,适当选用两种有效的抗生素联合应用。细菌培养结果未知之前,可选用广谱抗生素。一般抗生素治疗应持续3～4周,体温正常后应再给药2～3周。疑有厌氧菌感染者可用甲硝唑治疗,疗程4～6周。待体温、白细胞正常,脓液吸收后再渐停药。结核菌感染者应抗结核治疗,真菌感染者抗真菌治疗。

3.胸腔抽液

应及早反复进行,可每日或隔日一次。每次尽量将脓液抽尽,穿刺排脓后的次日,应行胸部透视,脓液增长较快的应每天一次将脓抽尽,否则可隔日一次,直到脓液消失为止。脓液黏稠可注入生理盐水冲洗,每次穿刺冲洗后可适当注入少量抗生素,一般常用青霉素20万单位或庆大霉素1万～2万单位,加生理盐水10～20 mL稀释后注入。

4.胸膜腔闭式引流

(1)适应证:①患儿年龄小,中毒症状重;②脓液黏稠,反复穿刺排脓不畅或包裹性不易穿刺引流;③张力性脓气胸;④有支气管胸膜瘘或内科治疗1个月,临床症状未见好转或胸壁已并发较严重感染者。

(2)方法:①发生张力性气胸时,引流部位一般在锁骨中线外2～3肋间。在局麻下切开皮肤1 cm,用套管针将引流管送入胸腔内2～3 cm,套管针或导管外端连接水封瓶,导管在水中深度2 cm,使胸内气体只能单方向引流出体外。直至引流管不再排气,胸腔内积液很少,肺大部分复张膨起时可将引流管夹住,再观察1～2天无其他变化时即可拔管。②引流是为了排脓,则引流部位应选择胸腔的偏下后方。病儿半仰卧位,患儿手术一侧的手臂上举,取腋中线右侧第6肋间,左侧第7～8肋间作引流,在局麻下切开皮层1～2 cm,用止血钳穿通肌层放引流管入胸腔,引流管远端接水封瓶。直到脓液残留很少量或无时可于引流后3～7天拔管,拔管前可试夹管观察一天,若体温正常,症状无加重即可拔管。拔管后应立即封闭切口,以免气体进入胸腔,引流期宜每日或隔日用生理盐水冲洗脓腔并注入适当抗生素。

5.电视辅助胸腔镜(VATS)

可分离包裹性脓胸使脓胸引流完全;也可清除肺表面的纤维素,直视下准确地放置引流管,达到促使肺复张和消灭脓腔的目的。

(三)治疗方案的选择

(1)急性脓胸应尽早选择敏感抗生素,积极排除脓液,渗出期内用大号针头胸穿抽脓或胸腔闭式引流治疗,脓胸进入到纤维脓性期,适合于胸腔镜处理。同时应加强支持疗法。

(2)慢性脓胸应改进原有脓腔的引流,根据情况选择开胸纤维板剥脱术,胸膜肺切除或胸廓成形术等。

(张苏棉)

第九节　急性上呼吸道感染

急性上呼吸道感染(AURI)简称上感,俗称"感冒",是小儿最常见的疾病。系由各种病原体引起的上呼吸道炎症,主要侵犯鼻、咽、扁桃体及喉部。一年四季均可发病。若炎症局限在某一组织,即按该部炎症命名,如急性鼻炎、急性咽炎、急性扁桃体炎、急性喉炎等。急性上呼吸道感染主要用于上呼吸道局部感染定位不确切者。

一、病因

各种病毒和细菌均可引起,以病毒感染为主,可占原发性上呼吸道感染的90%以上,主要有鼻病毒、呼吸道合胞病毒、流感病毒、副流感病毒、腺病毒、单纯疱疹病毒、柯萨奇病毒、埃可病毒、冠状病毒、EB病毒等。少数可由细菌引起。由于病毒感染,上呼吸道黏膜失去抵抗力而继发细菌感染,最常见致病菌为A组溶血性链球菌、肺炎链球菌、流感嗜血杆菌、葡萄球菌等。近年来肺炎支原体亦不少见。

婴幼儿时期由于上呼吸道的解剖生理特点及免疫特点易患本病。营养障碍性疾病,如维生素D缺乏性佝偻病、锌或铁缺乏症,以及护理不当、过度疲劳、气候改变和不良环境因素等,给病毒、细菌的入侵造成了有利条件,则易致反复上呼吸道感染或使病程迁延。

二、临床表现

本病多发于冬春季节,潜伏期1~3 d,起病多较急。由于年龄大小、体质强弱及病变部位的不同,病情的缓急、轻重程度也不同。年长儿症状较轻,而婴幼儿症状较重。

(一)一般类型上感

1.症状

(1)局部症状:流清鼻涕、鼻塞、打喷嚏,也可有流泪、微咳或咽部不适。患儿多于3~4 d内不治自愈。

(2)全身症状:发热、烦躁不安、头痛、全身不适、乏力等。部分患儿有食欲不振、呕吐、腹泻、腹痛等消化系统的症状。有些患儿病初可出现脐部附近阵发性疼痛,多为暂时性,无压痛。可能是发热引起反射性肠痉挛或蛔虫骚动所致。如腹痛持续存在,多为并发急性肠系膜淋巴结炎应注意与急腹症鉴别。

婴幼儿起病急,全身症状为主,局部症状较轻。多有发热,有时体温可达39 ℃~40 ℃,热程2~3 d至1周左右不等,起病1~2 d由于突发高热可引起惊厥,但很少连续多次,退热后,惊厥及其他神经症状消失,一般情况良好。

年长儿以局部症状为主,全身症状较轻,无热或轻度发热,自诉头痛、全身不适、乏力。极轻者仅鼻塞、流稀涕、喷嚏、微咳、咽部不适等,多于3~4 d内自愈。

2.体征

检查可见咽部充血,咽后壁滤泡肿大,如感染蔓延至鼻咽部邻近器官,可见相应的体征,如扁桃体充血肿大,可有脓性分泌物,下颌淋巴结肿大,压痛。肺部听诊多数正常,少数呼吸音粗糙或闻及痰鸣音。肠病毒感染者可见不同形态的皮疹。

(二)两种特殊类型上感

1.疱疹性咽峡炎

由柯萨奇A组病毒引起,多发于夏秋季节,可散发或流行。临床表现为骤起高热,咽痛,流涎,有时呕吐、腹痛等。体查可见咽部充血,在咽腭弓、腭垂、软腭或扁桃体上可见数个至十数个2~4 mm大小灰白色的疱疹,周围有红晕,1~2 d后疱疹破溃形成小溃疡。病程一周左右。

2.咽—结合膜热

由腺病毒3、7型引起,多发生于春夏季,可在集体儿童机构中流行。以发热、咽炎和结膜炎为特征。临床表现为多呈高热、咽痛、眼部刺痛、结膜炎,有时伴有消化系统的症状。体查可见咽部充血、有白色点块状分泌物,周边无红晕,易于剥离,一侧或两侧滤泡性眼结膜炎,颈部、耳后淋巴结肿大。病程1~2周。

三、并发症

婴幼儿上呼吸道感染波及临近器官,引起中耳炎、鼻窦炎、咽后壁脓肿、颈部淋巴结炎,或炎症向下蔓延,引起气管炎、支气管炎、肺炎等。年长儿若患A组溶血性链球菌性咽峡炎可引起急性肾小球肾炎、风湿热等。

四、实验室检查

病毒感染者血白细胞计数在正常范围内或偏低,中性粒细胞减少,淋巴细胞计数相对增高。病毒分离、血清反应、免疫荧光、酶联免疫等方法,有利于病毒病原体的早期诊断。细菌感染者血白细胞可增高,中性粒细胞增高,在使用抗菌药物前进行咽拭子培养可发现致病菌。链球菌引起者可于感染2~3周后血中 ASO 滴度增高。

五、诊断和鉴别诊断

根据临床表现不难诊断,但应与以下疾病相鉴别。

(一)流行性感冒

由流感病毒、副流感病毒所致,有明显的流行病史。局部症状轻,全身症状重,常有发热、头痛、咽痛、四肢肌肉酸痛等,病程较长。

(二)急性传染病早期

上呼吸道感染常为急性传染病的前驱症状,如麻疹、流行性脑脊髓膜炎、脊髓灰质炎、猩红热、百日咳、伤寒等,应结合流行病史、临床表现及实验室资料等综合分析,并观察病情演变加以鉴别。

(三)急性阑尾炎

上呼吸道感染同时伴有腹痛应与急性阑尾炎鉴别,本病腹痛常先于发热,腹痛部位以右下腹为主,呈持续性,有肌紧张和固定压痛点,白细胞及中性粒细胞增高。

六、治疗

(一)一般治疗

(1)注意适当休息,多饮水,发热期间宜给流质或易消化食物。

(2)保持室内空气新鲜及适当的温度、湿度。

(3)加强护理,注意呼吸道隔离,预防并发症。

(二)抗感染治疗

1.抗病毒药物应用

病毒感染时不宜滥用抗生素。常用抗病毒药物:

(1)利巴韦林(病毒唑):具有广谱抗病毒作用,10～15 mg/(kg·d),口服或静脉滴注,或2 mg含服,1 次/2 h,6 次/天,疗程为 3～5 d。

(2)双嘧达莫(潘生丁):有抑制 RNA 病毒及某些 DNA 病毒的作用,3～5 mg/(kg·d),疗程为 3 d。

(3)双黄连针剂:60 mg/(kg·d),加入 5%或 10%的葡萄糖液中静脉滴注,采用其口服液治疗也可取得良好的效果。

局部可用 1%的利巴韦林滴鼻液,4 次/天;病毒性结膜炎可用 0.1%的阿昔洛韦滴眼,1 次/1～2 h。

2.抗生素类药物

如果细菌性上呼吸道感染、病情较重、有继发细菌感染,或有并发症者可选用抗生素治疗,常用者有青霉素、复方新诺明和大环内酯类抗生素,疗程 3～5 d。如证实为溶血性链球菌感染或既往有风湿热、肾炎病史者,青霉素疗程应为 10～14 d。

(三)对症治疗

(1)退热:高热应积极采取降温措施,通常可用物理降温如冷敷、冷生理盐水灌肠、温湿敷或35%～50%的酒精(乙醇)溶液擦浴等方法,或给予阿司匹林、对乙酰氨基酚、布洛芬制剂口服或 20%的安乃近肌内注射或滴鼻、小儿退热栓(吲哚美辛栓)肛门塞入,均可取得较好的降温效果。非超高热最好不用糖皮质激素类药物治疗。

(2)高热惊厥者可给予镇静、止惊等处理。

(3)咽痛者可含服咽喉片。

(4)鼻塞者可在进食前或睡前用 0.5%的麻黄素液滴鼻。用药前应先清除鼻腔分泌物,每次每侧鼻孔滴入 1～2 滴,可减轻鼻黏膜充血肿胀,使呼吸道通畅,便于呼吸和吮乳。

(四)中医疗法

常用中成药如银翘散、板蓝根冲剂、感冒退热冲剂、小柴胡冲剂、藿香正气散等。上呼吸道感染在中医称"伤风感冒",根据临床辨证分为风寒感冒和风热感冒,分别选用辛温解表方剂和宜辛凉解表方剂,疗效可靠。

七、预防

(1)加强锻炼,以增强机体抵抗力和防止病原体入侵。

(2)提倡母乳喂养,经常到户外活动,多晒阳光,防治营养不良及佝偻病。

(3)患者应尽量不与健康小儿接触,在呼吸道发病率高的季节,避免去人多拥挤的公共场所。

(4)避免发病诱因,注意卫生,保持居室空气新鲜,在气候变化时注意增减衣服,避免交叉感染。

(5)对反复呼吸道感染的小儿可用左旋咪唑每日 2.5 mg/kg,每周服 2 d,3 个月一疗程。或用转移因子,每周注射 1 次,每次 4 U,连用 3～4 月。中药黄芪每日 6～9 g,连服 2～3 个月,对减少复发次数也有一定效果。

(张苏棉)

第十节　急性毛细支气管炎

急性毛细支气管炎是 2 岁以下婴幼儿特有的一种呼吸道感染性疾病,尤其以 6 个月内的婴儿最为多见,是此年龄最常见的一种严重的急性下呼吸道感染。以呼吸急促、三凹征和喘鸣为主要临床表现。主要为病毒感染,50％以上为呼吸道合胞病毒(RSV),其他副流感病毒、腺病毒亦可引起,RSV 是本病流行时唯一的病原。寒冷季节发病率较高,多为散发性,也可成为流行性。发病率男女相似,但男婴重症较多。早产儿、慢性肺疾病及先天性心脏病患儿为高危人群。

一、诊断

(一)表现

1.症状

(1)2 岁以内婴幼儿,急性发病。

(2)上呼吸道感染后 2～3 d 出现持续性干咳和发作性喘憋,咳嗽和喘憋同时发生,症状轻重不等。

(3)无热、低热、中度发热,少见高热。

2.体征

(1)呼吸浅快,60～80 次/分,甚至 100 次/分以上;脉搏快而细,常达 160～200 次/分。

(2)鼻煽明显,有三凹征;重症面色苍白或发绀。

(3)胸廓饱满呈桶状胸,叩诊过清音,听诊呼气相呼吸音延长,呼气性喘鸣。毛细支气管梗阻严重时,呼吸音明显减低或消失,喘憋稍缓解时,可闻及弥漫性中、细湿啰音。

(4)因肺气肿的存在,肝脾被推向下方,肋缘下可触及,合并心力衰竭时肝脏可进行性增大。

(5)因不显性失水量增加和液体摄入量不足,部分患儿可出现脱水症状。

(二)辅助检查

1.胸部 X 线检查

可见不同程度的梗阻性肺气肿(肺野清晰,透亮度增加),约 1/3 的患儿有肺纹理增粗及散在的小点片状实变影(肺不张或肺泡炎症)。

2.病原学检查

可取鼻咽部洗液做病毒分离检查,呼吸道病毒抗原的特异性快速诊断,呼吸道合胞病毒感染的血清学诊断,都可对临床诊断提供有力佐证。

二、鉴别诊断

患儿年龄偏小,在发病初期即出现明显的发作性喘憋,体检及 X 线检查在初期即出现明显肺气肿,故与其他急性肺炎较易区别。但本病还需与以下疾病鉴别:

(一)婴幼儿哮喘

婴儿的第一次感染性喘息发作,多数是毛细支气管炎。毛细支气管炎当喘憋严重时,毛细支气管接近于完全梗阻,呼吸音明显降低,此时湿啰音也不易听到,不应误认为是婴幼儿哮喘发作。如有反复多次喘息发作,亲属有变态反应史,则有婴幼儿哮喘的可能。婴幼儿哮喘一般不发热,表现为突发突止的喘憋,可闻及大量哮鸣音,对支气管扩张药及皮下注射小剂量肾上腺素效果明显。

(二)喘息性支气管炎

发病年龄多见于 1~3 岁幼儿,常继发于上感之后,多为低至中等度发热,肺部可闻及较多不固定的中等湿啰音、喘鸣音。病情多不重,呼吸困难、缺氧不明显。

(三)粟粒性肺结核

有时呈发作性喘憋,发绀明显,多无啰音。有结核接触史或家庭病史,结核中毒症状,PPD 试验阳性,可与急性毛细支气管炎鉴别。

(四)可发生喘憋的其他疾病

如百日咳、充血性心力衰竭、心内膜弹力纤维增生症、吸入异物等。

(1)因肺脏过度充气,肝脏被推向下方,可在肋缘下触及,且患儿的心率与呼吸频率均较快,应与充血性心力衰竭鉴别。

(2)急性毛细支气管炎一般多以上呼吸道感染症状开始,此点可与充血性心力衰竭、心内膜弹力纤维增生症、吸入异物等鉴别。

(3)百日咳为百日咳鲍特杆菌引起的急性呼吸道传染病,人群对百日咳普遍易感。目前我国百日咳疫苗为计划免疫接种,发病率明显下降。百日咳典型表现为阵发、痉挛性咳嗽,痉咳后伴 1 次深长吸气,发出特殊的高调鸡鸣样吸气性吼声,俗称"回勾"。咳嗽一般持续 2~6 周。发病早期外周血白细胞计数增高,以淋巴细胞为主。采用鼻咽拭子法培养阳性率较高,第 1 周可达 90%。百日咳发生喘憋时需与急性毛细支气管炎鉴别,典型的痉咳、鸡鸣样吸气性吼声、白细胞计数增高以淋巴细胞为主、细菌培养百日咳鲍特杆菌阳性可鉴别。

三、治疗

该病最危险的时期是咳嗽及呼吸困难发生后的 48~72 小时。主要死因是过长的呼吸暂停、严重的失代偿性呼吸性酸中毒、严重脱水。病死率为 1%~3%。

(一)对症治疗

吸氧、补液、湿化气道、镇静、控制喘憋。

(二)抗生素

考虑有继发细菌感染时,应想到金黄色葡萄球菌、大肠杆菌或其他院内感染病菌的可能。对继发细菌感染的重症患儿,应根据细菌培养结果选用敏感抗生素。

(三)并发症的治疗

及时发现和处理代谢性酸中毒、呼吸性酸中毒、心力衰竭及呼吸衰竭。并发心力衰竭时应及时采用快速洋地黄药物,如毛花苷 C。对疑似心力衰竭的患儿,也可及早试用洋地黄药物观察病情变化。

(1)监测心电图、呼吸和血氧饱和度,通过监测及时发现低氧血症、呼吸暂停及呼吸衰竭的发生。一般吸入氧气浓度在 40% 以上即可纠正大多数低氧血症。当患儿出现吸气时呼吸音消失,严重三凹征,吸入氧气浓度在 40% 仍有发绀,对刺激反应减弱或消失,血二氧化碳分压升高,应考虑做辅助通气治疗。病情较重的小婴儿可有代谢性酸中毒,需做血气分析。约 1/10 的患者有呼吸性酸中毒。

（2）毛细支气管炎患儿因缺氧、烦躁而导致呼吸、心跳增快，需特别注意观察肝脏有无在短期内进行性增大，从而判断有无心力衰竭的发生。小婴儿和有先天性心脏病的患儿发生心力衰竭的机会较多。

（3）过度换气及液体摄入量不足的患儿要考虑脱水的可能。观察患儿哭时有无眼泪，皮肤及口唇黏膜是否干燥，皮肤弹性及尿量多少等，以判断脱水程度。

（四）抗病毒治疗

利巴韦林、中药双黄连。

1.利巴韦林

常用剂量为每日 $10\sim15$ mg/kg，分 $3\sim4$ 次。利巴韦林是于 1972 年首次合成的核苷类广谱抗病毒药，最初的研究认为，它在体外有抗 RSV 作用，但进一步的试验却未能得到证实。目前美国儿科协会不再推荐常规应用这种药物，但强调对某些高危、病情严重患儿可以用利巴韦林治疗。

2.中药双黄连

北京儿童医院采用双盲随机对照方法的研究表明，双黄连雾化吸入治疗 RSV 引起的下呼吸道感染是安全有效的方法。

（五）呼吸道合胞病毒（RSV）特异治疗

1.静脉用呼吸道合胞病毒免疫球蛋白（RSV-IVIG）

在治疗 RSV 感染时，RSV-IVIG 有两种用法：①一次性静脉滴注 RSV-IVIG 1 500 mg/kg；②吸入疗法，只在住院第 1 天给予 RSV-IVIG 制剂吸入，共 2 次，每次 50 mg/kg，约 20 分钟，间隔 $30\sim60$ 分钟。两种用法均能有效改善临床症状，明显降低鼻咽分泌物中的病毒含量。

2.RSV 单克隆抗体

用法为每月肌内注射 1 次，每次 15 mg/kg，用于整个 RSV 感染季节，在 RSV 感染开始的季节提前应用效果更佳。

（六）支气管扩张药及肾上腺糖皮质激素

1.支气管扩张药

过去认为支气管扩张药对毛细支气管炎无效，目前多数学者认为，用 β 受体兴奋药治疗毛细支气管炎有一定的效果。综合多个研究表明，肾上腺素为支气管扩张药中的首选药。

2.肾上腺糖皮质激素

长期以来对糖皮质激素治疗急性毛细支气管炎的争议仍然存在，目前尚无定论。但有研究表明，糖皮质激素对毛细支气管炎的复发有一定的抑制作用。

四、疗效分析

1.病程

一般为 $5\sim15$ 天。恰当的治疗可缩短病程。

2.病情加重

如果经过合理治疗病情无明显缓解，应考虑以下方面：①有无并发症出现，如合并心力衰竭者病程可延长；②有无先天性免疫缺陷或使用免疫抑制剂；③小婴儿是否输液过多，加重喘憋症状。

五、预后

预后大多良好。婴儿期患毛细支气管炎的患儿易于在病后半年内反复咳喘，随访 $2\sim7$ 年有 $20\%\sim50\%$ 发生哮喘。其危险因素为过敏体质、哮喘家族史、先天小气道等。

（张苏棉）

第十一节　急性感染性喉炎

急性感染性喉炎是喉黏膜急性弥漫性炎症。临床上以犬吠样咳嗽、声嘶、喉鸣、吸气性呼吸困难为特征。可发生于任何季节，以冬春季为多。多见于 5 岁以下，尤其是婴幼儿，新生儿罕见。

一、病因

引起上感的病毒、细菌均可引起急性喉炎。常见的病毒为副流感病毒、流感病毒和腺病毒，常见的细菌为金黄色葡萄球菌、链球菌和肺炎链球菌。患麻疹、百日咳、猩红热、流感、白喉等急性传染病时，也容易并发急性喉炎。由于小儿喉腔狭窄，喉软骨柔软，黏膜下淋巴组织丰富，组织疏松，炎症时易水肿、充血，发生喉梗阻。所以，小儿急性喉炎的病情比成人严重。

二、临床表现

起病急、症状重。患儿可有发热、头痛等上感的全身症状，但多不突出。主要表现有声嘶、咳嗽、喉鸣、吸气性呼吸困难，其特征是犬吠样咳嗽，呈"空、空"的咳声。喉镜检查可见喉黏膜充血，肿胀，尤以声门下区红肿明显，喉腔狭窄，喉黏膜表面可有脓性或黏液性分泌物附着。一般白天症状较轻，夜间入睡后由于喉部肌肉松弛，分泌物阻塞，症状加重，可出现吸气性喉鸣和吸气性呼吸困难、发憋，甚至出现喉梗阻，严重者可窒息死亡。

喉梗阻按吸气性呼吸困难的轻重，临床上分为 4 度。①Ⅰ度：安静时无症状，仅活动后吸气性喉鸣、呼吸困难，肺呼吸音清晰，心率无改变。②Ⅱ度：安静时也有吸气性喉鸣和呼吸困难，轻度三凹征。不影响睡眠和进食，肺部听诊可闻及喉传导音或病理性呼吸音，心率增快。无明显缺氧的表现。③Ⅲ度：除上述呼吸梗阻症状进一步加重外，患儿因缺氧而出现烦躁不安，口唇、指趾发绀，头面出汗、惊恐面容。听诊呼吸音明显减低，心音低钝，心率快。④Ⅳ度：患儿渐显衰竭、昏睡状态，由于呼吸无力，三凹征可不明显，面色苍白或发灰，肺部听诊呼吸音几乎消失，仅有气管传导音，心音低钝，心律不齐，如不及时抢救可因严重缺氧和心力衰竭而死亡。

三、诊断和鉴别诊断

根据急起的犬吠样咳嗽、声嘶、吸气性喉鸣和吸气性呼吸困难、昼轻夜重等可做出诊断。但需和急性喉痉挛、白喉、呼吸道异物等其他原因引起的喉梗阻鉴别。

四、治疗

(一)保持呼吸道通畅

清除口咽部分泌物，防止缺氧，必要时，可用 1%麻黄素以及肾上腺皮质激素超声雾化吸入，有利于黏膜水肿消退。

(二)积极控制感染

由于病情进展快，难以判断感染系病毒或细菌引起，因此，宜选用足量抗生素治疗。常用者为青霉素类、头孢菌素类以及大环内酯类。

(三)肾上腺皮质激素

因其非特异性的抗炎、抗过敏作用，能较快减轻喉头水肿，缓解喉梗阻。应与抗生素同时应用。常用泼尼松每天 1～2 mg/kg，分次口服。严重者可用地塞米松或氢化可的松注射。激素应用时间不宜过长，一般 2～3 天即可。

（四）对症治疗

缺氧者给予氧气吸入；烦躁不安者可应用镇静剂，异丙嗪有镇静和减轻喉头水肿的作用，而氯丙嗪可使喉头肌肉松弛，加重呼吸困难不宜使用；痰多者可止咳祛痰，严重时直接喉镜吸痰。

（五）气管切开

经上述处理，病情不见缓解，缺氧进一步加重，或Ⅲ度以上的喉梗阻，应及时气管切开，以挽救生命。

（张苏棉）

第十二节　急性支气管炎

急性支气管炎为儿科常见病，常继发于上呼吸道感染之后，也为肺炎的早期表现。气管常同时受累，故诊断应为急性气管、支气管炎。是某些急性传染病如麻疹、百日咳、白喉等的常见并发症。

一、病因

病原体多为病毒、细菌，临床多见为细菌和病毒混合感染。凡能引起上呼吸道感染的病原体均可引起支气管炎。

二、临床表现

起病可急可缓。发病早期常有上呼吸道症状，最常见的症状是发热、咳嗽。体温多波动在38.5 ℃左右，可持续3～5 d。咳嗽初为干咳，以后随分泌物增多而出现咳痰，初期为白色黏痰，随着病情进展渐转成脓痰。婴幼儿晨起时或兴奋时咳嗽加剧，偶有百日咳样阵咳。全身症状表现为精神不振，食欲低下，呼吸急促、呕吐、腹泻等，年长儿全身症状较轻，但可诉有头痛、乏力、咽部不适、胸痛等。体征可有咽部充血，肺部听诊早期为呼吸音粗糙，随病情进展可闻及散在干啰音及粗湿啰音，但啰音的部位多不固定，随着咳嗽及体位改变啰音可减少或消失。

婴幼儿时期有一种特殊类型的支气管炎，称为哮喘性支气管炎，是指婴幼儿时期有哮喘表现的支气管炎。多发生在2岁以下，体质虚胖以及有湿疹或过敏史的小儿。患儿除有急性支气管炎临床表现外，往往伴有哮喘症状及体征，如呼气性呼吸困难，三凹征阳性，口唇发绀，双肺可闻哮鸣音及少量湿性啰音，以哮鸣音为主，肺部叩诊呈鼓音。本病有反复发作倾向，每次发作症状、体征类同，但一般随年龄增长而发作减少，仅有少数至年长后发展为支气管哮喘。

三、辅助检查

胸片显示正常，或者肺纹理增强，肺门阴影增深。病毒感染者周围血白细胞总数正常或偏低，细菌感染或混合感染者周围血白细胞总数及中性粒细胞均可增高。

四、诊断与鉴别诊断

根据临床症状与体征主要为发热、咳嗽及肺部不固定粗的干、湿啰音，诊断不难。婴幼儿急性支气管炎病情较重时与肺炎早期不易鉴别，应按肺炎处理。哮喘性支气管炎应与支气管哮喘鉴别，后者多见于年长儿，起病急骤，反复发作，用皮质激素等气雾剂可迅速缓解或用肾上腺素皮下注射有效。

五、治疗

（一）一般治疗

同上呼吸道感染，需经常改变体位，使呼吸道分泌物易于排出。

（二）控制感染

对考虑为细菌感染或混合感染者可使用抗生素，首选青霉素类抗生素，如青霉素、氨苄西林、阿莫西林（羟氨苄青霉素），病原菌明确为百日咳杆菌或肺炎支原体、衣原体者选用大环内酯类，如红霉素、罗红霉素、阿奇霉素等。

（三）对症治疗

对频繁干咳者可给镇咳药，而呼吸道分泌物多者一般尽量不用镇咳剂或镇静剂，以免抑制咳嗽反射，影响黏痰咳出。常用止咳祛痰药有复方甘草合剂、急支糖浆、川贝枇杷露。对痰液黏稠者可行超产雾化吸入（含 α-糜蛋白酶、庆大霉素、利巴韦林（病毒唑）、肾上腺皮质激素等），亦可用 10% 氯化铵，每次 0.1～0.2 mL/kg 口服。对哮喘性支气管炎，可口服氨茶碱，每次 2～4 mg/kg，每 6 h 1 次，伴有烦躁不安者可与异丙嗪合用，每次 1 mg/kg，每 6 h 1 次；哮喘严重者可口服泼尼松或用氢化可的松（或地塞米松）加入 10% 葡萄糖溶液中静脉滴注，疗程 1～3 d。

六、预防

与上呼吸道感染的预防相同。对反复发作者可用气管炎疫苗，在发作间歇期开始注射，每周 1 次，每次 0.1 mL，若无不良反应，以后每次递增 0.1 mL，至每次 0.5 mL 为最大量，10 次为 1 疗程。效果显著者可再用几个疗程。

（魏慧娟）

第十三节　小儿肺炎

肺炎为小儿时期的常见病。引起肺炎的病因是细菌和病毒感染，病毒以呼吸道合胞病毒、腺病毒、流感病毒、副流感病毒为常见，细菌以肺炎链球菌、金黄色葡萄球菌、溶血链球菌、B 型流感杆菌为常见。此外，霉菌、肺炎支原体、原虫、误吸异物及机体变态反应也是引起肺炎的病因。

目前临床上尚无统一的肺炎分类方法，按病理分类可分为大叶性肺炎、支气管肺炎、间质性肺炎；按病原分类分为细菌性、病毒性、霉菌性、肺炎支原体性肺炎等。实际应用中若病原确定，即按确诊的病原分类，不能肯定病原时按病理形态分类。对上述两种分类方法诊断的肺炎还可按病程分类，病程在 1～3 个月为迁延性肺炎，3 个月以上为慢性肺炎。

不同病因引起的肺炎，其临床表现的共同点为发热、咳嗽、呼吸急促或呼吸困难、肺部啰音，而其病程、病理特点、病变部位及体征、X 射线检查表现各有特点，现分述如下：

一、支气管肺炎

支气管肺炎是婴幼儿期最常见的肺炎，全年均可发病，以冬春寒冷季节多发，华南地区夏季发病为数亦不少。先天性心脏病、营养不良、佝偻病患儿及居住条件差、缺少户外活动或空气污染较严重地区的小儿均较易发生支气管肺炎。

（一）病因

支气管肺炎的病原微生物为细菌和病毒。细菌感染中大部分为肺炎链球菌感染，其他如葡萄球菌、溶血性链球菌、流感嗜血杆菌、大肠杆菌、绿脓杆菌亦可致病，但杆菌类较为少见；病毒感染主要为腺病毒、呼吸道合胞病毒、流感病毒、副流感病毒的感染。此外，亦可继发于麻疹、百日咳等急性传染病。

（二）病理

支气管肺炎的病理改变因病原微生物不同可表现为两种类型：

1. 细菌性肺炎

以肺泡炎症为主要表现。肺泡毛细血管充血，肺泡壁水肿，炎性渗出物中含有中性粒细胞、红细胞、细菌。病变侵袭邻近的肺泡呈小点片状灶性炎症，故又称为小叶性肺炎，此时间质病变往往不明显。

2. 病毒性肺炎

以支气管壁、细支气管壁及肺泡间隔的炎症和水肿为主，局部可见单核细胞浸润。细支气管上皮细胞坏死，管腔被黏液和脱落的细胞、纤维渗出物堵塞，形成病变部位的肺泡气肿或不张。

上述两类病变可同时存在，见于细菌和病毒混合感染的肺炎。

（三）病理生理

由于病原体产生的毒素为机体所吸收，因而存在全身性毒血症。

（1）肺泡间质炎症使通气和换气功能均受到影响，导致缺氧和二氧化碳潴留。若肺部炎症广泛，机体的代偿功能不能缓解缺氧和二氧化碳潴留，则病情加重，血氧分压及氧饱和度下降，二氧化碳潴留加剧，出现呼吸功能衰竭。

（2）心肌对缺氧敏感，缺氧及病原体毒素两者作用可导致心肌劳损及中毒性心肌炎，使心肌收缩力减弱，又因缺氧、二氧化碳潴留引起肺小动脉收缩、右心排出阻力增加，可导致心力衰竭。

（3）中枢神经系统对缺氧十分敏感，缺氧和二氧化碳潴留致脑血管扩张、血管通透性增高，脑组织水肿、颅内压增高，表现有神态改变和精神症状，重症者可出现中枢性呼吸衰竭。

（4）缺氧可使胃肠道血管通透性增加，病原体毒素又可影响胃肠道功能，出现消化道症状，重症者可有消化道出血。

（5）肺炎早期由于缺氧，反射性地增加通气，可出现呼吸性碱中毒。机体有氧代谢障碍，酸性代谢产物堆积，加之高热，摄入水分和食物不足，均可导致代谢性酸中毒。二氧化碳潴留、血中 H^+ 浓度不断增加，pH 降低，产生呼吸性酸中毒。在酸中毒纠正时二氧化碳潴留改善，pH 上升，钾离子进入细胞内，血清钾下降，可出现低钾血症。

（四）临床表现

肺炎为全身性疾病，各系统均有症状。病情轻重不一，病初均有急性上呼吸道感染症状。

主要表现为发热、咳嗽、气急。发热多数为不规则型，热程短者数天，长者可持续 1～2 周；咳嗽频繁，婴幼儿常咳不出痰液，每在吃乳时呛咳，易引起乳汁误吸而加重病情；气急、呼吸频率增加至每分钟40～60 次以上，鼻翼煽动、呻吟并有三凹征，口唇、鼻唇周围及指、趾端发绀，新生儿常口吐泡沫。肺部听诊早期仅为呼吸音粗糙，继而可闻及中、细湿啰音，哭闹时及吸气末期较为明显。病灶融合、肺实变时出现管状呼吸音。若一侧呼吸音降低伴有叩诊浊音时应考虑胸腔积液。体弱婴儿及新生儿的临床表现不典型，可无发热、咳嗽，早期肺部体征亦不明显，但常有呛乳及呼吸频率增快，鼻唇区轻度发绀。重症患儿可表现呼吸浅速，继而呼吸节律不齐，潮式呼吸或叹息样、抽泣样呼吸，呼吸暂停，发绀加剧等呼吸衰竭的症状。

1. 循环系统

轻症出现心率增快，重症者心率增快可达 140～160 次/分以上，心音低钝，面色苍白且发灰，呼吸困难和发绀加剧。若患儿明显烦躁不安，肝脏短期内进行性增大，上述症状不能以体温升高或肺部病变进展解释，应考虑心功能不全。此外，重症肺炎尚有中毒性心肌炎、心肌损害的表现，或由于微循环障碍引起弥散性血管内凝血（DIC）的症状。

2. 中枢神经系统

轻者可表现烦躁不安或精神萎靡，重者由于存在脑水肿及中毒性脑病，可发生痉挛、嗜睡、昏迷，重度缺氧和二氧化碳潴留可导致眼球结膜及视神经乳头水肿、呼吸不规则、呼吸暂停等中枢性呼吸衰竭的表现。

3. 消化系统

轻者胃纳减退、轻微呕吐和腹泻，重症者出现中毒性肠麻痹、腹胀，听诊肠鸣音消失，伴有消化道出血症状(呕吐咖啡样物并有黑便)。

（五）辅助检查

血白细胞总数及中性粒细胞百分比增高提示细菌性肺炎,病毒性肺炎时白细胞计数大多正常。

1.病原学检查

疑为细菌性肺炎,早期可做血培养,同时吸取鼻咽腔分泌物做细菌培养,若有胸腔积液可做穿刺液培养,这有助于细菌病原体的确定。疑病毒性肺炎可取鼻咽腔洗液做免疫荧光检查、免疫酶检测、病毒分离或双份血清抗体测定以确定病原体。

2.血气分析

对气急显著伴有轻度中毒症状的病儿,均应做血气分析。病程中还需进行监测,有助于及时给予适当处理,并及早发现呼吸衰竭的病儿。肺炎患儿常见的变化为低氧血症、呼吸性酸中毒或混合性酸中毒。

3.X线检查

多见于双肺内带及心膈角区、脊柱两旁小斑片状密度增深影,其边缘模糊,中间密度较深,病灶互相融合成片,其中可见透亮、规则的支气管充气影,伴有广泛或局限性肺气肿。间质改变则表现两肺各叶纤细条状密度增深影,行径僵直,线条可互相交错或呈两条平行而中间透亮影称为双轨征;肺门区可见厚壁透亮的环状影为袖口征,并有间质气肿,在病变区内可见分布不均的小圆形薄壁透亮区。

（六）诊断与鉴别诊断

根据临床表现有发热、咳嗽、气急,体格检查肺部闻及中、细水泡音即可做出诊断,还可根据病程、热程、全身症状以及有无心功能不全、呼吸衰竭、神经系统的症状来判别病情轻重,结合X线摄片结果及辅助检查资料初步做出病因诊断。免疫荧光抗体快速诊断法可及时做出腺病毒、呼吸道合胞病毒等病原学诊断。

支气管肺炎应与肺结核及支气管异物相鉴别。肺结核及肺炎临床表现有相似之处,均有发热、咳嗽,粟粒性肺结核患者尚有气促、轻微发绀,但一般起病不如肺炎急,且肺部啰音不明显,X线摄片有结核的特征性表现,结核菌素试验及结核接触史亦有助于鉴别。气道异物患儿有呛咳史,有继发感染或病程迁延时亦可有发热及气促,X线摄片在异物堵塞部位出现肺不张及肺气肿,若有不透光异物影则可明确诊断。此外,尚需与较少见的肺含铁血黄素沉着症等相鉴别。

（七）并发症

以脓胸、脓气胸、心包炎及败血症(包括葡萄球菌脑膜炎、肝脓疡)为多见,常由金黄色葡萄球菌引起,肺炎链球菌、大肠杆菌亦可引起化脓性并发症。患儿体温持续不降,呼吸急促且伴中毒症状,应摄胸片及作其他相应检查以了解并发症存在情况。

（八）治疗

1.护理

病儿应置于温暖舒适的环境中,室温保持在20 ℃左右,湿度以60％为佳,并保持室内空气流通。做好呼吸道护理,清除鼻腔分泌物、吸出痰液,每天2次做超声雾化使痰液稀释便于吸出,以防气道堵塞影响通气。配置营养适当的饮食并补充足够的维生素和液体,经常给患儿翻身、拍背、变换体位或抱起活动以利分泌物排出及炎症吸收。

2.抗生素治疗

根据临床诊断考虑引起肺炎的可能病原体,选择敏感的抗菌药物进行治疗。抗生素主要用于细菌性肺炎或疑为病毒性肺炎但难以排除细菌感染者。根据病情轻重和病儿的年龄决定给药途径,对病情较轻的肺炎链球菌性肺炎和溶血性链球菌性肺炎、病原体未明的肺炎可选用青霉素肌内注射,对年龄小而病情较重的婴幼儿应选用两种抗生素静脉用药。疑为金黄色葡萄球菌感染的患儿选用青霉素 P_{12}、头孢菌素、红霉素,革兰氏阴性杆菌感染选用第三代头孢菌素或庆大霉素、丁胺卡那霉素、氨苄西林,绿脓杆菌肺炎选用羧苄青霉素、丁胺卡那霉素或头孢类抗生素,支原体肺炎选用大环内酯类抗生素。一般宜在热降、症状好转、肺炎体征基本消失或X线摄片、胸透病变明显好转后2～7 d才能停药。病毒性肺炎应用抗生素治疗无效,但合并或继发细菌感染需应用抗生素治疗。

3.对症处理

(1)氧疗:无明显气促和发绀的轻症患儿可不予氧疗,但需保持安静。烦躁不安、气促明显伴有口唇发绀的患儿应给予氧气吸入,经鼻导管或面罩、头罩给氧,一般氧浓度不宜超过40%,氧流量1～2 L/min。

(2)心力衰竭的治疗:对重症肺炎出现心力衰竭时,除即给吸氧、镇静剂及适当应用利尿剂外,应给快速洋地黄制剂,可选用:①地高辛口服饱和量<2岁为0.04～0.05 mg/kg,>2岁为0.03～0.04 mg/kg,新生儿、早产儿为0.02～0.03 mg/kg;静脉注射量为口服量的2/3～3/4。首次用饱和量的1/3～1/2量,余量分2～3次给予,每4～8 h 1次。对先天性心脏病及心力衰竭严重者,在末次给药后12 h可使用维持量,为饱和量的1/5～1/4,分2次用,每12 h 1次。应用洋地黄制剂时应慎用钙剂。②毛花苷C(西地兰),剂量为每次0.01～0.015 mg/kg,加入10%葡萄糖液5～10 mL中静脉推注,必要时间隔2～3 h可重复使用,一般用1～2次后改用地高辛静脉饱和量法,24 h饱和。此外,亦可选用毒毛花苷K(毒毛旋花子甙K),饱和量0.007～0.01 mg/kg,加入10%葡萄糖10～20 mL中缓慢静脉注射。

(3)降温与镇静:对高热患儿应用物理降温,头部冷敷,冰袋或酒精擦浴。对乙酰氨基酚10～15 mg/kg或布洛芬5～10 mg/kg口服,亦可用安乃近5～10 mg/kg肌内注射或口服,烦躁不安者应用镇静剂,氯丙嗪(冬眠灵)和异丙嗪(非那根)各0.5～1.0 mg/kg,或用苯巴比妥(鲁米那)5 mg/kg,肌内注射,亦可用地西泮(安定)每次0.2～0.3 mg/kg(呼吸衰竭者应慎用)。

(4)祛痰平喘:婴幼儿咳嗽及排痰能力较差,除及时清除鼻腔分泌物及吸出痰液外,可用祛痰剂稀释痰液,用沐舒坦口服或痰易净雾化吸入,亦可选用中药。对咳嗽伴气喘者应用氨茶碱、复方氯喘、爱纳灵等解除支气管痉挛。

(5)对因低钾血症引起腹胀患儿应纠正低钾,必要时可应用胃肠减压。

4.肾上腺皮质激素的应用

一般肺炎不需应用肾上腺皮质激素,尤其疑为金黄色葡萄球菌感染时不应使用,以防止感染播散。重症肺炎、有明显中毒症状或喘憋较甚者,可短期使用,选用地塞米松或氢化可的松,疗程不超过3～5 d。

5.维持液体和电解质平衡

肺炎病儿应适当补液,按每天60～80 mL/kg计算,发热、气促或入液量少的患儿应适当增加入液量,采用生理维持液(1:4)均匀静脉滴注,适当限制钠盐。肺炎伴腹泻有重度脱水者应按纠正脱水计算量的3/4补液,速度宜稍慢。对电解质失衡的患儿亦应适当补充。

6.脑水肿的治疗

纠正缺氧,使用脱水剂减轻脑水肿,减低颅压。可采用20%甘露醇每次1.0～1.5 g/kg,每4～6 h静脉注射,或短程使用地塞米松每天5～10 mg,一般疗程不超过3 d。

7.支持治疗

对重症肺炎、营养不良、体弱患儿应用少量血或血浆做支持疗法。

8.物理疗法

病程迁延不愈者使用理疗,帮助炎症吸收。局部使用微波、超短波或红外线照射,每天1次,7～10 d为1个疗程,或根据肺部炎症部位不同采用不同的体位拍击背部亦有利于痰液引流和分泌物排出。

9.并发症的治疗

并发脓胸及脓气胸时应给予适当抗生素,供给足够的营养,加强支持治疗,胸腔穿刺排脓,脓液多或稠厚时应作闭合引流。并发气胸时应做闭合引流,发生高压气胸情况紧急时可在第二肋间乳线处直接用空针抽出气体以免危及生命。

(九)预后

轻症肺炎经治疗都能较快痊愈。重症肺炎处理及时,大部分患儿可获痊愈。体弱、营养不良、先天性心脏病、麻疹、百日咳等急性传染病合并肺炎或腺病毒及葡萄球菌肺炎者病情往往危重。肺炎病死者大部分为重症肺炎。

（十）预防

首先应加强护理和体格锻炼，增强小儿的体质，防止呼吸道感染，按时进行计划免疫接种，预防呼吸道传染病，均可减少肺炎的发病。

二、腺病毒肺炎

腺病毒肺炎是小儿发病率较高的病毒性肺炎之一，其特点为重症患者多，病程长，部分患儿可留有后遗症。腺病毒上呼吸道感染及肺炎可在集体儿童机构中流行，出生6个月～2岁易发本病，我国北方发病率高于南方，病情亦较南方为重。

1.病因

病原体为腺病毒，我国流行的腺病毒肺炎多数由3型及7型引起，但11、5、9、10、21型亦有报道。临床上7型重于3型。

2.病理

腺病毒肺炎病变广泛，表现为灶性或融合性、坏死性肺浸润和支气管炎，两肺均可有大片实变坏死，以两下叶为主，实变以外的肺组织可有明显气肿。支气管、毛细支气管及肺泡有单核细胞及淋巴细胞浸润，上皮细胞损伤，管壁有坏死、出血，肺泡上皮细胞显著增生，细胞核内有包涵体。

3.临床表现

潜伏期为3～8 d，起病急骤，体温在1～2 d内升高至39 ℃～40 ℃，呈稽留不规则高热，轻症者7～10 d退热，重者持续2～3周。咳嗽频繁，多为干咳；同时出现不同程度的呼吸困难及阵发性喘憋。疾病早期即可呈现面色灰白、精神委靡、嗜睡，伴有纳呆、恶心、呕吐、腹泻等症状，疾病到第1～2周可并发心力衰竭，重症者晚期可出现昏迷及惊厥。

肺部体征常在高热4～7 d后才出现，病变部位出现湿啰音，有肺实变者出现呼吸音减低，叩诊呈浊音，明显实变期闻及管状呼吸音。肺部体征一般在病程第3～4周渐渐减少或消失，重症者至第4～6周才消失，少数病例可有胸膜炎表现，出现胸膜摩擦音。

部分病儿皮肤出现淡红色斑丘疹，肝、脾肿大，DIC时表现皮肤、黏膜、消化道出血症状。

4.辅助检查

早期胸部X线摄片无变化，一般在2～6 d出现，轻者为肺纹理增粗或斑片状炎症影，重症可见大片状融合影，累及节段或整个肺叶，以两下肺为多见，轻者3～6周，重者4～12周病变才逐渐消失。部分病儿可留有支气管扩张、肺不张、肺气肿、肺纤维化等后遗症。

周围血象在病变初期白细胞总数大多减少或正常，以淋巴细胞为主，后期有继发感染时白细胞及中性粒细胞可增多。

5.诊断

主要根据典型的临床表现、抗生素治疗无效、肺部X线摄片显示典型病变来诊断。病原学确诊要依据鼻咽洗液病毒检测、双份血清抗体测定，目前采用免疫荧光法及免疫酶技术作快速诊断有助于及时确诊。

6.治疗

对腺病毒肺炎尚无特效治疗方法，以综合治疗为主。对症治疗、支持疗法有镇静、退热、吸氧、雾化吸入，纠正心力衰竭，维持水、电解质平衡。若发生呼吸衰竭应及早进行气管插管，并使用人工呼吸机。有继发感染时应适当使用抗生素，早期患者可使用利巴韦林（三氮唑核苷）。

腺病毒肺炎病死率为5%～15%，部分患者易遗留迁延性肺炎、肺不张、支气管扩张等后遗症。

三、金黄色葡萄球菌肺炎

金黄色葡萄球菌肺炎是儿科临床常见的细菌性肺炎之一，病情重，易发生并发症。由于耐药菌株的出现，治疗亦较为困难。全年均可发病，以冬春季为多。近年来发病率有下降。

1. 病因与发病机制

病原菌为金黄色葡萄球菌,具有很强的毒力,能产生溶血毒素、血浆凝固酶、去氧核糖核酸分解酶、杀白细胞素。病原菌由人体体表或黏膜进入体内,由于上述毒素和酶的作用,使其不易被杀灭,并随血液循环播散至全身,肺脏极易被累及。尚可有其他迁徙病灶,亦可由呼吸道感染后直接累及肺脏导致肺部炎症。

2. 病理

金黄色葡萄球菌肺炎好发于胸膜下组织,以广泛的出血坏死及多个脓肿形成特点。细支气管及其周围肺泡发生的坏死使气道内气体进入坏死区周围肺间质和肺泡,由于脓性分泌物充塞细支气管,成为活瓣样堵塞,使张力渐增加而形成肺大泡(肺气囊肿)。邻近胸膜的脓肿破裂出现脓胸、气胸或脓气胸。

3. 临床表现

本病多见于婴幼儿,病初有急性上呼吸道感染的症状,或有皮肤化脓性感染。数日后突然高热,呈弛张型,新生儿或体弱婴儿可低热或无热。病情发展迅速,有较明显的中毒症状,面色苍白,烦躁不安或嗜睡,呼吸急促,咳嗽频繁伴气喘,伴有消化道症状如纳呆、腹泻、腹胀,重者可发生惊厥或休克。

患儿有发绀、心率增快。肺部体征出现较早,早期有呼吸音减低或散在湿啰音,并发脓胸、脓气胸时表现呼吸音减低,叩诊浊音,语颤减弱。伴有全身感染时因播散的部位不同而出现相应的体征。部分患者皮肤有红色斑丘疹或猩红热样皮疹。

4. 辅助检查

实验室检查白细胞总数及中性粒细胞均增高,部分婴幼儿白细胞总数可偏低,但中性粒细胞百分比仍高。痰液、气管吸出物及脓液细菌培养获得阳性结果,有助于诊断。

X 线摄片早期仅为肺纹理增多,一侧或两侧出现大小不等、斑片状密度增深影,边缘模糊。随着病情进展可迅速出现肺大泡、肺脓肿、胸腔积脓、气胸、脓气胸。重者可有纵隔积气、皮下积气、支气管胸膜瘘。病变持续时间较支气管肺炎为长。

5. 诊断与鉴别诊断

根据病史起病急骤、有中毒症状及肺部 X 线检查显示,一般均可作出诊断,脓液培养阳性可确诊病原菌。临床上需与肺炎链球菌、溶血性链球菌及其他革兰氏阴性杆菌引起的肺部化脓性病变相鉴别,主要依据病情和病程及病原菌培养阳性结果。

6. 治疗

金黄色葡萄球菌肺炎一般的治疗原则与支气管肺炎相同,但由于病情均较重,耐药菌株增多,应选用适当的抗生素积极控制感染并辅以支持疗法。及早、足量使用敏感的抗生素,采用静脉滴注以维持适当的血浓度,选用青霉素 P_{12} 或头孢菌素如头孢唑啉加用氨基糖苷类药物,用药后应观察 3~5 d,无效再改用其他药物。对耐甲氧西林或耐其他药物的菌株(MRSA)宜选用万古霉素。经治疗症状改善者,需在热降、胸片显示病变吸收后再巩固治疗 1~2 周才能停药。

并发脓胸需进行胸腔闭合引流,并发气胸当积气量少者可严密观察,积气量多或发生高压气胸应即进行穿刺排出气体或闭合引流。肺大泡常随病情好转而吸收,一般不需外科治疗。

7. 预后

由于近年来新的抗生素在临床应用,病死率已有所下降,但仍是儿科严重的疾病,体弱儿及新生儿预后较差。

四、衣原体肺炎

衣原体是一类专一细胞内寄生的微生物,能在细胞中繁殖,有独特的发育周期及独特的酶系统,是迄今为止最小的细菌,包括沙眼衣原体、鹦鹉热衣原体、肺炎衣原体和猪衣原体四个种。其中,肺炎衣原体和沙眼衣原体是主要的人类致病原。鹦鹉热衣原体偶可从动物传给人,而猪衣原体仅能使动物致病。衣原体肺炎主要是指由沙眼衣原体和肺炎衣原体引起的肺炎,目前也有鹦鹉热衣原体引起肺炎的报道,但较为少见。

衣原体都能通过细菌滤器,均含有 DNA、RNA 两种核酸,具有细胞壁,含有核糖体,有独特的酶系统,许多抗生素能抑制其繁殖。衣原体的细胞壁结构与其他的革兰阴性杆菌相同,有内膜和外膜,但都缺乏肽聚糖或胞壁酸。衣原体种都有共同抗原成分脂多糖(LPS)和独特的发育周期,包括具有感染性、细胞外无代谢活性的原体(elementary body,EB)和无感染性、细胞内有代谢活性的网状体(reticular body,RB)。具有感染性的原体可通过静电吸引特异性的受体蛋白黏附于宿主易感细胞表面,被宿主细胞通过吞噬作用摄入胞质。宿主细胞膜通过空泡(vacuole)将 EB 包裹,接受环境信号转化为 RB。EB 经摄入 9～12 小时后,即分化为 RB,后者进行二分裂,形成特征性的包涵体,约 36 小时后,RB 又分化为 EB,整个生活周期为 48～72 小时。释放过程可通过细胞溶解或细胞排粒作用或挤出整个包涵体而离开完整的细胞。RB 在营养不足、抗生素抑制等不良条件下并不转化为 EB,从而不易感染细胞,这可能与衣原体感染不易清除有关。这一过程在不同衣原体种间存在着差异,是衣原体长期感染及亚临床感染的生物学基础。

衣原体在人类致病是与免疫相关的病理过程。人类感染衣原体后,诱发机体产生细胞和体液免疫应答,但这些免疫应答的保护作用不强,因此常造成持续感染、隐性感染及反复感染。衣原体在人类致病是与迟发型超敏反应相关的病理过程。有关衣原体感染所造成的免疫病理损伤,现认为至少存在两种情况:①衣原体繁殖的同时合并反复感染,对免疫应答持续刺激,最终表现为迟发型超敏反应(DTH);②衣原体进入一种特殊的持续体(PB),PB 形态变大,其内病原体的应激反应基因表达增加,产生应激反应蛋白,而应激蛋白可参与迟发型超敏反应,且在这些病原体中可持续检到多种基因组。当应激条件去除,PB 可转换为正常的生长周期,如 EB。现发现宿主细胞感染愈合后,可像正常未感染细胞一样,当给予适当的环境条件,EB 可再度生长。有关这一衣原体感染的隐匿过程,尚待阐明。

(一)沙眼衣原体肺炎

沙眼衣原体(Chlamydia trachomatis,CT)用免疫荧光法可分为 12 个血清型,即 A～K 加 B$_6$ 型,A、B、B$_6$、C 型称眼型,主要引起沙眼,D～K 型称眼－泌尿生殖型,可引起成人及新生儿包涵体结膜炎(副沙眼)、男性及女性生殖器官炎症、非细菌性膀胱炎、胃肠炎、心肌炎及新生儿肺炎、中耳炎、鼻咽炎和女婴阴道炎。

1. 发病机制

所有沙眼衣原体感染均可趋向于持续性、慢性和不显性的形式。CT 主要是人类沙眼和生殖系统感染的病原,偶可引起新生儿、小婴儿和成人免疫抑制者的肺部感染。分娩时胎儿通过 CT 感染的宫颈可出现新生儿包涵体性结膜炎和新生儿肺炎。CT 主要经直接接触感染,使易感的无纤毛立方柱状或移行的上皮细胞(如结膜、后鼻咽部、尿道、子宫内膜和直肠黏膜)发生感染。常引起上皮细胞的淋巴细胞浸润性急性炎症反应。一次感染不能产生防止再感染的免疫力。

2. 临床表现

活动性 CT 感染妇女分娩的婴儿有 10%～20% 出现肺炎。出生时 CT 可直接感染鼻咽部,以后下行至肺引起肺炎,也可由感染结膜的 CT 经鼻泪管下行到鼻咽部,再到下呼吸道。大多数 CT 感染表现为轻度上呼吸道症状,而症状类似流行性感冒,而肺炎症状相对较轻,某些患者表现为急性起病伴一过性的肺炎症状和体征,但大多数起病缓慢。上呼吸道症状可自行消退,咳嗽伴下呼吸道症状感染体征可在首发症状后数日或数周出现,使本病有一个双病程的表现。CT 肺炎有非常特征性的表现,常见于 6 个月以内的婴儿,往往发生在 1～3 个月龄,通常在生后 2～4 周发病。但目前已经发现有生后 2 周即发病者。常起病隐匿,大多数无发热,起始症状通常是鼻炎,伴鼻腔黏液分泌物和鼻塞。随后发展为断续的咳嗽也可表现为持续性咳嗽、呼吸急促,听诊可闻及湿啰音,喘息较少见。一些 CT 肺炎病例主要表现为呼吸增快和阵发性单声咳嗽。有时呼吸增快为唯一线索,约半数患儿可有急性包涵体结膜炎,可同时有中耳炎、心肌炎和胸腔积液。

与成熟儿比较,极低出生体重儿的 CT 肺炎更严重,甚至是致死性的,需要长期辅以机械通气,易产生慢性肺部疾病,从免疫力低下的 CT 下呼吸道感染患者体内,可在感染后相当一段时间仍能分离到 CT,现发现毛细支气管炎患者 CT 感染比例较多,CT 是启动抑或加重了毛细支气管炎症状尚待研究。已发现新生儿 CT 感染后,在学龄期发展为哮喘。对婴幼儿 CT 感染 7～8 年再进行肺功能测试,发现大多数表现为阻塞性肺功能异常。CT 与慢性肺部疾病间的关系有待阐明。

3.实验室检查

CT 肺炎患儿外周血的白细胞总数正常或升高,嗜酸性粒细胞计数增多,超过 $400/\mu l$。

CT 感染的诊断为从结膜或鼻咽部等病损部位取材涂片或刮片(取材要带柱状上皮细胞,而不是分泌物)发现 CT 或通过血清学检查确诊。新生儿沙眼衣原体肺炎可同时取眼结膜刮屑物培养和(或)涂片直接荧光法检测沙眼衣原体。经吉姆萨染色能确定患者有否特殊的胞质内包涵体,其阳性率分别为:婴儿中可高达 90%,成人包涵体结膜炎为 50%,但在活动性沙眼患者中仅有 10%～30%。对轻症患者做细胞检查无帮助。

早在 20 世纪 60 年代已经开展了 CT 的组织细胞培养,采用组织培养进行病原分离是衣原体感染诊断的金标准。一般都是将传代细胞悬液接种在底部放有玻片的培养瓶中,待细胞长成单层后,将待分离的标本种入。经在 CO_2 温箱中孵育并进行适当干预后再用异硫氰酸荧光素标记的 CT 特异性单克隆抗体进行鉴定。常用来观察细胞内形成特异的包涵体及其数目、CT 感染细胞占细胞总数的百分率或折算成使 50% 的组织细胞出现感染病变的 CT 量(TCID50)等指标。研究发现,因为取材木杆中的可溶性物质可能对细胞培养有毒性作用。用以取样的拭子应该是塑料或金属杆,如果在 24 小时内不可能将标本接种在细胞上,应保存在 4 ℃或置－70 ℃储存待用。用有抗生素的培养基作为衣原体转运培养基能最大限度地提高衣原体的阳性率和减少其他细菌过度生长。培养 CT 最常用的细胞为用亚胺环己酮处理的 McCoy 或 Hela 细胞。离心法能促进衣原体吸附到细胞上。培养 48～72 小时用 CT 种特异性免疫荧光单克隆抗体和姬姆萨或碘染色可看到胞浆内包涵体。

血清抗体水平的测定是目前应用最广泛的诊断衣原体感染的依据。

(1)衣原体微量免疫荧光法(micro-immunofluoresxence,MIF):是衣原体最敏感的血清学检测方法,最常作为回顾性诊断。该试验先用鸡胚或组织细胞培养衣原体,并进一步纯化抗原,将浓缩的抗原悬液加在一块载玻片上,按特定模式用抗原进行微量滴样。将患者的血清进行系列倍比稀释后加在抗原上,然后用间接免疫荧光方法测定每一种衣原体的特异抗原抗体反应。通用的诊断标准是:①急性期和恢复期的两次血清抗体滴度相差 4 倍,或单次血清标本的 IgM 抗体滴度≥1:16 和(或)单次血清标本的 IgG 抗体滴度>1:512 为急性衣原体感染。②IgM 滴度>1:16 且 1:16<IgG<1:512 为既往有衣原体感染。③单次或双次血清抗体滴度<1:16 为从未感染过衣原体。

(2)补体结合试验:可检测患者血清中的衣原体补体结合抗体,恢复期血清抗体效价较急性期增高 4 倍以上有确诊意义。

(3)酶联免疫吸附法(ELISA):可用于血清中 CT 抗体的检测,由于衣原体种间有交叉反应,不主张单独应用该方法检测血清标本。

微量免疫荧光法(micro-immunofluoresxence,MIF)检查衣原体类抗体是目前国际上标准的且最常用的衣原体血清学诊断方法,由于可检测出患儿血清中存在的高水平的非母体 IgM 抗体,尤其适用于新生儿和婴儿沙眼衣原体肺炎的诊断。由于不同的衣原体种间可能存在着血清学交叉反应,血清标本应同时检测三种衣原体的抗体并比较抗体滴度,以滴度最高的作为感染的衣原体种,但是不能广泛采用这种检查法。新生儿肺炎患者 IgM 增高,而结膜炎患儿则无 IgM 抗体增高。

分子生物学方法正成为诊断 CT 感染的主要技术手段之一,采用荧光定量聚合酶链反应技术(real time PCR)和巢式聚合酶链反应技术(nested PCR)是诊断 CT 感染的新途径,可早期快速、特异地检测出标本中的 CT 核酸。

4.影像学表现

胸片和肺 CT 表现为肺气肿伴间质或肺泡浸润影,多为间质浸润和肺过度充气,也可见支气管肺炎或网状、结节样阴影,偶见肺不张(图 11-1)。

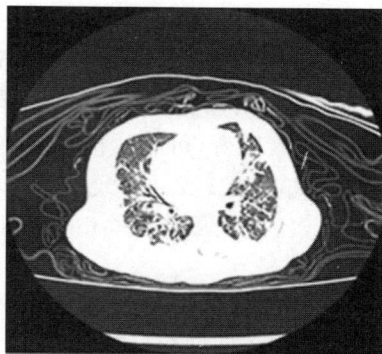

图 11-1　双肺广泛间、实质浸润

5. 诊断

根据患儿的年龄、相对特异的临床症状以及 X 线非特异性征象，并有赖于从结膜或鼻咽部等分离到 CT 或通过血清学检查等实验室手段确定诊断。

6. 鉴别诊断

(1)RSV 肺炎：多见于婴幼儿，大多数病例伴有中高热，持续 4～10 日，初期咳嗽、鼻塞，常出现气促、呼吸困难和喘憋，肺部听诊多有细小或粗、中啰音。少数重症病例可并发心力衰竭。胸片多数有小点片状阴影，可有不同程度的肺气肿。

(2)粟粒性肺结核：多见于婴幼儿初染后 6 个月内，特别是 3 个月内，起病可急可缓，缓者只有低热和结核中毒症状，多数急性起病，症状以高热和严重中毒症状为主，常无明显的呼吸道症状，肺部缺乏阳性体征，但 X 线检查变化明显，可见在浓密的网状阴影上密度均匀一致的粟粒结节，婴幼儿病灶周围反应显著及易于融合，点状阴影边缘模糊，大小不一而呈雪花状，病变急剧进展可形成空洞。

(3)白色念珠菌肺炎：多发生在早产儿、新生儿、营养不良儿童、先天性免疫功能缺陷及长期应用抗生素、激素以及静脉高营养患者，常表现为低热、咳嗽、气促、发绀、精神委靡或烦躁不安，胸部体征包括叩诊浊音和听诊呼吸音增强，可有管音和中小水泡音。X 线检查有点状阴影、大片实变，少数有胸腔积液和心包积液，同时有口腔鹅口疮，皮肤或消化道等部位的真菌病。可同时与大肠埃希菌、葡萄球菌等共同致病。

7. 治疗

治疗药物主要为红霉素，新生儿和婴儿的用量为红霉素每日 40 mg/kg，疗程 2～3 周，或琥乙红霉素每日 40～50 mg/kg，分 4 次口服，连续 14 日；如果对红霉素不能耐受，度过新生儿期的小婴儿应立即口服磺胺类药物，可用磺胺异噁唑每日 100 mg/kg，疗程 2～3 周；有报道应用阿莫西林、多西环素治疗，疗程 1～2 周；或有报道用氧氟沙星，疗程 1 周。但国内目前不主张此类药物用于小儿。

现发现，红霉素疗程太短或剂量太小，常使全身不适、咳嗽等症状持续数日。单用红霉素治疗的失败率是 10%～20%，一些婴儿需要第 2 个疗程的治疗。有研究发现阿奇霉素短疗程 20 mg/(kg·d)，每日顿服连续 3 日与红霉素连续应用 14 日的疗效是相同的。

此外，要强调呼吸道管理和对症支持治疗也很重要。

由于局部治疗不能消灭鼻咽部的衣原体，不主张对包涵体结膜炎进行局部治疗，这种婴儿仍有发生肺炎或反复发生结膜炎的危险。对 CT 引起的小婴儿结膜炎或肺炎均可用红霉素治疗 10～14 日，红霉素用量为每日 50 mg/kg，分 4 次口服。

对确诊为衣原体感染患儿的母亲(及其性伴)也应进行确定诊断和治疗。

8. 并发症和后遗症

衣原体能在宿主细胞内长期处于静止状态。因此多数患者无症状，如果未治疗或治疗不恰当，衣原体结膜炎能持续数月，且发生轻的瘢痕形成，但能完全吸收。慢性结膜炎可以单独发生，也可作为赖特尔(Reiter)综合征的一部分，赖特尔(Reiter)综合征包括尿道炎、结膜炎、黏膜病和反应性关节炎。

9. 预防

为了防止孕妇产后并发症和胎儿感染应在妊娠后 3 个月做衣原体感染筛查,以便在分娩前完成治疗。对孕妇 CT 生殖道感染应进行治疗。产前进行治疗是预防新生儿感染的最佳方法。红霉素对胎儿无毒性,可用于治疗。新生儿出生后,立即涂红霉素眼膏,可有效预防结膜炎。

美国 CDC 推荐对于 CT 感染孕妇可阿奇霉素 1 次 1 g 或阿莫西林 500 mg Po tid 连续 7 日作为一线用药,也可红霉素 250 mg qid 连续 14 日,或乙酰红霉素 800 mg qid 连续 14 日是一种可行的治疗手段。

(二)肺炎衣原体肺炎

肺炎衣原体(Chlamydia pneumoniae,CP)仅有一个血清型,称 TWAR 型,是 1986 年从患急性呼吸道疾病的大学生呼吸道中分离到的。目前认为 CP 是一个主要的呼吸道病原,CP 感染与哮喘及冠心病的发生存在着一定的关系。CP 在体内的代谢与 CT 相同,在微生物学特征上与 CT 不同的是,其原体为梨形,原体内没有糖原,主要外膜蛋白上没有种特异抗原。

CP 可感染各年龄组人群,不同地区 CP 感染 CAP 的比例是不同的,在 2%～19%波动,与不同人群和选用的检测方法不同有关。大多数研究选用的是血清学方法,儿童下呼吸道感染率的报道波动在 0～18%,一个对 3～12 岁采用培养方法的 CAP 多中心研究发现的 CP 感染率为 14%,而 MP 感染率是 22%,其中小于 6 岁组 CP 感染率是 15%。大于 6 岁组 CP 感染率是 18%,有 20%的儿童同时存在 CP 和 MP 感染,有报道 CP 感染镰状细胞贫血患者 10%～20%出现急性胸部综合征,10%支气管炎症和 5%～10%儿童出现咽炎。

1. 发病机制

CP 广泛存在于自然界,但迄今感染仅见于人类。这种微生物能在外界环境生存 20～30 小时,动物实验证明:要直接植入才能传播,空气飞沫传播不是 CP 有效的传播方式。临床研究报道发现,呼吸道分泌物传播是其主要的感染途径,无症状携带者和长期排菌状态可能促进这种传播。其潜伏期较长,传播比较缓慢,平均潜伏期为 30 日,最长可达 3 个月。感染没有明显的季节性,儿童时期其感染的性别差异不明显。现已发现,在军队、养老院等同一居住环境中出现人之间的 CP 传播和 CP 感染暴发流行。在某些家庭内 CP 的暴发流行中,婴幼儿往往首先发病,并占发病者数中的多数,甚至有时感染仅在幼儿间传播。初次感染多见于 5～12 岁小儿,但从抗体检查证明整个青少年期和成人期可以又有新的或反复感染,老年期达到顶峰,其中 70%～80%血清为阳性反应。血清学流行病学调查显示学龄儿童抗体阳性率开始增加,青少年达 30%～45%,提示存在无症状感染。大约在 15 岁前感染率无性别差异。15 岁以后男性多于女性。流行周期为 6 个月到 2～3 年,有少数地方性流行报道。大概成年期感染多数是再感染,同时可能有多种感染。也有研究发现:多数家庭或集体成员中仅有一人出现 CP 感染,这说明不易发生传播。

在 CP 感染的症状期及无症状期均可由呼吸道检出 CP。已经证明在症状性感染后培养阳性的时间可长达 1 年,无症状性感染时常见抗体反应阳性。尚不清楚症状的存在是否会影响病原的传播。

与 CT 仅侵犯黏膜上皮细胞不同,CP 可感染包括巨噬细胞、外周血细胞、动脉血管壁内皮细胞及平滑肌在内的几种不同的细胞。CP 可在外周血细胞中存活并可通过血液循环及淋巴循环到达全身各部位。CP 感染后,细胞中有关炎细胞因子 IL-1、IL-8、IFN-a 等以及黏附因子 ICAM-1 表达增多,并可诱导白细胞向炎症部位趋化,既可有利于炎症反应的局部清除,同时也会造成组织的损伤。

2. 临床表现

青少年和年轻成人 CP 感染可以为流行性,也可为散发性,CP 以肺炎最常见。青少年中约 10%的肺炎、5%的支气管炎、5%的鼻窦炎和 1%的喉炎和 CP 感染有关。Saikku 等在菲律宾 318 名 5 岁以下的急性下呼吸道感染患者中,发现 6.4%为急性 CP 感染,3.2%为既往感染。Hammerschlag 等对下呼吸道感染的患者,经培养确定 5 岁以下小儿 CP 感染率为 24%,5～18 岁为 41%,最小的培养阳性者仅为 14 个月大。CP 感染起病较缓慢,早期多为上呼吸道感染症状,类似流行性感冒,常合并咽喉炎、声音嘶哑和鼻窦炎,无特异性临床表现。1～2 周后上感症状逐渐减轻而咳嗽逐渐加重,并出现下呼吸道感染征象,肺炎患者症状轻到中等,包括发热、不适、头痛,咳嗽,常有咽炎,多数表现为咽痛、发热、咳嗽,以干咳为主,可出现胸痛、头痛、不适和疲劳。听诊可闻及湿啰音并常有喘鸣音。CP肺炎临床表现相差悬殊,可从无症状到致死性肺炎。儿童和青少年感染大部分为轻型病例,多表现为上呼吸道感染和支气管炎,肺炎患者较少。而成人则肺炎较多,尤其是在已有慢性疾病或CP(TWAR)重复感染的老年患者。CP在免疫力低下的人群可引起重症感染,甚至呼吸衰竭。

CP感染的潜伏期为15～23日,再感染的患者呼吸道症状往往较轻,且较少发展为肺炎。

与支原体感染一样,CP感染也可引起肺外的表现,如结节性红斑、甲状腺炎、脑炎和Gullain-Barre综合征等。

CP可激发哮喘患者喘息发作,囊性纤维化患者病情加重,有报道从急性中耳炎患者的渗液中分离出CP,CP往往与细菌同时致病。有2%～5%的儿童和成人可表现为无症状呼吸道感染,持续1年或1年以上。

3.实验室检查

诊断CP感染的特异性诊断依据组织培养的病原分离和血清学检查。CP在经亚胺环己酮处理的HEP-2和HL细胞培养基上生长最佳。标本的最佳取材部位为鼻咽后部,如检查CT那样用金属丝从胸水中也分离到该病原。有报道经胰酶和(或)乙二胺四乙酸钠(EDTA)处理后的标本CP培养的阳性率高。已有从胸水中分离到CP的报道。

用荧光抗体染色可能直接查出临床标本中的衣原体,但不是非常敏感和特异。用EIA法可检测一些临床标本中的衣原体抗原,因EIAs采用的是多克隆抗体或属特异单克隆抗体,可同时检测CP和CT。而微量免疫荧光法(MIF),可使用CP单一抗原,而不出现同时检测其他衣原体种。急性CP感染的血清学诊断标准为:

患者MIF法双份血清IgG滴度4倍或4倍以上升高或单份血清IgG滴度≥1:512;和(或)IgM滴度≥1:16或以上,在排除类风湿因子所致的假阳性后可诊断为近期感染;如果IgG≥1:16但≤1:512提示曾经感染。这一标准主要根据成人资料而定。肺炎和哮喘患者的CP感染研究显示有50%测不到MIF抗体。不主张单独应用IgG进行诊断。IgG滴度1:16或以上仅提示既往感染。IgA或其他抗体水平需双份血清进行回顾分析才能进行诊断,不能提示既往持续感染。

MIF和补体结合试验方法敏感性在各种方法不一致,CDC建议应严格掌握诊断标准。

由于与培养的结果不一致,不主张血清酶联免疫方法进行CP感染诊断,有关CP儿童肺炎和哮喘儿童CP感染的研究发现,有50%儿童培养证实为CP感染,而并无血清学抗体发现。而且,单纯应用血清学方法不能进行临床微生物评价。

采用各种聚合酶链反应技术(PCR)如荧光定量PCR和Nested PCR等可早期快速并特异地进行CP感染的诊断,已有不少关于其应用并与培养和血清学方法进行对比的研究,有研究报道以16SrRNA特异靶序列为目的基因的荧光定量PCR方法诊断CP感染具有较好的特异性,操作较为简单,且能将标本中的病原体核酸量化,但目前尚无此PCR商品药盒。

4.影像学表现

开始主要表现为单侧肺泡浸润,位于肺段和亚段,可见于两肺的任何部位,下叶及肺的周边部多见。以后可进展为双侧间质和肺泡浸润。胸部X线表现多较临床症状重。胸片示肺叶浸润影,并可有胸腔积液。

5.诊断及鉴别诊断

临床表现上不能与MP等引起的非典型肺炎区分开来,听诊可发现啰音和喘鸣音,胸部影像常较患儿的临床表现重,可表现为轻度、广泛的或小叶浸润,可出现胸腔积液,可出现白细胞稍高和核左移,也可无明显的变化。培养是诊断CP感染的特异方法,最佳的取材部位是咽后壁标本,也可从痰、咽拭子、支气管灌洗液、胸水等标本中取材进行培养。

CP感染的表现与MP不好区分,CP肺炎患者常表现为轻到中度的全身症状,如发热、乏力、头痛、咳嗽、持续咽炎,也可出现胸腔积液和肺气肿,重症患者常出现肺气肿。

MP 肺炎：多见于学龄儿童及青少年，婴幼儿也不少见，潜伏期 2～3 周，症状轻重不等，主要特点是持续剧烈咳嗽，婴幼儿可出现喘息，全身中毒症状相对较轻，可伴发多系统、多器官损害，X 线所见远较体征显著，外周血白细胞数大多数正常或增高，血沉增快，血清特异性抗体测定有诊断价值。

6. 治疗

与肺炎支原体肺炎相似，但不同之处在于治疗的时间要长，以防止复发和清除存在于呼吸道的病原体。体外药物敏感试验显示四环素、红霉素及一些新的大环丙酯类（阿奇霉素和克拉红霉素）和喹诺酮类（氟嗪酸）抗生素有活性。对磺胺类耐药。首选治疗为红霉素，新生儿和婴儿的用量为红霉素每日 40 mg/kg，疗程 2～3 周，一般用药 24～48 小时体温下降，症状开始缓解。有报道单纯应用一个疗程，部分病例仍可复发，如果无禁忌，可进行第二疗程治疗。也可采用克拉霉素和阿奇霉素治疗，其中阿奇霉素的疗效要优于克拉霉素，用法为克拉霉素疗程 21 日，阿奇霉素疗程 5 日，也可应用利福平、罗红霉素、多西环素进行治疗。

有研究发现，选用红霉素治疗 2 周，甚至四环素或多西环素治疗 30 日者仍有复发病例。可能需要 2 周以上长期的治疗，初步资料显示 CP 肺炎患儿服用红霉素悬液 40～50 mg/(kg·24 h)，连续 10～14 日，可清除鼻咽部病原的有效率达 80% 以上。克拉霉素每日 10 mg/kg，分 2 次口服，连续 10 日，或阿奇霉素每日 10 mg/kg，口服 1 日，第 2～5 日阿奇霉素每日 5 mg/kg，对肺炎患者的鼻咽部病原的清除率达 80% 以上。

7. 预后

CP 感染的复发较为常见，尤其抗生素治疗不充分时，但较少累及呼吸系统以外的器官。

有再次治疗出现持续咳嗽的患者。

8. 预防

CP 肺炎按一般呼吸道感染预防即可。

（三）鹦鹉热衣原体肺炎

鹦鹉热衣原体（Chlamydia psittaci，CPs），CPs 和 CT 沙眼衣原体仅有 10% 的 DNA 同源。可通过 CPs 包涵体不含糖原、包涵体形态和对磺胺类药物的敏感性与 CT 沙眼衣原体相鉴别。CPs 有多个不同的种，可感染大多数的鸟类和包括人在内的哺乳动物，目前认为 CPs 菌株至少有 5 个生物变种，单克隆抗体测定显示鸟生物变种至少有 4 个血清型，其中鹦鹉和火鸡血清型是美国鸟类感染的最重要血清型。

1. 发病机制

虽然原先命名为鹦鹉热（psittacosis），实际上所有的鸟类，包括家鸟和野鸟均是 CPs 的天然宿主。对人类威胁最大的是家禽加工厂（特别是火鸡加工厂）、饲养鸽子和笼中宠鸟。近几年在美国通过对家禽喂含四环素的饲料和对进口鸟在检疫期用四环素治疗，这种感染率已经降低。这种病原体可存在于鸟排泄物、血、腹腔脏器和羽毛内。引起人类感染的主要机制大概是由于吸入干的排泄物；吸入粪便气溶胶、粪尘和含病原的动物分泌物是感染的主要途径。作为感染源的鸟类可无症状或表现拒食、羽毛竖立、无精打采和排绿水样便。受染的鸟类可以是无症状或仅有轻微症状，但在感染后仍能排菌数月。易患鹦鹉热的高危人群包括养鸟者、鸟的爱好者、宠物店的工作人员。人类感染常见于长期或密切接触者，但据报道约 20% 的鹦鹉热患者无鸟类接触史。但是在家禽饲养场发生鹦鹉热流行时，也有仅接触死家禽、切除死禽内脏者发病。已有报道人类发生反复感染者可持续携带病原体达 10 年之久。

鹦鹉热几乎只是成人的疾病，可能因为小儿接触鸟类或加工厂或在家庭内接触的可能性较少。

病原体吸入呼吸道，经血液循环侵入肝、脾等单核－吞噬细胞系统，在单核吞噬细胞内繁殖后，再血行播散至肺和其他器官。肺内病变常开始于肺门区域，血管周围有炎症反应，并向周围扩散小叶性和间质性肺炎，以肺叶或肺段的下垂部位最为明显，细支气管及支气管上皮引起脱屑和坏死。早期肺泡内充满中性粒细胞及水肿渗出液，不久即被多核细胞所代替，病变部位可产生实变及少量出血，肺实变有淋巴细胞浸润，可出现肺门淋巴结肿大。有时产生胸膜炎症反应。肝脏可出现局部坏死，脾常肿大，心、肾、神经系统以及消化道均可受累产生病变。

有猜测存在人与人之间的传播，但尚未证实。

2.临床表现

鹦鹉热既可以是呼吸道感染,也可以是以呼吸系统为主的全身性感染。儿童鹦鹉热的临床表现可从无症状感染到出现肺炎、多脏器感染不等。潜伏期平均为 15 日,一般为 5～21 日,也可长达 4 周。起病多隐匿,病情轻时如流感样,也可突然发病,出现发热、寒战、头痛、出汗和其他许多常见的全身和呼吸道症状,如不适无力、关节痛、肌痛、咯血和咽炎。发热第一周可达 40 ℃ 以上,伴寒战和相对缓脉,常有乏力、肌肉关节痛,畏光,鼻出血,可出现类似伤寒的玫瑰疹,常于病程 1 周左右出现咳嗽,咳嗽多为干咳,咳少量黏痰或痰中带血等。肺部很少有阳性体征,偶可闻及细湿啰音和胸膜摩擦音,双肺广泛受累者可有呼吸困难和发绀。躯干部皮肤可见一过性玫瑰疹。严重肺炎可发展为谵妄、低氧血症甚至死亡。头痛剧烈,可伴有呕吐,常被疑诊为脑膜炎。

3.实验室检查

白细胞常不升高,可出现轻度白细胞升高,同时可有门冬氨酸氨基转移酶(谷丙转氨酶)、碱性磷酸酶和胆红素增高。

有报道 25％鹦鹉热患者存在脑膜炎,其中半数脑脊液蛋白增高(400～1 135 mg/L),未见脑脊液中白细胞增加。

4.影像学表现

CPs 肺炎胸片常有异常发现,肺部主要表现为不同程度的肺部浸润,如弥漫性支气管肺炎或间质性肺炎,可见由肺门向外周放射的网状或斑片状浸润影,多累及下叶,但无特异性。单侧病变多见,也可双侧受累,肺内病变吸收缓慢,偶见大叶实变或粟粒样结节影及胸膜渗出。可出现胸腔积液。肺内病变吸收缓慢,有报道治疗 7 周后有 50％的患者病灶不能完全吸收。

5.诊断

由于临床表现各异,鹦鹉热的诊断困难。与鸟类的接触史非常重要,但 20％的鹦鹉热患者接触史不详。尚无人与人之间传播的证据。出现高热、严重头痛和肌痛症状的肺炎患者,结合患者有鸟接触史等阳性流行病学资料和血清学检查确定诊断。

从胸水和痰中可培养出病原体,CPs 与 CP、CT 的培养条件是相同的,由于其潜在的危险,鹦鹉热衣原体除研究性实验室外一般不能培养。

实验室检查诊断多数是靠特异性补体结合性抗体检测。特异性补体结合试验或微量免疫荧光试验阳性,恢复期(发病第 2～3 周)血清抗体效价比急性期增高 4 倍或单次效价为 1∶32 或以上即可确定诊断。诊断的主要方法是血清补体结合试验,是种特异性的。

补体结合(complement fixation,CF)抗体试验不能区别是 CP 还是 CPs,如小儿抗体效价增高,更多可能是 CP 感染的血清学反应。

CDC 认为鹦鹉热确诊病例需要符合临床疾病过程、鸟类接触病史,采用以下三种方法之一进行确定:呼吸道分泌物病原学培养阳性;相隔 2 周血 CF 抗体 4 倍上升或 MIF 抗体 4 倍以上升高;MIF 单份血清 IgM 抗体滴度大于或等于 16。

可疑病例必须在流行病学上与确诊病例密切相关,或症状出现后单份 CF 或 MIF 抗体在 1∶32 以上。

由于 MIF 也用于诊断 CP 感染,用 MIF 检测可能存在与其他衣原体种或细菌感染间的交叉反应,早期针对鹦鹉热采用四环素进行治疗,可减少抗体反应。

6.鉴别诊断

(1)MP 肺炎:多见于学龄儿童及青少年,婴幼儿也不少见,潜伏期 2～3 周,症状轻重不等,主要特点是持续剧烈咳嗽,婴幼儿可出现喘息,全身中毒症状相对较轻,可伴发多系统、多器官损害,X 线所见远较体征显著,外周血白细胞数大多数正常或增高,血沉增快,血清特异性抗体测定有诊断价值。

(2)结核病:小儿多有结核病接触史,起病隐匿或呈现慢性病程,有结核中毒症状,肺部体征相对较少,X 线所见远较体征显著,不同类型结核有不同特征性影像学特点,结核菌素试验阳性、结核菌检查阳性,可较早出现全身结核播散病灶等明确诊断。

（3）真菌感染：不同的真菌感染的临床表现多样，根据患者有无免疫缺陷等基础疾患、长期应用抗生素、激素等病史、肺部影像学特征、病原学组织培养、病理等检查，经试验和诊断性治疗明确诊断。

7. 治疗

CPs 对四环素、氯霉素和红霉素敏感，但不主张四环素在 8 岁以下小儿应用。新生儿和婴儿的用量为红霉素每日 40 mg/kg，疗程 2～3 周。也有采用新型大环内酯类抗生素，应注意鹦鹉热的治疗显效较慢，发热等临床症状一般要在 48～72 小时方可控制，有报道红霉素和四环素这两种抗生素对青少年的用量为每日 2 g，用 7～10 日或热退后继续服用 10 日。复发者可进行第二个疗程，发生呼吸衰竭者，需氧疗和进一步机械呼吸治疗。

多西环素 100 mg bid 或四环素 500 mg qid 在体温正常后再继续服用 10～14 日，对危重患者可用多西环素 4.4 mg/(kg·d) 每 12 小时口服 1 次，每日最大量是 100 mg。对 9 岁以下不能用四环素的小儿，可选用红霉素 500 mg Po qid。由于初次感染往往并不能产生长久的免疫力，有治疗 2 个月后病情仍复发的报道。

8. 预后

鹦鹉热患者应予隔离，痰液应进行消毒；应避免接触感染的鹦鹉等鸟类或禽类可预防感染；加强国际进口检疫和玩赏鸟类的管理。未经治疗的死亡率是 15%～20%，若经适当治疗的死亡率可降至 1% 以下，严重感染病例可出现呼吸衰竭，有报道孕妇感染后可出现胎死宫内。

9. 预防

病原体对大多数消毒剂、热等敏感，对酸和碱抵抗。严格鸟类管理，应用鸟笼，并避免与病鸟接触；对可疑鸟类分泌物应进行消毒处理，并对可疑鸟隔离观察 30～45 日；对眼部分泌物多、排绿色水样便或体重减轻的鸟类应隔离；避免与其他鸟类接触，不能买卖。接触的人应严格防护，穿隔离衣，并戴 N95 型口罩。

五、支原体肺炎

（一）病因

支原体是细胞外寄生菌，属暗细菌门、柔膜纲、支原体目、支原体科（Ⅰ、Ⅱ）、支原体属（Ⅰ、Ⅱ）。支原体广泛寄居于自然界，迄今已发现支原体有 60 余种，可引起动物、人、植物等感染。支原体的大小介于细菌与病毒之间，是能独立生活的病原微生物中最小者，能通过细菌滤器，需要含胆固醇的特殊培养基，在接种 10 日后才能出现菌落，菌落很小，病原直径为 125～150 nm，与黏液病毒的大小相仿，含 DNA 和 RNA，缺乏细胞壁，呈球状、杆状、丝状等多种形态，革兰染色阴性。目前肯定对人致病的支原体有 3 种，即肺炎支原体（mycoplasma pneumoniae，MP）、解脲支原体及人型支原体。其中肺炎支原体是人类原发性非典型肺炎的病原体。

（二）流行病学

MP 是儿童时期肺炎或其他呼吸道感染的重要病原之一。本病主要通过呼吸道飞沫传染。全年都有散发感染，秋末和冬初为发病高峰季节，每 2～6 年可在世界范围内同时发生流行。MP 感染的发病率各地报道差异较大，一般认为 MP 感染所致的肺炎在肺炎总数中所占的比例可因年龄、地区、年份以及是否为流行年而有所不同。

（三）发病机制

直接损害：肺炎支原体缺乏细胞壁，且没有其他与黏附有关的附属物，故其依赖自身的细胞膜与宿主靶细胞膜紧密结合。当肺炎支原体侵入呼吸道后，借滑行运动定位于纤毛毡的隐窝内，以其尖端特殊结构（即顶器）牢固的黏附于呼吸道黏膜上皮细胞的神经氨酸受体上，抵抗黏膜纤毛的清除和吞噬细胞的吞噬。与此同时，MP 会释放有毒代谢产物，如氨、过氧化氢、蛋白酶及神经毒素等，从而造成呼吸道黏膜上皮的破坏，并引起相应部位的病变，这是 MP 的主要致病方式。P1 被认为是肺炎支原体的主要黏附素。

免疫学发病机制：人体感染 MP 后体内先产生 IgM，后产生 IgG、SIgA。由于 MP 膜上的甘油磷脂与宿主细胞有共同抗原成分，感染后可产生相应的自身抗体，形成免疫复合物，如在出现心脏、神经系统等并发症的患者血中，可测到针对心肌、脑组织的抗体。另外，人体感染 MP 后炎性介质、酸性水解酶、中性蛋白水解酶和溶酶体酶、氧化氢等产生增加,导致多系统免疫损伤,出现肺及肺外多器官损害的临床症状。

肺炎支原体多克隆激活 B 淋巴细胞,产生非特异的与支原体无直接关联的抗原和抗体,如冷凝集素的产生。比较而言,肺炎支原体引起非特异性免疫反应比特异的免疫反应明显。

由于肺炎支原体与宿主细胞有共同抗原成分,可能会被误认为是自身成分而允许寄生,逃避了宿主的免疫监视,不易被吞噬细胞摄取,从而得以长时间寄居。

肺炎支原体肺炎的发病机制尚未完全阐明,目前认为肺炎支原体的直接侵犯和免疫损伤均存在,是二者共同作用的结果,但损害的严重程度及作用时间长短不清。

(四)病理表现

支原体肺炎主要病理表现为间质性肺炎和细支气管炎,有些病例病变累及肺泡。局部黏膜充血、水肿、增厚,细胞膜损伤,上皮细胞纤毛脱落,有淋巴细胞、嗜酸性粒细胞、中性粒细胞、巨噬细胞浸润。

(五)临床表现

潜伏期 2～3 周,高发年龄为 5 岁以上,婴幼儿也可感染,目前认为肺炎支原体感染有低龄化趋势。起病一般缓慢,主要症状为发热、咽痛和咳嗽。热度不一,可呈高热、中等度热或低热。咳嗽有特征性,病程早期以干咳为主,呈阵发性,较剧烈,类似百日咳,影响睡眠和活动。后期有痰,黏稠,偶含小量血丝。支原体感染可诱发哮喘发作,一些患儿伴有喘息。若合并中等量以上胸腔积液,或病变广泛尤其以双肺间质性浸润为主时,可出现呼吸困难。婴幼儿的临床表现可不典型,多伴有喘鸣和呼吸困难,病情多较严重,可发生多系统损害。肺部体征少,可有呼吸音减低,病程后期可出现湿性啰音,肺部体征与症状以及影像学表现不一致,为支原体肺炎的特征。我们在临床上发现,肺炎支原体可与细菌、病毒混合感染,尤其是与肺炎链球菌、流感嗜血杆菌、EB 病毒等混合感染,使病情加重。

(六)影像学表现

胸部 X 线表现如下:①间质病变为主:局限性或普遍性肺纹理增浓,边界模糊有时伴有网结状阴影或较淡的斑点阴影,或表现单侧或双侧肺门阴影增大,结构模糊,边界不清,可伴有肺门周围斑片阴影(图 11-2)。②肺泡浸润为主:病变的大小形态差别较大,以节段性浸润常见,其内可夹杂着小透光区,形如支气管肺炎。也可呈肺段或大叶实变,发生于单叶或多叶,可伴有胸膜积液(图 11-3、图 11-4)。③混合病变:同时有上两型表现。

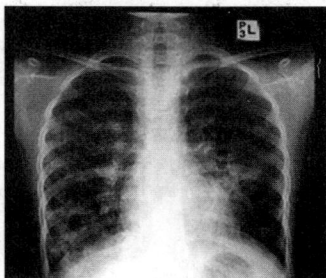

图 11-2 支原体肺炎(间质病变为主)
双肺纹理增浓;边界模糊,伴有网结状阴影和左肺门周围片状阴影

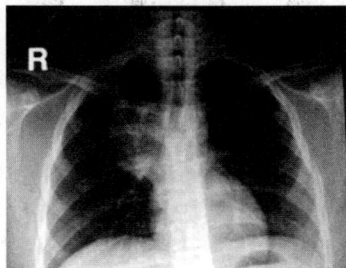

图 11-3 支原体肺炎(肺泡浸润为主)
右上肺浸润,其内夹杂着小透光区

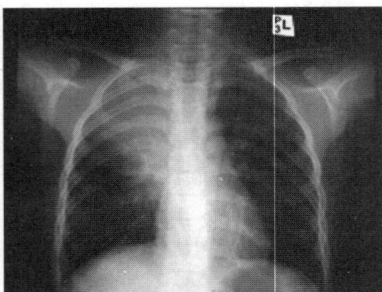

图 11-4 右上肺实变

由于支原体肺炎的组织学特征是急性细支气管炎,胸部 CT 除上述表现外,可见网格线影、小叶中心性结节、树芽征以及支气管管壁增厚、管腔扩张(图 11-5)。树芽征表现反映了有扩大的小叶中心的细支气管,它们的管腔为黏液、液体所嵌顿。在 HRCT 上除这些征象外,还可见马赛克灌注、呼气时空气潴留的气道阻塞。

重症支原体肺炎可发生坏死性肺炎,胸部 CT 强化扫描后可显示坏死性肺炎。影像学完全恢复的时间长短不一,有的肺部病变恢复较慢,病程较长,甚至发生永久性损害。国外文献报道以及临床发现,在相当一部分既往有支原体肺炎病史的儿童中,HRCT 上有提示为小气道阻塞的异常表现,包括马赛克灌注、支气管扩张、支气管管壁增厚、血管减少,呼气时空气潴留,病变多累及两叶或两叶以上(图 11-6),即遗留BO 或单纯支气管扩张征象,其部位与全部急性期时胸片所示的浸润区位置一致,这些异常更可能发生于支原体抗体滴度较高病例。

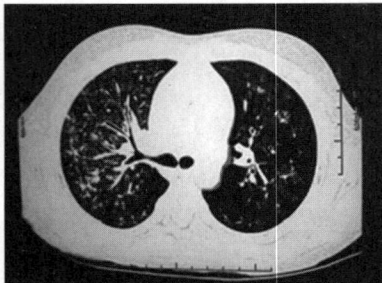

图 11-5 小叶中心性结节、树芽征、支气管管壁增厚、管腔扩张

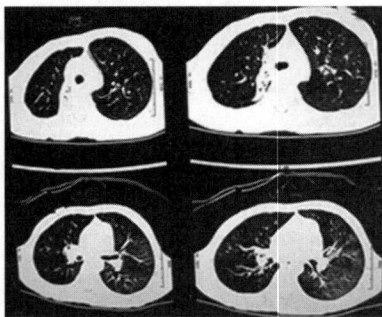

图 11-6 CT 显示马赛克灌注、右肺中叶支气管扩张

难治性或重症支原体肺炎:根据我们的病例资料分析,肺炎支原体肺炎的临床表现、病情轻重、治疗反应以及胸部 X 线片表现不一。一些病例发病即使早期应用大环内酯类抗生素治疗,体温持续升高,剧烈咳嗽,胸部 X 线片示一个或多个肺叶高密度实变、不张或双肺广泛间质性浸润(图 11-7,图 11-8),常合并中量胸腔积液,支气管镜检查发现支气管内黏稠分泌物壅塞,或伴有坏死黏膜,病程后期亚段支气管部分或完全闭塞,致实变、肺不张难于好转,甚至出现肺坏死,易遗留闭塞性细支气管炎和局限性支气管扩张。双肺间质性改

变严重者可发生肺损伤和呼吸窘迫，并可继发间质性肺炎。这些病例为难治性或重症支原体肺炎。

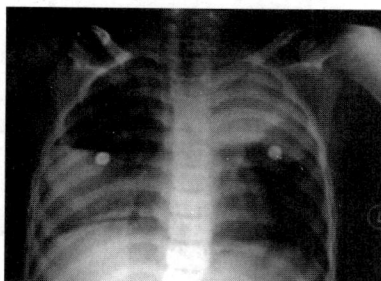

图 11-7　双肺实变

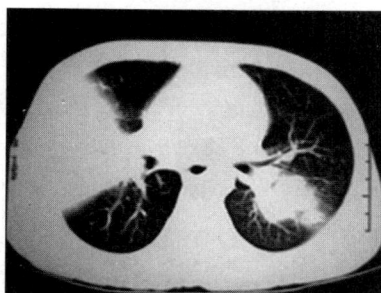

图 11-8　双肺实变

肺外并发症有如下几种：

神经系统疾病：在肺炎支原体感染的肺外并发症中，无论国内国外，报道最多的为神经系统疾病。发生率不明。与肺炎支原体感染相关的神经系统疾病可累及大脑、小脑、脑膜、脑血管、脑干、脑神经、脊髓、神经根、周围神经等，表现有脑膜脑炎、急性播散性脑脊髓膜炎、横断性脊髓炎、无菌性脑膜炎、周围神经炎、吉兰－巴雷综合征、脑梗死、Reye 综合征等。我们在临床发现，肺炎支原体感染引起的脑炎最常见。近期我们收治 1 例肺炎支原体肺炎合并胸腔积液患儿，发生右颈内动脉栓塞，导致右半侧脑组织全部梗死，国外有类似的病例报道。神经系统疾病可发生于肺炎支原体呼吸道感染之前、之中、之后，少数不伴有呼吸道感染而单独发生。多数病例先有呼吸道症状，相隔 1～3 周出现神经系统症状。临床表现因病变部位和程度不同而异，主要表现为发热、惊厥、头痛、呕吐、神志改变、精神症状、脑神经障碍、共济失调、瘫痪、舞蹈－手足徐动等。脑脊液检查多数正常，异常者表现为白细胞升高、蛋白升高、糖和氯化物正常，类似病毒性脑炎。脑电图可出现异常。CT 和 MRI 多数无明显异常。病情轻重不一，轻者很快缓解，重者可遗留后遗症。

泌尿系统疾病：在与肺炎支原体感染相关的泌尿系统疾病中，最常见的为急性肾小球肾炎综合征，类似链球菌感染后急性肾小球肾炎，表现为血尿、蛋白尿、水肿、少尿、高血压，血清补体可降低。与链球菌感染后急性肾小球肾炎相比，潜伏期一般较短，血尿恢复快。文献认为与肺炎支原体感染相关的肾小球肾炎的发生率有升高趋势，预后与其病理损害有关，病理损害重，肾功能损害也重，病程迁延，最终可进展为终末期肾衰竭。病理类型可多种多样，有膜增生型、系膜增生型、微小病变型等。肺炎支原体感染也可引起 IgA 肾病，小管性－间质性肾炎，少数患者可引起急性肾衰竭。

心血管系统疾病：肺炎支原体感染可引起心肌炎和心包炎，甚至心功能衰竭。常见的表现为心肌酶谱升高、心律失常（如传导阻滞、室性期前收缩等）。肺炎支原体肺炎可合并川崎病或肺炎支原体感染单独引起川崎病，近年来有关肺炎支原体感染与川崎病的关系已引起国内的关注。此外，肺炎支原体肺炎可引起心内膜炎，我们曾收治肺炎支原体肺炎合并心内膜炎的患儿，心内膜出现赘生物。

血液系统：以溶血性贫血多见。另外，也可引起血小板数减少、粒细胞减少、再生障碍性贫血、凝血异常，出现脑、肢体动脉栓塞以及 DIC。国外文献有多例报道肺炎支原体感染合并噬血细胞综合征、类传染性单核细胞增多征。由于目前噬血细胞综合征、传染性单核细胞增多征的发病率有增多趋势,除与病毒感染相关外,肺炎支原体感染的致病作用不容忽视。由于肺炎支原体可与 EB 病毒混合感染,当考虑肺炎支原体为传染性单核细胞增多征的病因时,应慎重。

皮肤黏膜表现:皮疹多见,形态多样,有红斑、斑丘疹、水疱、麻疹样或猩红热样丘疹、荨麻疹及紫癜等,但以斑丘疹和疱疹为多见,常发生在发热期和肺炎期,持续 1～2 周。最严重的为 Stevens-Johnson 综合征。

关节和肌肉病变:表现为非特异性肌痛、关节痛、关节炎。非特异性肌痛多为腓肠肌疼痛。有时关节痛明显,关节炎以大中关节多见,可游走。

胃肠道系统:可出现腹痛、腹泻、呕吐、肝损害。肺炎支原体肺炎引起的肝功能损害较常见,经保肝治疗,一般能恢复,目前尚未见肝坏死的报道。也可引起上消化道出血、胰腺炎、脾大。

(七)实验室检查

目前国内外采用的 MP 诊断方法主要包括经典的培养法、血清学抗体检测和核酸检测方法。

MP 的分离培养和鉴定可客观反映 MP 感染的存在,作为传统的检测手段,至今仍是支原体鉴定的金标准。其缺点是费时耗力,由于 MP 对培养条件要求苛刻,生长缓慢,做出判定需 3～4 周。当标本中 MP 数量极少、培养基营养标准不够或操作方法不当时,均会出现假阴性。由于 MP 培养困难、花费时间长,多数实验室诊断均采用血清学方法,如补体结合试验(complement fixation test,CFT 或 CF)、颗粒凝集试验(particle agglutination test,PAT 或 PA)、间接血凝试验(indirect hemagglutination test,IHT)和不同的 ELISA 法等。近年多采用颗粒凝集法(PA)测定 MP 抗体,值得注意其所测得的抗体 90% 为 MP IgM,但也包含了 10% 左右的 MP IgG,PA 法阳性为滴度＞1:80。除 MP IgM 外还可检测 MP IgA 抗体,其出现较 IgM 稍晚,但持续时间长,特异性强,测定 MP IgA 可提高 MP 感染诊断的敏感性和特异性。

PCR 的优点在于可检测经过处理用于组织学检测的组织,或已污染不能进行分离培养的组织。只需一份标本,1 日内可完成检测,与血清学方法比较,可检测更早期的感染,并具有高敏感性的优势,检测标本中的支原体无须是活体。已有报道将实时 PCR(real time PCR)技术应用于 MP 感染诊断,该技术将 PCR 的灵敏性和探针杂交的特异性合二为一,是目前公认的准确性和重现性最好的核酸分子技术。Matezou 等应用此方法在痰液中检测 MP,发现 22% MP IgM 阴性的 MP 感染病例。有学者认为如果将实时 PCR 和 EIA 检测 MP IgM 相结合,则在 MP 感染急性期可达到 83% 阳性检出率。Daxboeck 等对 29 例 MP 感染致 CAP 患者的血清用实时 PCR 技术与常规 PCR 技术作对比研究显示:所有标本常规 PCR 均阴性,但实时 PCR 检出 15 例 MP 感染(52% 阳性率),该研究不仅证明实时 PCR 的敏感性,更对传统观念做了修正,即 MP 感染存在支原体血症。

(八)诊断

血清 IgG 抗体呈 4 倍以上升高或降低,同时 MP 分离阳性者,有绝对诊断意义。血清 IgM 抗体阳性伴 MP 分离阳性者,也可明确 MP 感染诊断。如仅有 4 倍以上抗体改变或下降至原来的 1/4,或 IgM 阳性(滴度持续＞1:160),推测有近期感染,应结合临床表现进行诊断。目前国内在阳性标准上并不统一,这直接影响到对 MP 流行病学的评估和资料间比较。

(九)鉴别诊断

1.细菌性肺炎

重症支原体肺炎患儿影像学表现为大叶实变伴胸腔积液,外周血中性粒细胞升高,CRP 明显升高,与细菌性肺炎难于鉴别。支原体肺炎的肺泡炎症与间质炎症常混合存在,即在大片实变影周围或对侧有网点状、网结节状阴影,常有小叶间隔增厚、支气管血管束增粗和树芽征等间质性改变,这在细菌性肺炎少见。另外,支原体肺炎的胸水检查常提示白细胞轻度升高,以淋巴细胞为主。病原学检查如支原体抗体阳性,痰液和胸水细胞培养是可靠的鉴别诊断依据。

2.肺结核

浸润性肺结核见于年长儿,临床表现为发热、咳嗽,肺部体征不多,重者可出现肺部空洞和支气管播散。支气管播散表现为小叶中心结节、树芽征、支气管壁增厚、肺不张等征象。由于浸润性肺结核和支原体肺炎的发病年龄、临床和影像表现相似,二者易混淆。鉴别点如下:浸润性肺结核出现支气管播散表现病程相对较长,起病缓慢,浸润阴影有空洞形成。支原体肺炎支原体抗体阳性,而浸润性肺结核 PPD 皮试阳性、痰液结核分枝杆菌检查阳性。支原体肺炎经大环内酯类抗生素有效。另外,因支原体肺炎可引起肺门淋巴结肿大,易误诊为原发性肺结核,但原发性肺结核除肺门淋巴结肿大外,往往伴有气管或支气管旁淋巴结肿大,并彼此融合、PPD 皮试阳性。支原体肺炎也可引起双肺类似粟粒样阴影,易误诊为急性血行播散性肺结核,但支原体肺炎粟粒阴影的大小、密度、分布不均匀,肺纹理粗乱、增多或伴网状阴影,重要的鉴别依据仍是 PPD 皮试、支原体抗体检测以及对大环内酯类抗生素的治疗反应。

（十）后遗症

国外文献报道,支原体肺炎后可以导致长期的肺部后遗症,如支气管扩张、肺不张、闭塞性细支气管炎(bronchiolitis obliterans,BO)、闭塞性细支气管炎伴机化性肺炎(bronchiolitis obliterans organising pneumonia,BOOP)、单侧透明肺、肺间质性纤维化。

（十一）治疗

小儿 MPP 的治疗与一般肺炎的治疗原则基本相同,宜采用综合治疗措施。包括一般治疗、对症治疗、抗生素、糖皮质激素等。

1.抗生素

大环内酯类抗生素、四环素类抗生素、氟喹诺酮类等,均对支原体有效,但儿童主要使用的是大环内酯类抗生素。

大环内酯类药物中的红霉素仍是治疗 MP 感染的主要药物,红霉素对消除支原体肺炎的症状和体征明显,但消除 MP 效果不理想,不能消除肺炎支原体的寄居。常用为 50 mg/(kg·d),轻者可分次口服,重症可考虑静脉给药,疗程一般主张不少于 2～3 周,停药过早易于复发。红霉素对胃肠道刺激大,并可引起血胆红素及转氨酶升高,以及有耐药株产生的报道。

近年来使用最多的不是红霉素而是阿奇霉素,阿奇霉素在人的细胞内浓度高而在细胞外浓度低。阿奇霉素口服后 2～3 小时达血药峰质量浓度,生物利用率为 37%,具有极好的组织渗透性,组织水平高于血药浓度 50～100 倍,而血药浓度只有细胞内水平的 1/10,服药 24 小时后巨噬细胞内阿奇霉素水平是红霉素的 26 倍,在中性粒细胞内为红霉素的 10 倍。其剂量为 10 mg/(kg·d),1 次/日。

文献中有许多关于治疗 MPP 的疗效观察文章,有学者认为红霉素优于阿奇霉素;有学者认为希舒美(阿奇霉素)可代替红霉素静脉滴注;有学者认为克拉霉素在疗程、依从性、不良反应上均优于阿奇霉素;也有学者认为与红霉素比较,阿奇霉素可作为治疗 MPP 的首选药物,但目前这些观察都不是随机、双盲、对照研究,疗效标准几乎都是临床症状的消失,无病原清除率的研究。

2.肾上腺糖皮质激素的应用

目前认为在支原体肺炎的发病过程中,有支原体介导的免疫损伤参与,因此,对重症 MP 肺炎或肺部病变迁延而出现肺不张、支气管扩张、BO 或有肺外并发症者,可应用肾上腺皮质激素治疗。根据国外文献以及临床总结,糖皮质激素在退热、促进肺部实变吸收,减少后遗症方面有一定作用。可根据病情,应用甲泼尼龙、氢化可的松、地塞米松或泼尼松。

3.支气管镜治疗

根据临床观察,支原体肺炎病程中呼吸道分泌物黏稠,支气管镜下见黏稠分泌物阻塞支气管,常合并肺不张。因此,有条件者,可及时进行支气管镜灌洗。

4.肺外并发症的治疗

目前认为并发症的发生与免疫机制有关。因此,除积极治疗肺炎、控制 MP 感染外,可根据病情使用激素,针对不同并发症采用不同的对症处理办法。

（魏慧娟）

第十四节　支气管哮喘

支气管哮喘是一种以嗜酸性粒细胞、肥大细胞、T细胞等多种炎性细胞参与的气道慢性炎症性疾病，患者气道具有对各种激发因子刺激的高反应性。临床以反复发作性喘息、呼吸困难、胸闷或咳嗽为特点。常在夜间和(或)清晨发作或加剧，多数患者可自行缓解或治疗后缓解。

一、病因

(一)遗传因素

遗传过敏体质(特异反应性体质，Atopy-特应质)对本病的形成关系很大，多数患儿有婴儿湿疹、过敏性鼻炎和(或)食物(药物)过敏史。本病多数属于多基因遗传病，遗传度70%～80%，家族成员中气道的高反应性普遍存在，双亲均有遗传基因者哮喘患病率明显增高。国内报道约20%的哮喘患儿家族中有哮喘患者。

(二)环境因素

1.感染

最常见的是呼吸道感染。其中主要是病毒感染，如呼吸道合胞病毒、腺病毒、副流感病毒等，此外支原体、衣原体以及细菌感染都可引起。

2.吸入过敏原

如灰尘、花粉、尘螨、烟雾、真菌、宠物、蟑螂等。

3.食入过敏原

主要是摄入异类蛋白质如牛奶、鸡蛋、鱼、虾等。

4.气候变化

气温突然下降或气压降低，刺激呼吸道，可激发哮喘。

5.运动

运动性哮喘多见于学龄儿童，运动后突然发病，持续时间较短。病因尚未完全明了。

6.情绪因素

情绪过于激动，如大笑、大哭引起深吸气，过度吸入冷而干燥的空气可激发哮喘。另外情绪紧张时也可通过神经因素激发哮喘。

7.药物

如阿司匹林可诱发儿童哮喘。

二、发病机制

20世纪70年代和80年代初的"痉挛学说"，认为支气管平滑肌痉挛导致气道狭窄是引起哮喘的唯一原因，因而治疗的宗旨是解除支气管痉挛。80年代和90年代初的"炎症学说"，认为哮喘发作的重要机制是炎性细胞浸润，炎性介质引起黏膜水肿，腺体分泌亢进，气道阻塞。因此，在治疗时除强调解除支气管平滑肌痉挛外，还要针对气道的变应性炎症，应用抗炎药物。这是对发病机制认识的一个重大进展。过敏原进入机体可引发两种类型的哮喘反应。

(一)速发型哮喘反应(immediate asthmatic reaction，IAR)

进入机体的抗原与肥大细胞膜上的特异性IgE抗体结合，而后激活肥大细胞内的一系列酶促反应，释放多种介质，引起支气管平滑肌痉挛而发病。患儿接触抗原后10分钟内产生反应，10～30分钟达高峰，1～3小时过敏原被机体清除，自行缓解，往往表现为突发突止。

（二）迟发型哮喘反应（late asthmatic reaction，LAR）

过敏原进入机体后引起变应性炎症，嗜酸粒细胞、中性粒细胞、巨噬细胞等浸润，炎性介质释放，一方面使支气管黏膜上皮细胞受损、脱落，神经末梢暴露，另一方面使肺部的微血管通透性增加、黏液分泌增加，阻塞气道，使呼吸道狭窄，导致哮喘发作。患儿在接触抗原后一般3小时发病，数小时达高峰。24小时后过敏原才能被清除。

此外，无论轻患者或是急性发作的患者，其气道反应性均高，都可有炎症存在，而且这种炎症在急性发作期和无症状的缓解期均存在。

三、临床表现

起病可急可缓。婴幼儿常有1～2天的上呼吸道感染表现，年长儿起病较急。发作时患儿主要表现为严重的呼气性呼吸困难，严重时端坐呼吸，患儿焦躁不安，大汗淋漓，可出现发绀。肺部检查可有肺气肿的体征：两肺满布哮鸣音（有时不用听诊器即可听到），呼吸音减低。部分患儿可闻及不同程度的湿啰音，且多在发作好转时出现。

根据年龄及临床特点分为婴幼儿哮喘、儿童哮喘和咳嗽变异性哮喘。

哮喘持续发作超过24小时，经合理使用拟交感神经药物和茶碱类药物，呼吸困难不能缓解者，称之为哮喘持续状态。但需要指出，小儿的哮喘持续状态不应过分强调时间的限制，而应以临床症状持续严重为主要依据。

四、辅助检查

（一）血常规

白细胞大多正常，若合并细菌感染可增高，嗜酸性粒细胞增高。

（二）血气分析

一般为轻度低氧血症，严重患者伴有二氧化碳潴留。

（三）肺功能检查

呼气峰流速（peak expiratory，PEF）减低，指肺在最大充满状态下，用力呼气时所产生的最大流速；1秒钟最大呼气量降低。

（四）过敏原测定

可作为发作诱因的参考。

（五）X线检查

在发作期间可见肺气肿及肺纹理增重。

五、诊断

支气管哮喘可通过详细询问病史做出诊断。不同类型的哮喘诊断条件如下。

（一）婴幼儿哮喘

（1）年龄小于3岁，喘憋发作不低于3次。

（2）发作时双肺闻及以呼气相为主的哮鸣音，呼气相延长。

（3）具有特异性体质，如湿疹、过敏性鼻炎等。

（4）父母有哮喘病等过敏史。

（5）除外其他疾病引起的哮喘。

符合1、2、5条即可诊断哮喘；如喘息发作2次，并具有2、5条诊断可疑哮喘或喘息性支气管炎；若同时有3和/或4条者，给予哮喘诊断性治疗。

（二）儿童哮喘

（1）年龄不低于3岁，喘息反复发作。

（2）发作时双肺闻及以呼气相为主的哮鸣音，呼气相延长。

（3）支气管舒张剂有明显疗效。

（4）除外其他可致喘息、胸闷和咳嗽的疾病。

疑似病例可选用 1‰ 肾上腺素皮下注射，0.01 mL/kg，最大量不超过每次 0.3 mL，或用舒喘灵雾化吸入，15 分钟后观察，若肺部哮鸣音明显减少，或 FEV 上升不低于 15%，即为支气管舒张试验阳性，可诊断支气管哮喘。

（三）咳嗽变异性哮喘

各年龄均可发病。①咳嗽持续或反复发作超过 1 个月，特点为夜间（或清晨）发作性的咳嗽，痰少，运动后加重，临床无感染征象，或经较长时间的抗生素治疗无效；②支气管扩张剂可使咳嗽发作缓解（基本诊断条件）；③有个人或家族过敏史，过敏原皮试可阳性（辅助诊断条件）；④气道呈高反应性，支气管舒张试验阳性（辅助诊断条件）；⑤除外其他原因引起的慢性咳嗽。

六、鉴别诊断

（一）毛细支气管炎

此病多见于 1 岁以内的婴儿，病原体为呼吸道合胞病毒或副流感病毒，也有呼吸困难和喘鸣，但其呼吸困难发生较慢，对支气管扩张剂反应差。

（二）支气管淋巴结核

可引起顽固性咳嗽和哮喘样发作，但阵发性发作的特点不明显，结核菌素试验阳性，X 线检查有助于诊断。

（三）支气管异物

患儿会出现哮喘样呼吸困难，但患儿有异物吸入或呛咳史，肺部 X 线检查有助于诊断，纤维支气管镜检可确诊。

七、治疗

（一）治疗原则

坚持长期、持续、规范、个体化的治疗原则。

1. 发作期

快速缓解症状、抗炎、平喘。

2. 持续期

长期控制症状、抗炎、降低气道高反应性、避免触发因素、自我保健。

（二）发作期治疗

1. 一般治疗

注意休息，去除可能的诱因及致敏物。保持室内环境清洁，适宜的空气湿度和温度，良好的通风换气和日照。

2. 平喘治疗

（1）肾上腺素能 β_2 受体激动剂：松弛气道平滑肌，扩张支气管，稳定肥大细胞膜，增加气道的黏液纤毛清除力，改善呼吸肌的收缩力。①沙丁胺醇（salbutamol，舒喘灵，喘乐宁）气雾剂每揿 100 μg。每次 1～2 揿，每日 3～4 次。0.5% 水溶液每次 0.01～0.03 mL/kg，最大量 1 mL，用 2～3 mL 生理盐水稀释后雾化吸入，重症患儿每 4～6 小时一次。片剂每次 0.1～0.15 mg/kg，每天 2～3 次。或小于 5 岁每次 0.5～1 mg，5～14 岁每次 2 mg，每日 3 次；②博利康尼（brethine，特布他林，terbutaline）每片 2.5 mg，1～2 岁每次 1/4～1/3 片，3～5 岁每次 1/3～2/3 片，6～14 岁每次 2/3～1 片，每日 3 次；③其他 β_2 受体激动剂，如美喘清等。

（2）茶碱类：氨茶碱口服每次 4～5 mg/kg，每 6～8 小时一次，严重者可静脉给药，应用时间长者，应监测血药浓度。

(3)抗胆碱类药:可抑制支气管平滑肌的 M 样受体,引起支气管扩张,也能抑制迷走神经反射所致的支气管平滑肌收缩。以 β_2 受体阻滞剂更为有效。可用溴化羟异丙托品(ipratropine bromide,atrovent,爱喘乐),对心血管系统作用弱,用药后峰值出现在 $30\sim60$ 分钟,其作用部位以大中气道为主,而 β_2 受体激动剂主要作用于小气道,故两种药物有协同作用。气雾剂每揿20 μg,每次 $1\sim2$ 揿,每日 $3\sim4$ 次。

3.肾上腺皮质激素的应用

肾上腺皮质激素可以抑制特应性炎症反应,减低毛细血管通透性,减少渗出及黏膜水肿,降低气道的高反应性,故在哮喘治疗中的地位受到高度重视。除在严重发作或持续状态时可予短期静脉应用地塞米松或氢化可的松外,多主张吸入治疗。常用的吸入制剂有:①丙酸培氯松气雾剂(BDP):每揿 200 μg。②丙酸氟替卡松气雾剂(FP):每揿 125 μg。以上药物根据病情每日 $1\sim3$ 次,每次 $1\sim2$ 揿。现认为每日 $200\sim400$ μg 是很安全的剂量,重度年长儿可达到 $600\sim800$ μg,病情一旦控制,可逐渐减少剂量,疗程要长。

4.抗过敏治疗

(1)色甘酸钠(sodium cromoglycate,SOG):能稳定肥大细胞膜,抑制释放炎性介质,阻止迟发性变态反应,抑制气道高反应性。气雾剂每揿 2 mg,每次 2 揿,每日 $3\sim4$ 次。

(2)酮替芬:为碱性抗过敏药,抑制炎性介质释放和拮抗介质,改善 β 受体功能。对儿童哮喘疗效较成人好,对已发作的哮喘无即刻止喘作用。每片 1 mg。小儿每次 $0.25\sim0.5$ mg,$1\sim5$ 岁 0.5 mg,$5\sim7$ 岁 $0.5\sim1$ mg,7 岁以上 1 mg,每天 2 次。

5.哮喘持续状态的治疗

哮喘持续状态是支气管哮喘的危症,需要积极抢救治疗,否则会因呼吸衰竭导致死亡。

(1)一般治疗:保证液体入量。因机体脱水时呼吸道分泌物黏稠,阻塞呼吸道使病情加重。一般补 $1/4\sim1/5$ 张液即可,补液的量根据病情决定,一般 24 小时液体需要量为 $1\,000\sim1\,200$ mL/m^2。如有代谢性酸中毒,应及时纠正,注意保持电解质平衡。如患儿烦躁不安,可适当应用镇静剂,但应避免使用抑制呼吸的镇静剂(如吗啡、杜冷丁)。如合并细菌感染,应用抗生素。

(2)吸氧:保证组织细胞不发生严重缺氧。

(3)迅速解除支气管平滑肌痉挛:静脉应用氨茶碱,肾上腺皮质激素,超声雾化吸入,舒喘灵。若经上述治疗仍无效,可用异丙肾上腺素静脉滴注,剂量为 0.5 mg 加入 10% 葡萄糖 100 mL 中(5 μg/mL),开始以每分钟 0.1 μg/kg 缓慢静点,在心电图及血气监测下,每 $15\sim20$ 分钟增加 0.1 μg/kg,直到氧分压及通气功能改善,或达 6 μg/(kg·min),症状减轻后,逐渐减量维持用药 24 小时。如用药过程中心率达到或超过 200 次/分或有心律失常应停药。

(4)机械通气:严重患者应用呼吸机辅助呼吸。

(三)缓解期治疗及预防

(1)增强抵抗力,预防呼吸道感染,可减少哮喘发病的机会。

(2)避免接触过敏原。

(3)根据不同情况选用适当的免疫疗法,如转移因子、胸腺肽、脱敏疗法、气管炎菌苗、死卡介苗。

(4)可用丙酸培氯松吸入,每日不超过 400 μg,长期吸入,疗程达 1 年以上;酮替芬用量同前所述,疗程 3 个月;色甘酸钠长期吸入。

总之,哮喘是一种慢性疾病,仅在发作期治疗是不够的,需进行长期的管理,提高对疾病的认识,配合防治、控制哮喘发作、维持长期稳定,提高患者生活质量,这是一个非常复杂的系统工程。

(张 静)

第十五节　扁桃体炎

一、急性扁桃体炎

急性扁桃体炎是上呼吸道感染的一部分,为腭扁桃体的急性非特异性炎症,往往伴有程度与范围不一的急性咽炎。临床特征为急起咽喉疼痛、发热、扁桃体红肿或有脓点。1岁以下发病甚少,4岁以上发病率较高。可分为充血性和化脓性两类。前者多系病毒感染,后者的主要致病菌为乙型溶血性链球菌,其次为葡萄球菌和肺炎链球菌,细菌与病毒混合感染亦不少见。中医称本病为"急乳蛾",认为本病的发生,外因为感受风热邪毒,内因为肺胃积热,内外邪毒交结于喉核所致。

（一）诊断要点

1.临床表现

（1）急性充血性扁桃体炎:患儿有发热及轻度咳嗽、流涕,可见咽部扁桃体充血,扁桃体黏膜及其表浅组织有少量白色分泌物,是由病毒感染所致。

（2）急性化脓性扁桃体炎:起病急,高热,体温常在39℃～40℃之间。婴幼儿可有高热惊厥、倦怠、乏力等。年长儿有喉燥、咽痛,吞咽时疼痛加剧,常伴恶心、呕吐,故引起进食或说话困难。

2.局部检查

咽部充血,单侧或双侧扁桃体红肿,表面可有白色脓点或隐窝口有灰白色脓性分泌物。常扪及颌下或颈部淋巴结肿大,并有压痛。

3.实验室检查

血常规常显示白细胞总数及中性粒细胞增高。脓涂片和痰培养可见病原菌。

4.并发症

感染较重的急性扁桃体炎,有并发风湿热、心脏病及肾炎之可能,一般于急性炎症数周后发生。

（二）鉴别诊断

1.咽白喉

起病缓慢,有精神萎靡、面色苍白、低热等中毒症状。咽部灰白色假膜常超越扁桃体表面,不易拭去,强剥易出血。涂片可找到白喉棒状杆菌,白细胞一般无变化。

2.猩红热

咽部表现与急性扁桃体炎类似,伴全身红色细小皮疹,杨梅舌等。

3.单核细胞增多症性咽峡炎

咽部表现及全身症状与扁桃体炎类似,伴全身淋巴结多发性肿大,肝脾肿大,有时出现皮疹。血液化验显示异常淋巴细胞及单核细胞增多,可占10%以上。血清嗜异性凝集试验阳性。

4.樊尚咽峡炎

多为单侧咽痛,一侧扁桃体覆有灰色或黄色假膜,拭去后下面有溃疡,牙龈常见类似病变。全身症状较轻。涂片可找到梭形杆菌及奋森螺旋菌。

（三）中医治疗

1.辨证论治

（1）风热外侵,肺经有热:咽部疼痛,吞咽不利,吞咽或咳嗽时疼痛加重,咽喉干燥灼热,扁桃体红肿,连及周围,并见发热、恶寒、头痛、鼻塞、咳嗽有痰等全身症状,舌边尖红,苔薄白或微黄,脉浮数。

治法:疏风清热,消肿利咽。

方药:疏风清热汤。金银花、连翘、荆芥、防风、黄芩、玄参、浙贝母、桑白皮、天花粉、桔梗、牛蒡子、赤芍、甘草。

（2）邪热传里，肺胃热盛：咽部疼痛剧烈，痛连耳根及颌下，吞咽困难，有堵塞感，或有声嘶。扁桃体红肿，表面可有黄白脓点或脓苔；甚者喉关红肿，颌下淋巴结肿大压痛，并有高热，口渴引饮，咳嗽痰黄稠，口臭，大便秘结，小便短赤，舌质红，苔黄厚，脉洪数。

治法：泄热解毒，利咽消肿。

方药：清咽利膈汤加减。荆芥、薄荷、防风、金银花、连翘、栀子、黄芩、黄连、桔梗、牛蒡子、玄参、生大黄、玄明粉、甘草。

2.其他疗法

（1）中药成药：①冰硼散：吹敷于扁桃体表面，每次 0.1 g，每日 2～3 次。②锡类散：吹敷于扁桃体表面，每次 0.1 g，每日 2～3 次。偏重于祛腐生肌，用于扁桃体脓性分泌物较多者。③六神丸：每次 3～6 粒，含服，每日 3 次。④喉症丸：每次 4～6 粒，含服，每日 3～4 次。⑤穿心莲片：每次 3 片，口服，每日 3～4 次。⑥上清丸：每次 1/2 丸，口服，每日 2 次。⑦牛黄解毒丸：每次 1/2 丸，口服，每日 2 次。

（2）单方验方：①金银花、甘草煎水含漱。②野菊花、白花蛇舌草、车前草、积雪草、白茅根各 30 g，水煎服。③火炭母、土牛膝根、岗梅根各 60 g，水煎服，每日 1 剂。此方偏重于利湿解毒。④山豆根 10 g、锦灯笼 30 g，水煎服。此方偏重于消肿，解疮毒。

（四）西医治疗

1.一般治疗

卧床休息，多饮水，进易消化富含营养的食物，多吃水果，保持大便通畅。

2.对症治疗

高热时适当使用退热剂，持续高热且进食很少者，应配合输液等支持疗法。

3.局部处理

以 3％硼酸溶液或 1∶5 000 呋喃西林溶液含漱，每日数次。或含化溶菌酶、西瓜霜含片等。

4.抗生素治疗

化脓性扁桃体炎首选青霉素，10 万～20 万 U/(kg·d)，先静脉滴注，然后改肌内注射或口服，持续 1～2 周。亦可用头孢菌素类，或红霉素等，不必联用，可交替使用。若治疗 2～3 日，病情无好转，应考虑病毒感染或其他细菌感染，而改用抗生素。

二、慢性扁桃体炎

慢性扁桃体炎多由急性扁桃体炎反复发作或因隐窝引流不畅，窝内细菌、病毒滋生感染而成。患急性传染病，如猩红热、流感、白喉、麻疹等后亦可引起慢性病变。常见病原菌为乙型溶血性链球菌、葡萄球菌和肺炎链球菌。儿童发生率高。本病属中医"慢乳蛾""虚火乳蛾"等范畴，认为系风热乳蛾治疗不彻底或温热病后余邪未清，致肺肾阴虚，虚火上炎所成。

（一）诊断要点

1.临床表现

有急性扁桃体炎反复发作病史，1 年 4 次以上。急性发作时有发热、咽痛，刺激性咳嗽等。间歇期稍感咽部不适、异物感等。扁桃体肿大较甚者，可伴有睡眠时打鼾。

2.局部检查

可见扁桃体及前、后腭弓慢性充血，扁桃体表面常可见白色条纹状瘢痕。隐窝口可见黄白色脓栓，或于挤压扁桃体外上方时有干酪样分泌物从隐窝口溢出。双侧扁桃体Ⅰ～Ⅲ度肿大。多数可见颌下淋巴结肿大。

3.并发症

慢性扁桃体炎一般不伴明显的全身症状。唯某些病例，由于受细菌和病毒的影响，可并发风湿热、风湿性心脏病、关节炎、肾炎等病症，每次扁桃体炎急性发作，上述疾病之症状、体征也见加重，这种现象，多考虑扁桃体是上述疾病的病灶。

4.实验室检查

发作期间血白细胞计数、分类大部分升高,核左移。扁桃体脓点分泌物涂片找病原体可提供诊断。

（二）鉴别诊断

1.扁桃体角化症

扁桃体表面有黄白色角化物质散在,角化物质硬,不易去除,有时舌扁桃体上也有类似病变。

2.恶性肿瘤

多为一侧扁桃体迅速肿大或有溃疡。病检可确诊。

（三）中医治疗

1.辨证论治

（1）肺阴不足:咽部干,微痛、微痒,梗阻不适,干咳无痰或痰少而黏。扁桃体肿大及周围潮红,或有黄白色脓点。伴乏力,气促,口舌干燥。颧红,手足心热,舌质干红,少苔,脉细数。

治法:养阴润肺,生津利咽。

方药:养阴清肺汤加减。生地黄、玄参、麦冬、沙参、白芍、牡丹皮、浙贝母、薄荷、青果、生甘草。

（2）肾阴亏损:咽喉干痛较明显,午后为重,口干,扁桃体多干瘪,亦可肥大,潮红明显,压之常有黄白腐败样脓物溢出,腰膝酸软,虚烦失眠,头晕耳鸣,舌质红嫩,脉细数。

治法:滋阴降火,清利咽喉。

方药:知柏地黄汤加减。熟地黄、山茱萸、山药、茯苓、泽泻、牡丹皮、知母、黄柏、玄参、麦冬、石斛、青果。

2.其他疗法

（1）中药成药:①西瓜霜喷雾剂:喷咽部少许,每日数次。②铁笛丸:含服,每次2~3粒,每日4次。③清音片:含服,每次2~3片,每日3~4次。④健民咽喉片:含服,每次1~2片,每日3~4次。⑤复方草珊瑚含片:含服,每次1~2片,每日3~4次。

（2）单方验方:①参须、麦冬、胖大海开水泡服。②十大功劳、千斤拔、五指毛桃、盘龙参各30 g,水煎服,每日1剂。③鸡血藤、岗梅根、金樱果各30 g,水煎服,每日1剂。偏重于养血滋阴。

（3）烙治法:保守治疗无效而又不宜行扁桃体切除术者可选用此法。每次烙10~15铁,隔日1次,共需20次左右,至平复为止。

（4）蒸气吸入:可选用内服中药汤剂及单方验方,每日1~2次,每次10~15分钟。

（四）西医治疗

1.一般治疗

加强锻炼,增强体质,避免呼吸道感染,减少本病的急性发作。

2.局部治疗

复方硼砂液含漱;含服各种喉片;咽部超声雾化治疗,选用抗生素或加入类固醇激素溶液;冲洗扁桃体隐窝等。

3.手术治疗

儿童多采用快速扁桃体挤切术。且一般5岁前不作手术。主要适用于以下情况。

（1）扁桃体炎急性发作频繁、经久未愈。

（2）扁桃体过分肥大而影响呼吸、吞咽。

（3）并发心肾关节疾病。

（4）常引起中耳炎、颈淋巴结炎或长期不明原因低热者,待炎症消退后行扁桃体摘除术。

4.激光、冷冻及微波治疗

对有手术适应证,但全身健康状况不允许手术者,可选用激光、冷冻或微波疗法,以达根治目的。

（张　静）

第十六节 支气管扩张症

支气管扩张症是以感染及支气管阻塞为根本病因的慢性支气管病患,分为先天性与后天性两种。前者因支气管发育不良,后者常继发于麻疹、百日咳、毛细支气管炎、腺病毒肺炎、支气管哮喘、局部异物堵塞或肿块压迫。本病属于中医"肺络张"范畴,系痰热壅肺,瘀阻肺络所致。

一、诊断要点

(一)临床表现

慢性咳嗽,痰多,多见于清晨起床后或变换体位时,痰量或多或少,含稠厚脓液,臭位不重,痰液呈脓性,静置后可分层,反复咳血,时有发热。患儿发育差,发绀,消瘦,贫血。病久可有杵状指(趾)、胸廓畸形,最终可致肺源性心脏病。

(二)实验室检查

1. 血常规

血红蛋白降低,急性感染时白细胞总数及中性粒细胞增高。可见核左移。

2. 痰培养

可获致病菌,多为混合感染。

3. X线胸部平片

早期见肺纹理增多,粗而紊乱。典型后期变化为两中下肺野蜂窝状阴影,常伴肺不张、心脏及纵隔移位。继发感染时可见支气管周围炎症改变,必要时可行肺部 CT 检查。

4. 支气管造影

示支气管呈柱状、梭状、囊状扩张,是确诊及决定是否手术与手术范围的重要手段,宜在感染控制后进行。

二、鉴别诊断

本病与慢性肺结核、慢性支气管炎、肺脓肿、先天性肺囊肿、肺隔离症、肺吸虫病等的鉴别主要在于X线表现不同。此外,痰液检查、结核菌素试验、肺吸虫抗原皮试等亦可帮助诊断。

三、中医治疗

(一)辨证论治

1. 风热犯肺(初期)

主证:咳嗽痰多,痰稠色黄,可见血丝,口干欲饮,恶寒发热,咽喉痛痒,头痛,舌红苔薄黄,脉浮数。

治法:疏风清热,辛凉解表。

方药:桑菊饮加减。桑叶、菊花、黄芩、连翘、杏仁、桔梗、薄荷、甘草。

2. 痰热壅肺(急性发作期)

主证:发热咳嗽,痰多浓稠,甚则咳血,口渴喜饮,尿黄便干,苔黄腻,脉滑数。

治法:清热涤痰肃肺。

方药:清金化痰汤加减。桑白皮、黄芩、栀子、知母、贝母、瓜蒌、桔梗、麦冬、橘红、茯苓、冬瓜仁、鱼腥草、白茅根。

3. 肝火犯肺

主证:烦躁易怒,啼哭无常,咳嗽,痰中带血,或咳血深红色,口苦咽干,咳则胸胁牵痛,大便干结,小便黄,舌红,苔薄黄,脉弦数。

治法:清肝泻肺,和络止血。

方药:黛蛤散合泻白散加减。桑白皮、地骨皮、海蛤壳、青黛、粳米、甘草。

4.正虚邪恋(缓解期)

主证:咳嗽痰少,咳声无力,痰中带血,口干咽燥,神倦消瘦,舌淡红,脉虚细。

治法:益气养阴,兼清余邪。

方药:人参五味子汤合泻白散加减。人参、白术、茯苓、五味子、麦冬、桑白皮、地骨皮、仙鹤草、藕节、紫菀、阿胶、当归、炙甘草、大枣。

(二)其他疗法

1.中药成药

咳嗽痰多可选蛇胆川贝液、橘红丸、达肺丸。咯血可选十灰散、云南白药、三七粉。

2.单方验方

百合方由百合2份,白及3份,沙参与百部各1份组成,诸药研为散剂或制成丸剂,每次3~6 g,每日2次,用于恢复期。

3.针灸

主穴取肺俞、巨骨、尺泽穴,配穴取列缺、孔最、太渊穴。每次针刺3~5穴,平补平泻法,留针5~10分钟,每日1~2次。

四、西医治疗

(一)一般治疗

多晒太阳,呼吸新鲜空气,注意休息,加强营养。

(二)排除支气管分泌物

(1)顺位排痰法每日进行2次,每次20分钟。

(2)痰稠者可服氯化铵,30~60 mg/(kg·d),分3次口服。

(3)雾化吸入:在雾化液中加入异丙肾上腺素有利痰液排出。

(三)控制感染

急性发作期选用有效抗生素,针对肺炎链球菌及流感嗜血杆菌有效的抗生素,如阿莫西林、磺胺二甲嘧啶、新的大环内酯类药物、二代头孢菌素是合理的选择。疗程不定,至少7~10日。

(四)人免疫球蛋白

对于低丙种球蛋白血症的患儿,人免疫球蛋白替代治疗能够防止支气管扩张病变的进展。

(五)咳血的处理

一般可予止血药,如酚磺乙胺、卡巴克络等。大量咳血可用垂体后叶素0.3 U/kg,溶于10%葡萄糖注射液内缓慢静脉滴注。

(六)手术治疗

切除病肺为根本疗法。手术指征为,病肺不超过一叶或一侧、反复咳血或反复感染用药物不易控制、体位引流不合作、小儿内科治疗9~12个月以上无效、病儿一般情况日趋恶化者。

(张 静)

第十七节 特发性间质性肺炎

特发性间质性肺炎是一组原因不明的间质性疾病,主要病变为弥漫性的肺泡炎,最终可导致肺的纤维化,临床主要表现为进行性的呼吸困难、干咳,肺内可闻及 Velcro 啰音,常有杵状指(趾),胸部 X 线示双肺弥漫性的网点状阴影,肺功能为限制性的通气功能障碍。曾称为弥漫性间质性肺炎、弥漫性肺间质纤维化、特发性肺纤维化和隐原性致纤维化性肺泡炎(cryptogenic fibrosing alveolitis,CFA)。在欧洲,称为隐原性致纤维化性肺泡炎,但通常还包括结缔组织疾病导致的肺纤维化,不含结缔组织疾病导致的肺纤维化则称为孤立性 CFA(lone CFA)。特发性间质性肺炎过去均称为特发性肺纤维化(IPF),但随着人们认识的提高,发现特发性肺纤维化仅指普通间质性肺炎,不包括其他分型,因此,病理学家建议用特发性间质性肺炎作为称谓更为贴切。

一、病因

病因不明,可能与病毒和细菌感染、吸入的粉尘或气体、药物过敏、自身免疫性疾病有关。但均未得到证实。近年认为系自身免疫性疾病,可能与遗传因素有关,因有些病例有明显的家族史。

二、发病机制

特发性间质性肺炎的病理基础为肺泡壁的慢性炎症。肺损伤起因于肺组织对未知的创伤和刺激因素的一种炎症反应。首先肺泡上皮的损伤,随后大量的血浆蛋白成分的渗出,通过纤维化的方式愈合。最后导致了肺组织的重建,即完全被纤维组织取代。

在肺纤维化的发病过程中,肺泡上皮的损伤为启动因素。损伤发生后,肺脏可出现炎症、组织成型和组织重塑,为正常的修复过程。如果损伤严重且慢性化,则组织炎症和成型的时间延长,导致肺纤维化和肺功能的丧失。单核巨噬细胞在疾病的发生中起重要作用,可分泌中性粒细胞趋化因子,趋化中性粒细胞至肺泡壁,并释放细胞因子破坏细胞壁,引起肺泡炎的形成起重要的作用。目前研究认为肿瘤坏死因子、白细胞介素-1 在启动炎症的反应过程中起重要作用。单核巨噬细胞还能分泌血小板源性生长因子,而后者可刺激成纤维细胞增生和胶原产生。

三、病理及分型

1972 年 Liebow 基于特定的组织病理所见,将间质性肺炎分为 5 种不同的类型:①普通性间质性肺炎(UIP)。②脱屑性间质性肺炎(DIP)。③闭塞性细支气管炎伴间质性肺炎(BIP)。④淋巴细胞样间质性肺炎(LIP)。⑤巨细胞间质性肺炎(GIP)。

随着开胸肺活检和电视胸腔镜手术肺活检的开展,1998 年 Katzenstein 提出病理学的新分类。新的分类方法将间质性肺炎分为 4 类:①普通性间质性肺炎(UIP)。②脱屑性间质性肺炎(DIP)。③急性间质性肺炎(AIP)。④非特异性间质性肺炎(NSIP)。

因为淋巴细胞间质性肺炎多与反应性或肿瘤性的淋巴细胞增殖性疾病有关。因此将其剔除。闭塞性细支气管炎伴间质性肺炎(BIP)或 BOOP 因为原因不明,一部分与感染、结缔组织疾病、移植相关,并且对激素治疗反应好、预后好,因此不包括在内。

2002 年 ATS/ERS 新的病理分型将 IIP 分为七型,包括了 LIP 和 BOOP,并且提出了所有的最后诊断由病理医师和呼吸医师、放射科医师共同完成,即临床-影像-病理诊断(CRP 诊断)(表 11-6)。

四、临床表现

间质性肺炎往往起病不易被发现,自有症状到明确诊断往往需数月到数年。临床表现主要为呼吸困难、呼吸快及咳嗽。呼吸快很常见,尤其是婴儿,可表现为三凹征、喂养困难。而年长儿主要表现为不能耐受运动。咳嗽多为干咳,也是常见的症状,有时可以是小儿间质性肺疾病的唯一表现。其他症状包括咯血、喘息,年长儿可诉胸痛。还有全身的表现如生长发育停止、食欲缺乏、乏力、体重减少。感染者可有发热、咳嗽、咳痰的表现。急性间质性肺炎起病可快,很快出现呼吸衰竭。

表 11-6　2002 年 ATS/ERS 特发性间质性肺炎分型

过去 组织学诊断	现在 组织学诊断	CRP 诊断 临床、放射、病理的诊断
普通间质性肺炎	普通间质性肺炎	特发性肺纤维化,也称为致纤维化性肺泡炎
非特性异性间质性肺炎	非特性异性间质性肺炎	非特性异性间质性肺炎
闭塞性细支气管炎伴机化性肺炎	机化性肺炎	隐原性机化性肺炎
急性间质性肺炎	弥漫性肺损害	急性间质性肺炎
呼吸性细支气管炎伴间质性肺炎	呼吸性细支气管炎	呼吸性细支气管炎伴间质性肺炎
脱屑性间质性肺炎	脱屑性间质性肺炎	脱屑性间质性肺炎
淋巴细胞间质性肺炎	淋巴细胞间质性肺炎	淋巴细胞间质性肺炎

深吸气时肺底部和肩胛区部可闻细小清脆的捻发音,又称 Velcro 啰音。很快出现杵状指(趾)。合并肺动脉高压的病例可有右心肥厚的表现如第二心音亢进和分裂。

五、实验室检查

(1)血气分析示低氧血症。

(2)肺功能:呈限制性通气功能障碍,部分患者为混合性通气功能障碍。

(3)KL-6:KL-6 的功能为成纤维细胞的趋化因子,KL-6 的增高反映间质纤维化的存在。KL-6 是具有较高敏感性和特异性的反映成人间质性肺疾病的指标,并能反应疾病的严重性。

(4)支气管肺泡灌洗液:特发性间质性肺炎时,支气管肺泡灌洗液(BALF)的细胞分析可帮助判断预后。淋巴细胞高可能对糖皮质激素反应好,中性粒细胞、嗜酸性粒细胞高可能对细胞毒性药比激素效果好。支气管肺泡灌洗液的肺泡巨噬细胞的数目也与预后有关。如前所述,<63% 的患者预示高死亡率。

(5)肺活检多采用开胸或经胸腔镜肺活检,有足够的标本有利于诊断。肺活检不仅可排除其他间质性肺疾病,还可对特发性间质性肺炎进行病理分型。

六、影像学检查

(一)胸片

主要为弥漫性网点状的阴影,或磨玻璃样影。

(二)肺高分辨 CT(HRCT)或薄层 CT

CT 可发现诊断 ILD 的一些特征性的表现,可决定病变的范围。高分辨 CT(HRCT)可显示肺的次小叶水平。主要表现为磨玻璃样影、网状影、实变影。可显示肺间隔的增厚。晚期可出现蜂窝肺,主要见于 UIP。含气腔的实变影主要见于 BOOP 和 AIP,很少见于其他间质性肺炎。结节影主要见于 BOOP,很少见于其他间质性肺炎。不同类型的间质性肺炎其影像学的表现不同。

七、诊断

间质性肺炎的临床无特异的表现,主要靠呼吸困难、呼吸快、运动不耐受引起注视,影像学的检查提供诊断线索。可结合病原学检查排除感染因素,如 HIV、CMV、EBV 的感染。可结合血清学的检查排除结缔组织病、血管炎、免疫缺陷病。确诊主要靠肺活检。

辅助检查(非侵入性)血沉、细菌培养、病毒抗体检查等病原检查、自身抗体、24h 食管 pH 监测,以排除其他原因引起的弥漫性肺疾病。

侵入性的检查如纤维支气管镜的肺泡灌洗液的获取、肺组织病理检查。侵入性检查可分为非外科性(如 BALF、TBLB、经皮肺活检)和外科性的肺活检(如 VATS 和开胸肺活检)。

肺活检为确诊的依据,肺活检可提供病理分型。根据病变的部位、分布范围,选取活检的方法。最后得到病理诊断。根据 2002 年的 ATS/ERS 的要求,所有的病例诊断由病理医师和呼吸医师、放射科医师共同完成,其临床-影像-病理诊断(CRP 诊断)。

八、鉴别诊断

(一)继发性的间质性肺疾病

病毒感染如 CMV、EBV、腺病毒感染均可导致间质性肺炎,但病毒感染均有感染的症状和体征,如发热、肝脾淋巴结的肿大,以及血清病毒学的证据。结缔组织疾病也可导致间质性肺炎的表现,但多根据其全身表现如多个脏器受累、关节的症状,以及自身抗体和 ANCA 阳性可协助鉴别诊断。

(二)组织细胞增生症

可有咳嗽、呼吸困难、肺部湿性啰音的表现,影像学肺内有弥漫的结节影和囊泡影。但同时多有发热、肝脾大及皮疹。多根据皮肤活检见大量的朗汉斯巨细胞确诊。

(三)闭塞性细支气管炎

为小儿时期较常见的小气道阻塞性疾病。多有急性肺损伤的病史如严重的肺炎、重症的渗出性多形红斑等,之后持续咳嗽、喘息为主要表现,肺内可闻及喘鸣音。肺高分辨 CT 可见马赛克灌注、过度通气、支气管扩张等表现。肺功能为阻塞性的通气功能障碍。

九、治疗

无特异治疗。

(1)常用肾上腺糖皮质激素,在早期病例疗效较好,晚期病例则疗效较差。①一般泼尼松开始每日用 $1\sim2$ mg/kg,症状缓解后可逐渐减量,小量维持,可治疗 $1\sim2$ 年。如疗效不佳,可加用免疫抑制剂。②也有应用甲泼尼龙每日 $10\sim30$ mg/kg,连用 3 日,每月 1 次,连用 3 次。

(2)其他免疫抑制剂:对激素治疗效果不好的病例,可考虑选用免疫抑制剂如羟氯喹、硫唑嘌呤、环孢素、环磷酰胺等。①羟氯喹(hydroxychloroquine)10 mg/(kg·d)口服;硫酸盐羟氯喹不要超过 400 mg/d。②硫唑嘌呤按 $2\sim3$ mg/(kg·d)给药,起始量 1 mg/(kg·d),每周增加 0.5 mg,直至 2.5 mg/(kg·d)出现治疗反应,成人最大量 150 mg。③环磷酰胺 $5\sim10$ mg/kg 静脉注射,每 $2\sim3$ 周 1 次;不超过成人用量范围 $500\sim1\,800$ mg/次。

(3)N-乙酰半胱氨酸(NAC):IPF 的上皮损伤可能是氧自由基介导,因此推测抗氧化剂可能有效。欧洲多中心、大样本、随机的研究发现 NAC 可延缓特发性肺纤维化患者的肺功能下降的速度。

其他还有干扰素、细胞因子抑制剂治疗特发性肺纤维化取得满意的报道。

其他对症及支持疗法,可适当给氧治疗。有呼吸道感染时,可给抗生素。

十、不同类型 IIP 的特点

(一)急性间质性肺炎

急性间质性肺炎是一种不明原因的暴发性的疾病,常发生于既往健康的人,组织学为弥漫性的肺泡损害。AIP 病理改变为急性期(亦称渗出期)和机化期(亦称增殖期)。急性期的病理特点为肺泡上皮乃至上皮基底膜的损伤,炎性细胞进入肺泡腔内,在受损的肺泡壁上可见 II 型上皮细胞再生并替代 I 型上皮细胞,可见灶状分布的由脱落的上皮细胞和纤维蛋白所构成的透明膜充填在肺泡腔内。另可见肺泡隔的水肿和肺泡腔内出血。此期在肺泡腔内逐渐可见成纤维细胞成分,进而导致肺泡腔内纤维化。机化期的病理特点是肺泡腔内及肺泡隔内呈现纤维化并有显著的肺泡壁增厚。其特点为纤维化是活动的,主要由增生的成纤维细胞和肌成纤维细胞组成,伴有轻度胶原沉积。此外还有细支气管鳞状上皮化生(图 11-9)。

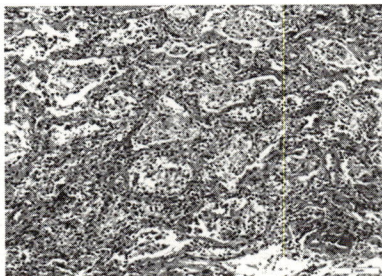

图 11-9 急性间质性肺炎机化期

男性,10 岁,主因咳嗽伴气促乏力入院,入院后患儿呼吸困难,出现
Ⅱ型呼吸衰竭。图中可见弥漫性肺泡损伤,肺泡腔内有泡沫细胞渗出

AIP 发病无明显性别差异,平均发病年龄 49 岁,7～77 岁病例均有报道。无明显性别差异。起病急剧,表现为咳嗽、呼吸困难,随之很快进入呼吸衰竭,类似 ARDS。多数病例 AIP 发病前有"感冒"样表现,半数患者有发热。常规实验室检查无特异性。AIP 病死率极高(>60%),多数在 1～2 个月内死亡。

急性间质性肺炎 CT 表现主要为弥漫的磨玻璃影和含气腔的实变影(图 11-10)。Johkoh T 等的报道中,36 例患者中均有区域性的磨玻璃样改变,见牵拉性的支气管扩张。33 例(92%)有含气腔的实变,并且区域性的磨玻璃改变和牵拉性的支气管扩张与疾病的病程有关。其他的表现包括支气管血管束的增厚和小叶间隔的增厚,分别占 86% 和 89%。

AIP 治疗上无特殊方法,死亡率极高,如果除外尸检诊断的 AIP 病例,死亡率可达 50%～88%(平均62%),平均生存期限短,多在 1～2 个月死亡。近年应用大剂量的糖皮质激素冲击治疗有成功的报道。我们也有 2 例诊断为急性间质性肺炎的患者应用激素治疗成功。

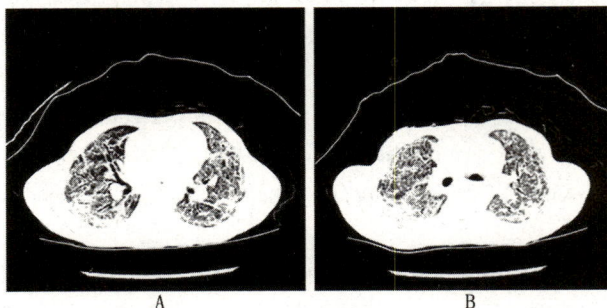

图 11-10 急性间质性肺炎

男性,10 岁,病理诊断为急性间质性肺炎。入院后 4 日,肺
CT 可见两肺弥漫的磨玻璃改变、实变影、牵拉性支气管扩张

(二)特发性肺纤维化

即普通间质性肺炎(usual interstitial pneumonia,UIP)。其病理特点为出现片状、不均一、分布多变的间质改变。每个低倍镜下都不一致,包括间质纤维化、间质炎症及蜂窝变与正常肺组织间呈灶状分布、交替出现。可见成纤维细胞灶分布于炎症区、纤维变区和蜂窝变区,为 UIP 诊断所必需的条件,但并不具有特异病理意义。成纤维细胞灶代表纤维化正在进行,并非既往已发生损害的结局。由此可见成纤维细胞灶、伴胶原沉积的瘢痕化和蜂窝变组成的不同时相病变共存构成诊断 UIP 的重要特征。

主要发生在成年人,男女比例约为 2:1。起病过程隐袭,主要表现为干咳气短,活动时更明显。全身症状有发热、倦怠、关节痛及体重下降。50% 患者体检发现杵状指(趾),大多数可闻及细小爆裂音(velcro啰音)。儿科少见。

实验室检查常出现异常,如血沉的增快,抗核抗体阳性,冷球蛋白阳性,类风湿因子阳性等。

UIP 的胸片和 CT 可发现肺容积缩小、线状、网状阴影、磨玻璃样改变及不同程度蜂窝状变。上述病变在肺底明显。1999 年 Johkoh T 报道,UIP 患者中,46％有磨玻璃样的改变,33％有网点状的影,20％有蜂窝状的改变,1％有片状实变。并且病变主要累及外周肺野和下肺区域。

肺功能呈中至重度的限制性通气障碍及弥散障碍。BALF 见中性粒细胞比例升高,轻度嗜酸性粒细胞增多。

治疗:尽管只有 10％～20％患者可见到临床效果,应用糖皮质激素仍是主要手段;有证据表明环磷酰胺/硫唑嘌呤也有一定效果,最近有报道秋水仙碱效果与激素相近。对治疗无反应的终末期患者可以考虑肺移植。

UIP 预后不良,死亡率为 59％～70％,平均生存期为 2.8～6 年。极少数患者自然缓解或稳定,多需治疗。而在儿童报道的 100 多例的 IPF 中,并无成纤维细胞灶的存在,因此,多数学者认为,小儿并无 UIP/IPF 的报道。并且在小儿诊断为 UIP 的患儿中,多数预后较好,也与成人的 UIP/IPF 不符合。

(三)脱屑性间质性肺炎

组织学特点为肺泡腔内肺泡巨噬细胞均匀分布,见散在的多核巨细胞。同时有轻中度肺泡间隔增厚,主要为胶原沉积而少有细胞浸润。在低倍镜下各视野外观呈单一均匀性分布,而与 UIP 分布的多样性形成鲜明对比。在成人多见于吸烟的人群。在小儿诊断的 DIP,与成人不同,与吸烟无关,并且比成人的 DIP 预后差。

DIP 男性发病是女性的 2 倍。主要症状为干咳和呼吸困难,通常隐匿起病。半数患者出现杵状指(趾)。实验室通常无特殊发现。肺功能表现为限制性通气功能障碍,弥散功能障碍,但不如 UIP 明显。

DIP 的主要影像学的改变在中、下肺区域,有时呈外周分布。主要为磨玻璃样改变,有时可见不规则的线状影和网状结节影。以广泛性磨玻璃状改变和轻度纤维化的改变多提示脱屑性间质性肺炎。与 UIP 不同,DIP 通常不出现蜂窝变,即使高分辨 CT(HRCT)上也不出现。

儿童治疗主要多采用糖皮质激素治疗,成人首先要戒烟和激素治疗。对糖皮质激素治疗反应较好。10 年生存率在 70％以上。在 Carrington 较大样本的研究中,27.5％在平均生存 12 年后死亡,更有趣的是22％患者未经治疗而改善;在接受治疗的患者中 60％对糖皮质激素治疗有良好反应。在小儿 DIP 较成人预后差。

(四)呼吸性细支气管相关的间质性肺炎

与 DIP 极为相似。病理为呼吸性细支气管炎伴发周围的气腔内大量含色素的巨噬细胞聚积,与 DIP 的病理不同之处是肺泡巨噬细胞聚集只局限于这些区域而远端气腔不受累,而有明显的呼吸性细支气管炎。间质肥厚与 DIP 相似,所伴气腔改变只限于细支气管周围肺实质。近年来认为 DIP/RBILD 可能为同一疾病的不同结果,因为这两种改变并没有明确的组织学上的区别,而且表现和病程相似。

RBILD 发病平均年龄 36 岁,男性略多于女性,所有患者均是吸烟者,主要症状是咳嗽气短。杵状指(趾)相对少见。影像学上 2/3 出现网状-结节影,未见磨玻璃影;胸部影像学也可以正常。BALF 见含色素沉着的肺泡巨噬细胞。成人病例戒烟后病情通常可以改变或稳定;经糖皮质激素治疗的少数病例收到明显效果。可以长期稳定生存。

(五)非特异性的间质性肺炎

非特异性的间质性肺炎是近年提出的新概念,起初包括那些难以分类的间质性肺炎,随后不断加以摒除,逐渐演变为独立的临床病理概念。虽然 NSIP 的病因不清,但可能与下列情况相关:某些潜在的结缔组织疾病、药物反应、有机粉尘的吸入、急性肺损伤的缓解期等,也可见于 BOOP 的不典型的活检区域。这种情形类似于 BOOP,既可能是很多病因的继发表现,又可以是特发性的。所以十分强调结合临床影像和病理资料来诊断 NSIP。NSIP 的特点是肺泡壁内出现不同程度的炎症及纤维化,但缺乏诊断 UIP、DIP 或 AIP 的特异表现,或表现炎症伴轻度纤维化,或表现为炎症及纤维化的混合。病变可以呈灶状,间隔未受波及的肺组织,但病变在时相上是均一的,这一点与 UIP 形成强烈的对比。肺泡间隔内由淋巴细胞和浆细胞混合构成的慢性炎性细胞浸润是 NSIP 的特点。浆细胞通常很多,这种病变在细支气管周围的间质更明显(图 11-11)。

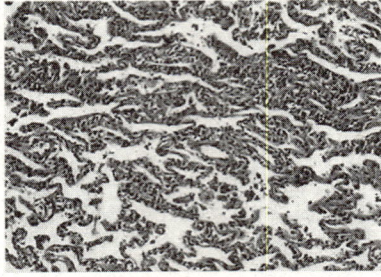

图 11-11　非特异性的间质性肺炎
可见肺泡间隔的增厚和淋巴细胞的浸润

在 NSIP,近 50%病例可见腔内机化病灶,显示 BOOP 的特征表现,但通常病灶小而显著,仅占整个病变的 10%以下;30%病例有片状分布的肺泡腔内炎性细胞聚积,这一点容易与 DIP 相区别,因为 NSIP 有其灶性分布和明显的间质纤维化;1/4 的 NSIP 可出现淋巴样聚合体伴发中心(所谓淋巴样增生),这些病变散在分布,为数不多;罕见的还有形成不良灶性分布的非坏死性肉芽肿。

NSIP 主要发生于中年人,平均年龄 49 岁,NSIP 也可发生于儿童,男:女=1:1.4。起病隐匿或呈亚急性经过。主要临床表现为咳嗽气短,渐进性呼吸困难。10%有发热。肺功能为限制性通气功能障碍。

NSIP 的影像学的改变主要为广泛的磨玻璃样改变和网状影,少数可见实变影。磨玻璃改变为主要的 CT 改变。其网点改变较 UIP 为细小。NSIP 和 UIP 之间的影像学有相当的重叠。BALF 见淋巴细胞增多。

NSIP 治疗用皮质激素效果好,复发时仍可以继续使用。与 UIP 相比,大部分 NSIP 患者对皮质激素有较好的反应和相对较好的预后,5 年内病死率为 15%~20%。Katzenstein 和 Fiorelli 研究中,11%死于本病,然而有 45%完全恢复,42%保持稳定或改善。预后取决于病变范围。

(六)隐原性机化性肺炎

病理为以闭塞性细支气管炎和机化性肺炎为主要特点的病理改变,两者在肺内均呈弥漫性分布。主要表现为终末细支气管、呼吸性细支气管、肺泡管及肺泡内均可见到疏松的结缔组织渗出物,其中可见到单核细胞、巨噬细胞、淋巴细胞及少量的嗜酸性粒细胞、中性粒细胞、肥大细胞,此外尚可见到成纤维细胞浸润。在细支气管、肺泡管及肺泡内可形成肉芽组织,导致管腔阻塞,可见肺泡间隔的增厚,组织纤维化机化后,并不破坏原来的肺组织结构,因而无肺泡壁的塌陷及蜂窝状的改变。

COP 多见于 50 岁以上的成年人,男女均可发病,大多病史在 3 个月内,近期多有上感的病史。病初有流感样的症状如发热、咳嗽、乏力、周身不适和体重降低等,常可闻及吸气末的爆裂音。肺功能为限制性通气功能障碍。

COP 患者胸片最常见、最特征性的表现为游走性、斑片状肺泡浸润影,呈磨玻璃样,边缘不清。典型患者在斑片状阴影的部位可见支气管充气征,阴影在早期多为孤立性,随着病程而呈多发性,在两肺上、中、下肺野均可见到,但以中、下肺野多见。CT 扫描显示阴影大部分分布在胸膜下或支气管周围,斑片状阴影的大小一般不超过小叶范围。COP 患者的 CT 可见结节影。同时有含气腔的实变、结节影和外周的分布为 COP 患者的 CT 特点。BALF 见淋巴细胞的比例升高。

COP 对激素治疗反应好,预后较好。

(七)淋巴间质性肺炎

病理为肉眼上间质内肺静脉和细支气管周围有大小不等黄棕色的结节,坚实如橡皮。结节有融合趋势。镜下:肺叶间隔、肺泡壁、支气管、细支气管和血管周围可见块状混合性细胞浸润,以成熟淋巴细胞为主,有时可见生发中心,未见核分裂,此外还有浆细胞、组织细胞和大单核细胞等。浆细胞为多克隆,可有 B 细胞和 T 细胞,但是以一种为优势(图 11-12)。

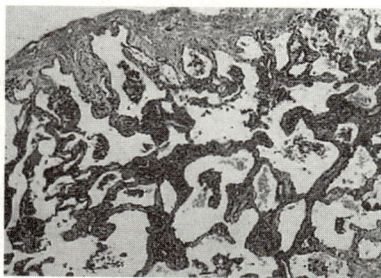

图 11-12 淋巴细胞间质性肺炎
男性,5 岁 8 个月,主因咳嗽、气促 1 年余,加重 3 个月入院,肺组
织示肺泡间隔增厚,有大量的淋巴细胞浸润,纤维组织增生

诊断的平均年龄为 50～60 岁,在婴儿和老人也可见到。在儿童,多与 HIV、EBV 感染有关。LIP 的临床表现为非特异性,包括咳嗽和进行性的呼吸困难。肺外表现为体重减轻、乏力。发热、胸痛和咯血少见。从就诊到确诊往往需要 1 年左右的时间。一些症状如咳嗽可在 X 线异常出现发生前出现。

肺部听诊可闻及肺底湿啰音,杵状指(趾),肺外淋巴结肿大、脾大少见。

最常见的实验室异常为异常丙种球蛋白血症,其发生率可达 80%。通常包括多克隆的高丙种球蛋白病。单克隆的高丙种球蛋白病和低丙球血症虽少见但也有描述。肺功能示限制性的肺功能障碍。一氧化碳弥散能力下降,氧分压下降。

淋巴间质性肺炎的影像学为网状结节状的渗出,边缘不整齐的小结。有时可见片状实变,大的多发结节。在小儿,可见双侧间质或网点状的渗出,通常有纵隔增宽,和肺门增大显示淋巴组织的过度发育。蜂窝肺在 1/3 成人病例中出现。胸腔渗出不常见。肺 CT 多示 2～4 mm 结节或磨玻璃样阴影。CT 可用于疾病的随访,长期的随访可显示纤维化的发展、支气管扩张的出现、微小结节、肺大疱、囊性变(图 11-13)。

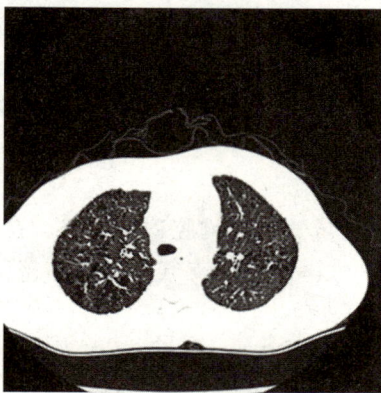

图 11-13 淋巴细胞间质性肺炎
男性,5 岁 8 个月,病理诊断为淋巴细胞间质性肺炎,2 年后肺内可见磨玻璃影和小囊泡影

治疗:目前尚无特效的疗法,主要为糖皮质激素治疗,有时可用细胞毒性药物。激素治疗有的病例症状改善,有的病例示肺部浸润进展,不久后恶化。用环磷酰胺和长春新碱等抗肿瘤治疗,效果不确实。

预后:33%～50%的患者在诊断的 5 年内死亡,大约 5%LIP 转化为淋巴瘤。

(张 静)

第十八节　肺不张

一侧一叶或一段肺内气体减少和体积缩小,称肺不张。肺不张不是一个独立疾病,而是一种病理表现。

一、临床表现

临床症状取决于病因或肺不张的程度。轻者可无自觉症状或咳嗽经久不愈。急性大叶性肺不张或一侧肺不张,可出现呼吸困难、发绀等严重气体交换障碍。

二、病理生理

气道阻塞是肺不张最常见原因。小儿由于支气管柔软,呼吸道感染机会多,淋巴系统反应明显,故胸腔内淋巴结容易肿大。这些原因可使支气管受到管内阻塞或管外压迫,其结果是气体不能通过,其远端肺泡内气体被吸收,使肺的体积缩小引起肺不张。此外,如大量胸腔积液、气胸或胸腔内肿物的压迫,均可产生压迫性肺不张。由肺部纤维化所致局限性或普遍性肺组织体积缩小,亦可由于表面活性物质缺乏而致弥漫性点状肺不张。

三、诊断

诊断根据临床表现。实验室检查无特异,如由于细菌感染,可有白细胞及中性粒细胞增加。有肺不张的年长儿,可做肺功能测定,可表现为肺容量降低。大部分有明显肺不张患者,特别有气道高反应性疾病如哮喘,有 MEFR 下降和 PW 下降。

X 线检查:胸部 X 线片是诊断肺不张唯一可靠的方法。其表现有不张肺叶容积缩小,密度增加,与不张相邻的叶间胸膜向不张肺叶移位,在不张肺叶内肺纹理和支气管呈聚拢现象。上叶肺不张常有气管向患侧移位,下叶肺不张常伴有同侧横膈升高。其他肺叶则可出现代偿性过度膨胀,另外大叶或一侧全肺不张还可见到肋间隙变窄。

（一）一侧肺不张

常见于一侧主支气管阻塞或由于大量气胸或胸腔积液引起。在儿科引起支气管阻塞而致一侧肺不张主要为异物及结核,后者由于结节型肿大淋巴结或支气管内膜结核所致。胸腔内特别是纵隔占位性病变,可压迫左右主支气管而引起。

（二）上叶肺不张

多见于感染,如有慢性迁延性肺不张,应考虑结核或肿物。

（三）右中叶肺不张

正位胸片显示右侧肺门下部和心缘旁有一片密度增高的三角形阴影,又称右肺中叶综合征。由于右肺中叶支气管较短,管径较小,且与上右主支气管成锐角关系,加之其周围有一组引流上叶、下叶的淋巴结,因此很容易引起管腔阻塞而致肺不张。小儿多因结核性或非特异性淋巴结炎引起,有时还可反复继发肺部感染。

（四）下叶肺不张

多见于感染。特别要注意左下叶肺不张可完全隐蔽在心影之后,很容易漏诊,应注意是否有肺门下移、心影移位、横裂下移或消失、横膈抬高和膈影模糊等 X 线征象。

四、治疗

（一）去除病因

根据发病原因选用敏感抗生素或抗结核治疗。怀疑有异物或分泌物黏稠堵塞或肺不张部位长期不能复张，应作纤维支气管镜检查，取出异物或吸出分泌物，或取分泌物培养和作活体组织检查。

（二）分泌物引流

在肺部感染或哮喘持续状态而致黏液栓塞时，可口服祛痰剂，使痰液稀释，利于排出。要鼓励咳嗽，经常变换或采用体位引流，有的患者还可定期拍背吸痰促使痰液排出，使肺迅速复张。

（三）外科治疗

如内科积极治疗，包括支气管镜检查，而肺不张仍持续 12～18 个月以上，应进一步作支气管碘油造影明确诊断。如有局部支气管扩张，应考虑肺叶切除；如肿瘤引起肺不张，应尽早手术切除。

（高作良）

第十九节　阻塞性肺气肿

肺气肿是指终末细支气管远端（呼吸细支气管、肺泡管、肺泡囊和肺泡）的气道弹性减退，过度膨胀、充气和肺容积增大或同时伴有气道壁破坏的病理状态。按其发病原因肺气肿有如下几种类型：老年性肺气肿、代偿性肺气肿、间质性肺气肿、灶性肺气肿、旁间隔性肺气肿、阻塞性肺气肿。

一、病因

肺气肿病因极为复杂，简述如下：

（一）吸烟

纸烟含有多种有害成分，如焦油、尼古丁和一氧化碳等。吸烟者黏液腺者藻糖及神经氨酸含量增多，可抑制支气管黏膜纤毛活动，反射性引起支气管痉挛，减弱肺泡巨噬细胞的作用。

（二）大气污染

尸检材料证明，气候和经济条件相似情况下，大气污染严重地区肺气肿发病率比污染较轻地区为高。

（三）感染

呼吸道病毒和细菌感染与肺气肿的发生有一定关系。反复感染可引起支气管黏膜充血、水肿，腺体增生、肥大，分泌功能亢进，管壁增厚狭窄，引起气道阻塞。

（四）蛋白酶—抗蛋白酶平衡失调

体内的一些蛋白水解酶对肺组织有消化作用，而抗蛋白酶对于弹力蛋白酶等多种蛋白酶有抑制作用。

二、症状

慢性支气管炎并发肺气肿时，在原有咳嗽、咳痰等症状的基础上出现了逐渐加重的呼吸困难。最初仅在劳动、上楼或登山、爬坡时有气急；随着病变的发展，在平地活动时，甚至在静息时也感气急。当慢性支气管炎急性发作时，支气管分泌物增多，进一步加重通气功能障碍，胸闷、气急加剧，严重时可出现呼吸功能衰竭的症状，如发绀、头痛、嗜睡、神志恍惚等。

三、检查

（一）X 线检查

胸廓扩张，肋间隙增宽，肋骨平行，活动减弱，膈降低且变平，两肺野的透亮度增加。

（二）心电图检查

一般无异常，有时可呈低电压。

（三）呼吸功能检查

对诊断阻塞性肺气肿有重要意义。

（四）血液气体分析

如出现明显缺氧、二氧化碳潴留时，则动脉血氧分压（PaO_2）降低，二氧化碳分压（$PaCO_2$）升高，并可出现失代偿性呼吸性酸中毒，pH 值降低。

（五）血液和痰液检查

一般无异常，继发感染时似慢性支气管炎急性发作表现。

四、治疗

（1）适当应用舒张支气管药物，如氨茶碱、β_2 受体兴奋剂。如有过敏因素存在，可适当选用皮质激素。

（2）根据病原菌或经验应用有效抗生素，如青霉素、庆大霉素、环丙沙星、头孢菌素等。

（3）呼吸功能锻炼作腹式呼吸，缩唇深慢呼气，以加强呼吸肌的活动。增加膈的活动能力。

（4）家庭氧疗，每天 12～15 h 的给氧能延长寿命，若能达到每天 24 h 的持续氧疗，效果更好。

（5）物理治疗视病情制订方案，例如气功、太极拳、呼吸操、定量行走或登梯练习。

（6）预防。首先是戒烟。注意保暖，避免受凉，预防感冒。改善环境卫生，做好个人劳动保护，消除及避免烟雾、粉尘和刺激性气体对呼吸道的影响。

（高作良）

第二十节　肺水肿

肺水肿是一种肺血管外液体增多的病理状态，浆液从肺循环中漏出或渗出，当超过淋巴引流时，多余的液体即进入肺间质或肺泡腔内，形成肺水肿。

一、临床表现

起病或急或缓。胸部不适，或有局部痛感。呼吸困难和咳嗽为主要症状。常见苍白、青紫及惶恐神情，咳嗽时往往吐出泡沫性痰液，并可见少量血液。初起时，胸部物理征主要见于后下胸，如轻度浊音及多数粗大水泡音，逐渐发展到全肺。心音一般微弱，脉搏速而微弱，当病变进展可出现倒气样呼吸，呼吸暂停，周围血管收缩，心搏过缓。

二、病理生理

基本原因是肺毛细血管及间质的静水压力差（跨壁压力差）和胶体渗透压差间的平衡遭到破坏所致。肺水肿常见病因如下。

（1）肺毛细血管静水压升高：即血液动力性肺水肿。①血容量过多。②左室功能不全、排血不足，致左房舒张压增高。③肺毛细管跨壁压力梯度增加。

（2）血浆蛋白渗透压降低。

（3）肺毛细血管通透性增加，亦称中毒性肺水肿或非心源性肺水肿。

（4）淋巴管阻塞，淋巴回流障碍也是肺水肿的原因之一。

（5）肺泡毛细血管膜气液界面表面张力增高。

（6）其他原因形成肺水肿：①神经原性肺水肿。②高原性肺水肿。③革兰氏阴性菌败血症。④呼吸道梗阻,如毛细支气管炎和哮喘。

间质性肺水肿及肺泡角新月状积液时,多不影响气体交换,但可能引起轻度肺顺应性下降。肺泡大量积液时可出现下列变化:①肺容量包括肺总量、肺活量及残气量减少。②肺顺应性下降,气道阻力及呼吸功能增加。③弥散功能障碍。④气体交换障碍导致动静脉分流,结果动脉血氧分压减低。气道出现泡沫状液体时,上述通气障碍及换气障碍更进一步加重,大量肺内分流出现,低氧血症加剧。当通气严重不足时,动脉血二氧化碳分压升高,血液氢离子浓度增加,出现呼吸性酸中毒。若缺氧严重,心排血量减低,组织血灌注不足,无氧代谢造成乳酸蓄积,可并发代谢性酸中毒。

三、诊断

间质肺水肿多无临床症状及体征。肺泡水肿时,肺顺应性减低,首先出现症状为呼吸增快,动脉血氧降低,PCO_2 由于通气过度可下降,表现为呼吸性碱中毒。肺泡水肿极期时,上述症状及体征进展,缺氧加重,如抢救不及时可因呼吸循环衰竭而死亡。

X 线检查间质肺水肿可见索条阴影;淋巴管扩张和小叶间隔积液各表现为肺门区斜直线条和肺底水平条状的 Kerby A 和 B 线影。肺泡水肿则可见小斑片状阴影。随病程进展,阴影多融合在肺门附近及肺底部,形成典型的蝴蝶状阴影或双侧弥漫片絮状阴影,致心影模糊不清。可伴叶间及胸腔积液。

四、鉴别诊断

肺水肿需与急性肺炎、肺不张及成人呼吸窘迫综合征等相鉴别。

五、治疗

治疗的目的是改善气体交换,迅速减少液体蓄积和去除病因。

(一)改善肺脏通气及换气功能、缓解缺氧

首先抽吸痰液保持气道通畅,对轻度肺水肿缺氧不严重者可给鼻导管低流量氧。如肺水肿严重,缺氧显著,可相应提高吸氧浓度,甚至开始时用 100% 氧吸入。在下列情况用机械通气治疗:①有大量泡沫痰、呼吸窘迫。②动静脉分流增多时,当吸氧浓度虽增至 50%～60% 而动脉血氧分压仍低于 6.7～8.0 kPa(50～60 mmHg)时,表示肺内动静脉分流量超过 30%。③动脉血二氧化碳分压升高。应用人工通气前,应尽量将泡沫吸干净。如间歇正压通气用 50% 氧吸入而动脉氧分压仍低 60 mmHg(8kPa)时,则应用呼气末正压呼吸。

(二)采取措施,将水肿液驱回血循环

(1)快速作用的利尿剂如呋塞米(速尿)对肺水肿有良效,在利尿前症状即可有好转,这是由于肾外效应,血重新分布,血从肺循环到体循环去。注射呋塞米(速尿)5～15 min 后,肺毛细血管压可降低,然后较慢出现肾效应:利尿及排出钠、钾,大量利尿后,肺血量减少。

(2)终末正压通气,提高了平均肺泡压,使肺毛细血管跨壁压力差减少,使水肿液回流入毛细血管。

(3)肢体缚止血带及头高位以减少静脉回心血量,可将增多的肺血量重新分布到周身。

(4)吗啡引起周围血管扩张,减少静脉回心血量,降低前负荷。又可减少焦虑,降低基础代谢。

(三)针对病因治疗

如针对高血容量采取脱水疗法;针对左心衰竭应用强心剂,用 α 受体阻滞剂如苄胺唑啉 5 mg 静脉注射,使血管扩张,减少周围循环阻力及肺血容量,效果很好。近年来有用静点硝普钠以减轻心脏前后负荷,加强心肌收缩能力,降低高血压。

(四)降低肺毛细血管通透性

激素对毛细血管通透性增加所致的非心源性肺水肿,如吸入化学气体、呼吸窘迫综合征及感染性休克的肺水肿有良效。可用氢化可的松 5～10 mg/(kg·d)静脉点滴。病情好转后及早停用。使用抗生素对因感染中毒引起的肺毛细血管通透性增高所致肺水肿有效。

（五）其他治疗

严重酸中毒若适当给予碳酸氢钠或三羟甲基氨基甲烷（THAM）等碱性药物，酸中毒纠正后收缩的肺血管可舒张，肺毛细血管静水压降低，肺水肿减轻。

当肺损伤可能因有毒性的氧自由基引起时可用抗氧化剂治疗，以清除氧自由基，减轻肺水肿。

（高作良）

第二十一节　肺泡蛋白沉积症

肺泡蛋白沉积症（pulmonary alveolar proteinosis，PAP）是一种儿科少见病，以肺泡腔内充满大量过碘酸雪夫（periodic acid schiff，PAS）反应阳性的蛋白物质为主要病理特征。多见于20～50岁人群，男女比例为2∶1～4∶1。患者因肺泡内过量聚集蛋白物质而造成肺通气和换气功能异常，出现呼吸困难。多数病例为获得性（特发性）PAP，少部分可继发于其他疾病或因吸入化学物质而引起。

一、肺泡表面活性物质的功能和代谢

肺泡表面活性物质的功能主要在于降低肺泡气水界面张力，防止肺泡萎陷。而发挥这一作用的主要是脂质成分，它约占表面活性物质成分的90％，其余10％为蛋白质类。这些肺泡表面活性脂质、蛋白由肺泡Ⅱ型上皮细胞产生、储存并分泌入肺泡内，由Ⅱ型细胞和肺泡巨噬细胞吞噬吸收，并经由板层小体来循环。肺泡Ⅱ型细胞、肺泡巨噬细胞均参与了循环的过程。

肺泡表面活性物质的蛋白质类成分中有四种表面活性蛋白（surfactant protein，SP）完成了该类物质的功能，分别是两种水溶性蛋白质SP-A、SP-D，两种疏水蛋白SP-B、SP-C。SP-A和SP-B与游离钙连接，构成管状鞘磷脂（表面活性物质形成过程的过度结构）的骨架。疏水蛋白SP-B和SP-C的主要功能在于催化磷脂进入肺泡气水界面，为磷脂层提供分子构架，并维持管状鞘磷脂的稳定（SP-B与SP-A联合作用）。

粒细胞－巨噬细胞集落刺激因子（granulocyte-macrophage colony-stimulating factor，GM-CSF），可由肺泡上皮细胞产生，是一种23kDa的生长因子，在中性粒细胞、单核－巨噬细胞系统的增殖和分化方面起重要促进作用。它通过与肺泡巨噬细胞表面的特异性受体结合，促进肺泡巨噬细胞的最终分化，刺激其对表面活性物质的降解、病原的识别和吞噬、细菌杀灭等功能，达到对肺泡内脂质和蛋白物质的吞噬和降解作用，维持表面活性物质的代谢稳态。

二、病因和发病机制

自1958年Rosen SH等人首次对PAP进行总结报道以来，国内外学者经过大量实验研究，认识到PAP是肺泡表面活性物质代谢异常的一种疾病，与肺泡巨噬细胞清除表面活性物质的功能下降有关。

基于目前对PAP发病机制的认识，可大致将该病分为先天性、继发性和获得性（特发性）3种。

（一）先天性PAP

组织病理学表现与年长儿和成年人病例相似。大部分先天性PAP为常染色体隐性遗传致病，常因SP-B基因纯合子结构移位突变（121ins2）导致不稳定SP-B mRNA出现，引起SP-B水平下降，并继发SP-C加工过程的异常，出现SP-C增高。SP-B缺乏造成板层小体和管状鞘磷脂生成的减少以及肺泡腔内蛋白物质的沉积，从而引起发病。有资料显示，SP-B基因突变出现的频率是1/3 000～1/1 000。SP-C和SP-D的基因变异引起PAP，也可以引起新生儿呼吸窘迫，但是这两种情况的组织病理学变化与先天性SP-B缺乏不同，且SP-B缺乏合并的SP-C异常加工在SP-D缺乏时不出现。

另外，一部分先天性PAP患儿并不存在上述缺陷，却发现GM-CSF特异性受体βc链的缺陷。

270

GM-CSF的受体包括 2 部分:α 链(绑定单位)和 β 链(信号转导单位,它同时也是 IL-3 和 IL-5 的受体组成部分),该受体存在于肺泡巨噬细胞和肺泡Ⅱ型细胞表面,且在一些造血细胞表面也有这些受体存在。编码 GM-CSF/IL-3/IL-5 受体 βc 链的基因突变会导致 PAP 发病,且先天性 PAP 患者单核细胞与中性粒细胞的绑定以及细胞对 GM-CSF 和白介素 3 的反应在体外试验中有受损表现。大量临床资料证明这一类传导通路的异常与 PAP 发病有关。

2003 年,Mohammed Tredano 等人对 40 例不明原因呼吸窘迫的患儿进行了研究和分析,结果认为先天性 SP-B 缺乏是因 SFTPB 基因突变(常见:1549C 到 GAA 或 121ins2)造成的,具有常染色体隐性遗传特性,这一缺陷引起板层小体和管状鞘磷脂生成减少以及肺泡腔内蛋白物质沉积;而先天性 PAP 不一定存在 SP-B 缺乏,且存在 SP-B 缺乏者也不一定存在 SFTPB 基因突变;并主张将先天性 SP-B 缺乏与先天性 PAP 分别定义。

然而不论是 SFTPB 基因还是编码 GM-CSF/IL-3/IL-5 受体 βc 链的基因突变,均有大量资料证明此二者会导致肺泡内沉积大量脂质蛋白物质,且都有明显的常染色体隐性遗传倾向。故先天性 SP-B 缺乏是否为先天性 PAP 的一个亚型或本身就是一种独立的疾病,尚需进一步研究鉴别来建立统一的诊断和分类标准。

（二）继发性 PAP

个体暴露在能够使肺泡巨噬细胞数目减少或功能受损的条件下,引起表面活性物质清除功能异常即可产生 PAP,称继发性 PAP。长时间以来,人们发现很多可引起 PAP 的疾病,如赖氨酸尿性蛋白耐受不良、急性硅肺病和其他吸入综合征、免疫缺陷病、恶性肿瘤、造血系统疾病(如白血病)等。

赖氨酸尿性蛋白耐受不良作为一种少见的常染色体隐性遗传病,存在"y+L 氨基酸转移因子 1"基因突变,造成质膜转运氨基二羧酸能力缺陷,引起精氨酸、赖氨酸、鸟氨酸转运障碍,并出现多系统表现。BALF 超微结构检查可见多发的板层结构、致密体,这些都是在 PAP 患者中可见的,提示了本病同时存在有磷脂代谢的问题。本病尚可引起造血系统受累,使 βc 链的表达异常,最终导致 PAP。

急性硅肺病,与短期内大量接触高浓度的可吸入游离硅有关,最早是在 19 世纪 30 年代发现的一种少见的矽肺,为强调其在组织学上与 PAP 的相似,后来被称为"急性硅-蛋白沉着症"。其他吸入性物质如水泥尘、纤维素纤维、铝尘、二氧化钛等,均被证实与 PAP 的发生有关。但这些关联是否真的为发病原因尚不完全清楚。

一些潜在的免疫缺陷病,如胸腺淋巴组织发育不良、重症联合免疫缺陷、选择性 IgA 缺乏,或实质脏器移植后的类似医源性免疫抑制状态下,无功能的 T、B 淋巴细胞可能会直接干扰肺泡巨噬细胞和肺泡Ⅱ型上皮细胞调节的表面活性物质代谢稳态,从而出现 PAP。

PAP 还与潜在的恶性病有关,特别是造血系统恶性病。PAP 最常见继发于髓系白血病和骨髓增生异常综合征,在这二者中,肺泡巨噬细胞可能衍生自其自身的恶性克隆,或造血系统的异常造成其功能的特异性缺陷,使清除表面活性物质的功能受损。也有证据证明在髓系白血病患者中有 GM-CSF 信号转导的缺陷如 βc 表达的缺失,造成肺泡巨噬细胞对 GM-CSF 无反应,从而影响表面活性物质正常代谢引起 PAP 的发生。上述缺陷在造血功能成功重建后可被纠正,突出了造血系统异常在继发性 PAP 病因中的重要作用。另外研究还发现了另一重要机制:对 GM-CSF 无反应的异常白血病细胞替代或置换了正常的肺泡巨噬细胞,引起 PAP 发病。

（三）获得性（特发性）PAP

获得性 PAP 为最常见类型,约占 PAP 患者总数的 90%。随着多年来人们对肺泡表面活性物质代谢稳态、调节因素等研究的深入,逐渐认识到获得性 PAP 的发病与 GM-CSF 的作用密切相关。

通过培育 GM-CSF-和 βc-的小鼠进行试验,证实了 GM-CSF 的生理学作用,并发现这些小鼠不存在造血功能的异常,却有肺泡巨噬细胞清除表面活性物质功能的障碍,伴有肺部的淋巴细胞浸润。而同时表面活性物质的产生则不受影响,进一步论证了 PAP 并非表面活性物质生成过多,而是因清除障碍引起的过度沉积。

早在 26 年前就发现获得性 PAP 患者的支气管肺泡灌洗液和血清在体外可阻断单核细胞对促细胞分裂剂的反应,但一直未能找到原因。直到 1999 年,Nakata 等在获得性 PAP 患者支气管肺泡灌洗液和血清中发现一种能中和 GM-CSF 的自身抗体,而这种抗体是先天性和继发性 PAP 及其他肺疾病患者所没有的。

这种自身抗体可竞争性地抑制内源性 GM-CSF 与其受体 βc 链结合,从而阻断了 GM-CSF 的信号转导,造成一种活性 GM-CSF 缺乏的状态,引起肺泡巨噬细胞的吞噬功能、趋向能力、微生物杀灭能力的减低。且随后的研究中又证实在获得性 PAP 患者中不存在 GM-CSF 基因和受体 βc 的缺陷,更加明确了这一自身抗体在发病机制中的重要角色。这种抗体在全身循环系统中广泛存在,解释了进行双肺移植后病情复发的原因。GM-CSF 仅在肺泡巨噬细胞的最终分化和功能上是必要的,而在其他组织的巨噬细胞却不是必需的,解释了仅有肺部产生病变的原因。

正常人在生理状态下产生这种自身抗体的几率很小,仅有0.3%(4/1258)可以检测到。有自身免疫性疾病的患者比正常人更易产生这种自身抗体。

Thomassen 等人还发现 PAP 患者 BALF 中 GM-CSF 减低,同时,抑制性细胞因子 IL-10(一种 B 细胞刺激因子,它刺激 B 细胞的增殖和 GM-CSF 抗体的生成)增高。正常状态下单核细胞和肺泡巨噬细胞在黏多糖刺激下可分泌 GM-CSF,而 IL-10 可抑制这一现象。对 PAP 患者的 BALF 给予 IL-10 抗体来中和 IL-10 后,会使 GM-CSF 的生成得到增加。

三、病理改变

纤维支气管镜下,气管支气管一般无特殊异常,部分患者可有慢性感染的黏膜水肿表现。支气管肺泡灌洗液(bronchoalveolar lavage fluid,BALF)外观为米汤样混浊,可呈乳白色或淡黄色,静置后管底可见与灌洗液颜色相同的泥浆样沉淀物。BALF 涂片光镜下可见到大量无定形碎片,其内有巨噬细胞,PAS 染色阳性。

取肺组织活检,肉眼可见肺组织质地变硬,病变区肺组织可呈现小叶中心结节、腺泡结节及大片状改变,病变区与正常肺组织或代偿性肺气肿混合并存,切面可见白色或黄色液体渗出。光镜下,肺泡结构基本正常,其内 PAS 染色阳性的磷脂蛋白样物质充盈(图 11-14,图 11-15),肺泡间隔淋巴细胞浸润、水肿、成纤维细胞增生及胶原沉积形成小叶内间隔和小叶间隔增厚。电镜下可见肺泡腔中有絮状及颗粒状沉着物,肺泡Ⅱ型上皮细胞增生,胞质中可见板层小体,肺泡腔内有大量肺泡Ⅱ型细胞分泌的嗜锇性和絮状物质,肺间质变宽,可见成纤维细胞增生和大量胶原及弹性纤维,还可见淋巴细胞和肥大细胞浸润。

四、临床表现

PAP 临床表现多样,多数患者均隐匿起病,临床症状缺乏特异性,主要表现为进行性加重的气促和呼吸困难。早期多在中等量活动后自觉症状明显,随病情进展而出现呼吸困难、发绀、杵状指(趾)等表现;咳嗽也是 PAP 主要表现之一,多为干咳,偶尔可有咯血,合并呼吸道感染时可有脓性痰。干咳和呼吸困难的严重程度与肺泡内沉积物的量有关,但临床症状一般较影像学表现为轻。

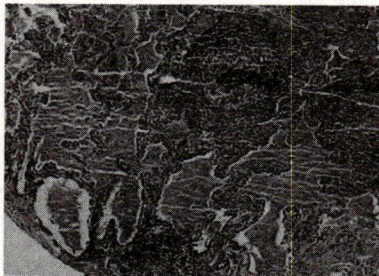

图 11-14　肺泡腔内填充均质粉染物质(HE 染色光镜×40)
2 岁女童,主因"气促干咳 8 个月,加重伴指趾端青紫、肿胀 6 个月"住院,经肺活检确诊 PAP

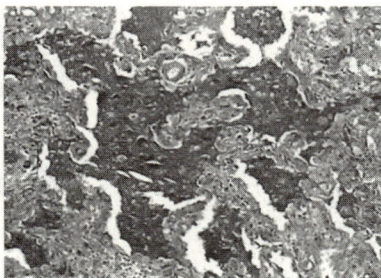

图 11-15　肺泡腔内填充均质粉染物质（PAS 染色光镜×100）
2 岁女童，主因"气促干咳 8 个月，加重伴指趾端青紫、肿胀 6 个月"住院，经肺活检确诊 PAP

另外可有乏力、盗汗、体重下降、食欲缺乏等一般症状。

查体可见慢性缺氧体征，如毛细血管扩张、发绀、杵状指（趾）等，肺部听诊呼吸音粗，多无干湿性啰音，部分病例可闻及捻发音或小爆裂音。

五、实验室检查

血象多正常，部分患者可见由慢性缺氧引起的红细胞和血红蛋白增高，合并感染者可有白细胞增高。大部分患者有乳酸脱氢酶不同程度上升。

血气分析呈现不同程度的低氧血症，可有过度通气。pH 大多正常。

肺功能检查可见多数患者肺总量、残气量降低。以弥散功能降低为主，部分患者可有通气功能障碍。

六、影像学特点

胸部 X 线：X 线表现可为云絮状密度增高影，高密度阴影内可见肺纹理影和增厚的网格状小叶间隔，病灶多对称分布于双侧中、下肺野，呈弥漫性磨玻璃样改变；有些病例高密度影呈自肺门向外发散状（蝶翼征），有支气管充气相，类似急性肺水肿表现。也可为两肺广泛分布的结节状阴影，其密度不均匀，大小不等，边缘模糊，部分融合，伴有小透亮区（图 11-16）。

HRCT 特征（图 11-17，图 11-18）：①"碎石路"征（crazy paving appearance，CPA）由弥漫性磨玻璃影及其内部的网格状小叶间隔增厚组成。病理学上，磨玻璃影系低密度的磷脂蛋白充填肺泡腔所致。网格状阴影的形成多数认为是小叶间隔和小叶内间隔因水肿、细胞浸润或纤维化而增厚。②病变累及的范围和分布与肺段或肺叶的形态无关，其斑片状或补丁状阴影可跨段或跨叶、可累及部分或全部肺叶，病变可随机分布于肺野中央区、周围区或全肺野。病灶与正常肺组织之间分界清楚，且边缘形态各异，如直线状、不规则或成角等，呈典型的地图样分布。③实变区内可见支气管充气征，但表现为充气管腔细小且数量和分支稀少，这可能与充盈肺泡腔的磷脂蛋白密度较低和部分小气道被填充等有关。④病变形态学特征在短时间内不发生明显改变。⑤不伴有空洞形成、蜂窝改变、淋巴结肿大、胸腔积液和明显的实变区等。

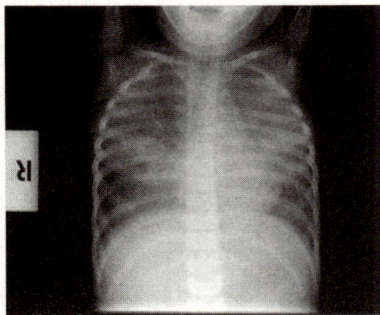

图 11-16　肺泡蛋白沉积症胸片
女，2 岁，经肺活检确诊 PAP，胸部 X 线片示双肺弥漫性磨玻璃样改变

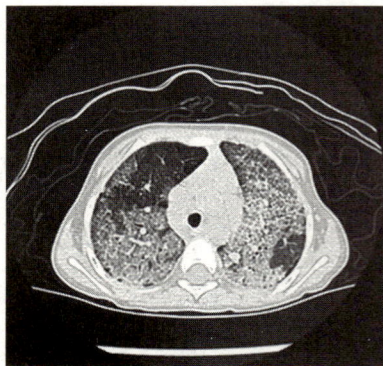

图 11-17　肺泡蛋白沉积症 HRCT

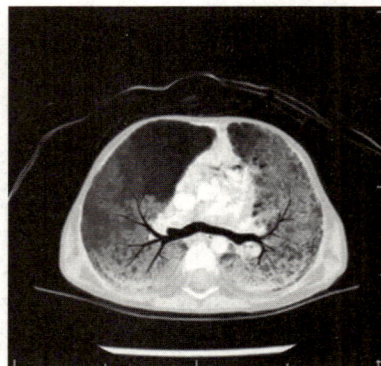

图 11-18　肺泡蛋白沉积症 HRCT

目前认为 CPA 仅为疾病在病程某一阶段内特定的影像改变,而并非 PAP 特征性表现,凡具有形成磨玻璃影和小叶间隔增厚等病理机制的疾病均可呈现 CPA,如多种原因的肺炎(卡氏肺囊虫性肺炎、外源性脂类肺炎、阻塞性肺炎、急性放射性肺炎和药物性肺炎等)、肺结核、肺出血、特发性间质性肺炎、外源性脂质性肺炎、肺炎型肺泡癌、弥漫性癌性淋巴管炎、成人呼吸窘迫综合征等多种肺弥漫性间质和实质性疾病。尚需结合患者临床表现和 HRCT 其他征象做好鉴别。

七、诊断及鉴别诊断

PAP 的确诊需以纤支镜或肺活检的病理检查结果为依据,结合患儿临床特点、影像学检查,可对大多数患者做出诊断。应注意与闭塞性细支气管炎、肺水肿、特发性肺含铁血黄素细胞沉着症、肺纤维化、结节病、肺泡细胞癌等相鉴别。

血清中表面活性蛋白含量增高可见于多数 PAP 患者,但缺乏特异性。特发性肺纤维化、肺炎、肺结核、泛细支气管炎患者中也可见。

八、治疗

以往曾针对 PAP 脂质蛋白沉积的病理特点使用糖皮质激素治疗、碘化钾溶液和胰蛋白酶雾化等方法,但效果均不肯定。也曾采用肺移植治疗 PAP,但有排异反应、并发症多、难度大、费用高,且临床观察和动物实验均发现移植肺仍会继续发生肺泡内表面活性物质的大量沉积,不但不能解决根本问题,而且在改善患者临床症状方面效果也不理想。

(一)全肺灌洗(whole lung lavage,WLL)

WLL 是目前为止公认行之有效的正规治疗方法。WLL 最早在 1960 年由 Ramirez-Rivera 提出,即在患者口服可待因的基础上,经皮—气管穿刺置入导管,以温生理盐水滴入,并通过改变患者体位来达到灌洗液各个肺段的目的。事实证明这种物理清除沉积物的方法在改善症状和肺功能方面作用显著,可提高 5 年存活率。随着全肺灌洗概念被广泛接受、纤维支气管镜技术的不断成熟、全身麻醉技术的常规应用,这一灌洗疗法逐渐被优化,安全性显著提高,每次灌洗液量逐渐加大,在同样一个治疗过程中完成双肺的连续灌洗,缩短治疗时间,减少患者痛苦。若灌洗过程中有低氧血症,必要时还可辅以部分体外膜式人工氧合法。

另外,局部肺叶肺段的灌洗是近来在灌洗治疗方法上的一个演变,操作简单安全,在大部分医院都可以开展。适用于不能耐受常规麻醉下全肺灌洗的患者,或那些轻症的仅用少量灌洗液就可以清除沉积物者。这一操作不需要气管插管、术后特殊护理和常规麻醉,常见的不良反应是剧烈咳嗽,可能因此中断操作,且灌洗液量限制在 2 L,约为全肺灌洗量的 1/10,因此需要更多的治疗次数,增加了患者痛苦。全肺灌洗可以增加巨噬细胞迁徙能力,并防止机会性致病菌感染,但肺叶灌洗不存在这些特点。

虽然大量文献证实了这种方法的有效性,但关于疗效评估目前尚无统一标准。全肺灌洗并不能做到一劳永逸,它只是物理性地清除沉积在肺泡腔的物质,并没有从根本上解决 PAP 的发病,故在灌洗治疗后虽有暂时性的病情缓解,但会复发,可能需要再次灌洗。病情缓解的平均持续时间约 15 个月,仅有少于20％的患者在 1 次灌洗后的 3 年随访时间内未再次出现 PAP 的症状。

全肺灌洗治疗可能出现的并发症包括低氧血症、血流动力学改变、肺炎、脓毒症、呼吸窘迫综合征和气胸。最常见的是低氧血症,特别是灌洗液的清空阶段,会减低气道压力,增加灌洗肺的灌注。血流动力学的不稳定在治疗过程中也可能出现,这使有创血压监测成为必要的配置并应该伴随灌洗治疗过程。全肺灌洗需要常规麻醉,并需要有经验的麻醉师和手术小组,且术后需要相应的护理配置。另外反复的气管插管会造成患者气管内肉芽肿的形成和狭窄。

总之,目前全肺灌洗仍是治疗 PAP 的标准方法之一,且有较好的发展前景。

（二）GM-CSF 的应用

随着特发性 PAP 患者有高滴定度的 GM-CSF 抗体的发现,引出了补充 GM-CSF 的治疗方法。

在既往多项研究中,给予患者 $5\sim9\ \mu g/(kg \cdot d)$ 的剂量皮下注射 GM-CSF,累计共 10/21 例患者对这种初始剂量反应好,也有一些患者对高剂量的用药反应好。疗效持续时间平均 39 周。但这一治疗的方法有效率比灌洗治疗低很多,且即使反应好的患者也需要约 4～6 周的时间方能提高动脉氧分压,显然对重症 PAP 患者不能作为应急手段来应用。

GM-CSF 疗法一般耐受很好,既往报道的不良反应包括注射部位的皮肤红斑或硬结、粒细胞减少症(停药后可恢复)、发热、寒战、恶心、呕吐、低氧低血压综合征、面红、心动过速、肌肉骨骼痛、呼吸困难、僵直、不随意的腿部痉挛和晕厥等。虽然没有迟发毒性作用的报道,但是长时间监测对于明确其效果和不良反应仍是十分重要的。

GM-CSF 作为一种针对获得性 PAP 发病机制的治疗,有确定效果,但探索最适剂量、最适疗程、与抗体滴度的关系、最适给药途径,需要进一步积累经验。

（三）造血干细胞和骨髓移植

实验证明 βc 链基因突变小鼠应用野生型小鼠的骨髓进行骨髓移植和造血系统重建可逆转肺部的病理改变;而仅仅进行肺移植,大多数小鼠在不久以后复发,提示骨髓移植有可能对部分继发于血液系统疾病的 PAP 患者有效。作为小儿或青少年少见的遗传性疾病,范可尼贫血和 PAP 均与 GM-CSF/IL-3/IL-5 受体 β 链功能缺失有关,目前有报道用同种异体造血干细胞移植来治疗这两种疾病。该方法作为治疗少见的单基因遗传病的一种新的手段,其疗效尚待进一步证实。

（四）基因治疗

针对先天性 PAP 表面活性蛋白 B 缺乏或 GM-CSF/IL-3/IL-5 受体 βc 链基因突变的 PAP 患者,在人上皮细胞的体外试验和小鼠的体内试验中,将带有 SP-B 和 SP-A 的 DNA 转入细胞体内,均有相应的表面活性蛋白的表达。GM-CSF 缺乏的小鼠肺泡 Ⅱ 型细胞经过基因重组技术后,可选择性表达 GM-CSF,改善 PAP 症状,提示基因治疗有可能成为 PAP 治疗的新途径(图 11-19)。

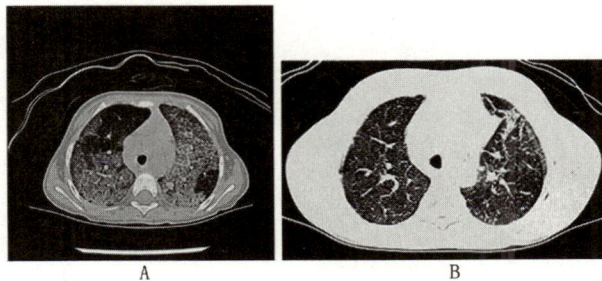

图 11-19 治疗前后 CT 对比

A. 治疗前;B. 治疗后

两肺广泛间质改变及少许实质浸润,与图 9-17 对比,肺内病变大部吸收

（五）支持治疗

Uchida 等人曾报道了 GM-CSF 抗体对中性粒细胞功能的影响。他们的研究表明 PAP 患者中性粒细胞抗微生物功能在基础状态和受 GM-CSF 激活后的状态都存在缺陷。尤其是 PAP 患者中性粒细胞的吞噬指数和吞噬功能分别低于正常对照组的 90% 和 30%。中性粒细胞的基础黏附功能、全血的超氧化能力、对金葡菌的杀灭能力均减低。而且在体外实验中，中性粒细胞受 GM-CSF 活化后的功能也受损。因此，PAP 患者继发感染很常见，多见奴卡菌。任何感染征象的出现都应该给予强有力的治疗，包括支气管肺泡灌洗。

氧疗、支气管扩张剂、抗生素、呼吸支持等支持治疗，是防止感染、支气管痉挛和呼吸衰竭发生的有效措施。

双肺移植对那些肺灌洗无效的先天性 PAP 或 PAP 关联肺纤维化如硅沉着症或灌洗时反复气胸者适用。但有文献报道，移植后的肺仍可能再次发生 PAP 的改变。

九、预后

PAP 预后包括：病情稳定但症状持续存在；进行性加重；自行缓解。

有文献统计了 343 例 PAP 患者自确诊（包括最后尸检确诊的病例）之日起的生存时间，平均为 18 个月，最长的是 26 年。2 年、5 年和 10 年的实际生存率分别为 78.9%±8.2%、74.7%±8.1% 和 68.3%±8.6%。总体生存率在性别上相差不大（5 年，男 74% 女 76%）。5 岁以下的患者很少见，且预后差。

共有 24/303（7.9%）PAP 患者自发缓解。从诊断或出现症状到自发缓解的平均时间分别为 20 个月和 24 个月，没有人症状反复或加重，没有死亡。这些患者中 PAP 处于一种"休眠状态"；是疾病的病理生理过程被逆转，还是仅仅在功能、症状和影像学上的严重程度减轻了，尚不明确。目前还没有一个非侵袭性的简单检查可以鉴别到底是病理生理学上的"治愈"了，还是疾病转入了一个亚临床状态。

如上述北京儿童医院确诊的 1 例 PAP 患儿（图 11-19A），放弃治疗 2 年后随访，在当地未予任何医疗干预，呼吸困难症状自行好转，杵状指（趾）和肢端发绀等体征减轻，活动耐量与正常儿童无异。复查肺 HRCT 如图 11-19B，可见肺内病变明显吸收好转，但仍有广泛间质病变；复查肺功能未见显著异常。

（高作良）

实用儿科学

（下）

葛丽燕等◎编著

吉林科学技术出版社

第十二章　心血管系统疾病

第一节　心律失常

一、窦性心动过速

（一）临床要点

窦性心动过速指窦房结发出激动的频率超过正常心率范围的下限。其原因有生理性，如哭闹、运动、情绪紧张等；病理性主要有发热、贫血、甲状腺功能亢进、心肌炎、风湿热、心力衰竭等。一般无临床症状，年长儿有时可诉心悸。

（二）心电图特征

窦性心律，心率超过该年龄正常心率范围。婴儿心率每分钟超过 140 次，1～6 岁心率每分钟超过 120 次，6 岁以上心率每分钟超过 100 次。

（三）治疗

心律失常主要针对病因。有症状者可用 β-受体阻滞剂或镇静剂。

二、窦性心动过缓

（一）临床要点

窦性心动过缓指窦房结发出激动的频率低于正常心率。多由于迷走神经张力过高、颅内压增高、甲状腺功能减退、β-受体阻滞剂作用所致，少数为窦房结本身的病变。一般无症状，心率显著缓慢时可有头晕、胸闷，甚至晕厥。

（二）心电图特征

窦性心律，心率低于该年龄正常心率范围；1 岁以内（婴儿）心率每分钟少于 100 次，14 岁每分钟少于 80 次，3～8 岁每分钟少于 70 次，8 岁以上每分钟少于 60 次。

（三）治疗

主要针对病因。心率明显缓慢或有症状者，可口服阿托品，剂量每次 0.01～0.02 mg/kg，每日 3～4 次。

三、期前收缩（过早搏动）

按其过早搏动起源部位的不同分为房性、房室交界区性及室性期前收缩。期前收缩既可见于明确病因，如各种感染、器质性心脏病、缺氧、药物作用及自主神经功能不稳定等，也可见于健康小儿。

（一）临床特点

多数小儿无症状，少数有心悸、胸闷、心前区不适。心脏听诊可听到心搏提早搏动之后有较长的间歇。脉搏短绌。期前收缩于运动后增多，提示同时有器质性心脏病。

(二)心电图特征

1.**房性期前收缩**

(1)提前出现的房性 P 波(P′波),P′波形态与窦性 P 波略有不同。P′-R>0.10 s。

(2)P′波后有 QRS 波,一般形态正常,P′引起 QRS 波有时增宽变形,似右束支传导阻滞图形称房性期前收缩伴室内差异性传导。

(3)P′波后无 QRS 波时称房性期前收缩未下传,P′波可出现在前一个窦性 T 波中,T 波形态轻度异常。

(4)期前收缩后代偿间歇多为不完全性(图 12-1)。

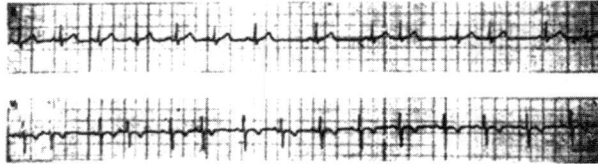

图 12-1 房性早搏

2.**房室交界区性期前收缩**

(1)提前出现的 QRS 波,形态正常。

(2)在 QRS 波之前、中或后有逆行 P′波,但 P′-R<0.10 s,QRS 波之后则 RP′<0.20 s。

(3)代偿间期往往为不完全性。

3.**室性期前收缩**

(1)提前出现的宽大畸形 QRS-T 波群,期前收缩前无 P′波;T 波与 QRS 主波方向相反。

(2)代偿间歇常为完全性。

(3)同一导联出现两种或两种以上形态的期前收缩,而配对间期固定者称多形性期前收缩。

(4)若同一导联出现两种或两种以上形态的期前收缩,且配对间期也不相等者称多源性期前收缩(图 12-2)。

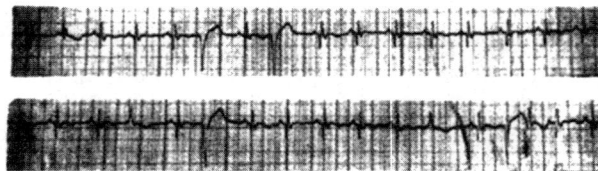

图 12-2 室性早搏

室性期前收缩有以下情况应视为器质性期前收缩:①先天性或后天性心脏病基础上出现期前收缩或心功能不全出现期前收缩。②室性期前收缩、房性期前收缩或房室交界性期前收缩同时存在。③心电图同时有 Q-T 间期延长或 R-ON-T 现象(提前的 QRS 波落在 T 波上)。④有症状的多源、频发期前收缩,特别是心肌炎、心肌病等患者。对判断器质性室性期前收缩有困难时,应进行 24 h 动态心电图检测。

(三)治疗

包括病因治疗和应用抗心律失常药。

1.**房性期前收缩**

大多数偶发、无症状者属良性,不需药物治疗。如频发者可给予普罗帕酮(心律平)或 β-受体阻滞剂。1 岁以内的婴儿频发房性期前收缩,易发生心房扑动和室上性心动过速,可用地高辛,无效时可加用普萘洛尔(心得安)。

2.房室交界区性期前收缩

不需特殊治疗。

3.室性期前收缩

未发现器质性心脏病又无症状者不需用抗心律失常药。有器质性期前收缩应予治疗。可选用美西律（慢心律）口服，每天 2～5 mg/kg，每 8 h 一次。普罗帕酮每次 5～7 mg/kg，每 6～8 h 一次口服。胺碘酮每日 5～10 mg/kg，分 3 次，口服 1～2 周后逐渐减量至原来的 1/3，每日 1 次，服 5 d，停 2 d。普萘洛尔每日 1～3 mg/kg，分 3 次。洋地黄中毒和心脏手术后发生的室性期前收缩，选用苯妥英钠每次 2～4 mg/kg，缓慢静脉注射，可于 15～20 min 后重复一次，总量为 15 mg/kg。肥厚性心肌病的室性期前收缩，用钙离子拮抗剂维拉帕米（异搏定），每日 1～3 mg/kg，分 3 次口服。

四、阵发性室上性心动过速

阵发性室上性心动过速，其发生机制多数为折返激动，其次为心房或房室结自律性增高。室上性心动过速多见于无器质性心脏病者，可因呼吸道感染、疲劳、情绪激动等诱发。室上性心动过速也可发生于某些器质性心脏病、心肌炎、洋地黄中毒、电解质紊乱、心导管检查及心脏手术后。预激综合征（Wolff-Parkinson-White syndrome，W-P-W）的患儿 50%～90% 可发生阵发性室上性心动过速。

（一）临床要点

1.症状

阵发性室上性心动过速突然发生突然停止，婴儿常烦躁不安、拒食、呕吐、面色灰白、呼吸急速，肺部有啰音，心率每分钟 200～300 次，一次发作数秒钟或数小时，如发作时间长达 24 h 以上可导致心力衰竭或休克，易误诊为重症肺炎。儿童常诉心悸、头晕、疲乏、烦躁，伴有恶心、呕吐、腹痛，少数可有短暂昏厥，但较少发生心力衰竭和休克。

2.心电图特征

(1)心室率快而匀齐，婴儿常为每分钟 230～300 次，儿童常为每分钟 160～200 次，R-R 间期绝对匀齐。

(3)P′波可与 QRS 波重叠，若见到 P′波形态异常，为逆行 P′波。

(3)QRS 波群绝大多数形态正常，少数合并室内差异传导或逆向型房室折返心动过速时 QRS 波增宽。

(4)可有继发ST-T改变（图 12-3）。

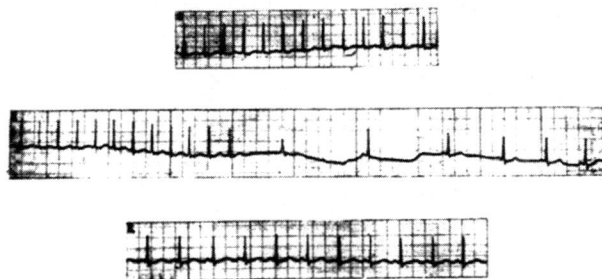

图 12-3 阵发性室上性心动过速

（二）治疗

包括终止发作和预防复发。

1.终止发作

(1)用兴奋迷走神经的方法：小婴儿用冰水毛巾敷面部，每次 10～15 s。儿童可深吸气屏住呼吸；刺激咽后壁，使作呕；或压迫一侧颈动脉窦。

(2)抗心律失常药：①普罗帕酮。对折返性心动过速和自律性增高均有效，剂量为1～2 mg/kg加入

10％葡萄糖溶液 10 mL 中缓慢静脉注射。首剂未转复者,隔 10 min 可重复,不可超过 3 次。有心力衰竭或传导阻滞者忌用。②维拉帕米。为钙通道阻滞剂,通过延长房室结不应期而阻断折返。若年龄大于 1 岁,未并发心力衰竭者可选用。剂量为 0.1~0.2 mg/kg,一次量不超过 5 mg,加入葡萄糖溶液中缓慢静脉注射。未转复者隔 15~20 min 可重复一次,有心力衰竭、低血压、房室传导阻滞者忌用。③三磷腺苷(ATP)。婴儿每次 3~5 mg,儿童每次7~15 mg,加入 10％葡萄糖 1~5 mL 中于 2 s 内快速静脉推注。有时此药伴严重不良反应,如心脏停搏。④地高辛。有心力衰竭者宜选用,用量与治疗急性心力衰竭相同。⑤普萘洛尔。剂量为 0.1 mg/kg 加 10％葡萄糖溶液稀释,缓慢静脉注射。

(3)同步直流电击复律。

(4)射频消融术:对上述药物治疗难奏效或频繁复发者可用射频消融术治疗。

2.预防复发

在终止发作后继续口服药物,常用药物有地高辛、普萘洛尔、普罗帕酮、胺碘酮等,口服维持量 6~12 个月。

五、阵发性室性心动过速

阵发性室性心动过速(ventricular tachycardia,VT)是一种严重的快速心律失常,可导致血流动力学障碍。根据波形特征,分单形和多形性室性心动过速。每次发作时间 30 s 内自行终止为非持续性室性心动过速;超过 30 s 或患者发生晕厥者为持续性室性心动过速。

(一)临床意义

室性心动过速急性多见于缺氧、酸中毒、感染、药物、高(低)血钾,慢性多见于有器质性心脏病者,如心肌炎、心肌病、二尖瓣脱垂、原发心脏肿瘤、Q-T 间期延长、心导管检查及心脏手术后、冠状动脉起源异常、右心室发育不全。少数小儿原因不明。特发性室性心动过速无器质性心脏病的临床证据,用射频消融治疗有效。

(二)诊断

1.临床要点

临床表现有突发、突止的特点,症状常有发作性头晕、心悸、疲乏、心前区疼痛,严重者可晕厥、抽搐或猝死。婴儿易出现心力衰竭或休克。

2.心电图特征

(1)连续 3 次或 3 次以上的期前 ORS 波群,时限增宽,形态畸形,心室率每分钟 150~250 次,R-R 间期可略有不齐。

(2)房室分离,可见窦性 P′波与 QRS 波各自独立,无固定时间关系,呈干扰性房室脱节,心室率快于心房率。

(3)常出现心室夺获及室性融合波。

(三)治疗

包括终止室性心动过速发作,预防室性心动过速复发。

1.消除病因

如药物不良反应、电解质紊乱等。

2.危重患儿

首选同步直流电击复律,用量为 2~5 ws/kg,婴儿每次小于 50 ws,儿童每次小于 100 ws,无效者隔 20~30 min 重复一次。洋地黄中毒者忌电击治疗。

3.抗心律失常药物

(1)利多卡因:首选,剂量 1 mg/kg,稀释后缓慢静脉注射。无效者隔 5~10 min 可重复一次,总量 3~5 mg/kg。室性心动过速纠正后每分钟 20~30 mg/kg 静脉滴注维持。

（2）普罗帕酮：1～2 mg/kg，稀释后缓慢静脉注射。无效可重复1～3次。

（3）苯妥英钠：2～4 mg/kg，加生理盐水稀释后缓慢静脉注射，无效可重复1～3次，总量为15 mg/kg。其对洋地黄中毒及心脏手术者效果较好。

（4）胺碘酮：对上述药物无效的顽固性室性心动过速可采用胺碘酮，每次1 mg/kg，静脉注射10 min，无效隔5～10 min重复同样剂量，总量24 h＜10 mg/kg。或用负荷量2.5～5 mg/kg，静脉注射30～60 min，可重复1次，总量24 h≤10 mg/kg。

4.射频消融术

对顽固病例并被证实为折返激动所致，尤其是特发性室性心动过速可用射频消融治疗。

5.预防复发

对有复发倾向者可口服普罗帕酮、普萘洛尔、胺碘酮等有效药物。

六、房室传导阻滞

房室传导阻滞（atrial-ventricular block，AVB）是小儿较常见的缓慢性心律失常，按房室传导阻滞的程度可分为Ⅰ、Ⅱ、Ⅲ度房室传导阻滞。病因有急性感染、心肌炎、心肌病、电解质紊乱、洋地黄或其他药物中毒及心脏手术等。少数为先天性房室结发育畸形或胎儿期房室结病变所致，称先天性完全性房室传导阻滞。Ⅰ度和Ⅱ度1型可为迷走神经张力增高所致。

（一）Ⅰ度房室传导阻滞

1.临床要点

Ⅰ度房室传导阻滞临床一般无症状，听诊第一心音低钝。有时健康小儿亦可出现Ⅰ度房室传导阻滞。

2.心电图特征

P-R间期超过正常最高值，即1岁内P-R＞0.14 s，学龄前P-R＞0.16 s，学龄期P-R＞0.18 s，青春期P-R＞0.20 s。其正常值与心率有关（图12-4）。

3.治疗

针对病因治疗，不需用抗心律失常药。随着病因的消除，Ⅰ度房室传导阻滞可消失。

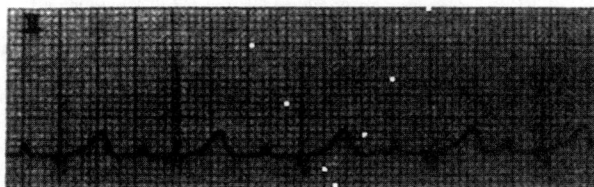

图12-4　Ⅰ度房室传导阻滞

（二）Ⅱ度房室传导阻滞

1.临床要点

Ⅱ度房室传导阻滞的临床症状视传导阻滞的严重程度及心室率的快慢而定，可无症状或有心悸、头晕等。

2.心电图特征

Ⅱ度房室传导阻滞分为1型（莫氏Ⅰ型）和2型（莫氏Ⅱ型）。

（1）Ⅱ度1型：①P-R间期随每次心搏逐次延长，直至P'波后脱落一个QRS波群（心室漏搏）。周而复始，呈规律性改变。②P-R间期逐次延长的同时，R-R间期逐次缩短，继以一个较长的R-R间期。③伴有心室漏搏的长R-R间期小于任何2个R-R间期之和（图12-5）。

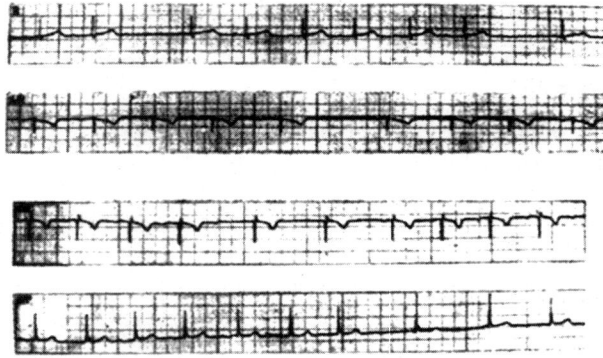

图 12-5　Ⅱ度 1 型

（2）Ⅱ度 2 型：①P-R 间期正常或稍延长，但固定不变。②P′波按规律出现，QRS 波呈周期性脱落，伴有心室漏搏的长 R-R 为短 R-R 间隔的倍数。③房室间传导比例多为 2∶1 或 3∶1 下传（图 12-6）。

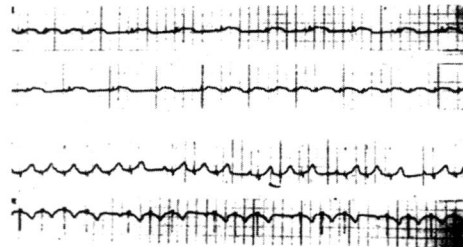

图 12-6　Ⅱ度 2 型

3. 治疗

主要针对病因治疗，Ⅱ度 1 型是暂时的，多可恢复，而Ⅱ度 2 型可逐渐演变为Ⅲ度房室传导阻滞。

（三）Ⅲ度（完全性）房室传导阻滞

1. 临床特征

Ⅲ度（完全性）房室传导阻滞除有原发病、病毒性心肌炎、先天性心脏病等的表现外，婴儿心率每分钟少于 80 次，儿童每分钟少于 60 次。当心室率每分钟少于 40 次时有疲乏、无力、眩晕，严重者可发生阿—斯综合征或心力衰竭。

2. 心电图特征

心电图特征见图 12-7。

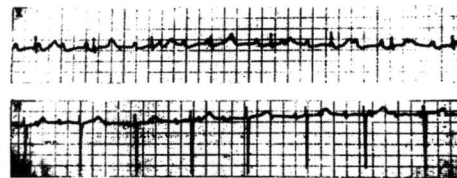

图 12-7　Ⅲ度（完全性）房室传导阻滞

（1）P 波与 QRS 波无固定关系，心室率慢于心房率。

（2）QRS 波群形态与阻滞部位有关。若起搏点在房室束分支以上，QRS 波群不宽。若起搏点在希氏束以下，QRS 波群增宽。

3. 治疗

（1）无症状先天性者不需治疗。

（2）病因治疗：如心肌炎或手术暂时损伤者，用肾上腺皮质激素治疗。

（3）提高心率：阿托品每次 0.01～0.03 mg/kg，每日 3～4 次，口服或皮下注射。异丙基肾上腺素加入

5％葡萄糖溶液按每分钟 0.1～0.25 mg/kg,静脉滴注,或用 5～10 mg 舌下含服。

(4)放置人工起搏器的适应证:①阿一斯综合征或伴心力衰竭。②心室率持续显著缓慢,新生儿每分钟少于 55 次,婴儿每分钟 50 次,儿童每分钟低于 45 次。③室性心动过速心率失常,阻滞部位在希氏束以下。④对运动耐受量低的患儿。

(彭慧敏)

第二节　先天性心脏病

先天性心脏病(CHD),简称先心病,指胎儿时期心脏血管发育异常所导致的畸形,是小儿最常见的心脏病。发生率为活产婴儿的 4‰～12‰左右。按此比率,我国每年约有 10 万～15 万先心病的患儿出生,如未经治疗,约有 1/3 的患儿在出生后 1 个月内因病情严重和复杂畸形而夭折。近四五十年来,由于心导管检查、心血管造影和超声心动图等的应用,在低温麻醉和体外循环情况下,心脏直视手术的发展以及介入疗法的出现,使临床上先天性心脏病的诊断、治疗和预后都有了显著的进步。

一、病因

先天性心脏病的病因尚未完全明确,但现已了解有内、外两类因素,内在与遗传有关,为染色体异常或多基因突变引起。外在与环境因素有关,环境因素中较为主要的是宫内感染,如风疹、流行性感冒、流行性腮腺炎和柯萨奇病毒感染等。此外,还包括孕母缺乏叶酸,患代谢性疾病(糖尿病、高钙血症、苯丙酮尿症),接触过量放射线和服用某些药物(抗癌药、抗癫痫药、甲糖宁)。故对孕妇应加强保健工作,在妊娠早期积极预防风疹、流感等病毒性疾病和避免与有关的致病因素接触,对预防先天性心脏病有重要意义。

二、分类

根据左、右心腔或大动脉之间有无异常通路及血液分流的方向,可将先天性心脏病分为三大类。

(一)左向右分流型(潜在青紫型)

在左、右心或大动脉之间有异常通路,正常情况下由于体循环(左)压力高于肺循环(右),所以血液是从左向右分流,一般不出现青紫。当屏气、剧烈哭闹或任何病理情况致肺动脉和右心压力增高并超过左心压力时,则可使氧含量低的血液自右向左分流而出现青紫,故此型又称潜在青紫型。常见的有室间隔缺损、房间隔缺损和动脉导管未闭等。

(二)右向左分流型(青紫型)

在左、右心或大动脉之间有异常通路,由于畸形的存在,致使右心压力增高并超过左心,使血液从右向左分流或大动脉起源异常时,大量氧含量低的静脉血流入体循环,出现青紫,常见的有法洛四联症、大动脉错位等。

(三)无分流型(无青紫型)

在左、右心或大动脉之间无异常通路或分流,亦无青紫,如主动脉缩窄、肺动脉狭窄等。

三、诊断方法

先天性心脏病的诊断,主要依靠病史、体检和实验室检查三部分,首先仔细的病史询问和体格检查,可以对先天性心脏病做出大致判断,再进一步通过影像学检查明确其类型及具体解剖畸形。

(一)病史

1.母孕史

询问母亲妊娠最初 3 个月内有无感冒等病毒感染史,是否接触放射线或服用过影响胎儿发育的药物。

2.常见症状

重型患儿可出现吸奶有间歇、喂养困难、气促、多汗、易呕吐,反复呼吸道感染。有青紫者多发育迟缓,可出现蹲踞现象等。

3.发病年龄

一般在 3 岁以内发现心脏杂音以先天性心脏病的可能性为大。活动或哭闹后出现短暂青紫或持续性青紫,反复出现心力衰竭,均为先天性心脏病的重要症状。

(二)体格检查

1.一般表现

轻型先天性心脏病患儿外观多正常,重型先天性心脏病患儿生长发育较同龄儿落后。有青紫者体格瘦小,智力发育也可能受影响。患儿呼吸多急促,可有杵状指(趾),一般在青紫出现后 1～2 年逐渐形成,眼结膜多充血。同时注意身体其他部位有无伴同的先天性畸形存在,如唇裂、腭裂等。注意颈动脉搏动,肝颈静脉回流征,肝脾大小、质地及有无触痛,下肢有无浮肿等心力衰竭的表现。

2.心脏检查

注意有无心前区隆起、心尖搏动的位置、强弱及范围,有无细震颤,心界大小,心音强弱及各瓣膜区有无杂音及杂音的位置、性质、时期、响度及传导方向,对鉴别先天性心脏病的类型有重要意义。

3.周围血管征

比较四肢动脉搏动及血压,如股动脉搏动微弱或消失,下肢血压低于上肢,提示主动脉缩窄。脉压增宽,伴毛细血管搏动和股动脉枪击音,提示动脉导管未闭或主动脉瓣关闭不全等。

(三)辅助检查

1.血常规

血红细胞、血红蛋白和血细胞比容增高,而血氧饱和度降低,提示有青紫型先天性心脏病。

2.X 线检查

可观察心脏的位置、形态、轮廓、搏动、房室有无增大以及有无肺门"舞蹈"等情况。

3.心电图

心电图能反映心律失常,心脏位置,心房、心室有无肥厚,心肌病变及心脏传导系统的情况。

4.超声心动图

属无创伤性检查技术,能显示心脏内部解剖结构,心脏功能及部分血流动力学信息,如:M 型超声心动图、二维超声心动图、彩色多普勒超声及三维超声心动图。

5.心导管检查

心导管检查是一种有创伤的检查,是先天性心脏病进一步明确诊断和决定手术前的一项重要检查方法之一。可了解心脏及大血管不同部位的氧含量和压力变化,明确有无分流及分流的部位。如导管进入异常通道则更有诊断价值。近年来心导管进一步被用于临床治疗,主要用于非青紫型先心病的介入治疗。

6.心血管造影

通过心导管检查仍不能明确诊断而又需考虑手术治疗的患儿,可做选择性心血管造影。

7.其他

放射性核素心血管造影、磁共振成像、电子束 CT 及多层螺旋 CT 等,以其无创伤性和某些独特的功能也越来越多的应用于先心病的检查。

四、几种临床常见的先天性心脏病

(一)室间隔缺损

室间隔缺损(VSD)是最常见的先天性心脏病,在我国约占小儿先天性心脏病的一半。它可单独存在,也可与其他心脏畸形同时存在。室间隔缺损分型根据缺损位置的不同,可分为以下三种类型:①干下型缺损:位于室上嵴上方,肺动脉瓣或主动脉瓣下。②室间隔膜部缺损:位于室上嵴下方或位于三尖瓣的后方。③室间隔肌部缺损:位于室间隔肌部。

1. 血液动力学改变

在左、右心室间隔处有一异常通路,一般情况下左心室压力高于右心室,血液分流方向是自左向右,所以无青紫。分流致使肺循环血量增多和体循环血量减少,回左心血量增多,使左心房和左心室的负荷加重,出现左房、左室增大。随着病情的发展或分流量大时,可产生肺动脉高压,右室亦增大。当肺动脉高压显著,左向右分流逆转为双向分流或右向左分流,临床出现青紫(持续性),即称艾森曼格(Eisenmenger)综合征(图12-8)。

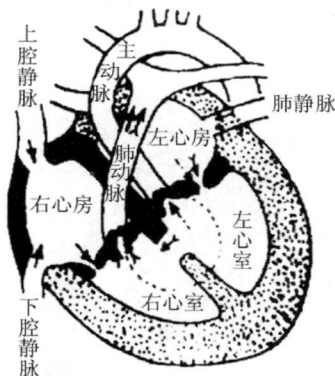

图12-8 室间隔缺损血液循环示意图

2. 临床表现

(1)症状:小型缺损,缺损小于5 mm亦称罗杰(Roger)病,可无明显症状,生长发育不受影响。多于常规体检时发现。中型缺损(缺损为5~15 mm)和大型缺损(缺损大于15 mm)时,左向右分流多,表现为:①体循环缺血:影响生长发育,喂养困难、消瘦、乏力、活动后气短。②肺循环充血:易反复出现肺部感染和充血性心力衰竭。③潜在青紫:一般情况下无青紫,当屏气和剧哭等因素使肺循环阻力增高,出现右向左分流时,可暂时出现青紫。有时因扩大的左心房或扩张的肺动脉压迫喉返神经时可出现声音嘶哑。

(2)体征:体检心界扩大,胸骨左缘第3~4肋间可闻及Ⅲ级以上粗糙的全收缩期杂音,向四周广泛传导,并可触及收缩期震颤。伴有肺动脉高压者,出现右向左分流时,患儿出现青紫,除杂音外,还有肺动脉区第二心音亢进。

(3)并发症:支气管肺炎、充血性心力衰竭、肺水肿和感染性心内膜炎。

3. 辅助检查

(1)X线检查:小型缺损者,心肺无明显改变,或仅有轻度左心室增大或肺充血;中、大型缺损者心影增大,左、右心室增大,以左心室增大为主,左心房也常增大;大型缺损可出现右心室增大、肺动脉段突出、主动脉影缩小。肺野充血,肺门血管影增粗,透视下可见血管搏动增强,出现肺门"舞蹈"。

(2)心电图:小型缺损者正常或有轻度左心室肥大;中、大型缺损者左心室肥大或伴有右心室肥厚。严重合并心力衰竭者可有心肌劳损的图形。

(3)超声心动图:M型超声心动图可见左心室、左心房和右心室内径增宽,主动脉内径缩小。二维超声心动图可显示室间隔回声中断,并可提示缺损的位置和大小。多普勒彩超可直接见到分流的位置、方向和分流量的大小,还能确诊是否为多个缺损。

(4)右心导管检查:右心室血氧含量明显高于右心房,右心室和肺动脉压力升高。有时心导管可通过缺损进入左心室。

4. 治疗

中、小型缺损可在门诊随访,有临床症状如反复呼吸道感染和充血性心力衰竭时进行抗感染、强心、利尿、扩管等内科治疗。大、中型缺损可行体外循环下直视术修补,目前随着介入医学的发展,应用介入疗法越来越多。

（二）房间隔缺损

房间隔缺损（ASD）约占先天性心脏病发病总数的 5%～10%，女性较多见。房间隔缺损根据解剖病变分以下三型：①第一孔（原发孔）未闭型，占 15%。②第二孔（继发孔）未闭型，占 75%。③静脉窦型，占 5%，分上腔型、下腔型。④冠状静脉窦型，占 2%。

1. 血液动力学改变

在左、右房间隔处有一异常通路，一般情况下左心房压力高于右心房压力，分流自左向右，分流量的大小取决于缺损大小。分流造成右心房和右心室负荷过重而产生右心房和右心室增大、肺循环血量增多和体循环血量减少。分流量大时可产生肺循环压力升高，晚期可导致肺小动脉肌层及内膜增厚，管腔狭窄，成年后出现艾森曼格综合征。当右心房压力高于左心房压力时，则可产生右向左分流，出现青紫（暂时性、持续性）（图 12-9）。

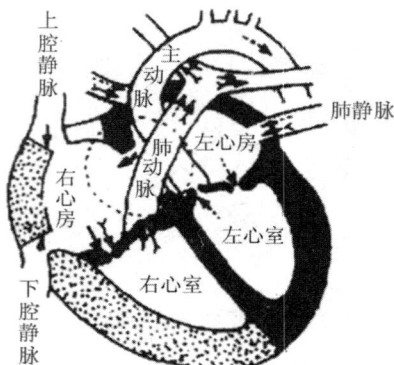

图 12-9 房间隔缺损血液循环示意图

2. 临床表现

（1）症状：缺损小者可无症状，缺损大者表现为：①体循环缺血：生长发育迟缓、气促、乏力、体格瘦小和活动后心悸气促。②肺循环充血：易患呼吸道感染。③潜在青紫：当剧哭、肺炎或心衰时右心房压力超过左心房压力，出现暂时性右向左分流而出现青紫。

（2）体征体检：可见心前区隆起、心尖搏动弥散、心界扩大。由于右心室增大，大量的血液通过正常肺动脉瓣时（形成相对狭窄），在胸骨左缘第 2～3 肋间可闻及Ⅱ～Ⅲ级收缩期喷射性杂音。肺动脉瓣区第二心音亢进并伴有固定分裂。当肺循环血流量超过体循环 1 倍以上时，在胸骨左下第 4～5 肋间隙处可出现三尖瓣相对狭窄的舒张中期杂音。

（3）并发症：支气管肺炎、充血性心力衰竭、肺水肿和感染性心内膜炎。

3. 辅助检查

（1）X 线检查：心脏外形呈轻、中度扩大，以右心房、右心室增大为主，肺动脉段突出，主动脉影缩小；肺野充血，肺门血管影增粗，透视下可见搏动增强，出现肺门"舞蹈"。

（2）心电图：典型心电图表现为电轴右偏和不完全性右束支传导阻滞，部分病例尚有右心房和右心室肥大。原发孔型房间隔缺损型常见电轴左偏及左心室肥大。

（3）超声心动图：M 型超声心动图显示右心房、右心室内径增宽及室间隔的矛盾运动。二维超声心动图可见房间隔回声中断，并可显示缺损的位置和大小。多普勒彩超可观察到分流的位置、方向和分流量的大小。

（4）心导管检查：可发现右心房血氧含量高于上、下腔静脉平均血氧含量；心导管可由右心房通过缺损进入左心房。合并肺静脉异位引流者应探查异位引流的肺静脉。

4. 治疗

缺损小于 3 mm 的可在 3 个月内自然闭合，缺损大于 8 mm 的需手术治疗，一般于 3～5 岁时行体外循环下心脏直视术，反复呼吸道感染、心力衰竭或肺动脉高压者应尽早手术。也可通过介入性心导管术关闭缺损。

（三）动脉导管未闭

动脉导管未闭（PDA）占先天性心脏病总数的 15%～20%，女性较多见。根据导管的大小、长短和形态不同,可分为三型:①管型。②漏斗型。③窗型。

1. 血液动力学改变

正常情况下,主动脉压力大于肺动脉压力,血液自主动脉经动脉导管向肺动脉分流,使体循环缺血、肺循环充血,回流到左心房和左心室的血量增加,出现左心房和左心室增大,肺动脉高压,当肺动脉压力超过主动脉时,即产生右向左分流(图 12-10)。

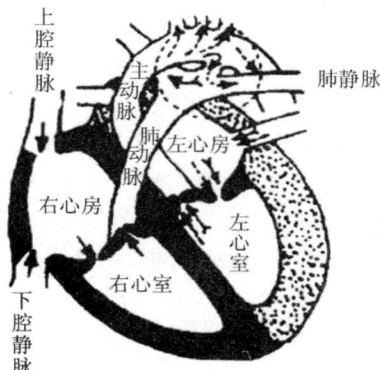

图 12-10　动脉导管未闭血液循环示意图

2. 临床表现

(1)症状:导管细者,分流量小,临床可无症状,仅在体检时发现心脏杂音。导管粗大者,分流量大,表现为:①体循环缺血:心悸、气短、咳嗽、乏力、多汗、生长发育落后。②肺循环充血:易患呼吸道感染和心力衰竭等。③合并严重肺动脉高压时,当肺动脉压力超过主动脉时,即产生右向左分流,造成下半身青紫,称为差异性青紫。偶见扩大的肺动脉压迫喉返神经而引起声音嘶哑。

(2)体征:可见患儿多消瘦,心前区隆起,心尖搏动增强,胸骨左缘第 2 肋间可闻及粗糙响亮的连续性机器样杂音,占据整个收缩期和舒张期,向左锁骨下、颈部和背部传导,杂音最响部位可伴有震颤,肺动脉瓣区第二心音增强,但多被杂音掩盖而不易辨别。当有肺动脉高压或心力衰竭时,主动脉与肺动脉舒张期压力差很小,可仅有收缩期杂音。由于舒张压降低,脉压差增大,可见周围血管征(+)包括水冲脉、指甲毛细血管搏动征和股动脉枪击音等。

(3)并发症:支气管肺炎、充血性心力衰竭、肺水肿和感染性心内膜炎。

3. 辅助检查静脉

(1)X 线检查:导管较细、分流量小者可无异常发现,导管粗、分流量大者有左心室和左心房增大,肺动脉段突出,肺野充血,肺门血管影增粗,透视下可见左心室和主动脉搏动增强,出现肺门"舞蹈"征。有肺动脉高压时,右心室亦增大,主动脉影往往有所增大,此特征与室间隔和房间隔不同。

(2)心电图:导管细的心电图正常。导管粗和分流量大的可有左心室肥大和左心房肥大,合并肺动脉高压时双室肥大,严重时以右心室肥大为主。

(3)超声心动图:M 型超声心动图显示左心房、左心室和主动脉内径增宽。二维超声心动图可显示肺动脉与降主动脉之间有导管存在。多普勒彩超可直接见到分流的方向和大小。

(4)心导管检查:肺动脉血氧含量高于右心室。肺动脉和右心室的压力可正常或不同程度升高。部分患儿导管可通过未闭的动脉导管由肺动脉进入降主动脉。

(5)心血管造影:逆行主动脉造影可见主动脉、肺动脉和未闭的动脉导管同时显影。

4. 治疗

为防止心内膜炎,有效治疗和控制心功能不全和肺动脉高压,根据不同年龄和缺损大小不同均采取手术或介入疗法关闭动脉导管。早产儿动脉导管未闭可试用消炎痛促进关闭,口服剂量每次 0.1～0.2 mg/kg,如未关闭可每隔 8～12 h 重复给药 1～2 次,总剂量不超过 0.6 mg/kg,也可用静脉给药。

（四）法洛四联症

法洛四联症（TOF）是存活婴儿中最常见的青紫型先天性心脏病，其发病率占先天性心脏病的10％～15％。1888年法国医生 Etienne Fallot 详细描述了该病的病理改变及临床表现，故而得名。法洛四联症由4种畸形组成：①肺动脉狭窄，以漏斗部狭窄多见。②室间隔缺损。③主动脉骑跨，主动脉骑跨于室间隔之上。④右心室肥厚，为肺动脉狭窄后右心室负荷加重的结果。以上4种畸形中，肺动脉狭窄最重要。

1.血液动力学改变

由于肺动脉狭窄，血液进入肺循环受阻，右心室压力增高，引起右心室代偿性肥厚。狭窄严重时，右心室压力大于左心室，则出现右向左分流，由于主动脉骑跨于两心室之上，主动脉除接受左心室的血液外，还直接接受一部分来自右心室的静脉血，因而出现青紫。另外由于肺动脉狭窄，肺循环缺血，进行气体交换的血流量减少，更加重了缺氧和青紫的程度。在动脉导管关闭前肺循环量减少程度较轻可减轻肺循环缺血的程度，随着动脉导管的关闭和漏斗部狭窄的逐渐加重，青紫日益明显（图12-11）。

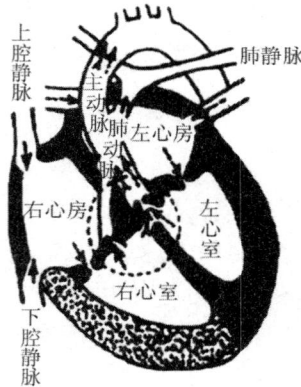

图 12-11　法洛四联症血液循环示意图

2.临床表现

（1）症状：①青紫：是法洛四联症的主要表现，其出现的早晚、轻重与肺动脉狭窄的程度有关。1/3患儿出生即有青紫，1/3在1岁内出现青紫，另1/3在1岁后出现青紫。青紫为全身性，以口唇、甲床、耳垂、鼻尖等毛细血管丰富的浅表部位最明显。由于血氧含量下降，稍一活动，如吃奶、哭闹、活动等，即可出现气急和青紫加重。②蹲踞症状：是法洛四联症的突出特点。患儿因动脉氧合不足，活动耐力下降，稍一活动即感心慌、气短、胸闷、呼吸困难，而每于行走或活动时，便主动下蹲休息片刻。由于蹲踞时下肢弯曲，使静脉受压，回心血量减少，减轻了心脏负担；同时下肢动脉受压，使体循环阻力增加，减少左向右分流，暂时缓解缺氧症状，是一种被迫的保护性体位。③阵发性缺氧发作是法洛四联症的重要表现之一。多见于婴儿期，多由吃奶、哭闹、排便、感染、寒冷及创伤等诱发，表现为阵发性呼吸困难，严重者可突发昏厥、抽搐甚至死亡。其原因是肺动脉漏斗部狭窄的基础上，突然发生该处肌部痉挛，引起一时性肺动脉梗阻，使脑缺氧加重所致。发生率约为20％～25％，2岁后有自然改善倾向。④并发症脑血栓、脑脓肿及感染性心内膜炎。

（2）体征：患儿体格发育落后，心前区可隆起，心尖搏动有抬举感，胸骨左缘第2～4肋间听到Ⅱ～Ⅲ级喷射性收缩期杂音，向心尖和锁骨下传导，可伴有震颤，为肺动脉狭窄所致。肺动脉第二心音减弱或消失，主动脉第二心音增强。由于患儿长期缺氧，致使指、趾端毛细血管扩张增生，局部软组织和骨组织也增生肥大，形成杵状指（趾）。

3.辅助检查

（1）血常规：周围血红细胞增多，红细胞可达$(5.0～8.0)×10^{12}/L$，血红蛋白170～200 g/L，红细胞压积增高为53～80 Vol％，血小板降低，凝血酶原时间延长。

（2）X线检查：心脏大小正常或稍增大。典型者心影呈靴形，系由右心室肥大使心尖圆钝上翘和肺动脉狭窄使肺门血管影缩小，肺动脉段凹陷所致。肺纹理减少，肺野清晰。

（3）心电图：心电轴右偏，右心室肥大，严重者也可右心房肥大。

（4）超声心动图：M 型超声心动图显示右心室内径增宽，流出道狭窄，左心室内径缩小。二维超声心动图可显示主动脉增宽，骑跨于室间隔上。多普勒彩超可见右心室血液直接注入骑跨的主动脉内。

（5）心导管检查：导管较易从右心室进入主动脉，有时能从右心室进入左心室。心导管从肺动脉向右心室退出时，可记录到肺动脉和右心室之间的压力差，根据压力曲线还可判断肺动脉狭窄的类型。主动脉血氧饱和度降低，证明由右向左的分流存在。

（6）心血管造影：造影剂注入右心室，可见主动脉和肺动脉几乎同时显影。主动脉影增粗且位置偏前、稍偏右。此外，尚可显示肺动脉狭窄的部位、程度和肺血管的情况。

4. 治疗

（1）一般护理：平时多饮水，预防感染，及时补充液体，防止并发症。

（2）缺氧发作的治疗：发作轻者使患儿采取胸膝位可以缓解，重者立即吸氧，给予心得安每次 0.1 mg/kg，必要时皮下注射吗啡每次 0.1～0.2 mg/kg。纠正酸中毒可给予 5% 的碳酸氢钠 1.5～5.0 mL/kg 静脉注射。经常缺氧者可口服心得安 1～3 mg/(kg·d)。

（3）外科手术：轻者可于 5～9 岁行根治术，稍重患儿应尽早行根治术。

（彭慧敏）

第三节　高血压

小儿血压超过该年龄组平均血压的 2 个标准差以上，即在安静情况下，若动脉血压高于以下限值并确定无人为因素所致，应视为高血压（表 12-1）。

表 12-1　各年龄组血压正常值

年龄组	正常值（kPa）	限值（kPa）
新生儿	10.7/6.7(80/50 mmHg)	13.4/8(100/60 mmHg)
婴儿	12.1/8(90/60 mmHg)	14.7/9.4(110/70 mmHg)
≤8 岁	(12.1～13.4)/(8～9.4)[(90～100)/(60～70)mmHg]	16.1/10.2(120/70 mmHg)
>8 岁	(13.4～14.7)/(9.4～10.2)[(100～110)/(70～80)mmHg]	17.4/12.1(130/90 mmHg)

小儿高血压主要为继发性，肾脏实质病变最常见。其中尤以各种类型的急慢性肾小球肾炎多见，其次为慢性肾盂肾炎、肾脏血管疾病。此外，皮质醇增多症、嗜铬细胞瘤、神经母细胞瘤及肾动脉狭窄等亦是小儿高血压常见的病因。高血压急症系指血压（特别是舒张压）急速升高引起的心、脑、肾等器官严重功能障碍甚至衰竭，又称高血压危象。高血压危象发生的决定因素与血压增高的程度、血压上升的速度以及是否存在合并症有关，而与高血压的病因无关。危象多发生于急进性高血压和血压控制不好的慢性高血压患儿。如既往血压正常者出现高血压危象往往提示有急性肾小球肾炎，而且血压勿需上升太高水平即可发生。如高血压合并急性左心衰，颅内出血时即使血压只有中度升高，也会严重威胁患儿生命。

一、病因

根据高血压的病因，分为原发性高血压和续发性高血压。小儿高血压 80% 以上为继发性高血压。

（一）继发性高血压

小儿高血压继发于其他病因者为继发性高血压。继发性高血压中 80% 可能与肾脏疾病有关，如急性和慢性肾功能不全、肾小球肾炎、肾病综合征、肾盂肾炎。其他涉及心血管疾病，如主动脉缩窄、大动脉炎；内分泌疾病，如原发性醛固酮增多症、库欣综合征、嗜铬细胞瘤、神经母细胞瘤等；中枢神经系统疾病及铅、汞中毒等。

（二）原发性高血压

病因不明者为原发性高血压，与下列因素有关。

1. 遗传

根据国内外有关资料统计，高血压的遗传度在 60%～80%，随着年龄增长，遗传效果更明显。检测双亲均患原发性高血压的正常血压子女的去甲肾上腺素、多巴胺浓度明显高于无高血压家族史的相应对照组，表明原发性高血压可能存在有遗传性交感功能亢进。

2. 性格

具有 A 型性格（A 型性格行为的主要表现是具有极端竞争性、时间紧迫性、易被激怒或易对他人怀有进攻倾向）行为类型的青少年心血管系统疾病的发生率高于其他类型者。

3. 饮食

钠离子具有一定的升压作用，而食鱼多者较少患高血压病。因此，对高危人群应限制高钠盐饮食，鼓励多食鱼。

4. 肥胖

肥胖者由于脂肪组织的堆积，使毛细血管床增加，引起循环血量和心输出量增加，心脏负担加重，日久易引起高血压和心脏肥大。另外高血压的肥胖儿童，通过减少体重可使血压下降，亦证明肥胖对血压升高有明显影响。

5. 运动

对少儿运动员的研究表明，体育锻炼使心输出量增加、心率减慢、消耗多余的热量，从而有效地控制肥胖、高血脂、心血管适应能力低下等与心脑血管疾病有关的危险因素的形成与发展，为成人期心脑血管疾病的早期预防提供良好的基础。

二、临床表现

轻度高血压患儿常无明显症状，仅于体格检查时发现。血压明显增高时可有头晕、头痛、恶心、呕吐等，随着病情发展可出现脑、心脏、肾脏、眼底血管改变的症状。脑部表现以头痛、头晕常见，血压急剧升高常发生脑血管痉挛而导致脑缺血，出现头痛、失语、肢体瘫痪；严重时引起脑水肿、颅内压增高，此时头痛剧烈，并有呕吐、抽搐或昏迷，这种情况称为高血压脑病。心脏表现有左心室增大，心尖部可闻及收缩期杂音，出现心力衰竭时可听到舒张期奔马律。肾脏表现有夜尿增多、蛋白尿、管型尿，晚期可出现氮质血症及尿毒症。眼底变化，早期见视网膜动脉痉挛、变细，以后发展为狭窄，甚至眼底出血和视神经乳头水肿。某些疾患有特殊症状：主动脉缩窄，发病较早，婴儿期即可出现充血性心力衰竭，股动脉搏动明显减弱或消失，下肢血压低于上肢血压；大动脉炎多见于年长儿，有发热、乏力、消瘦等全身表现，体检时腹部可闻及血管性杂音；嗜铬细胞瘤有多汗、心悸、血糖升高、体重减轻、发作性严重高血压等症状。

三、实验室检查

（1）尿常规、尿培养、尿儿茶酚胺定性。

（2）血常规和心电图、胸部正侧位照片。

（3）血清电解质测定，特别是钾、钠、钙、磷。

（4）血脂测定。总胆固醇、甘油三酯、高密度脂蛋白胆固醇、低密度脂蛋白胆固醇、载脂蛋白 A、载脂蛋白 B。

（5）血浆肌酐、尿素氮、尿酸、空腹血糖测定。

（6）肾脏超声波检查。如血压治疗未能控制，或有继发性高血压的相应特殊症状、体征，经综合分析，可选择性进行下列特殊检查。

（一）静脉肾盂造影

快速序列法，可见一侧肾排泄造影剂迟于对侧，肾轮廓不规则或显著小于对侧（直径相差1.5 cm以上),造影剂密度大于对侧,或输尿管上段和肾盂有压迹(扩张的输尿管动脉压迫所致)。由于仅能半定量估测肾脏大小和位置,且有假阳性和假阴性,目前已多不用。

（二）放射性核素肾图

^{131}I-Hippuran(^{131}I-马尿酸钠)肾图,测^{131}I-Hippuran从尿中排泄率,反映有效肾血流量。^{99m}Tc-DTPA(^{99m}锝-二乙烯三胺戊乙酸)肾扫描,反映肾小球滤过率。肾动脉狭窄时双肾血流量不对称,一侧大于对侧40%～60%;一侧同位素延迟出现;双肾同位素浓度一致,排泄一致。

（三）卡托普利－放射性核素肾图

卡托普利为血管紧张素转换酶(ACEI)抑制剂,由于阻止血管紧张素Ⅱ介导的肾小球后出球小动脉的收缩,因此服用卡托普利后行放射性核素肾图检查,可发现患侧肾小球滤过率急剧降低,而血浆流量无明显改变。

（四）肾动脉造影

可明确狭窄是双侧或单侧,狭窄部位在肾动脉或分支,并可同时行球囊扩张肾动脉成型术。如患儿肌酐超过119 mmol/L,则造影剂总量应限制,并予适当水化和扩充容量。

（五）肾静脉血浆肾素活性比测定

手术前准备:口服呋塞米,成人每次40 mg,1 d,2次,小儿每次1 mg/kg,1 d,2次,共1～2 d,并给予低钠饮食,停用β受体阻滞剂,30 min前给予单剂卡托普利,口服。结果患侧肾静脉肾素活性大于对侧1.5倍以上。

（六）血浆肾素活性测定

口服单剂卡托普利60 min后测定血浆肾素活性,如大于12 mg/(mL·h),可诊断肾血管性高血压,注意不能服用利尿剂等降压药物。

（七）内分泌检查

血浆去甲肾上腺素、肾上腺素和甲状腺功能测定。

四、诊断

目前我国小儿血压尚缺乏统一的标准,判断儿童高血压的标准常有三种。

(1)国内沿用的标准:学龄前期高于14.6/9.3 kPa(110/70 mmHg),学龄期高于16/10.7 kPa(120/80 mmHg),13岁及以上则18.7/12.0 kPa(140/90 mmHg)。

(2)WHO标准:小于13岁者为高于18.7/12.0 kPa(140/90 mmHg),13岁及以上者为18.7/12 kPa(140/90 mmHg)。

(3)按Londe建议,收缩压和舒张压超过各年龄性别组的第95百分位数。目前倾向于应用百分位数。百分位是1996年美国小儿血压监控工作组推荐的,根据平均身高、年龄、性别组的标准,凡超过第95百分位为高血压。具体标准见表12-2。

表12-2 小儿高血压的诊断标准 kPa(mmHg)

年龄(岁)	男	女
3	14.5/8.7(109/65)	14.2/9.1(107/68)
5	14.9/9.5(112/71)	14.7/9.5(110/71)
7	15.3/10.1(115/76)	15.1/9.9(113/74)
9	15.3/10.5(115/79)	15.6/10.3(117/77)
11	16.1/10.7(121/80)	16.2/10.5(121/79)
15	17.4/11.1(131/83)	17.1/11.1(128/83)
17	18.1/11.6(136/87)	17.2/11.2(129/84)

诊断高血压后进一步寻找病因,小儿高血压多数为继发性。通过详细询问病史,仔细体格检查,结合常规检查和特殊检查,常能做出明确诊断。经过各种检查均正常,找不出原因者可诊断为原发性高血压。

五、高血压急症处理原则

(1)处理高血压急症时,治疗措施应该先于复杂的诊断检查。

(2)对高血压脑病、高血压合并急性左心衰等高血压危象应快速降压,旨在立即解除过高血压对靶器官的进行性损害。恶性高血压等长期严重高血压者需比正常略高的血压方可保证靶器官最低限度的血流灌注,过快过度地降低血压可导致心、脑、肾及视网膜的血流急剧减少而发生失明、昏迷、抽搐、心绞痛或肾小管坏死等严重持久的并发症。故对这类疾病患儿降压幅度及速度均应适度。

(3)高血压危象系因全身细小动脉发生暂时性强烈痉挛引起的血压急骤升高所致。因此,血管扩张剂如钙拮抗剂、血管紧张素转换酶抑制剂及 α-受体、β-受体抑制剂的临床应用,是治疗的重点。这些药物不仅给药方便(含化或口服),起效迅速,而且在降压同时,还可改善心、肾的血流灌注。尤其是降压作用的强度随血压下降而减弱,无过度降低血压之虑。

(4)高血压危象常用药物及高血压危象药物的选择参考,见表12-3和表12-4。

表 12-3 高血压危象常用药物

药物	剂量及用法	起效时间	持续时间	不良反应	相对禁忌
硝苯吡啶(NF)	0.3~0.5 mg/kg	含化 5 min;口服 30 min	6~8 h	心动过速,颜面潮红	
巯甲丙脯酸(CP)	1~2 mg/(kg·d)	口服 30 min	4~6	皮疹、高钾血症,发热	肾动脉狭窄
柳胺苄心定(LB)	20~80 mg 加入糖水中,2 mg/min 静脉滴注(成人剂量)	5~10 min		充血性心衰、哮喘心动过速、AVB 二度以上	
硝普钠(NP)	1 μg/(kg·min)开始静脉滴注,无效可渐增至 8 μg/(kg·min)	即时	停后 2 min	恶心,精神症状,肌肉痉挛	高血压、脑病
氯笨甲噻二臻(diazoxide)	每次 5 mg/kg 静脉注射,无效 30 min 可重复	1~2 min	4~24 h	高血糖呕吐	
肼苯哒嗪(HD)	每次 0.1~0.2 mg/kg 静脉注射或肌内注射	10 min	2~6 h	心动过速,恶心呕吐	充血性心衰,夹层主动脉瘤

表 12-4 高血压急症药物选择

高血压危象	药物选择	高血压危象	药物选择
高血压脑病	NF、CP、LB、diazoxide、NP	急性左心衰	NP、CP、NF
脑出血	LB、CP、NF	急进性高血压	CP、NF、HD
蛛网膜下隙出血	NF、LB、CP、diazoxide	嗜铬细胞瘤	PM(酚妥拉明)、LB

六、高血压急症的表现

在儿童期高血压急症的主要表现为:①高血压脑病。②急性左心衰。③颅内出血。④嗜铬细胞瘤危象等。现分析如下。

(一)高血压脑病

高血压脑病为一种综合征,其特征为血压突然升高伴有急性神经系统症状。虽任何原因引起的高血压均发生本病,但最常见为急性肾炎。

1.临床表现

头痛并伴有恶心、呕吐,出现精神错乱,定向障碍,谵妄,痴呆;亦可出现烦躁不安,肌肉阵挛性颤动,反复惊厥甚而呈癫痫持续状态。也可发生一过性偏瘫,意识障碍如嗜睡、昏迷;严重者可因颅内压明显增高发生脑疝。眼底检查可见视网膜动脉痉挛或视网膜出血。脑脊液压力可正常亦可增高,蛋白含量增加。

本症应与蛛网膜下隙出血、脑肿瘤、癫痫大发作等疾病鉴别。蛛网膜下隙出血常有脑膜刺激症状,脑脊液为血性而无严重高血压。脑肿瘤、癫痫大发作亦无显著的血压升高及眼底出血。临床确诊高血压脑病最简捷的办法是给予降压药治疗后病情迅速好转。

2.急症处理

一旦确诊高血压脑病,应迅速将血压降至安全范围之内为宜[17.4/12.1 kPa(131/90 mmHg)左右],降压治疗应在严密的观察下进行。

(1)降压治疗:①常用的静脉注射药物为:柳胺苄心定:是目前唯一能同时阻滞 α、β 肾上腺素受体的药物,不影响心排出量和脑血流量。因此,即使合并心脑肾严重病变亦可取得满意疗效。本品因独具 α 和 β 受体阻滞作用,故可有效地治疗中毒性甲亢和嗜铬细胞瘤所致的高血压危象。氯苯甲噻二嗪:因该药物可引起水钠潴留,可与速尿并用增强降压作用。又因本品溶液呈碱性,注射时勿溢到血管外。硝普钠:也颇为有效,但对高血压脑病不做首选。该药降压作用迅速,维持时间短,应根据血压水平调节滴注速度。使用时应避光并新鲜配置,溶解后使用时间不宜超过 6 h,连续使用不要超过 3 d,当心硫氰酸盐中毒。②常用口服或含化药物为:硝苯吡啶:通过阻塞细胞膜钙离子通道,减少钙内流,从而松弛血管平滑肌使血压下降。神志清醒,合作患儿可舌下含服,意识障碍或不合作者可将药片碾碎加水 0.5~1 mL 制成混悬剂抽入注射器中缓慢注入舌下。琉甲丙脯酸:为血管紧张素转换酶抑制剂,对于高肾素恶性高血压和肾血管性高血压降压作用特别明显,对非高肾素性高血压亦有降压作用。

(2)保持呼吸道通畅,镇静,制止抽搐。可用苯巴比妥钠(8~10 mg/kg,肌内注射,必要时6 h后可重复)、安定(0.3~0.5 mg/kg 肌肉或静脉缓注,注射速度在3 mg/min以下,必要时30 min后可重复)等止惊药物,但须注意呼吸。

(3)降低颅内压:可选用 20%甘露醇(每次 1 g/kg,每 4 h 或 6 h,1 次)、速尿(每次 1 mg/kg)以及 25%血清清蛋白(20 mL,每日 1~2 次)等,减轻脑水肿。

(二)颅内出血(蛛网膜下隙出血或脑实质出血)

1.临床表现及诊断

蛛网膜下隙出血起病突然,伴有严重头疼、恶心呕吐及不同程度意识障碍。若出血量不大,意识可在几分钟到几小时内恢复,但最后仍可逐渐昏睡或谵妄。若出血严重,可以很快出现颅内压增高的表现,有时可出现全身抽搐,颈项强直是很常见的体征,甚至是唯一的体征,伴有脑膜刺激症。眼底检查可发现新鲜出血灶。腰椎穿刺脑脊液呈均匀的血性,但发病后立即腰穿不会发现红细胞,要等数小时以后红细胞才到达腰部的蛛网膜下隙。1~3 d 后可由于无菌性脑膜炎而发热,白细胞增高似与蛛网膜下隙出血的严重程度呈平行关系,因此,不要将诊断引向感染性疾病。CT 脑扫描检查无改变。

脑实质出血起病时常伴头痛呕吐,昏迷较为常见,腰椎穿刺脑脊液压力增高,血性者占 80%以上。除此而外,可因出血部位不同伴有如下不同的神经系统症状。

(1)壳核—内囊出血:典型者出现"三偏症",出血对侧肢体瘫痪和中枢性面瘫;出血对侧偏身感觉障碍;出血对侧的偏盲。

(2)脑桥出血:初期表现为交叉性瘫痪,即出血侧面瘫和对侧上、下肢瘫痪,头眼转向出血侧。后迅速波及两侧,出现双侧面瘫痪和四肢瘫痪,头眼位置恢复正中,双侧瞳孔呈针尖大小,双侧锥体束征。早期出现呼吸困难且不规则,常迅速进入深昏迷,多于 24~48 h 内死亡。

(3)脑室出血:表现为剧烈头痛呕吐,迅速进入深昏迷,瞳孔缩小,体温升高,可呈去大脑强直,双侧锥体束征。四肢软瘫,腱反射常引不出。

(4)小脑出血:临床变化多样,但是走路不稳是常见的症状。常出现眼震颤和肢体共济失调症状。

颅内出血可因颅内压增高发生心动过缓,呼吸不规则,严重者可发生脑疝。多数颅内出血的患儿心电图可出现巨大倒置 T 波,QT 期间延长。血常规可见白细胞升高,尿常规可见蛋白、红细胞和管型,血中尿素氮亦可见升高。在诊断中尚需注意,颅内出血本身可引起急性高血压,即使患儿以前并无高血压史。此外,尚需与癫痫发作、高血压脑病以及代谢障碍所致昏迷相区别。

2.急症处理

(1)一般治疗:绝对卧床,头部降温,保持气道通畅,必要时做气管内插管。

(2)控制高血压:对于高血压性颅内出血的患儿,应及时控制高血压。但由于颅内出血常伴颅内压增高,因此,投予降压药物应避免短时间内血压下降速度过快和幅度过大,否则脑灌注压将受到明显影响。一般低压不宜低于出血前水平。舒张压较低,脉压差过大者不宜用降压药物。降压药物的选择以硝苯吡啶、巯甲丙脯酸和柳胺苄心定较为合适。

(3)减轻脑水肿:脑出血后多伴脑水肿并逐渐加重,严重者可引起脑疝。故降低颅内压,控制脑水肿是颅内出血急性期处理的重要环节。疑有继续出血者可先采用人工控制性过度通气、静脉注射速尿等措施降低颅内压,也可给予渗透性脱水剂如20%甘露醇(1 g/kg,每4~6 h,1次)以及25%的血清清蛋白(20 mL,每日1~2次)。短程大剂量激素有助于减轻脑水肿,但对高血压不利,故必须要慎用,更不宜长期使用。治疗中注意水电解质平衡。

(4)止血药和凝血药:止血药对脑出血治疗尚有争议,但对蛛网膜下隙出血,对羧基苄胺及6-氨基己酸能控制纤维蛋白原的形成,有一定疗效,在急性期可短时间使用。

(5)其他:经检查颅内有占位性病灶者,条件允许时可手术清除血肿,尤其对小脑出血、大脑半球出血疗效较好。

(三)高血压合并急性左心衰竭

1.临床表现及诊断

儿童期血压急剧升高时,造成心脏后负荷急剧升高。当血压升高到超过左心房所能代偿的限度时就出现左心衰竭及急性水肿。急性左心衰竭时,动脉血压,尤其是舒张压显著升高,左室舒张末期压力、肺静脉压力、肺毛细血管压和肺小动脉楔压均升高,并与肺淤血的严重程度呈正相关。当肺小动脉楔压超过4 kPa(30 mmHg)时,血浆自肺毛细血管大量渗入肺泡,引起急性肺水肿。急性肺水肿是左心衰竭最重要的表现形式。患儿往往面色苍白、口唇青紫、皮肤湿冷多汗、烦躁、极度呼吸困难,咯大量白色或粉红色泡沫痰,大多被迫采取前倾坐位,双肺听诊可闻及大量水泡音或哮鸣音,心尖区特别在左侧卧位和心率较快时常可闻及心室舒张期奔马律等。在诊断中应注意的是,即使无高血压危象的患儿,急性肺水肿本身可伴有收缩压及舒张压升高,但升高幅度不会太大,且肺水肿一旦控制,血压则自行下降。而急性左心衰竭肺水肿患儿眼底检查如有出血或渗出时,考虑合并高血压危象。

2.急症处理

(1)体位:患儿取前倾坐位,双腿下垂(休克时除外),四肢结扎止血带。止血带压力以低于动脉压又能阻碍静脉回流为度,相当于收缩压及舒张压之间,每15 min轮流将一肢体的止血带放松。该体位亦可使痰较易咳出。

(2)吗啡:吗啡可减轻左心衰竭时交感系统兴奋引起的小静脉和小动脉收缩,降低前、后负荷。对烦躁不安、高度气急的急性肺水肿患儿,吗啡是首选药物,可皮下注射盐酸吗啡0.1~0.2 mg/kg,但休克、昏迷及呼吸衰竭者忌用。

(3)给氧:单纯缺氧而无二氧化碳潴留时,应给予较高浓度氧气吸入,活瓣型面罩的供氧效果比鼻导管法好,提供的 FiO_2 可达 0.3~0.6。肺水肿时肺部空气与水分混合,形成泡沫,妨碍换气。可使氧通过含有乙醇的雾化器,口罩给氧者乙醇浓度为30%~40%,鼻导管给氧者乙醇浓度为70%,1次不宜超过20 min。但乙醇的去泡沫作用较弱且有刺激性。近年有报道用二甲基硅油消泡气雾剂治疗,效果良好。应用时将瓶倒转,在距离患儿口腔8~10 cm处,于吸气时对准咽喉或鼻孔喷雾20~40次。一般5 min内生效,最大作用在15~30 min。必要时可重复使用。如低氧血症明显,又伴有二氧化碳潴留,应使用间歇正压呼吸配合氧疗。间歇正压呼吸改善急性肺水肿的原理,可能由于它增加肺泡压与肺组织间隙压,降低右心房充盈压与胸腔内血容量;增加肺泡通气量,有利于清除支气管分泌物,减轻呼吸肌工作,减少组织氧耗量。

(4)利尿剂:宜选用速效强效利尿剂,可静脉注射速尿(每次 1~2 mg/kg)或利尿酸钠(1 mg/kg,

20 mL液体稀释后静脉注射),必要时 2 h 后重复。对肺水肿的治疗首先由于速尿等药物有直接扩张静脉作用,增加静脉容量,使静脉血自肺部向周围分布,从而降低肺静脉压力,这一重要特点在给药 5 min 内即出现,其后才发挥利尿作用,减少静脉容量,缓解肺淤血。

(5)洋地黄及其他正性肌力药物:对急性左心衰竭患儿几乎都有指征应用洋地黄。应采用作用迅速的强心剂如西地兰静脉注射,1 次注入洋地黄化量的 1/2,余 1/2 分为 2 次,每隔 4~6 h,1 次。如需维持疗效,可于 24 h 后口服地高辛维持量。如仍需继续静脉给药,每 6 h 注射 1 次 1/4 洋地黄化量。毒毛旋花子甙 K,1 次静脉注射 0.007~0.01 mg/kg,如需静脉维持给药,可 8~12 h 重复 1 次。使用中注意监护,以防洋地黄中毒。

多巴酚丁胺为较新、作用较强、不良反应较小的正性肌力药物。用法:静脉点滴 5~10 mg/(kg·min)。

(6)降压治疗:应采用快速降压药物使血压速降至正常水平以减轻左室负荷。硝普钠为一种强力短效血管扩张剂,直接使动脉和静脉平滑肌松弛,降低周围血管阻力和静脉贮血。因此,硝普钠不仅降压迅速,还能减低左室前、后负荷,改善心脏功能,为高血压危象并急性左心衰竭较理想的首选药物。一般从 1 μg/(kg·min)开始静脉滴注,在监测血压的条件下,无效时每 3~5 min 调整速度渐增至 8 μg/(kg·min)。此外,也可选用硝苯吡啶或巯甲丙脯酸,但忌用柳胺苄心定和肼苯哒嗪,因柳胺苄心定对心肌有负性肌力作用,而后者可反射性增快心率和心输出量,加重心肌损害。

(彭慧敏)

第四节　感染性心内膜炎

一、病因及发病机制

(一)病因

1.心脏的原发病变

感染性心内膜炎患儿中绝大多数均有原发性心脏病,其中以先天性心脏病最为多见。室间隔缺损最易罹患心内膜炎,其他依次为法洛四联症、主动脉瓣狭窄、主动脉瓣二叶畸形,动脉导管未闭、肺动脉瓣狭窄等。后天性心脏病中,风湿性瓣膜病占 14%,通常为主动脉瓣及二尖瓣关闭不全。二尖瓣脱垂综合征也可并发感染性心内膜炎。发生心内膜炎的心脏病变常因心室或血管内有较大的压力阶差,产生高速的血液激流,而经常冲击心膜面使之遭受损伤所致。心内膜下胶原组织暴露,血小板及纤维蛋白在此凝聚、沉积,形成无菌性赘生物。当菌血症时,细菌在上述部位黏附、定居并繁殖,形成有菌赘物,受累部位多在压力低的一例,如室间隔缺损感染性赘生物在缺损的右缘,三尖瓣的隔叶与肺动脉瓣、动脉导管未闭在肺动脉侧,主动脉关闭不全在左室等。约 8%患儿无原发性心脏病变,通常由于毒力较强的细菌或真菌感染引起,如金黄色葡萄状球菌、念珠菌等,见于 2 岁以下婴儿及长期应用免疫抑制剂者。

2.病原体

过去以草绿色(即溶血性)链球菌最多见,约占半数以上。近年来,葡萄球菌有增多趋势;其次为肠球菌、肺炎双球菌、β 溶血性链球菌,还有大肠杆菌、绿脓杆菌及嗜血杆菌。真菌性心内膜炎的病原体以念珠菌属、曲霉菌属及组织胞浆菌属较多见。人工瓣膜及静脉注射麻醉剂的药瘾者,以金黄色葡萄球菌、绿脓杆菌及念珠菌属感染多见。

3.致病因素

在约 1/3 患儿的病史中可追查到致病因素,主要为纠治牙病及扁桃体摘除术。口腔及上呼吸道手术后发生的心内膜炎多为草绿色链球菌感染;脓皮病、导管检查及心脏手术之后的心内膜炎,常为金黄色或白色葡萄球菌感染;而肠道手术后的心内膜炎,则多为肠球菌或大肠杆菌感染。

（二）发病机制

1.喷射和文丘里效应

机械和流体力学原理在发病机制中似乎很重要。实验证明,将细菌气溶胶通地文丘里管喷至气流中,可见高压源将感染性液体推向低压槽中,形成具有特征性的菌落分布。在喷出高压源小孔后的低压槽中总是出现最大的沉淀环。这一模型有助于解释发生在不同心瓣膜和室间隔病损分布,亦可解释二尖瓣关闭不全发生感染性心内膜炎时瓣膜心房面邻近部位的特征性改变。当血流从左心室通过关闭不全的二尖瓣膜时,可发生文丘里效应,即血流通过狭窄的瓣膜孔后,压强降低,射流两侧产生涡流,悬浮物沉积两侧,使心房壁受到损害。主动脉瓣关闭不全时赘生物易发生在主动脉小叶心室面或腱索处。小型室内隔缺损,损害常发生右室面缺损处周围或与缺损相对的心室壁,后者为高速血流喷射冲击引起的损伤。其他如三尖瓣关闭不全、动静脉瘘、动脉导管未闭亦可根据文丘里效应预测其心内膜受损的部位。心脏先天性缺损血液分流量小或充血性心衰时,因缺损两侧压力阶差不大,故不易发生心内膜炎,这可能就是为什么单纯性房间隔缺损罕见心内膜炎,而小型室间隔缺损较易发生的原因。

2.血小板－纤维素栓

喷射文丘里效应损伤心脏心内膜面。在此基础上发生血小板－纤维素栓,而形成无菌性赘生物。

3.菌血症和凝集抗体

正常人可发生一过性菌血症,多无临床意义。但当侵入细菌的侵袭力强,如有循环抗体凝集素可有大量细菌黏附于已有的血小板－纤维素血栓上定居、繁殖,即可发病。

4.免疫学因素

感染性心内膜炎的发病与免疫学因素有关。许多感染性心内膜患者血液中 IgG、IgM、巨球蛋白、冷球蛋白升高,类风湿因子阳性。肾脏损害,动脉内膜炎均支持免疫发病机制。有人对该症的淤血、条纹状出血、皮下小结做镜检,发现血管周围有细胞浸润及其他血管炎的表现。认为可能为过敏性血管炎。

二、临床表现及辅助检查

（一）临床表现

1.病史

大多数患者有器质性心脏病,部分患者发病前有龋齿、扁桃体炎、静脉插管或心内手术史。

2.临床症状

可归纳为三方面:①全身感染症状。②心脏症状。③栓塞及血管症状。

（1）一般起病缓慢,开始时仅有不规则发热,患者逐渐感觉疲乏、食欲减退、体重减轻,关节痛及肤色苍白。病情进展较慢,数日或者数周后出现栓塞征象,淤点见于皮肤与黏膜,指甲下偶尔见线状出血,或偶尔在指、趾的腹面皮下组织发生小动脉血栓,可摸到隆起的紫红色小结节,略有触痛,称欧氏小结。病程较长者则见杆状指、趾,故非青紫型先天性心脏病患儿出现杵状指、趾时,应考虑本病。

（2）心脏方面若原有杂音的,其性质可因心瓣膜的赘生物而有所改变,变为较响较粗;原无杂音者此时可出现杂音,杂音特征为乐音性且易多变。约一半病儿由于心瓣膜病变、中毒性心肌炎、心肌脓肿等而导致充血性心力衰竭。

（3）其他症状:视栓塞累及的器官而异,一般为脾脏增大、腹痛、便血、血尿等,脾增大有时很显著,但肝的增大则不明显。并发于先天性心脏病时,容易发生肺栓塞,则有胸部剧痛、频咳与咯血,叩诊有实音或浊音,听诊时呼吸音减弱,须与肺炎鉴别。往往出现胸腔积液,可呈血色,并在短期内屡次发作上述肺部症状,约30％患者发生脑动脉栓塞,出现头痛、呕吐,甚至偏瘫、失语、抽搐及昏迷等。由脑栓塞引起的脑膜炎,脑脊液细曲培养往往阴性,糖及氯化物也可正常,与结核性或病毒性脑膜炎要仔细鉴别。神经症状的出现一般表示患者垂危。

（4）毒力较强的病原体如金黄色葡萄球菌感染,起病多急骤,有寒战、高热、盗汗及虚弱等全身症状,以脓毒败血症为主：肝、肾、脾、脑及深部组织可发生脓疡，或并发肺炎、心包炎、脑膜炎、腹膜炎及骨髓炎等，累及心瓣膜时可出现新杂音、心脏扩大及充血性心力衰竭，栓塞现象较多见。病情进展急剧时，可在数日或数周危及生命。如早期抢救，可在数周内恢复健康。心瓣膜损伤严重者，恢复后可遗留慢性心脏瓣膜病。

（二）辅助检查

1.一般血液检查

常见的血象为进行性贫血与白细胞增多，中性粒细胞升高。血沉增快，C-反应蛋白阳性。血清球蛋白常常增多，甚至清蛋白、球蛋白比例倒置，免疫球蛋白升高，循环免疫复合物及类风湿因子阳性。

2.血培养

血液培养是确诊的关键，对疑诊者不应急于用药，宜于早期重复地做血培养，并保留标本至2周之久，从而提高培养的阳性率，并做药敏试验。有人认为，在体温上升前1～2 h，10～15 min采血1次，连续6次，1～2 d内多次血培养的阳性率较分散于数日做血培养为高。血培养阳性率可达90%，如已用抗生素治疗，宜停用抗生素3 d后采取血标本做培养。

3.超声心动图

能检出赘生物的额外回波，大于2 mm的赘生物可被检出。应用M型超声心动图仪或心脏超声切面实时显像可探查赘生物的大小及有关瓣膜的功能状态，后者显示更佳。超声检查为无害性方法，可重复检查，观察赘生物大小及瓣膜功能的动态变化，了解瓣膜损害程度，对决定是否做换瓣手术有参考价值。诊断依据以上临床表现，实验室检查栓塞现象和血培养阳性者即可确诊。

三、治疗

（一）抗生素

应争取及早应用大剂量抗生素治疗，不可因等待血培养结果而延期治疗，但在治疗之前必先做几次血培养，因培养出的病原菌及其药物敏感试验的结果，对选用抗生素及剂量有指导意义；抗生素选用杀菌力强，应两种抗生素联合使用，一般疗程为4～6周。对不同的病原菌感染应选用不同的抗生素，参考如下。

1.草绿色链球菌

首选青霉素G 20～30万 U/(kg·d)，最大量2 000万 U/d，分4次静脉滴注，1次/6 h，疗程4～6周。并加用庆大霉素4～6 mg/(kg·d)，静脉滴注，1次/8 h，疗程2周。疗效不佳，可于5～7 d后加大青霉素用量。对青霉素过敏者，可换用头孢菌素类或万古霉素。

2.金黄色葡萄球菌

对青霉素敏感者选用青霉素2 000万 U/d，加庆大霉素，用法同草绿色链球菌治疗，青霉素疗程）。耐药者用新青霉素Ⅱ（苯甲异恶唑青霉素）或新青霉素Ⅲ（乙氧萘青霉素）200～300 mg/(kg·d)，分4次静脉滴注，1次/6 h，疗程6～8周，加用庆大霉素静脉滴注2周。或再加利福平口服15～30 mg/(kg·d)，分2次，疗程6周。治疗不满意或对青霉素过敏者可用头孢菌素类，选用头孢菌素Ⅰ（头孢噻吩）、头孢菌素Ⅴ（头孢唑啉）或头孢菌素Ⅳ（头孢雷定）200 mg/(kg·d)，分4次，每6 h静脉滴注，疗程6～9周，或用万古霉素40～60 mg/(kg·d)，每日总量不超过2 g，1次/(8～12 h)，分2、3次静脉滴注，疗程6～8周。表皮葡萄球菌感染治疗同金黄色葡萄球菌。

3.革兰氏阴性杆菌或大肠杆菌

用氨苄青霉素300 mg/(kg·d)。分4次静脉滴注，1次/6 h，疗程4～6周；或用第2代头孢菌素类，选用头孢氧哌唑（先锋必素）或头孢噻肟二嗪（菌必治）200 mg/(kg·d)，分4次静脉滴注，1次/6 h；菌必治可分2次注射，疗程4～6周；并加用庆大霉素2周，绿脓杆菌感染也可加用羟苄青霉素200～400 mg/(kg·d)，分4次静脉滴注。

4.肠球菌

用青霉素2 000万 U/d，或氨苄青霉素300 mg/(kg·d)，分4次，1次/6 h静脉滴注，疗程6～8周，并加用庆大霉素。对青霉素过敏者,可换用万古霉素或头孢菌素类。

5.真菌

用二性霉素 B,开始用量 0.1～0.25 mg/(kg·d),以后每日逐渐增加 1 mg/(kg·d),静脉滴注 1 次。可合用 5-氟胞嘧啶 50～150 mg/(kg·d),分 3～4 次服用。

6.病菌不明或术后者

用新青霉素Ⅲ加氨苄青霉素及庆大霉素;或头孢菌素类菌必治或头孢哌酮;或用万古霉素。

(二)其他治疗

其他治疗包括休息、营养丰富的饮食、铁剂等,必要时可输血。并发心力衰竭时,应用洋地黄、利尿剂等。并发于动脉导管未闭的感染性动脉内膜炎病例,经抗生素治疗仍难以控制者,手术矫正畸形后,继续抗生素治疗常可迅速控制并发动脉内膜炎。

在治疗过程中,发热先退,自觉症状好转,淤斑消退,尿中红细胞消失较慢,约需 1 个月或更久;白细胞恢复也较慢,血沉恢复需 1.5 个月左右,终止治疗的依据为:体温、脉搏正常,自觉情况良好,体重增加,栓塞现象消失,血象及血沉恢复正常等,如血培养屡得阴性,则更可靠。停止治疗后,应随访 2 年。以便对复发者及时治疗。

(彭慧敏)

第五节　病毒性心肌炎

病毒性心肌炎是病毒侵犯心脏所致的、以心肌炎性病变为主要表现的疾病,有的可伴有心包或心内膜炎症改变。本病临床表现轻重不一,预后大多良好,但少数可发生心力衰竭、心源性休克,甚至猝死。

一、病因与发病机制

近年来经动物实验及临床观察证明,可引起心肌炎的病毒有柯萨奇病毒(乙组和甲组)、埃可病毒、脊髓灰质炎病毒、腺病毒、传染性肝炎病毒、流感和副流感病毒、麻疹病毒、单纯疱疹病毒以及流行性腮腺炎病毒等,其中以柯萨奇病毒乙组(1～6 型)最常见。

本病的发病机制尚不完全清楚。一般认为在疾病早期,病毒及其毒素可经由血液循环直接侵犯心肌细胞产生病理变化。临床上可从心肌炎患者的鼻咽冲洗物或粪便中分离出病毒,并在恢复期血清中检测到相应病毒的中和抗体有 4 倍以上的升高,更重要的是从心肌炎死亡病例的心肌组织中直接分离出病毒,并可应用荧光抗体染色技术在心肌组织上找到特异性病毒抗原。这些均有力地支持病毒直接侵犯心脏的学说。另外,临床上在病毒感染后,往往经过一段潜伏期才出现心脏受累的征象,符合变态反应性疾患的规律;患者血中可测到抗心肌抗体的增加。部分患者表现为慢性心肌炎,符合自身免疫反应;这类病例的尸解中常可在心肌肉发现免疫球蛋白(IgG)及补体的沉淀等。以上现象说明本病的发病机制有变态反应或自身免疫反应参与。

二、病理

病变分布可为局灶性、散在或弥漫性,性质多以心肌间质组织和附近血管周围单核细胞、淋巴细胞及中性细胞浸润为主,少数为心肌变性,包括肿胀、断裂、溶解及坏死等变化。慢性病例多有心脏扩大、心肌间质炎症浸润及心肌纤维化形成的瘢痕组织,心包可有浆液渗出,个别发生粘连。病变可波及传导系统,甚至导致终生心律紊乱。

三、临床表现

患者多有轻重不等的前驱症状,主要为发热、周身不适、咽痛、肌痛、腹泻及皮疹等,某些病毒感染疾患,如麻疹、流行性腮腺炎等,则可有其特异性征象。

轻型患儿一般无明显症状,心电图可见过早搏动或 T 波降低等改变。心肌受累明显时,患儿常诉心前区不适、胸闷、心悸、头晕及乏力等,心脏有轻度扩大,伴心动过速、心音低钝及奔马律等。心电图多表现为频发早搏、阵发性心动过速或Ⅱ度以上房室传导阻滞,可导致心力衰竭及昏厥等。重症患者可突然发生心源性休克,表现为烦躁不安、面色苍白、四肢湿冷及末梢发绀等,可在数小时或数日内死亡。如反复发作心力衰竭,则心脏明显扩大,可并发严重心律紊乱或栓塞等,预后很差。

体征主要为心尖区第一音低钝,部分有奔马律,一般无明显器质性杂音,伴心包炎者可听到心包摩擦音,心界明显扩大。危重病例可能脉搏微弱及血压下降,两肺出现啰音及肝、脾肿大提示循环衰竭。

四、辅助检查

(一)心电图检查

多数表现为 ST 段偏移和 T 波低平、双向或倒置,可有 QRS 波群低电压。QT 间期延长多发生在重症病例。窦房、房室或室内传导阻滞颇为常见,其中以Ⅰ度房室传导阻滞最多见。各种过早搏动中以室性早搏最常见,部分呈多源性;可有阵发性心动过速、心房扑动或颤动,甚至心室颤动。

以上改变虽非特异性,但极为常见,因而成为临床诊断的重要依据。

(二)X 线检查

一般轻型病例心影属正常范围,伴心力衰竭或反复迁延不愈者心脏均有较明显的扩大,合并大量心包积液时则心影显著增大。心脏搏动大多减弱,可伴有肺淤血或肺水肿,有时可见少量胸腔积液。

(三)实验室检查

1.一般化验

急性期白细胞总数多增高,以中性粒细胞为主,部分病例血沉轻度增快。

2.血清酶的测定

血清谷草转氨酶(SGOT)和血清门冬氨酸氨基转移酶(AST)在急性期大多增高,但恢复较快。血清肌酸激酶(CK)在早期多有增高,其中以来自心肌的同工酶(CK-MB)为主,且较敏感。血清乳酸脱氢酶(SLDH)特异性较差,但其同工酶在心肌炎早期亦多增高。

3.病毒学诊断

疾病早期可从咽拭子、咽冲洗液、粪便、血液、心包液中分离出病毒,但需结合血清抗体测定才更有意义。一般采用病毒中和试验、补体结合试验及血凝抑制试验,如恢复期血清抗体滴度比急性期有 4 倍以上增高,则有助于病原诊断。此外,尚可应用免疫荧光技术及免疫电子显微镜检查等方法证实心肌标本中确有某一型病毒存在。

五、诊断与鉴别诊断

病毒性心肌炎的主要临床诊断依据有下列几项:①急、慢性心功能不全或心脑综合征。②有奔马律或心包摩擦音。③心电图系心律失常或明显 ST-T 改变。④心脏扩大。⑤发病同时或1～3周前有上呼吸道感染、腹泻等病毒感染史。⑥有明显乏力、苍白、多汗、心悸、气短、胸闷、头晕、心前区痛、手足凉、肌痛等症状中的至少两种,婴儿可有拒食、发绀、四肢凉、双眼凝视等,新生儿可结合母亲流行病学史做出诊断。⑦心尖区第一心音明显低钝或安静时心动过速。⑧病程早期血清肌酸磷酸激酶、谷草转氨酶或乳酸脱氢酶增高。以上各项中尤以前四项诊断意义较大。至于病原体诊断,由于标本取材不易,操作较复杂且需时较长,故多数不能及时做出结论。

临床上需与风湿性心肌炎、先天性心脏病及心内膜弹力纤维增生症等疾病相鉴别。

六、治疗

本病目前尚无特效治疗,可结合具体情况适当选择下列治疗措施。

（一）休息

在急性期至少应休息到热退后 3～4 周。有心功能不全及心脏扩大者应强调绝对卧床休息，以减轻心脏负担。一般总的休息时间不少于 3～6 个月，随后根据具体情况逐渐增加活动量。

（二）激素

可提高心肌糖原含量，促进心肌中酶的活力，改善心肌功能，同时可减轻心肌的炎性反应，并有抗休克作用。一般用于较重的急性病例，病程早期及轻症病例多不主张应用。常用泼尼松（强的松）剂量为每天 1～1.5 mg/kg，用 3～4 周，症状缓解后逐渐减量停药，对急症抢救病例可应用地塞米松每天 0.2～0.4 mg/kg 或氢化可的松每天 15～20 mg/kg 静脉滴注。

（三）控制心力衰竭

常用地高辛或毛花苷 C（西地兰）等。由于心肌炎患儿对洋地黄制剂较敏感，容易中毒，故剂量应偏小，一般用有效剂量的 1/2～2/3 即可。重症加用利尿剂，但需警惕电解质紊乱而引起心律失常。烦躁不安者宜给予苯巴比妥、地西泮（安定）等镇静剂。

（四）大剂量维生素 C 及能量合剂

维生素 C 可能增加冠状动脉血流量，改善心肌代谢，有助于心肌损害的恢复。一般应用 3～5 g/d，以葡萄糖液稀释成 10％～25％溶液静脉注射，每 2～3 周为 1 个疗程。

能量合剂有加强心肌营养、改善心肌功能的作用，常用三磷酸腺苷 20 mg、辅酶 A 50 U、胰岛素 4～6 U、10％氯化钾 8 mL 溶于 10％葡萄糖液 250 mL 中，静脉滴注，每天或隔天一次。

（五）抢救心源性休克

加速静脉滴注大剂量肾上腺皮质激素或静脉推注大剂量维生素 C 常可获得积极效果。及时应用调节血管紧张度药物，如多巴胺、异丙肾上腺素及间羟胺（阿拉明）等加强心肌收缩力，维持血压及改善微循环。

近年来应用血管扩张剂硝普钠取得良好疗效，常用剂量为 5～10 mg 溶于 100 mL 5％葡萄糖溶液中，开始按每分钟 0.2 μg/kg 的速度滴注，以后每隔 5 min 增加 0.1 μg/kg，直到获得疗效或血压降低。最大剂量不超过每分钟 4～5 μg/kg。不良反应有疲乏、出汗、恶心、头痛、肌痉挛等，停药后即消失。亦可应用酚妥拉明，剂量为每分钟 1～20 μg/kg，主要扩张小动脉，可增强心肌收缩力。

（彭慧敏）

第六节　急性心包炎

急性心包炎常为全身性疾病的一部分。在新生儿期，急性心包炎的主要原发病为败血症，在婴幼儿期常为肺炎、脓胸，但也以败血症为多。4～5 岁以上儿童多数为风湿热、结核病及化脓感染。致病的化脓性细菌中以葡萄球菌为多见，肺炎球菌、链球菌、大肠杆菌也较常见。病毒性心包炎亦称特发性心包炎，多见于儿童，引起的病毒有柯萨奇 B 组病毒、流感病毒、腺病毒、乙型肝炎病毒及传染性单核细胞增多症病毒等。偶尔见组织脑浆菌病可致此症，以后转为缩窄性心包炎。有时并发于风湿热类风湿病及其他结缔组织病、白血病、恶性淋巴瘤、尿毒症、肺吸虫病、局部创伤、食管异物或心脏附近器官疾病的过程中。

一、病因及发病机制

根据病理变化可分为纤维蛋白性及渗液性心包炎。渗液可为浆液纤维蛋白性、浆液血性、出血性或化脓性等，心包的脏层及壁层上出现纤维蛋白沉着，状似绒毛，并有由纤维蛋白、白细胞及少许内皮细胞组成的渗出物。此渗出物可局限于一处，或满布整个心脏表面。风湿性心包炎产生稀薄渗出液，含有纤维素和白细胞，此液常被吸收。渗出物浓厚时，可留下疏松的粘连。由化脓性细菌感染者，心包积贮脓液，其中含纤维素、多形核白细胞、红细胞及病原菌。结核性心包炎的早期见小量浆液或血性渗出液，有时很快产生大量,如不及早治疗,常引起广泛粘连。病毒性心包炎常同时有心肌炎,心包渗出液较少,一般不形成缩窄性心包炎,少数病例也可发展成缩窄性心包炎。

正常心胞腔压力与胸膜腔压力一致,吸气时为负压,呼气时为正压。正常小儿心包腔内有 10～15 mL 液体。随着心包内积液增加,心包腔压力升高。急性心包炎对循环功能的影响,主要取决于心肌功能和心包渗出液的容量及发生的快慢。如心肌功能不好,同时又急骤发生100～200 mL 的心包积液,便可引起严重的循环衰竭,风湿性心包炎病例中常有此种情况。反之,如心肌正常,心包液体发生缓慢,即使有数百毫升的心包积液,循环功能可无明显改变。在快速发生大量心包积液时,即使心肌正常,也可引致循环衰竭。

大量心包积液可引起心脏填塞。由于心包内液体聚积,心包内的压力增加,使心室在舒张期不能充分扩张、心室充盈不足、心搏量减少。如心搏量进一步减少,导致收缩压下降,末梢血管收缩,使舒张压上升,脉压变小。另一方面,由于心包内压力增加,使静脉血液回流至右心受阻,故静脉压升高。如心包渗液积聚极快,引起急性心脏填塞、心搏量急骤减少,可发生心源性休克;如渗液积聚较慢,引起亚急性或慢性心脏填塞,则出现颈静脉怒张、肝大、水肿及奇脉等症状。

二、临床表现及辅助检查

(一)临床表现

(1)较大儿童或自诉心前区刺痛或压迫感,平卧时加重,坐起或前俯位可减轻。疼痛可向肩背及腹部放射。婴儿则表现为烦躁不安。心包炎通常为某些全身性疾病的一种表现。可见原发病症状的恶化,常有呼吸困难、咳嗽、发热等。

(2)最重要的体征为心包摩擦音,在整个心前区均可听到,以胸骨左缘下端最为清楚。其特点为声音粗糙,似于耳际摩擦皮革,和心音一致而与呼吸的节律无关。摩擦音来去不定,较常出现于疾病初期,当心包积液增多时消失。但在结核病例中,虽心包膜已有大量渗液,摩擦音有时还继续存在。

(3)心包腔渗液的症状为晕眩、气促与气闷,有大量积液时可压迫食管或喉返神经,引起吞咽困难与失声。体征方面为心尖搏动微弱或消失,心界扩大,卧位时与端坐时在右第 2 至第 3 肋间的心浊音区大小不同(卧位时扩大),心音遥远。在左肩肿骨角下与胸椎之间,叩诊可得浊音,听诊可闻管状呼吸音与捻发音(Ewart 征),因大量心包积液压迫左肺下叶,产业肺不张,引起肝脏肿大,可见腹水及下陂浮肿。

(4)心包识液骤升或过多时,出现心脏填塞,患者呈急性重病容,如呼吸困难,心率加快、发绀、动脉压下降、脉压变小、静脉压升高、颈静脉怒张、心界扩大、心搏消失、心音遥远。吸气时脉搏幅度减弱,即所谓奇脉。奇脉为心脏填塞重要体征之一,用血压计检查较为可靠。首先测量正常呼气时的收缩压,然后使气囊缓慢放气,血压计水银柱随之下降,直至吸气相从呼气相均可听到声音,再记录此收缩压,2 次收缩压之差即反映奇脉的程度。正常人吸时收缩压轻度下降,两者之差不超过 1.3 kPa(10 mmHg),超过 1.3 kPa(10 mmHg)即为奇脉。发生奇脉的机制为吸气时胸腔内压力降低,右心回流增加而左室充盈降低,右室充盈增加,使室间隔向后移位,从而限制左室充盈;另外,吸气时胸腔内压力降低,血流相对较易流入顺应性较大的肺静脉,血流暂时滞留在肺静脉,因此左室充盈减少。在心律失常及低血压时,奇脉往往不明显。在肺气肿、哮喘症及应用正压辅助呼吸器的病儿亦可出现奇脉。如迅速发生大量心包积液而使心排血量急剧下降时,可导致心源性休克。如心包渗液缓慢发生,则肝大,浮肿及腹水较为明显。

(二)辅助检查

1.X 线检查

心影呈梨形或烧瓶状,左、右心缘各弓消失,腔静脉影增宽。卧位与立位心影显著差异,卧位时心底部变宽为心包积液的另一指征。透视下心搏减弱或消失。肺野大多清晰,可伴右胸腔积液;心包积液时,心影于短期(1～4 周)内迅速增大,与其他心脏病之心影逐渐增大不同。

2.心电图检查

急性心包炎时由于心包渗液及心外膜下心肌损伤,故产生多种心电图改变,前者发生 QRS 低电压,后者引起 ST 段及 T 波的改变。连续观察心电图可看到以下 ST-T 演变的过程:①起病初始出现 ST 段抬高,除 aVR 及 V_1 导联外,其余各导联 ST 段均呈弓背向下型上升,持续数天即恢复。②ST 段恢复到基线,T 波普遍性低平。③T 波由平坦变变倒置,可持续数周或数月之久。

3.超生心动图检查

超声心动图检查对心包渗液的诊断有很重要价值。此法操作简便,诊断迅速,无创伤,可重复检查;它不仅能探知有无心包积液,而且能判断积液量多少。心包积液时,在左室后壁心外膜和心包之间及右室前壁与胸壁之间出现无回波区。少量积液时,表现为左室后壁心外膜与心包间无回波区;心包积液增多时,则左室后壁心外膜与心包之间无回波区增宽,而且在右室前壁与胸壁之间也出现无回波区。由于心包积液,心脏活动失去限制,产生心脏摇摆现象,使右室前壁、室间隔及左室后壁随心动周期出现异常运动或运动幅度增大,并有假性二尖瓣脱垂征;大量积液时心内结构常不能清楚显示,而心尖部探查时,出现心脏击征:于心脏收缩时,心尖上抬,声束穿过心尖产生回波;在心脏舒张时,心尖离开声束,则只见无回声区。

4.心包穿刺

经上检查提示有心包积液时,可进行心包穿刺,其目的为了解渗液的性质及致病菌。解除心脏填塞及治疗化脓性心包炎,可局部注射抗生素和引流,心包穿刺有一定危险性,可误穿心脏引起心包积血,发生心脏填塞,为避免损伤心肌,心包穿刺可在心电图监测下进行,穿刺针与心电图机的胸导联线相连接,如针头刺伤右室壁,则出现急性 ST 段抬高及室性早搏,应将穿刺针退出少许,偶尔针头刺伤右房壁则出现 P-R 段升高。

三、诊断及鉴别诊断

(一)诊断

依据临床表现和辅助检查即可诊断,但要注意鉴别诊断。

(二)鉴别诊断

(1)急性心包炎与急性心肌炎在小儿病例的鉴别比较困难,因两者的临床症状、X 线及心电图表现均相似,但如出现心包摩擦音及奇脉,则有利于心包炎的诊断,超声心动图检查也有参考价值,即心包积液时可有无回波区,心肌炎则无。心脏血流扫描检查,如为心包积液,则 Q 值在 0.75 以下,心肌炎 Q 值在0.80以上,可资鉴别。

(2)纵隔肿瘤:如恶性淋巴瘤或畸胎瘤等,可压迫上腔静脉、气管或支气管等,出现颈静脉怒张及呼吸困难等症状,有时误认为心包积液,但 X 线检查可见结节状肿瘤,心脏搏动正常。至于心包积液与胸腔积液的鉴别,则主要依靠 X 线透视及摄片。

(3)应注意鉴别各种急性心包炎。发生于结核病小儿的渗出性心包炎,一般先考虑为结核性;心内膜不被波及,听不到杂音,常产生较大量浑浊的黄色或血样渗液,反之,风湿性心包炎伴有心脏炎症状,可听到器质性心脏杂音,渗液量较少,一般无须心包穿刺。化脓性心包炎不但有心包渗液的症状,而且引起严重的全身脓毒症状,或并发于肺炎、脓胸。宜做血培养以证实败血症,便于选择适宜的抗生素。此外,急性病毒性心包炎,通常与病毒感染同时发生。引起的病毒有柯萨奇病毒、流感病毒、埃可病毒及腺病毒等。可为病毒直接感染心包或机体对病毒感染的免疫反应,可同时累及心肌发生心包心肌炎,以发热、心前区疼痛及呼吸困难为主要症状,常伴有心包摩擦音,心包渗液的症状不明显。本病为自限性。病程数月,预后较好,极少数病例仍可复发,病程迁延数月或 1~2 年,皮质类固醇或消炎痛治疗,多数恢复,极少形成缩窄性心机炎、在心包损伤或心包切开术后 1~2 周,部分患者发生心包损伤后综合征,患者出现心前区疼痛、发热、心包摩擦旨,个别病例发生心脏填塞。其发病机制可能为机体对损伤的心包膜发生免疫反应,多数患者血清出现抗心肌抗体。少数特异病毒抗体滴度升高,而认为本病系在心包创伤的条件下,潜伏在机体内的病毒引起了心包感染。应用阿司匹林治疗 1~3 个月,可逐渐恢复,偶尔个别有 1 年后复发。尿毒症性心包炎为尿毒症患者的临终表现。

四、治疗

(1)应针对病因进行治疗。患者应卧床休息,呼吸困难时采取半卧位并供氧,胸痛应予对症治疗,可用阿司匹林、磷酸可待因,必要时可注射哌替啶或吗啡。

（2）化脓性心包炎以及早应用与病原菌相适应的大量抗生素静脉滴入，葡萄球菌感染一般选用大剂量青霉素、万古霉素、氯霉素、红霉素、头孢菌素等，采用 2 种抗生素联合使用，并每隔1～2 d心包穿刺排脓；也可同时用生理盐水冲洗，并于心包腔内注入适当抗生素及醋酸氢化可的松，如用生理盐水（不稀释）20 mL，慢慢注射。可用硅胶管置心包腔内，反复抽脓，避免反复心包穿刺。如经以上治疗效果不好，应及早采用心包切开引流术。

（3）结核性心包炎宜用抗结核疗法，必要时进行心包穿刺抽出渗液以减轻严重症状。风湿性心包积液往往自行消退，勿需任何手术；大部分症状是由于心肌炎及心内膜炎引起，因此，治疗应按风湿热处理原则进行。以上所述 3 种心包炎发生积液时，均宜加用肾上腺皮质激素（口服或局部用），以促进渗出液或脓液的吸收，从而减少继发缩窄性心包炎。肌内注射 α-糜蛋白酶也可促进脓液吸收，减少粘连。对病毒性心包炎，一般采用对症治疗，症状明显者可用阿司匹林，但遇复发时则宜用肾上腺皮质激素治疗。心包损伤综合征宜对症处理。治疗组织胞浆菌病所致的心包炎可用二性霉素乙 β。

（4）心脏填塞应按急症处理，需要紧急抢救，进行心包穿刺或心包切开引流术，以解除心包积液。

（彭慧敏）

第七节　风湿性心肌病

一、概述

风湿性心脏病（rheumatic heart disease）是风湿热反复发作造成的心脏损害，是后天获得性心脏病的主要疾病之一。急性期表现为风湿性心肌炎，如累及心脏瓣膜而引起瓣膜的炎症反应，经过渗出期、增生期和瘢痕期，可造成瓣膜永久性的病变，导致瓣膜口狭窄和关闭不全，继而引起心脏扩大、心力衰竭和心律失常，二尖瓣最常受累，其次为主动脉瓣，为慢性风湿性心瓣膜病。

二、病因

风湿性心脏病是由 A 族溶血性链球菌感染后所发生的自身免疫性疾病。不断的链球菌感染、风湿热反复发作或持续时间长，风湿性心脏病的发生率明显增加。一般认为本病的发生与三个因素的相互作用有关：①A 族 β 溶血性链球菌致病的抗原性：链球菌 M 蛋白与人体组织特别是心肌组织的抗原有交叉的免疫反应。②易感组织器官的特性及免疫机制：通过急性风湿热患者瓣膜表面的内皮细胞研究发现，除了抗体和补体触发炎症之外，还发现 T 淋巴细胞通过活化瓣膜表面的内皮细胞浸润，在组织内参与了炎症反应。③宿主易感性：以往的研究发现，即使是较严重的 A 族链球菌感染流行，也仅有1%～3%未治疗的 A 族链球菌感染咽炎患者患病，提示存在宿主易感性。

三、诊断

根据病史、临床表现及辅助检查即可做出诊断。在诊断过程中，要注意评判是否伴发风湿活动。注意发现并发症，如心力衰竭、感染性心内膜炎、心律失常、栓塞等。

（一）病史

风湿性心脏病多有风湿热病史，部分呈隐匿经过。

（二）临床表现

1.二尖瓣关闭不全

是儿童期风湿性心脏病最常见的瓣膜病，轻度关闭不全可无症状，中重度关闭不全可出现疲倦、乏力等症状，疾病进展可出现心力衰竭症状。查体心前区隆起，心尖搏动弥散，可触及收缩期震颤，心界向左下扩大,第一心音降低,第二心音亢进且明显分裂,可闻及第三心音。心尖区闻及Ⅲ/6级全收缩期粗糙的吹风样杂音,向左腋部及背部、肩脚下传导,左室扩大者产生二尖瓣相对狭窄,心尖部可闻及舒张中期杂音。

2.二尖瓣狭窄

由于瓣膜口狭窄的程度、病情进展速度及代偿的差异,临床表现可有不同,主要症状包括呼吸困难、咳嗽、反复呼吸道感染、生长发育迟缓、心力衰竭等。查体第一心音亢进,心尖部及胸骨左缘第4肋间处可闻及开瓣音,心尖部舒张期隆隆样杂音,随着二尖瓣口狭窄加重,肺动脉瓣区第二心音亢进。

3.主动脉瓣关闭不全

往往伴有二尖瓣病变,很少单独存在。轻度患者可无症状,重度患者在病变多年后出现症状。心悸为早期症状,严重者可出现心绞痛症状,多在左心衰竭后出现。体征包括周围血管征及主动脉瓣听诊区或胸骨左缘3、4肋间闻及叹气样高频舒张期杂音,呈递减型;严重关闭不全时心尖部可闻及低频、舒张早期隆隆样杂音,即Austin-Flint杂音。

4.主动脉瓣狭窄

轻症可无症状,中重度可出现发育迟缓、易疲劳、活动后气促、胸痛、晕厥等。查体主动脉瓣区可触及收缩期震颤,闻及喷射性收缩期杂音,伴有收缩期喀喇音。

(三)辅助检查

1.心电图

可明确患者的心律,有无心肌缺血改变,是否合并有心房颤动等。

2.胸部X线

可以了解心脏大小和肺部的改变。

3.超声心动图

作为一种无创方法,已经是评价各瓣膜病变的主要手段之一,不仅可以测定心腔大小、心室功能,也可以测定跨瓣膜压差、瓣膜开口面积、肺动脉压力等指标。

4.心导管造影

目前超声心动图技术已能比较全面地观察瓣膜的厚度、活动度及狭窄等情况,如合并重度肺动脉高压,或者心脏复杂畸形,可行心导管检查了解肺动脉高压的性质以及协助明确诊断。

四、鉴别诊断

风湿性心脏病应与以下几种疾病鉴别。

(1)左房黏液瘤:本病可出现与风湿性心脏病相似体征,但杂音往往呈间歇性出现,随体位而改变,无风湿热史,有昏厥史,易出现反复动脉栓塞现象。超声心动图可见左房内有云雾状光团往返于左房和二尖瓣口。

(2)尚需与左向右分流型先天性心脏病、贫血性心脏病、扩张型心脏病等所致的相对性二尖瓣狭窄相鉴别。根据病史、体格检查以及超声心动图检查,不难做出鉴别。

五、治疗

(一)一般治疗

慢性心脏瓣膜病轻者可不必严格限制活动,中重度者需严格限制活动,避免剧烈活动诱发的心力衰竭、心绞痛以及晕厥。

饮食方面,除高热量膳食外,应给予足够的蛋白质及维生素A和维生素C。

(二)抗生素治疗

(1)风湿热诊断明确后尽早开始治疗,应立即给予1个疗程的青霉素治疗(对青霉素无变态反应者)以清除链球菌。

(2)长期足疗程的抗生素治疗,预防风湿热复发,抗生素疗程不少于5年,最好到成人期。

（三）抗风湿治疗

对于风湿活动者,抗风湿治疗是必要的。常用药物为水杨酸制剂及肾上腺皮质激素。

（四）充血性心力衰竭的治疗

除给予吸氧、镇静外,可给予利尿剂、血管扩张剂和强心剂的治疗,洋地黄制剂的剂量应偏小(1/3~1/2 量)。

（五）心律失常的药物治疗

根据病情选用胺碘酮、洋地黄、β受体阻滞剂等。合并慢性心房颤动者,宜长期口服阿司匹林以抗血小板聚集。

（六）外科治疗

风湿性心瓣膜病变内科治疗无效者应行外科手术或介入手术,包括瓣膜修复成形术、瓣膜置换术或球囊扩张术等。手术一般在心力衰竭症状有所改善、病情稳定后进行,风湿活动或感染性心内膜炎者在治愈后 3~6 个月才能手术。

（彭慧敏）

第八节　肺动脉高压

一、概述

肺高血压(pulmonary hypertension,PH,以下简称肺高压)是一个血流动力学概念,是指各种原因所导致的肺循环血压异常增高,根据 WHO 的诊断分类标准,可将 PH 分为 5 大类。儿童 PH 的血流动力学定义与成人 PH 类似,但在出生后早期有其特殊性。胎儿时期肺动脉压力和肺血管阻力均维持在较高水平,正常新生儿在出生后肺动脉压力有一个生理性下降的过程,足月儿通常在生后 2 个月左右下降至正常成人水平。如果足月儿在出生 3 个月后,在海平面状态下、静息时右心导管检查测定的平均肺动脉压(mean pulmonary artery pressure,mPAP)≥25mmHg,则可以定义为 PH。肺动脉高压(pulmonary arterial hypertension,PAH)是指肺小动脉病变所导致的肺动脉压力和阻力异常增高,而肺静脉压力正常,在 WHO 的诊断分类中被划分为 PH 的第 1 大类,在血流动力学分类中属于毛细血管前性 PH。对于儿童 PAH 的血流动力学定义,目前尚存在一定的争议,根据国内外大多数专家的意见,建议采用如下标准:在海平面状态下、静息时,右心导管检查 mPAP≥25mmHg;肺小动脉楔入压(PAWP)≤15mmHg;肺血管阻力指数(PVRI)>3WU·m²。

二、病因

肺动脉高压的病因至今还不十分明确。目前认为与多种因素刺激下的肺血管异常收缩反应、肺血管结构重建、肺血管炎症反应、原位血栓形成以及遗传因素有关。肺高压共分为五大类,第 1 类为 PAH:其包括特发性或遗传性(IPAH 或 HPAH)、先天性心脏病相关的 PAH(APHA-CHD)、结缔组织病相关的PAH(APAH-CTD)、门静脉高压相关的 PAH,HIV 感染、药物或中毒导致的 PAH,此外还包括新生儿持续胎儿循环(PPHN);第 2 类为左心疾病相关;第 3 类为呼吸系统疾病或缺氧相关,其中最常见的病因为支气管肺发育不良,约占 26%;第 4 类为慢性血栓栓塞性 PH;第 5 类为不明机制或多种因素所致 PH。

三、诊断

（一）临床表现

儿童 PH 患者临床症状缺乏特异性,其表现与年龄也有关,容易误诊。婴幼儿患者可出现低心排的表现,如食欲缺乏、生长发育迟缓、倦怠、多汗、气急、心动过速、易激惹等;部分婴幼儿患者出现阵发性哭吵,可能与胸痛有关;婴幼儿患者在用力后可出现发绀,可能与用力后右心房压力超过左心房压力而导致通过卵圆孔的右向左分流有关。在婴幼儿期后,儿童 PH 患者的症状与成人 PH 患者相似,最常见的症状是活动后气急和乏力;晕厥也是儿童 PH 患者常见的表现,其发生率大约为成人患者的 2 倍,主要见于IPAH/HPAH 患儿,也可见于先心病术后的 PAH 患者,但在未经手术的艾森曼格综合征患者中非常少见;其他症状包括干咳、发绀、胸痛、胸闷、咯血、头晕、腹胀等。

PAH 的心功能分级,根据临床表现分为 4 级。Ⅰ级:PAH 不影响体力活动,日常体力活动不会引起呼吸困难、乏力、胸痛或晕厥等;Ⅱ级:PAH 导致体力活动轻度受限,安静时无症状,日常体力活动可引起呼吸困难、乏力、胸痛或晕厥等;Ⅲ级:PAH 导致体力活动明显受限,安静时无症状,低于日常活动的轻微活动可引起呼吸困难、乏力、胸痛或晕厥等;Ⅳ级:PAH 导致体力活动极度受限,患者有右心功能不全的症状和体征,安静时有呼吸困难和(或)乏力,任何体力活动均可使症状加重。

(二)心电图

多表现为电轴右偏,右心房、右心室肥大,不完全右束支传导阻滞、心肌受损等,但心电图正常不能排除 PAH。

(三)X 线

胸片的改变包括肺动脉扩张和周围肺纹理减少,心力衰竭时心影可增大。室间隔缺损及动脉导管未闭者伴充血性心力衰竭时胸片常显示心影增大、肺血管纹理增多。随着肺血管病变的加剧,主动脉段扩张,肺门血管影粗密,周围血管纹理稀疏,即"截断征"。

(四)超声心动图

经胸超声心动图不仅可以了解是否存在先天性心血管畸形及有无肺动脉高压,并能够初步估测肺动脉高压的严重程度。除显示右心室肥厚、肺动脉扩张及肺动脉瓣关闭活动外,多普勒超声心动图还可对右心室及肺动脉压力进行初步估测。多普勒测量三尖瓣反流峰值速度可估测右心室—右心房收缩期压差,应用 Bernoulli 公式,右心室收缩压=$4V^2$+右心房压,右心房压为 5~10 mmHg。室间隔缺损时经隔流速的峰值速度可估测压差,右心室压=左心室压(血压)-经隔压差。其他超声心动变量可提示肺动脉高压的存在,包括肺动脉瓣反流速度增加,右心室射血加速度时间缩短等。肺动脉高压时肺动脉血流加速时间(AT)与右心室射血时间比值(AT/RVET)减低,如比值<0.3 提示肺脉高压。右心室射血前期与射血时间之比(PEP/RVET)正常一般为 0.35 左右,>0.5 时肺动脉高压机会极大,>1.1 提示肺动脉高压的存在。但是,这些时间间期受心率、心室功能和取样位置影响,因而临床应用受到限制。

(五)胸部 CT 及 CT 血管造影(CTA)

胸部 CT 可了解有无肺间质病变及其程度,CTA 可用于慢性血栓栓塞性肺高压(CTEPH)的诊断。

(六)心脏磁共振影像学

心脏磁共振影像(MRI 或 MRA)提供了一种直接的评价右室大小、形态、功能和无创评价血流动力(包括心排血量、肺动脉扩张、右室重量)的方法,并利于通过血流动力学检测评估患者预后。

(七)心导管检查

右心导管检查(RHC)是确诊 PAH、评估血流动力学损伤严重程度及测试血管反应性的标准方法。右心导管检查应该在有经验的临床中心进行。除了完整的血流动力学评估外,PAH 患儿还需行急性血管扩张试验,即利用一氧化氮(NO)、腺苷或依前列醇等短效血管扩张剂确定肺血管反应性。急性肺血管扩张试验的诊断价值包括两个方面:其一,可用于肺动脉高压患者预后的判断,阳性反应者的预后往往更好;其二,可以指导钙通道阻滞剂(calcium channel blocker,CCBs)的应用,阳性反应者口服 CCBs 的效果往往较好。目前仅有成人急性血管扩张试验阳性的标准可供参考:mPAP 下降 ≥ 10mmHg,且 mPAP≤40mmHg,心输出量不变或增加。儿童肺高压的病理、病理生理及发病机制与成人患者类似。但儿童时期肺和肺血管仍处于发育阶段,其病理改变及肺血管的反应性可能与成人患者也不尽相同。尽管 IPAH 的右心导管检查和急性肺血管扩张试验在国外已成为常规的诊断手段,但目前国内对于儿童

IPAH 进行规范的右心导管检查的报道很少,尤其是在急性肺血管扩张试验方面积累的经验更少,在国内儿童 IPAH 患者中推广右心导管检查和急性肺血管扩张试验是当务之急,将有助于提高我国儿童肺动脉高压的诊治水平。

IPAH 的症状和体征均是非特异性的,只能提示有肺动脉高压的可能。超声心动图和右心导管检查对继发于心脏病的 PAH 可以排除;结合胸部 X 线、HRCT、肺功能及动脉血气检查,基本可除外继发于肺实质性疾病肺动脉压升高,如慢性阻塞性肺疾病、肺间质纤维化等。放射性核素肺通气/灌注扫描和肺动脉造影检查基本可排除较大块的肺血栓栓塞。通过全面地检查,排除所有已知原因的肺动脉后仍不能明确病因者,临床上方可诊断为 IPAH。

四、鉴别诊断

PAH 的症状和体征均是非特异性的,只能提示有肺动脉高压的可能。PAH 病因涉及多个学科,**容易漏诊、误诊**。临床医师要仔细全面地对多个系统相关的症状和体征进行询问和检查,如心血管病、呼吸病、风湿病、血栓栓塞疾病等相关疾病。对患儿进行必要的筛查,充分利用常规检查,并结合临床特点选择相应的特殊检查。比如,超声心动图有助于左心病变和先天性心脏病相关的肺高压的诊断;结合胸部 X 线、肺功能及动脉血气检查,可帮助发现继发于肺实质性疾病所致的肺动脉高压,如慢性阻塞性肺疾病、肺间质纤维化等。放射性核素肺通气/灌注扫描和肺动脉造影检查基本可排除较明显的肺血栓栓塞。

五、治疗

除对已知的病因进行积极治疗外,还可根据患者的具体情况,考虑选择适当的综合治疗,如强心、利尿、吸氧和抗凝等,血管扩张试验对于选择药物治疗有一定的帮助。虽然 PAH 至今尚无特效的治疗,但近年来药物治疗有了很大的发展,可以明显改善 PAH 患者的症状并延缓肺血管病变的进展,延长其寿命。

(一)一般治疗

1.吸氧

低氧血症可能引起肺血管收缩,因而对于动脉血氧浓度在 90% 以下,尤其有夜间阵发性呼吸困难者,可给予吸氧治疗。

2.利尿剂

可以减轻右心功能不全时过多的容量负荷,但应当避免过度利尿;对于发绀患者,如果血红蛋白明显升高,不建议长期使用利尿剂。

3.强心剂

对于心力衰竭的患者,洋地黄类药物可增强心肌收缩力,改善右心功能,并减慢心率。由于患者右心功能差,肝脏代谢能力降低,易引起洋地黄过量和中毒,宜采用小剂量给药方式。

米力农(milrinone)作为第二代磷酸二酯酶-3 抑制剂,可减少细胞内环磷酸腺苷(cAMP)的降解,不仅改善心力衰竭,并可降低肺血管阻力及提高心室舒张期顺应性,对治疗先天性心脏病术后 PAH 有显著疗效,剂量:负荷量 50 μg/kg,维持量每分钟 0.5 μg/kg,一般维持时间不超过 1 周。

4.抗凝剂

主要针对原位血栓;对于重度肺动脉高压者,防止肺小动脉血栓形成。常用药物为华法林(warfarin),建议从小剂量开始使用,在监测凝血功能条件下逐渐加量,将国际标准化比值(INR)维持在 1.5~2.5 之间,咯血患者忌用。由于婴幼儿应用华法林难以控制其合适的 INR,可考虑应用阿司匹林。

5.其他

加强健康宣教,予以心理、社会支持。需氧量增加可加重 PAH 和右心衰竭,但为避免整体功能恶化,应鼓励患者进行适当的体育锻炼,避免过度劳累,对有进展性 PAH 及有眩晕、头昏、严重呼吸困难患者,则要严格限制活动。合理使用镇静剂,可预防 PAH 危象的发生。加强护理,预防上呼吸道感染。

（二）病因治疗

病因治疗是对于有明确原因 PAH 的根本治疗,如对于 PAH-CHD 及早手术或介入治疗;对由肺部疾病或低氧所致 PAH 给予氧疗并积极治疗肺部原发病;对由血栓性和(或)栓塞性疾病所致 PAH 给予抗凝治疗、处理栓塞的原发病和并发症;对 PPHN 则要积极消除引起 PAH 的诱因。对于这些有明确原因的 PAH,应早期诊断并早期积极对因治疗,肺动脉压力往往有望在一定程度上得到恢复。

（三）血管扩张相关的药物治疗

1.非靶向药物治疗

钙通道阻断剂(CCBs):硝苯地平,用于肺血管扩张试验阳性的 IPAH 患者。

2.靶向药物治疗

目前靶向治疗主要针对 NO、内皮素和前列环素三类作用靶点。这些新型药物均具有高度肺血管选择性,可显著降低肺动脉压力,不影响或较少影响体循环血压。

(1)前列环素类药物:包括依前列醇(epoprostenol)、曲前列环素(treprostinil)等。目前我国只有吸入用的伊诺前列环素。该类药物在我国儿童中的应用,还缺少临床经验。不良反应有脸红、头痛、腹泻、低血压等,皮下滴注时注射部位疼痛。

(2)内皮素受体拮抗剂:波生坦(bosentan):为内皮素受体 ET-A 和 ET-B 的拮抗剂,可改善运动能力和血流动力学,且耐受性良好。剂量为每次 1mg/kg,一天 2 次,连用 4 周后加量至每次 2mg/kg。该药物在我国儿童中的应用,还需要进一步临床研究其疗效及其安全性。

(3)磷酸二酯酶-5(phosphodiesterase-5,PDE-5)抑制剂:PDE-5 抑制剂通过抑制 cGMP 分解,增加 NO 含量而起作用。西地那非对正常和病变肺组织均具有明显血管扩张作用,而对体循环压力无明显影响,目前还缺乏应用经验。不良反应包括头痛、脸红、消化不良、低血压、视觉紊乱、阴茎勃起等。

3.联合治疗:是治疗 PAH 新观点。联合应用作用机制不同的药物,可以增强治疗效果,但具体如何联合以达到最佳效果,目前尚无明确证据,其安全性和性价比也有待进一步证实。

（四）小儿 PAH 的外科治疗

经规范内科治疗无效的患者可考虑介入或心肺移植手术治疗。房间隔造口术可作为难治性右心衰竭患者进行移植前的一种过渡手段,而对于移植尚不可行的患者房间隔造口术是可供选择的一种辅助姑息疗法。肺移植或心、肺联合移植提供给内科治疗无效的 PAH 患者最后一线生机,接受移植且没有并发症的患者可以有恢复正常或接近正常的活动。

（彭慧敏）

第九节　小儿心力衰竭

一、概述

小儿心力衰竭(heart failure,简称心衰)是一组由心血管疾病或非心血管疾病引起的临床和病理生理综合征,主要表现为水肿、呼吸困难、生长受限、运动不耐受,伴有循环障碍、神经内分泌异常、分子生物学改变等。年长儿心衰的临床表现与成人相似,而新生儿、婴幼儿有明显差别。

二、诊断

小儿心衰的诊断依据来自于临床的症状、体征、辅助检查(包括运动试验、非创伤性影像检测)和生物标志物分析。临床表现仍是诊断的主要依据。

（一）临床表现

1.心肌功能障碍

（1）心脏扩大。

（2）心动过速。婴儿心率＞160次/分，幼儿＞140次/分，儿童＞120次/分。

（3）第一心音低钝，重者可出现舒张期奔马律，但新生儿时期很少听到。

（4）外周灌注不良，脉压缩小，脉搏细速，少部分患儿出现交替脉，四肢末端发凉。

2.肺淤血

（1）呼吸急促：重者有呼吸困难与发绀。新生儿与小婴儿多出现喂养困难。婴儿呼吸频率＞60次/分，幼儿呼吸频率＞50次/分，儿童呼吸频率＞40次/分，重者出现吸气性三凹征。

（2）肺部啰音：肺水肿可出现湿啰音。肺动脉和左心房扩大压迫支气管，气道黏膜水肿，可出现哮鸣音。

（3）咳泡沫血痰：系肺泡和支气管黏膜淤血所致，但婴幼儿少见。

3.体循环淤血

（1）肝大伴触痛，短时间内增大，更有意义。

（2）颈静脉怒张：可见颈外静脉怒张（半坐位），肝、颈静脉回流征阳性。婴儿此体征不明显，但可见头皮静脉怒张等表现。

（3）水肿：小婴儿水肿常为全身性，眼睑与骶尾部较明显，体重迅速增长，但极少表现为周围凹陷性水肿。

（二）辅助检查

1.胸部X线片

有助于确定心脏增大及肺充血。通常心胸比例超过0.5，提示心脏增大。正常新生儿及婴儿心胸比例可达0.55。急性心衰及舒张性心衰时，不一定有心脏增大表现。肺静脉充血、肺间质及肺泡水肿，提示严重左心室功能不全。

2.心电图

可示心房心室肥厚、复极波及心律的变化，有助于病因诊断及应用洋地黄药物的参考。

3.超声心动图

心脏收缩功能指标以射血分数最为常用。左室射血分数低于45％为显著左心室收缩功能不全。测量左心室舒张末期内径（容量）指数及左心室收缩末期室壁应力（LVESWS），可分别反映左心室前负荷及后负荷状况。多普勒超声心动图可测量跨二尖瓣血流速度及肺静脉血流速度，应用组织多普勒超声测量二尖瓣环运动速度，为最常用的左心室舒张功能检查方法。二尖瓣环运动速度频谱中E/A比值诊断价值较血流速度频谱的E/A比值为高。心肌工作指数（或称Tei指标）可综合反映心室收缩及舒张功能。应用超声心动图可同时了解心脏血管结构、瓣膜功能，并可估测肺动脉压，对心衰病因的诊断亦有重要价值。

4.脑利钠肽

脑利钠肽（BNP）和氨基末端脑利钠肽前体（NT-proBNP）主要由心室肌细胞分泌。心室扩大、心室壁应力增高是刺激脑利钠肽分泌增多的主要因素，并与心衰严重程度相关，可区分肺源性抑或心源性呼吸困难。血浆脑利钠肽升高也可见于左心室肥厚、肾功能不全及川崎病急性期等疾病。

5.其他检查

核素心室造影及心肌灌注显像有助于评估心室功能和心肌缺血状况。有些隐匿的心功能不全需要借助多巴酚丁胺负荷超声心动图协助诊断。磁共振显像也可用于评估心功能。经无创性检查而诊断仍不能明确的病例必要时可运用有创性血流动力学检查。心肌肌钙蛋白（TnT/TnI）升高提示心肌损害的存在。

（三）心衰程度的临床评估

纽约心脏病学会（NYHA）儿童心脏病患者心功能分级方案如下。

（1）Ⅰ级：体力活动不受限制。学龄期儿童能够参加体育课，并且能和同龄儿童一样活动。

（2）Ⅱ级：体力活动轻度受限。休息时无任何不适，但一般活动可引起疲乏、心悸或呼吸困难。学龄期儿童能够参加体育课，但活动量比同龄儿童小。可能存在继发性生长障碍。

（3）Ⅲ级：体力活动明显受限。少于平时一般活动即可出现症状，例如步行15分钟，就可感到疲乏、心悸或呼吸困难。学龄期儿童不能参加体育活动，存在继发性生长障碍。

（4）Ⅳ级：不能从事任何体力活动，休息时亦有心衰症状，并在活动后加重。存在继发性生长障碍。

（四）心衰类型

1.急性心衰和慢性心衰

急性心衰是由于突然发生心脏结构和功能异常，导致短期内心排血量明显下降、器官灌注不足及受累心室后向的静脉急性淤血。重症病例可发生急性肺水肿及心源性休克，多见于心脏手术后（低心排血量综合征）、暴发性心肌炎，偶见于川崎病所致的心肌梗死等疾病。慢性心衰是逐渐发生的心脏结构和功能异常，或由急性心衰演变所致。一般均有代偿性心脏扩大或肥厚，心肌重构是其特征。稳定的慢性心衰患儿在某种因素作用下（如感染、心律失常等）可突然出现病情加重，又称慢性心衰急性失代偿期。

2.左心衰、右心衰和全心衰

左心衰指左心室代偿功能不全，临床以肺循环淤血及心排血量降低的表现为主。右心衰指右心室代偿功能不全，临床以体循环淤血表现为主。单纯右心衰主要见于肺源性心脏病、肺动脉瓣狭窄及肺动脉高压等。全心衰指左、右心室同时受累，左与右心衰同时出现。如左心衰后肺动脉压力增高，可使右心负荷加重。若上述情况持续存在，则右心衰竭相继出现。

3.收缩性心衰和舒张性心衰

收缩性心衰是由于心室收缩功能障碍，导致心脏泵血功能低下，并有静脉淤血表现。临床特点为心室腔扩大、心室收缩期末容量增大及射血分数（EF）降低。舒张性心衰是由于心室舒张期松弛和充盈障碍，导致心室接受血液能力受损，表现为心室充盈压增高，并有静脉淤血表现。

4.低心排血量型和高心排血量型心衰

低心排血量型心衰指心排血量降低，心排血指数（CI）<2.5 L/$(min \cdot m^2)$。CI正常范围为$3 \sim 5$ L/$(min \cdot m^2)$。高心排血量型心衰是指心排血量在正常或高于正常范围，但心排血量相对组织需要仍减少，不能满足组织代谢需要。在容量负荷过重所致的心衰起始阶段，心肌本身收缩（或舒张）功能多属正常，但发展到后期可伴有心肌继发性损害。

三、治疗

（一）一般治疗

1.休息和镇静

卧床休息，烦躁不安者应使用镇静剂，如苯巴比妥、地西泮（安定）等。给予低盐饮食。严重心衰时应严格限制水入量，且尽量均匀输注。

2.供氧

应供给氧气，尤其是严重心衰有肺水肿者。但对依靠开放的动脉导管而生存的先心病新生儿供给氧气可使血氧增高而促使动脉导管关闭，危及生命。

3.体位

年长儿宜取半卧位，小婴儿可抱起，使下肢下垂，减少静脉回流。

4.维持水电解质平衡

心衰时易发生内环境紊乱。进食差易发生水电解质紊乱及酸碱失衡。长期低盐饮食和使用利尿剂更易发生低钾血症、低钠血症，必须及时纠正。心衰也易并发肾功能不全，加重内环境紊乱。

（二）病因及合并症的治疗

病因对心衰治疗很重要，如有大量左向右分流型先心病、高血压和肺动脉高压所导致的心衰，在控制症状后，尽快治疗原发病。此外，心衰患儿可合并心律失常、心源性休克和水电解质紊乱等，均须及时纠正。

（三）药物治疗

1. 急性心衰的药物治疗

（1）正性肌力药：洋地黄制剂：常用药物为地高辛，口服负荷量（洋地黄化量）未成熟儿 10~20μg/kg，足月新生儿 20~30μg/kg，婴幼儿 30~40μg/kg，年长儿 25~30μg/kg。静脉注射用量为上述量的 3/4。有心肌病变（如心肌炎）者，剂量宜适当减少。首次剂量为负荷量的 1/2，余量再分 2 次，每次间隔 6~8 小时。最后一次负荷量用后 12 小时开始给予维持量，每次为负荷量的 1/10~1/8，每天 2 次，间隔 12 小时。急性心衰也可静脉注射毛化苷丙（西地兰），负荷量为：新生儿 20μg/kg，<2 岁 30μg/kg，>2 岁 40μg/kg。首次用负荷量的 1/3~1/2，余量分 2~3 次，每次间隔 6~8 小时。洋地黄常见毒性反应为心律失常，如期前收缩、阵发性室上性心动过速、心房扑动、心房颤动、阵发性室性心动过速、房室传导阻滞等。洋地黄中毒的处理包括：①立即停用洋地黄制剂及排钾利尿剂。②对有低钾血症伴快速性心律失常而无Ⅱ度或Ⅱ度以上房室传导阻滞者，应补充钾盐。③根据不同类型心律失常或传导阻滞，使用相应的药物治疗，常用胺碘酮或苯妥英钠。④可用 F(ab) 地高辛特异性抗体片段治疗。⑤洋地黄相关室性心律失常不能进行电复律或除颤。洋地黄制剂不适用于原发性心室舒张功能障碍，如肥厚型心肌病、限制型心肌病、高血压、主动脉瓣狭窄等。

β 肾上腺素受体激动剂：主要适用于心衰患儿对洋地黄制剂疗效不显著或有毒性反应以及血压偏低的患儿。此类药物为环磷酸腺苷（cAMP）依赖性正性肌力药，兼有外周血管扩张作用。常用制剂有多巴胺、多巴酚丁胺。多巴胺常用剂量为 5~10μg/(kg·min)，由输液泵调控（不应与碱性液体同时输入），多巴酚丁胺剂量为 5~20μg/(kg·min)，应尽量采用最小有效量。对特发性肥厚性主动脉瓣下狭窄（IHSS）、心房颤动、心房扑动患儿禁忌使用。

磷酸二酯酶抑制剂：此类药属 cAMP 依赖性正性肌力药，兼有外周血管舒张作用。短期应用有良好的血流动力学效应，对心脏病手术后的心衰患儿效果显著，但长期应用不仅不能改善临床情况，反而增加病死率。常用制剂有氨力农和米力农。氨力农首剂静脉注射 0.75~1 mg/kg，必要时可再重复 1 次，然后按 5~10μg/(kg·min) 持续静脉点滴。不良反应较大，常见为心律失常、血小板减少。米力农药效是氨力农的 10 倍，静脉注射首次剂量为 50μg/kg，10 分钟内给予，以后持续静脉点滴，剂量为 0.25~0.5μg/(kg·min)。

心先安（环磷酸腺苷葡甲胺，MCA）：是人工合成的环磷酸腺苷的衍生物，可提高心肌细胞内 Ca^{2+} 浓度，改善心肌泵血功能，并能扩张外周血管，减轻心脏后负荷。但尚需进一步积累在儿童中应用的经验。剂量为 2~4mg/kg，溶于 10 mL 葡萄糖，缓慢静推，每天 1 次，共用 5~7 天。注射后 10~20 分钟起效，1~2 小时达高峰，6~8 小时消失。

（2）利尿剂：常用的利尿剂有：①作用亨利（Here）襻的利尿剂，如呋塞米（速尿）。②作用于远曲小管皮质稀释段的噻嗪类，如氢氯噻嗪（双氢克尿噻）。③作用于远曲小管远端，如螺内酯（安体舒通），它还有抗醛固酮作用，因而对治疗心衰尤为适用。急性心衰时常用静脉注射的呋塞米或布美他尼。利尿剂通常从小剂量开始，逐渐增加到尿量增多。呋塞米剂量与效应呈线性关系，故疗效不佳时可增加剂量。而氢氯噻嗪用到每天 3mg/kg 就已达最大效应，再增加剂量也难以提高疗效。

利尿剂的不良作用有：①水电解质丢失，造成脱水和低钾血症、低钠血症、低镁血症，甚至诱发心律失常。②低血压和氮质血症。

（3）血管扩张剂：主要用于心室充盈压增高者，可使心排血量增加，而对左室充盈压降低或正常者不宜使用。选用血管扩张剂，应根据患儿血流动力学变化而定：①对肺淤血严重，肺毛细血管楔压明显增高（>32mmHg），心排血量轻至中度下降者，宜选用静脉扩张药。②在心排血量明显降低，全身血管阻力增加，而肺毛细血管楔压在正常或略升高时，宜选用小动脉扩张药。③当心排血量明显降低，全身血管阻力增加肺毛细血管楔压升高时，宜选用均衡扩张小动脉和静脉药物。当急性心衰时常用静脉注射的硝酸甘油或硝普钠。应用血管扩张剂时，需密切观察动脉血压、心排血量，有条件应监测肺毛细血管嵌压。剂量一般从小剂量开始，疗效不明显时再逐渐增加剂量。

（4）心肌能量代谢赋活剂：心衰时均伴有明显的心肌能量代谢异常，因此应用药物改善心肌能量代谢，对心衰治疗有一定辅助作用。目前常用的有：①磷酸肌酸（CP）：静脉滴注，每天 1～2g。②果糖二磷酸钠（FDP）：剂量为 100～200mg/（kg·d），每天 1 次静脉滴注，速度约为每分钟 10 mL（75mg/mL）。FDP 静脉滴注时对血管刺激性较大，小婴儿静脉细，常可因疼痛而引起哭闹，加重心脏负担，因此宜使用口服制剂。③辅酶 Q_{10}：口服剂量每次 10mg，每天 1～2 次。

（5）急性心衰性肺水肿的处理：急性左心衰竭多以肺水肿为主要表现。治疗方法是在急性心衰治疗方法的基础上注意以下事项：

供氧与通气支持：一般采用鼻导管或面罩法。有明显动脉二氧化碳分压（$PaCO_2$）升高及氧分压（PaO_2）下降者，可选用辅助呼吸，常用持续正压通气（CPAP）和无创正压通气（NIPPY）。如效果不佳，则尽快改用气管插管通气。

镇静：心衰伴肺水肿的患儿常因缺氧而恐慌、烦躁，应使用镇静剂（如地西泮、苯巴比妥钠）。严重者可使用吗啡，不仅可减轻烦躁，并能扩张静脉、减轻前负荷，每次剂量为 0.1～0.2mg/kg，静脉注射或肌内注射。新生儿或有呼吸功能不全者慎用。

利尿剂：静脉注射强力快速利尿剂，如呋塞米、布美他尼等。药物选择和用法见急性心衰的治疗。

洋地黄制剂：应静脉注射快速洋地黄制剂，如地高辛或毛花苷丙。药物选择和用法见急性心衰的治疗。不宜采用口服。

血管扩张剂：首选静脉血管扩张剂，静脉维持硝酸甘油或硝普钠。

肾上腺皮质激素：可改善心肌代谢，降低周围血管张力，解除支气管痉挛。常用静脉滴注甲泼尼松龙或地塞米松。

2.慢性心衰的药物治疗

慢性心衰发生、发展的病理基础是心肌重构。在初始的心肌损伤后，有多种内源性神经、内分泌和细胞因子被激活，促进心肌重构，两者互为因果，形成心衰的恶性循环。因此，心衰治疗理念需从短期改善血流动力学转变为长期修复性策略，其效果能改变心肌细胞生物学特性，提高心肌功能，明显改善预后。

常用的神经激素拮抗剂如下。

（1）ACEI：有阻断 RAAs 及抑制缓激肽分解的作用，从而逆转心肌重构及减低心脏前后负荷，改善心肌功能。

（2）β 受体阻滞剂：可以阻断心衰时交感神经的过度激活，抑制心肌肥厚、细胞凋亡及氧化应激反应，改善心肌细胞生物学特性。常用药物：①美托洛尔（倍他洛克）：为选择性 β1 受体阻滞剂，初始剂量 0.2～0.5 mg/（kg·d），每周递增 1 次，每次增加 0.5 mg/（kg·d），最大耐受量 2 mg/（kg·d），分 2 次口服，持续时间至少 6 个月以上至数年，直至心脏缩小到接近正常为止。②卡维地洛：为非选择性 β 受体阻滞剂，并有 α 受体阻滞作用，故兼有扩血管作用，可降低肺楔压。初始剂量 0.1 mg/（kg·d），分 2 次口服，每周递增 1 次，每次增加 0.1 mg/（kg·d），最大耐受量 0.3～0.8 mg/（kg·d），分 2 次口服，维持时间同上。

注意事项：①宜在心衰症状稳定时使用，可与其他抗心衰药物合并应用。②小剂量开始，逐步增加至最大耐受量，长疗程，同 ACEI。③心脏传导阻滞、心动过缓、基础血压过低、心功能Ⅳ级及支气管哮喘等，禁忌使用。

（3）醛固酮拮抗剂：可以进一步抑制肾素－血管紧张素系统的作用，阻断心肌及间质重构。另外还可阻断醛固酮（ALD）的效应。适用于心功能Ⅲ～Ⅳ级患儿。常用药物为螺内酯（安体舒通），剂量 2～4mg/（kg·d），分 2 次口服。

慢性收缩性心衰不同心功能分级时的药物选用如下：NYHA 心功能Ⅱ级或改良 Ross 法轻度心衰：ACEI、β 受体阻滞剂、地高辛。NYHA 心功能Ⅲ级或改良 Ross 法中度心衰：ACEI、β 受体阻滞剂、地高辛、利尿剂。NYHA 心功能Ⅳ级或改良 Ross 法重度心衰：ACEI、地高辛、醛固酮拮抗剂。经治疗后心衰有好转，心功能改善达Ⅲ级时，可慎用 β 受体阻滞剂。

（四）非药物治疗

1. 心室辅助装置（VAD）

主要用于心衰末期，药物不能控制的心衰，作为心脏移植等待时期的治疗方法。对难治性心衰使用上述 VAD 可延长生命，改善生活质量。应用 VAD 可发生继发感染，神经系统、消化系统及血液系统的并发症。亦可发生肾灌注不足，常导致肾功能不全，注意维持肾血流灌注。如合并水电解质紊乱，如高血钙、低血钙、高血钾等，必须及时纠正。

2. 膜肺（V-A ECMO）

应用指征基本与 VAD 相似，适用于除心功能不全外，还有因肺部疾病显著缺氧者。ECMO 操作较复杂，常见的并发症与 VAD 相似。

3. 心脏移植

复杂先心病、心肌病等各种心脏病所致难治性心衰的终末期，可考虑作心脏移植。严重肺动脉高压或肺部疾病而导致心衰不能控制时，须做心肺同时移植。失败的主要原因是排异反应。

（五）心衰合并心律失常的处理

心衰与心律失常之间的关系较复杂，可由一个病因（如心肌炎、心肌病）同时引起心衰与心律失常，也可由心衰引起心律失常或心律失常引起心衰。心衰猝死患儿半数伴有心室颤动、室性心动过速、Ⅲ度房室传导阻滞和电机械脱节等。

心衰合并心律失常的药物治疗原则为：①非持续性心律失常可不用抗心律失常药。②持续性室性心动过速、心室颤动、室上性心动过速，应使用抗心律失常药。③Ⅰ类和Ⅱ类抗心律失常药减弱心功能，不宜使用。④Ⅲ类抗心律失常药中的胺碘酮较小影响心功能，可以使用，负荷量为 5～7 mg/kg，1 小时内静脉滴注，维持量为 5～15 μg/(kg·min)，但需注意 Q-T 间期延长。⑤Ⅲ度房室传导阻滞可安装起搏器。⑥寻找原因，如血压过低、心肌缺血、低钾血症或低镁血症等，应及时纠正。

（彭慧敏）

第十节　儿童青少年血脂异常

一、概述

儿童青少年血脂异常（dyslipidemia）是指儿童青少年时期血浆脂质代谢紊乱，主要表现为高脂血症，包括血浆总胆固醇（TC）、甘油三酯（TG）、低密度脂蛋白-胆固醇（LDL-C）的升高以及高密度脂蛋白-胆固醇（HDL-C）的降低。儿童青少年血脂异常不仅可导致代谢综合征、脂肪肝、胰腺炎、脂质肾病等，还与成人动脉粥样硬化（atherosclerosis，AS）密切相关，是成人心脑血管疾病的独立危险因素。儿童青少年血脂异常并非少见，其发病率在个别发达国家已达 15%～20%，我国也在 10% 左右。2006 年北京地区的流行病学调查显示，儿童青少年（6～18 岁）高脂血症的发病率为 9.8%，其中城区发病率为 10.55%（男生 10.16%，女生 10.94%），郊区发病率为 8.62%（男生 6.11%，女生 11.18%）。

二、病因

儿童青少年血脂异常分原发性和继发性两类。原发性者病因尚不明确，目前有两种推测：①遗传因素，占小儿高脂血症的绝大多数。由于先天性遗传基因缺陷，使参与脂蛋白转运和代谢的受体、酶或载脂蛋白异常，影响血浆脂质水平。患儿可以是单基因遗传，如家族性高胆固醇血症系由 LDL-C 受体缺如引起，家族性高乳糜微粒血症系由脂蛋白脂酶（LPL）基因缺陷引发；也可以是多基因遗传，如家族性多基因高胆固醇血症等。②机体与环境因素（饮食习惯、生活方式等）长期相互作用，如长期过量摄入糖类，可影响胰岛素分泌,加速肝脏极低密度脂蛋白的合成,引起高甘油三酯血症;长期过量摄入胆固醇和动物脂肪,则易引起高胆固醇血症。正因为此,原发性高脂血症也可能有一定的种族性、地域性倾向。

继发性血脂异常的病因分为外源性和内源性两种:①外源性因素:包括长期应用影响脂质代谢的药物(如糖皮质激素、抗惊厥药)、乙醇(经常过量饮酒)和吸烟(及被动吸烟)等。②内源性因素:主要指全身系统疾病影响血脂代谢。常见有内分泌和代谢性疾病,如肥胖、代谢综合征、甲状腺功能减低、皮质醇增多症、糖尿病等;也可因癌症化疗、肾病综合征或胆道阻塞性疾病如胆管狭窄、胆汁性肝硬化引起。

三、诊断

儿童青少年血脂异常发病隐匿,进展缓慢,症状体征多不明显,其诊断主要依靠实验室检查。

(一)临床表现

严重的家族性高脂血症儿童可能有以下临床表现:①黄色瘤,系脂质在真皮内沉积形成;呈丘疹或结节样皮肤隆起,黄色或橘黄色,直径 2~5 mm,多出现在肘、股、臀部。②脂性角膜弓,系脂质在角膜沉积形成。③肝脾大,由于肝脾巨噬细胞大量吞噬吸收脂蛋白所致;肝脏超声可显示脂肪肝。④早发冠心病或脑卒中,由于脂质在血管内皮沉积引起 AS 所致;儿童青少年时期虽少见,但确有报道。当患儿出现不能解释的胸痛、左肩放射痛或头痛时,应引起警惕。⑤血管超声多普勒:颈动脉、腹主动脉可能显示血管内膜毛糙、中层增厚、血流频谱改变。

(二)高危人群血脂筛查

儿童青少年血脂异常的高危人群包括:①遗传因素(有心血管疾病或血脂异常的家族史者)。②饮食因素(高脂肪、高胆固醇饮食)。③疾病因素(高血压、肥胖/超重、糖尿病、代谢综合征、川崎病、终末期肾病、癌症化疗等)。④长期应用影响血脂代谢的药物(如糖皮质激素等)。⑤吸烟与被动吸烟者。

对有上述高危因素的儿童青少年,建议每 3~5 年筛查一次血脂,即检测清晨空腹血 TC、TG、LDL-C、HDL-C 水平。如发现异常,1~2 周内应再次复查。

(三)血脂异常分类

实验室检查确定高脂血症后,应进一步明确系原发性抑或继发性高脂血症,并按临床分类法进行血脂异常分类,以利于选择药物及对因治疗。临床分类法:

(1)高胆固醇血症:空腹血 TC↑。

(2)高甘油三酯血症:空腹血 TG↑。

(3)混合性高脂血症:空腹血 TC、TG 均↑。

(4)低高密度脂蛋白血症:空腹血 HDL-C↓。

四、鉴别诊断

儿童血脂异常的鉴别诊断主要是继发性高脂血症的鉴别。引起儿童高脂血症的最常见疾病包括单纯性肥胖症、代谢综合征、肾病综合征等。

(一)单纯性肥胖症

患儿由于进食多、活动少而导致体内脂肪积聚过多,可伴血脂升高,皮下脂肪增厚,体重超过按身高计算的平均标准体重的 20%,或超过按年龄计算的平均标准体重加上两个标准差(SD)以上。

(二)代谢综合征

是一组复杂的代谢紊乱综合征,主要临床表现为中心型肥胖,伴高血压、高血脂及高血糖等。

(三)肾病综合征

是由多种病因引起的以肾小球基膜通透性增加为主要改变的一组临床综合征。典型表现为"三高一低",即大量蛋白尿、低蛋白血症、高度水肿、高脂血症。

五、治疗

(一)饮食干预

针对儿童血脂异常,不论何种原因,饮食干预都是必要和首选的治疗措施。要调整饮食结构,改变饮食习惯,采取合理的营养模式,要减少饱和脂肪酸和胆固醇的摄入。其目的是降低血中胆固醇水平,尽可能实现 LDL-C<110 mg/dL(2.85mg/L)、TC<170 mg/dL(4.40mg/L)的理想目标。

对饮食干预的种类、程度和开始时间,应考虑患儿的年龄、高脂血症类型、治疗的反应性和顺应性等多种因素,制订个体化方案,并加强监测。必须满足儿童的生长发育所需,不宜过分限制胆固醇的摄取,同时确保供给足够的能量、维生素和矿物质。由于多链不饱和脂肪酸可促进肝内胆固醇氧化为胆酸而排出,故应以食用多链不饱和脂肪酸为主(如亚油酸、亚麻油酸、花生油、玉米油等),这比单纯限制胆固醇摄入量更为重要。实施饮食干预要循序渐进、分步进行。如开始只是减少富含高胆固醇与饱和脂肪酸的食品摄入,少食动物内脏、蛋黄、猪油、洋快餐等;进一步则减少畜肉摄入,改食鱼肉、鸡肉、鸭肉等;重症高脂血症患者,应逐步过渡到以谷类、豆类、水果、蔬菜为主。烹调方法则宜采用烘、烤、蒸、煮,尽量不要油煎。

通常不主张对 2 岁以下的婴幼儿进行饮食干预,以防能量摄取不足和脂质维生素缺乏而导致生长发育障碍。但美国 2012 年血脂异常管理和动脉粥样硬化预防指南认为,婴幼儿如果有肥胖或心血管疾病家族史,可以从 12 个月龄就开始建议饮用低脂牛奶。

(二)运动干预

儿童青少年血脂异常的另一行之有效的非药物治疗方法是规律运动,对于肥胖或代谢综合征伴发的高脂血症,运动干预尤其适用。有氧运动(快走、慢跑、游泳等)不仅能控制体重,还可通过降低血清 TC、TG 和 LDL-C 水平,提高 HDL-C 比例和载脂蛋白 A1 的活性,改善血脂紊乱。国内已制定了适合中国儿童体质、切实可行的运动处方。每天至少锻炼 30 分钟,每周至少活动 5 天,长期坚持。但要注意小儿运动防护,最好在专门教练的带领下进行,避免发生骨骼肌肉损伤。

儿童的饮食干预与运动干预不宜单独实施,两者同时并举,再配合家庭学校教育以改变小儿的不良生活习性,可收到非药物治疗的最佳效果。

(三)药物治疗

既往对儿童青少年血脂异常的药物治疗时期和方法存在较多争议。2009 年《儿童青少年血脂异常防治专家共识》提出,儿童青少年高脂血症可以应用药物治疗,但有以下严格适应证:10 岁以上儿童,饮食治疗 6 个月~1 年无效,LDL-C≥4.92 mmol/L(190 mg/dL)或者 LDL-C≥4.14 mmol/L(160 mg/dL)并伴有:①确切的早发冠心病家族史(一级男性亲属发病时<55 岁,一级女性亲属发病时<65 岁)。②同时存在两个或两个以上的冠心病危险因素儿童,且控制失败,可采用药物治疗。对纯合子型家族性高胆固醇血症,药物降脂治疗的年龄可适当提前到 8 岁。

儿童青少年宜采用的降脂药物包括以下几种。

1.他汀类药物

即胆固醇生物合成限速酶抑制剂(HMG-CoA 还原酶抑制剂),对家族性高胆固醇血症患儿尤为适用。其主要作用是抑制肝脏合成内源性胆固醇,不影响酶类和激素分泌,不干扰生长发育和性成熟。用法:从最低剂量开始,睡前服用,4 周后检测空腹血脂水平,治疗目标是 LDL-C<3.35mmol/L(130mg/dl)。若治疗目标实现,继续用药,8 周、3 个月后复查;如未实现,则剂量加倍,4 周后复查,逐渐加量至推荐的最大剂量。治疗的理想目标是 LDL-C<2.85mmol/L(110mg/dl)。用药过程中要防止药物不良反应,特别是肌病和肝损害,应注意监测磷酸肌酸激酶(CK)和肝功能。

2.胆汁酸螯合剂

又称胆酸结合树脂,系一种碱性阴离子交换树脂。其作用是与胆酸结合,影响肝肠循环,增加胆固醇与胆酸排泄,同时增强肝脏 LDL-C 受体活性,降低血中 LDL-C 水平。该药不被机体吸收,高效安全,适合儿童用药。代表药为胆固酰胺(消胆胺),用法:0.3 g/(kg·d),口服,每天 2 次,根据反应,逐步调整剂量,维持量不超过 2～4 g/d。该药无明显不良反应,口服有点异味,可能影响儿童服用;少数患儿发生脂肪痢;长期服用可能影响脂溶性维生素的吸收,故用药同时应补充维生素 A、D、E、K。

3.烟酸

成人高脂血症防治指南建议常规用药。其在体内烟酰胺腺嘌呤二核苷酸(NAD)辅酶系统中转变为 NAD 后发挥降脂效应,可使 TC、LDL-C 和 TG 水平下降,并使 HDL-C 水平上升。我国《儿童青少年血脂异常防治专家共识》虽未推荐烟酸作为儿童青少年常规降脂药物,但因其临床不良反应较小,《诸福棠实用儿科学》提出儿童可以应用,剂量:0.15 mg/(kg·d)。

(四)原发病治疗

小儿继发性高脂血症,既要治表,更要治本,即积极治疗原发病。常见有内分泌或代谢性疾病,如甲状腺功能减退、皮质醇增多症、糖尿病、肾病综合征、脂肪营养不良等;胆汁阻塞性疾病,如胆管狭窄、胆汁性肝硬化等;肾脏疾病,如肾病综合征、慢性肾衰竭等。

(彭慧敏)

第十三章　消化系统疾病

第一节　口　炎

口炎是指口腔黏膜的炎症,如病变仅限于舌、齿龈或口角亦可称为舌炎、齿龈炎或口角炎。本病在小儿时期较多见,尤其是婴幼儿,可单独发生,亦可继发于全身性疾病,如急性感染、腹泻和营养不良。多由病毒、细菌、真菌或螺旋体等引起。

一、鹅口疮

鹅口疮又名雪口疮,为白色念珠菌引起的慢性炎症,多见于新生儿、营养不良、腹泻、长期使用广谱抗生素或激素的患儿,使用污染的喂乳器具以及新生儿在出生时经产道亦可污染。

（一）临床表现

本病特征是在口腔黏膜上出现白色或灰白色乳凝块样物,此物略高于黏膜表面,粗糙无光,最常见于颊黏膜,亦可蔓延至口腔其他部位。干燥、不红、不流涎是本病不同于其他口炎的特点,有时灰白色物融合成片,很像乳块。若有怀疑,可用棉签蘸水轻轻拭揩,鹅口疮不易揩去。本病一般无全身症状,若累及食管、肠道、气管、肺等,出现呕吐、吞咽困难、声音嘶哑或呼吸困难。

（二）治疗

局部涂1%龙胆紫溶液,每天1～2次。病变广泛者,可用制霉菌素每次100 000 U加水1～2 mL涂患处,每天3～4次,或口服制真菌素50 000～100 000 U,每天3次。

（三）预防

预防以口腔卫生为主,注意乳瓶、乳头、玩具等的清洁消毒。不要经常为小儿揩洗口腔,因为易揩伤口腔黏膜,并将致病菌带入。

二、疱疹性口炎

疱疹性口炎为单纯疱疹病毒所致,多见于1～3岁小儿,全年均可发生,无季节性,传染性较强,在集体托幼机构可引起小流行。

（一）临床表现

有低热或高热达40 ℃,齿龈红肿,舌、腭、等处散布黄白色小溃疡,周围黏膜充血。口唇可红肿裂开,近唇黏膜的皮肤可有疱疹,颈淋巴结肿大。病程较长,发热常在3 d以上,可持续5～7 d;溃疡需10～14 d才完全愈合,淋巴结经2～3周才消肿。本病须和疱疹性咽峡炎鉴别,后者由柯萨奇病毒引起,多发生于夏秋季,疱疹主要是在咽部和软腭,有时见于舌,但不累及齿龈和颊黏膜,颌下淋巴结不肿大,病程较短。

（二）治疗

保持口腔清洁,勤喂水,局部可撒冰硼散或锡类散等中药,为预防感染可涂2.5%～5%金霉素甘油。疼痛重者,在食前用2%利多卡因涂局部,食物以微温或凉的流质为宜。对发热者可给退热剂,对体弱者需补充营养和复合维生素 B及维生素 C,后期疑有继发细菌感染者,选用抗菌药物。

三、溃疡性口炎

溃疡性口炎主要致病菌有链球菌、金黄色葡萄球菌、肺炎双球菌、绿脓杆菌、大肠杆菌等,多见于婴幼儿,常发生于急性感染,长期腹泻等机体抵抗力降低时,口腔不洁更利于细菌繁殖而致病。

(一)临床表现

口腔各部位均可发生,常见于舌、唇内侧及颊黏膜等处,可蔓延到咽喉部。开始时口腔黏膜充血水肿,随后发生大小不等的糜烂或溃疡,可融合成片,表面有较厚的纤维素性炎症渗出物形成的假膜,呈灰白色,边界清楚,易拭去,涂片染色可见大量细菌。局部疼痛、流涎、拒食、烦躁,常有发热,高达 39 ℃～40 ℃,局部淋巴结肿大,白细胞增高,饮食少者可出现失水和酸中毒。

(二)治疗

及时控制感染,加强口腔护理。用 3% 过氧化氢清洗溃疡面后涂 1% 龙胆紫或 2.5%～5% 金霉素甘油,局部止痛用 2% 利多卡因涂抹。较大儿童可用含漱剂如 0.1% 雷凡奴尔溶液。一般需用抗菌药物。高热者给药物或物理降温,注意热量和液体的补充;宜用微温或凉的流质饮食,出现失水和酸中毒者应及时纠正。

(高作良)

第二节　胃食管反流病

胃食管反流(GER)是指胃内容物反流入食管,分生理性和病理性两种。生理情况下,由于小婴儿食管下端括约肌(LES)发育不成熟或神经肌肉协调功能差,可出现反流,往往出现于日间餐时或餐后,又称"溢乳"。病理性反流是由于 LES 的功能障碍和(或)与其功能有关的组织结构异常,以致 LES 压力低下而出现的反流,常常发生于睡眠、仰卧及空腹时,引起一系列临床症状和并发症,即胃食管反流病(GERD)。

一、病因和发病机制

(一)食管下端括约肌(LES)

(1)LES 压力降低是引起 GER 的主要原因。LES 是食管下端平滑肌形成的功能高压区,是最主要的抗反流屏障。正常吞咽时 LES 反射性松弛,静息状态保持一定的压力使食管下端关闭,如因某种因素使上述正常功能发生紊乱时,LES 短暂性松弛即可导致胃内容物反流入食管。

(2)LES 周围组织作用减弱。例如,缺少腹腔段食管,致使腹内压增高时不能将其传导至 LES 使之收缩达到抗反流的作用;小婴儿食管角(由食管和胃贲门形成的夹角,即 His 角)较大(正常为 30°～50°);膈肌食管裂孔钳夹作用减弱;膈食管韧带和食管下端黏膜瓣解剖结构存在器质性或功能性病变时以及胃内压、腹内压增高等,均可破坏正常的抗反流功能。

(二)食管与胃的夹角(His 角)

由胃肌层悬带形成,正常是锐角,胃底扩张时悬带紧张使角度变锐起瓣膜作用,可防止反流。新生儿 His 角较钝,易反流。

(三)食管廓清能力降低

正常情况下,食管廓清能力是依靠食管的推动性蠕动、唾液的冲洗、对酸的中和作用、食丸的重力和食管黏膜细胞分泌的碳酸氢盐等多种因素发挥作用。当食管蠕动减弱、消失或出现病理性蠕动时,食管清除反流物的能力下降,这样就延长了有害的反流物质在食管内停留时间,增加了对黏膜的损伤。

(四)食管黏膜的屏障功能破坏

屏障作用是由黏液层、细胞内的缓冲液、细胞代谢及血液供应共同构成的。反流物中的某些物质,如胃酸、胃蛋白酶以及十二指肠反流入胃的胆盐和胰酶使食管黏膜的屏障功能受损,引起食管黏膜炎症(图 13-1)。

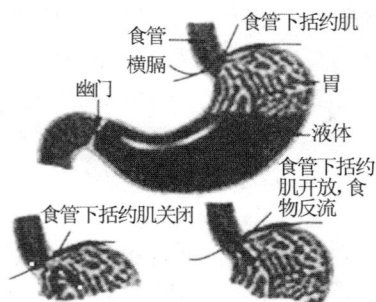

图 13-1　胃食管反流模式图

（五）胃、十二指肠功能失常

胃排空能力低下,使胃内容物及其压力增加,当胃内压增高超过 LES 压力时可使 LES 开放。胃容量增加又导致胃扩张,致使贲门食管段缩短,使其抗反流屏障功能降低。十二指肠病变时,幽门括约肌关闭不全则导致十二指肠胃反流。

二、临床表现

（一）呕吐

新生儿和婴幼儿以呕吐为主要表现。多数发生在进食后,呕吐物为胃内容物,有时含少量胆汁,也有表现为溢奶、反刍或吐泡沫。年长儿以反胃、反酸、嗳气等症状多见。

（二）反流性食管炎常见症状

1.烧心

见于有表达能力的年长儿,位于胸骨下端,饮用酸性饮料可使症状加重,服用抗酸剂症状减轻。

2.咽下疼痛

婴幼儿表现为喂奶困难、烦躁、拒食,年长儿诉咽下疼痛,如并发食管狭窄则出现严重呕吐和持续性咽下困难。

3.呕血和便血

食管炎严重者可发生糜烂或溃疡,出现呕血或黑便症状。严重的反流性食管炎可发生缺铁性贫血。

（三）Barrette 食管

由于慢性 GER,食管下端的鳞状上皮被增生的柱状上皮所替代,抗酸能力增强,但更易发生食管溃疡、狭窄和腺癌。症状为咽下困难、胸痛、营养不良和贫血。

（四）其他全身症状

1.呼吸系统疾病

流物直接或间接可引发反复呼吸道感染、吸入性肺炎、难治性哮喘,早产儿窒息或呼吸暂停及婴儿猝死综合征等。

2.营养不良

主要表现为体重不增和生长发育迟缓、贫血。

3.其他

如声音嘶哑、中耳炎、鼻窦炎、反复口腔溃疡、龋齿等。部分患儿可出现精神神经症状。①Sandifer 综合征:是指病理性 GER 患儿呈现类似斜颈样的一种特殊"公鸡头样"的姿势。此为一种保护性机制,以期保持气道通畅或减轻酸反流所致的疼痛,同时伴有杵状指、蛋白丢失性肠病及贫血。②婴儿哭吵综合征:表现为易激惹、夜惊、进食时哭闹等。

三、诊断

GER 临床表现复杂且缺乏特异性,单一检查方法都有局限性,故诊断需采用综合技术。凡临床发现不明原因反复呕吐、咽下困难、反复发作的慢性呼吸道感染、难治性哮喘、生长发育迟缓、营养不良、贫血、反复出现窒息、呼吸暂停等症状时都应考虑到 GER 的可能以及严重病例的食管黏膜炎症改变。

四、辅助检查

(一)食管钡餐造影

适用于任何年龄,但对胃滞留的早产儿应慎重。可对食管的形态、运动状况、钡剂的反流和食管与胃连接部的组织结构做出判断,并能观察到食管裂孔疝等先天性疾患,检查前禁食 3~4 h,分次给予相当于正常摄食量的钡剂(表 13-1)。

表 13-1　GRE X 射线分级

分级	表现
0 级	无胃内容物反流入食管下端
1 级	少量胃内容物反流入食管下端
2 级	反流至食管,相当于主动脉弓部位
3 级	反流至咽部
4 级	频繁反流至咽部,且伴有食管运动障碍
5 级	反流至咽部,且有钡剂吸入

(二)食管 pH 动态监测

将微电极放置在食管括约肌的上方,24 h 连续监测食管下端 pH,如有酸性 ER 发生则 pH 下降。通过计算机分析可反映 GER 的发生频率、时间,反流物在食管内停留的状况以及反流与起居活动、临床症状之间的关系,借助一些评分标准,可区分生理性和病理性反流,是目前最可靠的诊断方法。

(三)食管动力功能检查

应用低顺应性灌注导管系统和腔内微型传感器导管系统等测压设备,了解食管运动情况及 LES 功能。对于 LES 压力正常患儿应连续测压,动态观察食管运动功能。

(四)食管内镜检查及黏膜活检

可确定是否存在食管炎病变及 Barrette 食管。内镜下食管炎可分为 3 度:Ⅰ度为充血;Ⅱ度为糜烂和(或)浅溃疡;Ⅲ度为溃疡和域狭窄。

(五)胃-食管同位素闪烁扫描

口服或胃管内注入含有^{99m}Tc 标记的液体,应用 R 照相机测定食管反流量,可了解食管运动功能,明确呼吸道症状与 GER 的关系。

(六)超声学检查

B 型超声可检测食管腹段的长度、黏膜纹理状况、食管黏膜的抗反流作用,同时可探查有无食管裂孔疝。

五、鉴别诊断

(1)以呕吐为主要表现的新生儿、小婴儿应排除消化道器质性病变,如肠旋转不良、肠梗阻、先天性幽门肥厚性狭窄、胃扭转等。

(2)对反流性食管炎伴并发症的患儿,必须排除由于物理性、化学性、生物性等致病因素引起组织损伤而出现的类似症状。

六、治疗

治疗的目的是缓解症状,改善生活质量,防治并发症。

(一)一般治疗

1.体位治疗

将床头抬高 15°～30°,婴儿采用仰卧位,年长儿左侧卧位。

2.饮食治疗

适当增加饮食的稠厚度,少量多餐,睡前避免进食。低脂、低糖饮食,避免过饱。肥胖患儿应控制体重。避免食用辛辣食品、巧克力、酸性饮料、高脂饮食。

(二)药物治疗

包括 3 类,即促胃肠动力药、抑酸药、黏膜保护剂。

1.促胃肠动力药

能提高 LES 张力,增加食管和胃蠕动,促进胃排空,从而减少反流。①多巴胺受体拮抗剂:多潘立酮(吗叮啉)为选择性、周围性多巴胺受体拮抗剂,促进胃排空,但对食管动力改善不明显。常用剂量为每次 $0.2～0.3$ mg/kg,每日 3 次,饭前半小时及睡前口服。②通过乙酰胆碱起作用的药物:西沙必利(普瑞博思),为新型全胃肠动力剂,是一种非胆碱能非多巴胺拮抗剂。主要作用于消化道壁肌间神经丛运动神经元的 5-羟色胺受体,增加乙酰胆碱释放,从而诱导和加强胃肠道生理运动。常用剂量为每次 $0.1～0.2$ mg/kg,3 次/日口服。

2.抗酸和抑酸药

主要作用为抑制酸分泌以减少反流物对食管黏膜的损伤,提高 LES 张力。①抑酸药:H_2 受体拮抗剂,常用西咪替丁、雷尼替丁;质子泵抑制剂,奥美拉唑(洛赛克)。②中和胃酸药:如氢氧化铝凝胶,多用于年长儿。

3.黏膜保护剂

如:硫酸铝、硅酸铝盐、磷酸铝等。

4.外科治疗

采用上述治疗后,大多数患儿症状能明显改善和痊愈。具有下列指征可考虑外科手术:①内科治疗 6～8 周无效,有严重并发症(消化道出血、营养不良、生长发育迟缓)。②严重食管炎伴溃疡、狭窄或发现有食管裂孔疝者。③有严重的呼吸道并发症,如呼吸道梗阻、反复发作吸入性肺炎或窒息、伴支气管肺发育不良者。④合并严重神经系统疾病。

(高作良)

第三节 小儿胃炎

胃炎是指由各种物理性、化学性或生物性有害因子引起的胃黏膜或胃壁炎症性改变的一种疾病。在我国小儿人群中胃炎的确切患病率不清。根据病程分为急性和慢性两种,后者发病率高。

一、诊断依据

(一)病史

1.发病诱因

对于急性胃炎应首先了解患儿近期有无急性严重感染、中毒、创伤及精神过度紧张等,有无误服强酸、强碱及其他腐蚀剂或毒性物质等。对于慢性胃炎而言不良的饮食习惯是主要原因,应了解患儿饮食有无规律、有无偏食、挑食;了解患儿有无过冷、过热饮食,有无食用辣椒、咖啡、浓茶等刺激性调味品,有无食用粗糙的难以消化的食物;了解患儿有无服用非甾体类消炎药或肾上腺皮质激素类药物等;还要了解患儿有无对牛奶或其他奶制品过敏等。

2.既往史

有无慢性疾病史,如慢性肾炎、尿毒症、重症糖尿病、肝胆系统疾病、儿童结缔组织疾病等;有无家族性消化系统疾病史;有无十二指肠-胃反流病史等。

(二)临床表现

1.急性胃炎

多急性起病,表现为上腹饱胀、疼痛、嗳气、恶心及呕吐,呕吐物可带血呈咖啡色,也可发生较多出血,表现为呕血及黑便。呕吐严重者可引起脱水、电解质及酸碱平衡紊乱。失血量多者可出现休克表现。有细菌感染者常伴有发热等全身中毒症状。

2.慢性胃炎

常见症状有腹痛、腹胀、呃逆、反酸、恶心、呕吐、食欲缺乏、腹泻、无力、消瘦等。反复腹痛是小儿就诊的常见原因,年长儿多可指出上腹痛,幼儿及学龄前儿童多指脐周不适。

(三)体格检查

1.急性胃炎

可表现为上腹部或脐周压痛。呕吐严重者可出现脱水、酸中毒体征,如呼吸深快、口渴、口唇黏膜干燥且呈樱红色、皮肤弹性差、尿少等。并发较大量消化道出血时可有贫血或休克表现。

2.慢性胃炎

一般无明显特殊体征,部分患儿可表现为消瘦、面色苍黄、舌苔厚腻、腹胀、上腹部或脐周轻度压痛等。

(四)并发症

长期慢性呕吐、食欲缺乏可引起消瘦或营养不良,严重呕吐可引起脱水、酸中毒和电解质紊乱,长期慢性小量失血可引起贫血,大量失血可引起休克。

(五)辅助检查

1.胃镜检查

可见黏膜广泛充血、水肿、糜烂、出血,有时可见黏膜表面的黏液斑或反流的胆汁。幽门螺杆菌(Hp)感染性胃炎时,可见到胃黏膜微小结节形成(又称胃窦小结节或淋巴细胞样小结节增生)。同时可取病变部位组织进行 Hp 或病理学检查。

2.X 线上消化道钡餐造影

胃窦部有浅表炎症者有时可呈胃窦部激惹征,黏膜纹理增粗、迂曲、锯齿状,幽门前区呈半收缩状态,可见不规则痉挛收缩。气、钡双重造影效果较好。

3.实验室检查

(1)幽门螺杆菌检测方法有胃黏膜组织切片染色与培养、尿素酶试验、血清学检测、核素标记尿素呼吸试验。

(2)胃酸测定:多数浅表性胃炎患儿胃酸水平与胃黏膜正常小儿相近,少数慢性浅表性胃炎患儿胃酸降低。

(3)胃蛋白酶原测定:一般萎缩性胃炎中影响其分泌的程度不如盐酸明显。

(4)内因子测定:检测内因子水平有助于萎缩性胃炎和恶性贫血的诊断。

二、诊断中的临床思维

典型的胃炎根据病史、临床表现、体检、X 线钡餐造影、纤维胃镜及病理学检查基本可确诊。但由于引起小儿腹痛的病因很多,急性发作的腹痛必须与外科急腹症、肝、胆、胰、肠等腹内脏器的器质性疾病以及腹型过敏性紫癜等鉴别。慢性反复发作的腹痛应与肠道寄生虫、肠痉挛等鉴别。

(一)急性阑尾炎

该病疼痛开始可在上腹部,常伴有发热,部分患儿呕吐,典型疼痛部位以右下腹为主,呈持续性,有固定压痛点、反跳痛及腹肌紧张、腰大肌试验阳性等体征,白细胞总数及中性粒细胞增高。

（二）过敏性紫癜

腹型过敏性紫癜由于肠壁水肿、出血、坏死等可引起阵发性剧烈腹痛，常位于脐周或下腹部，可伴有呕吐或吐咖啡色物，部分患儿可有黑便或血便。但该病患儿可出现典型的皮肤紫癜、关节肿痛、血尿及蛋白尿等。

（三）肠蛔虫症

常有不固定腹痛、偏食、异食癖、恶心、呕吐等消化道功能紊乱症状，有时出现全身过敏症状。往往有吐、排虫史，粪便查找虫卵，驱虫治疗有效等可协助诊断。

（四）肠痉挛

婴儿多见，可出现反复发作的阵发性腹痛，腹部无特异性体征，排气、排便后可缓解。

（五）心理因素所致非特异性腹痛

心理因素所致非特异性腹痛是一种常见的儿童期身心疾病。病因不明，与情绪改变、生活事件、精神紧张、过度焦虑等有关。表现为弥漫性、发作性腹痛，持续数十分钟或数小时而自行缓解，可伴有恶心、呕吐等症状。临床及辅助检查往往无阳性发现。

三、治疗

（一）急性胃炎

1.一般治疗

病儿应注意休息，进食清淡流质或半流质饮食，必要时停食1～2餐。药物所致急性胃炎首先停用相关药物，避免服用一切刺激性食物。及时纠正水、电解质紊乱。有上消化道出血者应卧床休息，保持安静，检测生命体征及呕吐与黑便情况。

2.药物治疗

分4类。

（1）H_2受体拮抗药：常用西咪替丁，每日10～15 mg/kg，分1～2次静脉滴注或分3～4次每餐前或睡前口服；雷尼替丁，每日3～5 mg/kg，分2次或睡前1次口服。

（2）质子泵抑制剂：常用奥美拉唑（洛赛克），每日0.6～0.8 mg/kg，清晨顿服。

（3）胃黏膜保护药：可选用硫糖铝、十六角蒙脱石粉、麦滋林-S颗粒剂等。

（4）抗生素：合并细菌感染者应用有效抗生素。

3.对症治疗

主要针对腹痛、呕吐和消化道出血的情况。

（1）腹痛：腹痛严重且除外外科急腹症者可酌情给予抗胆碱能药，如10％颠茄合剂、甘颠散、溴丙胺太林、山莨菪碱、阿托品等。

（2）呕吐：呕吐严重者可给予爱茂尔、甲氧氯普胺、多潘立酮等药物止吐。注意纠正脱水、酸中毒和电解质紊乱。

（3）消化道出血：可给予卡巴克洛或凝血酶等口服或灌胃局部止血，必要时内镜止血。注意补充血容量，纠正电解质紊乱等。有休克表现者，按失血性休克处理。

（二）慢性胃炎

1.一般治疗

慢性胃炎又称特发性胃炎，缺乏特殊治疗方法，以对症治疗为主。养成良好的饮食习惯及生活规律，少吃生冷及刺激性食物。停用能损伤胃黏膜的药物。

2.病因治疗

对感染性胃炎应使用敏感的抗生素。确诊为Hp感染者可给予阿莫西林、庆大霉素等口服治疗。

3.药物治疗

分4类。

(1)对症治疗:有餐后腹痛、腹胀、恶心、呕吐者,用胃肠动力药。如多潘立酮(吗丁啉),每次0.1 mg/kg,3～4次/d,餐前15～30 min服用。腹痛明显者给予抗胆碱能药,以缓解胃肠平滑肌痉挛。可用硫酸阿托品,每次0.01 mg/kg,皮下注射。或溴丙胺太林,每次0.5 mg/kg,口服。

(2)黏膜保护药:胶体次枸橼酸铋,6～8 mg/(kg·d),分2次服用。大剂量铋剂对肝、肾和中枢神经系统有损伤,故连续使用本剂一般限制在4～6周之内为妥。硫糖铝(胃溃宁),10～25 mg/(kg·d),分3次餐前2 h服用,疗程4～8周,肾功能不全者慎用。麦滋林-S,每次30～40 mg/kg,口服3次/d,餐前服用。

(3)抗酸药:一般慢性胃炎伴有反酸者可给予中和胃酸药,如氢氧化铝凝胶、复方氢氧化铝片(胃舒平),于餐后1 h服用。

(4)抑酸药:仅用于慢性胃炎伴有溃疡病、严重反酸或出血时,疗程不超过2周。H_2受体拮抗药,西咪替丁10～15 mg/(kg·d),分2次口服,或睡前一次服用。雷尼替丁4～6 mg/(kg·d),分2次服或睡前一次服用。质子泵抑制药,如奥美拉唑(洛赛克)0.6～0.8 mg/kg,清晨顿服。

四、治疗中的临床思维

(1)绝大多数急性胃炎患儿经治疗在1周左右症状消失。

(2)急性胃炎治愈后若不注意规律饮食和卫生习惯,或在服用能损伤胃黏膜的药物时仍可急性发作。在有严重感染等应急状态下更易复发,此时可短期给予H_2受体拮抗药预防应急性胃炎的发生。

(3)慢性胃炎患儿因缺乏特异性治疗,消化系统症状可反复出现,造成患儿贫血、消瘦、营养不良、免疫力低下等。可酌情给予免疫调节药治疗。

(4)小儿慢性胃炎胃酸分泌过多者不多见,因此要慎用抗酸药。主要选用饮食治疗。避免医源性因素,如频繁使用糖皮质激素或非甾体类消炎药等。

(高作良)

第四节　消化性溃疡

消化性溃疡(peptic ulcer)是指胃和十二指肠的慢性溃疡。各年龄均可发病,学龄儿童多见,婴幼儿多为继发性溃疡,胃溃疡和十二指肠溃疡发病率相近;年长儿多为原发性十二指肠溃疡,男孩多于女孩。

一、病因和发病机制

原发性消化性溃疡的病因复杂,与诸多因素有关,确切发病机制至今尚未完全阐明,目前认为溃疡的形成是由于对胃和十二指肠黏膜有损害作用的侵袭因子(酸、胃蛋白酶、胆盐、药物、微生物及其他有害物质)与黏膜自身的防御因素(黏膜屏障、黏液重碳酸盐屏障、黏膜血流量、细胞更新、前列腺素、表皮生长因子等)之间失去平衡的结果。

(一)胃酸和胃蛋白酶

胃酸和胃蛋白酶是胃液的主要成分,也是对胃和十二指肠黏膜有侵袭作用的主要因素。十二指肠溃疡患者基础胃酸、壁细胞数量及壁细胞对刺激物质的敏感性均高于正常人,且胃酸分泌的正常反馈抑制亦发生缺陷,故酸度增高是形成溃疡的重要原因。因胃酸分泌随年龄而增加,因此年长儿消化性溃疡发病率较婴幼儿为高。胃蛋白酶不仅能水解食物蛋白质的肽链,也能裂解胃液中的糖蛋白、脂蛋白及结缔组织、破坏黏膜屏障。消化性溃疡患者胃液中蛋白酶及血清胃蛋白酶原水平均高于正常人。

(二)胃和十二指肠黏膜屏障

胃和十二指肠黏膜在正常情况下,被其上皮所分泌的黏液覆盖,黏液与完整的上皮细胞膜及细胞间连接形成一道防线,称黏液—黏膜屏障,能防止食物的机械摩擦,阻抑和中和腔内H^+反渗至黏膜,上皮细

分泌黏液和 HCO_3^-，可中和弥散来的 H^+。在各种攻击因子的作用下，这一屏障功能受损，即可影响黏膜血循环及上皮细胞的更新，使黏膜缺血、坏死而形成溃疡。

（三）幽门螺杆菌（helicobacter pylori，Hp）感染

小儿十二指肠溃疡幽门螺杆菌检出率约为 52.6％～62.9％，被根除后复发率即下降，说明幽门螺杆菌在溃疡病发病机制中起重要作用。

（四）遗传因素

消化性溃疡属常染色体显性遗传病，20％～60％患儿有家族史，O 型血的人十二指肠溃疡或胃溃疡发病率较其他型的人高，2/3 的十二指肠溃疡患者家族血清胃蛋白酶原升高。

（五）其他

外伤、手术后、精神刺激或创伤；暴饮暴食，过冷、油炸食品；对胃黏膜有刺激性的药物如阿司匹林、非甾体抗炎药、肾上腺皮质激素等。继发性溃疡是由于全身疾病引起的胃、十二指肠黏膜局部损害，见于各种危重疾病所致的应激反应。

二、病理

新生儿和婴儿多为急性溃疡，溃疡为多发性，易穿孔，亦易愈合。年长儿多为慢性，单发。十二指肠溃疡好发于球部，胃溃疡多发生在胃窦、胃体交界的弯侧。溃疡大小不等，胃镜下观察呈圆形或不规则圆形，也有呈椭圆形或线形，底部有灰白苔，周围黏膜充血、水肿。球部因黏膜充血、水肿，或因多次复发后，纤维组织增生和收缩而导致球部变形，有时出现假憩室。胃和十二指肠同时有溃疡存在时称复合溃疡。

三、临床表现

年龄不同，临床表现多样，年龄越小，越不典型。

（一）年长儿

以原发性十二指肠溃疡多见，主要表现为反复发作脐周及上腹部胀痛、烧灼感，饥饿时或夜间多发；严重者可出现呕血、便血、贫血；部分病例可有穿孔，穿孔时疼痛剧烈并放射至背部。也有仅表现为贫血、粪便潜血试验阳性者。

（二）学龄前期

多数为十二指肠溃疡。上腹部疼痛不如年长儿典型，常为不典型的脐周围疼痛，多为间歇性。进食后疼痛加重，呕吐后减轻。消化道出血亦常见。

（三）婴幼儿期

十二指肠溃疡略多于胃溃疡。发病急，首发症状可为消化道出血或穿孔。主要表现为食欲差，进食后呕吐。腹痛较为明显，不很剧烈。多在夜间发作，吐后减轻，腹痛与进食关系不密切。可发生呕血、便血。

（四）新生儿期

应激性溃疡多见，常见原发病有：早产儿窒息缺氧、败血症、低血糖、呼吸窘迫综合征和中枢神经系统疾病等。多数为急性起病，呕血、黑便。生后 24～48 h 亦可发生原发性溃疡，突然出现消化道出血、穿孔或两者兼有。

四、并发症

主要为出血、穿孔和幽门梗阻。常可伴发缺铁性贫血。重症可出现失血性休克。如溃疡穿孔至腹腔或邻近器官，可出现腹膜炎、胰腺炎等。

五、实验室及辅助检查

（一）粪便隐血试验

素食 3d 后检查，阳性者提示溃疡有活动性。

（二）胃液分析

用五肽胃泌素法观察基础酸排量和酸的最大分泌量，十二指肠溃疡患儿明显增高。但有的胃溃疡患者胃酸正常或偏低。

（三）幽门螺杆菌检测方法

可通过胃黏膜组织切片染色与培养，尿素酶试验，核素标记尿素呼吸试验检测 Hp。或通过血清学检测抗 Hp 的 IgG～IgA 抗体，PCR 法检测 Hp 的 DNA。

（四）胃肠 X 线钡餐造影

发现胃和十二指肠壁龛影可确诊；溃疡对侧切迹，十二指肠球部痉挛、畸形对本病有诊断参考价值。

（五）纤维胃镜检查

纤维胃镜检查是当前公认诊断溃疡病准确率最高的方法。内窥镜观察可估计溃疡灶大小、溃疡周围炎症的轻重、溃疡表面有无血管暴露和评估药物治疗的效果，同时又可采取黏膜活检做病理组织学和细菌学检查。

六、诊断和鉴别诊断

诊断主要依靠症状、体征、X 线检查及纤维胃镜检查。由于小儿消化性溃疡的症状和体征不如成人典型，常易误诊和漏诊，对有临床症状的患儿应及时进行胃镜检查，尽早明确诊断。有腹痛者应与肠痉挛、蛔虫症、结石等鉴别；有呕血者在新生儿和小婴儿与新生儿出血症、食管裂孔疝、败血症鉴别；年长儿与食管静脉曲张破裂及全身出血性疾病鉴别。便血者与肠套叠、憩室、息肉、过敏性紫癜鉴别。

七、治疗

原则是消除症状，促进溃疡愈合，防止并发症的发生。

（一）一般治疗

饮食定时定量，避免过饥、过饱、过冷，避免过度疲劳及精神紧张。注意饮食，禁忌吃刺激性强的食物。

（二）药物治疗

1. 抗酸和抑酸剂

目的是减低胃、十二指肠液的酸度，缓解疼痛，促进溃疡愈合。

（1）H_2 受体拮抗剂：可直接抑制组织胺、阻滞乙酰胆碱和胃泌素分泌，达到抑酸和加速溃疡愈合的目的。常用西咪替丁（cimetidine），10～15mg/（kg·d），分 4 次于饭前 10min 至 30min 口服；雷尼替丁（ranitidine），3～5mg/（kg·d），每 12 小时一次，或每晚一次口服；或将上述剂量分 2～3 次，用 5%～10% 葡萄糖液稀释后静脉滴注，肾功能不全者剂量减半。疗程均为 4～8 周。

（2）质子泵抑制剂：作用于胃黏膜壁细胞，降低壁细胞中的 H^+、K^+-ATP 酶活性，阻抑 H^+ 从细胞浆内转移到胃腔而抑制胃酸分泌。常用奥美拉唑（omeprazole），剂量为 0.7mg/（kg·d），清晨顿服，疗程 2～4 周。

2. 胃黏膜保护剂

（1）硫糖铝：常用剂量为 10～25mg/（kg·d），分 4 次口服，疗程 4～8 周。肾功能不全者禁用。

（2）枸橼酸铋钾：剂量 6～8mg/（kg·d），分 3 次口服，疗程 4～6 周。本药有导致神经系统不可逆损害和急性肾衰竭等不良反应，长期大剂量应用时应谨慎，最好有血铋监测。

（3）呋喃唑酮：剂量 5～10mg/（kg·d），分 3 次口服，连用 2 周。

（4）蒙脱石粉：麦滋林-S（marzulene-S）颗粒剂亦具有保护胃黏膜、促进溃疡愈合的作用。

3. 抗幽门螺杆菌治疗

幽门螺杆菌与小儿消化性溃疡的发病密切相关，根除幽门螺杆菌可显著地降低消化性溃疡的复发率和并发症的发生率。临床上常用的药物有：枸橼酸铋钾 6～8mg/（kg·d）；羟氨苄青霉素 50mg/（kg·d）；克拉霉素 15～30mg/（kg·d）；甲硝唑 25～30mg/（kg·d）。

由于幽门螺杆菌栖居部位环境的特殊性，不易被根除，目前多主张联合用药（二联或三联）。以铋剂为中心药物的治疗方案为：枸橼酸铋钾 6 周＋羟氨苄青霉素 4 周，或＋甲硝唑 2～4 周，或＋呋喃唑酮 2 周。

亦有主张使用短程低剂量二联或三联疗法者,即奥美拉唑＋羟氨苄青霉素或克拉霉素2周,或奥美拉唑＋克拉霉素＋甲硝唑2周,根除率可达95％以上。

（三）外科治疗

外科治疗的指征为:①急性大出血。②急性穿孔。③器质性幽门梗阻。

（高作良）

第五节　婴幼儿腹泻病

婴幼儿腹泻病(diarrhea disease),是一组由多病原、多因素引起的以腹泻为主要临床表现的消化道疾病。近年来本病发病率及病死率已明显降低,但仍是婴幼儿的重要常见病和死亡病因。2岁以下多见,约半数为1岁以内。

一、病因

（一）易感因素

(1)婴幼儿期生长发育快,所需营养物质相对较多,胃肠道负担重,经常处于紧张的工作状态,易发生消化功能紊乱。

(2)消化系统发育不成熟,胃酸和消化酶分泌少,消化酶活性低,对食物质和量的变化耐受力差;胃内酸度低,胃排空较快,对进入胃内的细菌杀灭能力弱。

(3)血清免疫球蛋白(尤以IgM和IgA)和肠道分泌型IgA均较低。

(4)正常肠道菌群对入侵的病原体有拮抗作用,而新生儿正常肠道菌群尚未建立,或因使用抗生素等引起肠道菌群失调,易患肠道感染。

(5)人工喂养:母乳中含有大量体液因子(SIgA、乳铁蛋白)、巨噬细胞和粒细胞、溶菌酶、溶酶体,有很强的抗肠道感染作用。家畜乳中虽有某些上述成分,但在加热过程中被破坏,而且人工喂养的食物和食具极易受污染,故人工喂养儿肠道感染发生率明显高于母乳喂养儿。

（二）感染因素

1.肠道内感染

肠道内感染可由病毒、细菌、真菌、寄生虫引起,以前两者多见,尤其是病毒。

1)病毒感染:人类轮状病毒(human rotavirus)是婴幼儿秋冬季腹泻的最常见的病原;诺沃克病毒(Norwalk virus)多侵犯儿童及成人;其他如埃可病毒、柯萨奇病毒、腺病毒、冠状病毒等都可引起肠道内感染。

2)细菌感染(不包括法定传染病)。

(1)大肠杆菌:①致病性大肠杆菌:近年来由此菌引起的肠炎已较少见,但仍可在新生儿室流行。②产毒性大肠杆菌:是较常见的引起肠炎的病原。③出血性大肠杆菌:可产生与志贺菌相似的肠毒素而致病。④侵袭性大肠杆菌:可侵入结肠黏膜引起细菌性痢疾样病变和临床症状。⑤黏附-集聚性大肠杆菌:黏附于下段小肠和结肠黏膜而致病。

(2)空肠弯曲菌:又名螺旋菌或螺杆菌,是肠炎的重要病原菌,可侵入空肠、回肠、结肠。有些菌株可产生肠毒素。

(3)耶尔森菌:为引起肠炎较常见的致病菌。

(4)其他细菌和真菌:鼠伤寒杆菌、变形杆菌、绿脓杆菌和克雷伯杆菌等有时可引起腹泻,在新生儿较易发病。长期应用广谱抗生素引起肠道菌群失调,可诱发白色念珠菌、金葡菌、难辨梭状芽孢杆菌、变形杆菌、绿脓杆菌等引起的肠炎。长期用肾上腺皮质激素使机体免疫功能下降,易发生白色念珠菌或其他条件致病菌肠炎。

3)寄生虫感染:如梨形鞭毛虫、结肠小袋虫等。

2.肠道外感染

患中耳炎、上呼吸道感染、肺炎、肾盂肾炎、皮肤感染、急性传染病等可出现腹泻。肠道外感染的某些病原体(主要是病毒)也可同时感染肠道引起腹泻。

(三)非感染因素

1.饮食因素

(1)喂养不当可引起腹泻,多为人工喂养儿。

(2)过敏性腹泻,如对牛奶或大豆过敏而引起腹泻。

(3)原发性或继发性双糖酶(主要为乳糖酶)缺乏或活性降低,肠道对糖的消化吸收不良而引起腹泻。

2.气候因素

腹部受凉使肠蠕动增加,天气过热使消化液分泌减少,而由于口渴、吃奶过多,增加消化道负担而致腹泻。

3.精神因素

精神紧张致胃肠道功能紊乱,也可引起腹泻。

二、发病机制

导致腹泻的机制有:①渗透性腹泻:因肠腔内存在大量不能吸收的具有渗透活性的物质而引起的腹泻。②分泌性腹泻:肠腔内电解质分泌过多而引起的腹泻。③渗出性腹泻:炎症所致的液体大量渗出而引起的腹泻。④动力性腹泻:肠道运动功能异常而引起的腹泻。但临床上不少腹泻并非由某种单一机制引起,而是在多种机制共同作用下发生的。

(一)非感染性腹泻

由于饮食量和质不恰当,食物消化、吸收不良,积滞于小肠上部,致酸度减低,肠道下部细菌上窜并繁殖(即内源性感染),使消化功能更加紊乱。在肠内可产生小分子短链有机酸,使肠腔内渗透压增高,加之食物分解后腐败性毒性产物刺激肠道,使肠蠕动增加,而致腹泻。

(二)感染性腹泻

1.细菌肠毒素作用

有些肠道致病菌分泌肠毒素,细菌不侵入肠黏膜组织,仅接触肠道表面,一般不造成肠黏膜组织学损伤。肠毒素抑制小肠绒毛上皮细胞吸收 Na^+、Cl^- 及水,促进肠腺分泌 Cl^-,使肠液中 Na^+、Cl^-、水分增加,超过结肠的吸收限度而导致腹泻,排大量无脓血的水样便,并可导致脱水、电解质紊乱。

2.细菌侵袭肠黏膜作用

有些细菌可侵入肠黏膜组织,造成广泛的炎症反应,如充血、水肿、炎症细胞浸润、溃疡、渗出。大便初为水样,后以血便或黏冻状大便为主。大便常规检查与菌痢同。可有高热、腹痛、呕吐、里急后重等症状。

3.病毒性肠炎

轮状病毒颗粒侵入小肠绒毛的上皮细胞,小肠绒毛肿胀缩短、脱落,绒毛细胞毁坏后其修复功能不全,使水、电解质吸收减少,而导致腹泻。肠腔内的碳水化合物分解吸收障碍,又被肠道内细菌分解,产生有机酸,增加肠内渗透压,使水分进入肠腔而加重腹泻。轮状病毒感染仅有肠绒毛破坏,故粪便镜检阴性或仅有少量白细胞。

三、临床表现

(一)各类腹泻的临床表现

1.轻型腹泻

多为饮食因素或肠道外感染引起。每天大便多在 10 次以下,呈黄色或黄绿色,稀糊状或蛋花汤样,有酸臭味,可有少量黏液及未消化的奶瓣。大便镜检可见大量脂肪球。无中毒症状,精神尚好,无明显脱水、电解质紊乱。多在数日内痊愈。

2.重型腹泻

多由肠道内感染所致。有以下 3 组症状。

1）严重的胃肠道症状：腹泻频繁，每日大便 10 次以上，多者可达数十次。大便水样或蛋花汤样，有黏液，量多，倾泻而出。粪便镜检有少量白细胞。伴有呕吐，甚至吐出咖啡渣样物。

2）全身中毒症状：发热，食欲低下，烦躁不安，精神萎靡，嗜睡，甚至昏迷、惊厥。

3）水、电解质、酸碱平衡紊乱症状。

（1）脱水：由于吐泻丧失体液和摄入量减少所致。由于体液丢失量的不同及水与电解质丢失的比例不同，可造成不同程度、不同性质的脱水。

（2）代谢性酸中毒：重型腹泻都有代谢性酸中毒，脱水越重酸中毒也越重，原因是①腹泻时，大量碱性物质如 Na^+、K^+ 随大便丢失。②进食少和肠吸收不良，使脂肪分解增加，产生大量中间代谢产物——酮体。③失水时血液变稠，血流缓慢，组织缺氧引起乳酸堆积和肾血流量不足，排酸保碱功能低下。

（3）低钾血症：胃肠道分泌液中含钾较多，呕吐和腹泻可致大量失钾；腹泻时进食少，钾的入量不足；肾脏保钾的功能比保留钠差，在缺钾时，尿中仍有一定量的钾排出；由于以上原因，腹泻患儿都有不同程度的缺钾，尤其是久泻和营养不良者。但在脱水、酸中毒未纠正前，体内钾的总量虽然减少，而血钾多数正常。其主要原因是①血液浓缩。②酸中毒时钾从细胞内向细胞外转移。③尿少使钾排出量减少。随着脱水、酸中毒的纠正，血钾被稀释，输入的葡萄糖合成糖原使钾从细胞外向细胞内转移；同时由于利尿后钾排出增加，腹泻不止时从大便继续失钾，因此血钾继续降低。

（4）低钙和低镁血症：进食少，吸收不良，由大便丢失钙、镁，使体内钙、镁减少，但一般为轻度缺乏。久泻或有活动性佝偻病者血钙低。但在脱水时，由于血液浓缩，体内钙总量虽低，而血钙浓度不低；酸中毒可使钙离子增加，故可不出现低钙症状。脱水和酸中毒被纠正后，血液稀释，离子钙减少，可出现手足搐搦和惊厥。极少数久泻和营养不良者，偶见低镁症状，故当输液后出现震颤、手足搐搦或惊厥，用钙治疗无效时，应想到可能有低镁血症。

3.迁延性和慢性腹泻

病程连续超过 2 周者称迁延性腹泻，超过 2 个月者称慢性腹泻。多与营养不良和急性期未彻底治疗有关，以人工喂养儿多见。凡迁延性腹泻，应注意检查大便中有无真菌孢子和菌丝及梨形鞭毛虫。应仔细查找引起病程迁延和转为慢性的原因。

（二）不同病因所致肠炎的临床特点

1.轮状病毒肠炎

又称秋季腹泻。多发生在秋冬季节。多见于 6 个月至 2 岁小儿，起病急，常伴发热和上呼吸道感染症状，多先有呕吐，每日大便 10 次以上甚至数十次，量多，水样或蛋花汤样，黄色或黄绿色，无腥臭味，常出现水及电解质紊乱。近年报道，轮状病毒感染亦可侵犯多个脏器，偶可产生神经系统症状，如惊厥等；50% 左右患儿血清心肌酶谱异常，提示心肌受累。本病为自限性疾病，病程多为 3～8 d。大便镜检偶见少量白细胞。血清抗体一般在感染后 3 周上升。

2.三种类型大肠杆菌肠炎

（1）致病性大肠杆菌肠炎：以 5～8 月份多见。年龄多小于 1 岁，起病较缓，大便每日 5～10 次，黄绿色蛋花汤样，量中等，有霉臭味和较多黏液。镜检有少量白细胞。常有呕吐，多无发热和全身症状。重者可有脱水、酸中毒及电解质紊乱。病程 1～2 周。

（2）产毒性大肠杆菌肠炎：起病较急。重者腹泻频繁，大便量多，呈蛋花汤样或水样，有黏液，镜检偶见白细胞。可发生脱水、电解质紊乱、酸中毒。也有轻症者。一般病程约 5～10 d。

（3）侵袭性大肠杆菌肠炎：起病急，高热，腹泻频繁，大便黏冻状，含脓血。常有恶心、呕吐、腹痛，可伴里急后重。全身中毒症状严重，甚至休克。临床症状与大便常规化验不能与菌痢区别，需做大便细菌培养加以鉴别。

3. 鼠伤寒沙门菌小肠结肠炎

鼠伤寒沙门菌小肠结肠炎是小儿沙门菌感染中最常见者。全年均有发生,以6～9月发病率最高。年龄多为2岁以下,小于1岁者占1/2～1/3。很多家禽、家畜、鼠、鸟、冷血动物是自然宿主。蝇、蚤可带菌传播。经口感染。起病较急,主要症状为腹泻,有发热、厌食、呕吐、腹痛等。大便一般每日6～10次,重者每日可达30次以上。大便初为黄绿色稀水便或黏液便,病程迁延时呈深绿色黏液脓便或脓血便。大便镜检有多量白细胞及红细胞。轻症排出数次不成形大便后即痊愈。腹泻频繁者迅速出现严重中毒症状、明显脱水及酸中毒,甚至发生休克和DIC。少数重者呈伤寒败血症症状,并出现化脓灶。一般病程约2～4周。

4. 金黄色葡萄球菌肠炎

多因长期应用广谱抗生素引起肠道菌群失调,使耐药的金葡菌在肠道大量繁殖,侵袭肠壁而致病。腹泻为主要症状,轻症日泻数次,停药后即逐渐恢复。重症腹泻频繁,大便有腥臭味,水样,黄或暗绿似海水色,黏液较多,有假膜出现,少数有血便,伴有腹痛和中毒症状,如发热、恶心、呕吐、乏力、谵妄,甚至休克。大便镜检有大量脓细胞和成簇的革兰氏阳性球菌。大便培养有金葡菌生长,凝固酶阳性。

5. 真菌性肠炎

多见于2岁以下,常为白色念珠菌所致。主要症状为腹泻,大便稀黄,有发酵气味,泡沫较多,含黏液,有时可见豆腐渣样细块(菌落),偶见血便。大便镜检可见真菌孢子和假菌丝,真菌培养阳性,常伴鹅口疮。

四、实验室检查

(一)轮状病毒检测

1. 电镜检查

采集急性期(起病3 d以内)粪便的滤液或离心上清液染色后电镜检查,可查见该病毒。

2. 抗体检查

(1)补体结合反应:以轮状病毒阳性大便作抗原,作补体结合试验,阳性率较高。

(2)酶联免疫吸附试验(ELISA):能检出血清中IgM抗体。较补体结合法更敏感。

(二)细菌培养

可从粪便中培养出致病菌。

(三)真菌检测

(1)涂片检查:从大便中找真菌,发现念珠菌孢子及假菌丝则对诊断有帮助。

(2)可做培养和病理组织检查。

(3)免疫学检查。

五、诊断和鉴别诊断

根据发病季节、病史(包括喂养史和流行病学资料)、临床表现和大便性状可以作出临床诊断。必须判定有无脱水(程度和性质)、电解质紊乱和酸碱失衡。积极寻找病因。需要和以下疾病鉴别。

(一)生理性腹泻

多见于6个月以下婴儿,外观虚胖,常有湿疹。生后不久即腹泻,但除大便次数增多外,无其他症状,食欲好,生长发育正常,到添加辅食后便逐渐转为正常。

(二)细菌性痢疾

常有接触史,发热、腹痛、脓血便、里急后重等症状及大便培养可资鉴别。

(三)坏死性肠炎

中毒症状严重,腹痛、腹胀、频繁呕吐、高热。大便初为稀水黏液状或蛋花汤样,后为血便或"赤豆汤样"便,有腥臭味,隐血强阳性,重症常有休克。腹部X线检查有助于诊断。

六、治疗

治疗原则为:调整饮食,预防和纠正脱水,合理用药,加强护理,防治并发症。

(一)饮食疗法

应强调继续饮食,满足生理需要。轻型腹泻停止喂不易消化的食物和脂肪类食物。吐泻严重者应暂时禁食,一般不禁水。禁食时间一般不超过 4～6 h。母乳喂养者继续哺乳,暂停辅食。人工喂养者可先给米汤、稀释牛奶、脱脂奶等。

(二)护理

勤换尿布,冲洗臀部,预防上行性泌尿道感染和红臀。感染性腹泻注意消毒隔离。

(三)控制感染

病毒性肠炎不用抗生素,以饮食疗法和支持疗法为主。非侵袭性细菌所致急性肠炎除对新生儿、婴儿、衰弱儿和重症者使用抗生素外,一般也不用抗生素。侵袭性细菌所致肠炎一般需用抗生素治疗。

水样便腹泻患儿多为病毒及非侵袭性细菌所致,一般不用抗生素,应合理使用液体疗法,选用微生态制剂和黏膜保护剂。如伴有明显中毒症状不能用脱水解释者,尤其是对重症患儿、新生儿、小婴儿和衰弱患儿(免疫功能低下)应选用抗生素治疗。

黏液、脓血便患者多为侵袭性细菌感染,应根据临床特点,针对病原经验性选用抗菌药物,再根据大便细菌培养和药敏试验结果进行调整。针对大肠杆菌、空肠弯曲菌、耶尔森菌、鼠伤寒沙门菌所致感染选用庆大霉素、卡那霉素、氨苄青霉素、红霉素、氯霉素、头孢霉素、诺氟沙星、环丙沙星、呋喃唑酮、复方新诺明等。均可有疗效,但有些药如诺氟沙星、环丙沙星等喹诺酮类抗生素小儿一般禁用,卡那霉素、庆大霉素等氨基糖苷类抗生素又可致使耳聋或肾损害,故 6 岁以下小儿禁用。金黄色葡萄球菌肠炎、假膜性肠炎、真菌性肠炎应立即停用原使用的抗生素,根据症状可选用万古霉素、新青霉素、利福平、甲硝唑或抗真菌药物治疗。

(四)液体疗法

1.口服补液

世界卫生组织推荐的口服补液盐(ORS)可用于腹泻时预防脱水以及纠正轻、中度患儿的脱水。新生儿和频繁呕吐、腹胀、休克、心肾功能不全等患儿不宜口服补液。补液步骤除无扩容阶段外,与静脉补液基本相同。

(1)补充累积损失:轻度脱水约为 50 mL/kg,中度脱水约为 80～100 mL/kg,在 8～12 h 内服完。

(2)维持补液阶段:脱水纠正后将 ORS 溶液加等量水稀释后使用。口服液量和速度根据大便量适当增减。

2.静脉补液

中度以上脱水或吐泻严重或腹胀者需静脉补液。

1)第一天(24 h)补液。

(1)输液总量:包括补充累积损失量、继续损失量及生理需要量。按脱水程度定累积损失量,按腹泻轻重定继续损失量,将 3 项加在一起概括为以下总量,可适用于大多数病例,轻度脱水约 90～120 mL/kg,中度脱水约 120～150 mg/kg,重度脱水约 150～180 mL/kg。

(2)溶液种类:按脱水性质而定。补充累积损失量等渗性脱水用 1/2～2/3 张含钠液,低渗性脱水用 2/3 张含钠液,高渗性脱水用 1/3 张含钠液,补充继续损失量用 1/2～1/3 张含钠液,补充生理需要量用 1/4～1/5 张含钠液。根据临床表现判断脱水性质有困难时,可先按等渗性脱水处理。

(3)补液步骤及速度:主要取决于脱水程度和继续损失的量及速度。

扩容阶段:重度脱水有明显周围循环障碍者首先用 2:1 等张含钠液(2 份生理盐水＋1 份1.4% NaHCO₃液)20mg/kg(总量不超过 300 mL),于 30～60 min 内静脉注射或快速点滴,以迅速增加血容量,改善循环功能和肾功能。

以补充累积损失量为主的阶段:在扩容后根据脱水性质选用不同溶液(扣除扩容液量)继续静脉补液。

中度脱水无明显周围循环障碍者不需扩容,可直接从本阶段开始。本阶段(8～12 h)滴速宜稍快,一般为每小时 8～10 mL/kg。

维持补液阶段:经上述治疗,脱水基本纠正后尚需补充继续损失量和生理需要量。输液速度稍放慢,将余量于 12～16h 内滴完,一般约每小时 5 mL/kg。

各例病情不同,进水量不等,尤其是大便量难以准确估算,故需在补液过程中密切观察治疗后的反应,随时调整液体的成分、量和滴速。

(4)纠正酸中毒:轻、中度酸中毒一般无需另行纠正,因在输入的溶液中已有一部分碱性液,而且经过输液后循环和肾功能改善,酸中毒随即纠正。对重度酸中毒可另加碳酸氢钠等碱性液进行纠正。

(5)钾的补充:一般患儿按 3～4 mmol/(kg·d)[约相当于氯化钾 200～300 mg/(kg·d)],缺钾症状明显者可增至 4～6 mmol/(kg·d)[约相当于氯化钾 300～450 mg/(kg·d)]。必须在肾功能恢复较好(有尿)后开始补钾。含钾液体绝对不能静脉推注。若患儿已进食,食量达正常一半时,一般不会缺钾。

(6)钙和镁的补充:一般患儿无需常规服用钙剂。对有营养不良或佝偻病者应早给钙。在输液过程中如出现抽搐,可给 10%葡萄糖酸钙 5～10 mL 静脉缓注,必要时重复使用。若抽搐患儿用钙剂无效,应考虑低血镁的可能,可测血清镁,用 25%硫酸镁每次 0.1 mL/kg,深部肌内注射,每 6 h 一次,每日3～4 次,症状缓解后停用。

(2)第二天以后(24 h 后)的补液:经过 24 h 左右的补液后,脱水、酸中毒、电解质紊乱已基本纠正。以后的补液主要是补充生理需要量和继续损失量,防止发生新的累积损失,继续补钾,供给热量。一般生理需要量按 60～80 mL/(kg·d),用 1/5 张含钠液补充;继续损失量原则上丢多少补多少,如大便量一般,可在 30 mL/(kg·d)以下,用 1/2～1/3 张含钠液补充。生理需要量和继续损失量可加在一起于12～24h 内匀速静点。无呕吐者可改为口服补液。

(五)对症治疗

1.腹泻

对一般腹泻患儿不宜用止泻剂,应着重病因治疗和液体疗法。仅在经过治疗后一般状态好转、中毒症状消失、而腹泻仍频者,可用鞣酸蛋白、次碳酸铋、氢氧化铝等收敛剂。微生态疗法有助于肠道正常菌群的生态平衡,有利于控制腹泻。常用制剂有双歧杆菌、嗜酸乳酸杆菌和粪链球菌制剂。肠黏膜保护剂如蒙脱石粉能吸附病原体和毒素,维持肠细胞的吸收和分泌功能,增强肠道屏障功能,阻止病原微生物的攻击。

2.腹胀

多为肠道细菌分解糖产气而引起,可肌内注射新斯的明,肛管排气。晚期腹胀多因缺钾,宜及早补钾预防。若因中毒性肠麻痹所致腹胀除治疗原发病外可用酚妥拉明。

3.呕吐

多为酸中毒或全身中毒症状,随着病情好转可逐渐恢复。必要时可肌内注射氯丙嗪。

(六)迁延性和慢性腹泻的治疗

迁延性腹泻常伴有营养不良等症,应仔细寻找引起病程迁延的原因,针对病因治疗。

(1)对于肠道内细菌感染,应根据大便细菌培养和药敏试验选用抗生素,切忌滥用,以免引起肠道菌群失调。

(2)调整饮食不宜过快,母乳喂养儿暂停辅食,人工喂养儿可喂酸乳或脱脂乳,口服助消化剂如胃蛋白酶、胰酶等。应用微生态调节剂和肠黏膜保护剂。或辅以静脉营养,补充各种维生素。

(3)有双糖酶缺乏时,暂停乳类,改喂豆浆或发酵奶加葡萄糖。

(4)中医辨证论治,并可配合中药、推拿、捏脊、针灸等。

(高作良)

第六节 上消化道出血

上消化道出血指屈氏韧带以上的消化道,包括食管、胃、十二指肠、上段空肠及肝、胆、胰腺等病变引起的出血,包括胃空肠吻合术后的空肠病变出血,排除口腔、鼻咽、喉部出血和咯血。上消化道出血是儿科临床常见的急症。其常见原因为消化性溃疡、急慢性胃炎、肝硬化合并食管或胃底静脉曲张破裂、胃痛、应激性溃疡等。消化道出血可发生在任何年龄。临床表现为呕血、便血,大量的消化道出血可导致急性贫血及出血性休克。

一、诊断步骤

(一)病史采集要点

上消化道出血可以是显性出血,也可以是隐性出血。其主要症状是呕血。呕血是指上消化道疾病(屈氏韧带以上的消化器官,包括食管、胃、十二指肠、肝、胆、胰疾病)或全身性疾病所致的急性上消化道出血,血液经口腔呕出。呕血或呕红色血液提示上消化道出血常为急性出血,通常来源于动脉血管或曲张静脉。呕咖啡样血系因出血缓慢或停止,红色的血红蛋白受胃酸作用变成褐色的正铁血红素所致。便血常提示下消化道出血,也可因活动性上消化道出血迅速经肠道排出所致。黑便通常提示上消化道出血,但小肠或右半结肠的出血也可有黑便。通常上消化道出血量达 $100 \sim 200$ mL 时才会出现黑便,在一次严重的出血后黑便可持续数日之久,不一定表示持续性出血。隐血试验阴性的黑色粪便可能因摄入铁剂、铋剂或各种食物所致,不应误认为出血所致的黑便。长期隐性出血可发生于消化道的任何部位。

小儿各年龄组消化道出血的常见病因有所不同。新生儿期出血多为出生时咽下母血或新生儿出血症、新生儿败血症、新生儿坏死性小肠结肠炎、新生儿血小板减少性紫癜、胃坏死出血以及严重的酸中毒等。1 个月至 2 岁多为消化性溃疡、反流性食管炎等。2 岁以上多为消化道溃疡、胆管出血。此外,还见于血小板减少性紫癜、过敏性紫癜、血友病以及白血病、胃肠道畸形等,可发生于任何年龄。

有进食或服用制酸剂可缓解的上腹部疼痛史的患者,提示消化性溃疡病。然而许多溃疡病出血的患者并无疼痛史。出血前有呕吐或干呕提示食管的 Mallory—Weiss 撕裂(胃贲门黏膜撕裂综合征),然而有 50% 的撕裂症患者并无这种病史。出血史(如紫癜、淤斑、血尿)可能表明是一种出血素质(如血友病)。服药史可揭示曾使用过破坏胃屏障和损害胃黏膜的药物(如阿司匹林,非甾体类消炎药),服用这些药物的数量和持续时间是重要的。

(二)体格检查

在对患者的生命体征作出评估后,体格检查应包括检查鼻咽部以排除来自鼻和咽部的出血。应寻找外伤的证据,特别是头、胸及腹部。蜘蛛痣、肝脾肿大和腹水是慢性肝病的表现。动静脉畸形尤其是胃肠黏膜的动静脉畸形可能与遗传性出血性毛细血管扩张症(Rendu-Osler-Weber 综合征)有关,其中消化道多发性血管瘤是反复发作性血管瘤的原因。皮肤指甲床和消化道的毛细血管扩张可能与硬皮病或混合性结缔组织病有关。

(三)门诊资料分析

急性消化道出血时,门诊化验应包括血常规、血型、出凝血时间、大便或呕吐物的隐血试验,肝功能及血肌酐、尿素氮等。

对疑有上消化道出血的患者应作鼻胃吸引和灌洗,血性鼻胃吸引物提示上消化道出血,但约 10% 的患者鼻胃吸引物阴性;咖啡样吸引物表明出血缓慢或停止;持续的鲜红色吸引物提示活动性大量出血。鼻胃吸引还有助于监测出血状况。

（四）进一步检查项目

1.内镜检查

在急性上消化道出血时,胃镜检查安全可靠,是当前首选的诊断方法,其诊断价值比 X 线钡剂检查为高,阳性率一般达 80%～90%以上。对一些 X 线钡剂检查不易发现的贲门黏膜撕裂症、糜烂性胃炎、浅溃疡,内镜可迅速作出诊断。X 线检查所发现的病灶(尤其存在两个病灶时),难以辨别该病灶是否为出血原因。而胃镜直接观察,即能确定,并可根据病灶情况作相应的止血治疗。

做纤维胃镜检查时应注意:

(1)胃镜检查的最好时机是在出血后 24～48 h 内进行。如若延误时间,一些浅表性黏膜损害部分或全部修复,从而使诊断的阳性率大大下降。

(2)处于失血性休克的患者,应首先补充血容量,待血压有所平稳后做胃镜较为安全。

(3)事先一般不必洗胃准备,但若出血过多,估计血块会影响观察时,可用冰水洗胃后进行检查。

2.X 线钡剂造影

尽管内镜检查的诊断价值比 X 线钡剂造影优越,但并不能取而代之。对已确定有上消化道出血而全视式内镜检查阴性或不明确的患者,也可考虑进行上消化道钡餐检查,因为一些肠道的解剖部位不能被一般的内镜窥见,而且由于某些内镜医师经验不足,有时会遗漏病变,这些都可通过 X 线钡剂检查得以补救。但在活动性出血后不宜过早进行钡剂造影,否则会引起再出血或加重出血。一般主张在出血停止、病情稳定 3 天后谨慎操作。注意残留钡剂可干扰选择性动脉造影及内镜的检查。

3.放射性核素扫描

经内镜及 X 线检查阴性的病例,可做放射性核素扫描。其方法是采用核素(例如 ^{99m}Tc)标记患者的红细胞后,再从静脉注入患者体内。当有活动性出血,而出血速度能达到 0.1 mL/min,核素便可以显示出血部位。注射一次 ^{99m}Tc 标记的红细胞,可以监视患者消化道出血达 24 h。经验证明,若该项检查阴性,则选择性动脉造影检查亦往往阴性。

4.选择性动脉造影

当消化道出血经内镜和 X 线检查未能发现病变时,应做选择性动脉造影。若造影剂外渗,能显示出血部位,则出血速度至少在 0.5～1.0 mL/min(750～1500 mL/d)。故最适宜于活动性出血时做检查,阳性率可达 50%～77%。而且,尚可通过导管滴注血管收缩剂或注入人工栓子止血。禁忌证是碘过敏或肾衰竭等。

二、诊断对策

（一）诊断要点

1.首先鉴别是否消化道出血

临床上常须鉴别呕血与咯血(详见表 13-2)。

表 13-2　呕血与咯血的鉴别

	咯血	呕血
病因	TB、支扩、肺炎、肺脓肿、肺癌、心脏病	消化性溃疡、肝硬化、胃癌
出血前症状	喉部痒感、胸闷、咳嗽	上腹不适、恶心、呕吐等
颜色	鲜红	棕黑、暗红、有时鲜红
出血方式	咯出	呕出
血中混合物	痰,泡沫	食物残渣、胃液
反应	碱性	酸性
黑便	除非咽下,否则没有	有,可为柏油便、呕血停止后仍持续数日
出血后痰性状	常有血痰数日	无痰

2.失血量的估计

对进一步处理极为重要。一般每日出血量在 5 mL 以上,大便色不变,但隐血试验就可以为阳性,50～100 mL 以上出现黑便。以呕血、便血的数量作为估计失血量的资料,往往不太精确。因为呕血与便血常分别混有胃内容与粪便,另一方面部分血液尚贮留在胃肠道内,仍未排出体外。因此可以根据血容量减少导致周围循环的改变,作出判断。

(1)一般状况:失血量少,血容量轻度减少,可由组织液及脾贮血所补偿,循环血量在 1 h 内即得改善,故可无自觉症状。当出现头晕、心慌、冷汗、乏力、口干等症状时,表示急性失血量较大;如果有晕厥、四肢冰凉、尿少、烦躁不安时,表示出血量大,若出血仍然继续,除晕厥外,尚有气短、无尿。

(2)脉搏:脉搏的改变是失血程度的重要指标。急性消化道出血时血容量锐减、最初的机体代偿功能是心率加快。小血管反射性痉挛,使肝、脾、皮肤血窦内的储血进入循环,增加回心血量,调整体内有效循环量,以保证心、肾、脑等重要器官的供血。一旦由于失血量过大,机体代偿功能不足以维持有效血容量时,就可能进入休克状态。所以,当大量出血时,脉搏快而弱(或脉细弱),脉搏每分钟增至 100～120 次以上,再继续失血则脉搏细微,甚至扪不清。有些患者出血后,在平卧时脉搏、血压都可接近正常,但让患者坐或半卧位时,脉搏会马上增快,出现头晕、冷汗,表示失血量大。如果经改变体位无上述变化,测中心静脉压又正常,则可以排除有过大出血。

(3)血压:血压的变化同脉搏一样,是估计失血量的可靠指标。当急性失血占总血量的 20% 以上时,收缩压可正常或稍升高,脉压缩小。尽管此时血压尚正常,但已进入休克早期,应密切观察血压的动态改变。急性失血占总血量的 20%～40% 时,收缩压可降至 9.33～10.67 kPa(70～80 mmHg),脉压小。急性失血占总血量的 40% 时,收缩压可降至 6.67～9.33 kPa(50～70 mmHg),更严重的出血,血压可降至零。

(4)血象:血红蛋白测定、红细胞计数、血细胞压积可以帮助估计失血的程度。但在急性失血的初期,由于血浓缩及血液重新分布等代偿机制,上述数值可以暂时无变化。一般需组织液渗入血管内补充血容量,即 3～4 h 后才会出现血红蛋白下降,平均在出血后 32 h,血红蛋白可被稀释到最大限度。如果患者出血前无贫血,血红蛋白在短时间内下降至 7 g 以下,表示出血量大。大出血后 2～5 h,白细胞计数可增高,但通常不超过 15×10^9/L。然而在肝硬化、脾功能亢进时,白细胞计数可以不增加。

(5)尿素氮:上消化道大出血后数小时,血尿素氮增高,1～2 天达高峰,3～4 天内降至正常。如再次出血,尿素氮可再次增高。尿素氮增高是由于大量血液进入小肠,含氮产物被吸收。而血容量减少导致肾血流量及肾小球滤过率下降,则不仅尿素氮增高,肌酐亦可同时增高。如果肌酐在133 μmol/L(1.5 mg%)以下,而尿素氮>14.28 mmol/L(40 mg%),则提示上消化道出血量大。

3.失血恢复的评价

绝大多数消化道出血患者可自动停止(如约 80% 无门脉高压的上消化道出血患者可自行停止)。大量出血常表现为脉率>110 次/分,收缩压<100 mmHg(13.3 kPa),直立位血压下降≥16 mmHg(2.1 kPa),少尿、四肢湿冷和由于脑血流灌注减少所致的精神状态的改变(精神混乱、定向力障碍、嗜睡、意识丧失、昏迷)。红细胞压积是失血的有价值指标,但若出血在几小时前发生,则不一定准确,因为通过血液稀释完全恢复血容量需要数小时。若有进一步出血的危险、血管并发症、合并其他病态或严重疾病者,通常需要输血使红细胞压积维持在 30 左右。在血容量适量恢复后,还需严密观察继续出血的征象(如脉搏加快、血压下降、呕新鲜血液、再次出现稀便或柏油样便等)。

(二)临床类型

消化道出血病因大致可归纳为四类:

1.出血性疾病

新生儿自然出血、过敏性出血(特别是过敏性紫癜)、血友病、白血病等。

2.感染性疾病

新生儿败血症、出血性肠炎、肠伤寒出血、胆管感染出血等。

3. 胃肠道局部病变出血

常见病因有食管静脉曲张(门静脉压增高症)、婴幼儿溃疡病出血、异位或迷生胰、胃肠道血管瘤等。

(三)鉴别诊断要点

1. 有严重消化道出血的患者

胃肠道内的血液尚未排出体外,仅表现为休克,此时应注意排除心源性休克(急性心肌梗死)、感染性或过敏性休克,以及非消化道的内出血(宫外孕或主动脉瘤破裂)。若发现肠鸣音活跃,肛检有血便,则提示为消化道出血。

2. 出血的病因诊断

对消化道大出血的患者,应首先治疗休克,然后努力查找出血的部位和病因,以决定进一步的治疗方针和判断预后。上消化道出血的原因很多,大多数是上消化道本身病变所致,少数是全身疾病的局部表现。常见的病因包括溃疡病、肝硬化所致的食管、胃底静脉曲张破裂和急性胃黏膜损害。其他少见的病因有食管裂孔疝、食管炎、贲门黏膜撕裂症、十二指肠球炎、胃平滑肌瘤、胃黏膜脱垂、胆管出血等。

(1)消化性溃疡病:出血是溃疡病的常见并发症。溃疡病出血约占上消化道出血病例的50%,其中尤以十二指肠球部溃疡居多。致命性出血多属十二指肠球部后壁或胃小弯穿透溃疡腐蚀黏膜下小动脉或静脉所致。部分病例可有典型的周期性、节律性上腹疼痛,出血前数日疼痛加剧,出血后疼痛减轻或缓解。这些症状,对溃疡病的诊断很有帮助。但有30%溃疡病合并出血的病例并无上述临床症状。溃疡病除上腹压痛外,无其他特异体征,尽管如此,该体征仍有助于鉴别诊断。

(2)食管、胃底静脉曲张破裂:绝大部分病例是由于肝硬化、门脉高压所致。临床上往往出血量大,呕出鲜血伴血块,病情凶险,病死率高。如若体检发现有黄疸、肝掌、蜘蛛痣、脾大、腹壁静脉怒张、腹水等体征,诊断肝硬化不难。但确定出血原因并非容易。一方面大出血后,原先肿大的脾脏可以缩小,甚至扪不到,造成诊断困难;另一方面肝硬化并发出血并不完全是由于食管、胃底静脉曲张破裂,有1/3病例合并溃疡病或糜烂性胃炎出血。肝硬化合并溃疡病的发生率颇高。肝硬化合并急性糜烂性胃炎,可能与慢性门静脉淤血造成缺氧有关。因此,当临床不能肯定出血病因时,应尽快作胃镜检查,以便及时作出判断。

(3)急性胃黏膜损害:急性胃黏膜损害包括急性应激性溃疡病和急性糜烂性胃炎两种疾病。而两者主要区别在于病理学,前者病变可穿透黏膜层,以致胃壁穿孔;后者病变表浅,不穿透黏膜肌层。以前的上消化道出血病例中,诊断急性胃黏膜损害仅有5%。自从开展纤维胃镜检查,使急性胃黏膜损害的发现占上消化道出血病例的15%~30%。①急性糜烂性胃炎:应激反应、酗酒或服用某些药物(如阿司匹林、消炎痛、利血平、肾上腺皮质激素等)可引起糜烂性胃炎。病灶表浅,呈多发点、片状糜烂和渗血。②急性应激性溃疡:这是指在应激状态下,胃和十二指肠以及偶尔在食管下端发生的急性溃疡。应激因素常见有烧伤、外伤或大手术、休克、败血症、中枢神经系统疾病以及心、肺、肝、肾衰竭等严重疾患。

严重烧伤所致的应激性溃疡称柯林(Curling)溃疡,颅脑外伤、脑肿瘤及颅内神经外科手术所引起的溃疡称库兴(Cushing)溃疡,应激性溃疡的发生机制是复杂的。严重而持久的应激会引起交感神经强烈兴奋,血中儿茶酚胺水平增高,导致胃、十二指肠黏膜缺血。在许多严重应激反应的疾病中,尤其是中枢神经系统损伤时,可观察到胃酸和胃蛋白酶分泌增高(可能是通过丘脑下部—垂体—肾上腺皮质系统兴奋或因颅内压增高直接刺激迷走神经核所致)从而使胃黏膜自身消化。至于应激反应时出现的胃黏膜屏障受损和胃酸的H^+回渗,亦在应激性溃疡的发病中起一定作用。归结起来是由于应激反应造成神经—内分泌失调,造成胃、十二指肠黏膜局部微循环障碍,胃酸、胃蛋白酶、黏液分泌紊乱,结果形成黏膜糜烂和溃疡。溃疡面常较浅,多发,边缘不规则,基底干净。临床主要表现是难以控制的出血,多数发生在疾病的第2~15天。因患者已有严重的原发疾病,故预后多不良。

(4)食管—贲门黏膜撕裂症:本症是引起上消化道出血的重要病因,约占8%。有食管裂孔疝的患者更易并发本症。多数发生在剧烈干呕或呕吐后,造成贲门或食管下端黏膜下层的纵行性裂伤,有时可深达肌层。常为单发,亦可多发,裂伤长度一般0.3~2 cm。出血量有时较大甚至发生休克。

(5)食管裂孔疝:多属食管裂孔滑动疝,食管胃连接处经横膈上的食管裂孔进入胸腔。由于食管下段、贲门部抗反流的保护机制丧失,易并发食管黏膜水肿、充血、糜烂甚至形成溃疡。食管炎以及疝囊的胃出现炎症可出血。以慢性渗血多见,有时大量出血。

(6)胆管出血:肝化脓性感染、肝外伤、胆管结石及出血性胆囊炎等可引起胆管出血。临床表现特点是出血前有右上腹绞痛,若同时出现发热、黄疸,则常可明确为胆管出血。出血后血凝块可阻塞胆管,使出血暂停。待胆汁自溶作用,逐渐增加胆管内压,遂把血凝块排出胆管,结果再度出血。因此,胆管出血有间歇发作倾向。此时有可能触及因积血而肿大的胆囊,积血排出后,疼痛缓解,肿大的胆囊包块亦随之消失。

三、治疗对策

(一)治疗原则

呕血、黑便或便血在被否定前应被视为急症。在进行诊断性检查之前或同时,应采用输血和其他治疗方法以稳定病情。所有患者需要有完整的病史和体格检查、血液学检查包括凝血功能检查(血小板计数、凝血酶原时间及部分凝血酶原时间),肝功能试验(胆红素、碱性磷酸酶、白蛋白、谷丙转氨酶、谷草转氨酶)以及血红蛋白和红细胞压积的反复监测。

1. 一般治疗

加强护理,密切观察,安静休息,大出血者禁食。

2. 补充有效循环血量

(1)补充晶体液及胶体液。

(2)中度以上出血,根据病情需要适量输血。

3. 根据出血原因和性质选用止血药物

(1)炎症性疾患引起的出血:可用 H_2 受体拮抗剂,质子泵抑制剂。

(2)亦可用冰水加去甲肾上腺素洗胃。

(3)食管静脉曲张破裂出血:用三腔管压迫止血;同时以垂体后叶素静脉注射,再静脉滴注维持直至止血。

(4)凝血酶原时间延长者:可以静脉注射维生素 K_1,每日 1 次,连续使用 3~6 天;安络血,肌内注射或经胃管注入胃腔内,每 2~4 小时用 1 次。以适量的生理盐水溶解凝血酶,使成每毫升含50~500单位的溶液,口服或经胃镜局部喷洒,每 1~6 小时用 1 次。

4. 内镜下止血

(1)食管静脉曲张硬化剂注射。

(2)喷洒止血剂。

(3)高频电凝止血。

(4)激光止血。

(5)微波组织凝固止血。

(6)热凝止血。

5. 外科治疗

经保守治疗,活动性出血未能控制,宜及早考虑手术治疗。

6. 中医药治疗

(二)治疗计划

上消化道大出血的治疗原则是在积极抢救休克的同时进一步查明出血原因,随时按可能存在的病因做必要的检查和化验。一般是尽可能以非手术方法控制出血,纠正休克,争取条件确定病因诊断及出血部位,为必要的手术做好准备。在活动性消化道出血,特别是有咽反射功能不全和反应迟钝或意识丧失的患者中,由吸入血液所致的呼吸道并发症常可成为该病发病率和病死率的主要原因。为了防止意识改变患者的这种并发症,应考虑作气管内插管以保证呼吸道畅通。

除按照一般原则抢救休克外,大出血的抢救尚须从下列四方面考虑:

1. 镇静疗法

巴比妥类为最常用的镇静剂。吗啡类药物对出血效果较好,但须注意对小儿抑制呼吸中枢的危险性。应用冬眠合剂(降温或不降温方法),对严重出血患儿有保护性作用。但应特别注意对休克或休克前期患儿的特殊抑制作用,一般镇静剂均可使休克患儿中枢衰竭而致死亡,因此应先输液、输血、纠正血容量后,再给镇静剂。使用冬眠快速降温常可停止出血,延长生命,有利于抢救。

2. 输液、输血疗法

等量快速输液、输血为抢救大出血的根本措施。一般靠估计失血量,以半小时内30～50 mL/kg速度加压输入。输完第一步血后测量血压如不升,可再重复半量为第二步,以后可再重复半量(20～30 mL/kg),直至血压稳定为止。一般早期无休克之出血,可以输浓缩红细胞,有利于预防继续出血;晚期有休克时,应先输碱性等渗液及低分子右旋糖酐后再输浓缩红细胞,以免增加血管内凝血的机会。血红蛋白低于60 g/L则需输浓缩红细胞。一般输血输液后即可纠正休克,稳定血压;如仍不能升压,则应考虑出血不止而进行必要的止血手术。大量出血有时较难衡量继续出血的速度、肠腔内存血情况及休克引起心脏变化等。血容量是否已恢复,是否仍需输血输液,可借助于中心静脉压的测定。静脉压低,就可大量快速加压输血(液)每次20～30 mL/kg,以后再测静脉压,如仍低则再输血或输液,直至动脉压上升,中心静脉压正常为止。如果动脉压上升而中心静脉压仍低,则需再输一份,以防血压再降,休克复发。如静脉压过高,则立刻停止静脉输血,此时如估计血容量仍未补足,动脉压不升,则应改行动脉输血或输液,一份血(液)量仍为20～30 mL/kg。同时根据周围循环情况使用多巴胺、654-2,山莨菪碱等血管舒张药,根据心脏功能迅速使用速效强心剂,如西地兰或毒毛旋花子甙等,使心脏迅速洋地黄化。这样可以比较合理地控制输血量、心脏与动静脉活动情况。

3. 止血药的应用

一般是从促进凝血方面用药。大出血,特别是曾使用大量代血浆或枸橼酸血者,同时给予6-氨基己酸为宜(小儿一次剂量为1～2 g,静脉滴注时浓度为6-氨基己酸2 g溶于50 mL葡萄糖或生理盐水中);也可用对羧基苄胺,其止血作用与前药相同,但作用较强,每次100 mg可与生理盐水或葡萄糖液混合滴入。新生儿出血宜使用维生素 K_1 肌内注射。出血患儿准备进行可能导致一些损伤的检查或手术以前,注射止血敏可减少出血。疑有其他凝血病或出血病者,按情况使用相应药物如凝血酶原。疑为门脉压高而出血者,可注射垂体后叶素,以葡萄糖水稀释滴入。疑为幽门溃疡出血者,可静脉注射阿托品 0.05 mg/kg,或山莨菪碱等类似药物。局部用药如凝血酶及凝血质,中药云南白药等均可口服或随洗胃注入胃内;引起呕吐者,则应避免口服。

4. 止血术

对有局限出血病灶者,首先考虑内镜检查同时止血,一般食管、胃、十二指肠及胆管出血均可鉴别,并能进行必要的处理。如无内镜条件,或患儿不能耐受内镜,最可靠的止血术是外科手术止血。但外科手术需要一定的条件,最起码的条件是出血部位的大致确定,从而决定手术途径及切口的选择。至少要区别食管出血或胃肠出血,以决定进行开胸或开腹探查。使用气囊导尿管或三腔气囊管,成人用管也可用于小儿,但需根据食管的长度,适当减短食管气囊上方的长度,以防压迫气管。在止血的同时还可对出血部位进行鉴别。经鼻(婴儿可经口)插入胃中,吹起气囊,拉紧后将管粘在鼻翼上或加牵引,使压住贲门,而把胃与食管分隔成两室。然后以另一鼻孔将另一导尿管插入食管,用盐水冲洗(注意小量冲洗,以免水呛入气管)。如果食管内无出血,则可很快洗清。如果冲洗时仍有不同程度的出血,则可判断为食管(静脉曲张)出血。查完食管后,还可再经过该管的胃管冲洗,如能很快冲洗成清水,则可说明胃内无出血。如始终有鲜血洗出,则不能排除胃、十二指肠段出血,则需开腹探查胃、十二指肠(切开探查)、胆管、胰腺。屈氏韧带下用肠钳闭合空肠后冲洗。如果洗胃证明出血不在胃、十二指肠,则可直接探查小肠。小肠出血一般透过肠壁可以看到,但大量出血时,常不易看出原出血灶,则需采取分段夹住肠管后穿刺冲洗肠腔的办法。

一般消化道大出血,绝大多数可经非手术治疗而止血,当呕血、便血停止,排出正常黄色大便,或留置胃管的吸出物已无血时,应立即检查大便及胃液有无潜血。出血停止后,一般情况恢复,条件许可时,应再做如下检查:①钡餐 X 线检查若怀疑为上消化道出血,如食管静脉曲张、胃及十二指肠溃疡,可行上消化道钡餐 X 线检查。②纤维内镜检查胃、十二指肠镜可诊断与治疗胃、十二指肠病变及逆行胆管造影诊断肝胆病变。不少大出血患儿一次出血后,查不出任何原因,并且也不再发生出血。即使有过一两次大出血发作,而无明确的局部出血灶病变者,均不宜采取手术探查。但宜努力检查,争取明确诊断。只有出血不止,威胁生命,或屡次出血,严重影响健康(贫血不能控制)时,才考虑诊断性探查手术。

（三）治疗方案的选择

1.迅速补充血容量

大出血后,患者血容量不足,可处于休克状态,此时应首先补充血容量。在着手准备输血时,立即静脉输液。强调不要一开始单独输血而不输液,因为患者急性失血后血液浓缩,血较黏稠,此时输血并不能更有效地改善微循环的缺血、缺氧状态。因此主张先输液,或者紧急时输液、输血同时进行。当收缩压在 6.67 kPa(50 mmHg)以下时,输液、输血速度要适当加快,甚至需加压输血,以尽快把收缩压升高至 10.67~12 kPa(80~90 mmHg)水平,血压能稳住则减慢输液速度。输入库存血较多时,每 600 mL 血应静脉补充葡萄糖酸钙 10 mL。对肝硬化或急性胃黏膜损害的患者,尽可能采用新鲜血。对于有心、肺、肾疾患者,要防止因输液、输血量过多、过快引起的急性肺水肿。因此,必须密切观察患者的一般状况及生命体征变化,尤其要注意颈静脉的充盈情况,最好通过测定中心静脉压来监测输入量。血容量已补足的指征有下列几点:四肢末端由湿冷、青紫转为温暖、红润;脉搏由快、弱转为正常、有力;收缩压接近正常,脉压差 >4 kPa(30 mmHg);肛温与皮温差从 >3 ℃转为 <1℃;尿量 >30 mL/h;中心静脉压恢复正常(5~13 cmH$_2$O)。

2.止血

应针对不同的病因,采取相应的止血措施

（1）非食管静脉曲张出血的治疗:①组胺 H$_2$ 受体拮抗剂和抗酸剂:胃酸在上消化道出血发病中起重要作用,因此抑制胃酸分泌及中和胃酸可达到止血的效果。消化性溃疡、急性胃黏膜损害、食管裂孔疝、食管炎等引起的出血,用该法止血效果较好。组胺 H$_2$ 受体拮抗剂有甲氰咪胍(Cimetidine)及雷尼替丁(Ranitidine)等,已在临床广泛应用。甲氰咪胍口服后小肠吸收快,1~2h血浓度达高峰,抑酸分泌 6 h。一般用口服,禁食者用静脉制剂。雷尼替丁抑酸作用比甲氰咪胍强 6 倍。抑酸作用最强的药是质子泵阻滞剂洛赛克(Losec)。②灌注去甲肾上腺素:去甲肾上腺素可以刺激 α-肾上腺素能受体,使血管收缩而止血。胃出血时可用去甲肾上腺素 8 mg,加入冷生理盐水 100~200 mL,经胃管灌注或口服,每 0.5~1 h 灌注1 次,必要时可重复 3~4 次。应激性溃疡或出血性胃炎避免使用。③内镜下止血法:内镜下直接对出血灶喷洒止血药物;高频电凝止血:电凝止血必须确定出血的血管方能进行,决不能盲目操作。因此,要求病灶周围干净。如若胃出血,电凝止血前先用冰水洗胃。对出血凶猛的食管静脉曲张出血,电凝并不适宜。操作方法是用凝固电流在出血灶周围电凝,使黏膜下层或肌层的血管凝缩,最后电凝出血血管。单极电凝比双极电凝效果好,首次止血率为 88%,第二次应用止血率为 94%。激光止血:近年可供作止血的激光有氩激光(argon laser)及石榴石激光(Nd:YAG)两种。止血原理是由于光凝作用,使照射局部组织蛋白质凝固,小血管内血栓形成。止血成功率在 80%~90%,对治疗食管静脉曲张出血的疗效意见尚有争议。激光治疗出血的合并症不多,有报道个别发生穿孔、气腹以及照射后形成溃疡,导致迟发性大出血等。局部注射血管收缩药或硬化剂经内镜用稀浓度即 1/10 000 肾上腺素作出血灶周围黏膜下注射,使局部血管收缩,周围组织肿胀压迫血管,起暂时止血作用。继之局部注射硬化剂如 1%十四烃基硫酸钠,使血管闭塞。有人用纯酒精作局部注射止血。该法可用于不能耐受手术的患者者。放置缝合夹子内镜直视下放置缝合夹子,把出血的血管缝夹止血,伤口愈合后金属夹子会自行脱落,随粪便排出体外。该法安全、简便、有效,可用于消化性溃疡或应激性溃疡出血,特别对小动脉出血效果更满意。动脉内灌注血管收缩药或人工栓子经选择性血管造影导管,向动脉内灌注垂体加压素,0.1~0.2 U/min 连续 20 min,仍出血不止时,浓度加大至 0.4 U/min。止血后 8~24 h 减量。注入人工栓子一般用明胶海绵,使出血的血管被堵塞而止血。

（2）食管静脉曲张出血的治疗：①气囊填塞：一般用三腔二囊管或四腔二囊管填塞胃底及食管中、下段止血。其中四腔二囊管专有一管腔用于吸取食管囊以上的分泌物，以减少吸入性肺炎的发生。食管囊和胃囊注气后的压力要求在 4.67～5.33 kPa（35～40 mmHg），使之足以克服门脉压。初压可维持12～24 h，以后每 4～6 h 放气一次，视出血活动程度，每次放气 5～30 min，然后再注气，以防止黏膜受压过久发生缺血性坏死。另外要注意每 1～2 小时用水冲洗胃腔管，以免血凝块堵塞孔洞，影响胃腔管的使用。止血 24 h 后，放气观察 1～2 天才拔管。拔管前先喝些花生油，以便减少气囊与食管壁的摩擦。气囊填塞对中、小量食管静脉曲张出血效果较佳，对大出血可作为临时应急措施。止血有效率在 40%～90% 不等。②垂体加压素：该药使内脏小血管收缩，从而降低门静脉压力以达到止血的目的。对中、小量出血有效，大出血时需配合气囊填塞。近年采用周围静脉持续性低流量滴注法，剂量 0.2～0.3 U/min，止血后减为 0.1～0.2 U/min 维持 8～12 h 后停药，当有腹痛出现时可减慢速度。③内镜硬化治疗：近年不少报道用硬化治疗食管静脉曲张出血，止血率在 86%～95%。有主张在急性出血时做，但多数意见主张先用其他止血措施，待止血 12 h 或 1～5 天后进行。硬化剂有 1% 十四烃基硫酸钠、5% 鱼肝油酸钠及 5% 油酸乙醇胺等多种。每周注射 1 次，4～6 周为一疗程。并发症主要有食管穿孔、狭窄、出血、发热、胸骨后疼痛等。一般适于对手术不能耐受的患者。胃底静脉曲张出血治疗较难，有使用血管黏合剂止血成功。④抑制胃酸及其他止血药虽然控制胃酸不能直接对食管静脉曲张出血起止血作用，但严重肝病时常合并应激性溃疡或糜烂性胃炎，故肝硬化发生上消化道出血时可给予控制胃酸的药物。雷尼替丁对肝功能无明显影响，较甲氰咪胍为好。

3. 手术治疗

在消化道大出血时做急症手术往往并发症及病死率比择期手术高，所以尽可能先采取内科止血治疗。只有当内科止血治疗无效，而出血部位明确时，才考虑手术治疗止血。手术疗法在上消化道出血的治疗中仍占重要的地位，尤其是胃十二指肠溃疡引起的出血，如经上述非手术疗法不能控制止血，患者的病情稳定，手术治疗的效果是令人满意的。凡对出血部位及其病因已基本弄清的上消化道出血病例，经非手术治疗未能奏效者，可改用手术治疗。手术的目的是首先控制出血，然后根据病情许可对病变部位做彻底的手术治疗。如经各种检查仍未能明确诊断而出血仍不停止者，可考虑剖腹探查，找出病因，针对处理。

（张　静）

第七节　急性重症胰腺炎

重症急性胰腺炎是急性胰腺炎伴有脏器功能障碍，或出现坏死（占胰腺的 30% 以上）、脓肿或假性囊肿等局部并发症，或两者兼有。在儿童并不常见，大部分预后良好。重症急性胰腺炎（server acute pancreatitis，SAP）约占急性胰腺炎的 1%～5%，其病死率可高达 50%，小儿 SAP 极为少见，但病情危重。

一、病因与发病机制

儿童急性胰腺炎的致病因素与成人不同，主要包括：①特发性：指原因不明的，占到 30% 左右；②腹部外伤：如车祸、虐待等，在美国，腹部外伤占到了 17%～34%；③胰胆管系统畸形：如先天性胰胆管发育异常、先天性奥狄括约肌发育异常、胰腺分裂、胆总管囊肿、胆总管结石病等；④并发于多系统疾病：如系统性红斑狼疮、克罗恩病等；⑤药物和中毒：如硫唑嘌呤、四环素、左旋门冬酰胺、丙戊酸钠、激素和免疫抑制剂等；⑥病毒感染：如腮腺炎病毒、风疹病毒、柯萨奇 B 病毒和人类免疫缺陷病毒等；⑦遗传因素和代谢异常：高钙血症、高脂血症等。感染引起的胰腺炎一般为轻型胰腺炎。

重症急性胰腺炎的发病机制并未完全阐明，目前的共识是胰酶消化自身胰腺和消化周围组织所引起的化学性炎性反应而引发胰腺炎。胰蛋白酶和抗胰蛋白酶系统、磷脂酶 A2 和血栓素 A2、胰腺血循环障碍、氧自由基、细胞膜的稳定性以及内毒素等,在急性胰腺炎的发病机制中起了重要作用。近年来认为炎症介质、肠道屏障的破坏和微循环障碍在 SAP 的进程中起着很重要的作用。①炎症介质:SAP 时机体产生大量炎性细胞因子,同时对其失去正常控制,从而形成自身放大的连锁反应,产生更多的内源性有害物质,组织细胞功能广泛破坏,引起全身反应综合征(SIRS),并最终导致多器官功能障碍综合征(MODS)。参与全身炎症反应的炎症介质主要有细胞因子、血小板活化因子(PAF)、磷脂酶 A2、花生四烯酸代谢产物等。②肠道屏障的破坏:SAP 时,细胞因子和炎症介质使肠道黏膜通透性升高,肠道黏膜屏障破坏引起细菌移位;此外 SAP 时,广谱抗生素的使用破坏肠道菌群平衡,引起致病菌的生长,长期禁食和全胃肠外营养使肠道黏膜萎缩,细菌生长、移位。③微循环障碍:SAP 时,应激反应、血流动力学改变和炎症介质的作用使胰腺的血流灌注减少,引起微循环障碍,而微循环障碍导致的缺血缺氧和缺血再灌注损伤在 SAP 及胰外器官损伤中起重要作用。

二、病理及分型

急性胰腺炎可以分为轻型急性胰腺炎(即传统的急性水肿型胰腺炎,占绝大部分)和重型胰腺炎(即传统的急性出血坏死型胰腺炎)两种,重型胰腺炎多累及心血管、呼吸、肾脏等系统。轻型胰腺炎胰腺局限或弥漫性水肿、充血肿大、炎性细胞浸润、包膜紧张。重型胰腺炎组织结构破坏显著,呈现高度充血水肿,大片出血坏死,炎性细胞大量浸润,胰周脂肪组织坏死而形成皂化斑,腹腔内渗出可有混浊恶臭液体,后期可继发感染、胰腺脓肿。

三、临床表现

儿童急性胰腺炎的症状和体征多种多样,大部分多表现为腹痛伴有呕吐,腹部压痛和腹胀,腹痛可在 24～48 h 内急剧加重。部分患儿可出现发热、心率加快、黄疸、低血压、腹肌紧张、反跳痛和肠鸣音减弱。在重症急性胰腺炎患儿有时可看到脐部或腰部皮肤出现青紫块,前者称为 Cullen 征,后者称为 Grey-Turner 征,为外溢的胰液穿透腹部、腰部肌肉,分解皮下脂肪,引起毛细血管出血所致。轻型胰腺炎临床过程平稳、死亡率低;重型者病情凶险、死亡率高,由于易并发全身炎症反应综合征、急性呼吸窘迫综合征、弥散性血管内凝血、消化道大量出血、全身或腹腔感染和多脏器功能障碍,因此病死率很高。

四、实验室及特殊检查

(一)淀粉酶

血清淀粉酶的测定对诊断急性胰腺炎有临床意义,但其高低与病情无明显相关性,血清淀粉酶水平较正常升高 3 倍以上就可考虑为胰腺炎。血清淀粉酶在起病 2～12 h 即升高,48 h 达到高峰,3～5 d 逐渐恢复正常;尿淀粉酶在发病 12～24 h 升高,持续时间在 5 d 以上。

(二)血脂肪酶

在发病 4～8 h 升高,24 h 到高峰,8～14 d 降至正常,较淀粉酶升高的持续时间长,这对诊断有重要的临床意义,尤其对血清淀粉酶恢复正常的患儿具有较高的诊断价值。

(三)腹部 B 超

在发病初期 24～48 h 行 B 超检查,可以初步判断胰腺的形态学变化,同时有助于判断有无胆道疾病。但是由于受到胰腺炎时胃肠道积气的影响,有时超声检查不能对胰腺炎作出准确判断。

(四)CT 检查

CT 扫描及增强 CT 扫描是目前急性胰腺炎诊断、分期、严重度分级及并发症诊断最准确的影像学方法。CT 影像上胰腺炎性反应的严重程度分为 A～E 级。A 级,影像学为正常胰腺(0 分);B 级,胰腺实质改变,包括胰腺局部或弥散性增大,胰腺内小范围的积液(侧支胰管或直径<3 cm 的胰腺坏死所致);C 级,胰腺实质及周围的炎性反应改变,除 B 级所述胰腺实质的变化外,胰腺周围软组织也有炎性反应改变;D 级,胰腺外的炎性反应改变,以胰腺周围改变为突出表现而不是单纯的液体积聚;E 级,广泛的胰腺

外积液或脓肿,包括胰腺内显著的积液、坏死,胰腺周围的积液和脂肪坏死,胰腺脓肿。将CT检查严重程度的得分称为CT严重指数,其与预后密切相关。

五、并发症

(一)急性液体积聚

常发生于疾病早期,为胰腺内或胰周无囊壁包裹的液体积聚,多能自行吸收,少数发展为假性囊肿或胰腺脓肿。

(二)胰腺及胰周组织坏死

指胰腺的局灶性或弥漫性坏死,伴胰周组织脂肪坏死。目前增强CT是判断胰腺坏死的最佳方法。

(三)胰腺假性囊肿

为胰腺炎后形成的有纤维组织或肉芽囊壁包裹的液体积聚,多数经影像学检查确定。

(四)胰腺脓肿

多数情况下由局灶性坏死液化继发感染而形成,常发生于重症急性胰腺炎的后期。有脓液存在,细菌或真菌培养阳性是区别于感染性坏死的特点。

六、诊断与鉴别诊断

诊断急性胰腺炎一般需符合以下3条中的2条:①具有急性胰腺炎特征性腹痛;②血淀粉酶和(或)脂肪酶升高至正常值上限的3倍以上;③具有急性胰腺炎特征性的CT表现。重症急性胰腺炎指胰腺炎伴有器官衰竭和(或)局部并发症,器官衰竭指休克、肺功能不全、肾衰竭或胃肠道出血。

七、治疗

目前小儿SAP的治疗也强调以非手术为主的综合治疗原则,主要包括支持治疗,加强监护,镇痛解痉,胰腺休息,防治感染,营养支持,中药治疗。近年来持续血液净化也被应用于重症急性胰腺炎的治疗中。

(一)支持治疗

支持治疗尤其是防止低氧血症和保证充分补液,是治疗的关键。推荐于第一个24~48 h给予氧疗,尤其是应用麻醉剂镇痛者。低血容量可累及胰腺微循环,是重症(坏死性)胰腺炎发生的主要原因,且可引起肠缺血,导致肠道通透性增加,是继发胰腺感染的重要原因。有大量实验证据显示早期的积极补液和改善氧供可提高生存率。临床上液体补充是否充分可通过监测生命体征、尿量和中心静脉压来判断,并根据血气结果,调整和补充钾、钙离子以及纠正酸碱失衡,应注意输注胶体物质和补充微量元素、维生素。同时,对急性胰腺炎患儿应加强监护,出现器官功能不全特别是持续性低氧血症、静脉输液无效的低血容量和肾功能不全(如 Cr>2 mg/dL)者应立即转诊ICU。在发病早期,观察的重点应放在循环系统,防止和纠正休克;同时注意监测血氧饱和度,保持呼吸道的通畅;监测肾功能,每天复查肌酐和尿素氮,观察尿量和尿比重变化;密切观察腹部体征的变化,对大量血性腹水可考虑腹腔穿刺灌洗。病情稳定后,若腹部及其他体征和症状再次加重,应考虑感染的可能,复查血常规和腹部CT或B超,必要时做腹腔穿刺、抽液培养。

(二)胰腺休息

禁食、胃肠减压可缓解腹胀、呕吐,更重要的是减少胃液、胃酸对胰酶分泌的刺激,从而减少胰酶和胰液的分泌,使胰腺得到休息。此外可使用药物来抑制胰腺的分泌,常用的药物有:①抗胆碱能药物:阿托品、山莨菪碱;②抑制胃酶药物:雷尼替丁、法莫替丁、奥美拉唑等可减低胃酸的分泌,并有抑制胰酶的作用;③抑制胰蛋白酶活性药物:抑肽酶、加贝酯等。近年来,生长抑素(奥曲肽、施他宁)已较广泛应用于SAP的治疗。乌司他丁作为一种广谱的胰酶抑制剂和膜稳定剂,也已广泛用于临床治疗该病,(10~20)万 U/d。疼痛剧烈时考虑镇痛治疗,包括每 2~4 h 予哌替啶 1 mg/kg 和吗啡 0.1 mg/kg,吗啡的止痛持续时间较长。

（三）抗生素的使用

临床研究揭示:40%～70%的重症急性胰腺炎有继发感染,且死亡病例中80%与感染有关。此外,重症急性胰腺炎还可并发腹腔脓肿、呼吸道和泌尿道感染及败血症。因此,重症急性胰腺炎患者及时、合理抗感染对改善预后极为重要。抗生素的应用应遵循:抗菌谱为革兰阴性菌和厌氧菌为主、脂溶性强、有效通过血胰屏障等三大原则。三代头孢菌素、哌拉西林、亚胺培南、喹喏酮类抗生素(环丙沙星、氧氟沙星)对重症急性胰腺炎的抗感染均有较好疗效;碳青霉烯类抗生素在治疗重症急性胰腺炎方面优于喹诺酮类;而甲硝唑类对厌氧菌有效,且脂溶性大,可与上述两种抗生素合用,是目前公认的辅助性抗炎药。CT或B超引导下行胰腺细针抽吸作细菌培养,可为抗生素的选择提供新的依据。

（四）血液净化

血液透析/滤过治疗可直接清除血浆中的胰酶等,通过一定孔径的滤膜选择性地清除血浆中小于滤膜孔径的抗炎和致炎炎症介质和细胞因子,从而降低全身炎症反应强度和胰腺损害,使病情得到控制和好转,是目前早期清除重症急性胰腺炎患者血浆中胰酶、炎症介质和细胞因子的最有效方法。而且它能排出体内过多的水分,减轻组织间质水肿,改善组织的氧利用,清除代谢产物,纠正水、电解质、酸碱失衡,维持内环境稳定,为营养与支持创造条件,改善心、肺、肾、肝脏等器官的功能。姜坤等分析了自1990—2006年有关重症急性胰腺炎治疗的文献,结果显示早期血液滤过治疗重症急性胰腺炎有明显疗效,不仅降低了总体病死率,提高了总体治愈率,而且有效地缩短了患者住院时间,降低了治疗后中转手术治疗率。血液滤过能更快地改善重症急性胰腺炎发病后腹痛、腹胀的局部症状而缓解病情。此外,重症急性胰腺炎早期死亡的主要原因为并发多器官功能衰竭,而晚期死亡的主要原因为并发感染,早期血液滤过治疗明显降低了多器官功能衰竭和感染的发生率。但目前在血液净化治疗重症急性胰腺炎领域尚有不少问题有待解决,如治疗机制、治疗指征、时机和剂量的合理选择等。

（五）营养支持

急性胰腺炎患者处于高度应激状态,分解代谢亢进,多呈负氮平衡,从而对并发症的易感性增强。营养治疗的目的是要在不刺激胰腺分泌和不加剧胰腺自身消化的基础上,满足新陈代谢的需要,提高机体对多因素刺激的耐受性。对于轻、中型的急性胰腺炎,一般在病程的4天内即能进食,不需要空肠营养或静脉营养。对于重症急性胰腺炎,根据病情发展和转归,分阶段选择营养途径及方式。在疾病早期,肠外营养是重症急性胰腺炎早期较为理想的营养支持方式,目前认为,急性胰腺炎患者应用含脂肪乳剂的肠外营养是安全、有效的,但在静脉营养使用过程中需监测甘油三酯水平。长期肠外营养及禁食状态会导致肠道黏膜萎缩,肠道通透性增加,肠道细菌和内毒素移位,触发MODS的发生,并导致胰腺二次感染,甚至胰腺坏死。因此在经过动态CT扫描等检查明确胰腺坏死灶局限、炎症减轻、渗出消退、无继发感染、胃肠功能恢复、全身状况稳定的条件下应尽早开始肠内营养。肠内营养的给予有3种主要途径:①经鼻空肠置管;②经皮内镜空肠造瘘;③术中空肠造瘘。经鼻空肠置管因其无创性应用较广泛,但在小年龄儿童,经鼻空肠置管较困难。肠内营养的实施宜从小剂量开始,循序渐进,根据患者的代谢情况,调整肠内营养的剂量,最好应用输液泵控制连续滴注,病情稳定后可过渡到口服饮食。

（六）中药治疗

中医药可通过清洁肠道、促进肠道动力恢复、维护肠道黏膜屏障和保护胰腺、抑制胰酶活性、减少炎性细胞因子的释放、抗氧化和清除自由基及改善微循环障碍来延缓病情恶化并促进疾病的恢复。对不需胃肠减压的患者实行"禁食不禁中药"的原则外,对必须进行胃肠减压的患者,可以定时从胃管鼻饲中药,将胃肠减压与鼻饲中药结合起来。常用中成药复方清胰汤加减,酌情每日3～6次,注入后夹管2 h;单用生大黄15 g沸水化开、滤渣,胃管内灌注,每日2次;芒硝腹部外敷,每次500 g,1周左右更换。

（七）手术治疗

急性胰腺炎患者仅少数需要手术,要严格掌握手术的指征和时机。在疾病早期,若存在以下情况可考虑手术治疗:①有顽固性呼吸和心血管功能障碍,非手术治疗不能缓解者;②不能控制的胰腺出血;③积极非手术治疗,症状体征不缓解并加重,且 B 超或 CT 显示胰外浸润扩大;④合并胃肠穿孔者;⑤诊断不明,不能排除其他外科急腹症者。胆总管嵌顿结石宜在病情稳定后施行内镜逆行胰腺(导管)插管术(ERCP)切开乳头取石。在疾病后期,胰腺和胰周坏死组织感染或脓肿形成是手术治疗的绝对指征;其他如假性囊肿巨大有压迫症状或引起消化道梗阻、进行性胀大有破裂倾向等也是手术指征。

(李修贵)

第八节 急性坏死性肠炎

急性坏死性肠炎(acute necrotizing enteritis)是以小肠为主的急性炎症,因常有广泛性出血,又称急性出血性肠炎。临床上发病突然,以腹痛、腹泻、便血、呕吐、发热、迅速出现感染性休克为特征,如不及时抢救,易致死亡。本病多见于 3～9 岁小儿,以农村小儿常见。全年均可发病,夏秋季较多见,呈散发性发病,亦可在同一季节和地区发生多例。新生儿期发病称新生儿坏死性小肠结肠炎。

一、病因

尚未完全明确,有人认为是由于 C 型产气荚膜梭状芽胞杆菌及其所产生的 β 肠毒素(可致组织坏死)所引起。此菌可产生耐热芽胞,在污染的食物中繁殖并产生肠毒素,摄入后可致病。蛋白质营养不良者,蛋白酶(特别是胰蛋白酶)分泌减少,长期食用含有蛋白酶抑制物的食物(如花生、大豆、蚕豆、甘薯或桑椹等)可使胰蛋白酶活性降低;肠道蛔虫能分泌胰蛋白酶抑制物,可能是本病的一个诱发因素。这些因素使胰蛋白酶破坏肠毒素能力减弱,更易于发病。新生儿坏死性小肠结肠炎则与产气荚膜杆菌、大肠埃希菌、表皮葡萄球菌和轮状病毒感染有关,多见于有窒息史的早产儿。红细胞增多症、高渗牛乳、喂食过多过快也与发病有关。

二、病理

从食管到结肠均可受累,但多见于空肠和回肠。病变呈散在灶性或节段性,可发生在一段或两段以上,长度从数厘米甚至全部小肠。受累肠管扩张,呈暗红色或紫红色,与正常肠段分界清楚,肠管多积气,有血性内容物,肠壁增厚,较硬,黏膜皱璧肿胀,黏膜表面有散在的坏死灶,脱落后形成浅表溃疡。可有肠壁囊样积气,肠腔内有脓性或血性渗出液。镜下见充血、水肿、出血、坏死、小动脉壁纤维素样坏死、血流停滞、血栓形成和炎症细胞浸润。肌层平滑肌变性、断裂,肌间神经节细胞退变甚至消失。浆膜层可有纤维素性渗出。多数病例仅累及黏膜和黏膜下层,病变轻者可只充血、水肿和小灶性坏死出血,严重者可达肌层和浆膜层,引起肠壁全层坏死,甚至发生肠穿孔及腹膜炎。病变恢复后,不遗留慢性病变,但由于腹腔内的纤维素性渗出,可发生腹腔内粘连。

三、临床表现

起病急骤,主要表现为腹痛、呕吐、腹胀、腹泻、便血和毒血症等。病情轻重不一,严重者常出现中毒性休克。常以腹痛开始,逐渐加重,呈持续性钝痛伴不同程度阵发性加剧,早期以上腹部及脐周疼痛明显,后期常涉及全腹,早期腹痛部位常与病变部位和范围相符、发病不久即开始腹泻,便血,次数不一,每天 2～3 次至数十次不等。初为黄色稀便,少量黏液,无脓,无里急后重。以后排血便,呈暗红色糊状,或呈赤豆汤样血水便,有时可见灰白色坏死物质,有特殊腥臭味,血量多少不一。腹痛同时伴有恶心,呕吐,开始吐出胃内容物及黄绿色胆汁,以后可呈咖啡样物或吐小蛔虫。由于大量的液体和血液渗入肠腔和腹腔,即使在肠梗阻时无粪便排出,也可导致脱水、血容量减少、电解质紊乱和酸中毒等。发病早期即有不同程度毒血症症状,如寒战、高热、疲倦、嗜睡、面色发灰、食欲不振等。重者病情发展迅速,常于起病后 1～3 d 病情突然恶化,出现严重中毒症状和休克。可伴发弥散性血管内凝血和败血症,少数病例可在血便出现前即发生中毒性休克。

早期或轻症患儿腹部体征表现为腹部稍胀,柔软,可有轻度压痛,但无固定压痛点,以后腹胀加重,可出现固定压痛,早期由于炎症刺激引起肠痉挛,肠鸣音亢进。晚期肠壁肌层坏死出血,肠管运动功能障碍引起肠麻痹、肠鸣音逐渐减弱或消失,以后者多见,当肠管坏死累及浆膜或肠穿孔时,出现局限性或弥漫性腹膜炎症状,如明显腹胀,腹肌紧张,压痛和反跳痛等。有肠穿孔者肝浊音界消失。但休克病儿反应迟钝,虽有腹膜炎而腹肌紧张和压痛可不明显,应仔细观察。

婴幼儿症状多不典型,易误诊。病初烦躁、呕吐、腹胀、蛋花样腹泻,伴有明显中毒症状,并易发生广泛性肠坏死、腹膜炎和中毒性休克。

新生儿坏死性小肠结肠炎特点:发病多在出生后2周内,以2~10 d为高峰;临床以腹胀、呕吐、腹泻、血便为主;呕吐物带胆汁或为咖啡色,粪便一日数次或10余次不等,稀薄或带血,隐血试验阳性;重者腹胀显著,可看到肠形,可发生肠穿孔和腹膜炎,并常见精神萎靡、体温不稳定、面色苍白或青紫、黄疸。休克、代谢性酸中毒、DIC等感染中毒表现,可出现呼吸暂停。

本病一般病程7~14 d,若能及时诊治,治愈后可恢复正常。危重者起病急、发展快,迅速出现中毒性休克,应密切观察,及时抢救。

四、实验室检查

(一)血象

白细胞总数增多,中性粒细胞增多,核左移,可见中毒性颗粒。血小板常减少,可有失血性贫血,重症更明显。血培养可有非特异性细菌生长,如葡萄球菌、肠球菌、产碱杆菌等。

(二)大便

隐血试验强阳性。镜检有大量红细胞和少量白细胞。革兰染色可见较多阳性粗短杆菌、厌氧菌培养多数分离出产气荚膜芽胞梭菌。偶尔还可培养出大肠埃希菌、志贺菌、沙门菌、铜绿假单胞菌等。大便胰蛋白酶活性显著降低。

五、X射线检查

常见动力性肠梗阻征象,可见小肠呈局限性扩张充气,肠间隙增宽,黏膜皱壁变粗。或见病变肠管僵直,间或有张力的胀气肠襻,部分病例出现机械性肠梗阻表现,直立位有散在短小液平,结肠呈无气状态,亦有呈麻痹型胀气表现者。有时可见到由于大段肠管坏死所造成的一堆致密影、有些病例可见肠壁积气,尤以新生儿和小婴儿多见。肠穿孔后可出现气腹。一般忌做钡餐或钡剂灌肠检查,以免肠穿孔;因本病易发生休克,检查时应避免过多搬动,一般采取仰卧位,可以侧卧位水平投照代替直立位。

六、诊断

无特殊诊断方法,主要依靠病史,典型临床表现和X射线检查。若起病急,突发腹痛,腹泻。便血、呕吐及有中毒症状者应考虑本病。结合血、粪便化验检查和X射线特征性改变即可诊断。对不典型的病例,应严密观察病情变化以明确诊断。并应注意和中毒型细菌性痢疾,腹型过敏性紫癜及急性肠套叠相鉴别。中毒性细菌性痢疾早期可出现高热、惊厥甚至休克,腹痛多不重,腹胀较轻,有里急后重,大便为脓血便,血量不多,主要是黏液和脓,且常在中毒症状之后出现;腹型过敏性紫癜虽有腹痛和血便,但无发热和全身中毒症状,血便无特殊腐败的腥臭味;肠套叠常见于婴儿,右侧腹部或脐上多能触及腊肠样肿块,腹部X射线检查提示肠梗阻征象,一般无发热和感染中毒症状。

新生儿坏死性小肠结肠炎的诊断常根据病史特点,诱发因素、临床表现和X射线检查等,不难诊断。

七、治疗

本病轻重不一,病情变化快,应采取综合治疗措施。原则是抢救休克,改善中毒症状,控制感染,增强机体抵抗力,减轻消化道负担,并促进其正常功能恢复。

（一）禁食

为重要的治疗措施。疑诊本病即应禁食,确诊后继续禁食。以利胃肠休息,待大便隐血阴性,腹胀好转和腹痛减轻后,逐渐恢复饮食,以流质、半流质、少渣饮食逐渐恢复到正常饮食;恢复饮食宜慎重,过早过急可使病情恶化或延长病程,但也不宜过晚,以免营养不足,不利于疾病的恢复。在腹胀和便血期间同时应采取胃肠减压。

（二）维持水和电解质平衡及补充营养

由于吐泻、进食少,易发生脱水、酸中毒和电解质紊乱,故要及时纠正。因禁食时间较长,应精确计算液体出入量及能量需要,可少量多次输血,必要时给予肠道外静脉营养。

（三）抗休克

本病易发生休克,是死亡的主要原因,早期发现和及时处理是治疗的重要环节。休克多属失血和中毒的混合型。应迅速补充血容量,改善微循环,包括补液、右旋糖酐。应用调整血管紧张度的药物如异丙肾上腺素、多巴胺等,必要时输血和血浆。肾上腺皮质激素可减轻中毒症状,抑制变态反应,但使用过久(超过1周)可促进肠坏死,有发生肠穿孔的危险,并可掩盖症状的出现,在中毒性休克时可早期短程使用,一般不超过3～5 d。

中毒性休克患儿肠管病变多严重而广泛,经抢救效果不明显或不稳定者多主张早期手术,以减少产生毒素的来源。

（四）抗生素

控制肠内细菌感染对于减轻肠道损害和休克是有利的。选用对肠道细菌有效的抗生素如氨苄青霉素、卡那霉素或头孢菌素类等静脉滴注。

（五）胰蛋白酶

每次 0.1 mg/kg,每日 3 次,以破坏产气荚膜杆菌的毒素。

（六）对症治疗

腹痛剧烈而腹胀不明显时,可肌内注射山莨菪碱,按每次 0.3～0.5 mg/kg,每日 2～3 次,腹胀严重者应早做胃肠减压。出血者可静脉滴注维生素 C,或服云南白药每次 0.3～0.9 g,每日 3 次、高热可用物理降温或解热药物。

（七）手术治疗

如果肠梗阻症状明显,疑有腹膜炎、肠穿孔、肠坏死者,应考虑手术治疗。

（李修贵）

第九节　先天性肥厚性幽门梗阻

先天性肥厚性幽门狭窄是新生儿期常见的消化道畸形,由于新生儿幽门环肌肥厚、增生使幽门管腔狭窄而引起的上消化道不完全梗阻性疾病。发病率为 10/10 万～33/10 万,占消化道畸形的第 3 位。第一胎多见,男孩多于女孩,男女发病率之比约为 5∶1,多为足月儿,未成熟儿较少见。

一、诊断

（一）临床表现

呕吐是本症主要的症状,一般在出生后 2～4 周,少数于生后 1 周发病,也有迟至生后 2～3 个月发病者。开始为溢乳,逐渐加重呈喷射性呕吐,几乎每次奶后均吐,多于喂奶后半小时内即吐,自口鼻中涌出;吐出物为带凝块的奶汁,不含胆汁,少数患儿因呕吐频繁使胃黏膜毛细血管破裂出血,吐出物含咖啡样物或带血。患儿食欲旺盛,呕吐后即饥饿欲食。呕吐严重时,大部分食物被吐出,致使大便次数减少,尿少。

（二）体格检查

1.胃蠕动波

常见,但非本症特有体征。蠕动波从左季肋下向右上腹部移动,到幽门即消失。在喂奶时或呕吐前较易看到,轻拍上腹部常可引出。

2.右上腹肿块

为本症特有体征,具有诊断意义。检查方法是用指端在右季肋下腹直肌外缘处轻轻向深部按摸,可触及橄榄大小、质地较硬的肿块,可以移动。

3.黄疸

少数患儿可以伴有黄疸。可能与饥饿和肝功能不成熟,胆红素肝肠循环增加等有关。

（三）并发症

1.消瘦

反复呕吐、营养物质及水分摄入不足,致使患儿体重不增,以后下降,逐渐出现营养不良、消瘦。

2.脱水和电解质紊乱

由于呕吐使 H^+ 和 Cl^- 大量丢失,造成脱水、酸碱平衡失调及电解质紊乱等。

3.继发感染

由于呕吐营养物质摄入不足使患儿免疫功能下降,同时呕吐易造成患儿胃内容物误吸,易出现反复感染,特别是下呼吸道感染等。

（四）辅助检查

1.腹部超声

腹部 B 超可发现幽门肥厚肌层为一环形低回声区,相应的黏膜层为高密度回声,并可测量肥厚肌层的厚度、幽门直径和幽门管长度,如果幽门肌层厚度≥4 mm、幽门前后径≥13 mm、幽门管长≥17 mm,即可诊断为本症。

2.腹部 X 线检查及钡餐造影

透视下可见胃扩张,钡剂通过幽门排出时间延长,胃排空时间延长。仔细观察可见幽门管延长,向头侧弯曲,幽门胃窦呈典型的鸟嘴状改变,管腔狭窄如线状,为诊断本病特有的 X 线征象。

3.内镜检查

可见幽门管呈菜花样狭窄,镜头不能通过幽门管,有胃潴留等。

二、鉴别诊断

（一）幽门痉挛

多在出生后即出现间歇性不规则呕吐,非喷射性,量不多,无进行性加重,偶见幽门蠕动波,但右上腹摸不到肿块。一般情况较好,无明显脱水、营养不良,B 超检查幽门层不肥厚,用阿托品、冬眠灵等解痉镇静药治疗有效。

（二）胃扭转

出生后数周内出现呕吐,移动体位时呕吐加剧。X 线钡餐检查可见:食管与胃黏膜有交叉现象;胃大弯位于小弯之上;幽门窦位置高于十二指肠球部;双胃泡、双液平面;食管腹段延长,且开口于胃下方。胃镜检查可达到诊断和治疗目的(胃镜下整复)。

（三）胃食管反流

呕吐为非喷射性,上腹无蠕动波,无可触及的右上腹橄榄样肿块。采用体位疗法和稠厚食物喂养可减轻症状。X 线钡餐检查、食管 24 h pH 值监测和食管动力功能检查可协助确诊。

（四）贲门松弛和食管裂孔疝

出生后几天即出现呕吐，非喷射性、呕吐量不大，呕吐与体位有关，竖立位不吐。腹部无阳性体征，钡餐造影有助于诊断。

（五）喂养不当

由于喂奶过多、过急；人工喂养时将奶瓶倾斜将奶瓶内气体吸入胃内；喂奶后小儿放置不当等，均为新生儿呕吐的常见原因。

三、治疗

（一）外科治疗

诊断明确，早期行幽门环肌切开术。手术前应先纠正水、电解质紊乱，治疗贫血，改善全身状况。腹腔镜治疗创伤小、疗效好。

（二）内科治疗

对诊断未明确，或发病晚，有其他合并症暂时不能手术者，可试用内科治疗：①抗痉挛治疗：用1：1 000新配制的阿托品溶液，奶前30 min口服，每次自1滴增加到2～6滴，至皮肤发红为止，应注意其不良反应；②适当减少奶量，使用稠厚奶汁；③纠正水、电解质紊乱；④预防感染；⑤内镜气囊扩张术治疗。

四、预后

(1)能及早诊断，未合并其他器官畸形，经手术治疗后预后良好。
(2)诊断治疗不及时，可合并营养不良及肺部感染，严重者可导致死亡。

（李修贵）

第十节　肠痉挛

肠痉挛是由于肠壁平滑肌阵阵强烈收缩而引起的阵发性腹痛，是小儿急性功能性腹痛中最常见的情况。以小婴儿最多见，学龄前及学龄儿童亦可遇到。特点是发作突然，发作间歇时缺乏异常体征。外科急腹症所致的腹痛，不属本病范畴。

一、诊断

（一）病史

原因尚不完全明了，现在比较公认的是部分患儿是由于对牛乳过敏。诱因较多，如上呼吸道感染、局部受凉、暴食、大量冷食、食物中糖量过多，引致肠内积气、消化不良以及肠寄生虫毒素的刺激等。

（二）临床表现

肠痉挛的临床特点是平素健康小儿突然发作阵发性腹痛，有时从睡眠中突然哭醒，有些患儿过去有同样发作史。每次发作持续时间多不长，从数分钟至数十分钟，时痛时止，多反复发作数十分钟至数小时而自愈，个别患儿可延至数日。腹痛轻重不等，严重者哭闹不止、翻滚、出汗，重者面色苍白、手中发凉。不发作时能步行就诊，但如果继发于上呼吸道感染时，可有发热等原发病表现。典型病例痉挛多发生在小肠，腹痛部位以脐周为主，如果痉挛发生在远端大肠则疼痛位于左下腹，发生在胃部则疼痛以上腹部为主，常伴呕吐，吐出食物后精神好转。多数患儿偶发1～2次后自愈，亦有不少患儿时愈时发，甚至迁延数年，绝大多数患儿随年龄增长而自愈。

（三）辅助检查

有关实验室检查正常。

二、治疗

(一)一般治疗

消除诱因,注意饮食。

(二)对症治疗

以解痉止痛为主。复方颠茄片,＞5 岁半片,按情酌定;山莨菪碱片剂和注射剂,每次 0.1～0.2 mg/kg。＜5 岁服用片剂不方便者,可用颠茄酊,每次 0.03～0.06 mg/kg,口服,3 次/d。

(王金花)

第十一节 肠梗阻

肠梗阻指肠内容物的正常运行受阻,通过肠道发生障碍,为小儿外科常见的急腹症。由于它变化快,需要早期作出诊断、处理。诊治的延误可使病情发展加重,甚至出现肠坏死、腹膜炎,甚至中毒性休克、死亡等严重情况。

一、病因

(一)机械性肠梗阻

机械性肠梗阻是肠管内或肠管外器质性病变引起的肠管堵塞,梗阻原因包括先天性畸形及后天性因素。梗阻类型分为肠腔内梗阻及肠腔外梗阻。

1.肠腔内梗阻

多由先天性肠闭锁及肠狭窄、先天性肛门闭锁等先天性疾病引起。也可由肠套叠、蛔虫性肠梗阻、肠管内异物及粪石、肠壁肿瘤等后天性疾病造成。

2.肠腔外梗阻

引起肠梗阻的先天性疾病包括先天性肠旋转不良、嵌顿性腹股沟斜疝、腹内疝、先天性纤维索条、梅克尔憩室索条、胎粪性腹膜炎后遗粘连等。后天性疾病包括手术后粘连、腹膜炎后粘连、结核性粘连、胃肠道外肿瘤压迫、肠扭转等。

(二)动力性肠梗阻

为胃肠道蠕动功能不良致使肠内容传递运转作用低下或丧失,多因中毒、休克、缺氧及肠壁神经病变造成,常见于重症肺炎、肠道感染、腹膜炎及败血症的过程中。梗阻类型分为麻痹性肠梗阻及痉挛性肠梗阻,前者发生在腹腔手术后、腹部创伤或急性腹膜炎患儿,后者可见于先天性巨结肠患儿。

二、病理

肠梗阻发生后,肠腔内因积聚大量气体和液体而致使肠膨胀,引起肠腔内压增高,肠壁变薄,肠壁血循环受到严重障碍。梗阻持久时,肠壁张力持续升高,导致肠坏死、肠穿孔。

三、临床表现

各种类型肠梗阻虽有不同的病因,但共同的特点是肠管的通畅性受阻,肠内容物不能正常地通过,因此,有程度不同的临床表现。

(一)症状

1.腹痛

机械性肠梗阻呈阵发性剧烈绞痛,腹痛部位多在脐周,发作时年长儿自觉有肠蠕动感,且有肠鸣,有时见到隆起的肠形。婴儿表现为哭闹不安、手足舞动、表情痛苦。绞窄性肠梗阻由于有肠管缺血和肠系膜箝闭,腹痛往往是持续性伴有阵发性加重,疼痛较剧烈。绞窄性肠梗阻也常伴有休克及腹膜炎症状。麻痹性肠梗阻的腹胀明显,腹痛不明显,阵发性绞痛尤为少见。

2.腹胀

腹胀发生于腹痛之后。高位小肠梗阻常表现上腹部饱满;低位梗阻的腹胀较高位梗阻为明显,表现为全腹膨胀;闭袢式肠梗阻出现局限性腹胀;麻痹性肠梗阻呈全腹膨胀。

3.呕吐

高位梗阻的呕吐出现较早且频繁,呕吐物为食物或胃液,其后为十二指肠液和胆汁;低位梗阻呕吐出现迟,初为胃内容物,静止期较长,后期的呕吐物为积蓄在肠内并经发酵、腐败呈粪样带臭味的肠内容物;绞窄性肠梗阻呕吐物呈血性或咖啡样;麻痹性肠梗阻呕吐次数少,呈溢出性。低位小肠梗阻的呕吐出现较晚。

4.排便排气停止

排便排气停止是完全性肠梗阻的表现,梗阻早期,梗阻部位以下肠内积存的气体或粪便可以排出。绞窄性肠梗阻可排出血性黏液样便。

(二)体征

1.全身情况

单纯梗阻的早期,患者除阵发性腹痛发作时出现痛苦表情外,生命体征等无明显变化。待发作时间较长,呕吐频繁,腹胀明显后,可出现脱水现象,患者虚弱甚至休克。当有绞窄性梗阻时可较早地出现休克。

2.腹部检查

可观察到腹部有不同程度的膨胀,在腹壁较薄的患者,尚可见到肠形及肠蠕动波。单纯性肠梗阻的腹部虽胀气,但腹壁柔软,按之有如充气的球囊,有时在梗阻的部位可有轻度压痛,特别是腹壁切口部粘连引起的梗阻,压痛点较为明显。当梗阻上部肠管内积存的气体与液体较多时,稍加振动可听到振水声。腹部叩诊多呈鼓音。肠鸣音亢进,且可有气过水声及高声调的金属声。

绞窄性肠梗阻或单纯性肠梗阻的晚期,肠壁已有坏死、穿孔,腹腔内已有感染、炎症时,则体征表现为腹膜炎的体征,腹部膨胀,腹部压痛、肌紧张及反跳痛,有时可叩出移动性浊音,腹壁有压痛,肠鸣音微弱或消失。

直肠指检可见直肠空虚无粪便,且有裹手感,提示完全性肠梗阻;指套上染有血迹,提示肠管有血运障碍。

四、诊断

(一)病史及临床表现

典型的肠梗阻有阵发性腹部绞痛、腹胀、呕吐、排便排气停止等自觉症状,腹部检查呈现腹胀、肠形、压痛、肠鸣音亢进等征象。在粘连性肠梗阻,多数患者都有腹部手术史,或者曾有过腹痛史。

(二)X线检查

1.X线平片检查

典型的完全性肠梗阻X线表现是肠袢胀气,腹立位片出现多个肠袢内有呈阶梯状气液面,出现排列成阶梯状的液平面,气液面是因肠腔内既有胀气又有液体积留形成,只有在患者直立位或侧卧位时才能显示,平卧位时不显示这一现象。如腹腔内已有较多渗液,直立位时尚能显示下腹、盆腔部的密度增高。空肠黏膜的环状皱襞在肠腔充气时呈"鱼骨刺"样,而结肠、直肠内无气。

不完全性肠梗阻X线征象为不连续的轻、中度肠曲充气,结肠、直肠内有气。绞窄性肠梗阻X线可见单独胀大的肠袢不随时间改变位置,或有假肿瘤征、咖啡豆状阴影。麻痹性肠梗阻X线征象是小肠和结肠全部充气扩张。

2.消化道造影检查

钡灌肠检查用于鉴别肠梗阻的程度。结肠扩张为麻痹性肠梗阻或不全性肠梗阻,结肠干瘪细小可确定为完全性肠梗阻,但在临床上较少应用。钡灌肠还可用于疑有结肠梗阻的患者,它可显示结肠梗阻的部位与性质。

钡餐造影检查,即口服钡剂或水溶性造影剂,观察造影剂下行过程,可明确梗阻部位、性质、程度。若钡剂下行受阻或显示肠腔狭窄则明确肠梗阻的诊断。但因造影剂可加重梗阻故宜慎用。梗阻明显时禁用。

（三）化验检查

肠梗阻早期化验指标变化不明显。晚期由于失水和血液浓缩,白细胞计数、血红蛋白、血细胞比容都可增高,血电解质与酸碱平衡发生紊乱。高位梗阻,可出现低钾、低氯、代谢性碱中毒。低位梗阻,则可有电解质普遍降低与代谢性酸中毒。绞窄性梗阻或腹膜炎时。血象、血液生化测定指标改变明显。

（四）腹腔穿刺

可了解有无腹膜炎及肠壁血供障碍。腹腔液混浊脓性表明有腹膜炎,血性腹腔液说明已有绞窄性肠梗阻。当肠管有明显胀气或肠管与腹膜粘连时,不宜进行腹腔穿刺。

五、治疗

急性肠梗阻的治疗包括非手术治疗和手术治疗,治疗方法的选择根据梗阻的原因、性质、部位以及全身情况和病情严重程度而定。不论采用何种治疗均首先纠正梗阻带来的水、电解质与酸碱紊乱,改善患者的全身情况。

（一）非手术治疗

1.胃肠减压

胃肠减压为治疗肠梗阻的主要措施之一,目的是减轻胃肠道的积留的气体、液体,减轻肠腔膨胀,有利于肠壁血液循环的恢复,减少肠壁水肿,使某些原有部分梗阻的肠袢因肠壁肿胀而致的完全性梗阻得以缓解,也可使某些扭曲的肠袢得以复位。胃肠减压还可减轻腹内压,改善因膈肌抬高而导致的呼吸与循环障碍。

2.纠正水、电解质与酸碱失衡

血液生化检查结果尚未获得前,可先给予平衡盐液(乳酸钠林格液)。待有测定结果后,再添加电解质与纠正酸碱紊乱,在无心、肺、肾功能障碍的情况下,最初输入液体的速度可稍快一些,但需作尿量监测,必要时作中心静脉压(CVP)监测,以防液体过多或不足。在单纯性肠梗阻的晚期或是绞窄性肠梗阻,常有大量血浆和血液渗出至肠腔或腹腔,需要补充血浆和全血。

3.抗感染

肠梗阻后,肠壁循环有障碍,肠黏膜屏障功能受损而有肠道细菌易位,或是肠腔内细菌直接穿透肠壁至腹腔内产生感染。肠腔内细菌亦可迅速繁殖。同时,膈肌升高引起肺部气体交换与分泌物的排出受限,易发生肺部感染。因而,肠梗阻患者应给予抗菌药物以预防或治疗腹部或肺部感染,常用的有以杀灭肠道细菌与肺部细菌的广谱头孢菌素或氨基糖苷类抗生素,以及抗厌氧菌的甲硝唑等。

4.其他治疗

腹胀后影响肺的功能,患者宜吸氧。回盲部肠套叠可试用钡剂灌肠或充气灌肠复位。

采用非手术方法治疗肠梗阻时,应严密观察病情的变化,绞窄性肠梗阻或已出现腹膜炎症状的肠梗阻,经过短暂的非手术治疗,实际上是术前准备,纠正患者的生理失衡状况后即进行手术治疗。单纯性肠梗阻经过非手术治疗24~48 h,梗阻的症状未能缓解或在观察治疗过程中症状加重或出现腹膜炎症状时,应及时改为手术治疗。但是在手术后发生的炎症性肠梗阻除有绞窄发生,应继续治疗等待炎症的消退。

（二）手术治疗

手术的目的是解除梗阻、去除病因,手术的方式可根据患者的情况与梗阻的部位、病因加以选择。

1.单纯解除梗阻的手术

这类手术包括为粘连性肠梗阻的粘连分解,去除肠扭转,切断粘连束带;为肠内堵塞的切开肠腔,去除粪石、蛔虫团等；为肠扭转、肠套叠的肠袢复位术等。

2.肠切除肠吻合术

肠梗阻是由于肠肿瘤所致，切除肿瘤是解除梗阻的首选方法。在其他非肿瘤性病变，因肠梗阻时间较长，或有绞窄引起肠坏死，或是分离肠粘连时造成较大范围的肠损伤，则需考虑将有病变的肠段切除吻合。在绞窄性肠梗阻，如腹股沟疝、肠扭转，绞窄解除后，血运有所恢复，但肠袢的活力如何判断，方法有：①肠管的颜色转为正常，肠壁保持弹性并且蠕动活跃，肠系膜边缘动脉搏动可见说明肠管有生机；②应用超声多普勒沿肠管对肠系膜缘探查是否有动脉波动；③从周围静脉注入荧光素，然后以紫外线照射疑有循环障碍的肠管部，如有荧光出现，表示肠管有生机；④肠管已明显坏死，切除缘必须有活跃的动脉出血。

肠管的生机不易判断且是较长的一段，可在纠正血容量不足与供氧的同时，在肠系膜血管根部注射1‰普鲁卡因或苄胺唑啉以缓解血管痉挛，将肠管标志后放回腹腔，观察 15～30 min 后，如无生机可重复一次，当确认无生机后始可考虑切除。经处理后肠管的血运恢复，也显示有生机，则可保留，必要时在24 h后应再次剖腹观察，如发现有局灶性坏死应再行切除。为此，第一次手术关腹时，可采用全层简单缝合的方法。

3.肠短路吻合

当梗阻的部位切除有困难，如肿瘤向周围组织广泛侵犯，或是粘连广泛难以剥离，但肠管无坏死现象，为解除梗阻，可分离梗阻部远近端肠管作短路吻合，旷置梗阻部，但应注意旷置的肠管尤其是梗阻部的近端肠管不宜过长，以免引起盲袢综合征。

4.肠造口术或肠外置术

肠梗阻部位的病变复杂或患者的情况差，不允许行复杂的手术，可在膨胀的肠管上，亦即在梗阻部的近端肠管作肠造口术以减压，解除因肠管高度膨胀而带来的生理紊乱。小肠可采用插管造口的方法，可先在膨胀的肠管上切一小口，放入吸引管进行减压，但应注意避免肠内容物污染腹腔及腹壁切口。有时当有梗阻病变的肠袢已游离或是肠袢已有坏死，但患者的情况差不能耐受切除吻合术，可将该段肠袢外置，关腹。待患者情况复苏后再在腹腔外切除坏死或病变的肠袢，远、近两切除端固定在腹壁上，近端插管减压、引流，以后再行二期手术，重建肠管的连续性。

六、预后

预后与早期诊断、早期治疗密切相关。一般单纯性肠梗阻患儿在矫正脱水酸中毒后，手术治疗效果良好。但绞窄性肠梗阻则取决于手术治疗的时机，若抢救不及时，可危及生命，切除坏死肠管过多，后遗短肠综合征，影响患儿的生长发育，预后较差。

（王金花）

第十二节　肠套叠

肠套叠是肠管的一部分连同相应的肠系膜套入邻近肠腔内的一种特殊类型的肠梗阻，本病是婴儿时期的一种特有疾病，是最常见的婴幼儿急腹症，居婴幼儿肠梗阻原因的首位。根据病因不同，分为原发性肠套叠与继发性肠套叠；根据年龄的不同，分为婴儿肠套叠与儿童肠套叠。

急性肠套叠随着年龄的增长发病率逐渐降低。常见于 2 岁以下婴幼儿，4～10 个月为发病年龄高峰。男孩发病比女孩多 2～3 倍，健康肥胖儿多见。发病季节与胃肠道病毒感染流行相一致，以春末夏初最为集中。

一、病因

肠套叠分为原发性与继发性两类。肠套叠的病因尚未完全明确，其发病机制公认为肠套叠起点的存在和肠蠕动的紊乱。

(一)原发性肠套叠

原发性肠套叠是指非肠管器质性病变引起的肠套叠。约95％的小儿肠套叠属于原发性。

1.套叠起点

关于原发性肠套叠起点的产生,尚无统一学说,可能与下列因素有关:

(1)回盲部解剖因素学说:婴幼儿肠套叠主要发生在回盲部,婴幼儿期回盲部较游动,回盲瓣呈唇样凸入肠腔,加上该区淋巴组织丰富,受炎症或食物刺激后易引起回盲瓣充血、水肿、肥厚,肠蠕动易将肿大回盲瓣向前推移,牵拉肠管形成套叠。

(2)病毒感染学说:小儿受到腺病毒和轮状病毒感染后,可引起末段回肠的集合淋巴结增生,局部肠壁增厚,甚至形成肿物向肠腔凸起,构成套叠起点,加之肠道受病毒感染,蠕动增强,导致发病。春末夏初是腺病毒感染的高发季节,因此肠套叠在此时期发病较多,目前已分离出腺病毒非流行性Ⅰ、Ⅱ和Ⅴ血清型。

2.肠蠕动紊乱

(1)饮食改变因素:婴幼儿期为肠蠕动节律处于较大变化时期,当增添辅食或食物的性质、温度发生变化时,婴幼儿肠道不能立即适应食物改变的刺激,易引起肠功能紊乱而诱发肠套叠,婴儿生后4～10个月,正是添加辅食时期,故此年龄段是发病高峰期。

(2)肠痉挛因素:由于食物、肠炎、腹泻、细菌等因素刺激肠道产生痉挛,使肠蠕动功能节律紊乱或逆蠕动而引起肠套叠,若小儿属于痉挛体质,则更易发生肠套叠。

(3)免疫反应不平衡因素:原发性肠套叠多发生于1岁以内,恰为机体免疫功能不完善时,肠壁局部免疫功能易破坏。加之蠕动紊乱而诱发肠套叠。

(二)继发性肠套叠

继发性肠套叠指肠管器质性病变引起的肠套叠。约5％左右的病例属继发型,多数是儿童。器质性病变以梅克尔憩室为最多,其次有息肉、血管瘤、腺肌瘤、腹型紫癜形成的肠壁血肿、异位胰腺、淋巴瘤、肠囊肿、阑尾内翻等。肠壁上的病变成为套叠起点被肠蠕动推动,牵引肠壁而发生肠套叠。

二、病理

(一)肠套叠的病理解剖结构

肠套叠由鞘部、套入部组成。外层肠管为鞘部,进入肠管为套入部,套入部最远点为头部,肠管从外面卷入处为颈部。一个肠套叠由三层肠壁组成称为单套,由五层肠壁组成则为复套,即单套再套入相邻的远端肠管内。肠套叠一般是近端肠管套入远端肠管内,与肠蠕动方向一致,称之为顺行性肠套叠。一般肠套叠为顺行性肠梗阻。若远端套入近端,称为逆性肠套叠,较为罕见。

(二)肠套叠的类型

一般按套入部的最近端和鞘部最远端的肠管名称分类,将肠套叠分为六型:

(1)回结型:以回肠末端为出发点,回肠通过回盲瓣内翻套入结肠中,盲肠与阑尾不套入鞘内,此型最多,约占30％。

(2)回盲型:以回盲瓣出发点,盲肠、阑尾随之套入鞘内,此型占50％～60％。

(3)回回结型:即复套,回肠套入回肠后再套入结肠,占10％左右。

(4)小肠型:即小肠套入小肠,比较少见,此型占5％～10％,包括空空型、回回型、空回型。

(5)结肠型:结肠套入结肠,极少见。

(6)多发型:在肠管不同区域内有分开的2个、3个或更多的肠套叠。

(三)肠套叠的病理改变

肠套叠的基本病理变化是肠腔梗阻、肌肉痉挛和血液循环障碍。肠套叠发生后,套入部随着肠蠕动不断向前推进,该段肠管相应所附的肠系膜也被牵入鞘内,颈部束紧不能自动退出。鞘部肠管持续痉挛紧缩,致使套入部的肠系膜血管被鞘部嵌压而发生血液循环障碍。初期静脉回流受阻,组织瘀血水肿,套入部肠壁静脉怒张破裂出血,与肠黏液混合成果酱样胶冻状物排出。肠壁水肿继续加重,动脉受压,套入部供血停止而发生坏死,套入部的坏死呈现淤血性坏死,为静脉性坏死。而鞘部肠壁则因高度扩张与长期痉挛可发生缺血性坏死,呈局灶性灰白色点状坏死,为动脉性坏死。鞘部灶性动脉性坏死容易被忽略,灌肠复位时极易穿孔,手术复位时也不易被发现,比套入部静脉性坏死更具危险性。

三、临床表现

小儿肠套叠的临床症状随年龄而有所不同。可分为婴儿肠套叠和儿童肠套叠两类。

(一)婴儿肠套叠

1.腹痛(哭闹)

腹痛为肠套叠出现最早且最主要的症状,而哭闹则为婴儿腹痛特有的表现,以突发、剧烈、节律性的哭闹为特征。原本很健康的婴儿忽然哭闹不安、面色苍白、紧握双拳、屈膝缩腹、手足乱动、拒食拒奶,发作持续 3～5 min 而后自行缓解,间隔 10～20 min,重新发作。这种阵发性哭闹是由于肠蠕动将套入肠段向前推进,肠系膜被牵拉,肠套鞘部产生强烈收缩而引起的剧烈腹痛,当蠕动波过后,患儿即转为安静。随着缓解期逐渐缩短,患儿渐渐精神萎靡,嗜睡,随后进入休克状态,而哭闹、腹痛反不明显。

2.呕吐

肠套叠早期症状之一,腹痛发作后不久就发生呕吐,初为乳汁、乳块或食物残渣,以后带有胆汁,晚期则吐粪便样液体。早期呕吐系因肠系膜被强烈牵拉,导致神经反射性呕吐,晚期则由肠梗阻引起。

3.便血

便血为肠套叠特征性表现,便血多发生于疾病开始的 8～12 h,典型的血便是红果酱样黏液血便,也可有鲜血便或脓血便,几小时后又可以重复排出几次。纵使家长忽视了婴儿的哭闹和呕吐,但在发生血便时一定会来医院求治。一部分患儿来院就诊时尚未便血,肛门指检时可发现指套上染有果酱色黏液。出血是由于肠套叠时,肠系膜被牵入嵌闭于套入部的肠壁间,发生血液循环障碍而引起黏膜渗血,与肠黏液、粪便混合形成暗红色胶冻样液体。

4.腹部肿物

腹部触及肿物是有意义的诊断。肿物多位于右上腹或中上腹,实性、光滑、稍可移动,并有压痛。随病情进展,肿物变长,沿结肠框分布,呈腊肠状。多数患儿由于回肠末端及盲肠套入结肠内,右下腹比较松软而有空虚感。严重者套入部达直肠,肛门直诊可触及子宫颈样物,偶见肿物从肛门脱出。一旦肠管有坏死倾向,腹胀加重,腹肌紧张,肿物常触诊不清。

5.全身情况

病程早期,患儿一般情况良好,体温正常,仅表现为面色苍白、精神欠佳。晚期精神萎靡、表情呆钝、嗜睡、脱水、发热,甚至有休克、腹膜炎征象。

(二)儿童肠套叠

多为继发性,病程较缓慢,呈亚急性不全性肠梗阻。可有反复发作的病史,发生肠套叠后也可自行复位。主要表现为腹痛,偶有呕吐,少有血便,腹壁薄者可触及腹部肿物。

四、诊断与鉴别诊断

(一)诊断

1.临床诊断

典型肠套叠的四联征为阵发性腹痛、呕吐、血便和腹部肿块。当患儿出现几个小时以上的无原因剧烈哭闹,时哭时停,伴有呕吐,随即排出血便,诊断并不困难。不典型肠套叠包括无痛性频繁呕吐型、无痛性便血型、精神萎靡尚未便血的休克型,这些类型的肠套叠是以单一症状为主征,缺乏典型的临床表现,很容易漏诊、误诊。依据患儿的年龄、性别、发病季节应考虑肠套叠的可能。此时应在镇静状态下仔细检查腹部是否触及肿块,施行肛门指检观察指套上有无血染,以协助诊断。

2. X线检查

肠套叠时,腹平片可无异常征象,也可呈现肠扩张,结肠内均匀致密的肿物阴影,腹立位片见小肠扩张,有张力性气液面,显示肠梗阻征象。腹平片诊断肠套叠虽无特异性征象,但可提示肠梗阻的诊断。

钡灌肠检查是在X线透视下,由肛门缓缓注入25%硫酸钡生理盐水溶液,水平压力为5.9～8.8 kPa(60～90 cmH₂O)透视下可见到钡剂在结肠的套入部受阻,呈杯状或钳状阴影。

空气灌肠是在X线透视下,经肛门注气,压力为8.0 kPa(60 mmHg),套叠顶端致密的软组织肿块呈半圆形,向充气的结肠内突出,气柱前端形成杯口影、钳状阴影或球形阴影。

B超检查对肠套叠具有较高的确诊率。超声扫描显示肠套叠的横断面呈"同心圆"征或"靶环"征,纵断面呈"套筒"征或"假肾"征。

(二)鉴别诊断

鉴别诊断应以发病年龄为主要思考线索,以主要症状为鉴别要点,与具有腹痛、便血、腹块的婴幼儿其他疾病相鉴别。

1. 细菌性痢疾

肠套叠血便不典型且伴有腹泻者可误诊为细菌性痢疾。菌痢多见于夏季,起病急骤,体温升高较快,在早期即可达39℃,大便次数频繁,含有大量黏液及脓血,粪便检查见到脓细胞及红细胞,细菌培养阳性即可确诊。

2. 过敏性紫癜

腹型紫癜患儿有阵发性腹痛和呕吐,有腹泻和便血,粪便为暗红色,由于肠管有水肿、出血而增厚,有时在右下腹部能触及肿块,易与肠套叠混淆。过敏性紫癜的特点为双下肢有出血性皮疹,膝关节和踝关节肿痛,部分病例还有血尿,这些临床表现有助于与肠套叠鉴别。需注意的是此病由于肠功能紊乱和肠壁血肿而诱发肠套叠。故当腹部症状加重、腹部体征明显时,需做腹部B超检查或低压气灌肠协助诊断。

3. 梅克尔憩室

梅克尔憩室并消化道出血时,应与肠套叠鉴别。梅克尔憩室出血起病急骤,无前驱症状,出血量大,为暗红色或鲜红色血便,少有腹痛、呕吐等症状,腹部触诊无腹块、无压痛。腹部⁹⁹ᵐTc扫描可明确诊断。需注意的是梅克尔憩室内翻可继发肠套叠,患儿可出现肠套叠的相应症状及体征。

4. 蛔虫肠梗阻

此病多来自于农村地区的儿童,近年来发病率明显下降。蛔虫团块堵塞肠腔,可出现腹痛、呕吐,晚期肠坏死则表现为全身中毒症状、便血,与肠套叠极其相似。但蛔虫肠梗阻很少发生在婴儿,早期没有便血,腹内肿块多位于脐下,肿块粗而长,X线平片可见蛔虫影。

5. 肠梗阻肠坏死

婴幼儿其他原因引起的肠梗阻,晚期出现肠血运障碍导致肠坏死,可出现腹痛、呕吐、便血、休克等症状,可与肠套叠混淆。此类患儿缺乏典型的阵发性哭闹史,血便出现晚且伴随休克及全身中毒症状,腹部检查出现腹膜刺激征,腹穿为血性液体,腹部B超检查未发现肠套叠影像,可作为鉴别点。

6. 直肠脱垂

少数晚期肠套叠,其套入部可以通过全部结肠而由肛门脱出,不要误认为是直肠脱垂。直肠脱垂时,可以清楚地看到肠黏膜一直延续到肛门周围的皮肤,而肠套叠时,在肛门口与脱出的肠管之间有一条沟,可以通过此沟将手指伸入直肠内,而且直肠脱垂并无急腹症症状。

五、治疗

肠套叠治疗分非手术治疗和手术治疗。小儿肠套叠多为原发,以非手术治疗为主。

(一)非手术治疗

半个世纪以来,非手术治疗儿童肠套叠已成为公认的首选方法,其中气灌肠整复肠套叠是40年来我国最成功且应用最广泛的治疗方法。目前在我国,不论是在城市中心儿科还是在县医院儿科气灌肠复位率多达 90% 左右。

1.适应证

(1)病程不超过 48 h,便血不超过 24 h。

(2)全身状况好,无明显脱水、酸中毒及休克表现,无高热及呼吸困难者。

(3)腹不胀,无压痛及肌紧张等腹膜刺激征象。

2.禁忌证

(1)病程超过 48 h,便血超过 24 h。

(2)全身情况不良,有高热、脱水、精神萎靡及休克等中毒症状者。

(3)腹胀明显,腹部有明显压痛、肌紧张,疑有腹膜炎或疑有肠坏死者。

(4)立位 X 线平片显示完全性肠梗阻者。

(5)试用空气灌肠时逐渐加压至 8 kPa、10.6 kPa、13.3 kPa,而肠套叠阴影仍不移动,形态不变者。

3.治疗方法

(1)气体灌肠复位法:采用空气或氧气均可,观察方法有透视及非透视下进行两种,将气囊肛管置入直肠内,采用自动控制压力仪,肛门注气后即见套叠影逆行推进,直至完全消失,大量气体进入回肠,提示复位成功。

气灌肠前准备:①解痉镇静,肌内注射阿托品、苯巴比妥钠,必要时在麻醉状态下进行;②脱水明显者,应予以输液纠正,改善全身情况;③麻醉下灌肠复位,保证禁食 6 h,禁水 4 h,必要时插胃管吸出胃内容物;④X 线透视室内应备有吸引器、氧气、注射器等抢救设施。

气体灌肠压力:①诊断性气体灌肠压力为 50～60 mmHg(6.6～8 kPa);②复位治疗压力为 90～100 mmHg(12～13.3 kPa),不超过 120 mmHg(16 kPa)。

气体灌肠复位征象:①X 线透视下见肿块逐渐变小消失,气体突然进入回肠,继之中腹部小肠迅速充气;②拔出气囊肛管,大量气体和暗红色黏液血便排出;③患儿安然入睡,不再哭闹,腹胀减轻,肿块消失;④碳剂试验,口服 1 g 活性碳。约 6 h 后由肛门排出黑色炭末。

气体灌肠终止指征:①注气后见肿物巨大,套入部呈分叶状,提示复套存在,复位可能性较小;②注气过程中见鞘部扩张而套入部退缩不明显或见套入部退而复进,表示套叠颈部过紧,复位困难;③注气后肿物渐次后退,通过回盲瓣后,肿物消失,但小肠迟迟不进气,提示仍存在小肠套叠,复位困难;④复位过程中,肿物消失,但荧光屏上突然有闪光改变,旋即见膈下游离气体,表明发生肠穿孔,即刻停止注气。

(2)钡剂灌肠复位法:在欧美国家较为流行。钡剂浓度为 20%～25%,钡柱高度不超过患儿水平体位 90 cm,维持液体静压在 5 min 之内,套叠影逆行推进,变小,渐至消失,钡剂进入回肠,提示复位成功。

(3)B 超监视下水压灌肠复位法:采用生理盐水或水溶性造影剂为介质灌肠。复位压力为 50～90 mmHg(6.65～12 kPa),注水量在 300～700 mL。在 B 超荧光屏上可见"同心圆"或"靶环"状块影向回盲部收缩,逐渐变小,最后通过回盲瓣突然消失,液体急速进入回肠。满意的复位是见套入部消失,液体逆流进入小肠。

(二)手术疗法

1.手术指征

(1)有灌肠禁忌证者。

(2)灌肠复位失败者。

(3)肠套叠复发达 3 次以上,疑有器质性病变者。

(4)疑为小肠套叠者。

2.手术方式

(1)手法复位术:取右下腹或右上腹横切口,在套叠远端肠段用挤压手法使其整复,切忌强行牵拉套叠近端肠段。复位成功后务必详细检查是否存在病理性肠套叠起点,必要时一并处理。对原发复发性肠套叠手术的患儿,手法复位后如未发现病理起点,存在游动盲肠者可行盲肠右下腹膜外埋藏固定法,以减少复发。如阑尾有损伤,呈现水肿和淤血时,可将其切除。

(2)肠切除肠吻合术:术中见鞘部已有白色斑块状动脉性坏死或套入部静脉性坏死,争取做肠切除一期吻合术。必要时亦可延迟24～48 h再吻合。

(3)肠外置或肠造口术:适应于患儿存在休克且病情危重时,或肠套叠手法复位后局部血液供给情况判断有困难时。可将肠祥两断端或可疑肠祥外置于腹壁外,切口全层贯穿缝合,表面覆盖油纱保护,24～48 h后,待休克纠正,病情平稳,再行二期肠吻合术。观察可疑肠祥循环恢复情况决定还纳入腹,抑或肠切除肠吻合。如肠切除后患儿全身或局部循环不满意,无法行肠吻合时,可行肠造口术。

六、预后

小儿原发性肠套叠如能早期就诊、早期诊断、早期治疗,预后良好。绝大多数病例可采用灌肠复位,复位成功率达90%以上。小儿原发性肠套叠复位后极少复发。随着我国人民生活水平提高,医疗条件改善,科普宣传的普及,家长及儿科工作者更加关注小儿肠套叠,晚期肠套叠患儿已少见,已罕见死亡,目前肠套叠的病死率仅为1%。

(王金花)

第十三节　肝脓肿

肝脓肿是溶组织阿米巴原虫或细菌感染所引起的肝组织内单个或多发的化脓性病变。本病是一种继发性病变,由细菌感染者称为细菌性肝脓肿,常见病原菌为大肠杆菌和葡萄球菌,链球菌和产酸杆菌等少见。多继发于胆管系统、门静脉系统、肝动脉、腹内邻近器官的感染以及肝外伤后继发感染;由阿米巴原虫引起者称为阿米巴肝脓肿,多继发于阿米巴肠病。

一、诊断

(一)阿米巴肝脓肿

1.病史

常伴有阿米巴痢疾或慢性腹泻史。

2.临床表现

不规则的长期发热,伴有恶寒、大汗、右上腹或右下胸疼痛,局部可有饱满及压痛,肝大而有压痛。

3.辅助检查

(1)实验室检查:白细胞数增加,嗜酸粒细胞增加较明显,粪便检查半数以上患儿可发现阿米巴滋养体或包裹。

(2)X线检查:病侧膈肌升高,运动度受限,膈肌局部隆起者尤具诊断意义。

(3)超声波检查:肝大,脓肿区出现液平段。

(4)肝脏放射性核素扫描:可见局限性放射性缺损或密度减低。

(5)肝脓肿穿刺液呈红棕色(有继发感染时脓液呈黄白色)。

(二)细菌性肝脓肿

1.病史

可曾有疖肿或外伤感染致菌血症或败血症,或胆系感染,急性阑尾炎、肠炎所致门脉系统感染,以及膈下脓肿等邻近器官炎症直接蔓延到肝脏。

2.临床表现

(1)寒战、高热,呈弛张热型,右上腹痛,伴食欲缺乏、乏力。

（2）肝大，有明显触痛、叩击痛，有时可见右下胸肋间隙水肿。

3.辅助检查

（1）白细胞总数及中性粒细胞计数均增多。

（2）超声波检查显肝内液平段。

（3）X线检查右叶脓肿可见右膈升高，活动度受限，肝影增大，有时伴有反应性胸膜腔积液，左叶脓肿则常有胃小弯受压征象。

（4）肝穿刺有脓液，多为黄灰色或黄色，有臭味，做细菌学检查可确定致病菌。

二、治疗

（一）一般治疗

卧床休息，加强营养，补充热量、蛋白质及维生素等，必要时可少量输血。

（二）病因治疗

1.抗生素治疗

对细菌性肝脓肿，选用敏感抗生素治疗，对病原未明者，可选用两种抗生素联合应用，再根据药敏结果进行调整。往往需要多种有效药物交替长时间使用，一般用到8周，或热退后2～3周。

2.抗阿米巴原虫治疗

阿米巴肝脓肿应使用抗阿米巴原虫药物，如甲硝唑，剂量35～50mg/（kg·d），分3次口服，10d为1个疗程。也可选用磷酸氯喹，剂量为20mg/（kg·d），分2次口服，连服2d，以后减为10mg/（kg·d），1次服，连服2周以上。在排脓之前也应全身应用抗阿米巴原虫药治疗。

（三）外科治疗

1.穿刺引流

脓肿较大者应穿刺引流，尤其适用于单个脓肿。穿刺点应选择肋间隙饱满、压痛最明显的部位，或根据超声波定位。如脓液黏稠，可注入生理盐水冲洗，以利排脓。如引流不畅或无效，可切开引流。

2.切开引流

对于巨大脓肿、反复积脓的脓肿、局部胀痛明显或全身中毒症状严重的脓肿，脓肿已破或有穿破可能者，应进行切开引流。

（王金花）

第十四节　急性阑尾炎

发病率虽较成人低，但仍是小儿外科急腹症中最常见的疾病。新生儿罕见，5岁以后随年龄增长为发病高峰。小儿急性阑尾炎病情发展快，症状不典型，容易误诊和发生穿孔，文献报高达40%，因而早期诊断和治疗极为重要。

一、病因

（一）解剖因素

小儿阑尾的生长比系膜快，容易扭曲，呈盲管状，容易因引流不畅而发生炎症。当肠内容物、异物、小的肠石等进入阑尾腔后易发生梗阻。阑尾动脉是终末血管，腔内压力高血运易受阻碍，坏死穿孔率较高。小儿大网膜发育差，穿孔后不易包裹局限，易形成弥漫性腹膜炎。

（二）细菌侵袭

阑尾黏膜损伤、破溃时，肠道细菌可直接侵犯而产生炎症，也可因上呼吸道感染等其他部位的多血流进入阑尾。阑尾黏膜下淋巴组织丰富,血液中的细菌未被滤过而停留在阑尾壁内淋巴组织导致炎症。儿童的急性阑尾炎多由金黄色葡萄球菌、大肠杆菌以及链球菌感染引起。近来晚期穿孔者病例报告感染较多,最常见的是脆弱杆菌。

（三）免疫因素

临床发现化脓性阑尾炎发作前有病毒感染的病史,有人认为这是病毒感染抑制机体免疫功能,内细菌过度繁殖而发生炎症。

（四）神经反射

因精神紧张、生活环境的改变等因素,使受神经支配的阑尾肌肉和血管发生反射性痉挛,导致环障碍并加重阑尾腔梗阻,引起阑尾急性炎症。

二、病理

根据阑尾炎症病理发展过程,可分为 4 种类型。

（一）卡他性阑尾炎

病变主要在黏膜。阑尾表面充血、水肿,可有少量纤维素渗出物。黏膜充血、水肿,黏膜下层有多核细胞及嗜酸性粒细胞浸润,且有淋巴滤泡增生。

（二）化脓性阑尾炎

病变累及浆肌层,阑尾红肿明显。黏膜及浆肌层均有炎性浸润、破坏,黏膜面溃疡明显,阑尾腔内可积液或积脓,张力增高后可并发穿孔。婴幼儿的阑尾化脓性病变不重,而阑尾周围可出现较多脓性分泌。

（三）坏疽性阑尾炎

阑尾壁全层广泛坏死呈暗紫或黑色。阑尾硬肿,浸润广泛。由于炎性渗出及脓性物刺激,阑尾粘连。阑尾系膜明显水肿,可有血管栓塞。常可穿孔而导致腹膜炎

（四）梗阻性阑尾炎

阑尾仅有轻度充血,但腔内有蛔虫、蛲虫、肠石、异物而形成梗阻。组织切片仅见嗜酸性粒细浸润及淋巴滤泡增生。小儿阑尾炎的浆膜外反应较成人早,渗出液较多。年龄越小,反应越早。因而,婴幼儿阑尾炎虽未穿孔,腹腔内也可见有一定量的渗出液。

三、临床表现

（一）全身反应

1. 精神异常

病变初期多表现为烦躁和哭闹,继而由于炎症和疼痛的刺激引起大脑皮层的抑制可出现精神不振、无力、活动减少、嗜睡等。

2. 发热

婴幼儿一般均有发热,体温可高达 $39 \sim 40\%$,少数营养差并发阑尾穿孔腹膜炎的患儿可能出现体温下降,提示病情危重。

（二）腹部及消化道症状

1. 腹痛

较大儿童的典型病例,可与成人一样诉说有转移性右下腹痛的病史。初期上腹部有轻度疼痛,逐渐阵发性加重,数小时后炎症累及阑尾壁浆膜时,疼痛由上腹、脐周、转入右下腹阑尾部位。年龄越小,症状愈不典型。婴幼儿仪表现为阵发性哭闹、呻吟、拒食或静卧不动,触摸腹部时哭闹明显,易被误诊。

2. 恶心、呕吐

早期呕吐多是胃肠反射性反应,呕吐物多为食物。较晚期患儿出现呕吐系腹膜炎所致,呕吐物可含胆汁、胃肠液,呕吐量多。婴幼儿阑尾炎时,呕吐往往出现于腹痛前。

3.腹泻、便秘

小儿阑尾炎常发生稀便或腹泻,这可能与盆腔阑尾炎或盆腔内积脓刺激肠道及直肠,或合并肠炎等因素有关。个别患儿可因发热、呕吐及体液丢失而出现便秘。

(三)体征

1.固定的体位

由于盲肠转动或下垂可加剧疼痛,因此患儿选择某一疼痛最轻的体位很少改变,如侧屈髋位。

2.腹部体征

腹部体征包括:①腹部压痛:小儿由于盲肠移动性较大,阑尾位置不固定,有时压痛可在右中腹、脐部附近、下腹中部,穿孔腹膜炎时全腹压痛。②反跳痛:炎症刺激腹膜后可出现反跳痛。③腹肌紧张:阑尾炎症弥漫形成周围炎及腹膜炎时,腹肌反射性收缩引起肌紧张。婴幼儿腹肌发育不完善肌紧张不如年长儿明显。阑尾穿孔腹膜炎可出现全腹性肌紧张。小儿不合作,哭闹可干扰腹肌紧张的检查,因此需分散小儿注意力,反复检查,必要时可使用适量镇静剂待小儿安静后进行检查,以确定腹肌紧张程度。④皮肤过敏:有些阑尾炎早期患儿合并阑尾腔梗阻,右下腹皮肤可出现感觉过敏,蛲虫性阑尾炎患儿更明显,这是内脏、躯干神经相互反射的表现。⑤多数患儿可有腹胀,听诊肠鸣音减弱,年龄越小越明显。⑥阑尾周围出现脓肿时右下腹可扪及包块,较大包块可触及波动感。

3.其他体征

其他体征包括:①直肠指诊可有右前方触痛,甚至可触及肿胀的条索状阑尾。②腰大肌试验患儿左侧卧位,右髋过伸,腰大肌受到刺激疼痛,盲肠后位阑尾更明显。③闭孔肌试验患儿仰卧,屈血并内旋右髋关节后出现右下腹疼痛,是由于较长阑尾尖端刺激闭孔内肌所引起的疼痛。④Rovsing征在小儿诊断上帮助不大。

(四)实验室及其他检查

1.血常规

白细胞数往往 $10 \times 10^9/L$,中性粒细胞可高达 80% 以上。

2.尿常规

一般无特殊,但有时阑尾炎刺激输尿管或膀胱后尿常规可见少量红细胞和白细胞。

3.X线检查

有利于排除肠穿孔、肠梗阻。

4.B超

可发现肿大变形的阑尾及阑尾脓肿。

5.血清 C 反应蛋白(CRP)

有助于坏疽及穿孔性阑尾炎的诊断。

四、诊断

根据典型的转移性右下腹痛史及压痛、反跳痛、腹肌紧张体征,结合实验室检查白细胞升高等情况,一般可以作出诊断。婴幼儿或临床表现体征不典型者需反复、耐心、多次检查,有时需根据动态观察结果才能诊断。在检查时需注意以下方面。

能说话的患儿要在家属的配合下尽量争取合作,正面回答医生的询问,了解发病的时间,疼痛的性质。检查时注意手和听诊器都不要太凉。观察患儿的精神状态,如精神愉快,嬉笑自然,活动多而灵巧,触诊腹部时压痛位置不固定或不能肯定有肌紧张时不急于手术。

采用对比检查腹部方法。①检查者两手分别按压左、右下腹,并交替加重用力,观察患儿哭闹反应,如下重压哭闹明显加剧,则以同样方法按压右上或右下腹进行对比;②患儿母亲握住患儿一手(一般握右手),允许另一手自由活动,同上述方法交替按左、右下腹,如患儿用自由手抵抗检查右侧按压说明右侧有压痛;③检查者一手重压右下腹痛点,患儿全力抵抗右侧按压之手,检查者另一手乘机按压全腹其他各处,如患儿均置之不理,则可知除右下腹外它处无压痛。为了明确压痛紧张的固定性,检查至少反复三次,第一次常选择在就诊时,第二次在血常规检查后,第三次在初步处理后(处方或收入院)。三次检查中最好有一次检查是在安静或安睡时,必要时可在使用镇静剂后进行检查。睡眠后皮肤痛觉过敏消失,对深压痛与肿块检查较重要。小儿骨盆小,直肠触诊与检查下腹比成人便利,可了解阑尾肿胀浸润的程度与范围。

诊断仍困难时,可考虑腹腔穿刺检查 X 线检查。右下腹抽出液为血性、臭脓性或涂片有大量的细菌者为坏疽性阑尾炎。脓稀无臭,有脓球而无细菌者无需急诊手术。穿刺未得渗液时,可注入 50 mL 生理盐水再吸出检查。X 线检查对鉴别诊断肠梗阻、坏死性肠炎、胃肠穿孔有帮助。

五、鉴别诊断

(一)肠痉挛症性腹痛

病因不明,好发于学龄儿,常突然发生腹痛,呈剧烈绞痛,持续时间不长,多为 10～20 min,很少超过 2 h。体检腹软,偶有压痛但不固定,也无发热或白细胞数升高。此症发生率比阑尾炎高,不需手术,无须特殊治疗,一般均可自愈,但可反复发作。

(二)肠系膜淋巴结炎

多与上呼吸道感染同时存在,腹痛较阑尾炎轻,多无阵发性加重,病程发展较慢,压痛不固定,主要在脐周,无明显腹肌紧张,反复腹部检查可确诊。本症不需手术,因此对鉴别困难体征较轻的患者,可暂用抗生素观察治疗数小时。

(三)急性胃肠炎

常有不洁生凉饮食史,腹痛呈阵发性、痉挛性,多位于脐周、上腹或下腹,无固定压痛点及腹肌紧张,有腹泻。

(四)美克耳憩室炎

症状体征与阑尾炎相似,如病情允许,可作放射性核素扫描,如显示有异位黏膜的美克耳憩室影可确诊。鉴别确有困难需手术时应作探查切口,术中如发现阑尾正常,应常规探查末端回肠 100 cm 范围,找到憩室后予以切除。

六、治疗

(一)治疗原则

阑尾炎诊断明确,尽可能早期手术。但就诊 3 d 以上症状无恶化以及家属拒绝手术或其他特殊原因时,可用药物治疗。

阑尾脓肿以药物治疗为主。在药物治疗中需密切观察发热、疼痛、压痛范围等是否趋向好转。病情加重应手术引流,并发肠梗阻者引流脓肿后可得到缓解。

患儿观察 3 d 以上症状稳定好转,显示腹膜炎已局限,双合诊又能摸到浸润块,应避免手术,以免感染扩散。待自然吸收或脓肿形成后再酌情引流或延期进行阑尾切除术。

(二)抗生素治疗

常选针对球菌和革兰阳性杆菌及厌氧菌的药物。临床上目前小儿多用青霉素及氨苄西林、头孢类和甲硝唑静脉注射。如有药敏试验结果则根据药敏情况选用抗生素。

(三)手术方法

1. 尽量选麦氏切口

切除阑尾后应清除腹腔脓液,阑尾病变不明显者需探查回肠末端 100 cm(防止美克尔憩室炎被遗漏)及盆腔器官。

2. 放置腹腔引流

适应证:①阑尾穿孔,腹腔积脓、坏疽性阑尾炎;②阑尾残端处理不满意而影响愈合者;③切除阑尾或分离阑尾粘连后渗血不止可放置香烟引流或纱布填压引流;④已局限的阑尾脓肿。

（四）腹腔镜阑尾切除

小儿腹腔镜阑尾切除术在国内、国外均有大宗病例报告，目前大多医院腹腔镜阑尾已成常规手术。腹腔镜阑尾切除具有创伤小、患儿痛苦少、术后肠功能恢复快、住院时间短、腹部创口疤痕小等优点。小儿腹腔镜多选用穿刺 Trocar，直径 5～10 mm，手术操作时气腹内压保持在 1.07～1.33 kPa(8～10 mmHg)，手术时间在 30 分钟左右。

（王金花）

第十四章 造血系统疾病

第一节 溶血性贫血

溶血性贫血是由于红细胞的内在缺陷或外在因素的作用,使红细胞的破坏增加,寿命缩短,而骨髓造血功能代偿不足时所发生的贫血。

一、诊断

(一)病史

(1)遗传性溶血性贫血:要注意询问患者的家族史、发病年龄、双亲是否近亲婚配、祖籍及双亲家系的迁徙情况等。

(2)多种药物都可能引起溶血性贫血,追查药物接触史十分重要。

(二)临床表现

溶血性贫血的临床表现常与溶血的缓急、程度和场所有关。

1. 急性溶血性贫血

一般为血管内溶血,表现为急性起病,可有寒战、高热、面色苍白、黄疸,以及腰酸、背痛、少尿、无尿、排酱油色尿(血红蛋白尿)、甚至肾衰竭。严重时神志淡漠或昏迷,甚至休克。

2. 慢性溶血性贫血

一般为血管外溶血,起病缓慢,症状体征常不明显。典型的表现为贫血、黄疸、脾大三大特征。

(三)辅助检查

目的有三:即肯定溶血的证据,确定主要溶血部位,寻找溶血病因。

1. 红细胞破坏增加的证据

(1)红细胞数和血红蛋白测定常有不同程度的下降。

(2)高胆红素血症。

(3)粪胆原和尿胆原排泄增加。

(4)血清结合珠蛋白减少或消失。

(5)血管内溶血的证据为血红蛋白血症和血红蛋白尿;含铁血黄素尿;高铁血红蛋白血症。

(6)红细胞寿命缩短。

2. 红细胞代偿增生的证据

(1)溶血性贫血时网织红细胞数多在 $0.05\sim0.2$,急性溶血时可高达 $0.5\sim0.7$,慢性溶血多在 0.1 以下,当发生再生障碍危象时可减低或消失。

(2)周围血象中可出现幼红细胞、多染性、点彩红细胞及红细胞碎片。成熟红细胞形态异常,可见卡波环及豪—周小体。

(3)骨髓增生活跃,中晚幼红增生尤著。粒红比例降低甚至倒置。

3. 红细胞渗透脆性试验和孵育渗透脆性试验

脆性增高，提示红细胞膜异常性疾病；脆性降低，多提示血红蛋白病；脆性正常，提示红细胞酶缺乏性疾病。

4. 自身溶血试验

凡疑为红细胞内有异常者，应考虑做自身溶血试验。

5. 抗人球蛋白试验(Coombs 试验)

Coombs 试验是鉴别免疫性与非免疫性溶血的基本试验。

6. 其他

用于鉴别溶血性贫血的实验室检查：①酸溶血试验(Hams 试验)：主要用于诊断 PNH。②冷热溶血试验：用于诊断阵发性寒冷性血红蛋白尿症。③变性珠蛋白小体(Heinz 小体)生成试验和高铁血红蛋白还原试验：主要用于 G6PD 缺乏症的检测。④红细胞酶活性测定：如 G6PD 及丙酮酸激酶活性测定等。⑤血红蛋白电泳：对于血红蛋白病有确定诊断的意义。⑥SDS-聚丙烯酰胺凝胶电泳：进行膜蛋白分析，用于遗传性红细胞膜缺陷的诊断。⑦基因诊断。

溶血性贫血是一大类疾病，诊断应按步骤进行，首先确定有无贫血，再大致估计主要溶血部位。然后根据病因或病种选择有关试验逐一排除或证实。有些溶血病的原因一时不能确定，需要随诊观察，还有些溶血病的确诊有赖于新的检测技术。

二、鉴别诊断

下列情况易与溶血性疾病相混淆，在诊断时应注意鉴别。

(1)有贫血及网织红细胞增多者，如失血性贫血、缺铁性贫血或巨幼细胞贫血的恢复早期。

(2)兼有贫血及无胆色素尿性黄疸者，如无效性红细胞生成及潜在性内脏或组织缺血。

(3)患有无胆色素尿性黄疸而无贫血者，如家族性非溶血性黄疸(Gibert 综合征)。

(4)有幼粒-幼红细胞性贫血，成熟红细胞畸形，轻度网织红细胞增多，如骨髓转移性癌等，骨髓活检常有侵袭性病变的证据。

(5)急性黄疸型肝炎：本病以黄疸为主要表现，多有肝脾大，但本病一般无明显贫血，血清直接和间接胆红素均增高，肝功能异常。

(6)溶血尿毒综合征：本病除有黄疸及贫血等溶血表现外，同时具备血小板减少及急性肾衰竭。

三、治疗

(一)去除病因

蚕豆病、G6PD 缺乏症患者应避免食用蚕豆或服用氧化性药物。药物所致者应立即停药。如怀疑溶血性输血反应，应立即停止输血，再进一步查明病因。

(二)治疗方法

1. 肾上腺皮质激素和免疫抑制药

激素对免疫性溶血性贫血有效。环孢素、环磷酰胺等，对少数免疫性溶贫也有效。

2. 输血

当发生溶血危象及再生障碍危象，或贫血严重时应输血。

3. 脾切除术

脾大明显，出现压迫症状，或脾功能亢进，均应考虑脾切除治疗。

4. 防治严重并发症

对溶血的并发症如肾衰竭、休克、心力衰竭等应早期预防和处理。对输血后的血红蛋白尿症应及时采取措施，维持血压，防止休克。

5.造血干细胞移植

可用于某些遗传性溶血性贫血,如重型 β-珠蛋白生成障碍性贫血,这是可能根治本病的方法,如有 HLA 相合的造血干细胞,应作为首选方法。

(三)其他

1.输血疗法的合理应用

(1)β-珠蛋白生成障碍性贫血主张输血要早期、大量,即所谓"高输血疗法"。

(2)G-6-PD 缺乏患者,因溶血为自限性,需要输血时,只需要 1～2 次即可。

(3)对于某些溶血性贫血输血反可带来严重反应,因此应严格掌握输血指征。如自身免疫性溶血性贫血,输血可提供大量补体及红细胞,可使受血者溶血加剧,若非十分必要,不应给予。非输血不可时,应输生理盐水洗涤过的浓缩红细胞加肾上腺皮质激素。

2.脾切除术

溶血性贫血的重要治疗措施,但并非对所有患者均有效。手术年龄以 5～6 岁为宜,过早切脾可能影响机体免疫功能,易患严重感染。但如贫血严重,以致影响患者的生长发育,或常发生"再生障碍危象"者,则可考虑较早手术。术后用抗生素预防感染,至少应持续至青春期。

(吴卫华)

第二节 再生障碍性贫血

再生障碍性贫血,简称再障(AA),表现为骨髓造血功能障碍,周围血呈现全血细胞减少,网织红细胞绝对值减少。临床特征为贫血、出血和感染,无肝脾大或淋巴结肿大。

一、病因

小儿再障的确切病因不明了。下列因素与本病有关。

(1)造血干细胞的内源性缺陷。

(2)某些病毒感染,如肝炎病毒、EB 病毒、巨细胞包涵体病毒、微小病毒 B19、人类免疫缺陷病毒、登革热病毒,甚至还可有疱疹病毒、流感病毒等。

(3)化学、物理或生物因素对骨髓的毒性作用,如氯霉素、抗肿瘤药、保泰松等解热镇痛药;毒物,如苯及其衍生物、砷等;石油化工原料,如油漆、塑料、染发剂等;有机磷农药、砒霜等;电离辐射,如 X 线、γ 射线、放射性核素等。

二、诊断

(一)临床表现

1.急性再障

起病急,病程短(一般在 6 个月内),进展迅速,贫血呈进行性加重,常有严重的出血和感染。由于血小板降低,往往有广泛且严重的皮肤、牙龈出血和鼻出血,甚至有消化道出血或血尿,严重的可有颅内出血。由于白细胞降低,大多数患者都有发热感染,多为高热。

2.慢性再障

起病慢,病程长(一般 1～4 年),常无确切的发病日期,贫血、感染、出血均较轻。一般无感染发热或仅有轻微的低热,多数患者因贫血和皮肤经常有出血点或淤斑就诊。少数患者可急性发作,病情急转直下,出现与急性再障相同的表现,称为慢性重型再障。

（二）辅助检查

1.血常规

急性再障显示血小板$<20\times10^9/L$，白细胞明显减少，中性粒细胞绝对值每立方毫米<500个；网织红细胞$<1\%$，绝对值$<15\times10^9/L$。慢性再障血常规则血红蛋白下降速度较慢，网织红细胞、血小板、白细胞减少均比急性再障为轻。

2.骨髓象

急性再障呈多部位增生低下，三系细胞明显减少，骨髓小粒非造血细胞及脂肪细胞增多。

（三）诊断标准

（1）全血细胞减少，网织红细胞绝对值减少。

（2）一般无脾大。

（3）骨髓至少1个部位增生减低或重度减低（如增生活跃，须有巨核细胞明显减少），骨髓小粒非造血细胞增多（有条件者应做骨髓活检等检查）。

（4）能除外引起全血细胞减少的其他疾病，如骨髓异常增生综合征中的难治性贫血、阵发性睡眠性血红蛋白尿、急性造血功能停滞、骨髓纤维化、急性白血病、恶性组织细胞病等。

（5）一般抗贫血药物治疗无效。

（四）疗效评估标准

评估疗效时均应3个月内不输血。

1.基本治愈

贫血和出血症状消失。男性血红蛋白>120 g/L，女性血红蛋白>100 g/L；白细胞$>4\times10^9/L$；血小板$>80\times10^9/L$。随访1年以上无复发者。

2.缓解

贫血和出血症状消失。男性血红蛋白>120 g/L，女性血红蛋白>100 g/L；白细胞 3.5$\times10$ g/L 左右，血小板也有一定程度增长，随访3个月以上病情稳定或继续进步者。

3.明显进步

贫血和出血症状明显好转。不输血，血红蛋白较治疗前1个月内常见值增长 30g/L 以上，并能维持3个月以上者。

4.无效

经充分治疗后症状、血常规未达到明显进步者。

（五）鉴别诊断

（1）骨髓增生异常综合征：以贫血症状为主，可兼有发热，出血和感染，部分患者可有肝、脾、淋巴结肿大。外周血任一系或两系或全血细胞减少。骨髓至少两系呈病态造血。

（2）阵发性睡眠性血红蛋白尿：患者可有贫血、白细胞和血小板减少，但本病特征是突发酱油样尿，网织红细胞增高。酸溶血试验阳性。

（3）骨髓纤维化：多见于中老年人，以贫血、出血和脾大为临床表现。骨髓穿刺常抽不出骨髓液。骨髓活组织检查显示有纤维增生。

（4）急性白血病：以发热、贫血、出血、肝脾大、淋巴结肿大为临床表现。骨髓显示有白血病细胞。

三、治疗

（一）病因治疗

如有明确的病因则去除，如停止接触（或服用）有害药物、化学品或放射线等。

（二）防治感染

用 0.05% 洗必泰漱口。白细胞$<1\times10^9/L$ 时，更应注意预防感染；体温超过 38.3 ℃，应积极控制感染，选用两种以上有效抗生素联合治疗。

（三）血液成分输注替代治疗

1.红细胞输注

血红蛋白＜30 g/L,或有贫血性心力衰竭,或缺氧明显者应用。应尽可能减少红细胞输注量和次数,因为长期输注红细胞可引起负荷增加和血源性感染性疾病等。

2.血小板输注

血小板＜20×10⁹/L,出血明显者应用。以单采血小板为佳。应尽可能减少血小板输注次数,因多次输注血小板可发生免疫反应,从而降低了治疗的效果。对准备行骨髓移植者,要避免或减少血液成分输注,以免影响骨髓移植效果。

（四）刺激造血干细胞和改善造血微环境的药物

（1）丙酸睾酮每日或隔日 1～2 mg/kg,肌内注射。

（2）司坦唑醇每日 0.25～0.5 mg/kg,分 2～3 次口服。

（3）其他药物,如叶秋碱、硝酸士的宁、莨菪类药物。

（五）抗免疫治疗

（1）抗胸腺细胞球蛋白每日 10 mg/kg,持续静脉滴注 12～18 h,连用 5 d;或抗淋巴细胞球蛋白每日 40 mg/kg,静脉滴注,连用 4 d。资料显示治疗有效率约 60%。

（2）环孢素 A 每日 10～20 mg/kg,口服。

（3）大剂量甲泼尼龙。疗效是肯定的,缓解率达 64%。常用方法:每日 30 mg/kg,连续静脉滴注 3 d 后减量,一般每周减量 1/2,直至每日 1 mg/kg 后停药。

（4）免疫球蛋白每次 1g/kg,每 4 周 1 次,6 个月后缓解。大剂量免疫球蛋白的疗效被肯定。

（六）其他

1.免疫调节药

如胸腺肽、左旋咪唑、皮质激素、多抗甲素等。

2.阿昔洛韦

因某些再障与病毒感染有关,故有人试用抗病毒治疗取得成功。剂量为每次 5mg/kg,静脉滴注,每日 3 次,连用 10 d。

3.胎肝输注

妊娠 3 个月的胎儿肝脏含有丰富的造血干细胞和造血生长因子,其细胞的免疫原性较弱,含有的多种有效成分对再障有一定疗效,为一种辅助支持疗法。

4.骨髓移植

急性再障的治疗应首选骨髓移植。

5.造血生长因子

造血生长因子可刺激再障患儿体内残存的造血干细胞生长,如粒系和粒单系集落刺激因子(G-CSF,GM-CSF)、促血小板生长因子(TPO)及红细胞生成素(EPO)和白细胞介素Ⅲ(IL-3)等。上述因子均不能根治再障,且费用昂贵,只宜短期使用。

（吴卫华）

第三节　巨幼细胞性贫血

营养性巨幼细胞性贫血又称大细胞性贫血,世界各地均有报道。我国西北、华北和西南部分农村尚不少见。

一、病因

1. 摄入不足

饮食中缺乏叶酸和(或)维生素 B_{12}。母乳中含维生素 B_{12} 很少,羊乳中含维生素 B_{12} 和叶酸均很少,用人乳或羊乳喂养的婴儿,如果不及时添加辅食,则易发生贫血。

2. 生长发育过快

可能与生长发育迅速,叶酸、维生素 B_{12} 需要量相对增加。

3. 吸收和运输障碍

胃底壁细胞分泌功能障碍等可引起维生素 B_{12} 吸收和运输障碍,长期应用广谱抗生素、抗叶酸代谢药或抗癫痫药可导致叶酸吸收障碍。

4. 代谢障碍

遗传性叶酸代谢障碍等。

二、诊断

1. 临床表现

(1)一般表现:起病缓慢,面色蜡黄虚胖,或伴轻度水肿,毛发稀松发黄,疲乏无力,严重病例可有出血点或淤斑。常伴有肝脾大。

(2)神经精神症状:随贫血发生可出现不同程度的痴呆,对周围反应差,表情淡漠,少哭不笑,动作发育落后甚至倒退,如会坐会爬者随贫血发生又变为不会。此外,还常出现躯干、肢体、头部和全身震颤,甚至抽搐、感觉异常,多数在睡眠时能消失。神经系统的损害主要与维生素 B_{12} 的缺乏有关。

(3)消化系统症状:常有食欲缺乏、厌食、呕吐、腹泻,舌炎、舌光滑或舌乳头水肿,因舌震颤与下齿不断摩擦可有舌系带溃疡。

2. 辅助检查

(1)血常规:贫血多为中度,呈大细胞性贫血,含血红蛋白丰富,平均红细胞体积>94fl,平均红细胞血红蛋白量>32 pg。可见到巨幼变的有核红细胞。

(2)骨髓:增生明显活跃,呈典型的巨幼细胞改变,巨幼红细胞比例多在10%以上。粒细胞系统及巨核细胞系统亦有巨型变。

(3)特殊检查:血清叶酸测定若<6.8nmol/L 提示缺乏(正常值 11.4~13.6 nmol/L);血清维生素 B_{12} 测定若<74 pmol/L 提示缺乏(正常值婴儿为 162~532.8 pmol/L,1~10 岁为111~873.2 pmol/L)。

三、治疗

1. 一般治疗

包括护理,合理喂养,及时添加辅食,治疗基础疾病,去除病因,加强营养知识教育,纠正偏食及不良烹饪习惯。

2. 叶酸治疗

叶酸每次 5 mg,每日 3 次,口服,直到血红蛋白恢复正常。胃肠道不能吸收者,可每日肌内注射甲基四氢叶酸钙 3~6 mg。一般疗程 3~4 周,最好同时服用维生素 C 以提高疗效。

3. 维生素 B_{12} 治疗

剂量为每次 $100\mu g$,肌内注射,每周 2 次,疗程 2~4 周,直至症状好转,血常规恢复正常。

维生素 B_{12} 和叶酸治疗 2~3 d 后,精神好转,网织红细胞上升,5~7 d 达高峰。继之红细胞数及血红蛋白上升,4~8 周恢复正常。神经系统症状恢复缓慢,有的病例数月后才完全恢复正常。一般疗程 2 个月左右。

单纯维生素 B_{12} 缺乏,有神经系统症状的患者,若先用叶酸治疗,会使神经系统损害症状加重,应引起充分注意。

叶酸和维生素 B₁₂治疗后 8～12 h,骨髓内的巨幼细胞开始转变,48～72 h 巨幼变可消失。

4.饮食调整

改变不良饮食习惯,尤其要做到不偏食、不挑食和不长期素食。维生素 B₁₂在肉类、肝、肾、海产品、蛋等食品中含量丰富,牛乳高于人乳。婴儿要适时添加辅食,注意添加富含叶酸的辅食。富含叶酸的食物有绿色新鲜蔬菜,如菠菜、莴苣、扁豆、蘑菇,各种瓜、豆,水果。动物食物,如肝、肾,乳制品等均富含叶酸。叶酸属水溶性 B 族维生素,性质极不稳定,光照及煮沸即被分解破坏,如食物中缺少新鲜蔬菜,过度烹煮或腌制均可使叶酸丢失。维生素 B₁₂在动物蛋白中含量丰富,以肝、肾和肉类中为多,蛋类、奶类次之,蔬菜中含量甚少。

(吴卫华)

第四节　感染性贫血

感染性贫血又称婴儿假性白血病性贫血、雅克什综合征等。其特点是婴儿期发病,表现有严重贫血、肝及脾大、外周血白细胞增高并出现幼稚粒细胞及有核红细胞。

一、诊断

(一)病史

本病多发生于 6 个月至 2 岁婴幼儿,在营养不良及佝偻病基础上,由于感染性疾病如迁延性肺炎、肺脓肿、脓胸、败血症、慢性尿路感染等而发病。

(二)临床表现

起病缓慢,面色逐渐苍白或蜡黄,身体瘦弱,精神萎靡,常反复感染而有不规则发热。体格检查可见肝、脾大,尤以脾大明显。全身淋巴结可轻度肿大,有时可见皮肤出血点或水肿。可伴有佝偻病的临床表现。

(三)辅助检查

1.血象

多为中度以上的营养性混合性贫血。白细胞增多,甚至可达30×10^9/L 以上,分类可见各期幼稚粒细胞,但仍以较成熟者占多数。

2.骨髓象

增生活跃或明显活跃,少数病例可增生低下,细胞分类和形态学改变与营养性混合性贫血相似。

3.铁代谢的检查

感染时血清铁明显降低,总铁结合力也下降,肝、脾和骨髓组织中的贮存铁增多。感染恢复后,铁代谢失常可得到纠正。

二、鉴别诊断

(1)营养性缺铁性贫血:雅克什综合征严重时可见小细胞低色素性贫血,血清铁下降,易误诊为营养性缺铁性贫血,本病与缺铁性贫血不同的是其血清总铁结合力下降,骨髓细胞外铁增多,肝脾明显大,可资鉴别。

(2)白血病:急性白血病病情发展快,多有出血倾向,血象中幼稚细胞以原幼阶段为主,血小板大多明显减少,骨髓象有典型白血病改变。婴儿慢性粒细胞白血病血象、骨髓象以粒细胞改变明显,胎儿血红蛋白常明显增高。以上特点可资鉴别。

（3）类白血病反应：多能查出原发感染灶，脾大较轻，血象不一定有贫血，粒细胞有感染中毒改变，原发病控制后血象恢复正常。

（4）溶血性贫血：有核红细胞及网织红细胞增加时，雅克什综合征应与慢性溶血性贫血相鉴别，主要根据病史、红细胞的形态及血红蛋白异常，以及证实溶血存在的试验阳性结果进行鉴别。

（5）其他有骨髓外造血的疾病：如婴儿型石骨症、骨髓纤维化等也表现为贫血、脾大、外周血象出现幼稚粒细胞、幼稚红细胞，但骨髓穿刺常不能成功。骨髓活检、X 线骨骼摄片等可助鉴别。

三、治疗

（一）治疗原发病

改善营养，加强护理。要积极的控制感染，仔细寻找慢性感染灶，应用有效的抗生素。

（二）抗贫血治疗

根据贫血性质给予铁剂、维生素 B_{12} 或叶酸，用至血红蛋白正常。

（三）其他

饮食疗法、支持治疗及输血原则上与营养性贫血相同。伴有活动性佝偻病者给予维生素 D 制剂及钙剂积极治疗。

四、预后

（1）本病一般经去除病因、改善营养、治疗贫血等综合措施后可治愈。

（2）要积极控制感染，清除感染病灶，感染不能控制时贫血不易改善。

（3）本病抗贫血治疗一般常按营养性混合性贫血治疗，合用铁剂、维生素 B_{12} 或叶酸。

（4）重症病例可给予输血治疗。

（5）本病治疗一般于感染控制后血象迅速好转，但较单纯营养性贫血恢复慢，需要治疗的时间长。肝、脾大常需数月至 1 年方可恢复正常。

（吴卫华）

第五节 急性白血病

白血病是小儿时期最常见的恶性肿瘤，其特征是造血组织中某一系统的血细胞失去正常控制发生癌变和过度增生，干扰和抑制正常造血及免疫，并浸润全身各组织和脏器，破坏其正常结构和功能。可分为急性淋巴细胞白血病（ALL）、急性非淋巴细胞白血病（ANLL）、慢性淋巴细胞白血病（CLL）、慢性粒细胞白血病（CML）等。儿童白血病 90％以上为急性，并且以 ALL 最为多见。

一、诊断

（一）病史

小儿急性白血病半数以上病例急性发病，进展较快。

（二）临床表现

（1）贫血：贫血出现早且进行性加重，表现为皮肤黏膜苍白、易倦、活动后气促等，年长儿可诉头昏、头痛、心悸、耳鸣等。

（2）出血：大部分病儿有不同程度的出血，轻者仅见下肢少量淤点、淤斑和少量鼻出血，重者可见全身广泛出血，呼吸、消化道和颅内出血常可致命。

（3）发热：为常见症状，热型不一，多为高热，主要由感染引起，易扩散为败血症。

(4)白血病细胞浸润所引起的症状和体征:①淋巴结肿大及肝、脾大:不同类型的白血病肝、脾受浸润的程度不同,通常 ALL 较 ANLL 显著,在 ALL 中又以 T-ALL 及成熟 B-ALL 更明显。肝、脾大及淋巴结肿大的程度表明机体的肿瘤负荷量。②中枢神经系统白血病(CNSL):可发生于发病的初期或复发时,临床出现颅内压增高、脑神经受损和脑脊液改变,重者可有意识改变或抽搐、瘫痪等。③睾丸白血病(TL):睾丸受损主要表现为无痛性、硬性结节状肿大。④骨骼与关节:白血病细胞浸润破坏骨皮质和骨膜时可引起疼痛,临床上常见胸骨压痛,对诊断有意义,若白血病细胞浸润关节,可引起关节疼痛,但局部无红肿及发热。⑤其他:心、肾、肺、胸膜、皮肤黏膜等都可侵犯,如急性单核细胞白血病常有齿龈增生、出血和溃疡,急性粒细胞白血病易见到眼眶周围的绿色瘤。

(三)辅助检查

(1)血象:ALL 患儿血像通常表现为血小板计数降低、血红蛋白降低,白细胞计数约半数以上增高,余可正常或降低。外周血中见到白血病细胞,是诊断白血病的有力证据。

(2)骨髓象:白血病的确诊主要靠骨髓检查。

(3)细胞组织化学染色:常用的有过氧化物酶染色(POX)、苏丹黑染色、特异性酯酶(CE)和非特异性酯酶(NSE)染色、糖原染色等。

(4)急性白血病形态学分型:ALL 按形态分为 L_1,L_2,L_3 3 型,ANLL 则分为粒细胞白血病未分化型(M_1)、粒细胞白血病部分分化型(M_2)、颗粒增多的早幼粒细胞白血病(M_3)、粒单核细胞白血病(M_4)、单核细胞白血病(M_5)、红白血病(M_6)及巨核细胞白血病(M_7)等 7 型。

(5)免疫学分型:① ALL 的免疫学分型:目前广为接受的是二大类九分法(表 13-1,表 13-2)。② ANLL 的免疫学分型:迄今为止未制备出粒单系的特异性单抗和分化各个阶段的特异性单抗,因此临床上不能用以划分亚型。代表粒-单系抗原目前主要有 CD 33,CD 13,CD 14,CD 15,CD 11等,抗血型糖蛋白的单抗可识别 M_6,单抗 CD 41,CD 42和 CD 61可识别 M_7。

表 14-1 非 T-ALL 的亚型

亚型	HLA-DR	CD 19	CD 10	CD 20	Cyμ	SmIg
I	+	−	−	−	−	−
II	+	+	−	−	−	−
III	+	+	+	−	−	−
IV	+	+	+	+	−	−
V	+	+	+	+	+	−
VI	+	+	−	+	−	+

表 14-2 T-ALL 的亚型

亚型	CD7	CD5	CD2	CD3	CD4	CD8	CD 1a
I	+	+	+	−	−	−	−
II	+	+	+	+	+	+	+
III	+	+	+	+	+/−	+/−	

(6)细胞遗传学分型:AL 可检出克隆性细胞遗传学异常,但不同类型的白血病中其异常的范围很大,并且与预后密切相关,可表现为染色体数目和结构的异常。

(7)分子生物学检测:可检测白血病细胞存在的基因异常,用于指导临床治疗和判断预后。

二、鉴别诊断

1.类白血病反应

本病多发生在感染的基础上,白细胞总数高,且有幼稚细胞。但通常不伴有贫血及血小板减少,也无白血病浸润的表现,骨髓中原始、幼稚细胞罕见超过 0.2,血片中碱性磷酸酶染色呈强阳性,积分明显增加,可以鉴别。

2.再生障碍性贫血

本病临床表现有贫血、出血、发热、全血象降低,但是本病无白血病浸润的表现,肝、脾及淋巴结不肿大,骨髓增生低下而无原始、幼稚细胞比例增高现象。

3.传染性单核细胞增多症

临床有发热、皮疹、咽峡炎、肝、脾大及淋巴结肿大,血白细胞增高以淋巴细胞升高为主,且变异淋巴细胞常达10%以上,临床表现及血象易与急性白血病相混淆,但本症恢复快,骨髓象无原幼淋巴细胞出现,检测EBV特异性抗体可以确诊。

4.恶性组织细胞病

临床上可出现发热、贫血、出血,肝、脾大及淋巴结肿大,以及全身广泛浸润性病变,很难与白血病鉴别,外周血象也与白血病相似,若是发现恶性组织细胞则高度提示本病。骨髓增生活跃或减低,网状细胞增多,可见到多少不等的组织细胞,如果见到大量吞噬型组织细胞且出现一般异常组织细胞,则支持诊断本病。

5.骨髓增生异常综合征(MDS)

MDS以贫血为主要表现,可伴有不同程度的出血,肝、脾大及淋巴结肿大,少数还有骨痛。本症骨髓象呈现三系或二系或任一系的病态造血。

6.风湿性关节炎

有发热、关节疼痛症状者易于风湿性关节炎混淆,血液和骨髓检查可以确诊。

三、治疗

1.治疗原则

以化疗为主的综合疗法,其原则是要早期诊断、早期治疗,按照白血病的类型选用不同的化疗药物联合化疗,药物剂量要足,治疗过程要间歇,要长期治疗,交替使用多种药物。同时要早期防治中枢神经系统白血病和睾丸白血病等。

2.ALL的化疗

(1)诱导治疗:VDLP4周(长春新碱、柔红霉素、门冬酰氨酶、泼尼松)。

(2)巩固治疗:采用CAT方案(环磷酰胺、阿糖胞苷、巯嘌呤)。

(3)髓外白血病预防性治疗:①三联鞘内注射(IT):用甲氨蝶呤(MTX),阿糖胞苷(Ara-c)和Dex,每1~2周1次,有中枢神经系统白血病者每周1~3次鞘内注射。②HD-MTX+CF(大剂量甲氨蝶呤-四氢叶酸钙)疗法:10 d 1个疗程,共3个疗程。每疗程MTX3g/m^2,1/6量(不超过500mg/次)作为突击量在30min内快速静脉滴入,余量于12~24h内均匀滴入。突击量MTX滴入后0.5~2 h内,行三联IT 1次。开始滴注MTX36h后用CF解救。HD-MTX治疗期间同步用VP方案。③颅脑放疗:原则上3岁以上患儿,凡诊断时WBC计数≥$100×10^9$/L,有t(9;22)或t(4;11)核型异常,诊断时有CNSL,因种种原因不宜做HD-MTX治疗者,于完全缓解(CR)后6个月时进行。

(4)早期强化治疗:重复其诱导方案或用VDLP2周后继用VM-26+Ara-C2周。

(5)维持及加强治疗:①维持用药:用巯嘌呤(6-MP)和MTX,连用4周休1周,再用4周休1周,反复维持。②强化:每3个月用COAP方案强化1个疗程,或用VDLP2~3周或VM-26+Ara-C2周强化1次,无中枢神经系统白血病时每半年1次HD-MTX,有中枢白血病者9个月2次HDMTX,每次做2个疗程。

(6)总疗程:自维持治疗算起女孩3年、男孩3.5年。

3.ANLL的化疗

(1)诱导治疗:①DA方案用DNR和Ara-c。②DAE方案用DNR,Ara-c和VP-16或VM26。③HA方案用高三尖杉酯碱和Ara-c。④IDA+Ara-c方案。⑤M_3的诱导缓解可用全反式维甲酸30~60 mg/(m^2·d),口服,直至缓解。

(2)缓解后治疗:①巩固治疗:共6个疗程,即用大剂量Ara-c与DA,HA,VP-16+Ara-c(EA)方案交替治疗半年。完成巩固治疗后可停药观察,亦可进入下述维持治疗。②维持治疗:选用 COAP,HA,EA 等方案,定期序贯治疗,第1年每2个月1个疗程,第2年每3月1个疗程。

4.造血干细胞移植

造血干细胞移植不仅可提高患儿的长期生存率,而且还可能根治白血病。随着化疗效果的不断提高,目前造血干细胞移植多用于 ANLL 和部分高危 ALL 患儿,一般在第1次化疗完全缓解后进行,其无病生存率 50%~70%。

5.治疗要点

(1)白血病的化疗要坚持联合化疗和足量用药、间歇给药的原则:所谓联合化疗是指将作用于细胞周期不同时相或者不同作用的数种药物同时应用,从多个靶点攻击白血病细胞,使杀瘤效果迭加或协同而毒性或不良反应并不增加。对大多数抗白血病的化疗药物而言,在毒性限度内疗效与剂量正相关,因此,在毒性限度内的足量用药不仅疗效高,而且产生耐药的机会也少。间歇给药的目的有二,一是大部分抗白血病药物缺乏特异性,人体内增殖旺盛的细胞也因化疗而损伤,需要一定的间歇时间恢复,二是化疗中处于增殖期的细胞遭到杀灭,但处于静止期的细胞影响较小,需要一定的时间使其进入增殖周期再杀灭。

(2)坚持长期给药:急性白血病发病时体内约有 10^{11}~10^{12} 个白血病细胞,有效化疗杀灭2个对数级以上后,可使其下降到 10^9~10^{10} 个细胞,此时临床上达到完全缓解。一旦停药后,剩余的白血病细胞将以平均约5 d增加1倍的速度增加,最终导致复发,故取得完全缓解后仍需要巩固、维持和强化治疗。

(3)注意化疗药物的毒副作用:白血病治疗过程的化疗药物均具有较大的毒性,在化疗之前要全面了解患儿的一般状况,包括肝肾功能、心脏功能、心肌酶、心电图等,了解每一种化疗药物的毒副作用及适应证。用 DNR 前后做心电图检查,注意维护心功能正常。为预防不可逆性的心肌毒副作用,须密切注意 DNR 累积量不超过 $360mg/m^2$;<2岁不能超过 $300mg/m^2$。CTX 累积剂量最好不>$3.0g/m^2$,以预防继发性肿瘤和影响生育功能。

(4)儿童 ALL 治疗:要在准确分型的基础上,提高临床危险度和预后因素的评估水平,在系统化疗的基础上,要强调早期强烈化疗、重视庇护所治疗、进行再诱导治疗等。

(5)加强支持疗法:①防治感染:在化疗阶段,保护性环境隔离对防止外源性感染具有较好的效果。并发细菌性感染时,应根据不同致病菌和药物敏感结果选用有效的抗生素治疗。严重粒细胞缺乏者(<$0.5×10^9$/L)应预防性使用抗生素,可减少感染性并发症的发生。对感染严重,抗生素治疗无效者可输注中性粒细胞。长期化疗常并发真菌感染,可选用抗真菌药物如制霉菌素,二性霉素 B 或氟康唑等治疗。并发疱疹病毒感染者可用阿昔洛韦治疗。怀疑卡氏囊虫肺炎者,应及早用复方磺胺甲噁唑治疗。②输血和成分输血:严重的贫血可输注红细胞悬液或浓缩红细胞,当血小板低于 $20×10^9$/L,可导致严重的出血甚至颅内出血,可输注浓缩血小板悬液。③造血生长因子的应用:粒-巨噬细胞集落刺激因子、粒细胞集落刺激因子应用于强化疗或骨髓移植后,可明显缩短粒细胞的恢复期限,减少感染发生率及发热天数,为安全度过粒细胞缺乏期提供保证。④高尿酸血症的防治:在化疗早期,由于大量白血病细胞破坏分解而引起高尿酸血症,导致尿酸结石梗阻、少尿或急性肾衰竭,故注意水化、碱化并可口服别嘌呤醇。

(6)个体化治疗:患者的机体状态不一样,对化疗的耐受程度及敏感性也不一样,临床医师要较准确的了解患者情况,选择适当的化疗方案和化疗强度,既达到最大程度清除白血病细胞的效果,又能使机体承受得住。

(7)连续治疗:每一个疗程化疗完成后,一旦血象恢复(WBC≥$3×10^9$/L,ANC>$1.5×10^9$/L),肝肾功能无异常,须及时做下一阶段化疗,疗程未完成或出现 WBC 低下,尤其是诱导过程中出现骨髓抑制时,不能轻易终止化疗,应该在进行积极支持治疗的同时,继续完成化疗。

(8)预防复发:在缓解后的治疗过程中,如遇不能用与化疗相关、感染相关解释的不明原因的白细胞和(或)血小板低下时,并迟迟不能恢复者,要警惕早期复发,应及时进行骨髓检查,追查原因,不能盲目等待延长间歇时间。

(吴卫华)

第六节　弥散性血管内凝血

弥散性血管内凝血(DIC)是一种继发于多种疾病的出血综合征。在一些致病因素的作用下,血液中的凝血机制被激活,启动凝血过程,在毛细血管和小动脉、小静脉内大量的纤维蛋白沉积,血小板凝集,从而产生广泛的微血栓。由于凝血过程加速,大量的凝血因子和血小板被消耗,纤维蛋白溶解系统被激活,产生继发性纤溶亢进,临床上表现为广泛性出血倾向、微循环障碍、栓塞表现及溶血等。

一、诊断

(一)病史

常有原发病的病史,诱发弥散性血管内凝血的常见原发病有以下几方面。

1.各种感染

如细菌、病毒及疟原虫等。

2.组织损伤

如外科大手术、严重外伤、挤压伤,严重烧伤等。

3.免疫性疾病

如溶血性输血反应、流脑等所致的暴发性紫癜等。

4.某些新生儿疾病

如新生儿寒冷损伤综合征、新生儿窒息、新生儿溶血、新生儿呼吸窘迫综合征等。

5.其他

如巨大血管瘤、急性出血性坏死性小肠炎等。

(二)临床表现

有原发病的症状和体征,且有下述表现。

1.出血

皮肤黏膜出血,注射部位或手术野渗血不止,消化道、泌尿道、呼吸道出血。

2.休克

一过性或持续性血压下降,不能用原发病解释的微循环衰竭。婴幼儿常为精神萎靡、面色青灰、黏膜青紫、肢端冰冷、尿少等。

3.栓塞

表现为各脏器(如肾、肺、脑、肝等)功能障碍,出现如血尿、少尿、无尿或肾衰竭、发绀、呼吸困难、昏迷、抽搐、黄疸、腹水等。

4.溶血

表现为高热、黄疸、腰背痛及血红蛋白尿。

(三)辅助检查

由于凝血及纤溶系统均受累,有多种出、凝血方面检查的异常,主要诊断指标有以下几项。

1.血小板计数

血小板数量低于正常或进行性下降。

2.凝血酶原时间和白陶土部分凝血活酶时间

凝血酶原时间(PT)延长 3s 以上或白陶土部分凝血活酶时间(KPTT)延长 10s 以上。

3.纤维蛋白原

低于 1.6 g/L(肝病 DIC 时小于 1 g/L),或进行性下降。

4. 血浆鱼精蛋白副凝试验(3P 试验)

阳性或 FDP 大于 20 mg/L(肝病 DIC 时,FDP 大于 60 mg/L)。

5. 血片中破碎红细胞

数值可大于 20%。

(四)诊断标准

存在易引起 DIC 的基础疾病,有出血、栓塞、休克、溶血表现,或对抗凝治疗有效,则要考虑 DIC 的可能性。实验室检查中的主要指标如有 3 项或 3 项以上异常即可确诊。如异常者少于 3 项,则做进一步检查帮助确诊。DIC 低凝期及纤溶亢进期用上述指标确定,而高凝期因持续时间很短,临床不易发现,如在高凝期做检查,则表现为抽血时血液易凝固、凝血时间缩短、AFYF 缩短,血小板数可正常或稍增高,纤维蛋白原正常或稍增高。

第五届中华血液学会全国血栓与止血学术会议制订的诊断标准如下。

1. 临床表现

(1)存在易引起 DIC 的基础疾病。

(2)有下列两项以上表现:①多发性出血倾向。②不易用原发病解释的微循环衰竭或休克。③多发性微血管栓塞的症状和体征,如皮肤、皮下、黏膜栓塞坏死及早期出现的肾、肺、脑等脏器功能不全。④抗凝治疗有效。

2. 实验室检查

(1)主要诊断指标同时有下列 3 项以上异常:①血小板计数低于 $100\times10^9/L$ 或呈进行性下降(肝病、白血病患者要求血小板数低于 $50\times10^9/L$),或有下述两项以上血浆血小板活化产物升高:β 血小板球蛋白(β-TG);血小板第 4 因子(PF$_4$);血栓素 B$_2$(TXB$_2$);颗粒膜蛋白(GMP)140。②血浆纤维蛋白原含量小于 1.5 g/L 或进行性下降或超过 4 g/L(白血病及其他恶性肿瘤小于 1.8 g/L,肝病小于 1.0 g/L)。③3P 试验阳性或血浆 FDP 大于 20 mg/L(肝病时 FDP 大于 60 mg/L),或 D-二聚体水平升高或阳性。④凝血酶原时间缩短或延长 3s 以上,或呈动态变化(肝病者延长 5s 以上)。⑤纤溶酶原含量及活性降低。⑥抗凝血酶Ⅲ(AT-Ⅲ)含量及活性降低。⑦血浆因子Ⅷ:C 活性低于 50%(肝病患者为必备项目)。

(2)疑难病例应有下列一项以上异常:①因子Ⅷ:C 降低,vWF:Ag 升高,Ⅷ:C/vWF:加比值降低。②血浆凝血酶-抗凝血酶试验(TAT)浓度升高或凝血酶原碎片 1+2(F$_{1+2}$)水平升高。③血浆纤溶酶与纤溶酶抑制复合物(PIC)浓度升高。④血(尿)中纤维蛋白肽 A(FPA)水平增高。

二、鉴别诊断

与其他类似的微血管性溶血性贫血如血栓性血小板减少性紫癜和溶血尿毒综合征鉴别。

三、治疗

(一)一般治疗

治疗引起 DIC 的原发病。

(二)特异性治疗

1. 肝素

(1)一般在 DIC 的早期使用,应用肝素的指征有以下几方面。①处于高凝状态者。②有明显栓塞表现者。③消耗性凝血期表现为凝血因子、血小板、纤维蛋白原进行性下降,出血逐渐加重,血压下降或休克者。④准备补充凝血因子如输血或血浆,或应用纤溶抑制药物而未能确定促凝物质是否仍在发挥作用者。

(2)以下情况应禁用或慎用肝素:①颅内出血或脊髓内出血、肺结核空洞出血、溃疡出血。②有血管损伤或新鲜创面者。③DIC 晚期以继发性纤溶为主者。④原有重度出血性疾病,如血友病等。⑤有严重肝脏疾病者。肝素 60～125 U/kg,每 4～6h1 次,静脉注射或静脉滴注,用药前后监测试管法凝血时间(CT),如果 CT 延长 2 倍以上,则应减量或停用,肝素过量者用等量鱼精蛋白中和。

2.抗血小板聚集药物

常用于轻型DIC、疑似DIC而未肯定诊断者或高凝状态者,常用药物有以下所述。

(1)阿司匹林:10～20 mg/(kg·d),分2～3次口服。用到血小板数恢复正常数天后才停药。

(2)双嘧达莫(潘生丁):5 mg/(kg·d),分2～3次口服,疗程同阿司匹林。

3.抗凝血因子

(1)抗凝血酶Ⅲ:常用于DIC的早期,补充减少抗凝血酶Ⅲ量,其有抗凝血酶及抑制活化的Ⅹ因子的作用,能保证肝素的疗效。常用剂量为首剂80～100 U/kg,1 h内滴完,以后剂量减半,12 h 1次,连用5 d。

(2)蛋白C浓缩剂:对感染等所致的内毒素引起的DIC,应用蛋白C浓缩物可以提高肝素的疗效。

4.其他抗凝制剂

脉酸脂、MD-850、刺参酸性黏多糖、重组凝血酶调节蛋白、水蛭素等均有抗凝血作用,可用于DIC早期即高凝期。

5.血液成分输注

有活动性DIC时,可补充洗涤红细胞、浓缩血小板、清蛋白等。如果DIC过程已停止,或者肝素化后仍持续出血,应该补充凝血因子,可输注新鲜血浆、凝血酶原复合物。

6.抗纤溶药物

在DIC早期,为高凝状态时禁用抗纤溶药物,当病情发展到以纤溶为主时,可在肝素化的基础上慎用抗纤溶药,如EACA、PAMBA等。

(三)对症治疗

(1)改善微循环:①低分子右旋糖酐。②血管活性药物如654-2、多巴胺等。

(2)纠正酸中毒及水、电解质的平衡紊乱。

四、疗效评价

(一)预后评估

DIC的预后与原发病表现、DIC治疗早晚等因素相关。

(二)痊愈标准

1.痊愈

(1)出血、休克、脏器功能不全等DIC表现消失。

(2)低血压、瘀斑等体征消失。

(3)血小板计数、纤维蛋白原含量以及其他实验室指标全部恢复正常。

2.显效

以上3项指标中,有2项符合要求者。

3.无效

经过治疗,DIC症状和实验室指标无好转,或病情恶化死亡者。

(吴卫华)

第七节　骨髓增生异常综合征

骨髓增生异常综合征(MDS)是一种获得性干细胞疾病。MDS包括这样一组疾病:①难治性贫血(RA)。②难治性贫血伴环形铁粒幼细胞增多(RAS)。③难治性贫血伴原始细胞增多(RAEB)。④难治性贫血伴原始细胞增多在转变中(RAEB-t)。⑤慢性粒一单核细胞白血病(CMML)。本病多见于老年人,但近年发现儿童患者也并非少见。且儿童MDS的某些特点与成人有所不同。

一、诊断

（一）临床表现

以贫血症状为主，可兼有发热、出血和感染，部分患者可有肝、脾大，淋巴结肿大。

（二）辅助检查

1. 血象

外周血任一系或任二系或全血细胞减少，偶可白细胞增多，可见有核红细胞或巨大红细胞或其他病态造血现象。

2. 骨髓

骨髓涂片或病理检查有三系或二系或任一系血细胞呈病态造血。

3. 祖细胞体外培养

包括多向祖细胞（CFU-mix）、粒-单祖细胞（CFU-GM）、红系祖细胞（CFU-E 和 BFU-E）、巨核祖细胞（CFU-MK）等。

4. 免疫学检查

MDS 患者可有细胞免疫异常和体液免疫异常。

5. 染色体检查

MDS 骨髓细胞染色体异常的检出率为 $40\%\sim70\%$。常见的染色体异常为 $+8,20q^-$，$-5/5q^-$，$-7/7q^-$ 等。

（三）分型标准（见表 14-3）

表 14-3 MDS 的分型

亚型	外周血	骨髓
	原粒细胞＋早幼粒细胞	原粒细胞＋早幼粒细胞
1. RA	$<1\%$	$<5\%$
2. RAS	$<1\%$	$<5\%$，但环形铁粒幼细胞＞骨髓有核细胞的 15%
3. RAEB	$<5\%$	$5\%\sim20\%$
4. RAEB-t	$>5\%$	$>20\%$，$<30\%$ 或细胞中有 Auer 小体
5. CMML	白细胞可增多，有单核细胞增多（占 $20\%\sim40\%$，或绝对值 $>1\times10^9/L$）	粒系增多，单核细胞增多可占 20% 左右，红细胞系减少，Ph1 染色体阴性

二、鉴别诊断

根据临床表现，外周血象和骨髓象病态造血的表现，并除外其他有病态造血表现的疾病，即可考虑为 MDS。本病与其他某些疾病有一些共同的特点，临床上容易误诊，需予以鉴别。

（1）再生障碍性贫血（AA）：全血细胞减少时须除外急慢性再障。不典型再障往往表现局灶性骨髓增生，但一般无病态造血，并且多部位穿刺往往提示骨髓增生低下可作鉴别。低增生 MDS 往往会与再障混淆，但 MDS 患者骨髓原始细胞增多，往往有两系以上的病态造血，骨髓活检有小巨核细胞和 ALIP。此与再障不同。

（2）营养性巨幼细胞性贫血：幼红细胞有巨幼变时须除外营养性巨幼细胞贫血，此类患者临床上也可表现贫血、白细胞和血小板减少，骨髓细胞增生活跃，有巨幼变。但测定此类患者血清维生素 B_{12} 和叶酸浓度往往是降低的，应用维生素 B_{12} 和叶酸治疗有效。此外 MDS 患者骨髓病理有粒系不成熟前期细胞异常定位（ALIP）现象也可区别。

（3）幼年型慢性粒细胞性白血病（JCML）：常表现为肝、脾大，外周血白细胞增高，血小板减低，骨髓增生活跃，预后差等，均与 MDS 中的 CMML 有共同的特点，但 CMML 有单核细胞增多，Ph1 染色体和 bcr/abl 融合基因阴性可与 CML 区别。

三、治疗

(一)刺激造血

可用司坦唑醇、集落刺激因子(GM-CSF,G-CSF)、白细胞介素-3(IL-3)等。

(二)诱导分化

可选用顺式或全反式维A酸、α干扰素、三尖杉酯碱或高三尖杉酯碱、骨化三醇等。

(三)化疗

1.单药化疗

可用小剂量阿糖胞苷(Ara-c)、蒽环类药(阿柔比星、伊达比星)、依托泊苷(VP16)等。

2.联合化疗

采用DA(柔红霉素+阿糖胞苷)、DAT(DA+6-TG)及HA(高三尖杉酯碱+阿糖胞苷)、HOAP(高三尖杉酯碱、长春新碱、阿糖胞苷、泼尼松)、DOAP及DHA或MA(米托蒽醌+阿糖胞苷)等。

(四)造血干细胞移植

异基因造血干细胞移植为治愈MDS的最有效途径,有条件者可选用。

四、治疗要点

(1)MDS病例中约1/3死于并发症,如感染和出血,20%～25%进展为急性白血病。

(2)由于MDS患者多有全血细胞减少,临床上易出现感染和出血,支持治疗尤显重要。对重度贫血或血小板明显下降者可予输浓缩红细胞和血小板。感染是MDS的常见并发症,主张采用广谱抗生素,对严重感染也可采用抗生素与大剂量静脉丙种球蛋白的联合应用。

(3)MDS的治疗遵循按阶段施治的原则。如RA和RAS的主要问题是贫血,多采用以调节和刺激造血的药物为主。RAEB,RAEB-t和CMML可选用诱导分化、化疗或造血干细胞移植。

(4)联合化疗主要适用于RAEB,RAEB-t及CMML亚型。多药联合化疗仅适用于白血病转化期或由体外培养、细胞遗传学检查、临床表现和实验室检查发现确定为有白血病转化倾向者,但早期采用强烈方案并不能预防和推迟白血病的转化。

(5)造血生长因子应用于MDS可刺激残存的正常造血前体细胞增殖分化和成熟,诱导异常克隆细胞的分化成熟,提高恶性细胞对化疗药物的敏感性。但在RAEB及RAEB-t亚型,由于G-CSF及GM-CSF可使原始细胞增加,需慎用。

(吴卫华)

第十五章　泌尿系统疾病

第一节　急性肾小球肾炎

急性肾小球肾炎(AGN)简称急性肾炎,是儿科常见的一种与感染有关的急性免疫反应性肾小球疾病。其临床主要表现为急性起病,水肿、少尿、血尿和不同程度蛋白尿、高血压或肾功能不全,病程多在1年内。

本病在我国是一常见的儿科疾患,占小儿泌尿系统疾病的首位。多见于儿童及青少年,2岁以内者少见,男女之比为2:1。发病以秋冬季节较多。绝大多数预后良好,少部分可能迁延。

一、病因与发病机制

本病绝大多数由链球菌感染后引起,故又称急性链球菌感染后肾炎(APSGN)。其他细菌、病毒、原虫或肺炎支原体等也可导致急性肾炎,但较少见。故本节主要介绍 APSGN。

目前已明确本病的发生与 A 组 β 溶血性链球菌中的致肾炎菌株感染有关。所有致肾炎菌株均有共同的致肾炎抗原性,包括菌壁上的 M 蛋白内链球菌素、"肾炎菌株协同蛋白(NSAP)"。

其主要发病机制为抗原抗体免疫复合物引起肾小球毛细血管炎症病变,有循环免疫复合物致病学说、原位免疫复合物致病学说和某些链球菌通过神经氨酸酶的作用或其产物如某些菌株产生的唾液酸酶,与机体的 IgG 结合,改变了 IgG 的化学组成或其免疫原性,产生自身抗体和免疫复合物而致病学说。

上述链球菌有关抗原诱发的免疫复合物或链球菌的菌体外毒素激活补体系统,在肾小球局部造成免疫病理损伤,引起炎性过程。APSGN 的发病机制见图 15-1。

二、病理

主要病理特点为急性、弥漫性、渗出性、增殖性肾小球肾炎。光镜下可见肾小球体积增大、毛细血管内皮细胞和系膜细胞增生肿胀,基质增生。急性期有多型核白细胞浸润,毛细血管腔狭窄甚至闭锁、塌陷。部分患儿可见上皮细胞节段性增生所形成的新月体,使肾小囊腔受阻。肾小管病变较轻,呈上皮细胞变性,间质水肿及炎症细胞浸润。电镜检查可见电子致密物呈驼峰状在上皮细胞下沉积,为本病的特征。免疫荧光检查在急性期可见粗颗粒状的 IgG、C_3 沿肾小球毛细血管襻和(或)系膜区沉积,有时也可见到 IgM 和 IgA 沉积。

三、临床表现

急性肾炎临床表现轻重悬殊,轻者仅表现为无症状性镜下血尿,重者可呈急进性过程,短期内出现肾功能不全。

(一)前驱感染

90%病例有前驱感染史,以呼吸道及皮肤感染为主。在前驱感染后经 1~3 周无症状的间歇期而急性起病。间歇期长短与前驱感染部位有关,咽炎引起者 6~12 d,平均 10 d,多有发热、颈部淋巴结大及咽部渗出。皮肤感染者 14~28 d,平均 20 d。

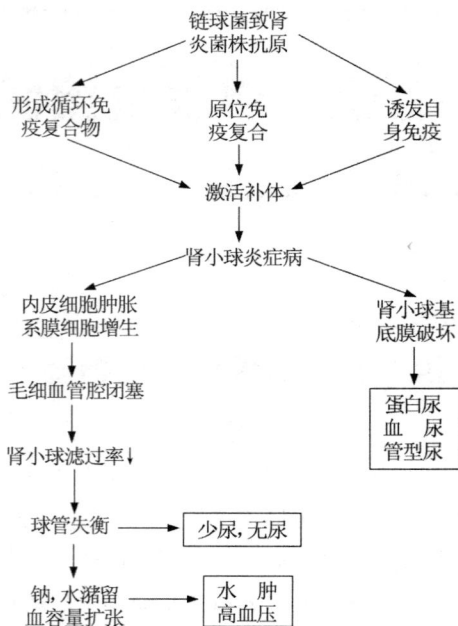

图 15-1 急性链球菌感染后肾炎的发病机制

（二）典型表现

起病时可有低热、乏力、头痛、头晕、恶心呕吐、食欲减退、腹痛及鼻出血等症状，体检在咽部、皮肤等处发现前驱感染未彻底治愈的残迹。典型表现如下。

1. 水肿少尿

70％的病例病初表现为晨起颜面及眼睑水肿，重者 2～3 天遍及全身。水肿多呈非凹陷性。水肿同时伴尿量减少。

2. 血尿

50％～70％患儿有肉眼血尿，酸性尿呈烟灰水样或茶褐色，中性或弱碱性尿呈鲜红色或洗肉水样，1～2 周后转为镜下血尿。镜下血尿可持续 1～3 个月，少数可持续半年或更久。同时常伴有不同程度的蛋白尿，一般尿蛋白定量＜3 g/d，有 20％病例可达肾病水平。

3. 高血压

30％～80％的病例有高血压，一般呈轻中度增高，为 16.0～20.0/10.7～14.7 kPa(120～150/80～110 mmHg)，1～2 周后随尿量增多血压恢复正常。

（三）严重表现

少数病例在疾病早期（2 周内）可出现下列严重症状，应及早发现，及时治疗。

1. 严重循环充血

多发生在起病 1 周内，主要是由于水钠潴留，血容量增加使循环负荷过重所致。轻者仅表现为气急、心率增快，肺部出现少许湿啰音等。严重者可出现呼吸困难，端坐呼吸，颈静脉怒张，频咳、吐粉红色泡沫痰，两肺满布湿啰音，心脏扩大，甚至出现奔马律，肝大压痛，水肿加剧。如不及时抢救，可在数小时内迅速出现肺水肿而危及患儿生命。

2. 高血压脑病

在疾病早期，由于脑血管痉挛，导致脑缺血缺氧、血管渗透性增高发生脑水肿。近年亦有人认为是脑血管扩张所致。血压（尤其是舒张压）急剧升高＞18.7/12.0 kPa(140/90 mmHg)，伴视力障碍、惊厥或昏迷三项之一者即可诊断。年长儿可诉剧烈头痛、呕吐、复视或一过性失明。高血压控制后上述症状迅速消失。

3.急性肾功能不全

主要由于肾小球内皮细胞和系膜细胞增生,肾小球毛细血管腔变窄、甚至阻塞,肾小球血流量减少,滤过率降低所致。表现为少尿、无尿等症状,引起暂时性氮质血症、电解质紊乱和代谢性酸中毒。一般持续3～5 d,不超过10 d迅速好转。

若持续数周仍不恢复,则预后严重,病理上可能有大量新月体形成。

四、辅助检查

(一)尿液检查

尿蛋白可在＋～＋＋＋,且与血尿的程度相平行,尿镜检除多少不等的红细胞外,可见透明、颗粒或红细胞管型,疾病早期可见较多白细胞及上皮细胞,并非感染。尿常规一般4～8周恢复正常,12小时尿细胞计数4～8个月恢复正常。急性期尿比重多增高。

(二)血常规检查

常有轻、中度贫血,与血容量增多、血液稀释有关,待利尿消肿后即可恢复正常。白细胞轻度升高或正常。血沉增快,一般2～3个月恢复正常。

(三)肾功能及血生化检查

血尿素氮和肌酐一般正常,明显少尿时可升高。肾小管功能正常。持续少尿、无尿者,血肌酐升高,内生肌酐清除率降低,尿浓缩功能受损。早期还可有轻度稀释性低钠血症,少数出现高血钾及代谢性酸中毒。

(四)抗链球菌溶血素O(ASO)抗体测定

50％～80％患儿ASO升高,通常于链球菌感染2～3周开始升高,3～5周达高峰,50％于3～6个月恢复正常,75％于1年内恢复正常。判断结果时应注意:①早期应用抗生素治疗者可影响阳性率;②某些致肾炎菌株可能不产生溶血素O;③脓皮病患者ASO常不增高。

(五)血清补体测定

80％～90％的急性期患儿血清补体C_3下降,6～8周恢复正常。若超过8周补体持续降低,应考虑为膜增殖性肾小球肾炎。血清补体下降程度与急性肾炎病情轻重无明显相关性,但对急性肾炎的鉴别诊断有重要意义。

(六)肾活组织病理检查

急性肾炎出现以下情况时考虑肾活检:①持续性肉眼血尿在3个月以上者;②持续性蛋白尿和血尿在6个月以上者;③发展为肾病综合征者;④肾功能持续减退者。

五、诊断和鉴别诊断

典型病例诊断不难,根据:①起病前1～3周有链球菌前驱感染史;②临床表现有水肿、少尿、血尿、高血压;③尿检有蛋白、红细胞和管型;④急性期血清C_3下降,伴或不伴有ASO升高即可确诊。但应注意与下列疾病鉴别。

(一)其他病原体感染后引起的肾炎

多种病原体感染可引起急性肾炎,如细菌(葡萄球菌、肺炎球菌等)、病毒(乙肝病毒、流感病毒、EB病毒、水痘病毒和腮腺炎病毒等)、支原体、原虫等。可从原发感染灶及各自的临床特点进行鉴别。如病毒性肾炎,一般前驱期短,3～5 d,临床症状轻,无明显水肿及高血压,以血尿为主,补体C_3不降低,ASO不升高。

(二)IgA肾病

以血尿为主要症状,表现为反复发作性肉眼血尿,常在上呼吸道感染后1～2 d出现血尿,多无水肿、高血压、血清C_3正常,确诊依靠肾活检。

381

（三）慢性肾炎急性发作

患儿多有贫血、生长发育落后等体征。前驱感染期甚短或不明显，肾功能持续异常，尿比重低且固定可与急性肾炎鉴别。尿液改变以蛋白增多为主。

（四）特发性肾病综合征

具有肾病综合征表现的急性肾炎需与特发性肾病综合征鉴别。若患儿呈急性起病，有明确的链球菌感染证据，血清 C_3 降低，肾活检病理为毛细血管内增生性肾炎，有助于急性肾炎的诊断。

（五）其他

还应与急进性肾炎或其他系统性疾病引起的肾炎如紫癜性肾炎、系统性红斑狼疮性肾炎、乙肝病毒相关性肾炎等鉴别。

六、治疗

本病为自限性疾病，无特异治疗。主要是对症处理，清除残留感染病灶，纠正水电解质紊乱，防止急性期并发症，保护肾功能，以待自然恢复。重点把好防治少尿和高血压两关。

（一）严格休息

急性期（起病2周内）绝对卧床休息，水肿消退、血压正常、肉眼血尿消失，即可下床作轻微活动或室外散步。血沉正常可上学，但3个月内应避免重体力活动。待12 h尿沉渣细胞绝对计数正常后方可恢复体力活动。

（二）合理饮食

有水肿及高血压者应限盐，食盐限制在1～2 g/d。对有严重少尿、循环充血者，每日水分摄入一般以不显性失水加尿量计算。有氮质血症者应限蛋白入量，可给予优质动物蛋白0.5 g/(kg·d)。供给高糖饮食以满足小儿热量需要。待尿量增加、水肿消退、血压正常、氮质血症消除后应尽早恢复正常饮食，以保证小儿生长发育的需要。

（三）控制感染

应用抗生素的目的是彻底清除体内感染灶，对疾病本身无明显作用。疾病早期给予青霉素10～14 d或据培养结果换用其他敏感抗生素，应注意勿选用对肾有损害的药物。

（四）对症治疗

1. 利尿

经控制水盐入量仍水肿、少尿者可用噻嗪类利尿剂，如氢氯噻嗪 1～2 mg/(kg·d)，分2～3次口服。无效时可静脉注射强效的襻利尿剂，如每次呋塞米 1 mg/kg，每日 1～2 次，静脉注射剂量过大时可有一过性耳聋。

2. 降压

凡经休息、利尿及限制水盐后，血压仍高者应给予降压药。首选硝苯地平，开始剂量为 0.25 mg/(kg·d)，最大剂量 1 mg/(kg·d)，分 3 次口服。亦可用卡托普利等血管紧张素转换酶抑制剂，初始剂量为 0.3～0.5 mg/(kg·d)，最大剂量 5～6 mg/(kg·d)，分 3 次口服，与硝苯地平交替使用降压效果更佳。严重病例用利舍平，首剂 0.07 mg/kg（每次最大量不超过 2 mg）肌内注射，必要时间隔 12 小时重复一次，用 1～2 剂后改为 0.02～0.03 mg/(kg·d)，分2～3次口服。

（五）严重循环充血的治疗

（1）严格限制水盐入量和应用强利尿剂呋塞米，促进液体排出，矫正水钠潴留，恢复正常血容量，而不在于应用洋地黄制剂。

（2）有肺水肿表现者，除一般对症治疗外，可加用硝普钠5～20 mg溶于 5% 葡萄糖液 100 mL 中，以 1 μg/(kg·min)速度静脉滴注，严密监测血压，随时调整药液的滴速，不宜超过 8 μg/(kg·min)，防止发生低血压。滴注时药液、针筒、输液管等须用黑纸覆盖，以免药物遇光分解。

（3）对难治病例可采用腹膜透析或血液透析治疗。

（六）高血压脑病的治疗

原则为选用降压效力强而迅速的药物。首选硝普钠，用法同上。通常用药后1～5 min内可使血压明显下降，抽搐立即停止，并同时静脉注射呋塞米每次2 mg/kg。有惊厥者给予地西泮止痉，每次0.3 mg/kg，总量不超过10 mg，缓慢静脉注射。如在静脉注射苯巴比妥钠后再静脉注射地西泮，应注意发生呼吸抑制可能。

（七）急性肾功能不全的治疗

（1）应严格限制液体入量，掌握"量出为入"的原则。每日液量＝前一天尿量＋不显性失水量＋异常丢失液量－内生水量。不显性失水按400 mL/(m² · d)，内生水量按100 mL/(m² · d)计算。

（2）注意纠正水电解质酸碱平衡紊乱；积极利尿，供给足够热量，以减少组织蛋白质分解。

（3）必要时及早采取透析治疗。

七、预后与预防

急性肾炎预后好。95％APSGN病例能完全恢复，小于5％的病例可有持续尿异常，死亡率低于1％。目前主要死因是急性肾衰竭。远期预后小儿比成人佳，一般认为80％～95％终将痊愈。

影响预后的因素可能有：①与病因有关，一般病毒所致者预后较好；②散发者较流行者差；③成人比儿童差，老年人更差；④急性期伴有重度蛋白尿且持续时间久，肾功能受累者预后差；⑤组织形态学上呈系膜显著增生，40％以上肾小球有新月体形成者，"驼峰"不典型（如过大或融合）者预后差。最根本的是预防链球菌感染。平时应加强锻炼，注意皮肤清洁卫生，减少呼吸道及皮肤感染。一旦发生感染则应及早彻底治疗。感染后1～3周内应注意反复查尿常规，以便及早发现异常，及时治疗。

（穆福荣）

第二节　急进性肾小球肾炎

急进性肾小球肾炎（rapidly progressive glomerulonephritis RPGN）简称急进性肾炎，系一综合征，临床呈急性起病，以大量血尿和蛋白尿等肾炎综合征或肾病综合征为临床表现，病情迅速发展到少尿及肾衰竭，可在几个月内死亡。主要病理改变是以广泛的肾小球新月体形成为其特点。

急进性肾炎可见于多种疾病：①继发于全身性疾病，如系统性红斑狼疮，肺出血肾炎综合征，结节性多动脉炎，过敏性紫癜，溶血尿毒综合征等；②严重链球菌感染后肾炎或其他细菌感染所致者；③原发性急进性肾炎，只限于排除链球菌后肾炎及全身性疾病后才能诊断。发病机制尚不清楚，目前认为主要是免疫性损害和凝血障碍两方面引起，免疫损害是关键，凝血障碍是病变持续发展和肾功能进行性减退的重要原因。

一、临床表现及诊断

（一）临床表现

（1）本病儿科常见于较大儿童及青春期，年龄最小者5岁，男多于女。

（2）病前2～3周内可有疲乏、无力、发热、关节痛等症状。约一半患者有上呼吸道前驱感染。

（3）起病多与急性肾小球肾炎相似，一般多在起病后数天至2～3个月内发生进行性肾功能不全。

（4）全身水肿，可出现各种水、电解质紊乱。

（5）少数病例也可具有肾病综合征特征。

（二）实验室检查

（1）尿比重低且恒定，大量蛋白尿，血尿、管型尿。血尿持续是本病重要特点。血红蛋白和红细胞数呈进行性下降,血小板可减少。

（2）肾功能检查有尿素氮上升,肌酐清除率明显降低,血肌酐明显升高。

（3）部分患者约5%血抗基膜抗体可阳性。血清免疫复合物可阳性。补体C3多正常,但由于链球菌感染所致者可有一过性补体降低。冷球蛋白可阳性。血纤维蛋白原增高,凝血时间延长,血纤维蛋白裂解产物（FDP）增高。并可出现低钠血症、高钾血症、高镁血症、低氯血症、低钙血症、高磷血症及代谢性酸中毒。血沉增快。

（4）约30%患者抗中性粒细胞胞浆抗体（ANCA）阳性。

（5）除血纤维蛋白原增高外,尿FDP可持续阳性。

（三）诊断与鉴别诊断

目前较公认的急进性肾炎诊断标准是:①发病3个月内肾功能急剧恶化;②少尿或无尿;③肾实质受累表现为大量蛋白尿和血尿;④既往无肾脏病史;⑤肾脏大小正常或轻度大;⑥病理改变为50%以上肾小球呈新月体病变。对诊断有困难者,应做肾活组织检查。

本病主要需与急性链球菌后肾炎及溶血尿毒综合征鉴别。

二、治疗

急进性肾炎治疗原则是保护残余肾功能,针对急性肾功能不全的病理生理改变及其并发症及时采取对症治疗的综合治疗。并根据急进性肾炎的发病的可能机制采取免疫抑制和抗凝治疗。

（一）肾上腺皮质激素冲击疗法

甲基泼尼松龙（甲基强的松龙）15～30 mg/kg,溶于5%葡萄糖溶液150～250 mL中,在1～2 h内静脉滴入,每日1次,连续三日为1疗程。继以泼尼松2 mg/(kg·d),隔日顿服,减量同肾病综合征。

（二）抗凝疗法

1.肝素钠

1 mg/(kg·d),静脉点滴,具体剂量可根据凝血时间或部分凝血活酶时间加以调整,使凝血时间保持在正常值的2～3倍或介于20～30 min之间,部分凝血活酶时间比正常对照组高1.5～3倍。疗程5～10天。如病情好转可改用口服华法令1～2 mg/d,持续6个月。肝素一般在无尿前应用效果较好。

2.双嘧达莫（潘生丁）

5～10 mg/(kg·d),分3次饭后服,6个月为一疗程。

（三）血浆置换疗法

可降低血浆中免疫活性物质,清除损害之介质,即抗原抗体复合物,抗肾抗体、补体、纤维蛋白原及其他凝血因子等,因此阻止和减少免疫反应,中断或减轻病理变化。

（四）透析疗法

本病临床突出症状为进行性肾衰竭,故主张早期进行透析治疗。一般可先作腹膜透析。不满意时可考虑作血透析。

（五）四联疗法

采用泼尼松2 mg/(kg·d).环磷酰胺1.5～2.5 mg/(kg·d)或硫唑嘌呤2 mg/(kg·d),肝素或华法令及双嘧达莫等联合治疗可取得一定疗效。

（六）肾移植

肾移植须等待至血中抗肾抗体阴转后才能进行,否则效果不好。一般需经透析治疗维持半年后再行肾移植。

（穆福荣）

第三节 肾病综合征

肾病综合征(NS)简称肾病,是由多种原因引起的肾小球滤过膜通透性增高,致使大量血浆蛋白质从尿中丢失,从而引起一系列病理生理改变的一种临床综合征。其临床特征为大量蛋白尿、低清蛋白血症、高脂血症和不同程度的水肿。

本病是小儿常见的肾疾病,发病率仅次于急性肾炎。多见于学龄前儿童,3～5 岁为发病高峰。男女比例为 3.7∶1。NS 按病因可分为原发性、继发性和先天性 3 种类型。原发性 NS 约占小儿时期 NS 总数的 90％以上,故本节主要介绍原发性 NS(PNS)。

一、病因及发病机制

尚未完全阐明。近年来研究已证实肾小球毛细血管壁结构或电荷变化可导致蛋白尿。微小病变时肾小球滤过膜阴离子大量丢失,静电屏障破坏,使大量带阴电荷的中分子血浆清蛋白滤出,形成高选择性蛋白尿。亦可因分子滤过屏障损伤,大中分子量的多种蛋白从尿中丢失,形成低选择性蛋白尿。非微小病变型则常见免疫球蛋白和(或)补体成分在肾内沉积,局部免疫病理过程损伤滤过膜正常屏障作用,形成蛋白尿。而微小病变型的肾小球则无以上沉积,其滤过膜静电屏障损伤可能与细胞免疫功能紊乱有关。患者外周血淋巴细胞培养上清液经尾静脉注射可使小鼠发生肾病的病理改变和大量蛋白尿,表明 T 淋巴细胞异常参与了本病的发病。

近年来研究发现 NS 的发病具有遗传基础。国内报道糖皮质激素敏感型患儿以 HLA-DR7 抗原频率高达 38％,频复发患儿则与 HLA-DR9 相关。另外 NS 还有家族性表现,且绝大多数是同胞患病。在流行病学调查发现,黑种人患 NS 症状表现重,对激素反应差。提示 NS 发病与人种及环境有关。

二、病理生理

原发性肾损害使肾小球通透性增加引起蛋白尿,而低蛋白血症、高脂血症及水肿是继发的病理生理改变。其中大量蛋白尿是 NS 最主要的病理生理改变,也是导致本病其他三大特点的根本原因。

(一)低蛋白血症

是 NS 病理生理改变的中心环节,对机体内环境(尤其是渗透压和血容量)的稳定及多种物质代谢产生多方面的影响。主要原因是:①大量血浆蛋白从尿中丢失;②大部分从肾小球滤过的清蛋白被肾小管重吸收并分解成氨基酸;③另外一些因素,如肝清蛋白的合成和分解代谢率的改变,使血浆清蛋白失衡,也可形成低蛋白血症。

(二)高脂血症

高脂血症是 NS 的实验室特征,血浆胆固醇、甘油三酯、低密度脂蛋白(LDL)和极低密度脂蛋白(VLDL)均增高;血清高密度脂蛋白(HDL)正常。但高胆固醇血症和高甘油三酯血症的严重性与低蛋白血症和蛋白尿的严重性密切相关。高脂血症的原因:①大多数认为是由于低蛋白血症刺激肝合成大量各种蛋白质,其中也包括脂蛋白,因其分子量较大,不能从肾小球滤出,使之在血中蓄积而增高;②还可能由于肾病时脂蛋白酯酶活力下降,造成脂蛋白分解代谢障碍所致。持续高脂血症,脂质由肾小球滤出导致肾小球硬化和肾间质纤维化。

(三)水肿

水肿是 NS 的主要临床表现。其发生机制是复杂的,可能是多因素综合作用的结果,不同的患者,不同的病期机制不一。主要理论有:①低蛋白血症使血浆胶体渗透压下降,血浆中水分自血管渗入组织间隙直接造成局部水肿,当血浆清蛋白低于 25 g/L 时,液体在间质区滞留,低于 15 g/L 时,则有腹水或胸水形成;②由于血浆胶体渗透压下降,体液转移使有效血液循环量减少,刺激容量和压力感受器,引起肾素—血管紧张素－醛固酮和抗利尿激素分泌增加,心钠素减少导致水钠潴留;③低血容量,交感神经兴奋性增高,近端肾小管吸收 Na^+ 增加;④某些肾内因子改变了肾小管管周体液平衡机制使近曲小管吸收 Na^+ 增加。

(四)其他

(1)NS 患儿体液免疫功能下降与血清 IgG 和补体系统 B、D 因子从尿中大量丢失有关,亦与 T 淋巴细胞 B 淋巴细胞 IgG 合成转换有关。

(2)抗凝血酶Ⅲ丢失,Ⅳ、Ⅴ、Ⅶ因子、纤维蛋白原增多,使患儿处于高凝状态。

(3)钙结合蛋白降低,血清结合钙也降低;当 25-(OH)D_3 结合蛋白同时丢失时,游离钙亦降低;另一些结合蛋白的降低可使结合型甲状腺素(T_3、T_4)、血清铁、铜及锌等微量元素下降,转铁蛋白减少可发生小细胞低色素性贫血。

PNS 主要病理改变在肾小球,大致有 5 种类型:微小病变,局灶性节段性肾小球硬化,膜性增生性肾小球肾炎,系膜增生性肾小球肾炎,膜性肾病。儿童 NS 最主要的病理变化是微小病变型:光镜下检查肾小球无明显变化,或仅有轻微病变。电镜下可见肾小球脏层上皮细胞足突广泛融合变平。免疫荧光显微镜观察绝大多数未见到任何免疫球蛋白或补体成分在肾小球内沉积。有时在系膜区和肾小球血管极处有少量 IgM 沉积,并有 IgE 沉积的报告。除肾小球病变外,NS 也可有不同程度的肾小管和间质病变,如肾小管上皮变性,间质水肿、单核细胞浸润和纤维化等。

三、临床表现

一般起病隐匿,常无明显诱因。30％左右有病毒或细菌感染病史。单纯性肾病较多见,约占 68.4％。发病年龄多见于 2～7 岁小儿,男多于女,约为 2：1。主要表现为水肿,呈凹陷性。轻者表现为晨起眼睑水肿,重者全身水肿,常合并腹水、胸腔积液。男孩阴囊水肿可使皮肤变薄而透明,甚至有液体渗出。水肿同时伴有尿量减少,尿色变深。一般无明显血尿及高血压。

肾炎性肾病约占 31.6％。发病年龄多为 7 岁以上小儿。水肿不如单纯性肾病明显,多伴有血尿、不同程度的高血压和氮质血症。此外,患儿长期从尿中丢失蛋白可引起蛋白营养不良,出现面色苍白、皮肤干燥、精神萎靡、倦怠无力等症状。

四、并发症

NS 治疗过程中可出现多种并发症,是导致病情加重或肾病复发的重要原因,应及早诊断和及时处理。

1.感染

感染是最常见的并发症。常见感染有呼吸道、皮肤、泌尿道和原发性腹膜炎等,尤以上呼吸道感染最多见,占 50％以上。其中病毒感染常见,细菌感染以肺炎链球菌为主,结核杆菌感染亦应引起重视。另外医院内感染不容忽视,以呼吸道和泌尿道感染最多见,致病菌以条件致病菌为主。

2.电解质紊乱和低血容量休克

常见的电解质紊乱有低钠、低钾和低钙血症。最常见的为低钠血症,患儿表现为厌食、乏力、嗜睡、血压下降甚至出现休克、抽搐等。可能因患儿不恰当长期禁盐、过多使用利尿剂及感染、呕吐及腹泻等因素有关。另外由于低蛋白血症,血浆胶体渗透压下降、显著水肿而常有血容量不足,尤其在各种诱因引起低钠血症时易出现低血容量性休克。

3.血栓形成

肾病时血液高凝状态易致各种动、静脉血栓形成。以肾静脉血栓最常见,表现为突发腰痛、腹痛、肉眼血尿或血尿加重,少尿甚至发生肾衰竭。但临床以不同部位血栓形成的亚临床型更多见,包括下肢动脉或深静脉血栓、肺栓塞和脑栓塞等。

4.急性肾衰竭

5％微小病变型肾病可并发急性肾衰竭。

5.肾小管功能障碍

除原有肾小球基础病变外,由于大量尿蛋白的重吸收,可导致肾小管(尤其是近曲小管)功能障碍,出现肾性糖尿或氨基酸尿,严重者呈 Fanconi 综合征。

五、辅助检查

(一)尿液分析

尿蛋白定性多为＋＋＋以上,24 小时尿蛋白定量≥50 mg/kg,尿蛋白/尿肌酐(mg/mg)＞3.5。单纯性肾病偶见少量红细胞,肾炎性肾病可见较多红细胞及透明管型、颗粒管型。

(二)血浆蛋白、胆固醇和肾功能测定

血浆总蛋白低于 50 g/L,清蛋白低于 30 g/L 可诊断为 NS 的低总蛋白血症和低清蛋白血症。血清蛋白电泳显示:清蛋白和 γ 球蛋白明显降低,α_2 和 β 球蛋白明显增高。IgG 降低。血浆胆固醇和 LDL、VLDL 增高,HDL 多正常。血沉多在 100 mm/h 以上。单纯性肾病尿量极少时有暂时性 BUN、Cr 升高,肾炎性肾病时则有 BUN、Cr 升高,晚期可有肾小管功能损害。

(三)血清补体测定

单纯性肾病血清补体正常,肾炎性肾病补体多下降。

(四)经皮肾穿刺组织病理学检查

大多数 NS 患儿不需要进行诊断性肾活检。NS 肾活检指征:①对糖皮质激素治疗耐药或频繁复发者;②临床或实验室证据支持肾炎性肾病或继发性肾病综合征者。

六、诊断与鉴别诊断

依据中华医学会儿科学会肾病学组 2000 年 11 月再次修订的儿童肾小球疾病临床分类诊断标准:大量蛋白尿(尿蛋白＋＋＋～＋＋＋＋,1 周内 3 次,24 h 尿蛋白定量≥50 mg/kg);血浆清蛋白低于 30 g/L;血浆胆固醇高于 5.7 mmol/L;不同程度水肿。上述 4 项中大量蛋白尿和低清蛋白血症是必备条件。

凡具有以下 4 项之一或多项者属于肾炎性肾病:①2 周内分别进行 3 次以上离心尿检查,其 RBC≥10 个/HP,并证实为肾小球源性血尿者;②反复或持续高血压,学龄儿童 ≥17.3/12.0 kPa(130/90 mmHg),学龄前儿童≥16.0/10.7 kPa(120/80 mmHg),并排除糖皮质激素等原因所致;③肾功能不全,所并排除由于血容量不足等所致;④持续低补体血症。

PNS 还需与继发于全身性疾病的。肾病综合征鉴别,如狼疮性肾炎、过敏性紫癜性肾炎、乙型肝炎病毒相关性肾炎、药源性肾炎等,均可伴有肾病样表现。有条件的医疗单位应开展肾活检以确定病理诊断。

七、治疗

本病病情迁延,易复发,要求家长和患儿树立信心,坚持系统而正规的治疗,同时应积极防治并发症。目前小儿 NS 的治疗主要是以糖皮质激素为主的综合治疗。

(一)一般治疗

1.休息

除高度水肿或严重高血压、并发感染外,一般不需卧床休息。病情缓解后逐渐增加活动量。

2.饮食

显著水肿和高血压者应短期限制水钠摄入,病情缓解后不必继续限盐,活动期病例供盐1～2 g/d。蛋白质摄入 1.5～2 g/(kg·d),以高生物价的优质蛋白如乳、鱼、蛋、牛肉等为宜。应用糖皮质激素期间每日应给予维生素 D 400 U 及适量钙剂。

3.防治感染

肾病患儿一旦发生感染应及时治疗,但不主张预防性应用抗生素。各种预防接种可导致肾病复发,故应推迟到完全缓解且停用激素 3 个月后进行。患儿应避免去人多的公共场所,更不宜与急性传染病患者接触。

4.利尿消肿

一般对激素敏感伴轻度水肿者,应用激素 7～14 d 后多数可利尿消肿。但对激素耐药或使用激素之前,水肿较重伴尿少者可使用利尿剂,但需密切观察出入水量、体重变化及电解质紊乱。开始可用氢氯噻嗪 1～2 mg/(kg·d),每日 2～3 次。对顽固性水肿,一般利尿无效者,可用低分子右旋糖酐每次 5～10 mL/kg,加入多巴胺 10 mg、酚妥拉明 10 mg 静脉滴注,多巴胺滴速控制在 3～5 μg/(kg·min),滴毕静脉注射呋塞米每次 1～2 mg/kg。近年注意到反复输入血浆或清蛋白可影响肾病的缓解,对远期预后不利。只有当血浆清蛋白<15 g/L、一般利尿无效、高度水肿或伴低血容量者可给无盐清蛋白 0.5～1 g/kg 静脉滴注,滴后静脉注射呋塞米。

(二)糖皮质激素

临床实践证明,激素仍是目前诱导肾病缓解的首选药物。应用激素总原则:始量要足,减量要慢,维持要长。

1.初治病例诊断确定后尽早选用泼尼松治疗

(1)短程疗法:泼尼松 1.5～2 mg/(kg·d),最大量 60 mg/d,分 3 次服用,共 4 周。4 周后不管效应如何,均改为 1.5 mg/kg 隔日晨顿服,共 4 周,全疗程共 8 周,然后骤然停药。因短程疗法易复发,国内较少采用,欧美国家多用此法。

(2)中、长程疗法:国内大多采用此方案,用于各种类型的肾病综合征。先以泼尼松 2 mg/(kg·d),最大量 60 mg/d,分次服用。若 4 周内尿蛋白转阴,则自转阴后至少巩固 2 周后方始减量,以后改为隔日 2 mg/kg 早餐后顿服,继用 4 周,以后每 2～4 周减总量 2.5～5 mg,直至停药。疗程必须达 6 个月(中程疗法),开始治疗后 4 周尿蛋白未转阴者可继续服至尿蛋白阴转后 2 周,一般不超过 8 周。以后再改为隔日 2 mg/kg 早餐后顿服,继用 4 周,以后每 2～4 周减量一次,直至停药。疗程 9 个月(长程疗法)。

激素疗效判断:①激素敏感型,以泼尼松足量治疗≤8 周尿蛋白转阴者;②激素耐药型,以泼尼松足量治疗 8 周尿蛋白仍阳性者;③激素依赖型,对激素敏感,但减量或停药 2 周内复发,恢复用量或再次用药又缓解并重复 2～3 次者;④频复发:是指病程中半年内复发≥2 次,或 1 年内复发≥3 次。

2.频复发和激素依赖性肾病的治疗

(1)调整激素的剂量和疗程,激素治疗后或在减量过程中复发的病例,原则上再次恢复到初始治疗剂量或上一个疗效剂量。或改隔日疗法为每日疗法,或将激素减量的速度放慢,延长疗程。同时注意查找患儿有无感染或影响激素疗效的其他因素。

(2)更换激素制剂,对泼尼松疗效较差的病例,可换用其他制剂,如地塞米松、阿赛松、康宁克 A 等,亦可慎用甲泼尼龙冲击治疗。

(三)免疫抑制剂治疗

主要用于 NS 频繁复发、激素依赖、激素耐药或激素治疗出现严重不良反应者,在小剂量激素隔日使用的同时选用。最常用为环磷酰胺(CTX),剂量为 2～2.5 mg/(kg·d),分 3 次口服,疗程 8～12 周,总量不超过 200 mg/kg。或用环磷酰胺冲击治疗,剂量 10～12 mg/(kg·d)加入 5%葡萄糖盐水 100～200 mL 内静脉滴注 1～2 h,连续 2 天为一疗程,每 2 周重复一疗程,累积量<150 mg/kg。CTX 近期不良反应有胃肠道反应、白细胞减少、脱发、肝功能损害、出血性膀胱炎等,少数可发生肺纤维化。远期不良反应是对性腺的损害。因此应根据病情需要小剂量、短疗程、间断用药,用药期间多饮水;每周查血象,白细胞<4.0×10 g/L 时暂停用药,避免青春期前和青春期用药。

其他免疫抑制剂有苯丁酸氮芥、雷公藤多苷、环孢素 A 或霉酚酸酯等,可酌情选用。

(四)其他治疗

1.抗凝疗法

NS 往往存在高凝状态及纤溶障碍,易并发血栓形成,需用抗凝和溶栓治疗。

(1)肝素:1 mg/(kg·d)加入 10%葡萄糖液 50～100 mL 中静脉滴注,每日一次,2～4 周为一疗程。亦可用低分子肝素。病情好转后改口服抗凝药物维持治疗。

(2)尿激酶:一般剂量 3 万～6 万 U/d 加入 10%葡萄糖液 100～200 mL 中静脉滴注,1～2 周为一疗程,有直接激活纤溶酶溶解血栓的作用。

(3)口服抗凝药:双嘧达莫 5～10 mg/(kg·d),分 3 次饭后服,6 个月为一疗程。

2.免疫调节剂

左旋咪唑 2.5 mg/kg,隔日用药,疗程 6 个月。一般作为激素的辅助治疗,特别是常伴感染、频复发或激素依赖病例。不良反应有胃肠不适,流感样症状、皮疹、周围血中性粒细胞下降,停药后即可恢复。亦可用大剂量丙种球蛋白,用于激素耐药和血浆 IgG 过低者。国内多主张400 mg/(kg·d),共 5 d。

3.血管紧张素转换酶抑制剂(ACEI)治疗

对改善肾小球局部血流动力学,减少尿蛋白,延缓肾小球硬化有良好作用。尤其适用于伴有高血压的NS。常用制剂有卡托普利、依那普利、福辛普利等。

八、预后

肾病综合征的预后转归与其病理变化和对糖皮质激素治疗反应密切相关。微小病变型预后最好,局灶节段性肾小球硬化预后最差。微小病变型 90％～95％的患儿对首次应用糖皮质激素有效。其中 85％可有复发,病后第 1 年比以后更常见。3～4 年未复发者,其后有 95％的机会不复发。微小病变型预后较好,但要注意严重感染和糖皮质激素的严重不良反应。局灶节段性。巨小球硬化者如对糖皮质激素敏感,可改善其预后。

(穆福荣)

第四节　泌尿系结石

小儿和成人相似,在泌尿系统各部位均可发生尿路结石。含钙结石占 50％～80％,尿酸结石占5％～10％。小儿尿结石较少见。小儿尿石症中以膀胱结石和尿道结石较多见,主要是男孩发病。

一、肾结石

(一)临床表现

1.急性发作

(1)腰部绞痛:突然发病,主要位于患侧腰部,并向下腹部及股部放射,疼痛可持续数分钟至几小时。部分病儿可合并恶心、呕吐、腹胀、出汗等症状。

(2)血尿:多在绞痛发作时出现。

(3)发热、脓尿:说明有尿路有继发感染。

2.缓解期或静止期

(1)腰部隐痛或不痛:后者见于肾内结石或大而不活动之结石。

(2)血尿:多在病儿剧烈活动后出现。

(3)泌尿系感染征象:除脓尿外,尚有低热、食欲不振、生长发育迟缓等。

(二)诊断与鉴别诊断

X 线片有时可发现结石影,可以做出确切诊断。部分病儿可通过 IVP、B 超、CT 协助诊断,了解有无泌尿系统畸形,了解有无肾积水,提供鉴别肿瘤、血块、结石的资料。MSCT 对 X 线片阴性结石的诊断更为准确。尿常规检查以镜下血尿为主。

根据病儿临床症状和上述检查结果可以获得诊断。但注意排除肾肿瘤、肾结核钙化。右肾结石须与胆囊结石鉴别。

（三）治疗

1.急性发作期镇痛

可使用哌替啶、山莨菪碱（654-2）、阿托品解痉镇痛，尚可选用以下方法。

（1）吲哚美辛（消炎痛）疗法：该药有解除输尿管结石引起绞痛的作用，每次 0.5～1 mg/kg，每日 2～3 次，可内服，也可以用肛门栓剂。

（2）黄体酮疗法：该药能使泌尿系统平滑肌普遍松弛扩张，并有利尿作用。5～20 mg/次，肌内注射，每日 2 次，连续 3～7 d。

（3）硝苯地平（心痛定）疗法：该药为钙拮抗药，可使输尿管平滑肌松弛，每次 2.5～10 mg，舌下含服。

（4）针刺：可选用肾俞、三阴交、京门穴。

2.中药

疼痛止后可服中药，以清热利湿、排尿通淋为治则。

3.抗感染

可酌情选用青霉素、头孢呋辛钠、头孢曲松钠等。

4.手术治疗

结石大或有梗阻导致肾积水及急性梗阻性无尿、少尿应考虑手术。

5.体外冲击波碎石术（ESWL）

注意事项如下：①术前做静脉肾盂造影，排除结石以下有尿路梗阻之可能；②身高不到 1.2 m 的病儿应慎重实施；③排除肾功能不全、心衰、心律不齐等禁忌证；④结石过大可配合其他方法一起治疗；⑤2 次治疗间隔不应少于 7～10 d；⑤及时治疗碎石术后出现的血尿、绞痛、发热等情况。

6.鼓励病儿多饮水

7.改变尿 pH

服用碳酸氢钠或枸橼酸钠碱化尿液。

8.肾结石微创 PCNL 治疗

出血量极少，手术时间短，术后恢复快，可以多次、反复的进行，适用于 2～4 岁的小儿。

9.注意治疗原发病

如甲状旁腺功能亢进、尿路梗阻、异物等。

二、输尿管结石

（一）临床表现

输尿管结石多发生在输尿管下段，可出现典型的绞痛，并常伴有血尿。

（二）诊断与鉴别诊断

根据病儿临床症状和 X 线片、IVP、B 超检查可以获得诊断。但注意右侧输尿管结石易与急性阑尾炎相混淆，两者的鉴别要点见表 15-1。

（三）治疗

同肾结石之处理。若结石直径<4 mm，中药配合针刺治疗效果较好。若结石直径，>4 mm，自然排出的可能性很小，应采取外科干预，包括 ESWL 和 URS（输尿管镜技术）及手术取石。

三、膀胱结石

（一）临床表现

膀胱结石多见于 2～7 岁男孩。主要症状是排尿困难和排尿痛，有时有尿中断或尿淋滴现象。常有继发感染，出现脓尿和尿频，血尿不太多见。较大的结石，肛门指诊有时可触及。

泌尿系平片及膀胱区 B 超检查对诊断大有帮助。

表 15-1　右侧输尿管结石易与急性阑尾炎混淆的鉴别要点

	右侧输尿管结石	急性化脓性阑尾炎	急性梗阻性阑尾炎
疼痛主要部位	下腰部及右下腹	右下腹	右下腹
疼痛特点	阵发性绞痛	阵发性疼痛,有转移痛特点	阵发性绞痛
合并放射痛	(＋)	(－)	(－)
右下腹压痛	轻,与腹痛不成比例	(＋＋)	(＋＋)
腹肌紧张	轻或无	(＋)	腹肌敏感
服镇静药后触诊	腹软	压痛,肌紧张同前	有时可触及痉挛索状物
血尿特点	可有肉眼血尿	偶见镜下血尿	无
末梢血象	白细胞略升高	白细胞升高	白细胞正常或略升高
体温	合并尿路感染者升高	升高	正常或略高
X 线片	可有结石影(阳性结石)	(－)	偶见粪石影,但不及结石影像重
B 超	X 线阴、阳性结石均可显影	阑尾肿胀,有时见大网膜包裹	阑尾腔远端肿胀明显,有时见粪石影

注:(－)无症状;(＋)有较典型症状;(＋＋)症状明显

（二）治疗

主要原则同肾结石。此外应注意:①遇有尿中断病例,可令病儿变换体位排尿;②遇有膀胱颈部结石嵌顿者,因合并急性尿潴留,可考虑耻骨上膀胱穿刺或行急诊膀胱切开取石术;③较小的膀胱结石可试用中药排石;④部分结石经纤维膀胱镜碎石后排出。

四、尿道结石

（一）临床表现

主要症状为排尿困难和排尿痛,有时有排尿中断或尿滴沥现象。尿道结石一般是单个,多从上段尿路进入尿道,引起急性尿潴留。

1. 前尿道结石

常在阴茎腹侧触及结石,部分病例结石卡在尿道口处,可直接看到。

2. 后尿道结石

有时在会阴部触及。

3. 导尿管触及结石

尿潴留时,插导尿管经常受阻,插金属导尿管有触及结石感觉。

（二）诊断

本病诊断多无困难。化验尿时除有红细胞外尚有白细胞。B 超及 X 线平片对诊断大有帮助。

（三）治疗

尿道结石,男性尿道有三处狭窄部位,就是尿道出口、尿道膜部和尿道外口处。尿道结石多发生在此三个部位。如结石在后尿道部位,可用尿道探子将结石推入膀胱,再切开膀胱取石。如结石在接近尿道口附近,可应用纹氏钳将结石取出。结石在尿道膜部或球部且嵌顿在尿道内引起尿潴留者,则需在局部切开取石,用可吸收线缝合尿道,尿道内放硅胶尿管 2 周。

（穆福荣）

第五节　溶血尿毒综合征

一、概述

溶血尿毒综合征是临床表现为微血管溶血性贫血,血小板减少及急性肾衰竭(ARF)为主要特征的临床综合征。是小儿急性肾衰竭常见的病因之一,1/3 以上的 HUS 患儿可有神经系统受累的表现。本病几乎发生于世界各地,南美及南非,平均年龄小于 18 月,无明显性别差异。本病发病急,病情重,病死率0%～5%,大多有肾功能损害,部分患者可发展为慢性肾衰竭。

二、病因

（一）感染

目前比较明确的是产生螺旋细胞毒素(verocytotoxin)的大肠杆菌 O157、志贺痢疾杆菌Ⅰ型、肺炎双球菌、伤寒杆菌、空肠弯曲菌、耶辛那菌、假结核菌属、假单胞菌属、类杆菌的感染及一些病毒感染如柯萨奇病毒、埃可病毒、流感病毒、EB 病毒及立克次体的感染。

（二）继发于某些免疫缺陷病

如无丙种球蛋白血症及先天性胸腺发育不全等。

（三）家族性

本病为常染色体隐性或显性遗传,发生于同一家族或同胞兄弟中,国内曾有同胞兄弟三人发病的报道。

（四）药物

如环孢素、丝裂霉素及避孕药等。

（五）其他

如合并于妊娠、器官移植、肾小球疾病及肿瘤患者。

三、发病机制

近年来的研究表明,本病发病主要是由于各种原因所造成的内皮细胞损伤,其中尤以大肠杆菌及志贺痢疾杆菌Ⅰ型所产生的螺旋细胞毒素引起的内皮细胞损害为典型,其他如病毒及细菌产生的神经氨基酶、循环抗体以及药物等也可引起内皮损伤,同时也与白细胞介导的炎症反应、血小板及凝血系统瀑布反应活化等多种因素有关。

四、病理改变

主要病变在肾脏,光镜下可见肾小球毛细血管壁增厚、管腔狭窄、血栓形成。免疫荧光镜检查可见肾小球毛细血管内及血管壁有纤维蛋白原、凝血Ⅷ因子及血小板膜抗原沉积。也可见 IgM 及 C_3 沉积。

五、临床表现

前驱症状多是消化道表现,表现为腹痛、腹泻、呕吐,少数前驱症状为呼吸道感染症状,表现为发热、咳嗽、流涕等。

前驱期后经过数小时即可急性起病,数小时内即有严重表现包括溶血性贫血、急性肾衰竭及出血倾向等。最常见的主诉是黑便、呕血、无尿、少尿或血尿,查体可见贫血、皮肤黄染、出血点或出血淤斑。

六、实验室检查

(一)血液系统改变

血红蛋白可降至 30~50 g/L,网织红细胞明显增高,血清胆红素增高。外周血中可见红细胞形态异常,表现为大小不等、嗜多染、三角形、芒刺状及红细胞碎片等。多数病例病初即有血小板减少。

(二)凝血因子检查

早期可有凝血酶原时间延长、纤维蛋白原降低、纤维蛋白降解产物增高及凝血 II、VIII、IX 及 X 因子减少,但数天后即可恢复正常。

(三)尿常规

可有不同程度的血尿,严重溶血者可有血红蛋白尿。此外,尚有程度不等的蛋白尿、白细胞及管型。肾功能检查可见不同程度的代谢性酸中毒、高钾血症及氮质血症。

七、诊断及鉴别诊断

根据先驱症状及突然出现的溶血性贫血、血小板减少及急性肾衰竭三大特征不难作出诊断,但应与其他原因引起的急性肾衰竭、肾小球肾炎、血小板减少及溶血性贫血等鉴别。

八、治疗

本病无特殊治疗。主要是早期诊断,早期治疗水及电解质紊乱,及早控制高血压,尽早进行腹膜透析及血液透析。

(一)急性肾衰竭的治疗

与一般急性肾衰竭治疗相似。应强调严格控制入量,积极治疗高血压,适当给静脉高营养。

(二)透析的适应证

24 h 无尿;BUN 迅速升高;严重水负荷过重如充血性心力衰竭及容量性高血压而对速尿无反应者;电解质及酸碱平衡紊乱对非透析疗法无反应者,如血钾超过 6 mmol/L。

(三)输血治疗

血红蛋白在 50 g/L 以下时,可输洗涤红细胞,2.5~5 mL/(kg·次),在 2~4 h 内缓慢输入。血小板减少引起明显出血时可输血小板。

(四)抗凝治疗

1.肝素治疗

因本病基本病理变化是局部血管内凝血,但本病有出血倾向,因而应慎用。

2.抗血小板凝聚药

阿斯匹林是前列腺环氧化酶抑制剂,可同时抑制前列环素(PGI_2)及血栓素 A_2(TXA_2)的生成,为防止对 PGI_2 的抑制,用量应小,1~3 mg/(kg·d)。潘生丁量宜大 5~10 mg/(kg·d)。

(五)并发症的治疗

急性期可出现充血性心力衰竭、高血压脑病、高钾血症、代谢性酸中毒等。慢性期可出现慢性肾功能不全、智力低下、肢体瘫痪、精神行为异常以及癫痫发作等,需给予治疗。

(穆福荣)

第六节 急性肾衰竭

急性肾衰竭(ARF)是一个由肾脏自身和(或)肾外多种病因引起的肾小球滤过率(GFR)在短期内(数小时或数周内)急剧下降及代谢产物排泄障碍,出现潴留为特征的临床综合征。表现为肾功能急剧转坏,体内代谢产物潴留,水、电解质及酸碱平衡紊乱。1992年我国肾病学界讨论规定,ARF时血清肌酐(SCr)值应每日上升 $44\sim88~\mu mol/L(0.5\sim1.0~mg/dL)$。

一、病因及分类

急性肾衰竭常见的病因可分为肾前性、肾实质性和肾后性3类。

(一)肾前性肾衰竭

肾前性肾衰竭系指任何原因引起有效血液循环量急剧降低,致使肾血流量不足、肾小球滤过率(GFR)显著降低所导致的急性肾衰竭,此时肾组织尚未发生器质性损害。

常见的原因包括:呕吐、腹泻和胃肠减压等胃肠道液体的大量丢失致脱水、大面积烧伤、大手术或创伤、大出血等引起的绝对血容量不足;感染性休克、严重低蛋白血症、心源性休克、严重心律失常、心包填塞和充血性心力衰竭等引起的相对血容量不足。

(二)肾实质性肾衰竭

肾实质性肾衰竭亦称为肾性肾衰竭,系指各种肾实质病变所导致的肾衰竭,或由于肾前性肾衰竭未能及时去除病因、病情进一步发展所致。按主要病变部位又可分为6种:肾小管性ARF(如急性肾小管坏死)、肾间质性ARF(如急性间质性肾炎、药物性肾炎)、肾小球性ARF(如急进性肾炎、重症急性肾炎或慢性肾炎急性发作)、肾血管性ARF(包括肾脏小血管炎,如显微镜下多血管炎及韦格内肉芽肿,血管栓塞和弥散性血管内凝血,及肾脏微血管病如溶血性尿毒症综合征等),此4种ARF较常见。此外还有急性肾皮质坏死及急性肾乳头坏死引起的ARF,但较少见。

(三)肾后性肾衰竭

各种原因所致的泌尿道梗阻引起的急性肾衰竭,称为肾后性肾衰竭。

二、发病机制

急性肾衰竭的发病机制十分复杂,目前仍不清楚,本章着重讨论ATN的主要发病机制。

(一)肾小管损伤

肾缺氧、缺血或肾中毒时,或代谢异常时所引起的肾小管急性严重损伤,小管上皮细胞变性、坏死和脱落,肾小管基膜断裂。一方面脱落的上皮细胞引起肾小管堵塞,造成管内压升高和小管扩张,致使肾小球有效滤过压降低和少尿;另一方面肾小管上皮细胞受损引起肾小管液回漏,导致肾间质水肿。

(二)肾血流动力学改变

当肾脏处于缺血状态或接触大量肾毒性物质时,肾素、血管紧张素系统活化,肾素和血管紧张素Ⅱ分泌增多、儿茶酚胺大量释放、 TXA_2/PGI_2 比例增加以及内皮素水平升高,均可导致肾血管持续收缩和肾小球入球动脉痉挛,引起肾缺血缺氧、肾小球毛细血管内皮细胞肿胀致使毛细血管腔变窄,肾血流量减少,肾小球滤过率(GFR)随同肾血流量减少而下降,从而导致急性肾衰竭。可能因肾动脉血压来不及自动调控或受包括内皮素、腺苷及血管紧张素等缩血管因子作用,肾血管阻力增加所致。新近研究表明,肾小球内阻力增加尚与分布在毛细血管袢中毛细血管间的系膜收缩有关,后者并可受上述因子作用使肾小球的滤过率进一步减少。

(三)缺血—再灌注肾损伤

肾缺血再灌注时,细胞内钙通道开放,钙离子内流造成细胞内钙超负荷;同时滞留组织中的次黄嘌呤经黄嘌呤氧化酶作用形成黄嘌呤,其时可生成羟基底物及阴离子化超氧化物等。再者,于横纹肌溶解时,由肌红蛋白降解所释出的铁也有助于上述物质的形成,局部产生大量的氧自由基。氧自由基不仅直接损害细胞,而且能增强源于内皮中氧化氮的降解过程,间接促进肾血管收缩,可使肾小管细胞的损伤发展为不可逆性损伤。

（四）非少尿型 ATN 的发病机制

非少尿型 ATN 的发生主要是由于肾单位受损轻重不一所致。另外,非少尿型 ATN 不同的肾单位肾血流灌注相差很大,部分肾单位血液灌注量几乎正常,无明显的血管收缩,血管阻力亦不高,而一些肾单位灌注量明显减少,血管收缩和阻力增大。

三、病理

ATN 肾脏病理改变:①肉眼检查肾脏体积增大、苍白色,剖面皮质肿胀、髓质呈暗红色。②光镜检查主要部位在近端小管直段,早期小管上皮细胞肿胀,脂肪变性和空泡变性;晚期小管上皮细胞可呈融合样坏死,细胞核浓缩,细胞破裂或溶解,形成裂隙和剥脱区基膜暴露或断裂,间质充血、水肿和炎性细胞浸润,有时可见肾小管上皮细胞再生,肾小球和肾小动脉则多无显著变化。近端肾小管刷状缘弥漫性消失、变薄和远端肾单位节段性管腔内管型形成是缺血型 ATN 常见的特征性病理改变。近端肾小管及远端肾单位节段散在局灶斑块坏死和细胞脱落是中毒型 ATN 的病理特征。

四、临床表现

根据尿量减少与否,急性肾衰竭可分为少尿型和非少尿型。急性肾衰竭伴少尿或无尿表现者称为少尿型。非少尿型系指血尿素氮、血肌酐迅速升高,肌酐清除率迅速降低,而不伴有少尿表现。临床常见少尿型急性肾衰竭,临床过程分为 3 期。

（一）少尿期

少尿期一般持续 3～14 d 或更长,长者可达 4～6 周,持续时间越长,肾损害越重。持续少尿大于 15 d,或无尿大于 10 d 者,预后不良。少尿期患儿除有尿量显著减少的表现外,系统症状如下。

1. 水钠潴留

患儿可表现为全身水肿、高血压、肺水肿、脑水肿和心力衰竭,有时因水潴留可出现稀释性低钠血症。

2. 电解质紊乱

常见高钾、低钠、低钙、高镁、高磷和低氯血症。①高血钾症:心率慢、心律紊乱、心音低钝甚至停搏;心电图呈 T 波高尖、QRS 波增宽、P 波平宽;血钾若大于 7.0 mmol/L,可危及生命。②低钠血症:主要为稀释性低血钠,表现为表情淡漠、倦怠、乏力、肌痉挛甚至惊厥。③低钙血症:可有惊厥出现。

3. 代谢性酸中毒

表现为恶心、呕吐、疲乏、嗜睡、呼吸深快、食欲不振甚至昏迷,血 pH 降低。

4. 尿毒症

因肾排泄障碍使各种毒性物质在体内积聚所致,可出现全身各系统中毒症状,其严重程度与血中尿素氮及肌酐增高的浓度相一致。

（1）消化系统:表现为食欲不振、恶心、呕吐和腹泻等,严重者出现消化道出血或黄疸,而消化道出血可加重氮质血症。

（2）心血管系统:主要因水钠潴留所致,表现为高血压和心力衰竭,还可发生心律失常、心包炎等。

（3）神经系统症状:可有嗜睡、神志混乱、焦虑不安、抽搐、昏迷和自主神经功能紊乱如多汗或皮肤干燥,还可表现为意识、行为、记忆、感觉、情感等多种功能障碍。

（4）血液系统:ARF 常伴有正细胞正色素性贫血,贫血随肾功能恶化而加重,系由于红细胞生成减少、血管外溶血、血液稀释和消化道出血等原因所致。出血倾向(牙龈出血、鼻出血、皮肤淤点及消化道出血)多因血小板减少、血小板功能异常和 DIC 引起。急性肾衰早期白细胞总数常增高,中性粒细胞比例也增高。

5.感染

感染是 ARF 最为常见的并发症,以呼吸道和尿路感染多见,致病菌以金黄色葡萄球菌和革兰氏阴性杆菌最多见。

(二)利尿期(多尿期)

当 ARF 患儿尿量逐渐增多,全身水肿减轻,24 h 尿量达250 mL/m² 以上时,即为利尿期。一般持续1~2周(长者可达1个月),此期由于大量排尿,可出现脱水、低钠和低钾血症。早期氮质血症持续甚至加重,后期肾功能逐渐恢复。

(1)多尿于少尿期第一周末或第二周开始,在不用利尿剂的情况下,每日尿量＞2 500 mL/m²。

(2)短期内排出大量水分和电解质可迅速出现脱水及低钾血症、低钠现象。

(3)多尿5~7 d 后尿量逐渐恢复正常,但肾浓缩功能差。

(4)尿素氮(BUN)或 NPN 缓慢下降。

(5)尿常规可见多数管型及白细胞、少数红细胞及少量蛋白。

(三)恢复期

利尿期后,肾功能改善,尿量恢复正常,血尿素氮和肌酐逐渐恢复正常,而肾浓缩功能需要数月才能恢复正常,少数患者遗留不可逆性的肾功能损害。此期患儿可表现为虚弱无力、消瘦、营养不良、贫血和免疫功能低下。

药物所致的 ATN 多为非少尿型急性肾衰竭,临床表现较少尿型急性肾衰症状轻、并发症少、病死率低。

五、实验室检查

(一)尿液检查

尿液检查有助于鉴别肾前性 ARF 和肾实质性 ARF,详见表15-2。

表 15-2　肾前性和肾实质性 ARF 的鉴别

指标	肾前性	肾实质性 ARF
尿沉渣	偶见透明管型、细颗粒管型	粗颗粒管型和红细胞管型
尿比重	常＞1.020	常＜1.010
尿渗透压	＞500 mosm/L	＜350 mosm/L
尿肌酐/血肌酐	＞40	＜20(常≤5)
肾衰指数 *	＜1	＞1
尿钠	＜20 mmol/L	＞40 mmol/L
滤过钠排泄分数 * *	＜1%	＞1%
中心静脉压	＜50 mmH₂O	正常或增高
补液试验 *	尿量增多	无变化

* 肾衰指数(RFI)=尿钠(mmol/L)X 血浆肌酐(mg/dL)/尿肌酐(mg/dL)
* * 滤过钠排泄分数=[尿钠(mmol/L)×血浆肌酐(μmol/L)×100%]÷[血清钠(mmol/L)×尿肌酐(μmol/L)]
+ 补液试验:用 0.9%氯化钠液 20 mL/kg,1 小时内静脉注入

(二)血生化检查

应注意监测电解质浓度变化及血肌酐和尿素氮。

(三)肾影像学检查

多采用腹平片、超声波、CT、磁共振等检查有助于了解肾脏的大小、形态、血管及输尿管、膀胱有无梗阻,也可了解肾血流量、肾小球和肾小管的功能。虽然各种影像学检查均能检测肾脏大小,但是临床较常用 B 型超声检查。ARF 时肾脏常明显充血、水肿,故双肾体积常增大;而 CRF 时肾小球硬化、小管萎缩及

间质纤维化,故双肾体积常缩小。为此,双肾体积增大者多为 ARF(肾淀粉样病变或糖尿病肾病所致 CRF 早期,有时双肾体积亦大,应予鉴别),而双肾体积缩小者均为 CRF。但是,必须注意有时 ARF 及 CRF 早期,患者肾脏体积并无增大或缩小,此时影像学检查对急、慢性肾衰竭鉴别则无帮助,而必须依赖其他检查。使用造影剂可能加重肾损害,须慎用。

(四)肾活检

对原因不明的 ARF,肾活检是可靠的诊断手段,可帮助诊断和评估预后。

六、诊断和鉴别诊断

当患儿尿量急剧减少、肾功能急剧恶化时,均应考虑 ARF 的可能,而 ARF 诊断一旦确定,须进一步鉴别是肾前性、肾性还是肾后性 ARF。

(一)诊断依据

(1)尿量显著减少:出现少尿(每日尿量<250 mL/m^2)或无尿(每日尿量<50 mL/m^2)。

(2)氮质血症:血清肌酐≥176 μmol/L,血尿素氮≥15 mmol/L,或每日血肌酐增加≥44 μmol/L,或血尿素氮增加 ≥ 3.57 mmol/L,有条件者测肾小球滤过率(如内生肌酐清除率)常每分钟≤30 mL/1.73m^2。

(3)有酸中毒、水电解质紊乱等表现。无尿量减少为非少尿型 ARF。

(二)临床分期

如前所述。

(三)病因诊断

(1)肾前性和肾实质性 ARF 的鉴别(表 15-2)。

(2)肾性 ARF 的病因诊断:在临床表现上,肾小管性及肾间质性 ARF 有很多相似处,而肾小球性及肾血管性 ARF 也十分相似(表 15-3)。

表 15-3　肾性 ARF 的病因鉴别

鉴别要点	肾小管及肾间质性 ARF	肾小管及肾血管性 ARF
基础肾脏病病因	常有明确病因	多难找到明确病因
肾衰竭发生速度	数小时至数天	数周
肾小管功能损害	出现肾性尿糖	几天肾性尿糖出现
尿蛋白排泄量	轻至中度	常较多
急性肾炎综合征表现	无	有

(3)肾后性 ARF:泌尿系统影像学检查有助于发现导致尿路梗阻的病因。常见双侧肾盂积水,及双输尿管上段扩张。若为下尿路梗阻,还可见膀胱尿潴留。但是又必须强调,若尿路梗阻发生非常迅速(如双肾出血血块梗阻输尿管,或双肾结石碎石后碎块堵塞输尿管等),因肾小囊压迅速增高,滤过压迅速减少,患者立即无尿,此时则见不到肾盂积水及输尿管上段扩张,对这一特殊情况要有所认识。

七、治疗

治疗原则是去除病因,积极治疗原发病,减轻症状,改善肾功能。防止并发症的发生。

(一)少尿期的治疗

1.去除病因和治疗原发病

肾前性 ARF 应注意及时纠正全身循环血流动力学障碍,包括补液、输注血浆和白蛋白、控制感染等。避免接触肾毒性物质,严格掌握。肾毒性抗生素的用药指征,并根据肾功能调节用药剂量,密切监测尿量和肾功能变化。

2.饮食和营养

应选择高糖、高脂肪、低蛋白、富含维生素的食物,尽可能供给患者足够的能量。供给热量 $210\sim250$ J/(kg·d),蛋白质 0.5 g/(kg·d),应选择优质动物蛋白,脂肪占总热量 $30\%\sim40\%$。避免食用橘子、香蕉、海带、紫菜、土豆、豆制品、花生等含钾高的食物。

3.控制水和钠摄入

坚持"量出为入"的原则,严格限制水、钠摄入,有透析支持则可适当放宽液体入量。每日测尿量、体重是:以每日体重减少 $0.5\%\sim1\%$ 为液体控制良好的主要指标;每日液体量控制在:尿量＋显性失水(呕吐、大便、引流量)＋不显性失水－内生水。无发热患儿每日不显性失水为300 mL/m²,体温每升高 1 ℃,不显性失水增加 75 mL/m²;内生水在非高分解代谢状态为 $250\sim350$ mL/m²。所用液体均为非电解质液。髓袢利尿剂(呋塞米)对少尿型 ARF 可短期试用,常规用量为 $1\sim2$ mg/(kg·次),如果无效可以加倍应用,但是一般不超过 8 mg/(kg·次)。

4.纠正代谢性酸中毒

轻、中度代谢性酸中毒一般无需处理。当血浆 HCO_3^- <12 mmol/L或动脉血 pH<7.2,可补充 5%碳酸氢钠 5 mL/kg,提高 CO_2-CP 5 mmol/L。

5.纠正电解质紊乱

纠正电解质紊乱包括高钾血症、低钠血症、低钙血症和高磷血症的处理。高血钾的治疗特别重要,可用高糖加胰岛素静脉滴注、静脉注射葡萄糖酸钙、高渗性碳酸氢钠、阳离子交换树脂等治疗。纠酸时宜注意防治低钙性抽搐。

6.透析治疗

凡上述保守治疗无效者,均应尽早进行透析。透析的指征:①严重水潴留,有肺水肿、脑水肿的倾向。②血钾≥6.5 mmol/L。③血浆尿素氮>28.6 mmol/L,或血浆肌酐>707.2 μmol/L。④严重酸中毒,血浆 HCO_3^- <12 mmol/L 或动脉血 pH<7.2。⑤药物或毒物中毒,该物质又能被透析去除。透析的方法包括腹膜透析、血液透析和连续动静脉血液滤过 3 种技术,儿童尤其是婴幼儿以腹膜透析(PD)为常用。PD 治疗是利用腹膜这个人体内最大的天然半透膜,体液和透析液成分依据浓度梯度通过渗透和扩散作用相互交换,而达到透析目的。因而 PD 治疗对血流动力学无明显影响,不需要动静脉插管;不需要全身应用肝素或低分子肝素钙抗凝;可在床旁进行,操作简便,并发症少,是一种经济、安全、有效的方法。有人报道用气管导管做腹膜透析管治疗儿童急性肾衰竭也很适用。

7.抗感染治疗

感染是急性肾小管坏死的常见病因和主要死因,发生肾小管坏死后更易合并感染,因此控制感染极为重要。应使用抗菌效果强、肾毒性低的药物,根据肾功能情况调整药物剂量和用药间期;许多药物可经透析排除,透析后应补充经透析丢失的剂量;许多药物与血浆蛋白结合率高,不能经透析排除,应更加注意药物浓度调整剂量,以免发生毒性反应。

（二）利尿期的治疗

利尿期早期,肾小管功能和 GFR 尚未恢复,血肌酐、尿素氮、血钾和酸中毒仍继续升高,伴随着多尿,还可出现低钾和低钠血症等电解质紊乱,故应注意监测尿量、电解质和血压变化,及时纠正水、电解质紊乱,当血浆肌酐接近正常水平时,应增加饮食中蛋白质摄入量。此时防治感染也非常重要。

（三）恢复期的治疗

此期肾功能日趋恢复正常,但可遗留营养不良、贫血和免疫力低下,少数患者遗留不可逆性肾功能损害,应注意休息和加强营养,防止感染。

八、预后

随着透析的广泛开展,ARF 的病死率已有明显降低。ARF 的预后与原发病性质、肾脏损害程度、少尿持续时间长短、早期诊断和早期治疗与否、透析与否和有无并发症等有直接关系。　　　　　　　　　　　　　（穆福荣）

第十六章 内分泌系统疾病

第一节 儿童糖尿病

糖尿病(diabetes mellitus,DM)是由于胰岛素缺乏而造成的糖、脂肪和蛋白质代谢紊乱,分为原发性和继发性两类,原发性糖尿病又分为胰岛素依赖型(Ⅰ型)和非胰岛素依赖型(Ⅱ型)。98％的儿童为Ⅰ型糖尿病,该型是由于胰岛细胞受到破坏不能分泌胰岛素所造成。据调查我国15岁以下儿童糖尿病发病率为5.6/10万左右,发病高峰在学龄前期和青春期,婴儿发病甚少。本节重点叙述Ⅰ型糖尿病。

一、病因

Ⅰ型糖尿病发病与下列因素有关。

(一)遗传因素

目前已知该病为多基因遗传病,已证实第6号染色体短臂上的人类白细胞抗原基因位点DR3和DR4与Ⅰ型糖尿病有密切关系。但单卵孪生子发病的一致性仅为30％～50％,故提示遗传只是Ⅰ型糖尿病的发病因素之一。

(二)环境因素

Ⅰ型糖尿病发病与病毒感染有关,如腮腺炎、风疹或柯萨奇病毒感染等,且儿童糖尿病在冬季节发病为多,提示病毒感染在本病发病机制中的诱导作用,也可能与化学毒物、食物中的某些成分(如牛乳蛋白等)有关。

(三)自身免疫反应

90％的Ⅰ型糖尿病患儿起病初血清中可测得特异性抗胰岛细胞的抗体(ICA)和胰岛β细胞膜抗体(ICSA)及胰岛素自身抗体(IAA),同时在浸润胰岛的T淋巴细胞表面亦结合着HLA-DR抗原,因此认为本病可能系因病毒感染诱导易感者,产生了由细胞和体液免疫反应都参与的自身免疫过程,最终破坏了胰岛细胞,使胰岛分泌功能低下。

二、病理

主要病理改变为在疾病早期大多的胰岛β细胞遭受破坏,胰岛呈现纤维化和萎缩,同时有大量淋巴细胞浸润。分泌胰高血糖素的Q细胞和其他细胞则相对呈现增生现象。

三、病理生理

(一)糖代谢紊乱

Ⅰ型糖尿病患儿由于胰岛β细胞受到破坏,体内胰岛素分泌不足和缺如,使葡萄糖的利用(进入细胞)减少,而反调节激素(在饥饿状态下促进能量释放的激素)如胰高血糖素、生长激素和皮质醇等分泌却增加,促使肝糖原分解和糖原异生,当血糖超过肾阈值10 mmol/L(180 mg/dL)时,即产生糖尿。尿液中大量的葡萄糖可达200～300 g/d,导致渗透性利尿,临床出现多尿症状、脱水、电解质丢失、口渴、多饮。由

399

于组织不能利用葡萄糖,能量不足而感到饥饿,引起多食。

(二)脂肪代谢紊乱

胰岛素严重不足使脂肪合成减少而分解增加,患儿出现消瘦。脂肪代谢障碍严重时,大量脂肪分解以致乙酰乙酸、β-羟丁酸和丙酮等中间代谢产物积聚在各种体液中,形成酮症酸中毒。

(三)蛋白质代谢紊乱

蛋白质合成减少,分解增加,出现负氮平衡。患儿出现消瘦、乏力、体重下降、生长发育延迟和抵抗力降低,容易继发感染。每天丢失水分约3~4 L,同时伴有电解质丢失,造成严重电解质失衡和慢性脱水。

(四)水、电解质平衡紊乱

高血糖导致血渗透压增高,细胞内液向细胞外转移,引起细胞外液高压,细胞内脱水。当呕吐、摄入量减少及排出增加时,使血钾和血氯减少,但血钾早期不减低,随着胰岛素和输液治疗、酸中毒纠正后若未及时补钾可发生严重低钾血症。

四、临床表现

起病急骤,多数患儿有典型症状多饮、多尿、多食和体重下降(三多一少)等。但多饮多尿症状在婴幼儿患者中常不易发现,个别因夜间遗尿而就诊,很快可发生脱水和酮症酸中毒。在病史较长患儿中,精神不振、消瘦、倦怠、乏力等症状较为突出。体格检查除体重减轻、消瘦外一般无阳性体征。酮症酸中毒时出现呼吸深长,带有酮味,有脱水和神志改变。约40%患儿就诊时处于酮症酸中毒状态,这类患儿常因急性感染、过食、诊断延误或诊断已明确,但突然中断胰岛素治疗等因素诱发。幼年患儿发病率较年长儿为高。起病甚急,进食减少,恶心,呕吐,腹痛,关节痛或肌肉痛,迅速出现脱水和酸中毒征象。初次就诊者酮症酸中毒症状常被误诊为肺炎、败血症、急腹症或脑膜炎等。

五、实验室检查

(一)尿液检查

患儿晨起及餐前尿糖一般均为阳性,尿酮体阳性表明患者有酮症或酮症酸中毒,尿微量清蛋白排泄率的检测是早期诊断糖尿病肾病的可靠指标。采用放谢免疫法测定。留8~12 h或24 h尿测微量清蛋白,计算每分钟的尿微量清蛋白排泄率(UAE),正常人UWA<201 μg/min,若UWA>20 μg/min、小于200 μg/min时(半年内重复检测3次)可诊断为早期糖尿素病肾病,若持续UWA>200 μg/min,尿蛋白超过0.5 g/d,则为临床糖尿病肾病。

(二)血液检查

空腹血糖增高。按世界卫生组织标准,糖尿病任意血样血糖不低于11.1 mmol/L者即可诊断为糖尿病。此外,因胆固醇、三酰甘油和游离脂肪酸可明显增高。血中糖化血红蛋白亦明显高于正常。

(三)葡萄糖耐量试验

适用于无明显临床症状,尿糖偶尔阳性而血糖正常或稍增高的患者,通常采用口服葡萄糖法,在清晨按1.75 kg(总量不超过75 g),每克加水2.5 mL,于3~5 min内服完,糖尿病患儿在120 min时血浆血糖仍高于11 mmol/L。

六、诊断与鉴别诊断

典型病例诊断并不困难,对仅有口渴、消瘦或遗尿症状患儿,或不明原因的脱水酸中毒患儿,尤其对有糖尿病家族史者,都应考虑本病的可能性,避免误诊。本病应注意与婴儿暂时性糖尿、其他发生酸中毒、昏迷的疾病如尿毒症、低血糖症和急腹症相鉴别。

七、治疗

儿童期Ⅰ型糖尿病的治疗目的是消除临床症状,积极预防并及时纠正酮症酸中毒,纠正代谢紊乱,力求病情稳定,使患儿获得正常生长发育。

(一)酮症酸中毒的处理

迅速建立两条静脉通道,针对高血糖、脱水、酸中毒、电解质紊乱和可能并存的感染等方面制订综合治疗方案。

1.脱水酸中毒的治疗

(1)液体疗法:当血气 pH$<$7.2,$HCO_3^-$$<$12 mmol/L 时为重症酸中毒,此时的脱水程度视为重度,应及时补充液体。通常在开始输液的第 1h 按 20 mL/kg 快速静脉输入 0.9%的氯化钠溶液。第 2~3 h 即换用 0.45%的氯化钠溶液,按 10 mL/kg 静脉滴注。当血糖低于 17 mmol/L 后,改用静脉滴注含 0.2%的氯化钠的 5%的葡萄糖溶液。开始 12 h 内补足累积损失量(即 100 mL/kg)的一半,在此后的 24 h 内,可视病情按 60~80 mL/kg 静脉滴注相同液体,以供给生理需要量和继续损失量。

(2)纠正酸中毒:为避免发生高钠血症,对酮症酸中毒患儿不宜常规使用碳酸氢钠,仅在 pH$<$7.1,$HCO_3^-$$<$12 mmol/L,开始按 2 mmol/kg 给予 1.4%的碳酸氢钠静脉滴注。先用 1/2 量,当 pH$\geq$7.2 时即应停药。

(3)纠正低血钾酮症酸中毒的早期血钾一般不低,补液及应用胰岛素后血钾值明显下降,因此应在患儿开始利尿后补给氯化钾 2~3 mmol/kg,输入浓度不得高于 40 mmol/L,同时监测血钾浓度及心电图。

2.胰岛素治疗

现多采用小剂量静脉滴注,一般先静脉推注胰岛素 0.1 U/kg,然后按每小时 0.1 U/kg 计算,将常规胰岛素(RI)25 U 加入 250 mL 生理盐水中(0.1 U/kg),用微量输液泵缓慢输入,1~2 h 后应复查血糖以调整输入量。当血糖低于 17 mmol/L 时,应将输入液体换成含 0.2%的氯化钠的 5%的葡萄糖液,并停止静脉滴注胰岛素,改为 RI 皮下注射,每次 0.25~0.5 U/kg,1 次/4~6 h,直至患儿开始进食,血糖稳定为止。

3.控制感染

酮症酸中毒并发感染者,在急救同时应用有效抗生素治疗。

(二)长期治疗措施

1.饮食控制

总热量(KJ)=[1 000+年龄×(80~100)]×4.184。饮食中能源的分配为:蛋白质 15%~20%,碳水化合物 50%~55%,脂肪 30%。3 岁以下患儿蛋白质稍多,其中一半以上为动物蛋白,碳水化合物最好以米饭为主,避免蔗糖等精制糖,脂肪应以植物油为主。全日热量分为三餐,分别占全日量的 1/5、2/5、2/5。

2.胰岛素治疗

胰岛素制剂有短效的常规胰岛素(RI)、中效的珠蛋白胰岛素(NPH)和长效的鱼精蛋白锌胰岛素(PZI)三类可供临床选用。

(1)应用方案:初发者一般用量为 0.5~1.0 U/(kg·d)。将全日总量的 2/3 用于早餐前 30 min,1/3 用于晚餐前的 30 min 皮下注射。每次注射 NPH 和 RI 两种胰岛素按 2:1 或 3:1 混合,尽量用同一型号的 1 mL 注射器,按照先 RI 后 NPH 顺序抽取药液,混匀后注射。根据尿糖检查结果,每 2~3 d 调整剂量一次,至尿糖呈色试验不超过"2+"。

(2)注射部位:应选择上臂、大腿和腹部等不同部位按顺序有计划的轮番注射,一个月内不要在同一部位注射,以防止日久皮肤组织萎缩影响疗效。

(3)防止低血糖后高血糖现象:如长期应用胰岛素过量可产生低血糖,在反调节激素作用下使血糖随即升高,以致清晨血、尿糖异常增高。对尿量增加,同时有低血糖出现或一日内血糖波动较大胰岛素用量超过 1.5 U/kg 者怀疑 Somogyi 现象。必须与清晨现象相鉴别,清晨现象是晚间胰岛素用量不足所致。两者治疗截然不同,前者应减少胰岛素用量,后者应加大晚间注射剂量或将 NPH 注射时间稍往后移即可。

(宋传孝)

第二节　甲状腺功能亢进症

甲状腺功能亢进症是由于甲状腺激素分泌过多,导致全身各系统代谢率增高的一种综合征。临床上包括两种主要病变:弥漫性甲状腺肿伴突眼者又称毒性弥漫性甲状腺肿,也称 Graves 病;另一种为甲状腺呈结节性肿大,以后继发甲状腺功能亢进症状,称毒性结节性甲状腺肿。目前儿童甲亢有增多趋势。

一、病因

Graves 病是一种器官特异性自身免疫性疾病,为自身免疫性甲状腺疾病中的一种。其发病与遗传有关,亲属中可有同样疾病者,且抗甲状腺抗体阳性。另外与免疫系统功能紊乱有关,在环境因素及应激等条件下,激发细胞免疫及体液免疫功能紊乱,其体内有针对甲状腺细胞上 TSH 受体的自身抗体(TRAb),TSH 受体抗体能刺激甲状腺增生,甲状腺素合成和分泌增多而导致甲亢的发生。同时在 Graves 病中还可测出甲状球蛋白抗体(TGAb)、甲状腺微粒体抗体(TMAb)以及甲状腺过氧化物酶抗体(TPOAb)。另外精神刺激、情绪波动、思想负担过重以及青春发育、感染等均可诱发本病。

二、临床表现

（一）症状

1.基础代谢率增高

产热多,食欲亢进,易饥饿,但体重反而下降。大便次数增多、消瘦、乏力、怕热、多汗。

2.交感神经兴奋症状

常感到心悸,两手有细微震颤,脾气急躁,心率加快,心音亢进,可伴有心律失常。

3.眼球突出

多数为轻、中度突眼,恶性突眼少见。还可伴有上眼睑退缩、眼睑不能闭合、瞬目减少、辐辏反应差,少数伴眼肌麻痹。

4.甲亢危象

常因急性感染、创伤、手术、应激及不恰当停药而诱发。起病突然且急剧进展,表现为高热、大汗淋漓、心动过速、频繁呕吐及腹泻,严重者可出现谵妄、昏迷。常死于休克、心肺功能衰竭及电解质紊乱。

（二）体征

甲状腺肿大,多数为整个腺体弥漫性肿大、两侧对称(部分患儿甲状腺肿大可不对称)、质地中等、无结节、无疼痛,在肿大时甲状腺上可闻及血管杂音或扪及震颤。

三、诊断和鉴别诊断

（一）诊断

典型甲亢病例根据病史、症状和体征诊断并不难。如下辅助检查有助确诊。

1.甲状腺功能测定

血清甲状腺激素总 T_3(TT$_3$)、总 T_4(TT$_4$)、游离 T_3(FT$_3$)、游离 T_4(FT$_4$)均可升高,特别是 FT$_4$ 升高对早期诊断价值更高。TT$_3$ 和 FT$_3$ 升高对 T_3 型甲亢诊断有特殊意义。促甲状腺激素(TSH)水平则明显降低。

2.抗体测定

TRAb、TGAb、TMAb、TPOAb 等抗体升高,提示自身免疫引起的甲亢。

3.RH 兴奋试验

甲亢患者 TSH 无反应,少数患者反应减低。

4.其他检查

血生化可有肝功能损害。心电图提示窦性心动过速或心律失常。

5.甲状腺 B 超检查

示弥漫性肿大,血流丰富。

（二）鉴别诊断

1.单纯性甲状腺肿

多发生在青春期前和青春期,女性多于男性,临床除甲状腺轻度肿大外,一般无其他临床表现。甲状腺功能检查大多正常。

2.慢性淋巴细胞性甲状腺炎

又称自身免疫性甲状腺炎或桥本病,临床表现多样。甲状腺功能可正常、减低或出现一过性甲亢表现。有自然发生甲状腺功能减低的趋势。甲状腺呈弥漫性增大伴质地坚韧,无结节及触痛。TGAb、TPOAb阳性,血沉增快,γ-球蛋白升高。

3.甲状腺结节及肿瘤

可通过甲状腺功能检测及甲状腺扫描和B超检查帮助明确甲状腺结节或肿块的性质。儿童甲状腺癌非常少见。必要时可穿刺活检助诊。

4.其他疾病所致突眼

除眼部本身疾病外,血液病(绿色瘤、黄色瘤)所致突眼应同时伴有其他骨质破坏和血象异常。

5.心脏疾患

心肌炎、心律失常等心脏疾患可表现心动过速,但甲状腺功能正常。故心动过速者应常规检查甲状腺功能,以除外甲亢的可能。

四、治疗和预后

（一）治疗

甲亢有3种治疗方法,即抗甲状腺药物。甲状腺次全切除术和放射性核素、^{131}I治疗,后两种方法在儿科很少应用,主要采用药物治疗。

1.一般治疗

甲亢急性期注意卧床休息,减少体力活动。加强营养,多食蛋白质、糖类食物,特别是富含维生素的新鲜蔬菜和水果。避免食用含碘高的食物,如海带、紫菜等。最好用无碘盐,若没有无碘盐,可将含碘盐热炒后去除碘再用。

2.药物治疗

(1)咪唑类:甲巯咪唑,又名他巴唑,每日0.5～1.0 mg/kg,治疗2～3个月待甲状腺功能正常后须减量,逐渐减到维持量,每日0.3～0.6 mg/kg。注意剂量个体化,以期获得最佳疗效。

(2)硫脲类衍生物:丙硫氧嘧啶每日4～6 mg/kg,维持量每日1～3 mg/kg。需注意以上药物的毒性作用,定期复查血象、肝功能,遇有皮肤变态反应者,酌情更换药物。大剂量时还需注意对肝肾功能的损害。一般总疗程在2～5年。

(3)β-受体阻滞剂:心动过速者可加用普萘洛尔(心得安)治疗。

(4)甲亢危象治疗:①立即鼻饲丙硫氧嘧啶每次200～300 mg,6 h一次。②1 h后静脉输入碘化钠每日1～2 g。③地塞米松每次1～2 mg,6 h一次。④静脉注射普萘洛尔每次0.1 mg/kg,最大量5 mg,每10min一次,共4次。⑤肌内注射利舍平,每次0.07 mg/kg,最大量1 mg,必要时4～6 h重复。⑥高热者积极物理降温,必要时采用人工冬眠疗法、给氧。⑦纠正脱水,补充电解质,供给热量及大量维生素。⑧有感染者给予抗生素治疗。

（二）预后

本病为自身免疫性疾病,有一定自限性。儿童应用抗甲状腺药物治疗的永久缓解率报道不一,一般在38%～60%。

（吴卫华）

第三节 先天性甲状腺功能减退症

一、概论

本病是由于甲状腺激素合成不足所造成的一种疾病。根据病因的不同可分为两类：①散发性：系先天性甲状腺发育不良或异位、甲状腺激素合成途径中酶缺陷、促甲状腺激素缺乏、甲状腺或靶器官反应低下等所造成，多为散发病例，少数有家族史。发生率为1/7000～1/5000。②地方性：多见于甲状腺肿流行区，是由于该地区水、土和食物中碘缺乏所致，随着我国碘化食盐的广泛应用，其发病率明显下降。

二、临床表现

症状出现的早晚及轻重程度与残留甲状腺组织的多少及甲状腺功能低下的程度有关。

（一）新生儿期

患儿常为过期产儿、巨大儿；胎便排出延迟，腹胀，便秘，脐疝，生理性黄疸期延长；少吃多睡，对外界反应低下，肌张力低，呼吸慢，哭声低且少，体温低，四肢冷，皮肤出现斑纹或有硬肿现象等。

（二）典型症状

（1）特殊面容和体态：头大，颈短，皮肤粗糙、面色苍黄，毛发稀疏、无光泽，面部黏液水肿，眼睑浮肿，眼距宽，鼻梁低平，唇厚，舌大而宽厚、常伸出口外。

（2）身材矮小，躯干长而四肢短小，上部量/下部量＞1.5。

（3）腹部膨隆，常有脐疝。

（4）神经系统症状：智能发育低下，表情呆板、淡漠，神经反射迟钝。

（5）运动发育迟缓：翻身、坐、立、走的时间都延迟。

（6）生理功能低下：精神差，安静少动，对周围事物反应少，嗜睡，纳差，声音低哑，体温低而怕冷，脉搏、呼吸缓慢，心音低钝，肌张力低，肠蠕动慢，腹胀，便秘。

（7）少数患者可出现心包积液。

（三）地方性甲状腺功能减低症

因在胎儿期碘缺乏而不能合成足量甲状腺激素，影响中枢神经系统发育。临床表现为两种不同的类型，但可相互交叉重叠：

1."神经性"综合征

主要表现为共济失调、痉挛性瘫痪、聋哑、智能低下，但身材正常，甲状腺功能正常或轻度减低。

2."黏液水肿性"综合征

临床上有显著的生长发育和性发育落后、智力低下、黏液性水肿等。血清 T_4 降低、TSH 增高。约25%患儿有甲状腺肿大。

（四）TSH 和 TRH 分泌不足

患儿常保留部分甲状腺激素分泌功能，因此临床症状较轻，但常有其他垂体激素缺乏的症状如低血糖（ACTH 缺乏）、小阴茎（Gn 缺乏）、尿崩症（AVP 缺乏）等。

三、相关检查

（一）新生儿筛查

出生后 2～3d 的新生儿干血滴纸片检测 TSH 浓度作为初筛，结果大于 20mU/L 者，再检测血清 T_4、TSH 以确诊。

（二）血清 T$_4$、T$_3$、TSH 测定

如 T$_4$ 降低、TSH 明显升高即可确诊。血清 T$_3$ 浓度可降低或正常。必要时测定游离 T$_3$、游离 T$_4$ 及甲状腺素结合球蛋白。

（三）TRH 刺激试验

静脉注射 TRH 7μg/kg，正常者在注射 20～30 min 内出现 TSH 峰值，90 min 后回至基础值。若未出现高峰，应考虑垂体病变；若 TSH 峰值甚高或持续时间延长，则提示下丘脑病变。

（四）X 线检查

骨龄常明显落后于实际年龄。

（五）核素检查

^{99m}Tc计算机体层摄影术检测甲状腺发育情况及甲状腺的大小、形状和位置。

四、诊断

（一）诊断

1.新生儿筛查

TSH＞20mU/L 时，抽静脉血检测 T$_4$、TSH 以确诊。是诊断的重要手段，可早期诊断，以便早期治疗，避免神经精神发育缺陷。

2.血清 T$_4$、TSH 检测

若 T$_4$ 降低、TSH 明显升高即可确诊。

3.若血清 T$_4$、TSH 均低

应行 TRH 刺激试验以确定是否垂体或下丘脑病变所致。

（二）鉴别诊断

应与下列疾病鉴别：先天性巨结肠、21-三体综合征、佝偻病、骨骼发育障碍的疾病等。

五、治疗

（1）一旦诊断确立，用甲状腺制剂从小量开始，逐步加到足量，然后用维持量终身服用。甲状腺制剂有两种：①L-甲状腺素钠：是首选药物，半衰期较长，血清浓度较稳定，每日服一次即可，用量：新生儿至 6 个月 25～50μg/d（8～10μg/kg）；7～12 个月 50～75μg/d（6～8 μg/kg）；2 岁以上 100～200μg/m^2（4 μg/kg）。②甲状腺片：动物甲状腺制剂，含 T$_3$、T$_4$，不稳定，若长期服用，可使 T$_3$ 升高。开始量应从小至大，间隔1～2周加量一次，直至临床症状改善，血清 T$_4$、TSH 正常，即作为维持量使用。一般每日参考剂量：1 岁以内 4.2～9.0 mg/kg；2～5 岁 3.0～4.4 mg/kg；6 岁以上 1.8～3.0 mg/kg。

（2）定期复查甲状腺功能、骨龄、监测身高体重，指导调整剂量。

（吴卫华）

第四节　电解质紊乱

一、脱水

脱水（失水），指液体摄入不足或丢失过多引起体液总量，尤其是细胞外液量的减少，失水必引起失钠，失钠亦会导致失水。由于病因不同，可将脱水分为等渗性脱水、低渗性脱水及高渗性脱水三类。

（一）病因

1.等渗性脱水

常见于消化液大量丢失的患儿，如腹泻病、急性胃肠炎、肾肠减压等。

2.低渗性脱水

电解质的丢失量比例大于水分丢失量，即脱水加低钠血症，血清钠低于 130 mmol/L。多见于腹泻（尤其是营养不良），长时间呕吐，应用利尿剂尤其呋塞米等襻利尿剂致大量排尿者，或长时间禁盐的慢性肾炎呈慢性充血性心力衰竭的患儿，输入过多不含电解质的液体。

3.高渗性脱水

多见于水摄入量不足如口腔、咽喉或食管疾病致饮水困难，昏迷儿不能进食，以及水丧失过多如高热患儿，高渗环境，大量出汗，尿崩症，使用大量渗透性利尿脱水剂（甘露醇、高渗葡萄糖、尿素等）。

（二）诊断要点

根据脱水程度可将脱水分为轻度容量不足、中度容量不足及严重容量不足。

1.轻度容量不足

体重丢失 5%～7%或更少，且具备以下情况的一项或一项以上：前囟轻度凹陷，轻度黏膜发干，神志正常。

2.中度容量不足

体重丢失 7%～9%，可有以下表现：前囟明显凹陷，皮肤弹性轻度下降，轻度尿量减少，眼窝凹陷（最好由家长判断），神志状态表现为轻度易激惹。

3.严重容量不足

体重丢失超过 10%，可有以下表现：意识水平下降（表现易激惹或嗜睡），皮肤弹性明显下降，毛细血管充盈时间延长，少尿或无尿（尿比重往往大于 1.035）。

（三）急救处理

主要为补液治疗。轻度容量不足无呕吐者可口服补液，中、重度脱水则需静脉输液，补液量包括三方面：①补充累积损失量；②补充继续丢失量；③补充生理需要量。

1.口服补液

适用于轻度无呕吐患儿及重度脱水静脉输液后。世界卫生组织推荐使用的口服补液盐（ORS）溶液，按说明以一定温开水溶解后成 2/3 张力液，按 100～150 mL/kg，分多次口服。也可用米粉按 5%浓度煮熟，加入所需盐类。

2.静脉输液

静脉补液的目的是尽快恢复血容量，维持正常的血浆渗透压，纠正酸碱平衡紊乱，恢复各种电解质的平衡，补充能量，减少消耗。补液原则如下。

三定：定输液量，定输液种类，定输液速度。

三先：先快后慢，先盐后糖，先浓后淡。

三见：见酸补碱，见尿补钾，见惊补钙。

第一天补液：包括补充累积损失量、继续丢失量、生理需要量。

（1）补液量：第一个 24 h 输液量见表 16-1。

表 16-1　不同程度脱水的第一天补液量（mL/kg）

	轻度	中度	重度
累积损失量	50	50～100	100～120
继续损失量	10～40	10～40	10～40
生理需要量	60～80	60～80	60～80

以上补液量仅适用于婴儿，学龄前儿童应减少 1/4，学龄儿童减少 1/3。

(2)补液成分:根据脱水性质而定。各型脱水的补液种类见表16-2。

表 16-2 各种脱水的补液种类

	低渗性脱水	等渗性脱水	高渗性脱水
累计损失	等张~2/3张	1/2~2/3张	1/3~1/4张
继续损失及生理需要	两项混合后一般用1/3~1/5张含钠量		

不能确定脱水性质时,按等渗性脱水补充。

(3)输液速度:对伴有周围性循环衰竭者先扩容,用等张溶液(2:1液)按10~20 mL/kg,在0.5~1 h内快速滴入。如无明显休克可直接将累积损失量在8 h内滴完8~10 mL/(kg·h),所余继续丢失及生理需要量在余下的16 h内缓慢静脉滴注5 mL/(kg·h)。

(4)纠正酸中毒、低血钾及低血钙。

第二天以后输液量只补充继续损失量和生理需要量。

二、电解质紊乱

(一)高钠血症

血钠浓度高于150 mmol/L,称高钠血症。

1.病因

(1)摄入增加:静脉或口服氯化钠或碳酸氢钠过多,服浓缩配方奶。

(2)失水:尿崩症,发热或环境温度过高,水钠同时丢失而失水多于失钠如胃肠道丢失、渗透性利尿剂、糖尿病等。

(3)渴感缺乏患者不适当地摄入钠盐。

2.诊断要点

(1)神经系统症状:高钠血症可引起急性中枢神经系统功能障碍,甚至留下永久性神经系统后遗症。

(2)高渗性脱水:主要为细胞内脱水,表现为口渴、尿少、高热、烦躁及脱水,晚期可出现周围循环衰竭。

(3)尿钠:由于低渗液丢失引起的高渗性脱水的患儿,尿钠浓度低(<10 mmol/L);渗透性利尿剂应用后趋于等张,尿钠浓度高(>120 mmol/L);水缺乏引起的高钠血症,尿钠根据细胞外液是否减少而定。

3.处理

(1)低渗液丢失型:如脱水严重,并有休克,不管血钠浓度多少,应先以等张液扩容,用0.9%盐水、0.5%清蛋白或血浆,10~20 mL/kg,一旦组织灌注充足,应用1/2~2/3张含钠液补充,有尿后改用1/4张液继续补充,降低血钠。

(2)单纯失水型:用1/4张液或等渗葡萄糖口服或静脉滴注,计算方法如下。

$$所需水量(L)=0.6×体重(kg)×[患儿血清钠(mmol/L)/140-1]$$

(3)盐中毒型:暂禁盐,由于血容量扩张,可给利尿剂排钠和水分,而单独补充水分,可降低血钠。

(4)严重高血钠(血钠高于200 mmol/L):腹膜透析可降低血钠,用高糖(7.5%)低钠液。

(5)纠正高钠血症时应注意:高钠血症时,由于机体代偿,细胞内自生渗透压的作用,当补低渗液过快,血清钠浓度迅速下降,水分进入细胞内致脑水肿或永久性神经损害。纠正高钠血症的速度比液体低张性的程度更为重要。急性高钠血症患儿,可迅速纠正血钠浓度,因为此时脑细胞内自生渗透压尚未形成,但在急性单纯钠过多患儿,过快补液可引起高血容量和肺水肿,应予注意。

(二)低钠血症

各种原因引起血清钠浓度低于130 mmol/L,称低钠血症。

1.病因

(1)钠摄入不足:见于长期缺盐和忌盐的患者,但如无失钠同时存在,很少单独引起低血钠症。

(2)胃肠道失钠:是低血钠中最常见的原因,见于呕吐、腹泻、胃肠减压、肠瘘等。

(3)肾脏排钠过多:见于以肾小管为主的肾脏病(失盐性肾炎)、肾上腺皮质功能不全、糖尿病酮症酸中毒、利尿剂应用等。

(4)反复大量放腹水或腹膜透析不当而失钠。

(5)严重灼伤大量血浆渗出而失钠;大量出汗后补水而未补钠,亦可引起低血钠症。

2.诊断要点

(1)原发疾病史。

(2)临床表现:急性患者主要因血容量不足、细胞内水肿而引起一系列临床表现,按缺钠程度可分为三度。①轻度(缺氯化钠 0.5 g/kg):表情淡漠、无神、乏力、厌食、直立性晕厥。②中度(缺氯化钠 0.5~0.75 g/kg):除上述症状加重外,尚有恶心、呕吐、视力模糊、肌肉痉挛疼痛、腹痛、心率加速、脉搏细弱、血压下降。③重度(缺氯化钠 0.75~1.25 g/kg):面容憔悴、精神错乱、木僵、腱反射消失、休克、昏迷等。慢性患者症状、体征常不明显,或仅有疲乏软弱、慢性失水、体重减轻、血压低等虚弱表现。

(3)辅助检查:血清钠低于 130 mmol/L,血细胞压积升高,非蛋白氮升高,CO_2CP 常降低。

3.处理

(1)积极治疗病因:防止继续失钠。①轻症患者:血清钠浓度在 120~130 mmol/L 之间,应缓慢纠正低钠,在 24~48 h 内将血钠提高到接近正常范围。②有明显神经系统症状或血钠低于120 mmol/L 的患儿,不论病因为何,应立即提高血钠,用高张盐使血钠升高到 125 mmol/L,按 3%氯化钠每千克体重 12 mL,提高血钠 10 mmol/L 计算,在 4 h 内补完,并监测血钠。或按以下公式计算:所需钠量(mmol/L)=(130-测得血钠)×体重(kg)×0.6,一般先给计算量的一半,剩余量酌情补给。③当血钠达到 125 mmol/L后,下一步治疗应根据细胞外液容量分别采用相应措施。

(2)低血容量性低钠:有脱水表现,可按低渗性脱水治疗,先给等张液扩容,用 0.9%盐水或 2:1 液。剂量 10~20 mL/kg,30~60 分钟内输完,然后补 1/2 张液,一般不再给高张盐,12 h 将液体总量的 3/4 输完,剩余的 12 h 输完。

(3)正常血容量性低钠:有效的治疗是限制液量。一般病例可限制在正常生理需要量的 50%~75%;重度严格限水,每日液体入量应等于不显性失水加前一天的尿量,严重的抗利尿激素分泌失调综合征(SIADH)或急性水中毒,应迅速升高血钠;呋塞米每次1 mg/kg,静推,必要时 6 h 重复一次,然后静脉给高张盐,用法同前。

(4)高血容量性低钠:限制钠和水的入量,一般不通过补钠的方法来升高血钠,因为可使细胞外液容量进一步扩充,加重病情。限制钠盐摄入和利尿剂的应用也可能有效。

严重病例伴肾衰时,可行透析疗法,其指征为:①严重组织水肿、心力衰竭及肺水肿;②血钠低于 120 mmol/L。儿童以腹膜透析为佳,它简单、易行、安全、经济。连续性血液滤过对清除体内过多水分效果较好。

(三)低钾血症

正常成人体内含钾总量约 98%分布于细胞内,细胞外液仅含少量。当血清钾浓度低于 3.5 mmol/L(3.5 mEq/L)时,称低血钾症。缺钾时,细胞内、外液中钾离子都减少,钾离子是细胞内液的主要阳离子,细胞内钾减少时,便不能维持正常的代谢;细胞外液中钾减少时,可致神经肌肉应激性减退,心肌兴奋性增高而产生心律紊乱,同时也可影响酸碱平衡,出现低钾性碱中毒。

1.病因

(1)钾摄入不足:长期不能进食或进食甚少。

(2)经消化道失钾过多:见于呕吐、腹泻、胃肠造瘘。

(3)经肾排钾过多:排钾利尿剂、醛固酮增多症、长期应用皮质醇、糖皮质激素增多,Batterz 综合征、LiddLe 综合征、肾小管酸中毒、碱中毒、低镁血症、高钙血症、糖尿病酮症酸中毒等。

(4)其他途径失钾:烧伤、透析治疗不当。

(5)钾在细胞内外分布异常:碱中毒、胰岛素治疗、周期性麻痹等。

2.诊断要点

(1)神经肌肉症状:神经肌肉兴奋性减低,精神萎靡,四肢无力,腱反射减弱或消失,严重者出现呼吸肌麻痹、弛缓性瘫痪、肠麻痹。血清钾低于 2 mmol/L 时,出现肌肉坏死。

(2)心血管症状:心肌兴奋性增高,心率增快,心律失常,严重低钾可致室上性或室性心动过速,甚至室颤,室颤可反复发作致阿一斯综合征。偶可发生房室传导阻滞,心肌损害可有心音低钝、心动过速、心力衰竭等。血管平滑肌麻痹可致血压下降、休克。

心电图改变为:S-T 段水平下降,T 波低平,双向、倒置,出现 U 波,Ⅱ 或 V3 导联 T/U 比值等于 1 或小于 1,T 波与 U 波连成驼峰状,Q-T 延长,P 波高,P-R 间期延长。

(3)肾损害:长期缺钾致肾小管上皮细胞空泡变性,肾小管酸化和浓缩功能障碍,出现低钾低氯性碱中毒、多尿、夜尿、口渴、多饮以及对葡萄糖不能耐受。

3.处理

(1)病因治疗:应积极治疗原发性疾病,有引起低血钾的因素存在时,如禁食、脱水患者输入葡萄糖后,使用利尿药、皮质激素、洋地黄等药物,胃肠减压等,应给予补钾以预防低钾。

(2)饮食治疗:能进食者应早恢复正常饮食,多给予含钾丰富的食品,如蔬菜、水果、鲜果汁、肉类、鱼类、豆类等。

(3)口服钾盐:简便安全有效,适于预防及治疗轻度低钾的患者。常用 10% 氯化钾溶液 5～10 mL 每日 3 次。胃肠反应较大者,可放入牛奶内稀释,饭后服;或改用 10%～20% 枸橼酸钾溶液 10 mL 每日 3 次。

(4)静脉滴注氯化钾:适用于急性或严重缺钾不能口服的患者,常用 10% 氯化钾 10～15 mL 加入 5% 葡萄糖液 500 mL 中缓慢静脉滴注。

补钾注意点:①应以口服为主,必要时静脉滴注,由于静脉补钾后,约需经过 15 h 才能与细胞内钾达到平衡,一般经过 3 d 左右才能补到正常水平,切勿操之过急或中途停药。3 天后减量或改口服,持续 1 周。②钾主要经肾排泄,故少尿、无尿时不能补钾。脱水、酸中毒、休克、急性肾衰竭基本纠正后,当尿量增至 30～40 mL/h 以上时,方可考虑补钾。补钾量须根据病情而定,成人预防低钾时每日用 3～4 g,治疗用每日 4～6 g,小儿不宜超过 0.1～0.2 g/(kg·d)。短期内大量补钾时,应勤查血清钾及心电图。③静脉滴注氯化钾须稀释成 0.3% 的浓度,速度不要超过 60 滴/分(小儿 10～12 滴/分)。静脉滴注浓度高时可致静脉炎、痉挛和血栓形成,滴注速度过快有发生心搏骤停的危险,严禁静脉推注。④伴有低血钙者,应注意补钙,避免发生低血钙性抽搐。同时,须注意纠正其他电解质及酸碱平衡紊乱。⑤出现高血钾时,立即用 11.2% 乳酸液 20～40 mL 静脉推注。

(四)高钾血症

血钾升高时,心肌受损,心律紊乱,可产生心脏停搏或心室纤颤而导致死亡。如同时伴有代谢性酸中毒,钾离子从细胞内向外移,可加重高血钾。钠离子、钙离子可拮抗钾离子对心脏的毒性作用,故如同时合并有低钠、低钙血症,可使钾中毒加重。

1.病因

(1)钾摄入过多:口服或静脉补钾多,使用库存时间长的血,静脉注射大量青霉素钾盐。

(2)肾脏排钾减少:急慢性肾衰,盐皮质激素缺乏,长期用保钾利尿剂(氨苯喋啶)。

(3)钾分布异常:细胞内钾逸出增多(溶血、大面积压伤、烧伤、严重感染等),细胞内钾外移(酸中毒、胰岛素缺乏、组织缺氧、休克、应用 β 肾上腺素能阻断剂、静脉注射氨基酸、洋地黄中毒、高血钾型周期性麻痹等)。

2.诊断要点

(1)有各种原发病史。

(2)肌肉兴奋性降低,精神萎靡,嗜睡,肌无力,手足感觉异常,肌反射减弱或消失,严重者有弛缓性瘫痪,尿潴留,甚至呼吸肌麻痹。

(3)高钾可致乙酰胆碱释放,引起恶心、呕吐、腹痛。

(4)高钾使心音减弱.心率缓慢,心律紊乱。心电图早期改变为 T 波高尖,底部变窄,呈帐篷样。当血清钾达 7.5～10 mmol/L 时,QRS 波逐渐增宽,P 波偏平或消失,P-R 延长,R 波变低,ST 段下降。当血清钾超过 10 mmol/L 时,QRS 波明显增宽,与 T 波融合而呈正弦波,可发生室颤、室扑、室速、缓慢心室逸搏,最后心室静止;或有阿-斯综合征。

(5)实验室检查:血清钾浓度高于 5.5 mmol/L(5.5mEq/L)。

3. 处理

主要为去除病因及降低血钾,出现心电图改变是紧急治疗的适应证。

(1)轻症治疗:去除引起高血钾的诱因。血清钾 6～6.5 mmol/L 而心电图正常者给予阳离子交换树脂保留灌肠,每次 1 g/kg 可降低血清钾 1 mmol/L,常加入 30%～70% 的山梨醇以防树脂形成凝结物。也可用排钾利尿剂(呋塞米等),每次 1 mg/kg,静脉推注。

(2)严重高血钾:有严重临床症状及心电图改变者应紧急处理。常采用以下措施。10% 葡萄糖酸钙 1～2 mL/kg 加入等量葡萄糖缓慢静推,10 分钟后无效可重复注射。也可在有效后用 10% 葡萄糖酸钙 10～20 mL 加入 10% 葡萄糖 100～200 mL 静脉滴注。为促进钾从细胞外进入细胞内,可用葡萄糖加正规胰岛素(4 g 葡萄糖加 1 单位胰岛素)静脉输入 0.3～0.5 g/(kg·h),15～30 分钟显效;或应用 5% 碳酸氢钠 3～5 mL/kg(最多不超过 100 mL)快速静脉滴注,维持数小时,一天可重复 2～3 次。应用阳离子交换树脂及排钾利尿剂促进钾的排出。当病情严重,上述治疗无效,血钾超过 6.5 mmol/L,可行腹膜或血液透析。

(五)低钙血症

正常血清钙浓度为 2.25～2.75 mmol/L(9～11 mg/dL),约一半为游离钙,其余与血浆蛋白及非蛋白质阴离子相结合,钙离子有参与血液凝固,维持心肌节律和收缩性,保持神经肌肉正常兴奋性的作用,低钙血症是指血清钙低于正常范围,低于 1.75 mmol/L(7 mg/dL)或游离钙低于 0.9 mmol/L(3.6 mg/dL)时,神经肌肉兴奋性增高,可发生手足搐搦症,甚至发生惊厥和心跳骤停。

1. 病因

常见的有吸收不良综合征或其他原因所致的慢性腹泻,急性胰腺炎,维生素 D 缺乏,甲状旁腺功能减退(多为甲状腺手术误伤所致,个别的原因不明),急、慢性肾衰竭,输入大量含枸橼酸的血液(每小时超过 1 500 mL),血浆蛋白减少,镁减少,碱中毒等。

2. 诊断要点

(1)病史:可找到原发疾病的病史。

(2)临床表现:患者易疲倦乏力,思维迟钝、烦躁、焦虑、抑郁,慢性病例可有脱发、落齿、指甲畸形。①发作时有手足搐搦症的典型表现,四肢麻木感疼痛,肌肉痉挛性收缩,两手拇指向掌心内收,余四指指关节伸直而掌指关节屈曲(称助产士手样),腕关节屈曲而偏向尺骨侧。两脚向下直伸而转向内侧,严重者面、颈、躯干肌肉痉挛,抽搐或惊厥,甚至喉痉挛,表情痛苦。②发作过后,以手指叩击颊肌或耳前、下方面神经可引起口轮匝肌、鼻翼肌、眼轮匝肌收缩、缺钙弹指试验、缺钙束臂试验(用血压计带束臂,打气至桡动脉搏动消失,维持压力于收缩压和舒张压之间约 3 分钟)可诱发手臂抽搐呈助产士手样。

(3)心电图:有低血钙表现。QT 时间延长,ST 段平坦延长,T 波直立。

(4)实验室检查:血清钙降低。

3. 处理

(1)去除病因及补充钙剂。一般常以 10% 葡萄糖酸钙 1.0 mL/kg 或 3% 氯化钙 0.25 mL/kg,分次缓慢静脉注射,如心率低于 60～70 次/分或近期内应用过毛地黄类药物者,应停用或减量慎用钙剂,此类患者可给乳酸钙、葡萄糖酸钙或氯化钙口服。一般用药需继续10～15天以维持疗效,停用过早易使低钙症复发。

(2)发作时给予镇静剂或止痉剂口服或注射。

(3)钙剂治疗结束后,可给维生素 D_2 或 D_3 肌内注射以巩固疗效,一次最大量为 600 000 U,必要时间隔 4 周重复给药一次。维生素 D 中毒者虽极少见,但亦应注意。

(4)减少或避免摄入含磷量较高的食物,以免使低钙血症加重。

(5)可口服羧苯磺胺或氯氧化铝凝胶,两者皆可对低钙血症患者起缓解作用。

(6)维持肾脏功能防止补钙时使钙盐在肾小管内沉着。

(李修贵)

第五节　酸碱平衡紊乱

机体在代谢过程中,不断产生酸性和碱性物质,通过体内缓冲系统以及肺、肾的调节作用,使血中碳酸与碳酸氢盐含量的比例为 1:20,从而保证了细胞外液的 pH 在 7.35~7.45 的范围内。当某种因素使碳酸与碳酸氢盐的比例发生改变,则体液的 pH 发生变化超出正常范围,即发生酸碱平衡紊乱。

体液 pH 的改变由于碳酸氢根离子(HCO_3^-)含量首先减少或增加的称为代谢性酸中毒或碱中毒;由于碳酸含量首先增加或减少的称为呼吸性酸中毒或碱中毒。

一、代谢性酸中毒

(一)病因

1.体内碱性物质经消化道或肾脏大量丢失

见于腹泻,小肠、胰、胆管的引流或瘘管,肾小管性酸中毒,应用碳酸酐酶抑制剂(乙酰唑胺)或醛固酮拮抗剂(螺内酯),某些先天性肾上腺皮质增生症及醛固酮缺乏症。

2.酸性代谢产物产生过多或排出障碍

糖尿病酮症、饥饿性酮症、肾衰竭和各种原因(缺氧、脱水、休克、心跳呼吸骤停,先天性糖、氨基酸、脂肪代谢缺陷)所致的乳酸血症。

3.摄入酸性物过多

长期服用氯化钙、氯化铵,滴注盐酸精氨赖氨酸、复合氨基酸、水杨酸中毒等。

(二)诊断要点

(1)根据血中 HCO_3^- 浓度将酸中毒分为轻度(13~18 mmol/L),中度(9~13 mmol/L)及重度(<9 mmol/L)。

(2)轻度酸中毒症状不明显,仅呼吸稍快,若不做血气分析难于诊断。中度酸中毒表现为呼吸深快、心率增快、口唇樱红色、恶心、呕吐、乏力、精神萎靡、嗜睡、烦躁、惊厥,甚至昏迷。重度酸中毒(pH<7.20)时,面色苍白、发灰或紫绀、呼吸酮味、心率慢、血压下降,可发生心力衰竭和室颤阈降低。

(三)处理

1.积极治疗原发病、去除病因

2.碱性药物的应用

对中、重度酸中毒患儿常首选碳酸氢钠,直接提供缓冲碱。碱剂需要量按以下公式计算:碱剂需要量(mmol)=(22-测得[HCO_3^-])mmol/L×0.5 体重(kg)或=BE×0.3×体重(kg),一般先给予计算量的 1/2。若无条件测血气或病情危重尚未回报结果时,可暂时先按提高血浆[HCO_3^-]5 mmol/L 计算(1.4%碳酸氢钠或 1.87%乳酸钠 2 mL/kg 可提高[HCO_3^-]约 1 mmol/L),或按 5%碳酸氢钠每次 5 mL/kg 或 11.2%乳酸钠每次 2~3 mL/kg 计算给予,必要时 2~4 h 后重复应用。严重酸中毒,pH<7.20 时,可致小动脉扩张,心肌收缩无力,导致循环衰竭。此时应紧急处理静脉滴注碱性液,使血 pH 迅速恢复到 7.20~7.25。

碱性液应用时应注意：①应避免频繁用高张液，以免发生体液高渗状态，一般用等张含钠液，5%碳酸氢钠稀释3.5倍，11.2%乳酸钠稀释6倍。病情危重或严格限水的患儿减少稀释倍数或不稀释。②因机体有代偿和调节能力，所以应避免过快完全纠正酸中毒，首次补碱量可给计算量的1/2，以免发生碱中毒。③有机酸酸中毒如糖尿病酮症酸中毒时，为避免细胞酸中毒和高钠血症，仅补充 HCO_3^- 使血 pH 达到7.20即可。④高血氯型酸中毒和低 HCO_3^- 血症时，只能肾脏代偿调节，更需要碱剂的治疗以纠正低 HCO_3^- 血症。⑤纠酸过程中，K^+ 进入细胞内，血清钾浓度下降，应注意补钾。纠正酸中毒后，因游离钙减少，可出现抽搐，应注意补钙。

二、代谢性碱中毒

细胞外液 HCO_3^- 浓度增加或固定酸减少，使血 pH 高于 7.45 时，称代谢性碱中毒（代碱）。

（一）病因

1. 盐水治疗有效的代碱

（1）胃肠道丢失：呕吐、胃管吸引、先天性氯性腹泻等。

（2）肾脏丢失：利尿剂应用后，慢性高碳酸血症突然解除。

（3）氯化物摄入不足。

（4）囊性纤维变性。

2. 盐水治疗无效的代碱

（1）盐皮质激素过多：内源性如醛固酮增多症、库欣综合征，外源性如激素应用、甘草摄入过多、Batter综合征。

（2）钾缺乏。

（3）碱性物质摄入过多。

（4）高钙血症。

（5）甲状旁腺功能亢进。

（6）大量应用肾脏不能回吸收的阴离子：如青霉素、氨苄西林和羧苄西林，使远端肾小管 H^+、K^+ 排出及 Na^+ 重吸收增多。

（二）诊断要点

（1）病史：有原发病史。

（2）神经系统症状：最常见为淡漠、头痛、头晕、嗜睡、精神错乱和昏迷。

（3）消化系统症状：恶心、呕吐、厌食等。

（4）失代偿性碱中毒：血中游离钙减少，使神经肌肉兴奋性增加，出现手足搐搦或惊厥。严重代碱时可发生顽固性室上速，室性心律失常。常伴低钾血症。

（5）血 pH>7.45。

（三）处理

积极治疗原发病，去除病因特别是注意医源性碱中毒的发生，如停用碳酸氢钠，停用利尿剂、激素等，及时纠正低钾、低氯。

1. 盐水治疗有效的代碱

（1）因盐水中含氯量比血浆高，起到酸剂的作用，故用生理盐水静脉滴注一方面可纠正碱中毒，另一方面可扩充有效血容量，同时补充氯化钾。

（2）严重代碱血 pH>7.60，[HCO_3^-]>40 mmol/L，可使用酸性药物。常用氯化铵，剂量按以下公式计算：氯化铵 mmol=（测得[HCO_3^-]-22）mmol/L×0.3×体重（kg），其中0.3为计算系数，一般先给1/2量，配成0.9%的等渗溶液静脉滴注（1 mmol NH₄Cl 53.3 mg）。或按3 mL/kg给予0.9%NH₄Cl静脉滴注，可降低[HCO_3^-]约1 mmol/L。肝肾功能不全者禁用。

2.盐水治疗无效的代碱

针对病因治疗。低钾血症者补钾,静脉补钾每日 $1\sim3$ mmol/kg,浓度不超过 0.3%。碱性药物应用过多者,停用碱性药。手术切除肾上腺皮质肿瘤。先天性肾上腺皮质增生症用地塞米松抑制 ACTH 分泌,减少皮质酮及脱氧皮质酮过量产生。对原发性醛固酮增多症、库欣综合征和 Batter 综合征给予螺内酯;Lidder 综合征螺内酯无效可用氨苯喋啶。伴水肿的代碱给予乙酰唑胺,必要时透析。合并肾衰者可静脉滴注盐酸。

三、呼吸性酸中毒

由于通气障碍,导致体内 CO_2 潴留,血 $pH<7.35$,H_2CO_3 增扁,$PaCO_2$ 原发性增高,称呼吸性酸中毒。

（一）病因

(1)呼吸道阻塞:喉头痉挛或水肿,支气管哮喘呼吸道异物,分泌物堵塞,溺水,吸入综合征。

(2)肺、胸疾患:严重肺炎、呼吸窘迫综合征、肺水肿、肺不张、气胸、大量胸腔积液等。

(3)呼吸肌麻痹:格林-巴利综合征、脊髓灰质炎、重症肌无力、严重低血钾、破伤风等。

(4)呼吸中枢抑制:脑炎、脑外伤、脑干及脊髓损伤或肿瘤、安眠药及麻醉药过量。

(5)呼吸机使用不当。

（二）诊断要点

(1)早期烦躁不安、摇头、多汗等。

(2)呼吸系统表现为呼吸困难、加快,严重时面色青紫。

(3)神经系统为头痛、呕吐、视觉模糊、视神经乳头水肿。当 $PaCO_2$ 达 10.67 kPa(80 mmol)以上时,可出现 CO_2 麻醉。

(4)心血管方面有心率加快,皮肤潮红,眼结膜充血、水肿,严重时心律失常。

(5)血气分析:$pH<7.35$,$PaCO_2>6.67$ kPa。

（三）处理

(1)积极治疗并发症。

(2)保持呼吸道通畅,清除呼吸道分泌物,解除支气管痉挛,可用氨茶碱,并用异丙肾上腺素等。

(3)氧疗:间歇给氧,氧浓度低于 40%,流量小于 $1\sim2$ L/min,温湿化氧。

(4)呼吸兴奋剂:尼可刹米、洛贝林交替肌内注射或静脉滴注。忌用镇静剂。

(5)机械通气:经一般治疗无效,应行气管插管,人工呼吸机辅助呼吸。注意 $PaCO_2$ 不宜下降过快。急性呼酸,使 $PaCO_2$ 维持在 $4\sim6$ kPa(30$\sim$45 mmHg);慢性呼酸,肾脏已有代偿,$PaCO_2$ 以每天下降 $1.33\sim2$ kPa($10\sim15$ mmHg)为宜。

(6)CO_2:麻痹现象的治疗,除机械通气纠正 CO_2 潴留外,应注意降低颅内压,可短期用脱水剂、肾上腺皮质激素。

四、呼吸性碱中毒

由于过度通气,血中 CO_2 过度减少,$PaCO_2$ 减低,血 H_2CO_3 降低,使 $pH>7.45$,称呼吸性碱中毒(呼碱)。

（一）病因

(1)神经系统疾病:颅内感染、脑外伤、脑肿瘤等。

(2)人工呼吸机应用过程中通气过度。

(3)长时间剧烈哭闹、癔病、精神紧张等。

(4)低氧、严重贫血、高海拔居住、肺炎、肺水肿。

(5)高热、甲亢、肝昏迷、败血症、水杨酸中毒(早期)等。

（二）诊断要点

（1）呼吸深快、胸闷、气急，严重呼碱[$PaCO_2$<（3.33～4）kPa，pH>7.5]时出现头痛、头晕、兴奋不安、昏迷、意识障碍等，还可加重组织缺氧。

（2）血浆游离钙降低，可出现肌肉震颤、疼痛、手足搐搦。

（3）血气分析：pH>7.45，$PaCO_2$<4.67 kPa，[HCO_3^-]下降。

（三）处理

（1）积极治疗原发病，轻度呼碱呼吸改善后，碱中毒可逐渐恢复。

（2）严重呼碱，可用吸氧面罩进行重复呼吸，使之吸回自己呼出的CO_2，能部分纠正低氧血症，缓解症状。可适当吸入含3%～5% CO_2的混合氧以提高$PaCO_2$，因使用人工呼吸机过度通气所致的呼碱，应立即调整每分通气量，或增加死腔。

（3）伴有手足搐搦者，可给10%葡萄糖酸钙静脉滴注。

（李修贵）

第十七章　神经系统疾病

第一节　小儿癫痫

一、定义

癫痫是由多种病因引起的脑功能障碍综合征,是脑细胞群异常的超同步化放电而引起的发作性的、突然的、暂时的脑功能紊乱。为小儿神经系统常见的疾病,发病率为 0.2%～0.3%。根据过度放电的神经元群的部位和传导范围的不同,其临床表现也不同。

二、病因

（一）特发性/原发性

根据目前的知识和技术找不到脑结构异常、代谢异常等任何获得性致病因素,病因与遗传因素有关。

（二）症状性/继发性

有明确的致病因素,如中枢神经系统畸形、外伤、感染、肿瘤、缺氧、中毒和代谢异常等。

（三）隐源性

高度怀疑为症状性,但根据目前的知识水平和诊断技术,尚未找到确切病因。

三、诊断

（一）临床表现

癫痫的临床表现可呈各种形式,最常见的是意识丧失或改变、全身性或限局性肌肉抽搐,也可有感觉异常、精神行为异常或自主神经功能紊乱等。癫痫的发作均有突然性、暂时性、反复性三个特点,至少发作两次以上。根据癫痫发作的临床特点,特别是有无意识丧失和同期脑电图的改变,将癫痫发作分为以下几类(参考国际抗癫痫联盟 1981 年及 2001 年分类)。

（1）部分性（限局性、局灶性）发作:神经元过度放电起源于脑的某一部位,可分为以下几种。①简单部分性发作:发作时不伴有意识丧失,包括运动性发作、感觉性发作、自主神经性发作等。②复杂部分性发作:发作时有意识障碍,可包含两种或两种以上简单部分性发作的内容,且常有自动症。③部分性发作继发全身性发作:简单或复杂部分性发作均可演变为全身强直－阵挛性发作或强直性、阵挛性发作。

（2）全身性（广泛性、弥漫性）发作:发作起始即是两侧大脑半球同时放电,发作时伴有意识丧失,具体发作类型包括:强直－阵挛性发作(即通常所说的大发作)、强直性发作、阵挛性发作、肌阵挛性发作、失神发作、失张力性发作、痉挛发作等。

（3）分类不明的各种发作。

（4）癫痫持续状态:一次惊厥持续 30 分钟以上,或连续多次发作、发作间期意识不恢复。

415

（二）辅助检查

1.常规检查

（1）脑电图：普通（清醒/睡眠）脑电图。

（2）影像学：头颅 CT、MRI。

（3）脑脊液：常规、生化、病原学检查。

2.进一步检查

（1）脑电图：剥夺睡眠脑电图、24 小时脑电图、视频脑电图、脑电图结合同步肌电图、颅内皮层电极脑电图等。

（2）影像学：头颅 MRS、SPECT、PET、DSA。

（3）其他检查：可以依据病情选择性进行以下检查寻找病因，包括血电解质、血糖、肝肾功能、血氨、血乳酸、血及尿代谢筛查、酶学检查、基因检测等。

（三）癫痫诊断条件

首先要确定是否为癫痫，判断发作属于哪一类型，是否符合某个癫痫综合征，然后查找原因。

四、鉴别诊断

癫痫需要与其他发作性事件相鉴别，主要包括以下几种。

（一）晕厥

晕厥是由于一过性脑供血不足所导致的短暂的意识丧失，发作时患儿由于肌张力丧失不能维持正常姿势而倒地，其病因包括心源性如心律失常、心功能不全，代谢性如低血糖、电解质紊乱，自主神经介导性如血管迷走性晕厥等。晕厥与癫痫的鉴别要点是：晕厥发生前常有久站、体位改变、环境拥挤闷热等诱因，在意识丧失前常有头晕、恶心、多汗等先兆，在晕厥发生数分钟后方可因脑供血不足而引起惊厥。可行心电图、直立倾斜试验等检查协诊。

（二）多发性抽动症

抽动指身体任何部位肌肉或肌群出现不自主、无目的的突发性重复收缩，多发性抽动主要表现为多种抽动动作和（或）不自主发声，部位与症状轻重有波动性，能受意志控制。行视频监测脑电图可以鉴别。

（三）屏气发作

主要发生在婴幼儿，通常由愤怒、恐惧诱发，表现为剧烈哭闹后突然呼吸暂停、发绀、意识丧失，可有相应家族史。与癫痫鉴别点在于本病患儿先出现屏气发作，青紫后出现肢体抽搐；而癫痫患儿先出现肢体抽搐，再出现青紫，在询问病史时应特别注意。屏气发作的患儿智力体力发育均正常，围生期无脑损伤史。

（四）代谢紊乱

如低血糖、低血钙等电解质紊乱亦可引起抽搐发作，尤其是婴儿，可通过血生化检查以除外。

（五）癔症性抽搐

多发生于青春期、女性，发作前多有情绪波动诱因。发作形式可多变，时间可较长，突然发生的用生理解剖知识无法解释的现象。一般多在有人时发生，发作时一般不会摔伤或出现尿便失禁，常常是症状重，而体格检查无阳性发现，暗示及心理治疗有效。脑电图及各种检查均正常。

五、治疗

（一）常规治疗

（1）指导家长和患儿正确认识癫痫，合理安排生活，坚持长期规律治疗，定期随访。

（2）抗癫痫药物的使用原则。有过两次或两次以上无其他原因的惊厥或首次发作即为癫痫持续状态者，应开始抗癫痫治疗；按发作类型、癫痫综合征类型选药，见（表 17-1）；初治患者由单药开始，从小剂量逐渐增加至有效范围，需长期规律用药；除药物中毒及药物过敏时，更换药物需逐渐过渡，避免自行减药、加药、突然停药；要注意个体差异，了解药物的药代动力学特点、剂量范围和毒副作用，有条件时应监测药物血浓度;多药合用时要观察药物相互作用及不良反应;停药过程要缓慢,一般于发作完全控制 3～4 年且复查脑电图正常后开始减药,1 年左右停完。

表 17-1　根据癫痫发作类型选择的抗癫痫药物

癫痫发作类型	抗癫痫药物
全身强直－阵挛发作	丙戊酸,卡马西平,左乙拉西坦
失神发作	丙戊酸,拉莫三嗪,乙琥胺
肌阵挛发作	丙戊酸
痉挛发作	托吡酯
部分性发作	卡马西平,奥卡西平
继发全面性发作	丙戊酸
癫痫持续状态	地西泮 0.3～0.5 mg/kg 静推,氯硝西泮 0.02～0.06 mg/kg 静推

（二）治疗进展

（1）生酮饮食:是将身体的主要代谢能源从利用葡萄糖转化为利用脂肪的一种饮食疗法,可用于各种类型的癫痫,尤其是难治性癫痫可尝试使用。其治疗癫痫的机制尚不完全清楚,可能是其改变脑部能量代谢从而改变了脑的兴奋性。具体实施时,需在营养师的指导下,计算热量及脂肪、糖类、蛋白质的比例,并需监测血糖、尿酮体等指标。

（2）癫痫外科:手术治疗的主要适应证包括致痫区局限于一定部位、皮层发育不良、Rasmussen 脑炎、偏侧抽搐－偏瘫综合征等,术前需详细评估病灶/致痫区。主要手术类型有切除性手术、功能性手术(阻断癫痫传播通路)、特殊核团损毁和点刺激术等。

（宋传孝）

第二节　癫痫持续状态

癫痫持续状态(status epilepticus,SE)是由各种原因引起的惊厥持续 30 min 以上或频繁惊厥意识未完全恢复超过 30 min 者称为癫痫持续状态。而国际抗癫痫协会认为:反复频繁或持续的癫痫发作所导致固定而持续的癫痫状况即为癫痫持续状态。本病是儿科常见且急危重症,病死率甚高,需紧急诊断及处理。有人统计 85% 发生在 5 岁以内,1 岁以内的发生率约占 1/3。

一、病因

（一）颅内感染

（1）各种细菌性脑膜炎、脑脓肿、颅内静脉窦炎、结核。

（2）各种病毒性脑炎、脑膜炎,传染后及预防接种后脑炎。

（3）各种脑寄生虫病。

（二）颅外感染

1.全身感染

败血症、高热惊厥、破伤风、猩红热、麻疹及伤寒等。

2.消化道感染

各种细菌性、病毒性肠炎。

3.呼吸道感染

各种上呼吸道感染及重症肺炎。

（三）颅内非感染疾病

（1）癫痫。

（2）脑外伤：颅骨骨折、脑挫裂伤等。

（3）脑血管病：颅内出血、脑血管炎、脑栓塞、高血压脑病。

（4）脑肿瘤，包括脑膜白血病。

（5）颅内畸形。

（6）中枢神经遗传、变性、脱髓鞘性疾病。

（四）颅外非感染性疾病

1. 中毒

有毒动植物（如蛇毒、毒蕈、白果、马钱子），细菌性毒素（破伤风、肉毒杆菌、志贺菌及沙门菌），无机、有机毒物（金属铅、汞中毒、一氧化碳中毒），农药（有机磷），杀鼠药（磷化锌、安妥、敌鼠钠盐）以及药物中毒（异烟肼、氨茶碱、抗组胺药、樟脑、吩噻嗪类、戊四氮、士的宁等）。

2. 缺氧、缺血

各种原因引起的呼吸、循环衰竭、窒息、休克、严重贫血等。

3. 代谢性疾病

低血糖、低血钙、低血镁、低血钠、高血糖、高血钠、苯丙酮尿症、半乳糖血症、维生素缺乏和依赖（如维生素 B_6）、脂质代谢病、肝性脑病、尿毒症晚期、核黄疸等。

4. 其他

卟啉症、Reye 综合征、系统性红斑狼疮。另外最常见的原因是骤停抗癫痫药。

二、诊断要点

（一）病史

1. 年龄

不同年龄组引起癫痫持续状态的病因不同。新生儿期以围生期窒息、颅内出血、低血糖、低钙血症为主；婴幼儿期则以高热惊厥、低钙血症、细菌性痢疾、化脓性脑膜炎、颅内畸形、癫痫、苯丙酮尿症等为主；学龄期常见病因有中毒、颅内感染、癫痫、颅脑外伤、肿瘤、肾性高血压脑病等。

2. 发病季节

春天常见流行性脑脊髓膜炎，维生素 D 缺乏性手足搐搦症；夏季常见乙型脑炎、细菌性痢疾；秋季多见肠道病毒性脑炎；冬季多见肺炎、百日咳脑病；癫痫及中毒引起者终年可见。

3. 出生史

难产可致新生儿窒息，颅内出血和感染，旧法接生新生儿易患破伤风。

4. 喂养史

人工喂养，晒太阳少，又未补充维生素 D 及钙剂者，易引起维生素 D 缺乏性手足搐搦症；若单纯羊乳或牛乳喂养易致低镁血症。

5. 既往史

既往有无热性惊厥。若惊厥反复发作且伴智力低下，可见于颅内感染、出血、外伤、缺氧等后遗症，以及先天性脑发育不全。癫痫可发生于各年龄组，注意有无抗癫痫药物不规则使用史及有无进食毒物或误服毒药史。

（二）症状

若持续状态伴发热多为感染性疾病；无热多为癫痫、颅内肿瘤、脑血管病、畸形、代谢紊乱及中毒等；若伴头痛及喷射性呕吐可为颅内感染及颅内占位性病变；而腹泻时可引起水电解质紊乱。

（三）体征

1.全身性强直－阵挛性癫痫持续状态

其表现为一次或一系列的全身性强直－阵挛性抽搐,持续 30 min 以上,发作间期意识不恢复。其常见原因为突然停用抗癫痫药或感染中毒及代谢紊乱。

2.全身性肌阵挛性癫痫持续状态

其表现局限性或广泛性肌肉反复的发作性抽动,可持续半小时至数天,一般不伴意识障碍,本型常并发于脑变性疾病,中毒性、代谢性和缺氧性脑病。

3.全身性失神持续状态

其又称棘慢波性昏睡,其特点为不同程度的意识障碍,表现为单纯的精神错乱、静止不动或缄默不语,但没有强直－阵挛性或肌阵挛性发作。此型最常见于以往有失神小发作的病儿。

4.半身发作持续状态

表现身体一侧连续反复地出现强直－阵挛性抽搐,常伴意识障碍,颅内感染、脑血管病、代谢紊乱或缺氧是其发作原因,多见于婴幼儿,可留有偏瘫后遗症。

5.限局性运动性癫痫持续状态

表现为身体某一部分或一侧的快速阵挛性抽搐,意识无障碍,皮层局部病变或代谢紊乱是其原因。

6.持续性部分性癫痫状态

本型特点是身体某个局部肌肉持续性不规则的阵挛性抽搐,意识存在。

7.复杂性部分性癫痫持续状态

表现为精神错乱或反复发作的自动症。

根据抽搐发作形式,判断类型不难,但应在此基础上注意血压、体温等变化,有无皮疹、脱水、脑膜刺激征及病理反射等,以期获得病因诊断。而原发性癫痫往往缺乏病因,因与遗传有关故又称遗传性癫痫,约占总发病的 70%,主要发病年龄在 5～15 岁之间。

（四）实验室及特殊检查

（1）根据病情可查血、尿、粪常规,血小板计数,测定血糖、钙、镁、钾、钠及肝功等。有白细胞增高,核左移示细菌感染或乙型脑炎;嗜酸粒细胞增高,应考虑脑寄生虫病;血片中发现大量嗜碱性点彩红细胞提示铅中毒;原始、幼稚细胞增多,提示中枢神经白血病。疑为脑型疟疾时应查找疟原虫;疑中毒性菌痢时可行冷盐水灌肠,洗出大便查常规;疑肾盂肾炎时应查尿常规;对于第一次发作特别是 2 岁以下小儿且伴发热者应常规查脑脊液,对怀疑颅内感染的年长儿亦应查脑脊液常规和检菌;必要时做脑脊液培养。

（2）头颅超声波和 CT 检查有助于发现颅内占位性病变及发现脑结构异常;脑电图对癫痫、颅内感染和颅内占位性病变的诊断都有帮助;胸部 X 线检查可发现肺炎、结核病灶,对结核性脑膜炎的诊断不可缺少。

三、病情判断

在癫痫持续状态中,因热性惊厥引起者占小儿的 20%～30%;而癫痫本身引起者均占 15%～30%;而症状性占 40%～60%,多由急性疾病引起,其病死率及致残率较高。SE 预后还与原发病、持续时间、发作类型及病儿年龄有关。近年由于诊治的进步和提高,SE 的病死率已从过去的 20%～30% 下降到 5%～10%。原发病、呼吸功能不全、循环衰竭和用药不当均可成为病儿的死亡原因。一般来说,年龄越小,发生严重神经系统后遗症的可能性就越大,如新生儿预后严重。惊厥持续时间越长,预后越差。大发作持续状态在 10 h 以上常留有严重的神经系统后遗症,平均持续时间 13 h 可致死亡。实验证明,惊厥持续 20 min 后大脑皮层氧分压降低,细胞色素酶减少,引起局部供氧不足;若持续 60 min 以上,海马、扁桃体、小脑、丘脑、杏仁核、大脑皮层中间层发生永久性细胞损害,并可出现继发性代谢障碍合并症,发生明显的乳酸性酸中毒、电解质紊乱、低血糖、颅内高压和自主神经功能紊乱,包括高热、大汗、脱水、腺体分泌增加、呼吸道梗阻、血压变化,终致休克,因肌肉极度抽搐,发生肌细胞溶解,肌球蛋白尿,并导致下肾单位肾变性,最终发生呼吸、循环及肾、脑功能衰竭而死亡,存活者可因惊厥性脑损害存留严重的后遗症。癫痫持续状态的预后还与发作类型有关,全身强直-阵挛性癫痫持续状态病死率较高,而全身性失神持续状态及复杂性部分性癫痫持续状态预后较好,而其他类型的发作预后不定,取决于原发病。

四、治疗

(一)一般处理

(1)病儿平卧床上,头取侧位,防止呕吐物吸入,解松衣领、裤带,减少一切不必要的刺激,要专人守护,防止舌咬伤和摔伤,保证呼吸道通畅及氧吸入。

(2)监测生命体征,观察心功能状态。

(3)简要采集病史及体格检查,并取血、尿、粪做必要的化验检查。

(二)初步治疗

(1)针刺人中、百会、合谷、涌泉、内关及印堂等穴位以解痉,以上穴位1次选2~3个。

(2)50%葡萄糖液2 mL/kg静脉注射,若无效可再给10%葡萄糖酸钙1~2 mL/kg(最大量20 mL)稀释1倍后缓慢静脉注射以治疗可能存在的低钙血症。经上处理仍未停止发作,若为新生儿可继续静脉注射维生素B_6 25~100 mg。

(3)伴有高热者应予头置冰袋、酒精擦浴(新生儿不宜应用)等物理方法降温,肌内注射退热药如赖氨匹林等。

(三)抗癫痫药物应用

1.地西泮

为首选药物,其作用机制是抑制癫痫灶活动扩散,抑制杏仁核、海马、丘脑的后放电阈值。

(1)静脉推注:剂量0.25~0.5 mg/(kg·次),速度1 mg/min,不经稀释,可将浓度为5 mg/mL的地西泮直接静脉注射。为减轻对血管的刺激作用,可选择较大的血管注射。儿童用量不得超过10 mg,用药1 min后浓度即达高峰,约20 min后浓度下降一半。一般10~30 min后抽搐可复发,故15~20 min后可重复应用。

(2)静脉滴注:可把地西泮20 mg加于5%~10%葡萄糖液250 mL中,缓慢静脉滴注,以延长作用时间。

(3)直肠给药:当静脉用药困难时可用此法。剂量为0.5 mg/(kg·次),地西泮溶液在直肠中能迅速吸收,5 min后出现抗癫痫效果,10~20 min达高峰,亦可用地西泮栓剂,但作用效果缓慢。肌内注射地西泮效果差,此时一般不主张采用。地西泮的不良反应较少,有嗜睡,偶有血压下降及呼吸抑制,另外地西泮能被塑料导管所吸收,所以不要放到塑料注射器内。

2.苯巴比妥

因其广谱、有效、低毒且价廉等已成为临床应用最广泛的抗癫痫药物之一,对大发作疗效较好。其机制为降低神经元的兴奋性,减轻兴奋性突触后电位,而不改变膜电位,并能阻止钾、钠离子穿透细胞膜,阻止神经元的去极化作用,从而提高了癫痫发作阈,并能抑制癫痫灶异常放电的扩散及保护脑组织免受损害。通常,地西泮能使80%~90%的癫痫持续状态停止发作,但作用时间较短,用药后10~30 min有相当部分病儿复发,而苯巴比妥起作用缓慢(肌内注射后20~30 min)但维持时间长,二药联合应用,互补不足,达到更好的解痉效果。因此,不论先用安定是否有效,均应在注射安定后即刻给苯巴比妥10 mg/kg肌内注射,如未控制,可在20 min或40 min后重复应用,剂量同上。发作控制后,可改口服量4 mg/(kg·d)维持治疗。不良反应较少且轻,一般仅有嗜睡,偶有呼吸抑制及婴幼儿类似多动症样的过多活动,个别可出现皮疹、高热、血液危象及中毒性肝炎等。

3.苯妥英钠

为较广谱的抗癫痫药物,能减少癫痫灶内异常放电的扩散,增加脑内5-羟色胺及7-氨基丁酸的含量,对大发作疗效较好。静脉注射10~15 mg/kg,速度不超过1~3 mg/(kg·min),静脉注射后15 min达高峰值,但浓度很快下降,对大多数病儿有效血浓度为 10～20 mg/L,有人报道静脉注射速度过快或过量时可引起低血压、房室传导阻滞、心室纤颤、呼吸骤停等。此药毒性大且中毒剂量与治疗量相接近,故 1 岁内小儿不宜应用,即使较大儿童也不作为首选。也有人认为静脉注入负荷量能迅速获得疗效,安全,且对呼吸及觉醒水平抑制差,因此,竭力主张应用。只是对刚出生的新生儿用量要减少而已,一般为 5～10 mg/kg,新生儿后期就可按 10～15 mg/kg,本药可用盐水稀释后应用,本药与葡萄糖液或其他溶液混合后会发生沉淀,所以应注意。用药时应测血压、心率及做心电图,用毕应注入无菌生理盐水冲洗局部,以免引起静脉炎。口服吸收完全,用后 4～8 h 达血浆高峰值,一般剂量为 5～10 mg/(kg·d),分 2 次口服,肌内注射吸收缓慢,不宜采用。

4.氯硝西泮

本药抗惊厥作用较地西泮强 5～10 倍,且安全有效,剂量小,维持时间长,有人认为它可取代地西泮作为癫痫持续状态的首选药物,对癫痫发作放电起传播作用的皮层下结构有抑制作用,使脑内单胺类神经递质增加,对全身性强直-阵挛性癫痫持续状态和肌阵挛性持续状态特别有效。其为高脂溶性药物,易透过血脑屏障,控制 SE 静脉注射 0.02～0.06 mg/kg,如发作未能控制时,20 min 后可重复注射。必要时静脉缓慢滴注。大多数病例在几分钟内可停止发作,能维持 24 h;口服后亦吸收很快,30～60 min 后即可出现对脑功能的影响,1～2 h 达高峰血浓度,剂量 0.1～0.3 mg/kg,鼻饲效果亦好。较大剂量时对心脏及呼吸抑制作用较强,所以剂量要小,速度不宜过快。不可突然停药,免诱发 SE,故停用或改用其他抗癫痫药均应逐渐减量过渡。

5.丙戊酸钠

本药可以提高脑中 γ-氨基丁酸的浓度,抑制脑部异常放电的扩散,脂溶性高,易于直肠吸收,口服或直肠栓剂给药 10～20 mg/kg,1～4 h 达高峰血浓度,有人应用此药栓剂治疗癫痫持续状态取得较好效果。

6.应用上述药物持续发作仍未控制,则可使用下述药物

(1)副醛:用生理盐水配成4%新鲜溶液 3.75 mL/kg 静脉滴注速度为 0.15 mL/(kg·h),停止发作后应将速度调至能维持不发作的最低速度。深部肌内注射 0.15～0.3 mL/(kg·次),每一部位不超过 2.5 mL,20～30 min后血浆浓度达高峰。副醛是混悬油剂,直肠吸收缓慢,经光线与空气作用后能变成乙醛进一步变成乙酸,因此需要现用现配,可能对心、肺、肾、肝有毒性作用,但较少见。

(2)水合氯醛:10%溶液 0.5 mL/(kg·次),口服或灌肠。

7.麻醉疗法

经前述方法治疗 30～60 min 癫痫持续状态不能控制,可选用硫喷妥钠,为快速作用的巴比妥类药物,有引起中枢性呼吸麻痹的不良反应,故要慎用。10～20 mg/(kg·次)静脉或肌内注射,配成2.5%溶液,按 0.5 mg/(kg·min)静脉注射,发作停止后应立即停药。阿米妥钠 5 mg/(kg·次),速度不超过 10 mg/min,静脉或肌内注射。此二药止惊效果虽好,但均有抑制呼吸之弊,故用药前应做好抢救准备。

(四)对症处理

癫痫持续状态可出现许多并发症,如低血糖、水电解质紊乱、高热、脑水肿及肺水肿等,应及时诊断与处理,此处仅介绍肺水肿的诊断及处理。

癫痫发作后肺水肿多发生于难以控制的慢性全身性运动发作,可发生于首次、多次或长时间发作后,其发生原因有较多的假说,如声门关闭,脑缺氧及惊厥后颅内压增高,前者已由喉痉挛引起肺水肿所证实,后者由动物实验所显示,其体征有呼吸困难、紫绀、粉红色泡沫痰及肺部弥漫性啰音,而不伴有心脏病或心功能不全的病史及体征,胸片示弥漫性双侧性肺泡渗出,不伴有心脏扩大,且通常在 24 h 内迅速消退,但需与吸入性肺炎鉴别。治疗首先是支持疗法,给氧,气管插管,间歇正压吸氧,限制液体入量并利尿,加强止惊药物应用。经以上处理,一般在 48～72 h 缓解,因病儿无心功能不全,一般不需用强心药。及时有效地控制癫痫持续状态,可防止急性肺水肿的发生。

(五)病因治疗

小儿癫痫持续状态的病因有些可以治愈,如低血糖、低血钙、低血镁和硬脑膜下血肿等,应及时治疗,

对中枢感染应根据不同病原选用有效抗生素,颅内占位性病变可进行手术切除,癫痫诊断明确者应根据不同发作类型,选择有效药物见表17-2。对难治性癫痫可用甲状腺素片。近年来有些研究者用胎脑移植加癫痫灶切除对继发性癫痫的治疗获得良好效果。

表 17-2　不同发作类型的抗癫痫药物选择

发作类型	选择药物
大发作,限局性运动性发作	苯巴比妥、苯妥英钠、扑米酮
部分性发作变为全身性发作	卡马西平、丙戊酸钠
精神运动性发作	卡马西平、苯妥英钠、苯巴比妥、扑米酮、氯硝西泮、丙戊酸钠
失神发作	乙琥胺、丙戊酸钠、氯硝西泮、苯巴比妥
肌阵挛性发作	硝西泮、氯硝西泮、丙戊酸钠
失张力性发作	卡马西平
婴儿痉挛症	激素(ACTH,肾上腺皮质类固醇)、硝西泮、氯硝西泮、丙戊酸钠、苯妥英钠
自主神经性发作	苯巴比妥、苯妥英钠、扑米酮、卡马四平

(六)抗癫痫的正规治疗

癫痫持续状态一旦被控制后就应转入抗癫痫的正规治疗,除了采用综合疗法及去病因治疗外,要适当选择抗癫痫药物。用药原则先从一种药小剂量开始,渐调整药量,长期规律服药,一般服至癫痫发作停止 2～4 年,并逐渐减药以至停药。注意用药的毒性作用,并定期复查,指导完成治疗方案。

(宋传孝)

第三节　小儿惊厥

惊厥(convulsion)是小儿时期常见的症状,小儿惊厥的发生率是成人的 10～15 倍,是儿科重要的急症。其发生是由于大脑神经元的异常放电引起。临床上多表现为突然意识丧失,全身骨骼肌群阵挛性或强直性或局限性抽搐,一般经数秒至数分钟后缓解,若惊厥时间超过 30 分钟或频繁惊厥中间无清醒者,称之为惊厥持续状态。50%惊厥持续状态发生于 3 岁以内,特别在第一年内最常见。惊厥性癫痫持续所致的惊厥性脑损伤与癫痫发生为 4%～40%。

一、病因

(一)有热惊厥(感染性惊厥)

感染性惊厥多数伴有发热,但严重感染以及某些寄生虫脑病可以不伴发热。感染性病因又分为颅内感染与颅外感染。

1.颅内感染

各种病原如细菌、病毒、隐球菌、原虫和寄生虫等所致的脑膜炎、脑炎。惊厥反复发作,年龄越小,越易发生惊厥。常有发热与感染伴随症状、颅内压增高或脑实质受损症状。细菌性脑膜炎、病毒性脑膜炎及病毒性脑炎常急性起病;结核性脑膜炎多亚急性起病,但婴幼儿时期可急性起病,进展迅速,颅神经常常受累;隐球菌脑膜炎慢性起病,头痛明显并逐渐加重;脑寄生虫病特别是脑囊虫病往往以反复惊厥为主要表现。体格检查可发现脑膜刺激征及锥体束征阳性。脑脊液及脑电图等检查异常帮助诊断,特别是脑脊液检查、病原学检测、免疫学及分子生物学检查帮助明确可能的病原。

2.颅外感染

(1)热性惊厥:为小儿惊厥最常见的原因,其发生率约 4%～8%。热性惊厥是指婴幼儿时期发热38 ℃以上的惊厥,而无中枢神经系统感染、水及电解质紊乱等异常病因所致者。目前仍使用 1983 年全国小儿神经病学专题讨论会诊断标准(自贡会议):好发年龄为 4 个月～3 岁,复发年龄不超过 5～6 岁;惊厥发作在体温骤升 24 小时内,发作次数为 1 次;表现为全身性抽搐,持续时间在 10～15 分钟内;可伴有呼吸道或消化道等急性感染,热性惊厥也可发生在预防接种后。神经系统无异常体征,脑脊液检查无异常,脑电图 2 周内恢复正常,精神运动发育史正常,多有家族病史。以上典型发作又称之为单纯性热性惊厥。部分高热惊厥临床呈不典型发作表现,称之为复杂性高热惊厥:24 小时内反复多次发作;发作惊厥持续时间超过 15 分钟以上;发作呈局限性,或左右明显不对称。清醒后可能有神经系统异常体征。惊厥停止7～10 日后脑电图明显异常。某一患儿具有复杂性高热惊厥发作的次数越多,今后转为无热惊厥及癫痫的危险性愈大。

自贡会议明确指出凡发生以下疾病中的发热惊厥均不要诊断为高热惊厥:①中枢神经系统感染;②中枢神经系统疾病(颅脑外伤、出血、占位性病变、脑水肿和癫痫发作);③严重的全身性代谢紊乱,如缺氧、水和电解质紊乱、内分泌紊乱、低血糖、低血钙、低血镁、维生素缺乏及中毒等;④明显的遗传性疾病、出生缺陷、神经皮肤综合征(如结节性硬化)、先天性代谢异常(如苯丙酮尿症)及神经结节苷脂病;⑤新生儿期惊厥。

(2)中毒性脑病:颅外感染所致中毒性脑病常见于重症肺炎、中毒性菌痢以及败血症等急性感染过程中出现类似脑炎的表现,但并非病原体直接侵入脑组织。惊厥的发生为脑缺氧、缺血、水肿或细菌毒素直接作用等多因素所致。这种惊厥的特点是能找到原发病症,且发生在原发病的极期,惊厥发生次数多,持续时间长,常有意识障碍,脑脊液检查基本正常。

(二)无热惊厥(非感染性惊厥)

1.颅内疾病

小儿时期原发性癫痫最为多见。其他还有颅内出血(产伤、窒息、外伤或维生素缺乏史),颅脑损伤(外伤史),脑血管畸形,颅内肿瘤,脑发育异常(脑积水、颅脑畸形),神经皮肤综合征,脑炎后遗症及脑水肿等。

2.颅外疾病

(1)代谢异常:如低血钙、低血糖、低血镁、低血钠、高血钠、维生素 B_1 和维生素 B_6 缺乏症,均是引起代谢紊乱的病因并有原发疾病表现。

(2)遗传代谢疾病:如苯丙酮尿症、半乳糖血症、肝豆状核变性以及黏多糖病等,较为少见。多有不同疾病的临床特征。

(3)中毒性因素:如药物中毒(中枢兴奋药、氨茶碱、抗组胺类药物、山道年、异烟肼、阿司匹林、安乃近及氯丙嗪)、植物中毒(发芽马铃薯、白果、核仁、蓖麻子及地瓜子等)、农药中毒(有机磷农药如 1605、1509、敌敌畏、敌百虫、乐果、666 及 DDT 等)、杀鼠药及有害气体中毒等。接触毒物史及血液毒物鉴定可明确诊断。

(4)其他:全身性疾病如高血压脑病、阿一斯综合征和尿毒症等,抗癫痫药物撤退,预防接种如百白破三联疫苗等均可发生惊厥。

二、临床表现

小儿惊厥多表现为全身性发作,患儿意识丧失,全身骨骼肌不自主、持续地强直收缩,或有节律的阵挛性收缩;也可表现为部分性发作,神志清楚或意识丧失,局限于单个肢体、单侧肢体半身性惊厥,有时半身性惊厥后产生暂时性肢体瘫痪,称为 Todd 麻痹。小婴儿,特别是新生儿惊厥表现不典型,可表现为阵发性眨眼、眼球转动、斜视、凝视或上翻,面肌抽动似咀嚼、吸吮动作,口角抽动,也可以表现为阵发性面部发红、发绀或呼吸暂停而无明显的抽搐。

三、诊断

惊厥是一个症状,通过仔细的病史资料、全面的体格检查以及必要的实验室检查,以尽快明确惊厥的病因是感染性或非感染性,原发病在颅内还是在颅外。

（一）病史

有无发热及感染伴随症状，了解惊厥的特点，惊厥发作是全身性还是局限性、惊厥持续时间、有否意识障碍以及大小便失禁，有否误服毒物或药物史。出生时有否窒息抢救史或新生儿期疾病史。既往有否类似发作史。家族中有否惊厥患者。联系发病年龄及发病季节综合考虑。①新生儿时期惊厥发作常见于缺血缺氧性脑病、颅内出血、颅脑畸形、低血糖、低血钙、低血镁、低血钠、高血钠、化脓性脑膜炎、破伤风以及高胆红素血症等；②婴儿时期惊厥常见于低血钙、化脓性脑膜炎、热性惊厥（4个月后）、中毒性脑病、低血糖及头部跌伤等；③幼儿及年长儿惊厥常见于癫痫、颅内感染、中毒性脑病及头部外伤等。

（二）体格检查

惊厥发生时注意生命体征 T、R、HR、BP、意识状态以及神经系统异常体征、头围测量。检查有否颅内压增高征（前囟是否紧张与饱满，颅缝是否增宽）、脑膜刺激征和阳性神经征，以及全身详细的体格检查，如皮肤有无瘀点、瘀斑，肝、脾是否肿大。有否牛奶咖啡斑、皮肤脱失斑或面部血管瘤；有否毛发或头部畸形；并观察患儿发育进程是否迟缓以帮助明确病因。

（三）实验室检查

（1）血、尿、粪三大常规，有助于中毒性菌痢及尿路感染等感染性疾病诊断。

（2）血生化检查，如钙、磷、钠、钾、肝、肾功能帮助了解有否代谢异常，所有惊厥病例均检查血糖，了解有否低血糖。

（3）选择血、尿、粪及脑脊液等标本培养明确感染病原。

（4）毒物及抗癫痫药物浓度测定。

（5）疑颅内病变，选择腰椎穿刺、眼底检查、头颅B超及脑电图等检查。神经影像学检查的指征为局灶性发作、异常神经系统体征以及怀疑颅内病变时；疑外伤颅内出血时，首选头颅CT；疑颅内肿瘤、颞叶病变、脑干及小脑病变和陈旧性出血时，首选MRI。

四、治疗

（一）一般治疗

保持气道通畅，及时清除咽喉部分泌物；头部侧向一侧，避免呕吐物及分泌物吸入呼吸道；吸氧以减少缺氧性脑损伤发生；退热，应用物理降温或药物降温；保持安静，避免过多的刺激。要注意安全，以免外伤。

（二）止痉药物

首选静脉或肌内注射途径。

1. 地西泮（安定，diazepam）

为惊厥首选用药，1～3分钟起效，每次 0.2～0.5 mg/kg（最大剂量 10 mg），静脉推注，注入速度为 1～1.5 mg/min，作用时间 5～15分钟，必要时每 15～30 分钟可重复使用 2～3次。过量可致呼吸抑制及低血压；勿肌内注射，因吸收慢，难以迅速止惊。

2. 氯羟安定（劳拉西泮，lorazepam）

与蛋白结合含量仅为安定的 1/6，入脑量随之增大，止惊作用显著加强。因外周组织摄取少，2～3分钟起效，止惊作用可维持 12～24 小时。首量 0.05～0.1 mg/kg，静脉注射，注速 1 mg/min（每次极量 4 mg），必要时可 15 分钟后重复一次。降低血压及抑制呼吸的不良反应比地西泮小而轻，为惊厥持续状态首选药。国内尚未广泛临床应用。

3. 氯硝西泮（clonazepam）

亦为惊厥持续状态首选用药，起效快，作用比安定强 5～10 倍，维持时间长达 24～48 小时。剂量为每次 0.03～0.1 mg/kg，每次极量 10 mg，用原液或生理盐水稀释静脉推注，也可肌内注射。12～24 小时可重复。呼吸抑制发生较少，但有支气管分泌物增多和血压下降等不良反应。

4. 苯巴比妥（鲁米那，phenobarbital）

脂溶性低，半衰期长，起效慢，静脉注射 15～20 分钟开始见效，作用时间 24～72 小时。多在地西泮用药后,首次剂量 10 mg/kg,若首选止惊用药时,应尽快饱和用药,即首次剂量 15～20 mg/kg,在 12 小时后给维持量每日 4～5 mg/kg,静脉(注速为每分钟 0.5～1 mg/kg)或肌肉注射。较易出现呼吸抑制和心血管系统异常,尤其是在合用安定时。新生儿惊厥常常首选苯巴比妥,起效较快,疗效可靠,不良反应也较少。

5. 苯妥英钠(phenytoin)

为惊厥持续状态的常见药,可单用,或一开始就与安定合用,或作为安定奏效后的维持用药,或继用于安定无效后,效果均好。宜用于部分性发作惊厥持续状态或脑外伤惊厥持续状态。对婴儿安全性也较大。负荷量 15～20 mg/kg(注速每分钟 0.5～1.0 mg/kg),10～30 分钟起效,2～3 小时后方能止惊,必要时,2～3 小时后可重复一次,作用维持 12～24 小时,12 小时后给维持量每日 5 mg/kg,静脉注射,应密切注意心率、心律及血压,最好用药同时进行心电监护。Fosphenytoin 为新的水溶性苯妥英钠药物,在体内转化成苯妥英钠,两药剂量可换算(1.5 mg Fosphe-nytoin＝1 mg phenytoin),血压及心血管不良反应相近,但局部注射的反应如静脉炎和软组织损伤在应用 Fosphenytoin 时较少见。

6. 丙戊酸(valproic acid)

目前常用为丙戊酸钠。对各种惊厥发作均有效,脂溶性高,迅速入脑,首剂 10～15 mg/kg,静脉推注,以后每小时 0.6～1 mg/kg 滴注,可维持 24 小时,注意肝功能随访。

7. 灌肠药物

当静脉用药及肌内注射无效或无条件注射时选用直肠保留灌肠:5％副醛每次 0.3～0.4 mL/kg;10％水合氯醛每次 0.3～0.6 mL/kg;其他脂溶性药物如地西泮和氯硝西泮、丙戊酸钠糖均可使用。

8. 严重惊厥不止者考虑其他药物或全身麻醉药物

(1)咪唑安定(midazolam)静脉注射每次 0.05～0.2 mg/kg,1.5～5.0 分钟起效,作用持续 2～6 小时,不良反应同安定。

(2)硫喷妥钠(sodium pentothal)每次 10～20 mg/kg,配制成 1.25％～2.5％溶液,先按 5 mg/kg 静脉缓注、余者静脉滴速为 2 mg/min,惊厥控制后递减滴速,应用时需严密监制呼吸、脉搏、瞳孔、意识水平及血压等生命体征。

(3)异丙酚(propofol)负荷量为 3 mg/kg,维持量为每分钟 100 μg/kg,近年来治疗难治性惊厥获得成功。

(4)对难治性惊厥持续状态,还可持续静脉滴注苯巴比妥 0.5～3 mg/(kg・h),或地西泮 2 mg/(kg・h),或咪唑安定,开始 0.15 mg/kg,然后 0.5～1 μg/(kg・min)。

(三)惊厥持续状态的处理

惊厥持续状态的预后不仅取决于不同的病因、年龄及惊厥状态本身的过程,还取决于可能出现的危及生命的病理生理改变,故治疗除有效选择抗惊厥药物治疗外,还强调综合性治疗措施:①20％甘露醇每次 0.5～1 g/kg 静脉推注,每 4～6 小时 1 次;或复方甘油 10～15 mL/kg 静脉滴注,每日 2 次,纠正脑水肿。②25％葡萄糖 1～2 g/kg,静脉推注或 10％葡萄糖静脉注射,纠正低血糖,保证氧和葡萄糖的充分供应,是治疗惊厥持续状态成功的基础。③5％ $NaHCO_3$ 5 mL/kg,纠正酸中毒。④防止多系统损害:如心肌损害、肾衰竭、急性肺水肿及肺部感染。⑤常规给予抗癫痫药物治疗 2 年以上。

(四)病因治疗

尽快找出病因,采取相应的治疗,参考相应章节。积极治疗颅内感染;纠正代谢失常;对复杂性热性惊厥可预防性用药,每日口服苯巴比妥 3 mg/kg,或口服丙戊酸钠每日 20～40 mg/kg,疗程数月至 1～2 年,以免复发;对于癫痫患者强调规范用药。

(宋传孝)

第四节 病毒性脑膜炎、脑炎

病毒性脑炎(viral encephalitis)是指各种病毒感染引起的脑实质的炎症,如果仅仅脑膜受累称为病毒性脑膜炎(viral meningitis),如果脑实质与脑膜同时受累则称为病毒性脑膜脑炎(viral meningoencephalitis)。该病是小儿最常见的神经系统感染性疾病之一,2 岁以内小儿脑炎的发病率最高,每年约为16.7/10 万,主要发生于夏秋季,约 70％的病毒性脑炎和脑膜炎发生于 6～11 月。病毒性脑炎的病情轻重差异很大,轻者预后良好,重者可留有后遗症甚至导致死亡。

一、病因

目前国内外报道有 100 多种病毒可引起脑炎病变,但引起急性脑炎较常见的病毒是肠道病毒、单纯疱疹病毒、虫媒病毒、腺病毒、巨细胞病毒及某些传染病病毒等。由于计划免疫的不断广泛和深入,使得脊髓灰质炎病毒、麻疹病毒等引起的脑炎已经少见,腮腺炎病毒、风疹病毒及流行性乙型脑炎病毒等引起的脑炎也大幅度地减少。近年来肠道病毒 71 引起的脑炎在亚洲流行,已造成极大危害。

不同病毒引起的脑炎,具有不同的流行特点。如流行性乙型脑炎,由蚊虫传播,因而主要发生在夏秋季节(7～9 月)。人对乙脑病毒普遍易感,但感染后发病者少,多呈隐性感染,感染后可获得较持久的免疫力,故患病者大多为儿童,约占患者总数的 60％～70％,2～6 岁发病率最高。在我国肠道病毒脑炎最常见,也主要发生在夏秋季,且大多数患者为小儿;肠道病毒 71 引起的脑炎患儿多在 5 岁以下,重症致死者多在 3 岁以下。单纯疱疹病毒脑炎则高度散发,一年四季均可发生,且可感染所有年龄人群。

二、发病机制

(一)病毒性脑炎的感染途径

1.病毒入侵途径

病毒进入机体的主要途径有皮肤、结膜、呼吸道、肠道和泌尿生殖系统。

(1)完好的皮肤可以防止病毒的进入,当皮肤损伤或被虫媒咬伤时,病毒即可进入机体,例如日本乙型脑炎、森林脑炎病毒等。

(2)结膜感染,嗜神经病毒、肠道病毒和腺病毒可由结膜感染而进入中枢神经系统。

(3)呼吸道是病毒进入中枢神经系统的主要途径,这些病毒包括带状疱疹病毒、EB 病毒、巨细胞病毒、淋巴脉络膜炎病毒、狂犬病毒、Lassa 病毒、麻疹病毒、风疹和流感 A 病毒等。这些病毒可通过上呼吸道黏膜感染进入人体,亦可直接通过肺泡进入人体,当病毒颗粒≤5 μm 时,可直接进入肺泡,诱发巨噬细胞破坏组织上皮,进入局部淋巴组织,经胸导管或局部淋巴结而扩散到全身,然后经血脑屏障而进入中枢神经系统。

(4)消化道,如 EB 病毒、肠道病毒 71 等,均可由消化道进入。

2.病毒到中枢神经系统的扩散途径

病毒感染机体后是否进入中枢神经系统取决于病毒的性质、病毒寄生部位以及机体对病毒的免疫反应。其主要扩散途径有以下几种。

(1)随血液进入:病毒进入人体后在局部复制,经淋巴结-淋巴管-胸导管进入血液产生初级的病毒血症,然后病毒随血流扩散到全身器官,并再次复制,导致次级病毒血症。病毒在血流中可以病毒颗粒的方式游离于血浆中(如肠道病毒)或与白细胞、血小板和红细胞并存(如麻疹病毒在淋巴细胞内,HIV 在 $CD4^+T$ 细胞内)。游离病毒颗粒经血液多次循环以后,可引起免疫反应或被抗体中和而排除。淋巴细胞内病毒有抗免疫能力,当达到一定浓度后可通过血脑屏障而侵入中枢神经系统。有些病毒可以损伤血脑屏障,如 HIV-1 感染血脑屏障的内皮细胞,以非细胞溶解机制进入中枢神经系统,亦可经内皮细胞直接感染脑实质或进入脑脊液后再移行至脑实质而产生脑和脊髓实质的病毒感染。

（2）沿神经进入：病毒进入体内后，经过初级复制侵入局部周围神经，然后沿周围神经轴索向中枢侵入。例如狂犬病毒、假狂犬病毒、脊髓灰质炎病毒、带状疱疹病毒和单纯疱疹病毒，这些病毒均可经局部神经沿轴索侵入。病毒颗粒在轴索内的移行速度很慢，狂犬病毒的移行速度为 3 mm/d，单纯疱疹病毒的移行速度为 16 mm/d。

（二）病毒性脑炎的免疫机制

病毒具有较强的免疫原性，能诱导机体产生免疫应答。其后果既可表现为抗病毒的保护作用，也可导致对脑组织的免疫损伤。

病毒感染后，首先激发中枢神经系统的胶质细胞表达大量的主要组织相容性复合体（major histocompatibility complex，MHC）Ⅰ类和Ⅱ类分子，这样胶质细胞就可作为抗原提呈细胞将病毒抗原处理成免疫原性多肽，以 MHC 分子-抗原肽复合物的形式表达于细胞表面。T 细胞特异性的识别抗原提呈细胞所提呈的 MHC 分子-抗原肽复合物，然后被激活和增生，进而分化成效应细胞。活化的 T 细胞产生穿孔素和颗粒酶，穿孔素可与双层脂质膜结合，插入靶细胞膜，形成异常通道，使 Na^+、水分进入靶细胞内，K^+ 及大分子物质（如蛋白质）则从胞内逸出，从而改变细胞渗透压，最终导致细胞溶解。颗粒酶与穿孔素有协同作用，还有内源性核苷酸酶效应，在 T 细胞致靶细胞发生凋亡的过程中发挥重要作用。T 细胞被激活后还可产生多种细胞因子，如 TNF-α、IL-1β、IL-2、IL-4、IL-6 和 IFN-γ 等，这些细胞因子中，TNF-α 和 IL-6 参与了脑组织的破坏和死亡，而 IFN-γ 则能减少神经节内潜伏的病毒量，限制活化的病毒扩散从而降低感染的严重程度。因此病毒性脑炎引起的神经系统损伤，主要由于：①病毒对神经组织的直接侵袭：病毒大量增殖，引起神经细胞变性、坏死和胶质细胞增生与炎症细胞浸润；②机体对病毒抗原的免疫反应：剧烈的炎症反应可导致脱髓鞘病变及血管和血管周围的损伤，而血管病变又影响脑循环加重脑组织损伤。

三、病理

受累脑组织及脑膜充血水肿，有单核细胞、浆细胞、淋巴细胞浸润，常环绕血管形成血管套（perivascular cuffs）。可有血管内皮及周围组织的坏死，胶质细胞增生可形成胶质结节。神经细胞呈现不同程度的变性、肿胀和坏死，可见噬神经细胞现象（neurophagia）。神经细胞核内可形成包涵体，神经髓鞘变性、断裂。如果脱髓鞘病变严重，常提示是感染后或变态反应性脑炎。大多脑炎病变呈弥漫分布，但也有不少病毒具特异的嗜好性，如单纯疱疹病毒脑炎易侵犯颞叶，虫媒病毒脑炎往往累及全脑，但以大脑皮质、间脑和中脑最为严重。肠道病毒 71 嗜好脑干神经核和脊髓前角细胞，易导致严重的脑干脑炎或脑干脊髓炎。

四、临床表现

由于病毒性脑炎的病变部位和轻重程度差别很大，因此临床表现多种多样，且轻重不一。轻者 1~2 周恢复，重者可持续数周或数月，甚至致死或致残。即使是同一病原引起者，也有很大差别。有的起病时症状较轻，但可迅速加重；有的起病突然，频繁惊厥；但大多患儿先有全身感染症状，而后出现神经系统的症状体征。

（一）前驱症状

可有发热、头痛、上呼吸道感染症状、精神萎靡、恶心、呕吐、腹痛、肌痛等。

（二）神经系统症状体征

（1）颅内压增高：主要表现为头痛、呕吐、血压升高、心动过缓、婴儿前囟饱满等，严重时可呈现去脑强直状态，甚至出现脑疝危及生命。

（2）意识障碍：轻者无意识障碍，重者可出现不同程度的意识障碍、精神症状和异常行为。少数患儿精神症状非常突出。

（3）惊厥：常出现全身性或局灶性抽搐。

（4）病理征和脑膜刺激征均可阳性。

（5）局灶性症状体征：如肢体瘫痪、失语、颅神经障碍等。一侧大脑血管病变为主者可出现小儿急性偏瘫；小脑受累明显时可出现共济失调；脑干受累明显时可出现交叉性偏瘫和中枢性呼吸衰竭；后组颅神经受累明显则出现吞咽困难，声音低微；基底神经节受累明显则出现手足徐动、舞蹈动作和扭转痉挛；肠道病毒71易侵犯脑干背部，故常出现抖动、肌阵挛、共济失调、心率加快、血压改变、脑神经功能障碍等，重者由于迷走神经核严重受累可引起神经源性肺水肿、心功能障碍和休克。

（三）其他系统症状

如单纯疱疹病毒脑炎可伴有口唇或角膜疱疹，柯萨奇病毒脑炎可伴有心肌炎和各种不同类型的皮疹，腮腺炎脑炎常伴有腮腺肿大。肠道病毒71脑炎可伴随手足口病或疱疹性咽峡炎。

五、辅助检查

（一）脑脊液检查

脑脊液压力增高，外观多清亮，白细胞总数增加，多在 $300 \times 10^6 /L$ 以下，以淋巴细胞为主。少数患儿脑脊液白细胞总数可正常。单纯疱疹病毒脑炎脑脊液中常可见到红细胞。病毒性脑炎患儿脑脊液蛋白质大多轻度增高或正常，糖和氯化物无明显改变。涂片或培养均无细菌发现。

（二）病毒学检查

（1）病毒分离与鉴定：从脑脊液、脑组织中分离出病毒，具有确诊价值，但需时间较长。

（2）血清学检查：双份血清法，或早期 IgM 测定。

（3）分子生物学技术：PCR 技术可从患儿呼吸道分泌物、血液、脑脊液中检测病毒 DNA 序列，从而确定病原。

（三）脑电图

主要表现为高幅慢波，多呈弥漫性分布，可有痫样放电波，对诊断有参考价值。需要强调的是脑炎的脑电图变化是非特异性的，亦可见于其他原因引起的脑部疾病，必须结合病史及其他检查分析判断。

（四）影像学检查

严重病例 CT 和 MRI 均可显示炎性病灶形成的大小不等、界限不清、不规则低密度或高密度影灶，但轻症病脑患儿和病毒性脑炎的早期多不能发现明显异常改变。

六、诊断和鉴别诊断

病毒性脑炎的诊断主要靠病史、临床表现、脑脊液检查和病原学鉴定。在临床上应注意和下列疾病进行鉴别。

（一）化脓性脑膜炎

经过不规则治疗的化脓性脑膜炎，其脑脊液改变可以与病毒性脑炎相似，应结合病史、治疗经过、特别是病原学检查进行鉴别。

（二）结核性脑膜炎

婴幼儿结核性脑膜炎可以急性起病，而且脑脊液细胞总数及分类与病毒性脑炎相似，有时容易混淆。但结核性脑膜炎脑脊液糖和氯化物均低，常可问到结核接触史，身体其他部位常有结核灶，再结合 PPD 试验和血沉等，可以鉴别。

（三）真菌性脑膜炎

起病较慢，病程长，颅内压增高明显，头痛剧烈，脑脊液墨汁染色可确立诊断。

（四）其他

如 Reye 综合征、中毒性脑病等亦需鉴别。

七、治疗

病毒性脑炎至今尚无特效治疗，仍以对症处理和支持疗法为主。

（一）一般治疗

应密切观察病情变化,加强护理,保证营养供给,维持水电解质平衡,重症患儿有条件时应在 PICU 监护治疗。

（二）对症治疗

(1)控制高热可给予物理降温或化学药物降温。

(2)及时处理颅内压增高和呼吸循环功能障碍。对于颅内压明显增高的重患儿,迅速稳妥地降低颅内压非常重要。一般选用 20％甘露醇,0.5～1.5 g/kg,每 4～8 小时 1 次,必要时再联合应用速尿、白蛋白、激素等。

(3)控制惊厥可适当应用止惊剂如安定、苯巴比妥等。

（三）病因治疗

(1)对于疱疹病毒脑炎可给予阿昔洛韦(acyclovir)治疗,每次 10 mg/kg,于 1 小时内静脉注射,每 8 小时用 1 次,疗程 1～2 周。

(2)甲流感病毒可试用奥司他韦。

(3)对其他病毒感染可酌情选用干扰素、更昔洛韦、病毒唑、静脉注射免疫球蛋白、中药等。

（四）肾上腺皮质激素的应用

急性期应用可控制炎症反应,减轻脑水肿,降低颅内压,有一定疗效,但意见尚不一致。

（五）抗生素的应用

对于重症婴幼儿或继发细菌感染者,应适当给予抗生素。

（六）康复治疗

对于重症恢复期患儿或留有后遗症者,应进行康复治疗。可给予功能训练、针灸、按摩、高压氧等康复措施,以促进各种功能的恢复。

八、预后

大部分病毒性脑炎患儿在 1～2 周内康复,部分患儿病程较长。重症患儿可留下不同程度后遗症,如肢体瘫痪、癫痫、智力低下、失语、失明等。除肠道病毒 71 引起者外,其他肠道病毒脑炎死亡率很低,后遗症也不多。但单纯疱疹病毒脑炎和乙型脑炎死亡率仍在 10％以上,且存活者后遗症发生率也高。

九、预防

由于风疹、麻疹、脊髓灰质炎、流行性乙型脑炎、流行性腮腺炎等减毒疫苗的广泛应用,使得这些病毒引起的脑炎已明显减少,但有些病毒(如埃可病毒、柯萨奇病毒、肠道病毒 71)尚不能用疫苗预防,因此教育儿童加强体育锻炼,增强体质;开展爱国卫生运动,积极消灭蚊虫,保证饮食洁净等,对预防病毒性脑炎的发生有重要作用。

（宋传孝）

第五节　化脓性脑膜炎

化脓性脑膜炎(purulent meningitis),亦称细菌性脑膜炎(bacterial meningitis),是由各种化脓菌引起的以脑膜炎症为主的中枢神经系统感染性疾病。婴幼儿多见,2 岁以内发病者约占该病的 75％,发病高峰年龄是 6～12 个月,冬春季是化脑的好发季节。化脑的主要临床特征是发热、头痛、呕吐、惊厥、意识障碍、精神改变、脑膜刺激征阳性及脑脊液的化脓性改变等。近年来,该病的治疗虽有很大进展,但仍有较高的死亡率和致残率,早期诊断和及时治疗是改善预后的关键。

一、病因

(一)病原学

许多化脓菌都可引起脑膜炎,但在不同的年代,不同的地区,引起脑膜炎的各种细菌所占比例有很大差异。在我国脑膜炎双球菌、肺炎链球菌和流感嗜血杆菌引起者占小儿化脑的 2/3 以上。近年来国内有人统计流感嗜血杆菌引起的化脑比肺炎链球菌引起的还多,而国外由于 B 型流感嗜血杆菌菌苗接种工作的开展,近年来该菌引起的化脑明显减少。不同年龄小儿感染的致病菌也有很大差异,新生儿及出生2~3 个月以内的婴儿化脑,常见的致病菌是大肠杆菌、B 组溶血性链球菌和葡萄球菌,此外还有其他肠道革兰阴性杆菌、李氏单胞菌等。出生 2~3 个月后的小儿化脑多由 B 型流感嗜血杆菌、肺炎链球菌和脑膜炎双球菌引起,5 岁以上儿童患者的主要致病菌是脑膜炎双球菌和肺炎链球菌。

(二)机体的免疫与解剖缺陷

小儿机体免疫力较弱,血脑屏障功能也差,因而小儿,特别是婴幼儿化脑的患病率高。如果患有原发性或继发性免疫缺陷病,则更易感染,甚至平时少见的致病菌或条件致病菌也可引起化脑,如表皮葡萄球菌、绿脓杆菌等。另外颅底骨折、颅脑手术、脑室液引流、皮肤窦道、脑脊膜膨出等,均易继发感染而引起化脑。

二、发病机制

多数化脑是由于体内感染灶(如上呼吸道、皮肤)的致病菌通过血行播散至脑膜。脑膜炎的产生通常需要以下四个环节:①上呼吸道或皮肤等处的化脓菌感染;②致病菌由局部感染灶进入血流,产生菌血症或败血症;③致病菌随血流通过血脑屏障到达脑膜;④致病菌大量繁殖引起蛛网膜和软脑膜为主要受累部位的化脓性脑膜炎。小儿化脑最常见的前驱感染是上呼吸道感染,多数病例局灶感染的症状轻微甚至缺如。

细菌由局部病灶进入血循环后能否引起持续性的菌血症取决于机体的抵抗力和细菌致病力的相对强弱。机体抵抗力包括特异抗体的产生、单核巨噬细胞系统和补体系统功能是否完善等。随年龄增长,机体特异性抗体如抗 B 型嗜血流感杆菌荚膜多核糖磷酸盐(poly ribo phosphate,PRP)抗体水平增加,因而脑膜炎的发生随之减少。细菌的致病力主要决定于其数量及是否具有荚膜。荚膜是细菌对抗机体免疫反应的主要因子,对于巨噬细胞的吞噬作用和补体活性等可发挥有效的抑制作用,有利于细菌的生存和繁殖。婴幼儿抵抗力弱,且往往缺乏抗荚膜抗体 IgA 或 IgM,因而难以抵抗病原的侵入。病原体通过侧脑室脉络丛及脑膜播散至蛛网膜下腔,由于小儿脑脊液中补体成分和免疫球蛋白水平相对低下,使细菌得以迅速繁殖。革兰阴性菌细胞壁的脂多糖(lipopolysaccharide,LPS)和肺炎链球菌细胞壁成分磷壁酸(teichoic acid)、肽聚糖(peptidoglycan)等均可刺激机体引起炎症反应,并可促使局部肿瘤坏死因子(tumor necrosis factor,TNF)、白细胞介素-1(interleukin-1,IL-1)、血小板活化因子(platelet activating factor,PAF)、前列腺素 E_2(prostaglandin E_2,PGE_2)等细胞因子的释放,从而导致中性粒细胞浸润、血管通透性增加、血脑屏障的改变和血栓形成等病理改变。由细胞因子介导的炎症反应在脑脊液无菌后仍可持续存在,这可能是化脑发生慢性炎症性后遗症的原因之一。

少数化脑可由于邻近组织感染扩散引起,如鼻窦炎、中耳炎、乳突炎、头面部软组织感染、皮毛窦感染、颅骨或脊柱骨髓炎、颅脑外伤或脑脊膜膨出继发感染等。此外,脉络丛及大脑皮质表面的脓肿破溃也可引起化脑。

三、病理

患儿蛛网膜下腔增宽,蛛网膜和软脑膜普遍受累。血管充血,脑组织表面、基底部、脑沟、脑裂等处有不同程度的炎性渗出物覆盖,脊髓表面也受累,渗出物中有大量的中性粒细胞、纤维蛋白和部分单核细胞、淋巴细胞,用革兰染色可找到致病菌。病变严重时,动静脉均可受累,血管周围及内膜下有中性粒细胞浸润,可引起血管痉挛、血管炎、血管闭塞、坏死出血或脑梗死。感染扩散至脑室内膜则形成脑室膜炎,在软脑膜下及脑室周围的脑实质亦可有细胞浸润、出血、坏死和变性,形成脑膜脑炎。脓液阻塞、粘连及纤维化,可使马氏孔(Magendie,foramen)、路氏孔(Luschka,foramen)或大脑导水管(Sylvian aqueduct)流通不畅,引起阻塞性脑积水。大脑表面或基底部蛛网膜颗粒因炎症发生粘连、萎缩而影响脑脊液的回吸收时,则形成交通性脑积水。颅内压的增高,炎症的侵犯,或有海绵窦栓塞时,可使视神经、动眼神经、面神经和听神经等受损而引起功能障碍。由于血管的通透性增加及经脑膜间的桥静脉发生栓塞性静脉炎,常见硬膜下积液,偶有积脓。

由于炎症引起的脑水肿和脑脊液循环障碍可使颅内压迅速增高,如有抗利尿激素的异常分泌或并发脑脓肿、硬膜下积液等,更加重脑水肿和颅内高压,甚至出现脑疝。由于血管通透性增加,可使脑脊液中蛋白增加;由于葡萄糖的转运障碍和利用增加,使脑脊液中葡萄糖含量降低,甚至出现乳酸酸中毒。

由于脊神经及神经根受累可引起脑膜刺激征。血管病变可引起脑梗死、脑缺氧,加之脑实质炎症,颅内高压,乳酸酸中毒,脑室炎以及中毒性脑病等,可使化脑患儿在临床上出现意识障碍、惊厥、运动障碍及感觉障碍等。

四、临床表现

(一)起病

多数患儿起病较急,发病前数日常有上呼吸道感染或胃肠道症状。暴发型流行性脑脊髓膜炎则起病急骤,可迅速出现进行性休克、皮肤出血点或瘀斑、弥漫性血管内凝血及中枢神经系统功能障碍。

(二)全身感染中毒症状

全身感染或菌血症,可使患儿出现高热、头痛、精神萎靡、疲乏无力、关节酸痛、皮肤出血点、瘀斑或充血性皮疹等。小婴儿常表现为拒食、嗜睡、易激惹、烦躁哭闹、目光呆滞等。

(三)神经系统表现

1. 脑膜刺激征

表现为颈项强直、Kernig 征和 Brudzinski 征阳性。

2. 颅内压增高

主要表现为头痛和喷射性呕吐,可伴有血压增高、心动过缓。婴儿可出现前囟饱满且紧张,颅缝增宽。重症患儿可有呼吸循环功能受累、昏迷、去脑强直、甚至脑疝。眼底检查一般无特殊发现。若有视乳头水肿,则提示颅内压增高时间较长,可能已有颅内脓肿、硬膜下积液或静脉栓塞等发生。

3. 惊厥

20%～30%的患儿可出现全身性或部分性惊厥,以 B 型流感嗜血杆菌及肺炎链球菌脑膜炎多见。惊厥的发生与脑实质的炎症、脑梗死及电解质代谢紊乱等有关。

4. 意识障碍

颅内压增高、脑实质病变均可引起嗜睡、意识模糊、昏迷等意识改变,并可出现烦躁不安、激惹、迟钝等精神症状。

5. 局灶体征

部分患儿可出现第Ⅱ、Ⅲ、Ⅳ、Ⅵ、Ⅶ、Ⅷ对颅神经受累、肢体瘫痪或感觉异常等,多由血管闭塞引起。

新生儿特别是早产儿化脓性脑膜炎常缺乏典型的症状和体征,颅内压增高和脑膜刺激征常不明显,发热可有可无,甚至体温不升。主要表现为少动、哭声弱或呈高调、拒食、呕吐、吸吮力差、黄疸、发绀、呼吸不规则,甚至惊厥、休克、昏迷等。

五、并发症

(一)硬膜下积液

约30%～60%的化脓性脑膜炎患儿出现硬膜下积液,1岁以内的流感嗜血杆菌或肺炎链球菌脑膜炎患儿较多见。其发生机制尚未完全明确,可能与以下 2 个因素有关:①化脑时,血管通透性增加,血浆成分易进入硬膜下腔而形成积液;②在化脑的发病过程中,硬脑膜及脑组织表浅静脉发生炎性栓塞,尤其是以穿过硬膜下腔的桥静脉炎性栓塞的影响更大,可引起渗出或出血,局部渗透压增高,因此水分进入硬膜下腔形成积液。

硬膜下积液多发生在化脑起病 7~10 天后,其临床特征是:①化脑在积极的治疗过程中体温不降,或退而复升;②病程中出现进行性前囟饱满、颅缝分离、头围增大、呕吐、惊厥、意识障碍,或叩诊有破壶音等。怀疑硬膜下积液时可做头颅透光检查,必要时行 B 超检查或 CT 扫描,前囟穿刺可以明确诊断。正常小儿硬膜下腔液体小于 2 mL,蛋白质定量在 0.4 g/L 以下。并发硬膜下积液时,液体量增多,蛋白含量增加,偶可呈脓性,涂片可找到细菌。

（二）脑室管膜炎

致病菌经血行播散、脉络膜裂隙直接蔓延或经脑脊液逆行感染等均可引起脑室管膜炎。临床多见于诊断治疗不及时的革兰阴性杆菌引起的小婴儿脑膜炎。一旦发生则病情较重,发热持续不退、频繁惊厥、甚至出现呼吸衰竭。临床治疗效果常不满意,脑脊液始终难以转为正常,查体前囟饱满,CT 扫描显示脑室扩大。高度怀疑脑室管膜炎时可行侧脑室穿刺,如果穿刺液白细胞数≥50×10⁶/L,糖<1.6 mmol/L,蛋白质>0.4 g/L,或细菌学检查阳性,即可确诊。

（三）抗利尿激素异常分泌综合征

如果炎症累及下丘脑或垂体后叶,可引起抗利尿激素不适当分泌,即抗利尿激素异常分泌综合征(syndrome of inappropriate secretion of antidiuretic hormone,SIADH)。SIADH 引起低钠血症和血浆渗透压降低,可加重脑水肿,促发惊厥发作并使意识障碍加重。

（四）脑积水

炎性渗出物粘连堵塞脑脊液之狭小通道可引起梗阻性脑积水,颅底及脑表面蛛网膜颗粒受累或静脉窦栓塞可导致脑脊液吸收障碍,引起交通性脑积水。严重脑积水可使患儿头围进行性增大,骨缝分离,前囟扩大而饱满,头皮静脉扩张,叩颅呈破壶音,晚期出现落日眼,神经精神症状逐渐加重。

（五）其他

如颅神经受累可引起耳聋、失明等;脑实质受损可出现继发性癫痫、瘫痪、智力低下等。

六、辅助检查

（一）外周血象

白细胞总数明显增高,分类以中性粒细胞为主。重症患儿特别是新生儿化脑,白细胞总数也可减少。

（二）脑脊液检查

1. 常规检查

典型化脓性脑膜炎的脑脊液压力增高、外观混浊;白细胞总数明显增多,多在 1 000×10⁶/L 以上,分类以中性粒细胞为主;糖含量明显降低,常在 1.1 mmol/L 以下;蛋白质含量增高,多在 1 g/L 以上。脑脊液沉渣涂片找菌是明确化脑病原的重要方法;将脑脊液离心沉淀后涂片,用革兰染色,检菌阳性率可达 70%~90%。脑脊液涂片是否阳性取决于其细菌含量,每毫升细菌数<10³ CFU 时阳性率仅 25%,若大于 10⁵ CFU/mL 则阳性率可达 95%。脑脊液培养是确定病原菌的可靠方法,在患儿情况许可的情况下,尽可能地于抗生素使用前采集脑脊液标本,以提高培养阳性率。

2. 脑脊液特殊检查

（1）特异性细菌抗原测定:利用免疫学方法检查患儿脑脊液中的细菌抗原,有助于快速确定致病菌。如对流免疫电泳法(countercurrent immuno-electrophoresis,CIE),可快速确定脑脊液中的流感嗜血杆菌、肺炎链球菌和脑膜炎双球菌等。乳胶凝集试验(latex agglutination),可检测 B 组溶血性链球菌、流感杆菌和脑膜炎双球菌。免疫荧光试验也可用于多种致病菌抗原检测,特异性及敏感性均较高。

（2）脑脊液中乳酸脱氢酶(LDH)、乳酸(lactic acid)、C-反应蛋白(CRP)、肿瘤坏死因子(TNF)、免疫球蛋白(Ig)及神经元特异性烯醇化酶(neuron specific enolase,NSE)等测定,虽无特异性,但对于化脑的诊断和鉴别诊断均有参考价值。

（三）其他检查

（1）血培养:早期未用抗生素的患儿,血培养阳性的可能性大;新生儿化脑时血培养的阳性率较高。

（2）皮肤瘀点涂片检菌是流行性脑脊髓膜炎重要的病原诊断方法之一。

（3）局部病灶分泌物培养:如咽培养、皮肤脓液或新生儿脐部分泌物培养等,对确定病原均有参考价值。

（4）影像学检查:急性化脓性脑膜炎一般不常规做 CT 扫描,但对于出现异常定位体征、治疗效果不满意、持续发热、头围增大或有显著颅内压增高等情况而疑有并发症的患儿,应尽早进行颅脑 CT 检查。

七、诊断

因为早期诊断及时治疗对化脑患儿非常重要,所以发热患儿,一旦出现神经系统的异常症状和体征时,应尽快进行脑脊液检查,以明确诊断。有时在疾病早期脑脊液常规检查可无明显异常,此时若高度怀疑化脑,可在 24 小时后再复查脑脊液。另外经过不规则抗生素治疗的化脓性脑膜炎,其脑脊液改变可以不典型,涂片与细菌培养均可为阴性,此时必须结合病史、症状、体征及治疗过程综合分析判断。

对于化脓性脑膜炎的诊断和致病菌的确认,脑脊液检查是非常重要的。但是对于颅内压增高明显、病情危重的患儿做腰穿应特别慎重。如颅内压增高的患儿必须做腰穿时,应先静脉注射 20％甘露醇,待颅内压降低后再行穿刺,以防发生脑疝。

八、鉴别诊断

各种致病微生物如细菌、病毒、真菌等引起的脑膜炎,在临床表现上都有许多相似之处,其鉴别主要靠脑脊液检查(表 17-3)。经过治疗的化脓性脑膜炎患儿或不典型病例,有时与病毒性脑膜炎或结核性脑膜炎容易混淆,应注意鉴别。

（一）病毒性脑膜炎

一般全身感染中毒症状较轻,脑脊液外观清亮,细胞数零～数百个,以淋巴细胞为主,蛋白质轻度升高或正常,糖含量正常,细菌学检查阴性。有时在疾病的早期,细胞数可以较高,甚至以中性粒细胞为主,此时应结合糖含量和细菌学检查及临床表现等综合分析。

表 17-3 神经系统常见感染性疾病的脑脊液改变

	压力 kPa	外观	潘氏试验	白细胞数 (×10^6/L)	蛋白质 (g/L)	糖 (mmol/L)	氯化物 (mmol/L)	其他
正常	0.69～1.96 新生儿 0.29～0.78	清	—	0～10 小婴儿 0～20	0.2～0.4 新生儿 0.2～1.2	2.8～4.5 婴儿 3.9～5.0	117～127 婴儿 110～122	
化脓性 脑膜炎	升高	浑浊	＋＋～＋ ＋＋	数百～数万 多核为主	明显增加	减低	正常或减低	涂片,培养可发现致病菌
结核性 脑膜炎	升高阻塞时低	不太清毛玻璃样	＋～＋＋＋	数十～数百 淋巴为主	增高,阻塞时明显增高	降低	降低	涂片或培养可见抗酸杆菌
病毒性 脑炎脑 膜炎	正常后升高	多数清	±～＋＋	正常～数百 淋巴为主	正常或稍增高	正常	正常	病毒分离有时阳性
真菌性 脑膜炎	高	不太清	＋～＋＋＋	数十～数百 单核为主	增高	降低	降低	墨汁染色查病原
脑脓肿	常升高	清或不太清	－～＋＋	正常～数百	正常或稍高	正常	正常	
中毒性 脑病	升高	清	－～＋	正常	正常或稍高	正常	正常	

（二）结核性脑膜炎

该病与经过不规则治疗的化脑有时容易混淆,但结核性脑膜炎多数起病较缓(婴幼儿可以急性起病),常有结核接触史和肺部等处的结核病灶。脑脊液外观呈毛玻璃状,细胞数多小于 $500 \times 10^6/L$,以淋巴细胞为主,蛋白质较高,糖和氯化物含量降低;涂片无化脓菌可见;静置 $12 \sim 24$ 小时可见网状薄膜形成,薄膜涂片检菌可提高阳性率。PCR 技术、结核菌培养等均有利于诊断,另外 PPD 试验和血沉检查有重要参考价值。

（三）新型隐球菌性脑膜炎

起病较慢,以进行性颅内压增高而致剧烈头痛为主要表现,脑脊液改变与结核性脑膜炎相似,脑脊液墨汁染色见到厚荚膜的发亮圆形菌体,培养或乳胶凝集阳性可以确诊。

（四）Mollaret 脑膜炎

病因不明,反复出现类似化脓性脑膜炎的临床表现和脑脊液改变,但脑脊液病原学检查均为阴性,可找到 Mollaret 细胞,用肾上腺皮质激素治疗有效,应注意与复发性化脑鉴别。

九、治疗

（一）抗生素治疗

1.用药原则

对于化脓性脑膜炎患儿应尽早使用抗生素治疗;以静脉用药为主;力争选药准确,而且所选药物应对血脑屏障有良好的通透性,联合用药时还应注意药物之间的相互作用;用药量要足,疗程要适当;注意药物毒副作用。

2.药物选择

（1）病原菌未明时:以往多选用氨苄青霉素或氯霉素,或氨苄青霉素与青霉素合用。氨苄青霉素每日 300 mg/kg,分次静脉注射;氯霉素每日 $60 \sim 100 \text{ mg/kg}$,分次静脉点滴。有的病原菌对青霉素类耐药,氯霉素不良反应较大,而第三代头孢菌素抗菌谱广,疗效好,因此目前主张选用对血脑屏障通透性较好的第三代头孢菌素,如头孢曲松钠或头孢噻肟钠。头孢噻肟钠每日 200 mg/kg,分次静脉点滴;头孢曲松钠半衰期较长,每日 100 mg/kg。近年来肺炎链球菌、大肠杆菌引起的脑膜炎,耐药病例逐渐增多,应予注意。

（2）病原菌明确后:应参照细菌药物敏感试验结果选用抗生素。①流感嗜血杆菌脑膜炎:如对氨苄青霉素敏感可继续应用,如不敏感或有并发症可改用第二、三代头孢菌素。②肺炎链球菌脑膜炎:对青霉素敏感者可继续应用大剂量青霉素,青霉素耐药者可选用头孢曲松钠、头孢噻肟钠、氯霉素、万古霉素等。③脑膜炎双球菌脑膜炎:首选青霉素,耐药者可给予第三代头孢菌素治疗。④大肠杆菌脑膜炎:对氨苄青霉素敏感者可继续应用,耐药者可换用头孢呋辛、头孢曲松或加用氨基糖苷类抗生素。必要时可给予美罗培南等药物治疗。

其他病原菌引起的化脓性脑膜炎,抗生素的选用可参考(表 17-4)。但各类抗生素,特别是氨基糖苷类抗生素应根据国家有关规定选用。

表 17-4　治疗化脓性脑膜炎的抗生素选择

致病菌	抗生素选择
流感嗜血杆菌	氨苄青霉素、头孢呋辛、头孢曲松、氯霉素
肺炎链球菌	青霉素-G、头孢噻肟、头孢曲松、美罗培南、万古霉素
脑膜炎双球菌	青霉素-G、磺胺嘧啶、氯霉素、头孢呋辛、头孢曲松
大肠杆菌	头孢呋辛、头孢曲松、丁胺卡那霉素、美罗培南
金黄色葡萄球菌	萘夫西林(nafcillin)、氨基糖苷类、头孢噻肟 头孢呋辛、万古霉素、利福平

3.疗程

与病原种类、治疗早晚、是否有并发症及机体的抵抗力等因素有关。一般认为流感嗜血杆菌脑膜炎和肺炎链球菌脑膜炎治疗不少于 2～3 周,脑膜炎双球菌脑膜炎疗程 7～10 天,而大肠杆菌和金黄色葡萄球菌脑膜炎疗程应达 3～4 周以上。因为化脑是一种严重的中枢神经系统感染,其预后与治疗密切相关,尽管国外有人主张治疗顺利的化脑疗程 10～12 天,但国内仍要求严格掌握停药指征,即症状消失、热退 1 周以上,脑脊液完全恢复正常后方可停药。对于无并发症的流感嗜血杆菌、肺炎链球菌和脑膜炎双球菌引起的脑膜炎,一般不需反复复查脑脊液,仅需在临床症状消失、接近完成疗程时复查一次,若已正常即可在疗程结束后停药;否则需继续治疗。若治疗不顺利,特别是新生儿革兰氏阴性杆菌脑膜炎,遇有治疗后症状无好转,或好转后又恶化者,应及时复查脑脊液,并进行必要的影像学检查,以指导下一步的治疗。近年来鞘内注射抗生素的疗法在临床上应用得越来越少,只有遇难治性病例时方可考虑,但一定要注意药物剂量和操作方法。

(二)肾上腺皮质激素

可以降低多种炎症介质如 PGE_2、TNF、IL-1 的浓度,减少因抗生素快速杀菌所产生的内毒素;降低血管通透性,减轻脑水肿,降低颅内压;减轻颅内炎症粘连,减少脑积水和颅神经麻痹等后遗症;减轻中毒症状,有利于退热。因此对于化脑患儿常给予激素治疗。通常用地塞米松每日 0.2～0.6 mg/kg,分次静脉注射,连用 3～5 天。

(三)对症和支持疗法

(1)对急性期患儿应严密观察病情变化,如各项生命体征及意识、瞳孔的改变等,以便及时给予相应的处理。

(2)及时处理颅内高压、高热、惊厥和感染性休克有颅内高压者,应及时给予脱水药物,一般用 20%甘露醇每次 0.5～1.0 g/kg,4～6 小时 1 次。对于颅内压增高严重者,可加大剂量(每次不超过 2 g/kg)或加用利尿药物,以防脑疝的发生。高热时给予物理降温或药物降温。有惊厥者及时给予抗惊药物如地西泮、苯巴比妥等。流行性脑脊髓膜炎较易发生感染性休克,一旦出现,应积极给予扩容、纠酸、血管活性药物等治疗。

(3)支持疗法要注意热量和液体的供应,维持水电解质平衡。对于新生儿或免疫功能低下的患儿,可少量输注新鲜血液或静脉输注丙种球蛋白等。

(四)并发症的治疗

1.硬膜下积液

少量液体不需要处理,积液较多时特别是已引起颅内压增高或局部刺激症状时,应进行穿刺放液。开始每日或隔日 1 次,每次一侧不超过 20～30 mL,两侧不超过 50～60 mL。放液时应任其自然流出,不能抽吸。1～2 周后酌情延长穿刺间隔时间。若穿刺达 10 次左右积液仍不见减少,可暂停穿刺并继续观察,一旦出现症状再行穿刺,这些病儿有时需数个月方可治愈。有硬膜下积脓时可予局部冲洗并注入适当抗生素。

2.脑室管膜炎

除全身抗生素治疗外,可做侧脑室穿刺引流,减低脑室内压,并注入抗生素。注入抗生素时一定要严格掌握剂量,如庆大霉素每次 1 000～3 000 IU,丁胺卡那霉素每次 5～20 mg,青霉素每次 5 000～10 000 IU,氨苄青霉素每次 50～100 mg 等。

3.脑性低钠血症

应适当限制液体入量,酌情补充钠盐。

4.脑积水

一旦发生应密切观察,随时准备手术治疗。

十、预防

应以普及卫生知识,改善人类生活环境,提高人体免疫力为主。①要重视呼吸道感染的预防,因为化

435

脑多数由上呼吸道感染发展而来,因此对婴幼儿的上呼吸道感染必须予以重视。平时让小儿多做户外锻炼,增强体质;在上感和化脑的好发季节,注意易感小儿的保护,如衣着适宜,避免相互接触传染等。②预防注射:国内已有流脑菌苗用于易感人群。③药物预防:对于流脑密切接触者,可给予适当的药物预防。

(宋传孝)

第六节　重症肌无力

重症肌无力(MG)是神经肌肉接头间传递功能障碍所致的慢性疾病,与其自身的免疫异常有关,所以又认为是一种自身免疫疾病,患病者轻则眼睑下垂、复视或斜视,眼球转动不灵;重则四肢无力,合身倦怠,颈软头倾,吞咽困难,饮水反呛,咀嚼无力,呼吸气短,语言障碍不清,生活不能自理,甚至呼吸困难发生危象。

一、诊断

(一)病史
与遗传因素、免疫功能异常等因素有关。

(二)临床表现

1.症状

(1)眼睑下垂,晨轻晚重,眼睑下垂多伴有复视、斜视、视物不清,眼睛闭合不全,眼球活动受限。

(2)四肢无力,难以连续高举双臂或难以连续蹲下与站起,或难以连续握拳与舒展开,故生理功能下降。

(3)颈软抬头无力或咀嚼无力,呼吸气短、无力,吞咽不顺利等症状互相关联,而吞咽困难与之相关的症状有发音不清,声音嘶哑,饮水呛咳,咀嚼无力等。

2.体征

眼外肌麻痹、肢体肌耐力减弱,疲劳试验阳性,对受累肌肉反复作同一动作或连续叩击某一反射,可见反应逐渐减弱或消失。

3.儿童重症肌无力(MG)分型

(1)少年型重症肌无力(JMG):临床最常见,除发病年龄不同外,与成人 MG 病理及发病机制均相同。起病多在 2 岁以后,最小年龄 6 个月,平均年龄 3 岁。女多于男。肌无力特点为休息后好转,重复用力则加重,并有晨轻暮重现象。JMG 分为以下几种。①眼肌型:最多见,患儿仅表现眼外肌受累症状,而无其他肌群受累的临床和电生理表现。首发症状是单侧或双侧上睑下垂,可伴眼球活动障碍,从而引起复视、斜视。重症者双眼几乎不动。②全身型:躯干及四肢受累,可伴眼外肌或球肌麻痹。轻者步行或上阶梯极易疲劳,重症者肢体无运动功能,常有呼吸肌及球肌麻痹。患儿腱反射多减弱或消失,无肌纤颤及明显肌萎缩,感觉正常。③脑干型:有明显吞咽、咀嚼及言语障碍,除伴眼外肌受累外,无躯干及肢体受累。

(2)新生儿暂时性重症肌无力:患重症肌无力母亲所生新生儿约 1/7 患本病。母亲的乙酰胆碱受体抗体(AchR-Ab)通过血-胎盘屏障进入胎儿血循环,作用于新生儿神经肌肉接头处 AchR 而表现 MG 临床特征。患儿生后数小时至 3d 内,出现全身肌张力低下,哭声弱,吸吮、吞咽、呼吸均显困难,腱反射减弱或消失;患儿很少有眼外肌麻痹。如未注意家族史,易与围生期脑损伤、肌无力综合征等相混淆。肌内注射甲基硫酸新斯的明后,症状明显减轻。重复神经刺激(RNS)检测对确诊有重要意义。患儿血中 AchR-Ab 可增高。轻症可自行缓解,2～4 周内完全恢复。重症者如不治疗,可在数小时内死于呼吸衰竭。

(3)先天性重症肌无力(CMG):发生于母亲未患重症肌无力所娩出的新生儿或小婴儿。血中无 AchR-Ab,常有阳性家族史。患儿在宫内胎动减少,出生后表现肌无力,哭声微弱,喂养困难,双上睑下垂,眼球活动受限。早期症状并不严重,故确诊较困难。少数患儿可有呼吸肌受累。病程一般较长,对胆碱酯酶抑制药有效,但对眼外肌麻痹效果较差。CMG 主要有四种缺陷即乙酰胆碱合成缺陷、乙酰胆碱释放障碍、胆碱酯酶缺乏、终板 AchR 缺陷。

（三）辅助检查

（1）新斯的明试验：是目前诊断重症肌无力的最简单方法。新斯的明,每次 0.04 mg/kg,肌肉注射。新生儿 0.1～0.15 mg,儿童常用量 0.25～0.5 mg,最大量不超过 1 mg。观察 30 min,肌力改善为阳性。一旦发现新斯的明的毒蕈碱样反应,可肌内注射阿托品 0.5～1 mg。

（2）免疫功能检查：可有异常。

（3）血清胆碱酯酶、免疫球蛋白、乙酰胆碱受体抗体效价测定升高。

（4）胸部 X 线片或 CT 检查：可有胸腺肿大或肿瘤。

（5）心电图可异常。

（6）电生理检查：感应电持续刺激受累肌肉反应迅速消失。EMG 重复频率刺激,低频刺激有波幅递减,高频刺激有波幅递增现象,如递减超过起始波幅10%以上或递增超过50%以上为阳性。肌电图检查是诊断重症肌无力的重要依据,尤其延髓型,不以眼睑下垂为首发症状的患者,新斯的明无法观察眼睑的变化,因此进行肌电图检查十分必要。

（四）诊断标准

（1）受累骨骼肌无力,朝轻暮重。

（2）肌疲劳试验阳性。

（3）药物试验阳性：新斯的明,每次 0.04 mg/kg,肌内注射。新生儿 0.1～0.15 mg,儿童常用量 0.25～0.5 mg,最大量不超过 1mg。观察 30 min,肌力改善为阳性。

（4）肌电图重复电刺激：低频刺激（通常用 3 Hz）肌肉动作电位幅度很快地递减 10%以上为阳性。

（5）血清抗乙酰胆碱抗体阳性。

（6）单纤维肌电图：可见兴奋传导延长或阻滞,相邻电位时间差（Jitter）值延长。

以上 6 项标准中,第（1）项为必备条件,其余 5 项为参考条件,必备条件加参考条件中的任何一项即可诊断。

二、治疗

（一）抗胆碱酯酶（ChE）药物

1. 新斯的明

（1）溴化新斯的明,5 岁以内 0.5 mg/(kg·d),5 岁以上 0.25mg/(kg·d),每 4 h 1 次,逐渐加量,一旦出现不良反应则停止加量。10～20 min 生效,持续 3～4 h,极量为 0.1g/d。作用时间短,胃肠道不良反应明显。

（2）甲基硫酸新斯的明,每岁 0.05～0.1 mg 或每次 0.0125mg/kg,皮下注射、肌内注射、静脉滴注。作用较迅速,但持续时间短（2～3h）。一般用于诊断和急救。

2. 溴吡斯的明（吡啶斯的明）

化学结构类似新斯的明,但毒性仅为其 1/8～1/4,治疗量与中毒量距离大,作用时间3.5～4.5 h。且对延髓支配肌、眼肌的疗效比新斯的明强。新生儿每次 5mg,婴幼儿每次10～15 mg,年长儿 20～30 mg,最大量每次不超过 60 mg,每日 3～4 次。根据症状控制需求及有无不良反应,适当增减每次剂量及间隔时间。

3. 依酚氯铵（腾喜龙）

0.2 mg/(kg·d),静脉注射,先注射 1/5 量,如无反应再注射余量。20～30 s 发生作用,持续2～4 min。仅用于诊断及确定危象的性质。

（二）免疫治疗

1.胸腺摘除术

术后有效率（完全缓解与好转）44%～90%。特别对非胸腺瘤术后缓解好转率较高;但75%～80%胸腺瘤可恶变,仍应尽早切除。对15岁以上的全身型MG,胸腺摘除术是常规治疗方法,术后继续用泼尼松1年。有胸腺瘤者可静脉滴注地塞米松或环磷酰胺后进行手术切除,但疗效比胸腺增生和正常者差,术后需进行放射治疗和长期免疫抑制药治疗。无胸腺瘤的眼肌型MG,即使肢体肌电图（EM）阳性,也非胸腺切除术适应证。

2.激素疗法

激素疗法的适应证为①病程在1年以内各型MG。②单纯用抗ChE药物不能控制MG。③单纯眼肌型MG。④已行胸腺摘除术,但疗效不佳或恶化的MG。⑤MG胸腺摘除术术前准备。

具体疗法:①泼尼松长期维持疗法。泼尼松1～2 mg/（kg·d）小剂量开始逐渐增加,症状明显缓解后,持续服用8～12周后逐渐减量,至每日或隔日顿服,总疗程2年。②大剂量甲泼尼龙冲击疗法。甲泼尼龙20 mg/（kg·d）,静脉滴注3d;再以泼尼松维持治疗。其优点是起效时间和达最佳疗效时间比泼尼松长期维持疗法短。适用于肌无力危象,胸腺摘除术前准备。应有气管切开和辅助呼吸的准备。如病情严重,应服用大剂量抗ChE药物,在开始大剂量激素治疗时适当减少抗ChE药剂量,以减少一过性肌无力加重现象。

3.其他免疫抑制疗法

（1）环磷酰胺,2 mg/（kg·d）分2次服用。多半于2个月内见效,有效率为73%。EMG证明治疗有效。应注意白细胞减少、出血性膀胱炎、口腔炎、恶心、呕吐、皮疹和脱发等不良反应,疗程不超过12周,以免损伤性腺。

（2）嘌呤拮抗药,6-巯基嘌呤1.5mg/（kg·d）,分1～3次。硫唑嘌呤1.5～3 mg/（kg·d）,分2次。

（3）环孢素（环孢霉素A）,5 mg/（kg·d）,8～16周后增至10 mg/（kg·d）,分2次服。4周见效,8～12周明显改善。

（4）血浆置换法,去除Ach受体抗体,见效快,显效率几乎是100%,但疗效持续短,价格昂贵,仅用于重症。不良反应有低血压、出血和电解质紊乱。

（5）大剂量静脉注射丙种球蛋白,0.4～0.6 g/（kg·d）静脉滴注,4～6 h输完,连续5 d为1个疗程。急性或复发病例有效率75%～100%。显效较快,绝大多数在3～10 d见效,最短者次日即见效;缓解后维持20～120 d,大多40～60 d。间断3～4周重复用药,可能有更长的缓解期。因价格昂贵,主要用于MG危象,或其他治疗无效者。

（三）辅助性药物

（1）氯化钾片剂或10%氯化钾溶液:2～3 g/d,分2～3次。

（2）螺旋内酯胶囊:2 mg/（kg·d）,分2～4次。

（3）麻黄碱片剂:每次0.5～1.0 mg/kg,3次/d。

（四）换血疗法

对新生儿一过性肌无力有呼吸困难者可考虑换血疗法。

（五）肌无力危象与胆碱能危象的处理

各种危象发生时,首要的抢救措施是设法保持呼吸道通畅,必要时气管切开辅以人工辅助呼吸。同时根据危象的类型予以处理,如为肌无力危象需用新斯的明1 mg肌内注射或静脉滴注,然后在依酚氯铵（腾喜龙）试验的监护下每隔半小时注射0.5 mg,至病情好转后改为口服。如考虑为胆碱能危象,立即停用抗胆碱酯酶药物,并静脉注射阿托品直至症状消失,以后在依酚氯铵试验阳性后再慎用抗胆碱酯酶药。

（梁联防）

第七节　脑性瘫痪

脑性瘫痪(CP)简称脑瘫,自 1843 年-1862 年间 Little 提出并不断完善了作为 CP 雏形的痉挛性强直概念以来(后称 Little's 病),CP 的定义变得更为复杂。2006 年中国康复医学会儿童康复专业委员会和中国残疾人康复协会小儿脑瘫康复专业委员会定义 CP 为:自受孕开始至婴儿期非进行性脑损伤和发育缺陷所致的综合征,主要表现为运动障碍及姿势异常。该定义强调了 CP 的脑源性、脑损伤非进行性,症状在婴儿期出现,可有较多并发症,并排除进行性疾病所致的中枢运动障碍及正常儿童暂时性运动发育迟缓。本病并不少见,发达国家患病率在 1‰～3‰间,我国在 2‰左右。脑瘫患儿中男孩多于女孩,男：女在 1.13：1～1.57：1 之间。

一、分型与病因

(一)根据临床特点 CP 分为 5 型

1.痉挛型

最常见,约占全部病例的 50%～60%。主要因锥体系受累,表现为上肢、肘、腕关节屈曲,拇指内收,手紧握拳;下肢内收交叉呈剪刀腿和尖足(图 17-1)。

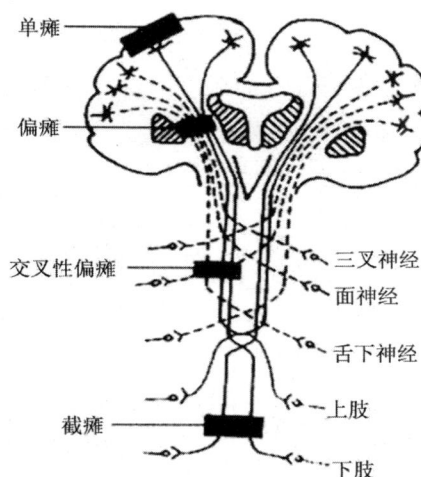

图 17-1　椎体束病损图解

2.不随意运动型

以锥体外系受损为主,不随意运动增多,表现为手足徐动、舞蹈样动作、肌张力不全、震颤等。

3.共济失调型

以小脑受损为主。

4.肌张力低下型

往往是其他类型的过渡形式。

5.混合型

(二)根据瘫痪部位(指痉挛型)分为 5 型

1.单瘫

单个肢体受累。

2.双瘫

四肢受累,上肢轻,下肢重。

3.三肢瘫

三个肢体受累。

4.偏瘫

半侧肢体受累。

5.四肢瘫

四肢受累,上、下肢受累程度相似。

(三)根据病因病理学分4型

1.脑损伤型CP

指围生期及生后以脑损伤为主,包括异常妊娠、异常分娩、围生期感染、缺氧、窒息、惊厥、低血糖等导致脑损伤。诊断必备下列条件,即妊娠早、中期胚胎发育无异常;围生期有明显的导致脑损伤的物理、化学或生物学等致病因素;影像学存在脑损伤及损伤后遗症的依据。

2.脑发育异常型CP

主要指妊娠早、中期感染或妊娠期间持续存在的各种环境、遗传、心理和社会等因素导致。诊断必备下列条件:孕早、中期持续存在导致神经发育阻滞或发育异常的因素;围生期无明显导致脑损伤的物理、化学或生物等致病因素;影像学存在脑发育异常的依据。

3.混合型CP

指既有妊娠期间各种环境、遗传因素、心理社会因素等导致胚胎神经发育阻滞或发育异常,又有围生期各种致病因子对脑组织的损害。

4.原因不明CP

指妊娠期和围生期均没有任何明确导致CP的危险因素,此型可能与遗传和某些原因不明的先天性因素有关。脑性瘫痪要与下运动神经元性瘫痪鉴别(表17-5)。

表 17-5 上、下运动神经元性瘫痪的鉴别

	上运动神经元性(中枢性)瘫痪	下运动神经元性(周围性)瘫痪
病变部位	皮层运动投射区或锥体束	脊髓前角、前根和周围神经的运动纤维
瘫痪的范围	常为广泛的	常为局限的
肌张力	张力过强,痉挛	张力减退,弛缓
肌萎缩	晚期废用性肌萎缩	有
反射	深反射增强,浅反射减弱或消失	深、浅反射均减弱或消失
病理反射	阳性	阴性
连带运动	有	无
肌电变性反应	无	有

二、临床表现

(一)基本表现

脑瘫以出生后非进行性运动发育异常为特征,一般都有以下4种表现。

1.运动发育落后和瘫痪肢体主动运动减少

患儿不能完成相同年龄正常小儿应有的运动发育进程,包括竖颈、坐、站立、独走等粗大运动,以及手指的精细动作。

2.肌张力异常

因不同临床类型而异,痉挛型表现为肌张力增高;肌张力低下型则表现为瘫痪肢体松软,但仍可引出腱反射;而手足徐动型表现为变异性肌张力不全。

3.姿势异常

受异常肌张力和原始反射消失等不同情况影响,患儿可出现多种肢体异常姿势,并因此影响其正常运动功能的发挥。体检中将患儿卧位、直立位以及由仰卧牵拉成坐位时,即可发现瘫痪肢体的异常姿势和非正常体位。

4.反射异常

多种原始反射消失延迟。痉挛型脑瘫患儿腱反射活跃,可引出踝阵挛和阳性 Babinski 征(图 17-2)。

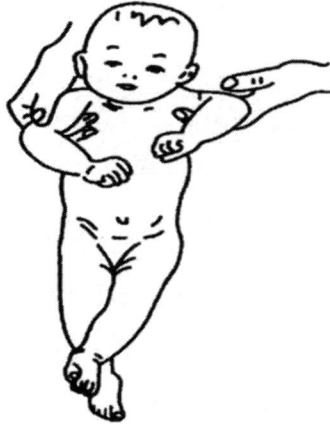

图 17-2　痉挛型脑瘫直立位姿

(二)伴随症状和疾病

作为脑损伤引起的共同表现,一半以上脑瘫患儿可能合并智力低下、听力和语言发育障碍,其他如视力障碍、过度激惹、小头畸形、癫痫等。有的伴随症状如流涎、关节脱位则与脑瘫自身的运动功能障碍相关。

(三)头颅影像学检查

脑发育不全最常见部位以颞叶、额叶及脑室周围多见;脑萎缩、头颅出血、胼胝体发育不良、脑积水等较常见;白质软化、巨脑回、皮质裂等少见。头颅影像学无特异性,且严重程度与脑瘫临床表现的严重程度并不一致,不能仅以头颅影像作为脑瘫治疗效果和预后的评价指标。

近年来,国外学者利用 MRI 技术对脑瘫患儿进行影像学研究,报道其 MRI 异常在80%～100%之间,MRI 异常表现与脑瘫类型、病因、出生胎龄等均有密切关系。不随意运动型脑瘫异常率68.2%。早产儿仍以脑室周围 TW_2 相低信号(PVL)改变为主,阳性率达87%;而足月儿则以双侧丘脑、壳核和苍白球改变为主,与窒息和黄疸有关,异常率仅有17%。胆红素脑病引起的不随意运动型脑瘫患儿,颅脑 MRI 特征与缺氧性损伤所致者有所不同,前者主要损伤苍白球,后者则主要损伤丘脑和壳核。

三、诊断与鉴别诊断

脑瘫有多种类型,使其临床表现复杂,容易与婴幼儿时期其他神经肌肉性瘫痪相混淆。然而,只要认真问清病史和体格检查,遵循脑瘫的定义,正确确立诊断并不困难。1/2～2/3 的患儿可有头颅 CT、MRI 异常,但正常者不能否定本病的诊断。脑电图可能正常,也可表现异常背景活动,伴有痫性放电波者应注意合并癫痫的可能性。诊断脑瘫同时,需对患儿同时存在的伴随症状和疾病如智力低下、癫痫、语言听力障碍、关节脱位等做出判断,为本病的综合治疗创造条件。

诊断条件:①引起脑瘫的脑损伤为非进行性。②引起运动障碍的病变部位在脑部。③症状在婴儿期出现。④有时合并智力障碍、癫痫、感知觉障碍及其他异常。⑤除外进行性疾病所致的中枢性运动障碍及正常小儿暂时性的运动发育迟缓。

四、治疗

采用损伤、残能、残障的国际分类(ICIDH)和粗大运动功能分类系统(GMFCS)对脑瘫患儿进行评价，运动障碍与肌张力障碍型脑瘫属于中、重度残疾，患儿的移动运动、手功能、言语、社交技能等随意运动都受到不同程度的影响。目前的治疗措施仍以神经发育学治疗为主，以运动康复为主流，兼顾所有受累功能区以及相关障碍。不但应及早进行物理治疗、作业治疗，而且应重视口运动、进食技能、语言与言语功能的早期干预。

（一）治疗原则

1. 早期发现和早期治疗

婴儿运动系统正处发育阶段，早期治疗容易取得较好疗效。

2. 促进正常运动发育

抑制异常运动和姿势。

3. 采取综合治疗手段

除针对运动障碍外，同时控制其癫痫发作，以阻止脑损伤的加重。对同时存在的语言障碍、关节脱位、听力障碍等也需同时治疗。

4. 医师指导和家庭训练相结合

以保证患儿得到持之以恒的正确治疗。

（二）主要治疗措施

物理治疗(PT)主要通过制定治疗性训练方案来实施，常用的技术包括：软组织牵拉、抗异常模式的体位性治疗、调整肌张力技术、功能性运动强化训练、肌力和耐力训练、平衡和协调控制、物理因子辅助治疗等等。具体治疗方法有作业治疗、支具或矫形器的应用、语言治疗、心理行为治疗、特殊教育。

（三）药物治疗

目前还没发现治疗脑瘫的特效药物，可用小计量安坦缓解手足徐动症的多动，改善肌张力；注射肉毒毒素 A 可缓解肌肉痉挛，配合物理治疗可治疗痉挛性脑瘫。

（四）手术治疗

主要用于痉挛型，目的是矫正畸形，恢复或改善肌力与肌张力的平衡。

（五）其他

如高压氧舱、水疗、电疗等。

（梁联防）

第八节　格林－巴利综合征

急性感染性多发性神经根神经炎又称格林-巴利综合征(CBS)。本病多见于儿童，夏秋季好发，男略多于女，农村多于城市。其主要临床特征是急性进行性对称性弛缓性麻痹，多为上行性进展，重者可出现呼吸肌麻痹甚至危及生命；腱反射消失；脑脊液呈蛋白-细胞分离现象。

一、病因和发病机制

CBS 的病因及发病机制尚未阐明。但近年的相关研究取得很大进展，国内外学者一致认为本病是与感染有关的一种急性免疫性周围神经病。多种因素均能诱发本病，除与感染因素，如呼吸道病毒、肠道病毒、空肠弯曲菌等前驱感染有关外，尚与疫苗接种、免疫遗传因素有关。本病的基本发病过程可能是：前驱感染激发变态反应，损伤脊神经根，造成神经纤维脱髓鞘。

二、病理

脊神经根及近、远端神经均可受累,部分病例颅神经也可受累。主要病理改变为水肿、神经内膜淋巴细胞浸润、节段性髓鞘脱失。部分患者可见神经轴突变性。

三、临床表现

病前1~3周多有上呼吸道和肠道感染症状。多数患儿起病急,1~2周内神经系统症状达高峰,持续数日后开始缓慢恢复。主要临床表现如下。

1. 运动障碍

多数患儿自下肢开始出现肌肉无力,逐渐向上发展。少数自脑神经麻痹开始,由上向下发展。麻痹可为完全性或不完全性。麻痹的特点为弛缓性、对称性、远端重于近端。腱反射及腹壁反射减弱或消失。

2. 脑神经麻痹

约半数患儿累及后组颅神经(Ⅸ、Ⅹ、Ⅻ)时,患者表现为声音低哑、吞咽困难、进食呛咳、易发生误吸。面神经麻痹表现为表情缺失。

3. 呼吸肌麻痹

当病变波及颈胸段脊神经根时,可出现轻重不等的呼吸肌麻痹。根据表现,一般分为三度。①一度麻痹:语音较小,轻度咳嗽无力,无呼吸困难,肋间肌和(或)膈肌运动减弱,无矛盾呼吸,X射线透视下肋间肌和(或)膈肌运动减弱。②二度麻痹:语音小,中度咳嗽无力,有呼吸困难,除肋间肌和(或)膈肌运动减弱外,稍深吸气时可见矛盾呼吸,X射线透视下肋间肌和(或)膈肌运动明显减弱。③三度麻痹:语音明显小,咳嗽重度无力或消失,有重度呼吸困难,除有肋间肌和(或)膈肌运动减弱外,于平静呼吸时可见矛盾呼吸,X射线透视下肋间肌和(或)膈肌运动严重减弱,深吸气时膈肌下降小于一个肋间,平静呼吸时膈肌下降小于1/3肋间,甚至不动。

4. 感觉障碍

感觉障碍症状相对轻微,且主观感觉障碍明显多于客观检查发现。主要表现为神经根痛和皮肤感觉过敏。一些年长儿体检可见手套、袜套样感觉功能减退。

5. 自主神经功能障碍

症状也较轻微,主要表现为多汗、便秘、不超过12~24 h的一过性尿潴留。少数患儿可出现血压波动及严重的心律失常,这可能因支配心脏的自主神经受累所致。

四、实验室检查

1. 脑脊液检查

80%~90%的GBS患者脑脊液中蛋白增高但白细胞计数和其他均正常,乃本病特征。然而,这种蛋白-细胞分离现象一般要到起病后第2周才出现。

2. 肌电图检查

显示下运动神经元受累,运动及感觉神经传导减慢。

五、诊断

典型病例不难诊断。以下几点可作为诊断的参考:①急性起病,不发热,可见上行性、对称性、弛缓性瘫痪,少数患儿为下行性瘫痪。②四肢主观有麻木或酸痛等异常感觉,或呈手套、袜套样感觉障碍。③可伴有脑神经麻痹。④严重者常有呼吸肌麻痹。⑤脑脊液可有蛋白-细胞分离和神经传导功能异常。

六、鉴别诊断

要注意和其他急性弛缓性瘫痪疾病鉴别,主要是以下几种。

1.肠道病毒引起的急性弛缓性麻痹

我国已基本消灭野生型病毒脊髓灰质炎的发生,但仍有柯萨奇病毒、埃可病毒等其他肠道病毒引起的急性弛缓性瘫痪。根据其肢体瘫痪多为单侧肢体,脑脊液中可有白细胞增多,周围神经传导功能正常以及急性期粪便病毒分离,容易与 GBS 鉴别。

2.急性横贯性脊髓炎

在脊髓休克期易与 GBS 混淆,但急性横贯性脊髓炎有尿潴留等持续括约肌功能障碍和感觉障碍平面,而且急性期周围神经传导功能正常。

3.脊髓肿瘤

起病呈慢性渐进性,多有根性痛,呈不对称性上运动神经元瘫痪,有明显的感觉障碍,脑脊液检查有梗阻性改变。CT 和 MRI 可确定诊断。

七、治疗

1.护理

本病虽缺少特效治疗,但病程自限,大多可望完全恢复。积极的支持治疗和护理措施,是顺利康复的关键。

(1)保持呼吸道通畅,勤翻身,防止坠积性肺炎或褥疮。

(2)吞咽困难者要鼻饲,以防吸入性肺炎。

(3)保证足量的水分、热量和电解质供应。

(4)尽早对瘫痪肌群康复训练,防止肌肉萎缩,促进恢复。

2.呼吸肌麻痹的抢救

保持呼吸道通畅,正确掌握气管切开及机械通气的指征。对三度呼吸肌麻痹、二度呼吸肌麻痹合并舌咽、迷走神经麻痹或合并肺炎、肺不张;发病48h内已出现二度呼吸肌麻痹者均应及时作气管插管或切开,并根据病情需要适时进行机械通气。目前经喉气管插管多用,气管切开已很少应用。

3.药物治疗

对病情进行性加重,尤其有呼吸肌或后组颅神经麻痹者,可试用静脉注射大剂量免疫球蛋白(IVIG),400 mg/(kg·d),连用 5 d。也可按 2 g/kg 一次负荷剂量静脉滴注,效果较好。有效者 24~48 h 内可见麻痹不再进展,但也有不见效者。多数专家认为皮质激素对本病治疗无效。

4.恢复期治疗

宜采用功能训练、物理治疗促进肢体功能恢复。

(葛丽燕)

第九节　脑脓肿

脑脓肿是指各种病原菌侵入颅内引起感染,并形成脓腔,是颅内一种严重的破坏性疾患。脑脓肿由于其有不同性质的感染、又生长于不同部位,故临床上表现复杂,患者可能是婴幼儿或老年,有时有危重的基础疾病,有时又有复杂的感染状态,因此,对脑脓肿的判断,采用什么方式治疗,以何种药物干扰菌群等,许多问题值得探讨。

一、流行病学趋向

在 21 世纪开始之初,有人将波士顿儿童医院的神经外科资料,对比了 20 年前脑脓肿的发病、诊断和疗效等一些问题,研究其倾向性的变化。他们把1981—2000 年的 54 例脑脓肿和1945—1980 年的病例特点进行了比较,发现婴儿病例从 7% 增加到 22%,并证实以前没有的枸橼酸杆菌和真菌性脑脓肿,前者现在见于新生儿,后者则是免疫抑制患者脑脓肿的突出菌种。过去的鼻窦或耳源性脑脓肿从 26% 下降到现在的 11%,总的病死率则呈平稳下降,从 27% 降至 24%(Goodkin 等 2004)。

这些倾向性变化从 MedLine2006 年 9 月的前 5 年得到证实,过去罕见的诺卡菌脑脓肿、曲霉菌脑脓肿,而免疫缺陷(AIDS)患者的神经系统弓形虫病则报道更多,其中少数也形成脑脓肿,甚至多发性脑脓肿。这表明一些原属于机会性或条件性致病菌(病原生物)现在变得更为活跃。另一方面在广谱抗生素和激素的广泛使用中,耐药人群普遍增加,同时,大量消耗病、恶性病患者的免疫功能受损、吸毒人群增加等,脑脓肿的凶险因素在增加,脑脓肿菌群变化的几率也在上升。

二、病原学

(一)脑脓肿病菌的变化

脑脓肿的病原生物虽有细菌、真菌和原虫,但主要病原是细菌。在过去 50 年中,脑脓肿的致病菌有较大的变化,抗生素应用以前,金黄色葡萄球菌占 25%~30%,链球菌占 30%,大肠杆菌占 12%。20 世纪 70 年代葡萄球菌感染下降,革兰氏阴性杆菌上升,细菌培养阴性率 50% 以上。认为此结果与广泛应用抗生素控制较严重的葡萄球菌感染有关。国内的这方面变化也类似。天津科研人员调查,从 1980—2000 年的细菌培养阳性率依次为链球菌 32%,葡萄球菌 29%,变形杆菌 28%,与 1952—1979 年的顺序正好相反,主要与耳源性脑脓肿减少有关。

其次,20 世纪 80 年代以来厌氧菌培养技术提高,改变了过去 50% 培养阴性的结果。北京研究人员曾统计脑脓肿 16 例,其中厌氧菌培养阳性 9 例,未行厌氧菌培养 7 例,一般细菌培养都阴性。厌氧菌培养需及时送检,注意检验方法。目前,实际培养阳性率仍在 48%~81%。

(二)原发灶与脑脓肿菌种的关系

原发灶的病菌是脑脓肿病菌的根源。脑脓肿的菌种繁多,南非最近一组 121 例脓液培养出细菌 33 种,50% 混合型。但各种原发灶的病菌有常见的范围。耳鼻源性脑脓肿以链球菌和松脆拟杆菌多见;心源性则以草绿色链球菌、厌氧菌、微需氧链球菌较多;肺源性多见的是牙周梭杆菌、诺卡菌和拟杆菌;外伤和开颅术后常是金黄色葡萄球菌、表皮葡萄球菌及链球菌(详见表17-6)。事实上,混合感染和厌氧感染各占 30%~60%。

(三)病原体入颅途径和脑脓肿定位规律

1.邻近结构接触感染

(1)耳源性脑脓肿:中耳炎经鼓室盖、鼓窦、乳突内侧硬膜板入颅,易形成颞叶中后部、小脑侧叶前上部脓肿最为多见。以色列一组报道,15 年 28 例中耳炎的颅内并发症 8 种,依次是脑膜炎、脑脓肿、硬膜外脓肿、乙状窦血栓形成、硬膜下脓肿、静脉窦周脓肿、横窦和海绵窦血栓形成。表明少数可通过逆行性血栓性静脉炎,至顶叶、小脑蚓部或对侧深部白质形成脓肿。

(2)鼻窦性脑脓肿:额窦或筛窦炎易引起硬膜下或硬膜外脓肿,或额极、额底脑脓肿。某医院 1 例小儿筛窦炎引起双眶骨膜下脓肿,后来在 MRI 检查发现脑脓肿,这是局部扩散和逆行性血栓性静脉炎的多途径入颅的实例。蝶窦炎偶尔可引起垂体、脑干、颞叶脓肿。

(3)头面部感染引起:颅骨骨髓炎、先天性皮窦、筛窦骨瘤、鼻咽癌等可直接伴发脑脓肿;牙周脓肿、颌面部蜂窝织炎、腮腺脓肿等可以通过面静脉与颅内的吻合支;板障静脉或导血管的逆行感染入颅。斯洛伐尼亚 1 例患者换乳牙时自行拔除,导致了脑脓肿。

2.远途血行感染

(1)细菌性心内膜炎,由菌栓循动脉扩散入颅。

(2)先天性心脏病,感染栓子随静脉血不经肺过滤而直接入左心转入脑。

(3)发绀型心脏病,易有红细胞增多症,血黏度大,感染栓子入脑易于繁殖。此类脓肿半数以上为多发、多房,少数呈痈性,常在深部或大脑各叶,脓肿相对壁薄,预后较差。

表 17-6　原发灶、病原体、入颅途径及脑脓肿定位

原发灶、感染途径	主要病菌	脑脓肿主要定位
一、邻近接触为主		
1.中耳、乳突炎;邻近接触;血栓静脉炎逆行感染	需氧或厌氧链球菌;松脆拟杆菌(厌氧);肠内菌丛	颞叶(多)、小脑(小)(表浅、单发多);远隔脑叶或对侧
2.筛窦、额窦炎(蝶窦炎)	链球菌;松脆拟杆菌(厌氧);肠菌、金葡、嗜血杆菌	额底、额板(垂体、脑干、颞叶)
3.头面部感染(牙、咽、皮窦)(骨髓炎等)	混合性,牙周梭杆菌;松脆拟杆菌(厌氧);链球菌	额叶多(多位)
二、远途血行感染		
1.先天性心脏病(心内膜炎)	草绿链球菌,厌氧菌;微需氧链球菌(金葡、溶血性链球菌)	大脑中动脉分布区(可见各种部位)深部,多发,囊壁薄
2.肺源性感染(支扩、脓胸等)	牙周梭杆菌、放线菌拟杆菌、链球菌星形诺卡菌	同上部位
3.其他盆腔、腹腔脓肿	肠菌、变形杆菌混合	同上部位
三、脑膜开放性感染		
1.外伤性脑脓肿	金葡、表皮葡萄球菌	依异物、创道定位
2.手术后脑脓肿	链球菌、肠内菌群,梭状芽孢杆菌	CSF 瘘附近
四、免疫源性脑脓肿		
1.AIDS、恶性病免疫抑制治疗等	诺卡菌、真菌、弓形虫、肠内菌群	似先心病
2.新生儿	枸橼酸菌,变形杆菌	单或双额(大)
五、隐源性脑脓肿	链、葡、初油酸菌	大脑、鞍区、小脑

(4)肺胸性感染,如肺炎、肺脓肿、支气管扩张、脓胸等,其感染栓子扩散至肺部毛细血管网,可随血流入颅。

(5)盆腔脓肿,可经脊柱周围的无瓣静脉丛,逆行扩散到椎管内静脉丛再转入颅内。最近,柏林1例肛周脓肿患者,术后1周出现多发性脑脓肿,探讨了这一感染途径。

3.脑膜开放性感染

外伤性脑脓肿和开颅术后脑脓肿属于这一类。外伤后遗留异物或脑脊液瘘时,偶尔会并发脑脓肿,常位于异物处、脑脊液瘘附近或在创道的沿线。

4.免疫源性脑脓肿

自从1981年发现 AIDS 的病原以来,其普遍流行的程度不断扩大,影响全球。一些 AIDS 患者继发的机会性感染,特别是细菌、真菌、放线菌以及弓形虫感染造成的单发或多发性脑脓肿,日渐增多,已见前述。这不仅限于 AIDS,许多恶性病和慢性消耗病如各种白血病、中晚期恶性肿瘤、重型糖尿病、顽固性结核病等,其机体的免疫力低下,尤其在城市患者的耐药菌种不断增加,炎症早期未能控制,导致脑脓肿形成的观察上升。

5.隐源性脑脓肿

临床上找不到原发灶。此型有增加趋势。天津一组长期对照研究,本型已从过去10%上升到42%,认为与抗生素广泛应用和标本送检中采取、保存有误。一般考虑还是血源性感染,只是表现隐匿。另外,最近欧美、亚洲都有一些颅内肿瘤伴发脑脓肿的报道,似属隐源性脑脓肿。

鞍内、鞍旁肿瘤合伴脓肿,认为属窦源性;矢状窦旁脑肿瘤,暗示与窦有关;1例颞极脑膜瘤的瘤内、瘤周白质伴发脓肿,术后培养出 B 型链球菌和冻链球菌,与其最近牙槽问题有关,可能仍为血行播散;小脑转移癌伴发脓肿,曾有2例分别培养出初油酸菌、凝固酶阴性型葡萄球菌,其中1例,尸检证实为肺癌。

三、病理学基础

脑脓肿的形成在细菌毒力不同有很大差异。史坦福大学的 Britt,Enrmann 等分别以需氧菌(α-溶血性链球菌)和厌氧混合菌群(松脆拟杆菌和能在厌氧条件下生长的表皮葡萄球菌)做两种实验研究,并以人的脑脓肿结合 CT 和临床进行系统研究。认为脑肿瘤的分期系自然形成讲各期紧密相连而重点有别,但影响因素众多,及早而有效的药物可改变其进程。

(一)需氧菌脑脓肿四期的形成和发展

1. 脑炎早期(1~3 d)

化脓性细菌接种后,出现局限性化脓性脑炎,血管出现脓性栓塞,局部炎性浸润,中心坏死,周围水肿,周围有新生血管。第 3 天 CT 强化可见部分性坏死。临床以急性炎症突出,卧床不起。

2. 脑炎晚期(4~9 d)

坏死中心继续扩大,炎性浸润以吞噬细胞,第 5 天出现成纤维细胞,并逐渐成网包绕坏死中心。第 7 天,周围新生血管增生很快,围绕着发展中的脓肿。CT 第 5 天可见强化环,延迟 CT,10~15min 显强化结节。临床有缓解。

3. 包囊早期(10~13 d)

10 天形成薄囊,脑炎减慢,新生血管达最大程度,周围水肿减轻,反应性星形细胞增生,脓肿孤立。延迟 CT 的强化环向中心弥散减少。

4. 包囊晚期(14 d 以后)

包囊增厚,囊外胶质增生显著,脓肿分 5 层:①脓腔。②成纤维细胞包绕中心。③胶原蛋白囊。④周围炎性浸润及新生血管。⑤星形细胞增生,脑水肿。延迟强化 CT 增强剂不弥散入脓腔。临床突显占位病变。

(二)厌氧性脑脓肿的三期

从厌氧培养的专门技术发现,脑脓肿的脓液中厌氧菌的数量大大超过需氧菌。松脆拟杆菌是最常见的责任性厌氧菌,是一个很容易在人体内形成脓肿和造成组织破坏的细菌。过去从鼻副窦、肺胸炎症、腹部炎症所造成的脑脓肿中分离出此细菌,但最多是从耳源性脑脓肿中分离出来的,其毒力很大,显然不同于上述需氧性链球菌。

1. 脑炎早期(1~3 d)

这一厌氧混合菌组接种实验动物后,16 只狗出现致命感染,是一种暴发性软脑膜炎,甚至到晚期都很重。其中 25% 是广泛性化脓性脑炎,其邻近坏死中心的血管充血及血管周围出血,或血栓形成,周围积存富含蛋白的浆液及脑炎早期的脑坏死和广泛脑水肿。

2. 脑炎晚期(4~9 d)

接着最不同的是坏死,很快,脑脓肿破入脑室占 25%(4~8 d),死亡达 56%(9/16),这在过去链球菌性脑脓肿的模型中未曾见到,表明其危害性和严重性。

3. 包囊形成(10 d 以后)

虽然在第 5 天也出现成纤维细胞,但包囊形成明显延迟,3 周仍是不完全性包囊,CT 证实,故研究人员在包囊形成阶段不分早晚期,研究的关键是失控性感染。另外,松脆拟杆菌属内的几个种,能产生 8-内酰胺酶,可以抗青霉素,应引起临床医师的重视。

四、临床表现

脑脓肿的症状和体征差别很大,与原发病的病情、脑脓肿的病期、脑脓肿的部位、数目、病菌的毒力,宿主的免疫状态均有关。

(一)原发病的变化

脑脓肿都是在常见原发病的基础上产生的,故在耳咽鼻喉、头面部、心、肺及其他部位的感染,或脓肿后出现脑膜刺激症状,就应提高警惕,特别应该引起重视的如原来流脓的中耳炎突然停止流脓,应注意发生有脓入颅内的可能性。

(二)急性脑膜脑炎症状

任何脑脓肿都是从脑膜脑炎开始,最早可表现为头痛伴发高热,甚至寒战等全身不适和颈部活动受限。突出的头痛可占 70%～95%,常为病侧更痛,局部叩诊时有定位价值,更多的是全头痛,药物难以控制。半数患者可伴颅内压增高,表现尚有恶心、呕吐。常有嗜睡和卧床不起。

(三)脑脓肿的局灶征

在脑脓肿取代脑膜脑炎的过程中,体温下降,精神好转,不数日,因脓肿的扩大,又再次卧床不起。一方面头痛加重、视乳头水肿、烦躁或反应迟钝;另一方面局灶性神经体征突出,50%～80%出现偏瘫、语言障碍、视野缺损、锥体束征或共济失调的小脑病变特征。依脓肿所在部位突出相应额、顶、枕、颞的局灶征,少部分患者出现癫痫,极少数脑干脓肿可表现在本侧颅神经麻痹、对侧锥体束征。发生率依次为脑桥、中脑、延脑。近年增多的不典型"瘤型"脑脓肿可达 14%,过去起伏两周的病期,可延缓至数月,大部分被误诊为胶质瘤,值得注意。

(四)脑脓肿的危象

1.脑疝综合征

脑疝是脑脓肿危险阶段的临界信号,都是脑脓肿增大到一定体积时脑组织横形或纵形移位,脑干受压使患者突然昏迷或突然呼吸停止而致命。关键是及早处理脑脓肿,识别先兆症状和体征,避免使颅内压增高的动作,避免不适当的操作,特别要严密和善于观察意识状态。必要时应积极锥颅穿刺脓肿或脑室,迅速减压。

2.脑脓肿破裂

脑脓肿的脑室面脓肿壁常较薄,在不适当的穿刺、或穿透对侧脓壁,或自发性破裂,破入脑室或破入蛛网膜下隙,出现反应时,立即头痛、高热、昏迷、角弓反张等急性室管膜炎或脑膜炎,应及时脑室外引流,积极抢救,以求逆转症状。

五、特殊检查

(一)CT 和 MRI

(1)脑炎早晚期(不足 9 d):①CT 平扫:1～3 d,就出现低密度区,但可误为正常。重复 CT 见低密度区扩大。CT 增强:3 d 后即见部分性强化环。②MRI 长 T_2 的高信号较长 T_1 的低信号水肿更醒目。4～9 d,CT 见显著强化环。延迟 CT(30～60 s)强化剂向中心弥散,小的脓肿显示强化结节。

(2)包囊晚期(超过 10 d):CT 平扫,低密度区边缘可见略高密度的囊壁,囊外为水肿带。MRI T_1 见等信号囊壁,囊壁内外为不同程度的长 T_1; T_2 的低信号囊壁介于囊壁内外的长 T_2 之间,比 CT 清晰。CT 增强,见强化囊壁包绕脓腔;延迟 CT(30～60 s),强化环向中央弥散减少,14d 以后不向中央弥散。T_1 用 Gd-DTPA 增强时,强化囊壁包囊绕脓腔比 CT 反差更明显。

(3)人类脑脓肿的 CT 模式:早年 8 例不同微生物所致人类脑脓肿的 CT 模式可供参考。上述图型各取自系列 CT 扫描之一,但处于脑脓肿的不同阶段。①不同微生物:细菌性脑脓肿(A、D、E、G、H);真菌性脑脓肿(C、F);原虫性脑脓肿(B)。②不同时期:脑炎早期(A、B、C);脑炎晚期(D);包囊早期(E、F);包囊晚期(G、H)。③不同数量:单发脑脓肿(D～G);多发脑脓肿(A～C、H)。④各种脑脓肿:星形诺卡菌脑脓肿(A);弓形虫性脑脓肿(B);曲霉菌脑脓肿(C);肺炎球菌脑脓肿(D);微需氧链球菌脑脓肿(E);红花尖镰孢霉菌脑脓肿(F);牙周梭杆菌脑脓肿(G);分枝杆菌,绿色链球菌,肠菌性多发性后颅凹脑脓肿(H)。

(二)DWI 及 MRS

(1)弥散加权磁共振扫描(DWI):脑脓肿的诊断有时与囊性脑瘤混淆。近年来,有多篇报道用 DWI 来区别。土耳其一组研究人员收集脑脓肿病例 19 例,其中 4 例 DWI 是强化后高信号,由于水分子在脓液和囊液的弥散系数(ADC)明显不同,脓液的 ADC 是低值,4 例平均为(0.76±0.12)mm/s;8 例囊性胶质瘤和 7 例转移瘤的 DWI 是低信号,ADC 是高值,分别为(5.51±2.08)mm/s 和(4.58±2.19)mm/s,(P=0.003)。当脓液被引流后 ADC 值升高,脓肿复发时 ADC 值又降低。

(2)磁共振波谱分析(MRS):这是利用磁共振原理测定组织代谢产物的技术。脑脓肿和囊肿都可以检出乳酸,许多氨基酸是脓液中粒细胞释放蛋白水解酶,使蛋白水解成的终产物;而胆碱又是神经脂类的分解产物,因此,MRS 检出后两种即标志着脓肿和肿瘤的不同成分。印度一组研究显示:42 例脑部环状病变,用 DWI、ADC 和质子 MRS(PMRS)检查其性质。结果,29 例脑脓肿的 ADC 低值小于(0.9±1.3)mm/s,PMRS 出现乳酸峰和其他氨基酸峰(琥珀酸盐、醋酸盐、丙氨酸等);另 23 例囊性肿瘤的 ADC 高值(1.7±3.8)mm/s,PMRS 出现乳酸峰及胆碱峰,表明脓肿和非脓肿显然不同。

(三)其他辅助检查

周围血象:白细胞计数、血沉、C-反应蛋白升高,属于炎症。脑脊液:白细胞轻度升高;蛋白升高显著是一特点。有细胞蛋白分离趋势。X 线 CR 片:查原发灶。过去应用的脑血管造影、颅脑超声波、同位素扫描等现已基本不用。

六、诊断及特殊类型脑脓肿

典型的脑脓肿诊断不难,一个感染的病史,近期有脑膜脑炎的过程,发展到颅内压增高征象和局灶性神经体征,加上强化头颅 CT 和延时 CT 常可确诊。必要时可做颅脑 MRI 及 Gd-DTPA 强化。对"瘤型"脑脓肿,在条件好的单位可追加 DWI、MRS 进一步区别囊型脑瘤。条件不够又病情危重则有赖于直接穿刺或摘除,以达诊治双重目标。脑结核瘤,都有脑外结核等病史,可以区别。耳源性脑积水、脓性迷路炎都有耳部症状,无脑病征,CT 无脑病灶。疱疹性局限性脑炎,有时突然单瘫,CT 可有低密度区,但范围较脓肿大,CSF 以淋巴增高为主,无中耳炎等病灶,必要时活检区别。

鉴于病原体的毒力、形成脑脓肿快慢、病员的抵抗力等有很大差异,特别是近年一些流行病学的新动向,简单介绍几种特殊类型的脑脓肿,便于加深对某些特殊情况的考虑和鉴别。

(一)硬脑膜下脓肿

脑膜瘤是脑瘤的一种,硬脑膜下脓肿也应该是脑脓肿的一种,但毕竟脓肿是在硬膜下腔,由于这一解剖特点脓液可在腔内自由发展,其速度更快,常是暴发性临床表现,很快恶化,在 1949 年前悉数死亡,是脑外科一种严重的急症。

硬膜下脓肿 2/3 由鼻窦炎引起,多见于儿童。最近,澳洲一组报道显示 10 年内颅内脓肿 46 例,儿童硬膜下脓肿 20 例(43%),内含同时伴脑脓肿者 4 例。

典型症状是鼻窦炎、发热、神经体征的三联征。鼻窦炎所致者眶周肿胀(P=0.005)和畏光(P=0.02)。意识变化于 24～48 h 占一半,头痛、恶心、呕吐常见,偏瘫、失语、局限性癫痫突出,易发展到癫痫持续状态,应迅速抗痫,否则患儿很快恶化。诊断基于医生的警觉,CT 可能漏诊,MRI 冠状位、矢状位能见颅底和突面的新月形 T_2 高信号灶更为醒目。英国 66 例的经验主张开颅清除,基于:①开颅存活率高,该文开颅组 91%存活,钻颅组 52%存活。②钻颅残留脓多,他们在 13 例尸检中 6 例属于鼻窦性,其中双侧 3 例,在纵裂、枕下、突面、基底池周围 4 个部位残留脓各 1 例。另 1 例耳源性者脓留于颅底、小脑桥脑角和多种部位。③开颅便于彻底冲洗,他们提出,硬膜下脓液易凝固,超 50%是厌氧菌和微需氧链球菌混合感染,含氯霉素 1 g/50 mL 的生理盐水冲洗效果较好。另外,有医师认为症状出现后 72 h 内手术者,终残只 10%;而 72 h 以后手术者,70%非残即死。有一种"亚急性术后硬膜下脓肿",常在硬膜下血肿术后伴发感染,相当少见。

(二)儿童脑脓肿

儿童由于其抵抗力弱,一旦发生脑脓肿较成人更危险。一般 15 岁以下的小儿占脑脓肿总数的 1/3 或小半。据卡拉其 Atig 等的报道儿童脑脓肿的均龄在 5.6±4.4 岁;北京一组病例显示:平均为 6.68 岁,小于 10 岁可占 4/5,两组结果类似。以上两组均以链球菌为主。

儿童脑脓肿的表现为发烧、呕吐、头痛和癫痫的四联症。北京组查见视乳头水肿占 85%,显示儿童的颅内压增高突出,这与小儿病程短(平均约 1 个月);脓肿发展快,脓肿体积大有关(3～5 cm 占 50%;大于 5～7 cm 占 32%;大于 7 cm 占 18%)。另外,小儿脑脓肿多见的是由发绀型先天性心脏病等血行感染引起,可占 37%。加上儿童头面部感染、牙、咽等病灶多从吻合静脉逆行入颅以及肺部感染,或败血症在 Atig 组就占 23%,故总的血源性脑脓肿超过 50%,因而多发性脑脓肿多达 30%～42%,这就比较复杂。总之,由于小儿脑脓肿的自限能力差,脓肿体积大,颅内压高,抵抗力又弱等特点,应强调早诊早治。方法以简单和小儿能承受的为主。手术切除在卡拉其的 30 例中占 6 例,但 5 例死亡。故决定处理方式应根据经验、技术条件、患者情况等全面考虑。

(三)新生儿脑脓肿

新生儿脑脓肿在 100 年前已有报道,但在 CT 启用后发现率大增。巴黎研究人员一次报道新生儿脑脓肿 30 例,90% 为变形杆菌和枸橼酸菌引起。有人认为此种新生儿脑脓肿是上述两菌所致的白质坏死性血管炎,脑坏死是其特殊表现。另外,此种新生儿脑脓肿的 67%(20/30)伴广泛性脑膜炎,43%(13/30)伴败血症。由于脑膜炎影响广泛,所以较一般儿童脑脓肿(链球菌、肠内菌引起)更为严重。

新生儿脑脓肿在生后 7d 发病占 2/3(20/30),平均 9d(1～30d)。癫痫为首发症状占 43%,感染首发占 37%,而急性期癫痫增多达 70%(21/30),其中呈持续状态占 19%(4/21),说明其严重性。脑积水达 70%(14/20),主要是脑膜炎性交通性脑积水。CT 扫描 28 例中多发性脑脓肿 17(61%),额叶 22(79%),其中单侧 12 例,双侧 10 例,大多为巨大型,有 2 例贴着脑室,伸向整个大脑半球。

处理:单纯用药物治疗 5 例,经前囟穿吸注药 25 例(83%)。经前囟穿吸注药一次治疗 56%(14/25),平均 2 次(1～6 次)。其中月内穿刺 15 例(60%),仅 20% 合并脑积水;月后穿刺 10 例,内 70% 合并脑积水。单纯用药 5 例(不穿刺),其中 4 例发展成脑积水。上述巴黎的 30 例中,17 例超过 2 年的随访,只有 4 例智力正常,不伴发抽风。CT 扫描显示其他患者遗留多种多样的脑出血、梗死和坏死,均属于非穿刺组。从功能上看,早穿刺注药者预后好,不穿刺则差。关于用药,新型头孢菌素＋氨基糖苷的治疗方案是重要改进,他们先用庆大霉素＋头孢氨噻,后来用丁胺卡那＋头孢三嗪,均有高效。新德里最近用泰能对 1 例多发性脑脓肿的新生儿治疗,多次穿刺及药物治疗,4 周改变了预后。

(四)诺卡菌脑脓肿

诺卡菌脑脓肿原来报道很少,但于近 20 年来,此种机会性致病菌所致的脑脓肿的报道增加很快。诺卡菌可见于正常人的口腔,革兰氏阳性,在厌氧或微需氧条件下生长。属于放线菌的一种,有较长的菌丝,发展缓慢而容易形成顽固的厚壁脓肿,极似脑瘤,过去的病死率高达 75%,或 3 倍于其他细菌性脑脓肿。但由于抗生素的发展,病死率已迅速降低。

诺卡菌有百余种,引起人类疾病的主要有六种,但星形诺卡菌最为多见,常由呼吸道开始,半数经血播散至全身器官,但对脑和皮下有特别的偏爱。20 世纪 50 年代有人综合 68 例中肺占 64.7%,皮下32.3%,脑 31.8%(互有并发),心、肾、肝等则很少,威斯康星 1 例 13 岁女孩,诊为风湿热,脑血管造影定位,整块切除,脓液见许多枝片状菌丝,术后金、青霉素治愈。

时至今日,CT、MRI 的强化环可精确定位。墨西哥 1 例 DWI 的高信号,PMRS 检出乳酸峰、氨基酸峰,可定位与定性,用磺胺药(TMP/SMZ)可治愈。欧美有些报道从分子医学定性,通过 16S rDNA PCR 扩增法,及 hsp 65 序列分析,属诺卡菌基因。

处理:TMP/SMZ 可透入 CSF,丁胺卡那、泰能、头孢曲松,头孢噻肟,均有效。由于为慢性肉芽肿性脑脓肿,切除更为安全。

(五)曲霉菌脑脓肿

曲霉菌是一种广泛存在于蔬菜、水果、粮食中的真菌,其孢子可引起肺部感染,是一种条件致病菌,当机体抵抗力低下时,可经血循环播散至颅内,造成多发或多房脑脓肿。最多见的有烟曲霉菌和黄曲霉菌,可发生于脑的任何部位。广州于近 3 年报道了 2 例肺和脑的多发性烟曲霉菌脑脓肿。纽约报道 1 例眶尖和脑的多发性烟曲霉菌并诺卡菌脑脓肿。此两患者都先有其他疾病,说明抵抗力降低在先。广州的病例先有胆管炎、肺炎、伴胸腔积液,后来发现脑部有 11 个脑脓肿(2～3 cm 居多)。纽约的患者先有脊髓发育不良性综合征,贫血和血小板缺乏症,以后眶尖和脑部出现许多强化环(脑脓肿),先后活检,发现不同的致病菌。病程相当复杂,均出现偏瘫,前者曾意识不清,多处自发性出血;后者有失控性眼后痛,发展成海绵窦炎,表现出Ⅳ～Ⅵ颅神麻痹,中途还因坏死性胆管炎手术一次。处理结果尚好,两者都用两性霉素,前者静脉和鞘内并用,脓肿和脑室引流;后者加用米诺环素(Minocycline)和泰能,分别于4个半月和半年病灶全消,但后者于2年后死于肺炎。

曲霉菌脑脓肿的CT、MRI与其他脑脓肿类似。麻省总医院曾研究6例,其DWI为高信号,但ADC均值较一般脑脓肿为低,(0.33±0.6)mm/s,此脓液反映为高蛋白液。

处理:主张持积极态度。过去在免疫缺陷患者发生曲霉菌脑脓肿的死亡率近乎100%。加州大学对4例白血病伴发本病患者,在无框架立体定向下切除多发脑脓肿及抗真菌治疗,逆转了病情,除1例死于白血病外,3例有完全的神经病学恢复。最近,英国1例急性髓性白血病伴发本病,用两性霉素,伊曲康唑几乎无效,新的伏利康唑由于其BBB的穿透力好,易达到制真菌浓度而治疗成功。

(六)垂体脓肿

垂体脓肿自首例报道至1995年已经约有100例的记载。最近10年,仅北京两单位报道就有12例。

从发病机制来看,有两种意见,一类是真性脓肿,有人称为"原发性"垂体脓肿,通过邻近结构炎症播散,或远途血行感染,或头面部吻合血管逆行感染,使正常垂体感染形成脓肿,或垂体瘤伴发脓肿;另一类是类脓肿,即"继发性"垂体脓肿,是指垂体瘤、鞍内颅咽管瘤等情况下,局部血循环紊乱,瘤组织坏死、液化、也形成"脓样物质",向上顶起鞍隔,压迫视路,似垂体脓肿,但不发热,培养也无细菌生长,实际有所不同。

垂体脓肿常先有感染症状,同时有鞍内脓肿膨胀的表现,剧烈头痛和视力骤降是两大特点。Jain等指出视力、视野变化可占75%～100%。最近,印度1例12岁女孩,急性额部头痛,双视力严重"丧失",强化MRI诊断,单用抗生素治疗。但垂体脓肿大多发展缓慢,一年以上的占多数,突出表现是垂体功能衰减,尤其是较早出现垂体后叶受损的尿崩症多见。协和医院7例中5例有尿崩,天坛医院2例垂体脓肿患者在3个月以内就出现尿崩,其中1例脓液培养有大肠杆菌。日本有1例56岁男性,垂体脓肿,同时有无痛性甲状腺炎、垂体功能减退和尿崩症,Matsuno等认为漏斗神经垂体炎或淋巴细胞性腺垂体炎,在术前和组织病理检查前鉴别诊断是困难的。这是慢性的真性垂体脓肿。由于垂体瘤的尿崩症只占10%,故常以此区别两病。另外,垂体脓肿的垂体功能普遍减退是第三个特点,协和医院一组的性腺、甲状腺、肾上腺等多项内分泌功能检查低值,更为客观,并需用皮质醇来改善症状。

重庆今年报道1例月经紊乱、泌乳3个月,PRL457.44 ng/mL,术中则抽出黏稠脓液,镜检有大量脓细胞,病理见垂体瘤伴慢性炎症,最后诊断是继发于垂体瘤的垂体脓肿。

鉴别垂体瘤囊变或其他囊性肿瘤,MRI的DWI和ADC能显示其优越性。处于早期阶段,甲硝唑和三代头孢菌素就可以对付链球菌,拟杆菌或变形杆菌,若已成大脓肿顶起视路,则经蝶手术向外放脓,电灼囊壁使其皱缩最为合理。

七、处理原则

(一)单纯药物治疗

理想的治疗是化脓性脑膜脑炎阶段消炎,防止脑脓肿的形成。最早是1971年有报道单纯药物治疗成功。1980年加州大学(UCSF)的研究,找出成功的因素是:①用药早。②脓肿小。③药效好。④CT观察好。该组8例的病程平均4.7周。成功的6例直径平均1.7 cm(0.8～2.5 cm),失败的则为4.2 cm(2～6 cm)(P小于0.001),故主张单纯药物治疗要小于3 cm。该组细菌以金葡、链球菌和变形杆菌为主,大剂量(青、氯、新青)三联治疗[青霉素1 000万U,静脉注射,每天一次,小儿30万U/(kg·d);氯霉量3～4 g,静脉注射,每天一次,小儿50～100 mg/(kg·d),半合成新青Ⅰ,新青Ⅲ大于12 g,静脉注射,每天一次,4～8周,对耐青者],效果好。CT观察1个月内缩小,异常强化3个半月内消退,25个月未见复发。

他们归纳指征:①高危者。②多发脑脓肿,特别是脓肿间距大者。③位于深部或重要功能区。④合并室管膜炎或脑膜炎者。⑤合并脑积水需要 CSF 分流者。方法和原则同上述 4 条成功的因素。

（二）穿刺吸脓治疗

鉴于上述单纯药物治疗的脑脓肿直径都小于 2.5 cm，导致推荐大于 3 cm 的脑脓肿就需要穿刺引流。理论是根据当时哈佛大学有学者研究，发现穿透 BBB 和脓壁的抗生素，尽管其最小抑菌浓度已经超过，但细菌仍能存活，此系抗生素在脓腔内酸性环境下失效。故主张用药的同时，所有脓液应予吸除，特别在当今立体定向技术下，既符合微创原则，又可直接减压。另外，还可以诊断（包括取材培养），且能治疗（包括吸脓、冲洗、注药或置管引流）。近年报道经 1～2 次穿吸，治愈率达 80%～90%。也有人认为几乎所有脑脓肿均可穿刺引流和有效的抗生素治疗。钻颅的简化法—床旁锥颅，解除脑疝最快，更受欢迎。

（三）脑脓肿摘除术

开颅摘除脑脓肿是一种根治术，但代价较大，风险负担更重。指征是：①厚壁脓肿。②表浅脓肿。③小脑脓肿。④异物脓肿。⑤多房或多发性脓肿（靠近）。⑥诺卡菌或真菌脓肿。⑦穿刺失败的脑脓肿。⑧破溃脓肿。⑨所谓暴发性脑脓肿。⑩脑疝形成的脓肿。开颅后可先于穿刺减压，摘除脓肿后可依情况内、外减压。创腔用双氧水及含抗生素溶液冲洗，应避免脓肿破裂，若有脓液污染更应反复冲洗。术后抗生素均应 4～6 周。定期 CT 复查。

（四）抗生素的联用

脓肿的微生物性质是脑脓肿治疗的基础，脓液外排和有效抗生素的应用是取得疗效的关键，由于近年来大量广谱抗生素的问世，对脑脓肿的治疗确实卓有成效，病死率大为降低。同时正因为脑脓肿的混合感染居多，目前采用的三联、四联用药，疗效尤其突出。

早年的（青、氯、新青），对革兰氏阴性、革兰氏阳性、需氧、厌氧菌十分敏感，从心、肺来的转移性脑脓肿疗效肯定。对耳、鼻、牙源性脑脓肿同样有效。现在常用的（青、甲、头孢），由于甲硝唑对拟杆菌是专性药，对细菌的穿透力强，不易耐药，价廉，毒副作用少，对强调厌氧菌脑脓肿的今天，此三联用药已成为首选，加上三代头孢对需氧菌混合感染也是高效。上两组中偶有耐甲氧西林的金葡（MRSA），可将青霉素换上万古霉素，这是抗革兰氏阳性球菌中最强者，对外伤术后的脑脓肿高效。用（TY 古、甲、头孢）治疗儿童脑脓肿也有高效。伏利康唑治霉菌性脑脓肿，磺胺（TMP/SMZ）治诺卡菌脑脓肿，都是专性药。（头孢三嗪及丁胺卡那）治枸橼酸菌新生儿脑脓肿也具有特效，已见前述。亚胺培南（泰能）对高龄、幼儿、免疫力低下者，对绝大多数厌氧、需氧、革兰氏阴性、革兰氏阳性菌和多重耐药菌均具强力杀菌，是目前最广谱的抗生素，可用于危重患者。脑脓肿破裂或伴有明显脑膜炎时，鞘内注药也是一种方法，其剂量是丁胺卡那 10 mg/次，庆大霉素 2 万 U/次，头孢三嗪（罗氏芬）25～50 mg/次，万古霉素 20 mg/次，半合成青霉素苯唑西林 10 mg/次，氯唑西林 10 mg/次，小儿减半，生理盐水稀释。

（葛丽燕）

第十八章 维生素缺乏症

一、维生素 A 缺乏症

维生素 A 又称为视黄醇,主要存在于各种动物的肝脏中,乳类及蛋类中含量也较多。胡萝卜素在人体内可转化为维生素 A,故含胡萝卜素丰富的食物如胡萝卜、番茄、红薯、南瓜、豆类及深绿色蔬菜也是重要的维生素 A 的来源。如果小儿摄入上述食物较少或者由于消化吸收等障碍而引起维生素 A 缺乏则称为维生素 A 缺乏症。

(一)诊断

1.病史

婴幼儿多见,男孩多于女孩。长期食用脱脂牛奶、豆浆、大米粥等喂养而未能及时增加辅食,膳食中脂肪含量过低;小儿长期患消化不良、肠结核等慢性疾病引起低蛋白血症。较大儿童可述眼干不适,结膜、角膜干燥。

2.体格检查

当维生素 A 缺乏数周或数月后,可出现以下症状及体征:

(1)眼部表现:夜间视物不清(夜盲症),眼泪减少,自觉眼干不适,眼部检查可见角膜边缘处干燥起皱褶,角化上皮堆积形成泡沫状白斑,称之为结膜干燥斑。继而角膜发生干燥、混浊、软化、溃疡、坏死,眼部疼痛,畏光,经常眨眼或用手揉搓导致感染。严重者出现角膜穿孔、虹膜脱出乃至失明。

(2)皮肤表现:全身皮肤干燥,鳞状脱屑,角化增生,常发生丘疹样角质损害,触之有粗沙砾样感觉,以四肢伸面、两肩及臀区为著。毛囊角化引起毛发干燥,失去光泽,易脱落。指甲多纹,失去光泽,易折裂。

(3)生长发育障碍:严重者身高落后,牙质发育不良,易发生龋齿。

3.辅助检查

(1)小儿血清维生素 A 浓度降至 $200\mu g/L$ 即可诊断。

(2)血清视黄醇结合蛋白水平低于正常范围则有维生素 A 缺乏的可能。

(3)取 10mL 新鲜中段尿,加 1‰甲紫溶液数滴,摇匀后在显微镜下做上皮细胞计数。除泌尿系统感染外,若每立方毫米中上皮细胞超过 3 个以上,提示维生素 A 缺乏;高倍镜检查尿沉淀,如有角化上皮细胞更有助于诊断。

(4)用暗适应对视网膜电流变化进行检查,如发现暗光视觉异常则有助于诊断。

4.诊断要点

有维生素 A 摄入不足史或慢性消化吸收障碍史,加上眼部和皮肤症状体征可以做出诊断。

(二)治疗

1.改善饮食

增加富含维生素 A 及类胡萝卜素的食物,积极治疗原发病如消化道疾病。

2.维生素 A 治疗

早期可口服维生素 A 制剂,每日总量 10 000～25 000U,分 2～3 次服。一般数日后眼部症状改善,逐渐减量至完全治愈。对重症或消化吸收障碍者,可肌内注射维生素 A,每次25 000U/d,一般 2～3 次见效,眼部症状消失后改预防剂量,不宜长期大量服用以防中毒。

3. 眼病局部疗法

早期局部用硼酸溶液洗眼,涂抗生素眼膏或眼水防治感染。对重症患儿用 1% 阿托品扩瞳,以防虹膜粘连。检查和治疗时切勿压迫眼球,防止角膜溃疡穿孔。

治疗后,夜盲改善最快,数小时即可见效。注意防止维生素 A 中毒。

(三)预防

注意平衡膳食,经常食用富含维生素 A 的食物。孕妇、乳母应食富含维生素 A 及类胡萝卜素的食物,婴儿时期最好以母乳喂养。人工喂养儿应给维生素 A 较多的食物,推荐每日维生素 A 摄入量 1500～2000U。如有消化道功能紊乱或慢性疾患者,应及早补充维生素 A,必要时肌内注射。

二、维生素 B 缺乏症

维生素 B 族包括维生素 B_1、B_2、B_6、B_{12}、烟酸(维生素 PP)及叶酸。它们不是组成机体结构的物质,也不是供能物质,但参与体内辅酶的组成,调节物质代谢。有溶于水的特性,不能在体内合成,必须由食物提供,过剩则由尿排泄,不存储体内,故须每日供给,过量无毒性,若缺乏迅速出现临床症状。

(一)维生素 B_1 缺乏病

维生素 B_1 是嘧啶噻唑化合物,其中含硫及氨基,**故又称硫胺素**。体内以焦磷酸硫胺素的形式存在,作为**辅酶**参与糖代谢及 α-酮酸的氧化脱羧反应,维持神经、心肌的活动功能,调节胃肠蠕动,促进生长发育。若饮食中缺乏维生素 B_1 3 个月以上,即会出现临床症状。

1. 病因与病理生理

(1)病因:乳母缺乏维生素 B_1,婴儿未加辅食,可发生缺乏维生素 B_1。在以精白米为主食地区,习惯淘洗米过多或弃去米汤或加碱煮粥等,使维生素 B_1 损失多而致摄入不足。儿童生长发育迅速时期,维生素 B_1 要量增加而不补充,也易引起缺乏。长期腹泻或肝病是导致维生素 B_1 吸收利用的障碍,临床可出现缺乏症状。

(2)维生素 B_1 缺乏的病理生理:维生素 B_1 在小肠内吸收后,在肝、肾等组织中磷酸化,转为焦磷酸硫胺素,是丙酮酸脱氨酶的辅酶,参与 α-酮酸的氧化脱羧作用;又是转酮酶的辅酶,参与磷酸戊糖旁路代谢,在三羧酸循环中使糖代谢得以正常进行,也可促进脂肪和氨基酸代谢。缺乏时引起糖代谢障碍,使血和组织中丙酮酸和乳酸堆积,损害神经组织、心肌和骨骼肌。维生素 B_1 又能抑制胆碱酯酶对乙酰胆碱的水解作用,缺乏时使乙酰胆碱的量降低,从而影响神经传导,引起脑功能障碍。

2. 临床表现

维生素 B_1 缺乏症又称脚气病,早期只出现踝部水肿。婴儿脚气病常发病突然,以神经症状为主者称脑型,以突发心力衰竭为主者称心型。年长儿常以周围神经炎和水肿为主要表现。一般症状常有乏力无神、食欲不振、腹泻、呕吐、生长滞缓等。脑型脚气病常表现有烦躁、反应迟钝、嗜睡,甚至昏迷、惊厥、肌张力低下、深浅反射消失,但脑脊液检查正常。年长儿的周围神经炎,先从下肢开始,有蚁走样感觉或感觉麻木至消失,呈上行性对称性发展,肌无力,行为困难,伴腓肠肌压痛,跟腱及膝反射消失等。心型脚气病多见于婴儿,突发呛咳、气急、缺氧青紫,心率快、心音弱,可出现奔马律,心脏扩大,肝脾进行性肿大,重症很快以急性心衰死亡,心电图呈低电压、ST 段压低、QT 延长、T 波平或倒置,须紧急抢救。

3. 诊断及辅助检查

当有维生素 B_1 摄入缺乏的饮食史及典型临床表现时,诊断不难,但早期和不典型患儿常易漏诊或误诊,尤其暴发脑型或心型,因病情发展迅速,危及生命,必须警惕此症,对可疑患儿可用大剂量维生素 B_1(50～100 mg/次)行试验性治疗诊断,效果显著,常于 1～2d 内迅速好转。

常用实验室检查有:①血液维生素 B_1 量的测定,正常小儿血中维生素 B_1 浓度为 7～8μg/dL。②尿液维生素 B_1 量测定,成人尿中维生素 B_1<100 μg/24h 尿,儿童<30 μg/d,即可确定为维生素 B_1 缺乏病。③维生素 B_1 负荷试验,口服维生素 B_1 5 mg 后,4h 尿中排出>200 μg 为正常。④血中丙酮酸、乳酸浓度增高。⑤红细胞转酮酶活性降低。

4.防治原则

(1)预防：加强孕母、乳母营养，应摄食含维生素 B_1 丰富的食物，如糙米粗粮、豆制品、肉、肝类等。婴儿应及时添加辅食，儿童必须食物多样化，不偏食，乳母每日需维生素 B_1 3～4 mg，婴儿 0.5 mg，儿童每日1～2 mg。

(2)治疗：一般患儿口服维生素 B_1 即可，每日 15～30 mg。哺乳婴儿患脚气病时，乳母应同时治疗，每日 50～60 mg。重者或消化吸收障碍者可肌内注射维生素 B_1 10 mg/次，每日 1～2 次，或静脉注射50～100 mg/d，但避免用葡萄糖溶液冲配。当出现脑型或心型症状时，应同时对症治疗，但不宜用高渗葡萄糖液、肾上腺皮质激素、洋地黄制剂等。

(二)维生素 B_2 缺乏病

维生素 B_2 是核醇与黄素的结合物，故又称核黄素，它具有可逆的氧化还原特性，在组织中参与构成各种黄酶的辅酶，发挥其生物氧化过程中的递氢作用，维持皮肤、口腔和眼的健康。维生素 B_2 不易在体内储存，故易发生缺乏，常与烟酸或其他维生素 B 缺乏同时存在。

1.病因

维生素 B_2 溶于水，呈黄绿色荧光，虽对热和酸稳定，但易被光及碱破坏。当饮食中缺乏维生素 B_2，或烹调不当，即易发病。胆管闭锁、肝炎等可影响维生素 B_2 的吸收，光疗时可被破坏而出现缺乏症状。

2.临床表现及诊断

(1)临床表现：主要为口腔病变，表现有唇炎、口角炎和舌炎。眼部症状有畏光、流泪、角膜炎、结膜炎、眼睑炎等。皮肤可有脂溢性皮炎，好发于鼻唇沟、眉间、耳后等处。

(2)诊断：一般根据临床表现，结合饮食史，诊断不难，有条件时可以进行实验室检查：①尿中维生素 B_2 的排出量，正常 24h 尿维生素 B_2 的排出量为 150～200 μg，若<30 $\mu g/d$ 即可确诊。②红细胞中谷胱甘肽还原酶活力测定，当维生素 B_2 缺乏时，该酶活力下降。

3.防治原则

(1)预防：多进食富含维生素 B_2 的食物，如乳类、肉、蛋和蔬菜等。婴儿需要维生素 B_2 每日 0.6 mg，儿童及成人为 1～2 mg/d。

(2)治疗：口服维生素 B_2 5～10 mg/d 即可，若疗效不显，可肌内注射 2 mg/次，每日 2～3 次。同时应给复合维生素 B 口服，并改善饮食。

(三)维生素 B_6 缺乏病

维生素 B_6 有三种形式：吡多醇、吡多醛及吡多胺，易互相转换，食物中以吡多醇为主。维生素 B_6 是氨基酸转氨酶、脱羧酶及脱硫酶的组成成分，参与蛋白质和脂肪代谢。动物性食物及谷类、蔬菜、种子外皮等均含维生素 B_6，也能由肠道细菌合成，故很少发生维生素 B_6 缺乏症。维生素 B_6 易溶于水和乙醇，稍溶于脂溶剂，对光和碱敏感，高温下易被破坏。

1.病因及病理生理

(1)病因：易发生于消化吸收不良的婴儿，或食物烹调加热时间过多致维生素 B_6 被破坏，或长期服抗生素引起肠道菌群失调使维生素 B_6 合成障碍等而引起维生素 B_6 缺乏。当应用异烟肼、青霉胺等维生素 B_6 拮抗剂时，维生素 B_6 被破坏而引起缺乏。

(2)病理生理：维生素 B_6 在体内经磷酸化后转变为 5-磷酸吡多醛或 5-磷酸吡多胺，作为氨基酸代谢中各种酶的辅酶而起生理作用，也在糖原及脂肪酸代谢中起调节作用，例如，可使 5-羟色氨酸脱羧为 5-羟色胺；可促进谷氨酸脱羧，有利于 γ-氨基丁酸形成等。γ-氨基丁酸为脑细胞代谢所需，与中枢神经系统的抑制过程有关，若维生素 B_6 缺乏，即易出现惊厥及周围神经病变。也有少数是由于某些氨基酸酶结构异常，维生素 B_6 与其结合力低，临床可出现症状，例如，维生素 B_6 依赖性惊厥，因谷氨酸脱羧酶异常，维生素 B_6 难以有活性，引起婴儿期维生素 B_6 依赖性贫血，因 δ-氨基乙酸、丙酸合成酶的异常，不能与维生素 B_6 结合发挥作用，引起临床小细胞低色素性贫血，必须给予大剂量维生素 B_6，才能缓解。

2.临床表现及诊断

(1)临床表现:维生素 B_6 缺乏症较少见,主要为脑神经系统症状。婴儿缺乏时出现躁动不安或惊厥,周围神经炎等。其他症状有唇炎、舌炎、脂溢性皮炎等,常与其他 B 族维生素缺乏合并存在。当有顽固性贫血时,免疫抗体下降,易反复合并感染。少数维生素 B_6 缺乏性惊厥的小儿,脑电图有改变。

(2)诊断:临床常用维生素 B_6 试验性治疗来辅助诊断,尤其婴儿惊厥在排除常见原因后,可立刻肌内注射维生素 $B_6$100 mg,以观疗效而确诊。实验室检查有:①色氨酸负荷试验,给维生素 B_6 缺乏者口服色氨酸 100 mg/kg,尿中排出大量黄尿酸,可助诊断(正常小儿为阴性)。②红细胞内谷胱甘肽还原酶减少,反映体内维生素 B_6 缺乏。

3.防治原则

(1)预防:一般饮食中含有足够的维生素 B_6,提倡平衡饮食、合理喂养。维生素 B_6 的需要量为:婴儿 $0.3\sim0.5$ mg/d,儿童 $0.5\sim1.5$ mg/d,成人 $1.5\sim2.0$ mg/d。当小儿在用拮抗剂(如异烟肼)治疗时,应每日给予维生素 B_6 2 mg,以预防缺乏。

(2)治疗:一般患儿每日口服 10 mg 维生素 B_6 即可,重者可肌内注射维生素 $B_6$10 mg/次,每日 $2\sim3$ 次。维生素 B_6 缺乏的惊厥患儿,可即肌内注射 100 mg/次。维生素 B_6 依赖患儿可每日口服维生素 $B_6$10~100 mg 或肌内注射 $2\sim10$ mg/d。

(四)其他 B 族维生素的缺乏

1.烟酸

烟酸(或称维生素 PP)系体内脱氢酶的辅酶Ⅰ、Ⅱ的重要组成部分,是氧化过程所必需的;其生理功能为维持皮肤、黏膜和神经的健康,促进消化功能。缺乏时可发生糙皮病,故又称其为抗糙皮病因子。因奶中富含烟酸,故婴幼儿少见缺乏者,但以粮食(尤为粗粮)为单一饮食者易发生缺乏,因谷类可影响烟酸的吸收。临床症状多见为皮炎、腹泻,也可有神经炎的表现。烟酸在乳类、肉类、肝脏、花生和酵母中较多,只要进食多样化的平衡膳食,很少缺乏。需要量为每日 $15\sim30$ mg。

2.维生素 B_{12}

维生素 B_{12} 是一种含钴的衍生物,故又称钴胺素。作为辅酶参与核酸蛋白质等的合成过程,促进叶酸的利用和四氢叶酸的形成,促进红细胞发育成熟,对生血和神经组织的代谢有重要作用。维生素 B_{12} 水溶液较稳定,但易受日光、氧化剂、还原剂、强碱等作用而破坏。维生素 B_{12} 须在胃内与内因子结合后才能被吸收,若胃内因子缺乏,可使其吸收障碍。维生素 B_{12} 缺乏时会发生巨幼红细胞贫血,青年可发生恶性贫血。动物性食物中均富含维生素 B_{12}。

3.叶酸

叶酸以其存在于草及蔬菜叶子中而得名。体内以活动形式四氢叶酸作为碳基团转移的辅酶,参与核苷酸及氨基酸代谢,特别是胸腺嘧啶核苷酸的合成,促进骨髓造血功能。缺乏时,DNA 合成受抑制,临床发生巨幼红细胞贫血;孕早期缺乏叶酸可引起胎儿神经管畸形。绿色蔬菜中含量多,动物性食物中也含有,但各种乳类少有叶酸。每日叶酸需要量为 400 μg。

三、维生素 C 缺乏症

维生素 C 是水溶性维生素,由于人体缺乏合成维生素 C 所必需的古罗糖酸内酯氧化酶,故不能自身合成,必须由食物供给。维生素 C 遇热、碱或金属后,极易被破坏,在胃酸帮助下,维生素 C 迅速被胃肠道吸收,储存于各类组织细胞中。若长期摄入不足,即出现临床维生素 C 缺乏症,又名坏血病。

(一)病因及病理生理

1.病因

维生素 C 摄入不足是主要原因,若缺乏 $3\sim6$ 个月即出现症状。当需要量增加,如小儿生长发育快速期或患感染性疾病时,维生素 C 需要量大而供给不足即可患病。当长期消化功能紊乱影响维生素 C 的吸收时也导致缺乏。

2.病理生理

维生素C是一种较强的氧化还原剂,参与和调节体内大量氧化还原过程及羟化反应:如在肠道内将三价铁(Fe^{3+})还原为二价铁(Fe^{2+}),促进铁的吸收;体内将叶酸转变为四氢叶酸,促进红细胞核成熟;调节脯氨酸、赖氨酸的羟化,有利于胶原蛋白的合成等。缺乏时导致毛细血管通透性增加,引起皮肤、黏膜、骨膜下、肌肉及关节腔内出血,并阻碍骨化过程,造成典型的维生素C缺乏的骨骼病变。维生素C在体内还参与肾上腺皮质激素、免疫抗体和神经递质(如去甲肾上腺素)的合成,缺乏时免疫力低下、应激反应差、易受感染,伤口愈合慢等。维生素C还有抗细胞恶变、解毒和降低胆固醇的作用,长期维生素C不足对身体健康不利。

(二)临床表现

维生素C缺乏症多见于6个月至2岁的婴幼儿,3岁后随年龄增大而发病减少,近年已比较少见。

1.一般症状

起病缓慢,表现为食欲差,面色苍白,烦躁或疲乏,生长发育迟缓,常伴腹泻、呕吐、反复感染等,往往易忽略有维生素C缺乏的存在。

2.出血

出血表现开始常见皮肤小出血点或淤斑,牙龈肿胀或出血,严重者可有鼻出血、血尿、关节腔出血等。

3.骨骼病变

骨骼病变典型病变为骨膜下出血、骨干骺端分离,表现为下肢疼痛、大多在膝关节附近,局部肿胀有压痛,不愿被挪动,呈假性瘫痪。肋骨、软骨交界处有尖锐状突起,移动胸廓时疼痛,使呼吸浅速。骨骼X线摄片有典型坏血病的特点:①骨干骺端临时钙化带增厚致密,骨干骺分离脱位。②骨质疏松,密度减低呈毛玻璃状,骨小梁不清。③骨膜下血肿等。

(三)诊断及辅助检查

根据维生素C摄入不足史和临床表现及骨骼X线摄片特征,诊断不难。对可疑患者,可作临床治疗试验,给予大剂量维生素C治疗后,症状1周内消失而确诊。必要时也可做以下辅助检查:①毛细血管脆性试验阳性。②测血清维生素C含量降低(正常为5～14 mg/L或28.4～79.5 mol/L),当<2 mg/L时即可出现症状。③测维生素C 24h尿排出量,正常24h尿中维生素C排出量为20～40 mg,若排出量<20 mg/d即提示有维生素C缺乏。④维生素C负荷试验,若尿维生素C排出量小于正常的50%,即表示缺乏,也有人用4h尿维生素C排出的负荷试验来诊断其缺乏。

(四)防治原则

1.预防

维生素C每日需要量为50～60 mg。只要膳食中有富含维生素C的食物,乳母的乳汁所含维生素C已足够,故鼓励母乳喂养,以后添加绿叶蔬菜和水果,当患病时增补维生素C 100 mg,即可预防维生素C缺乏症。

2.治疗

口服维生素C 300～500 mg/d即可,重症可采用静脉滴注500～1 000 mg/d。并对症治疗出血和骨骼病变,一般治疗1周后症状逐渐消失,预后良好。

四、维生素D缺乏症

(一)维生素D缺乏症佝偻症

维生素D缺乏性佝偻病是由于维生素D缺乏,致使体内钙、磷代谢失常,从而引起以骨骼生长障碍为主的全身性疾病,是我国重点防治的四病之一。该病多见于婴幼儿,可致生长发育障碍,免疫功能降低,易并发肺炎及腹泻等。近年来的调查表明,佝偻病的患病率逐渐下降,重症佝偻病已明显减少。但在某些偏远地区,佝偻病的患病率仍较高。我国北方地区佝偻病患病率高于南方,可能与日照时间短,寒冷季节户外活动少有关。

1.维生素 D 的来源和代谢

维生素 D 是一种脂溶性维生素。人体维生素 D 主要来源于皮肤中的 7-脱氢胆固醇,经日光中的紫外线照射转化为胆骨化醇,也就是内源性维生素 D_3。外源性维生素 D 由食物中获得,动物肝脏、蛋黄、乳类都含有维生素 D_3,植物(绿叶蔬菜等)含有麦角固醇,经紫外线照射后能转化为可被人体利用的维生素 D_2。内源性和外源性维生素 D 均无生物活性,需经人体进一步羟化后方有抗佝偻病活性。

维生素 D_3 经肝脏羟化为 25-羟基胆骨化醇[25-$(OH)D_3$],然后在肾脏近曲小管上皮细胞内经 1-羟化酶系统作用进一步羟化为 1,25 二羟胆骨化醇[1,25-$(OH)_2D_3$],其生物活性大大增强,可通过血液循环作用于靶器官而发挥生理作用。

2.钙磷代谢的调节

(1)维生素 D 的作用:①促进肠道钙磷的吸收:促进小肠黏膜对钙、磷的吸收,使血钙血磷升高,有利于骨的钙化。②对骨骼的作用:促进旧骨脱钙以维持血钙浓度,在新骨形成处促进钙向骨内转移,促进新骨形成。③促进肾小管对钙磷的重吸收:促进肾近曲小管对钙磷的重吸收,尤其是促进磷的重吸收,减少尿钙磷的排出,提高血钙磷的浓度。

(2)甲状旁腺素(PTH)的作用:甲状旁腺素促进小肠对钙磷的吸收,促进破骨细胞形成,使骨盐溶解,血钙、磷浓度增加,促进肾近曲小管对钙的重吸收,使尿钙降低,血钙上升,同时抑制对磷的重吸收,使尿磷增加。

(3)降钙素(CT)的作用:降钙素可抑制肠道及肾小管对钙、磷的重吸收,抑制破骨细胞形成,阻止骨盐溶解。促进破骨细胞转化为成骨细胞,使血钙降低。

3.病因

(1)日光照射不足:维生素 D_3 由皮肤 7-脱氢胆固醇经紫外线照射而产生,小儿户外活动减少,则易患佝偻病,另外城市高层建筑增多,空气中烟雾、粉尘增多,均可阻挡紫外线的通过,使小儿易患佝偻病,冬季日照时间短,紫外线弱,户外活动少,故本病冬春季节多见。

(2)维生素 D 摄入不足:人乳及其他乳类中维生素 D 的含量很少,不能满足小儿生长发育的需要,因此如果不补充维生素 D 或晒太阳不足,则易患佝偻病。另外牛乳中钙磷比例不当,不利于钙磷的吸收,所以牛乳喂养儿更易患佝偻病。

(3)维生素 D 的需要量增加:骨骼生长愈快,需维生素 D 愈多。婴儿生长速度快,维生素 D 的需要量大,佝偻病的发病率也高。2 岁后生长速度减慢,户外活动逐渐增多,佝偻病的发病率减低。早产儿因体内钙和维生素 D 含量不足,生长速度较足月儿快,易患佝偻病。

(4)疾病的影响:肠道及胆管慢性疾病可影响维生素 D 及钙磷的吸收和利用。肝肾疾病时会影响维生素 D_3 的羟化过程,1,25-$(OH)_2D_3$ 不足而引起佝偻病。长期服用抗癫痫药物可干扰维生素 D 的代谢而导致佝偻病。

4.发病机制与病理变化

维生素 D 缺乏时,肠道钙磷吸收减少,血钙浓度降低,低血钙可刺激甲状旁腺激素分泌增多,促进骨盐溶解,增加肠道及肾小管对钙的吸收,维持血钙在正常或接近正常水平。同时甲状旁腺激素抑制肾小管对磷的重吸收,尿磷排出增加,血磷降低,钙磷乘积下降(正常值大于 40),造成骨样组织钙化障碍,成骨细胞代偿性增生,骨样组织堆积在骨骺端,碱性磷酸酶分泌增多,产生一系列症状体征及生化改变。

佝偻病时血钙磷乘积下降,成熟软骨细胞和成骨细胞不能钙化而继续增殖,形成骨样组织堆积于干骺端,使临时钙化带增宽而不规则,骨骺膨大,形成手镯、脚镯、肋串珠等临床体征,骨的生长停滞不前。骨干、骨膜下的成骨活动同样发生障碍,骨皮质逐渐为不坚硬的骨样组织代替,使颅骨软化,骨质稀疏,使骨干在负重及肌肉韧带牵拉下发生畸形,甚至导致病理性骨折。

5.临床表现

佝偻病主要表现是生长中的骨骼改变、肌肉松弛和非特异性神经、精神症状。多见于 3 个月~2 岁小儿。临床上可分为初期、激期、恢复期和后遗症期四期,初期和激期统称为活动期。

1)初期:多数于3个月左右发病,主要表现为神经精神症状。患儿易激惹、烦躁、睡眠不安、夜间啼哭、多汗常与季节无关,由于多汗刺激头部皮肤发痒,摇头刺激枕部,致使枕部有秃发区,称为枕秃。此期骨骼常无明显改变,骨骼X射线检查可无异常或仅见长骨钙化带稍模糊、血生化改变轻微,血钙正常或稍低,血磷正常或稍低,钙磷乘积稍低(30~40),血碱性磷酸酶多稍增高。

2)激期:除原有初期症状外,主要表现为骨骼改变和运动功能发育迟缓。

(1)骨骼系统的改变:骨骼的改变在生长快的部位最明显。因小儿身体各部位骨骼的生长速度在各个年龄阶段不相同,故不同年龄有不同的骨骼改变。

头颅:①颅骨软化:最常见于3~6月婴儿,是活动期佝偻病的表现。最常见部位是顶骨或枕骨的中央部位,用手指轻压该部位颅骨时可感觉到颅骨内陷,放松后弹回,犹如按压乒乓球的感觉。②方颅:多见于8~9个月以上的患儿,因两侧额顶骨骨膜下骨样组织堆积过多而形成,表现为前额角突出,形成方颅。严重者呈马鞍状或十字状头。③前囟过大或闭合延迟,严重者2~3岁前囟尚未闭合。④出牙延迟:可迟至10个月或1岁方萌牙,萌出牙齿顺序颠倒,缺乏釉质,易患龋齿。

胸廓:胸廓畸形多见于1岁左右小儿。①肋骨串珠:因肋骨和肋软骨交界处有骨样组织堆积而膨出,可触到或看到明显的半球状隆起,以两侧7~10肋最明显。由于肋串珠向内压迫肺组织,患儿易患肺炎。②肋膈沟(赫氏沟):膈肌附着处的肋骨因被牵拉而内陷,同时下部肋骨则常因腹大而外翻,形成一条横沟样的肋膈沟。③鸡胸或漏斗胸:肋骨骺部内陷,胸骨向外突出,形成鸡胸。胸骨剑突部向内凹陷,则形成漏斗胸。鸡胸或漏斗胸均影响小儿呼吸功能。该类畸形多见于1岁左右小儿。

四肢:①腕踝畸形:多见于6个月以上佝偻病患儿。腕和踝部骨骺处骨样组织增生使局部形成钝圆形环状隆起,称为佝偻病手镯或脚镯。②下肢畸形:由于长骨钙化不足,下肢常因负重而弯曲,形成"O"形或"X"形腿,见于1岁以后开始行走的患儿。"O"形腿检查时,患儿立位,两足跟靠拢,两膝关节相距<3cm为轻度,3~6cm为中度,>6cm为重度。"X"形腿检查时,两膝关节靠拢,两踝关节相距<3cm为轻度,3~6cm为中度,>6cm为重度。

脊柱及骨盆:佝偻病小儿会坐后可致脊柱后突或侧弯,重症者骨盆前后径变短形成扁平骨盆,女婴成年后可致难产。

(2)肌肉松弛:血磷降低妨碍肌肉中糖的代谢,患儿肌发育不良,全身肌张力低下,关节韧带松弛,腹部膨隆如蛙腹状,坐、立、行等运动发育落后。肝脾韧带松弛常致肝脾下垂。

(3)其他:因免疫功能低下,易发生反复呼吸道感染;条件反射及发育缓慢,语言发育迟缓。

(4)血液生化改变:血钙稍降低,血磷明显降低,钙磷乘积常小于30,血碱性磷酸酶明显升高。

(5)骨骼X射线改变:干骺端临时钙化带模糊或消失,呈毛刷状,并有杯口状改变,骨干骨质疏松,密度降低,可发生弯曲和骨折。

3)恢复期:经合理治疗后上述症状和体征逐渐好转或消失,血清钙、磷恢复正常,钙磷乘积逐渐恢复正常,血碱性磷酸酶4~8周可恢复至正常。骨骼X射线改变2~3周后有所改善,临时钙化带重新出现,骨密度增浓,逐步恢复正常。

4)后遗症期:多见于3岁以后小儿临床症状消失,血液生化及X射线检查均恢复正常。仅遗留不同程度和部位的骨骼畸形;如"O"形或"X"形腿、鸡胸或漏斗胸等。

5)先天性佝偻病:除上述典型佝偻病外,尚应注意先天性佝偻病。因母亲患严重的软骨病或孕妇食物中维生素D严重缺乏,新生儿期即可有典型症状和体征,前囟大,前囟与后囟相通,颅缝增宽,常伴低钙惊厥。血钙、血磷降低,碱性磷酸酶升高。骨骼X射线检查可见典型佝偻病改变。

6.诊断与鉴别诊断

1)诊断:根据病史、体征,临床表现,结合血液生化改变及骨骼X射线变化,佝偻病的诊断并不困难。碱性磷酸酶多在骨骼体征和X射线改变之前已增高,有助于早期诊断。血清25-(OH)D$_3$(正常值10~80μg/L)和1,25-(OH)$_2$D$_3$,(正常值0.03~0.06μg/L)水平在佝偻病初期已明显降低,是本病诊断的早期指标。

根据 1986 年卫生部颁发的"婴幼儿佝偻病防治方案",佝偻病可分为 3 度。

(1)轻度:可见颅骨软化、囟门增大、轻度方颅、肋骨串珠、肋软骨沟等改变。

(2)中度:可见典型肋串珠、手镯、肋软骨沟,轻度或中度鸡胸、漏斗胸、"O"形或"X"形腿,也可有囟门晚闭、出牙迟缓等改变。

(3)重度:严重骨骼畸形,可见明显的肋软骨沟、鸡胸、漏斗胸、"O"形或"X"形腿,脊柱畸形或病理性骨折。

2)鉴别诊断。

(1)先天性甲状腺功能减低症:因先天性甲状腺发育不全,多在生后 2～3 个月出现症状。表现为生长发育迟缓,前囟大且闭合晚、身材矮小而与佝偻病相似。本病患儿智力明显低下,有特殊面容。血清 TSH 测定有助于鉴别诊断。

(2)软骨营养不良:临床表现为头大,前额突出、长骨骺端膨出、肋串珠和腹胀。上述症状与佝偻病相似。但患儿四肢及手指粗短,五指齐平,腰椎前凸,臀部后凸。血清钙磷正常。X 射线可见长骨粗短和弯曲,干骺端变宽,部分骨骺可埋入扩大的干骺端中。

(3)抗维生素 D 佝偻病:①低血磷性抗维生素 D 佝偻病:该病为遗传性疾病,常有家族史。由于肾小管及肠道吸收磷有缺陷而致病。本病多在 1 岁以后发病,2～3 岁后仍有活动性佝偻病的表现。骨骼变形较严重,血生化检查血钙正常而血磷低,尿磷排出增加。对一般剂量的维生素 D 治疗无效,需服用大剂量维生素 D 制剂并同时服用磷才起作用。②远端肾小管性酸中毒:远端肾小管排泌氢离子功能缺陷,从尿中丢失大量钠、钾、钙,继发甲状旁腺功能亢进,骨质脱钙,出现佝偻病症状。临床表现为多尿、碱性尿、代谢性酸中毒、低血钙、低血磷、低血钾和高氯血症。维生素 D 治疗无效。③维生素 D 依赖性佝偻病:该病为常染色体隐性遗传性疾病,由于肾脏缺乏 1-羟化酶使 25-(OH)D₃ 不能转化为 1,25-(OH)₂D₃,或靶器官对 1,25-(OH)₂D₃ 无反应而发病。发病多较早,有严重的佝偻病症状,可出现低钙血症引起惊厥或手足搐搦。一般维生素 D 治疗量无效,1,25-(OH)₂D₃ 治疗有效。④肾性佝偻病:各种原因所致的慢性肾功能障碍,影响维生素 D 和钙磷的代谢,血钙低,血磷高,导致继发性甲状旁腺功能亢进,骨质脱钙而发生佝偻病改变,治疗重点在于改善肾功能,并用大剂量维生素 D₃ 或 1,25-(OH)₂D₃ 治疗。⑤肝性佝偻病:肝功能障碍使 25-(OH)D₃ 的生成障碍。伴有胆管阻塞时还可影响维生素 D 的吸收,出现佝偻病症状。治疗用 25-(OH)D₃ 较为理想。

7.治疗

(1)一般治疗:加强护理,尽量母乳喂养,及时添加富含维生素 D 的辅食,增加户外活动,但不要久坐、久站以防骨骼畸形。

(2)维生素 D 疗法:①口服法:活动早期给予维生素 D 每日 0.5 万～1 万 U,连服 1 个月后改为预防量。激期给予维生素 D 每日 1 万～2 万 U 口服,持续 1 个月后改为预防量。恢复期可用预防量维生素 D 口服维持。如需长期大量应用,宜用纯维生素 D 制剂,不宜用鱼肝油,以免发生维生素 A 中毒。②突击疗法:重症佝偻病伴有急慢性疾病,不宜口服患儿可采用突击疗法。初期或轻度佝偻病患儿可肌内注射维生素 D₃ 30 万 U,或维生素 D₂ 40 万 U,一般肌内注射一次即可。激期给予维生素 D₃ 60 万 U 或维生素 D₂ 80 万 U 分两次注射,间隔 2～4 周。第 2 次肌内注射 1 个月后改用预防量。重度佝偻病给予维生素 D₃ 90 万 U 或维生素 D₂ 120 万 U,分 3 次肌内注射,间隔 2～4 周,末次肌内注射后 1 个月改用预防量口服,直至 2 岁。

(3)钙剂:应用维生素 D 治疗的同时给予适量钙剂,可用 10% 氯化钙或葡萄糖酸钙口服,每日 1～3g 或元素钙 200～300mg,有手足搐搦症病史的患儿,可在肌内注射维生素 D 制剂前口服钙剂 2～3d。

(4)手术矫形:轻度骨骼畸形多能自行矫正,严重畸形需外科手术矫正。

8.预防

佝偻病的预防重点在于多晒太阳及补充维生素 D 制剂。小儿应增加户外活动,不宜久居室内,应多晒太阳。母乳中维生素 D 含量低,生后 1 个月左右应给予维生素 D 预防。预防剂量为每日 400U,早产儿应在出生后 2 周左右补充维生素 D,前 3 个月每日给予 800U,以后改用 400U,2 岁以后户外活动增多,生长速度减慢,一般不易发生佝偻病,可不用维生素 D 预防。长期服用苯妥英钠及苯巴比妥治疗的患儿,每日应给 500~1000U 的维生素 D。

（二）维生素 D 缺乏症手足搐搦症

维生素 D 缺乏性手足搐搦症又称为佝偻病性低钙惊厥,或婴儿手足搐搦症,多见于 2 岁以下小儿。因维生素 D 缺乏,同时甲状旁腺代偿不足,导致血清钙离子浓度降低,神经肌肉兴奋性增高。临床表现为手足搐搦、喉痉挛甚至全身惊厥。

1.病因和发病机制

本病的发生与血清钙离子浓度降低有直接关系。正常小儿血清总钙浓度稳定在2.25~2.75mmol/L（9～11mg/dL）,血清游离钙为 1.25mmol/L（5mg/dL）。当血清总钙降至 1.75~1.88mmol/L（7~7.5mg/dL）或游离钙低于 1.0mmol/L（4mg/dL）时即可引起惊厥。

引起血钙降低的主要原因有:①春、夏季阳光照射增多,或在维生素 D 治疗的初期,血清钙大量沉积于骨骼,旧骨脱钙减少,经肠道吸收钙相对不足而致血钙下降。②患儿在感染,发热或饥饿时,组织分解使血磷升高而引起血钙降低。③长期腹泻或慢性肝胆疾病使维生素 D 和钙的吸收减少。

2.临床表现

1）典型发作:①惊厥:一般为无热惊厥,常突然发作,轻者双眼上翻,面肌痉挛,意识清楚。重者表现为肢体抽动,口吐白沫,意识丧失。每日发作数次到数十次,持续时间数秒到数分钟。发作停止后多入睡,醒后活泼如常,多见于婴儿期。②手足搐搦:见于较大婴幼儿。发作时两手腕屈曲,手指伸直,拇指内收贴紧掌心。双下肢伸直内收,足趾向下弯曲,足底呈弓状。③喉痉挛:多见于婴儿。喉部肌肉及声门突发痉挛,引起吸气性呼吸困难和喉鸣,严重者可突然发生窒息、缺氧而死亡。

2）隐性体征:没有典型的发作,但局部给予刺激可引出的体征称隐性体征。

（1）面神经征（Chvostek 征）:用指尖或叩诊锤轻叩颧弓与口角间的面颊部,出现口角或眼睑抽动为阳性。正常新生儿可呈假阳性。

（2）腓反射:用叩诊锤上部击膝下外侧腓神经处可引起足向外侧收缩为阳性。

（3）陶瑟征（Trousseau 征）:血压计袖带绑在上臂,充气使其压力维持在收缩压与舒张压之间,5min内出现手痉挛者为阳性。

3.诊断与鉴别诊断

婴幼儿突发无热惊厥,反复发作,发作后神志清楚,无神经系统阳性体征者应首先考虑本病。血清钙低于 1.75~1.88mmol/L（7~7.5mg/dL）或离子钙低于 1.0mmol/L（4mg/dL）则可确诊。应与下列疾病鉴别。

（1）低血糖症:常发生于清晨空腹时,常有进食不足或感冒、腹泻病史,可出现惊厥、昏迷,血糖常低于2.2mmol/L（40mg/dL）,口服糖水或静脉注射葡萄糖后立即好转或恢复。

（2）婴儿痉挛:1 岁以内发病,突然发作,头及躯干、上肢均屈曲,手握拳。下肢屈曲至腹部,常伴意识障碍,每次发作数秒至数十秒,反复发作,常伴智力异常。血钙正常,脑电图有高幅异常节律。

（3）低镁血症:多见于新生儿及幼小婴儿,多为人工喂养,血清镁低于 0.58mmol/L（1.4mg/dL）,表现为知觉过敏,触觉和听觉的刺激可引起肌肉颤动,甚至惊厥及手足搐搦。用硫酸镁深部肌内注射有效。

（4）原发性甲状旁腺功能减退症:多见于较大儿童。表现为间歇性惊厥及手足搐搦,间歇数日或数周发作 1 次;血钙降低,血磷升高,碱性磷酸酶正常或降低。

（5）急性喉炎:多有上呼吸道感染症状,声音嘶哑,呈犬吠样咳嗽,常夜间发作,无低钙症状和体征,钙剂治疗无效。

4.治疗

（1）急救处理:惊厥发生时应用镇静止痉剂治疗,安定 0.1~0.3mg/kg 肌内注射或静脉注射。也可选用苯巴比妥,同时保持呼吸道通畅,给予氧气吸入;喉痉挛者应立即将舌头拉出口外,行人工呼吸或加压给氧,必要时行气管插管术。

（2）钙剂治疗:可用10%葡萄糖酸钙溶液5～10mL加入10%葡萄糖液10～20mL中缓慢静脉注射（10min以上）。注射过快可引起血钙骤升,发生呕吐甚至心搏骤停。惊厥反复发作者,可每日应用钙剂2次治疗,直至惊厥停止后改为口服。轻症手足搐搦患儿可口服10%氯化钙,每日3次,每次5～10mL稀释后口服。

（3）维生素D治疗:应用钙剂治疗后同时给予维生素D治疗,用法同维生素D缺乏性佝偻病。

五、维生素D过多症

维生素D作为机体很重要的维生素,在维持体内钙、磷水平,促进骨骼正常发育方面,有着重要的作用。但机体对维生素D的需要是有限的,如果一次性摄入超大剂量的维生素D或者持续性的摄入过量的维生素D,将导致维生素D中毒症状。对于具体的剂量,由于个体对中毒剂量不同,差异很大。但一般每日2万～5万、持续数周或数月,将导致中毒。

（一）病因

其主要是一次摄入超大剂量的维生素D或者持续服用过量的维生素D所致。有时候用维生素D用来治疗某些疾病时,易导致中毒症状。

（二）病理

其主要是由于维生素D增多后导致机体对钙、磷的吸收增多,出现高血钙和高尿钙,从而使机体内血钙、磷的乘积增大,达到饱和状态后出现异常钙化,由于肾脏排泄钙较多,肾脏钙化最为明显,其次有心脏、血管、甲状腺、胰腺等。对骨骼系统影响主要是长骨干骺端临时钙化带致密、增厚、增宽,部分骨皮质增厚、骨硬化。

（三）临床表现

根据中毒症状出现的快慢,可分为急性中毒和慢性中毒。急性中毒症状主要是高血钙引起,恶心、呕吐、烦躁不安、低热、继而出现腹泻、酸中毒等;严重者有惊厥、昏迷,甚至急性死亡。慢性中毒症状,有全身乏力、厌食、多尿、便秘等。局部由于异常钙化,可有不同的器官损伤表现。如肾脏钙化出现肾小管坏死和蛋白尿、血尿,长时间出现慢性肾功能不全,甚至肾衰。肺钙化出现局部上皮细胞坏死,容易导致反复感染等。在脑、心、血管钙化,也有相应的器官损伤表现。

（四）实验室检查

血钙明显升高。血磷可正常或升高,AKP多降低,氮质血症,电解质紊乱酸中毒,Sulkowitch尿钙实验阳性。

（五）影像学检查

其主要是骨骼系统的改变,同时可有器官的异常钙化点表现。骨骼系统可见长骨的干骺端临时钙化带致密、增深,骨皮质增厚,部分可有骨质疏松和骨硬化等改变。扁骨如颅骨出现边缘增厚的环状密度增深带,少数可有前囟和骨缝的早闭。

（六）诊断与鉴别诊断

如果有长期服用过量维生素D的病史或者一次性超大量的摄入,结合临床症状和血钙、尿钙及影像学检查,可确诊。临床上极少误诊。

（七）治疗及预后

一旦诊断明确,首先要停止一切维生素D的摄入。如果机体有高血钙症状,还要控制钙盐的摄入,同时采用利尿剂等方法促进钙的排泄,每日口服泼尼松2 mg/kg,可抑制肠道对钙的吸收。

也有文献记载应用皮质酮可治疗维生素D中毒,具体机制不明确,在上述排钙、激素应用同时,注意机体水电解质平衡。早期发现、早期治疗,可使异常的钙化灶逐渐减少或吸收,一旦形成陈旧性的钙化点,可能导致不同脏器永久性损害。

（宋传孝）

第十九章 新生儿疾病

第一节 新生儿重症监护和呼吸支持治疗

一、新生儿重症监护

近数十年来,随着新生儿重症监护室(neonatal intensive care unit,NICU)的普遍建立,新生儿病死率和远期发病率明显下降。新生儿重症监护的定义是:对病情不稳定的危重新生儿给予持续的护理;复杂的外科手术前、后处置;连续的呼吸支持或其他强化干预。目前,新生儿重症监护已被广泛认为是最高等级的治疗措施。

(一)监护对象

需要重症监护的新生儿包括以下几种状况:①应用辅助通气及拔管后 24 小时内的患儿。②病情不稳定的心肺疾病(包括呼吸暂停)患儿。③曾施行过大手术,尤其是在手术后 24 小时内的患儿。④胎龄小于30 周、生后 48 小时内,或胎龄小于 28 周、出生体重小于 1 000 g 的所有新生儿。⑤重度围生期窒息儿(1 或 5 分钟Apgar 评分<3)。⑥接受全胃肠外营养患儿。⑦惊厥患儿经处理 24 小时内不缓解者。⑧所有需要急救的有严重器官功能衰竭(如休克、DIC、肺出血、心力衰竭、肾衰竭等)的新生儿。⑨有中心性导管或需要做较大处置如换血术等的新生儿。

(二)监护内容

危重新生儿往往处于生命垂危状态或具有潜在威胁生命的因素,必须进行不间断的临床观察,同时应用监护仪器、微量快速检验和影像设备等手段对生命信息和病理生理变化实施连续不断的监测,以便早期发现病情变化和给予及时处理。

1. 心脏监护

主要监测危重患儿的心电活动,观察心率、节律和波形改变,如:心率增快、减慢;各种心律紊乱和电解质紊乱的特征表现等。

2. 呼吸监护

包括:①呼吸运动监测,常用阻抗法监视呼吸波形和频率改变,发出呼吸暂停警报等。②肺通气量和呼吸力学监护,应用双向流速和压力传感器连接于呼吸机,持续监测机械通气患儿的气体流速、气道压力改变,作为调节通气参数的依据。

3. 血压监护

直接测压法(创伤性测压法)为经动脉(脐动脉)插入导管,由传感器将压力转变、连续显示于荧光屏,操作复杂,并发症多,临床仅在周围灌注不良时应用;间接测压法(无创性测压法),NICU 常用 Dinamap 血压测定仪,方法简便,可定时、自动显示收缩压、舒张压和平均动脉压。

4. 体温监测

置婴儿于已预热的辐射热式抢救台上或暖箱内,以体温监测仪(传感器)同时监测腹壁皮肤温度和核心温度(肛门温度)或环境温度。婴儿于最佳环境温度(中性温度)下,其代偿产热量小,氧耗值最低,有利于正常体温的维持。体温监测仪通常和心脏、呼吸、血压监护仪组合,称为生命体征监护仪。

5.血气监测

呼吸衰竭患儿,尤其在应用机械通气时,应定期(2～4小时)监测动脉血气,包括无创性经皮氧分压($TcPO_2$)和二氧化碳分压($TcPCO_2$)监测。因脉搏氧饱和度监护仪(Pulseoximeter)具有无创、连续、自动、准确、使用简便和报警可调等优点,已成为ICU中血氧动态监护的主要方法之一。

6.微量血液生化测定

包括血糖、电解质、钙、尿素氮、肌酐、胆红素等。

7.影像学检查

根据病情需要,选择进行床边胸(腹)部X线摄影,或脑、心、腹部超声检查,必要时还需进行CT或MRI等检查。虽然大部分NICU监护工作是借助监测仪器和化验检查来完成的,但是仔细的临床观察仍是极为重要的,必须强调医护人员守护在危重患儿床边的监护与急救的作用。危重患儿的监护除NICU外,尚应包括患儿发病现场的急救和转运途中的监护、处理。

二、呼吸支持治疗

(一)应用呼吸囊正压通气给氧

1.应用指征

凡新生儿经过清理呼吸道和触觉刺激等初始复苏处理仍然无自主呼吸;或虽有自主呼吸,但不充分,心率仍低于100次/分者,均应立即应用复苏囊和面罩、或气管插管正压通气给氧,以建立和改善呼吸。

2.操作方法

(1)保持气道通畅是应用复苏囊进行正压通气给氧的前提,应使新生儿处于颈部仰伸体位,利于呼吸道开放,并吸净气道分泌物。

(2)操作者站于新生儿头侧或左侧,便于操作和观察胸廓。

(3)选择适当大小的面罩或气管导管。

(4)应用90%～100%的高浓度氧,送气压力随新生儿大小和肺部情况而异,通常选用15～40 cmH_2O(1.47～3.92 kPa)。

(5)通气频率一般为40次/分。

3.效果评估

见效的指标为:①心率增加并稳定在100次/分以上,或正常。②出现自主呼吸,呼吸频率和深度达到正常。③肤色好转呈粉红色。根据上述指标改善或恶化的程度,决定进一步复苏的措施。

(二)气道持续正压(CPAP)呼吸

1.作用和应用指征

CPAP的作用是使有自主呼吸的婴儿在整个呼吸周期中(吸气和呼气)都接受高于大气压(正压)的气体;在呼气时可防止小气道和肺泡陷闭,并可使一部分萎陷的肺泡扩张,增加肺容量和功能残气量,改善通气分布,从而使进行气体交换的肺泡表面积加大,改善通气/灌注比值,减少肺内静—动脉分流,使动脉血氧分压(PaO_2)增加。

主要用于新生儿肺透明膜病、肺不张、肺炎、湿肺、肺水肿和胎粪吸入综合征等疾病;亦用于反复发作的呼吸暂停、准备撤离呼吸机和预防拔管后肺不张等情况。

患儿必须有自主呼吸;动脉血二氧化碳分压($PaCO_2$)正常或接近正常,<6.7 kPa(50 mmHg);吸入氧分压(FiO_2)为0.3～0.5时,PaO_2<8.0 kPa(60 mmHg)。

2.操作方法

开始时将CPAP调到4～6 cmH_2O;FiO_2与用CPAP前相同,或0.4～0.6;供气流量一般为3～5 L/min。连接患者后10～15 min测血气,如PaO_2仍低,每次增加CPAP0.098～0.196 kPa(1～2 cmH_2O),最高限值为0.98～1.17 kPa(10～12 cmH_2O);FiO_2每次增加0.05～0.1,最高可达

0.8～1.0，维持 PaO_2 在 6.7～9.3 kPa(50～70 mmHg)。若 PaO_2 仍低，一般＜8.0 kPa(60 mmHg)时即用呼吸机治疗。当临床症状好转，血气改善，PaO_2＞9.3 kPa(70 mmHg)时，每次降低吸入氧浓度0.05，至降到 0.04 时，再降低 CPAP，每次 0.196 kPa(2 cmH_2O)；当 CPAP 降到 0.196 kPa(2 cmH_2O)时病情仍稳定，PaO_2 在 6.7～9.3 kPa(50～70 mmHg)范围，即可拔管、撤离 CPAP，改用头罩吸氧。

（三）新生儿机械通气的应用

1.目的和指征

使用呼吸机对新生儿进行机械通气的目的是纠正各种病因引起的呼吸衰竭。由于新生儿的肺生理特点和不同疾病时的肺病理机制差异，新生儿机械通气的方法也不完全相同。使用呼吸机时，应采用尽可能低的氧浓度和吸气压力，使血气维持在正常范围内。

新生儿应用机械通气的指征包括：

(1)频繁的呼吸暂停，严重呼吸困难，呼吸节律不整。

(2)严重高碳酸血症，$PaCO_2$＞9.3 kPa(70 mmHg)。

(3)严重低氧血症，在 CPAP 下吸入氧浓度≥60％，或压力≥0.78 kPa(8 cmH_2O)时，PaO_2 仍＜6.67 kPa(50 mmHg)者。

(4)有下述情况，尽早使用：①已诊断 RDS 的小早产儿(出生体重＜1 350 g)。②肺出血的进展期。③各种原因引起的心跳、呼吸暂停经复苏后仍未建立有规则的自主呼吸者。

2.机械参数及其初调值

新生儿呼吸机应具有压力限制、时间循环和持续气流等特点，可选择 CPAP、IMV、IPPV＋PEEP 等各种辅助通气形式。呼吸机可调定流量、FiO_2、PIP、PEEP、TI、TI/TE 比值和呼吸频率，有的呼吸机还可显示平均气道压力(MAP)。

(1)最大吸气压力(PIP)：PIP 是决定潮气量的主要参数，改变 PIP 即可调节潮气量大小，从而影响通气状态。提高 PIP 即可增加潮气量和每分通气量改善通气，从而使 CO_2 排出增多、$PaCO_2$ 下降；反之则 CO_2 排出减少、$PaCO_2$ 增高。增加 PIP 时，还可使平均气道压力增高而改善氧合；但 PIP 值如＞4.0 kPa(30 cmH_2O)，则会增加肺气压伤和支气管肺发育不良(BPD)发生的机会。PIP 的一般初调值在新生儿无呼吸道病变(如早产儿呼吸暂停)为 1.47～1.76 kPa(15～18 cmH_2O)；有肺不张病变(如 RDS)或阻塞性病变(如胎粪吸入综合征、肺炎等)为1.96～2.46 kPa(20～25 cmH_2O)。

(2)呼气末正压(PEEP)：PEEP 可稳定呼气时的肺容量，改善肺内气体分布和通气/血流比值。提高 PEEP 可使功能残气量增加，潮气量和每分通气量减少，CO_2 排出减少，$PaCO_2$ 升高；反之，则相反。PEEP 过低时，肺顺应性降低，易发生肺不张和 CO_2 潴留；提高 PEEP 可使 MAP 增加而改善氧合作用，但 PEEP 过高也会使肺顺应性降低。PEEP 初调值在无呼吸道病变者为 0.196～0.294 kPa(2～3 cmH_2O)；在有肺不张型病变、功能残气量减少者为 0.39～0.58 kPa(4～6 cmH_2O)；在有阻塞性病变、功能残气量增加者为 0～0.29 kPa(0～3 cmH_2O)。

(3)呼吸频率(RR 或 VR)：RR 是决定每分钟(肺泡)通气量及 CO_2 排出量的另一主要因素。RR 初调值在健康肺为 20～25 次/分；有病变肺为 30～45 次/分。提高 RR 时，通气量和 CO_2 排出量增加，$PaCO_2$降低；反之则相反。新生儿机械通气在应用较快频率(＞60 次/分)时，可用较低 PIP，有减少肺气压伤的优点。但 RR 过快则吸气时间不足，潮气量将下降，且影响气道压力波形，使 MAP 下降，导致 $PaCO_2$ 降低。RR 减慢(＜20 次/分)加自主呼吸，即为间歇指令呼吸(IMV)，常用于撤离呼吸机时。

(4)吸气与呼气时间比(I/E 比值)：一般呼吸机治疗常设定吸气时间等于或短于呼气时间。提高 I/E 比值可使 MAP 增加，吸气时间较长，有利于气体分布，改善氧合作用。I/E 比值在肺不张型病变应为 1∶1～1∶1.2；在阻塞性病变宜为 1∶1.2～1∶1.5；在健康肺吸气时间(TI)宜为 0.5～0.75 秒。

(5)流量(FR)及气道压力波形：流量是达到一定高度 PIP 及气道压力波形(方形波)的决定因素。一般至少应为每分通气量的两倍(正常新生儿每分通气量为 200～260 mL/kg)，4～10 L/min。

(6)吸入氧气浓度(FiO_2)：呼吸机的可调氧浓度为 0.21～1.0。提高 FiO_2 可使 PaO_2 增加。由于

FiO_2 和 MAP 均可改善氧合作用,一般欲提高 PaO_2 时,首先增加 FiO_2 至 $0.6 \sim 0.7$ 后再增加 MAP;撤离呼吸机时,首先降低 FiO_2(在 $0.4 \sim 0.7$ 之间),然后降低 MAP。因为保持适宜的 MAP 可明显降低 FiO_2 的需要。但如 MAP 已很高时,则应先降 MAP,后降 FiO_2。常用的 FiO_2 初调值在无呼吸道病变时为 <0.4,在有肺部病变时为 $0.4 \sim 0.8$。

3.根据血气调节呼吸机参数的方法

在机械通气过程中应密切注意临床反应,如观察胸廓运动和肺呼吸音以了解肺内进气情况;观察血压、心率以了解心肺功能;观察皮肤和面色以了解血氧情况等。血气分析是判定呼吸机参数调定是否适宜的唯一指标,每次调节参数后 $10 \sim 20$ min,或病情突变时均应进行血气分析,作为是否需要继续调节参数的依据。

(1)新生儿血气分析参考值:pH$7.35 \sim 7.45$;$PaO_2 9.31$ kPa(70 mmHg);$PaCO_2 4.655 \sim 5.85$ kPa($35 \sim 45$ mmHg)。

(2)影响血气的呼吸机参数和每次调整范围:调整的原则是采用尽量低的氧浓度和吸气峰压、维持 PaO_2 在 $8 \sim 12$ kPa($60 \sim 90$ mmHg)之间。一般每次调整一个或两个参数(其中之一常是 FiO_2)。调整范围:①RR$2 \sim 10$ 次/分。② PIP$0.196 \sim 0.294$ kPa($2 \sim 3$ cmH$_2$O)。③ PEEP$0.098 \sim 0.196$ kPa($1 \sim 2$ cmH$_2$O)。④TI 或 TE$0.25 \sim 0.5$ 秒。⑤FiO_2 为 0.05,当 PaO_2 接近正常时为 $0.02 \sim 0.03$,当 >13.3 kPa(100 mmHg)时为 0.10。

(3)调节方法:①提高 PaO_2 可采用:增加 FiO_2、增加 PIP、增加呼吸频率、增加 PEEP(功能残气量不足时);延长吸气时间;延长吸气平台等方法。②降低 $PaCO_2$ 可采用:增加 PIP;增加 RR;降低 PEEP(功能残气量增多时)等方法。③调整参数后,根据临床表现和复查的血气值再确定如何进一步调节。

4.准备撤离呼吸机

当患儿病情好转时可逐渐减少呼吸机支持,直至撤离呼吸机。此过程可短于 24 小时或长达数日至数周(如支气管肺发育不良,BPD)。可根据病种、严重程度、恢复快慢、并发症、日龄和体重等综合考虑。

(1)停用呼吸机的指征:①自主呼吸有力,呼吸机的支持已明显小于自主呼吸的作用。②$FiO_2 \leqslant 0.4$,PIP$\leqslant 1.96$ kPa(20 cmH$_2$O),血气正常。③呼吸道分泌物不多,能耐受每 2 小时 1 次的吸痰操作,无全身情况恶化。④RDS 患儿日龄 >3 天。

(2)撤机步骤:①撤机过程中要密切监测临床表现,如自主呼吸、循环和全身情况等,每次调整呼吸机参数后均应检测血气,维持血气在正常范围,如发现异常,即应回复至原来参数。② 当 PIP 降到 $1.47 \sim 2.16$ kPa($15 \sim 22$ cmH$_2$O)、PEEP$\leqslant 0.49$ kPa(5 cmH$_2$O)、$FiO_2 < 0.5$ 时考虑转入准备撤离呼吸机;对控制呼吸和应用肌松剂及吗啡的患儿,首先停用两药,待自主呼吸出现,使呼吸机与患儿自主呼吸同步。③自主呼吸良好,血气正常,改用 IMV,并逐渐降低 PIP、PEEP、FiO_2 及 RR,吸气时间 TI 维持在 $0.5 \sim 1.0$ 秒,锻炼自主呼吸,减少呼吸机支持。④待 PIP 降到 $1.176 \sim 1.76$ kPa($12 \sim 18$ cmH$_2$O)、PEEP$0.196 \sim 0.392$ kPa($2 \sim 4$ cmH$_2$O)、$FiO_2 \leqslant 0.4$,RR6 次/分,血气正常时,即改用 CPAP,此时应提高 FiO_2 $0.05 \sim 0.1$ 以补偿停用 IMV 后呼吸功增加,预防缺氧;如果耐受良好,逐渐降低 FiO_2 0.05/次、CPAP 0.098 kPa(1 cmH$_2$O)/次。⑤待 FiO_2 为 $0.25 \sim 0.40$、CPAP 为 0.19 kPa(2 cmH$_2$O)时,于患儿最大吸气时拔管。拔管后用面罩吸氧,或用鼻塞 CPAP,并逐渐降低 FiO_2 0.05/次,直至改为空气吸入。

(吴　斌)

第二节　早产儿呼吸暂停

早产儿呼吸暂停为呼吸停止 20 s 以上伴心动过缓(心率 <100 次/分)及发绀。心动过缓及发绀常在呼吸停止 20 s 后出现,当呼吸停止 $30 \sim 40$ s 后出现苍白、肌张力低下,此时婴儿对刺激反应可消失。

胎龄越小呼吸暂停的发作越多,发作持续时间并不一致,但到达 37 周时即停止发作,严重反复发作的呼吸暂停如处理不当可因脑缺氧损害造成脑室周围白质软化及耳蜗背侧神经核受损导致脑性瘫痪及高频性耳聋,故呼吸暂停必须及时发现迅速纠正。

一、病因及发病机制

早产儿呼吸暂停可分为特发性及继发性两类。

(一)特发性呼吸暂停

指无任何原发疾病而发生的呼吸暂停,发病机制可能与下列因素有关。

(1)与脑干神经元的功能有关:早产儿脑干神经细胞间树状突少,神经元细胞间突触少,呼吸控制不稳定,当神经元传入冲动少时,呼吸中枢传出冲动亦少,即引起呼吸暂停,胎龄越小,中枢越不成熟,脑干听觉诱发反应示传导时间延长,随着胎龄增加传导时间缩短,呼吸暂停发作亦随之减少。

(2)与胎龄大小及对 CO_2 的敏感性有关:**胎龄越小中枢越不成熟,对 CO_2 升高的反应敏感性低,尤其低氧时化学感受器对 CO_2 的刺激反应更低易使呼吸抑制。**

(3)与快速眼动相睡眠期有关:早产儿快速眼动相睡眠期占优势,此期内呼吸不规则,肋骨下陷,肋间肌抑制,潮气量降低,肺容量降低 30%, PaO_2 下降后呼吸功增加,早产儿膈肌的氧化纤维数量少易疲劳而产生呼吸暂停。

(4)与上气道呼吸肌张力有关:上气道呼吸肌,如颏舌肌,能起着吸气时保持咽部开放的作用,早产儿颏舌肌张力低下,快速眼动相期常可引起梗阻性呼吸暂停发作。

(5)与神经递质有关:早产儿神经递质儿茶酚胺量低,致使化学感受器敏感性差,易造成低通气及呼吸暂停。

(二)继发性呼吸暂停

(1)低氧血症:早产儿肺透明膜病当肺广泛萎陷时,动脉导管开放左向右分流肺血流增加肺顺应性降低时,感染性肺炎时的低氧血症均可导致呼吸暂停发作,当上述疾病出现呼吸暂停发作时常为疾病恶化的象征。

(2)中枢疾病:早产儿易发生脑室及脑室周围出血,严重时可发生呼吸暂停。严重的中枢缺氧性损害及中枢感染时均易导致呼吸暂停发作。

(3)异常高反射:由于贲门、食管反流或其他因素所致的咽部分泌物积聚,通过喉上神经可反射性抑制呼吸,吮奶时奶汁刺激迷走神经,<32 周龄者吞咽常不协调及放置胃管刺激咽部时均可引起呼吸暂停。

(4)早产儿贫血:医源性失血,超过总血容量的 10% 时,因中枢灌注压降低可引起呼吸暂停发作,早产儿晚期贫血亦可导致严重呼吸暂停发作。

(5)感染:如败血症时。

(6)代谢紊乱:早产儿易倾向发生低血糖、低血钙、代谢性酸中毒等均易导致呼吸暂停发作。

(7)环境温度:相对高的控制环境温度可诱发呼吸暂停发作。

(8)体位不当:颈部过度屈曲或延伸时因上气道梗阻可引起呼吸暂停。

(9)药物抑制:镇静剂用量太大,速度太快时可引起呼吸暂停。

继发于上述病因呼吸暂停发作时又分三种类型:第一类称中枢性呼吸暂停,发作时无吸气动作;第二类为梗阻性呼吸暂停,发作时有呼吸动作但因气道阻塞无气流进入;第三类为混合性呼吸暂停,先为气流阻塞性呼吸暂停继之发生中枢性呼吸暂停。

二、监护

所有小于 34 周龄的婴儿生后的第 1 周内,条件许可时必须以呼吸暂停监护仪监护,或以心、肺监护仪监护心率及呼吸,并设置好心率的呼吸暂停时间报警值,当心率小于 100 次/min 出现报警时应检查患儿有无呼吸运动,及有呼吸运动而无气流进入,每个有呼吸暂停发作的婴儿均应详细记录呼吸暂停发作的时间、发作时的严重情况及经过处理等。

三、诊断

根据上述定义即可诊断。

早产儿特发性呼吸暂停往往在生后第 2～6 d 发生,生后第一天或一周后出现呼吸暂停发作者常有原因可以找到,在做出早产儿特发性呼吸暂停诊断时必须排除可能存在的继发因素,应从病史、体检着手考虑,出生第一天发生呼吸暂停常示肺炎、败血症或中枢缺氧缺血性损害;根据不同情况考虑行动脉血气、血糖、血钙、血电解质、血细胞比容、胸片、血培养及头颅 B 超检查以明确病因诊断。

四、治疗

早产儿频繁发作的呼吸暂停(指每小时发作 2～3 次以上者)当无继发因素可查得时可按下列步骤进行治疗。

（一）增加传入神经冲动,防止触发因素

(1)给予刺激增加传入冲动:发作时可先用物理刺激如弹拍足底,摇动肩胸部等,并可置振荡水袋于患儿背部,定时加以振荡刺激(给予前庭及本体感受刺激)以减少呼吸暂停发作。

(2)防止触发因素:置于低限的中性环境温度中,保持皮肤温度于 36.2 ℃可减少发作,避免寒冷刺激面部,面罩或头罩吸氧均需加温湿化,避免咽喉部用力吸引,摆好头位勿屈颈及过度延伸头颈部,以免引起气道梗阻。

（二）给氧

反复发作有低氧倾向者在监测 PaO_2 情况下(可用经皮测氧分压、脉搏血氧饱和度仪及血气)可给低浓度氧,一般吸入氧浓度不超过 25%,将 PaO_2 保持在 6.65～9.31 kPa。SpO_2 保持在 85%～95% 之间,轻度低氧引起呼吸暂停发作者给氧可减少呼吸功及(或)可减少中枢因低氧所致的抑制反应。

（三）俯卧位

俯卧位可改善肺的通气功能,可减少呼吸暂停发作。

（四）皮囊加压手控通气

上述治疗无效,发作严重时需以面罩皮囊加压手控通气,使呼吸立刻恢复,并可同时加用药物治疗。

（五）药物治疗

可用甲基黄嘌呤类药物(茶碱、氨茶碱、咖啡因)。

(1)茶碱或氨茶碱(含茶碱量 85%):国内常用氨茶碱,可静脉注射或口服,剂量随妊娠周龄、生后年龄而异,推荐负荷量为 4～6 mg/kg,隔 6～8 h 后用维持量每次 1.4～2 mg/kg,作用机制包括:①增加延髓化学感受器对 CO_2 的敏感性,使呼吸规则,潮气量增加;②抑制磷酸二酯酶,增加环磷酸腺苷水平,作用于多种神经介质;③增加呼吸的驱动作用;④增加膈肌收缩减少膈肌疲劳;⑤增加儿茶酚胺的作用,从而增加心脏搏出,改善组织氧合。应用茶碱或氨茶碱时如条件许可应行血浓度监测,血清浓度应保持在 6～12 μg/mL 间,峰浓度应在用维持量 3 剂后测定,静脉给药者在给药后 0.5～1 h 采血测定,口服者在用药后 2 小时测定,药物平均半衰期为 30 h,生后 3～4 周后半衰期可缩短至 20 h。茶碱在体内的代谢可受某些同时应用的药物影响,并与体内某些脏器的功能有关,如红霉素可使茶碱在体内的代谢率减慢,充血性心力衰竭、严重肝脏疾病时代谢率亦可减慢,如有上述情况可延长给药间隔时间,茶碱的毒性与血浆浓度有关,新生儿期当血浓度为 20 μg/mL 时可发生心动过速(心率可大于 180 次/min),继之出现激惹、不安及胃肠道症状如呕吐、腹胀及(或)喂养不耐受等;当与洋地黄类药物一起应用时可出现心动过缓,血浓度如大于 50 μg/mL 时可出现抽搐,茶碱又可增加肾小球滤过率引起利尿、利钠,在应用过程中因对糖皮质激素及儿茶酚胺的刺激会导致高血糖及游离脂肪酸增加,茶碱亦可使脑血管收缩,增加脑血管阻力,减少脑血流,但对中枢功能的影响不大。

(2)咖啡因:常用枸橼酸咖啡因(10 mg 枸橼酸咖啡因中含咖啡因基质 5 mg),此药对中枢刺激作用较茶碱强,但不良反应较茶碱弱。治疗量与中毒量间的范围较大,较为安全。负荷量为枸橼酸咖啡因

20 mg/kg，口服或静脉注射，负荷量应用 24 小时后用维持量 5～10 mg/kg，一日一次（或可分为一日二次），口服能完全吸收。作用机制与茶碱同，能增加中枢对呼吸的驱动作用及增加对 CO_2 的敏感性，有条件时应做血浓度监测，将浓度维持在 10～20 μg/mL，血液平均半衰期为 100 小时，毒性小无心血管、胃肠道不良反应，降低药物代谢的因素与茶碱相同。血浓度大于 50 μg/mL 时有激惹不安，静脉给药时亦可产生高血糖及游离脂肪酸增加。

（六）持续气道正压（CPAP）

可用鼻塞或气管插管进行，压力可置于 0.196～0.392 kPa，由于用 CPAP 后能将气体阻滞于肺内，增加功能残气量可改变肺的牵张感受器，达到稳定胸壁顺应性，消除吸气时对肋间反射的抑制，使呼吸暂停发作的次数减少。

（七）机械通气

上述治疗无效者，严重反复发作持续较长时间者可用机械通气，无肺部疾病者呼吸机初调值：吸气峰压 1.47～1.76 kPa，吸气时间 0.75～1 s，呼吸率 20～25 次/min 吸入氧浓度 0.25 左右（一般与应用呼吸机前一致）。

（八）病因治疗

如短期内医源性失血量达总血液 10％时应及时输血。

生后 1 个月左右一般情况良好的早产产儿吸暂停曾缓解后再次出现时，必须检查血红蛋白或细胞比容以排除贫血引起的呼吸暂停，有贫血时输血治疗可使呼吸暂停迅速停止。

（九）警惕婴儿猝死综合征

对于一般情况良好体重已达 2 kg 左右待出院早产儿如再次出现呼吸暂停又无病因可查得时可重新应用氨茶碱治疗，条件许可对于这类患儿应作脑干听觉诱发反应测定，如脑干功能异常除继续应用氨茶碱外，应警惕婴儿猝死综合征的发生，出院时应教会其父母亲或家属作正确的心肺复苏。

（吴　斌）

第三节　新生儿窒息与复苏

新生儿窒息是指婴儿出生后 1 分钟内未起动自主呼吸或未建立有效通气的呼吸动作，呈现外周性（四肢肢端）及（或）中央性（面部、躯干和黏膜）发绀甚至肤色苍白，肌张力不同程度的降低（严重时四肢松软），心率可能下降至<100 次/min 甚至<60 次/min，血压正常或下降，最严重者甚至无心跳。主要是由于产前或产程中胎儿与母体间的血液循环和气体交换受到影响，致使胎儿发生进行性缺氧、血液灌流降低，称胎儿窒息或宫内窘迫。少数是出生后的因素引致的。产前、产时或产后因素导致的窒息可统称为围生期窒息。

几十年来，为降低围产新生儿窒息的发生率、病死率和致残率，我国围产新生儿学工作者进行了十分艰苦的努力。近年来在卫计委和中华医学会的领导和组织下，参照国外成功的经验，成立了"中国新生儿复苏专项专家组"，制订了新生儿窒息复苏指南，广泛开展复苏的人员培训，同时大力推动复苏所需设备、用品的国产化，我国新生儿窒息复苏工作揭开了崭新的一页，各地纷纷报道执行复苏指南取得的成效。然而，在许多地区新生儿窒息仍是新生儿死亡和导致智力障碍的主要因素之一。如何做到凡有婴儿出生的地方，都有经过复苏培训的人员，都具备合适的复苏场所和应有的设备、用品，还需要我们继续进行十分艰苦的努力。

一、病因

产前或产程中，常见的因素如下：

（1）母亲因素：任何导致母体血氧含量降低的因素都会引致胎儿缺氧，如急性失血、贫血（$Hb < 100\ g/L$）、一氧化碳中毒、低血压、妊娠期高血压疾病、慢性高血压或心、肾、肺疾患、糖尿病等。另外要注意医源性因素：①孕妇体位，仰卧位时子宫可压迫下腔静脉和腹主动脉，前者降低回心血量，后者降低子宫动脉血流；②孕妇用药：保胎用吲哚美辛可致胎儿动脉导管早闭，妊娠期高血压疾病用心痛定可降低胎盘血流，孕妇用麻醉药，特别是腰麻和硬膜外麻可致血压下降。

（2）脐带因素：脐带＞75 cm（正常 30～70 cm）时易发生打结、扭转、绕颈、脱垂等而致脐血流受阻或中断。

（3）胎盘因素：胎盘功能不全，胎盘早剥，前置胎盘等。

（4）胎儿因素：宫内发育迟缓，早产，过期产，宫内感染。

（5）生产和分娩因素：常见的因素是滞产，现代妇产科学将第一产程分潜伏期和活跃期，初产妇潜伏期正常约需 8 h，超过 16 h 称潜伏期延长，初产妇活跃期正常需 4 h，超过 8 h 称活跃期延长，或进入活跃期后宫口不再扩张达 2 h 以上称活跃期停滞；而第二产程达 1 h 胎头下降无进展称第二产程停滞。以上情况均可导致胎儿窒迫。其他因素有急产、胎位异常、多胎、头盆不称、产力异常等。

少数婴儿出生后不能启动自主呼吸，常见的原因是：**中枢神经受药物抑制（母亲分娩前 30 min 至 2 h 接受镇静剂**或麻醉药），早产儿，颅内出血，先天性中枢**神经**系统疾患，先天性肌肉疾患，肺发育不良等。

二、病理生理

（一）生化改变

由于缺氧，糖原进入无氧酵解，导致大量乳酸堆积，即代谢性酸中毒。同时二氧化碳潴留致高碳酸血症，即呼吸性酸中毒。故婴儿出现严重混合性酸中毒和低氧血症，血气分析可见 $PaO_2 \downarrow$、$SaO_2 \downarrow$、$PaCO_2 \downarrow$、$pH \downarrow$、$BE \downarrow$。此外，很快出现低血糖（由于糖原耗竭）、低血钙和高血钾，并见氧自由基、心钠素等释放，以及血清肌酸激酶同工酶（CPK-MB）和乳酸脱氢酶增高。

（二）血流动力学改变

新生儿窒息后，回复到胎儿型循环，此时肺血管收缩，阻力增加，肺血流量减少，故左心房血流量亦减少，压力降低，通过卵圆孔右向左分流增加，新生儿即出现青紫。如此状态持续则可诊断为"持续胎儿循环"或"肺动脉高压"。另外，窒息初期，血液重新分配，肠、肾、皮肤、肌肉、肺血管收缩，心排出量和血压基本正常，保持了脑、心、肾上腺的血液供应。但这种代偿时间短暂，随着窒息持续，缺氧、酸中毒和低血糖等代谢紊乱造成脑和心等重要脏器损伤，血压、心率下降，加重缺氧、酸中毒和器官损伤，形成恶性循环。

（三）再灌注损伤

近年来研究发现，窒息过程的缺氧、缺血、酸中毒等对重要脏器（如脑）的损伤只是初步的，更重要的损伤往往发生在经过复苏、血液再灌注之后，由于一些有害的兴奋氨基酸的释放、钙内流以及大量氧自由基产生，造成重要脏器更多细胞凋亡和坏死。

（四）重要脏器损伤

（1）脑：对缺氧最敏感。动物实验发现，窒息 8 min，部分动物出现脑损伤；窒息 12.5 min，全部动物发生脑损伤。主要改变是脑水肿、出血、脑实质坏死和白质软化。

（2）心脏：缺氧、酸中毒、ATP 减少、钙离子内流，以及心肌糖原耗竭均可致心肌受损，使心排出量、血压和心率下降。有报道缺氧可致心脏乳头肌坏死，导致房室瓣反流而发生心力衰竭。

（3）肾脏：窒息后不少新生儿出现尿少［尿量＜1 mL/(kg·h)］、血尿、蛋白尿和管型尿，少数因重度窒息致肾皮质及（或）肾小管坏死而致肾衰竭，监测尿 α_1 及 β_2 微球蛋白有助早期发现肾功能减退。

（4）胃肠道：可发生应激性溃疡并出血，早产儿窒息可诱发坏死性小肠结肠炎。

（5）肝脏：缺氧可全面影响肝脏功能，包括转氨酶升高、黄疸加重、凝血因子生成障碍而引起出血等。

（6）肺脏：缺氧、酸中毒可引起肺血管收缩及血管活性介质释放，而导致持续肺动脉高压；又由于肺泡上皮细胞坏死、脱落，形成透明膜，而发生肺透明膜病；同时肺毛细血管亦受损伤，如凝血因子减少（肝脏受损所致),加上医源性因素(如心功能受损情况下,仍大量输入碳酸氢钠、全血、白蛋白等),可发生肺出血;如窒息同时有胎粪吸入,则可发生肺不张、张力性气胸等严重并发症。

三、临床表现

正常分娩过程,胎儿要经历短暂缺氧,这是由于子宫阵阵收缩,子宫、胎盘和脐带受到挤压而使血流间歇性减少甚或中断,致胎儿间歇性缺氧即窒息。但时间短暂,每次宫缩平均历时 50~75 s,宫缩停止,血流便恢复。90%的胎儿可以耐受此过程,娩出后 2~5 s 内便发出第一声哭声,起动自主呼吸,1 min 内出现规律呼吸。约 10%的胎儿受到一些病理因素的影响,出生后起动自主呼吸有困难,表现为轻或中度窒息:发绀,心率 100 次/分左右,肌张力尚可或稍差,需简单复苏支持。其中约 1%则因缺氧严重,表现为重度窒息:中央性发绀,甚或肤色苍白,肌张力低,心率<100 次/min 甚至<60 次/min,需强有力的复苏措施。90%的新生儿窒息发生在产前或产时,前者称孕期胎儿窘迫,多为慢性缺氧,后者称产时胎儿窘迫,多为急性缺氧或慢性缺氧急性加重。

(一)慢性缺氧或慢性窒息

较多见。由于上述各种致病因素影响,使胎儿间歇发生缺氧缺血。开始通过血液重新分配进行代偿,如病因不去除,胎儿由于缺氧和酸中毒逐渐加重,出现胎动异常,胎心率不规则(<120 或>160 次/分),排出胎粪。如生物物理学监测(biophysicalprofile,BPP,生物物理学监测包括胎儿呼吸、胎动、肌张力、胎儿心率反应、羊水量等)、心音图(cardiotocograph,CTG)异常或胎儿头皮血 pH<7.2(正常 7.25~7.35),如接近足月,应考虑结束妊娠。此时婴儿娩出,多为轻度窒息,发绀可能主要是外周性(四肢肢端),呼吸轻度抑制,对复苏反应良好,少有后遗症。如胎儿窘迫持续,发展为严重酸中毒和低血压,必然导致重要脏器损伤。此时婴儿娩出,虽经积极复苏抢救,难免发生并发症和后遗症。可见,早期检出胎儿窘迫并密切观察十分重要,这有待产科、儿科医师密切合作,共同研究,必要时提早分娩,即宁要一健康的、接近足月的早产儿,而不应等发生了脑损伤才让婴儿娩出,此时娩出的可能是一个足月儿,但将来可能是个智残儿,这是我们一定要避免发生的。

(二)急性缺氧或急性窒息

临床上并不少见,如产程中突然发现持续的脐血流受阻或中断。急性窒息的典型过程,根据在猕猴所做的实验(正常、足月猕猴胎儿剖宫产娩出,未开始呼吸便将其头放入一袋盐水内),分为 4 个期:

(1)原发性呼吸增快:约 1~2 分钟,一阵阵喘气,肢体挣扎,皮色红,反应良好、活跃。

(2)原发性呼吸停止:约 1 分钟,发绀,心率下降,约 100 次/分,肌张力及对刺激反应尚可,刺激它可恢复自主呼吸。

(3)继发性呼吸增快:约 5~6 分钟,深而不规则的连续喘气,发绀加重,血压开始下降。

(4)继发性(终末性)呼吸停止:约在窒息开始后 8 分钟出现,呼吸动作完全停止,刺激不能诱发自主呼吸,肌张力进行性降低,显著苍白,心率和血压进一步下降。如不复苏抢救,于数分钟内死亡。

在实验性窒息过程中,PaO_2 在 3 分钟内从 25 mmHg(3.33 kPa)降至 0,$PaCO_2$ 按 10 mmHg (1.33 kPa)/min 速度升高,即在 10 分钟内从 45 mmHg(6 kPa)升至 150 mmHg(20 kPa),血中乳酸含量从 15 mmol/L 升至 10 mmol/L,pH 在 10 分钟内从 7.3 降至 6.8~6.5。终末期并出现高钾血症,血钾高达 15 mmol/L。

临床上很难准确判定一名窒息婴儿是处在原发性呼吸停止或继发性(终末性)呼吸停止。凡婴儿出生后无呼吸或只阵发性喘气(无效的呼吸动作),说明婴儿极需辅助通气,故均应认真进行复苏抢救。有条件者,可测血中 pH,如 pH>7.25,则多属原发性呼吸停止,即轻或中度窒息,经处理很快出现自主呼吸;如 pH 在 7.0~7.10,可能是原发性也可能是继发性呼吸停止,经刺激,可能出现微弱自主呼吸,但不足以建立肺泡通气,需短时间的复苏支持;如 pH<7.0,多为严重窒息,肌肉松弛,心率<60 次/min,肯定是处在继发性(终末性)呼吸停止阶段,如仍得不到正确的复苏抢救,婴儿最终死亡,全过程在足月儿约 20 min。

四、诊断

主要根据临床表现做出诊断,并决定是否需要进行复苏。

新生儿窒息的诊断标准至今尚未统一。1953 年美国麻醉科医师 Virginia Apgar 提出 Apgar 评分(表 19-1),包括 5 个项目,每一项目分 0、1 和 2 分 3 个分度。婴儿娩出后 1、5 分钟各进行一次评分,1 分钟评分在 4~7 分为轻度窒息,0~3 分为重度窒息;如 1 分钟评分正常(8 分及以上),但 5 min 评分在 7 分或以下,仍应诊断为窒息。必要时在 10、15 和 20 分钟再行评分。Apgar 评分提出后在国外继而在国内广为应用,对及时发现和处理窒息以及不良预后的判断起了很好的作用。但现在人们认识到,婴儿出生后第一秒钟便要进行初步评估,以确定该婴儿是正常分娩或需要复苏支持;一名窒息婴儿生后 1 分钟已经经历了至少两次甚至三次评估以及一系列的处理,故 1 分钟 Apgar 评分已不可能反映婴儿出生时状况,但是 5、10、15 和 20 分钟的 Apgar 评分,对估计婴儿对复苏的反应以及对不良预后的判断仍有参考价值。在实际工作中,除使用 Apgar 评分,将当时的复苏情况予以详细记录也十分重要。

表 19-1　Apgar 评分表

体征	评分		
	0	1	2
心率(次/分)	0	<100	>100
呼吸	无	不规则,喘气	规则,哭声响亮
肌张力	松软	降低或正常,但无活动	正常伴活跃动作
对咽插管反应	无	面部有少许反应	反应好,咳嗽
躯干颜色	苍白	紫蓝	红润

由于 Apgar 评分存在局限性,美国儿科学会(AAP)和美国妇产科学会(ACOG)1996 年共同制订了新生儿窒息诊断标准:①脐动脉血显示严重代谢性或混合性酸中毒,pH<7.0;②Apgar 评分 0~3 分,并且持续时间>5 分钟;③有神经系统表现,如惊厥、昏迷或肌张力低;④多脏器损伤。我国也有学者在探讨新生儿窒息的诊断标准,这有待大家展开讨论,最后由有关学会共同商定。制订统一的新生儿窒息诊断标准十分必要。

五、新生儿窒息的复苏术

美国心脏协会(AHA)和美国儿科学会(AAP)于 2006 年发表他们 2005 年修订的"新生儿复苏指南"[以下简称"美国指南(05)"]。我国参照美国的方案,于 2007 年发表由"中国新生儿复苏项目专家组"修订的"新生儿窒息复苏指南"[以下简称"指南(07)"],这是我国实施新生儿窒息复苏的指导性文件。以下简要介绍"指南(07)"的一些特点及一些参考意见。

(1)首先强调 3 个 30 s:第 1 个 30 s 决定是否要复苏,不要等待 1 分钟进行 Apgar 评分后认为"有窒息"再开始复苏,而是生后立即用几秒钟时间进行快速评估四项指标(是否足月? 羊水是否清? 是否呼吸或哭? 肌张力好否?),如全为"是",不必进行复苏,但只要四项中有一项为"否",则进行初步复苏(进入 A 即通畅的气道:包括保暖、头轻度仰伸体位、清理气道、擦干全身、触觉刺激诱发自主呼吸)。以上快速评估及初步复苏共需时 30 s。第 2 个 30 s 根据评估三项生命体征:呼吸、心率和肤色,决定是否需要进入 B(B 即人工正压通气)。第 3 个 30 s 再次评估三项生命体征,特别是心率(可听诊心脏或触摸脐带根部脐动脉搏动)。心率>100 次/min 说明病情稳定,心率<60 次/min 需进入 C(C 即胸外心脏按压)和 D[D 即应用肾上腺素及(或)扩容剂]。

(2)羊水胎粪污染的处理问题:国内、外对是否早期插管吸引或用表面活性物质冲洗等存在不同意见。指南(07)和美国指南(05)都明确规定:羊水胎粪污染不论稀或稠,不再推荐头娩出后肩娩出前插管吸引,只要婴儿有活力(呼吸规则或哭声响亮,肌张力好,心率>100 次/min),则继续初步复苏而不插管,如无活力(上述三项中有一项不好者),立即插管吸引。

(3)用氧或空气复苏问题:国内、外近年来都有用空气(含 21％的氧)进行新生儿窒息复苏的成功经验,主要是用于足月儿,至于对早产儿,其安全性及效果尚不清楚。总之,对用空气进行复苏尚需进行更深入的研究。指南(07)及美国指南(05)仍首先推荐用纯氧进行复苏,也可用 21％～100％的氧,但如 90 s 病情无改善,应将吸氧浓度(FiO_2)提高至 100％(即纯氧)。至于早产儿,动脉血氧过高有伤害性,用氧浓度要特别小心[详见指南(07)第五部分]。

(4)用药问题:复苏一般不再推荐使用碳酸氢钠,但经加压通气及心脏按压改善通气和循环以后,如确定存在代谢性酸中毒,特别是较重的酸中毒,可以适当使用碳酸氢钠。纳洛酮一般也不再推荐使用,除非指征明确:①正压人工呼吸使心率和肤色恢复正常后,出现严重的呼吸抑制。②母亲分娩前 4 小时有注射麻醉药史;则推荐静脉内给药。若母亲是吸毒者,则一定不能使用纳洛酮,否则会使病情加重。肾上腺素要静脉内给药,药量是 1∶10 000 每次 0.1～0.3 mL/kg。

(5)专项强调早产儿[特别是出生体重＜1 500 g 的极低出生体重(VLBW)儿和＜1 000 g 的超低出生体重(ELBW)儿],复苏需关注的 6 个方面,如保暖特别重要。初步复苏中的擦干身只适用于足月儿,对早产儿(特别是 VLBW 儿和 ELBW 儿)则不应费时去擦身,而是除头颅外,全身立即放入聚乙烯塑料袋(保鲜袋)内并放在辐射保暖台上。但无论是早产儿或足月儿都要避免高体温,缺血后高体温可加重脑损伤。

(6)人工正压通气问题:新生儿窒息复苏首先是要让肺泡有良好的通气和换气,建立稳定的功能残气量,避免肺内分流。要达此目标就要正确进行人工正压通气,正确应用 PEEP 和 CPAP,特别是早产儿及早应用 CPAP 可减少插管和正压通气的并发症。指南(07)在这方面作了十分详尽的介绍。

(7)强调每次高危分娩都有一名熟悉新生儿复苏的人员参加,要达此目标,①要有计划广泛开展理论与实践相结合的人员培训,让各级医疗机构凡有分娩的地方都要有人熟悉进行新生儿复苏;人员掌握的技术可分两个层次:多数人掌握保持气道通畅和让肺膨胀的技术(如用面罩气囊加压通气),少数人掌握较全面的复苏技术如气管插管、正压通气、胸外按压以及用药等。②要建立良好的产儿合作机制,提高预见性,及早发现高危分娩。③国外用复苏现场录影带作回顾研究,发现即使是高年资的顾问医师在复苏时都有不规范的动作,因此强调复训的重要性。

(8)强调事前做好准备,包括场所(保暖、抢救台、光照、电源等)、设备、药物及各种用品等

(9)强调各级政府和医疗机构的有力领导和支持,才有可能保证上述各项的实现。

(10)总之,新生儿窒息复苏成功的关键在于:①预见性。根据存在的高危因素预测婴儿出生时需要复苏;②足够的准备,包括熟悉复苏的人员、场所、设备、药品和用品等;③正确的评估;④迅速开始各项支持措施。

(11)还特别强调复苏后继续监护,包括体温、生命体征、血液生化及血气,以及各重要脏器的功能,并积极防止感染。

(吴　斌)

第四节　新生儿呼吸窘迫综合征

新生儿呼吸窘迫综合征(NRDS)多见于早产儿,肺发育不成熟,产生或释放肺泡表面活性物质(PS)不足,引起广泛的肺泡萎陷和肺顺应性降低,临床表现为生后不久即出现呼吸窘迫并进行性加重。

一、诊断程序

(一)是不是呼吸窘迫综合征

重要疑诊线索:

（1）多见于早产儿,糖尿病母亲的婴儿,剖宫产婴儿,双胎的第二婴,男婴。

（2）生后 2～6 h 后出现进行性呼吸困难,呼吸窘迫呈进行性加重。表现为呼吸加快,青紫,胸廓吸气性凹陷和呼气性呻吟,早期听诊双肺呼吸音减弱,可闻及细湿啰音。

（二）会不会不是呼吸窘迫综合征引起的呼吸困难

排除线索:

1.湿肺

（1）多见于足月剖宫产儿,症状轻,病程短,不易和轻型新生儿呼吸窘迫综合征区别。但重症湿肺较难与新生儿呼吸窘迫综合征区别。

（2）生后数小时内出现呼吸加快、发绀、呻吟,呼吸音减弱,甚至有湿啰音,但症状多在 24～48 小时内进行性改善,也有个别持续较长时间。

（3）X 线胸片显示如下征象:①肺门血管影增加,肺血增多、肺纹理增粗,由肺门放射向外延伸。②肺泡积液,肺野可见斑片状毛玻璃样或云雾状密度增高影。③叶间积液,可见网状条纹状影。④叶间胸膜积液和胸腔积液.叶间胸膜积液常发生于右肺上叶、中叶闻,胸腔积液量少。

2.宫内感染性肺炎

尤其 B 组溶血性链球菌肺炎不易与新生儿呼吸窘迫综合征区别,如孕妇有羊膜早破或妊娠晚期感染史需考虑患儿有发生 B 组溶血性链球菌感染的可能,可结合辅助检查、胃液培养、细菌培养、呼吸机参数及抗生素治疗效果来鉴别。

3.膈疝

腹部凹陷,患侧胸部呼吸音减弱甚至消失,可闻及肠鸣音,X 线胸片见患侧胸部有充气的肠曲或胃泡影及肺不张,纵隔向对侧移位。

4.成人呼吸窘迫综合征（ARDS）

目前认为新生儿期亦可发生 ARDS,临床表现似 NRDS。这类患儿在生后最初几天尚未发生 NRDS,而是在缺氧、肺炎或重症感染后发生继发性肺表面物质缺乏,病情常因原发病的控制而缓解。

（三）确诊的重要依据

X 线胸片典型改变早期为细颗粒状及网状阴影,分布于两肺野,肺充气不足;重则全肺透亮度消失呈毛玻璃样,可见支气管充气征;最重时可呈"白肺"改变,心影看不清,支气管充气征不明显。

确诊的其他依据:

（1）泡沫实验:取患儿胃液 1 mL 加 95％酒精 1 mL 振荡 15 s,静置 15 min 沿管壁有多层泡沫可排除NRDS,反之则考虑为 NRDS。

（2）肺泡表面活性物质（PS）测定:卵磷脂/鞘磷脂比值（L/S）在 1.5～2 之间可疑,＜1.5 提示肺未成熟。

（3）血气分析:pH 值和动脉氧分压降低,动脉二氧化碳分压升高,碳酸氢根减低是 NRDS 的常见改变。

（4）确诊新生儿呼吸窘迫综合。

（四）临床评估

（1）呼吸急促为增加肺泡通气量,代偿潮气量的减少。

（2）鼻翼扇动增加气道横截面积,减少气道阻力。

（3）呼气呻吟呼气时声门不完全开放,使肺内气体潴留,防止肺泡瘪陷。

（4）吸气性三凹征呼吸辅助肌参与呼吸的结果。

（5）发绀提示氧合不足的表现。

（6）支气管肺发育不良长期应用高浓度、高吸气峰压,对氧产生依赖,胸片可证实。

二、治疗程序

（一）一般治疗

保温，保证液体和营养供应，纠正酸中毒，关闭动脉导管，根据肺内继发感染的病原菌（细菌培养和药敏试验）应用相应抗生素治疗。

（二）供氧和机械呼吸

氧疗和辅助通气。

(1)根据发绀程度选用鼻导管、面罩或头罩给氧，如无缓解，可选择持续气道正压通气(CPAP)。

(2)如吸入氧分数(FiO_2)已达 0.8，而动脉血氧分压(PaO_2)仍在 6.65 kPa(50 mmHg)以下则需作气管插管，使用人工呼吸机，吸气峰压不超过 2.9 kPa(30 cmH_2O)，平均气道压<0.98 kPa(<10 cmH_2O)，呼吸频率 35～45 次/分，吸气时间(I)：呼气时间(E)=1：(1～2)。FiO_2 开始时高，以后逐减至 0.4。依病情和血气监测结果来调整呼吸机参数。

(3)除人工呼吸外也可采用高频呼吸，用较小潮气量和较高通气频率进行通气，由于吸气时间短，故吸气峰压和平均气道压均低，胸腔内压亦低，有利于静脉回流，常用的方法是高频振荡通气(HFOV)。因早产儿易发生氧中毒，故以维持 $PaO_2$50～70 mmHg(6.7～9.3 kPa)和经皮血氧饱和度($TcSO_2$)87%～92%为宜。

（三）PS 替代疗法

(1)PS 目前已常规用于预防或治疗 NRDS，一旦确诊，力争生后 24 h 内经气管插管注入肺内，视病情轻重，可给予 2～4 次。

(2)吸入一氧化氮治疗与 PS 合用可提高疗效，剂量(5～20)×10^{-6}(质量分数)。

三、临床经验与注意事项

(1)严密观察有发生 NRDS 可能性的新生儿，尤其是胎龄较小的早产儿，一旦生后 12 h 内出现无诱因的呼吸困难应考虑发生 NRDS 的可能。

(2)胸部 X 线片是 NRDS 最客观的诊断依据。NRDS 与重症湿肺在临床上有时很难鉴别，需借助 X 线片。

(3)NRDS 一旦确诊，应尽早予以 CPAP 或机械通气治疗，目的在于防止正常肺泡发生痿陷，使已痿陷的肺泡重新膨胀。

(4)因 PS 的黏滞可发生气道阻塞，故在 PS 从呼吸道扩散到肺泡内之前，应适当增加机械通气的压力，应用 PS 之后，2 h 内尽量不吸痰，当潮气量迅速增加时，应及时下调吸气峰值压(PIP)、FiO_2 以免发生肺气漏及氧中毒。

(5)预防性应用 PS 时，应尽量避免因气管插管时间过长而发生低氧血症，甚至导致早产儿脑损伤。

(6)重视预防，应强调产科和儿科的协作预防，产前或分娩过程中采集羊水检测卵磷脂、鞘磷脂，产妇应用类固醇，对预防 NRDS 的发生有重要意义。

（吴　斌）

第五节　新生儿颅内出血

新生儿颅内出血(neonatal intracranial hemorrhage,ICH)，是围生期新生儿常见的脑损伤。

既可单独发生，亦可作为缺氧缺血性脑病的一种表现，主要见于早产儿。

一、发生率与病死率

随着产科监护技术的进步,足月儿产伤性 ICH 已显著减少,但早产儿缺氧性 ICH 发生率仍高。早产儿 ICH 发生率,国外报道为 20%,国内报道为 40%~50%,病死率为 50%~60%。

二、病因

产前、产时及产后一切能引起胎儿或新生儿产伤、脑缺氧缺血或脑血流改变之因素,均可导致 ICH,有时几种因素同时存在。国内新生儿感染率高,整个新生儿期重症感染亦可引起颅内出血。

（一）产伤

多见于足月儿,常为胎头过大、头盆不称、先露异常（臀位、横位）、骨盆狭窄、急产、滞产、不适当助产（吸引产、钳产、不合理应用催产素）、产道肌肉僵硬等所致。

（二）缺氧

多见于早产儿。①母亲因素:母亲患糖尿病、妊娠期高血压疾病、重度贫血、心肾疾病、低血压、产时用镇静剂、镇痛剂;②胎儿、胎盘因素:胎盘早剥、产程延长、脐带受压、宫内窘迫;③新生儿因素:窒息、反复呼吸暂停、呼吸窘迫综合征,其中以新生儿窒息最常见。

（三）脑血流改变

(1)波动性脑血流:见于不适当机械通气、各种不良刺激（剧烈疼痛、汽车上头部的振动或摇晃、气道刺激致剧咳等）,可致脑灌注压剧烈波动。

(2)脑血流增快:见于血细胞比容低下（血细胞比容每减少 5%,每 100 g 脑组织脑血流量增加 11 mL/min）、体循环血压升高、动脉导管开放、高血压、快速扩容、快速输注高渗液、高碳酸血症、低血糖、惊厥等,可明显增加脑血流。

(3)脑血流减慢:见于低血压、低碳酸血症、低体温、心力衰竭等。

(4)脑静脉压升高:阴道分娩、钳产、高 PEEP 通气、气胸等,可使颅内静脉压升高。

（四）感染

重症肺炎、败血症等。

（五）其他

维生素 K 缺乏症、弥散性血管内凝血等。

三、病理生理

（一）机械损伤

各项产伤因素均可致胎儿头部在分娩过程中骤然受压或过度牵引,使颅骨过度变形,引起大脑镰等撕裂出血。

（二）凝血功能未成熟

由于凝血因子不能经母胎转运,须由胎儿未成熟的肝脏合成,故新生儿生后 1 周内血浆大多数凝血因子水平不足,其中 4 个维生素 K 依赖因子（Ⅱ、Ⅶ、Ⅸ、Ⅹ）和 4 个接触因子（Ⅺ、Ⅻ、PK、HMWK）仅为成人的 50%,Ⅴ因子、Ⅷ因子虽高,但半衰期短而不稳定,Ⅰ因子水平与成人接近,但因存在胎儿纤维蛋白原,含较多唾液酸而活性弱,转化为纤维蛋白较慢。此外,新生儿抗凝血酶Ⅲ（AT-Ⅲ）活性亦低下,血小板也处于低值。由于新生儿凝血物质不足,抗凝活性低下,故常有生理性出血倾向并致出血难止,早产儿尤甚。

（三）脑血管发育不成熟

(1)血管缺乏基质保护:生发基质位于侧脑室底的室管膜下,其最突出部分位于尾状核头部,从侧脑室前角延至颞角、第三、四脑室顶部。胎龄 26~32 周,侧脑室生发基质区和脉络丛微血管基质发育滞后于脑实质其他部位,部分早产儿细胞外基质Ⅳ型胶原纤维、黏连蛋白和纤维连结蛋白含量少,致无连续完整基膜。侧脑室生发基质于胎龄 32 周后才逐渐萎缩,而脉络丛微血管膜亦于足月后才发育成熟。在此期间,侧脑室生发基质区的血管密度和面积明显高于白质区,尽管周围微血管丰富,但因缺乏基质保护,由单层内皮细胞所组成的、缺少平滑肌及弹力纤维支持的血管,对抗血流冲击能力差,在缺氧、缺血、酸中毒、脑血流速波动等影响下,生发基质区易发生破裂出血。随着孕龄的增加,出血多来自脉络丛。

(2)长穿支血管少:在脑血管发育过程中,脑皮层血液供应来自软脑膜动脉,有较好的侧支循环,供应皮层下白质区为动脉的短穿支,均不易发生缺血性损害。供应脑室周围深部白质为动脉长穿支,早产儿越不成熟,长穿支越少,且缺少侧支循环,一旦缺血,该区最易受损。

(3)血管呈 U 字形曲折:脑白质引流的静脉通常呈扇形分布于脑室周围白质,在脑室旁经生发基质区汇入终末静脉,此静脉在侧脑室马氏孔后方、尾状核部前方呈 U 字形曲折,汇入大脑内静脉。当静脉压增高时,血液回流受阻,U 字形曲折处压力升高,易发生充血、破裂出血或出血性梗死。

(四)脑血流波动

(1)被动压力脑循环:指脑血流随血压的变化而变化的形式。早产儿脑室周围循环血流分布不匀,存在高容量血流区和侧脑室生发基质低容量血流区,该区血流量极低,每 100 g 脑组织血流量<5 mL/min,而正常脑血流量为每 100 g 脑组织 40～50 mL/min。早产儿脑血管自主调节功能差,调节范围窄,因此,各种原因引起的脑血流改变,均可导致 ICH。

(2)脑血管对二氧化碳敏感:$PaCO_2$ 每增加 1 mmHg,脑血管扩张导致脑血流增加 8.6%,若 $PaCO_2$ 增加过多,超过脑血管扩张极限,可致血管破裂出血。反之若 $PaCO_2$ 减少,则脑血管收缩,脑血流减少,使低血容量区缺氧缺血,导致血管变性或缺血再灌注损伤,同样亦会引起 ICH。

四、颅内出血部位与相应临床表现

(一)硬膜下出血(SDH)

SDH 多见于足月儿,且多为产伤性,如头盆不称、先露异常(横位臀位等)、产道肌肉僵硬、骨盆狭窄、骨盆变形能力差(高龄初产等)、急产、滞产、不适当助产(胎头吸引、钳产、不合理应用催产素等)、胎儿颅骨易变形等,多伴有颅骨骨折,部分可无任何诱因。

随着产科技术的进步,SDH 发生率已显著下降至 7.9%。SDH 以颅后窝小脑幕下和幕上出血为常见。临床表现因出血部位与出血量的不同而异:

1. 小脑幕撕裂

为大脑镰与小脑幕交叉部撕裂,引起直窦、Galen 静脉、横窦及小脑幕下静脉损伤,导致颅后窝小脑幕上和(或)幕下出血,但以幕上出血较常见。幕上出血量少者可无症状,出血量多者,生后 1 天即出现呕吐、易激惹或抽搐,甚或有颅内压增高表现。幕下出血早期可无症状,多在生后 24～72 小时出现惊厥、呼吸节律不整、神志不清,出血量多者数分钟至数小时后转入昏迷、瞳孔大小不等、角弓反张,甚或因脑干受压而死亡。

2. 大脑镰撕裂

少见,为大脑镰与小脑幕连接部附近撕裂,致下矢状窦破裂出血。出血如不波及小脑幕下,常无临床症状,如波及致小脑幕下出血,症状与小脑幕撕裂同。部分幕下出血尚可流入蛛网膜下隙或小脑而表现为蛛网膜下隙出血或小脑出血。

3. 大脑浅表静脉破裂

出血多发生在大脑凸面,常伴蛛网膜下隙出血。轻者可无症状,或新生儿期症状不明显,数月后发生慢性硬膜下血肿或积液,形成局部脑膜粘连和脑受压萎缩,导致局限性抽搐,可伴贫血和发育迟缓。重者于生后 2～3 天内发生局限性抽搐、偏瘫、眼向患侧偏斜。

4. 枕骨分离

常致颅后静脉窦撕裂,引起颅后窝小脑幕下出血并伴小脑损伤,症状同小脑幕下出血,常可致死。

(二)原发性蛛网膜下隙出血(SAH)

SAH 是指单独发生而非继发于硬膜下或脑室内出血的蛛网膜下隙出血,是 ICH 中最常见的类型(占

43%～76%),多见于早产儿,足月儿仅占 4.6%～18.3%,73% 为缺氧所致,少由产伤引起。临床可分3型:

(1)轻型:多见于早产儿,为软脑膜动脉吻合支或桥静脉破裂所致。出血量少,56% 无症状,或仅轻度烦躁、哭声弱、吸吮无力,预后好。

(2)中型:多见于足月儿。生后 2 d 起出现烦躁、吸吮无力、反射减弱,少有发绀、抽搐、阵发性呼吸暂停,检查偶见前囟胀满、骨缝裂开、肌张力改变,全身状态良好,症状与体征多于 1 周内消失,预后良好。约 1/3 病例可并发缺氧缺血性脑病,偶可发生出血后脑积水。

(3)重型:多伴重度窒息及分娩损伤,常因大量出血致脑干受压而迅速死亡,病死率为 SAH 的 4.5%,但本型少见。头部 CT 可见前、后纵裂池、小脑延髓池、大脑表面颅沟等一处或多处增宽及高密度影。

(三)室管膜下生发基质-脑室内出血(SHE-IVH)及脑室周围出血(PVH)

开始为室管膜下生发基质出血,出血量大时可突破生发基质而进入侧脑室,导致脑室内出血,并继而经第四脑室进入蛛网膜下腔甚或进入脑实质,引起脑室周围出血或脑实质出血。SHE-IVH 及 PVH 均由缺氧所致,其发病率与胎龄密切相关,多见于出生体重<1 500 g、孕龄<32 周的早产儿,是早产儿颅内出血中最常见的类型,也是早产儿脑损伤最常见病因。国外发病率 25%,重度者占 5.6%,国内则分别为 56.6% 及 16.3%,远高于发达国家的发病率,而足月儿脑室内出血发病率为 8.6%～22%。

1. 临床分型

因出血程度不同,临床可分 3 型:

(1)急剧恶化型:多为Ⅲ～Ⅳ级出血(出血分级见影像学检查),生后数分钟至数小时内出现发绀、抽搐、阵发性呼吸暂停、软瘫、昏迷。病情于 24～48 h 内迅速发展,50%～60% 于 72～96 h 内死亡,幸存者于第 4～5 d 渐趋稳定。

(2)普通型:多为Ⅱ级、偶为Ⅲ级出血。上述部分症状 50% 见于生后 24 h 内,25% 见于生后第 2 d,15% 见于生后第 3 d,因而 90% 于生后 72 h 内发生。其余可于 2 周内发生。症状于数小时至数日内发展,但可有缓解间隙,表现为神志异常,肌张力低下,但不发生昏迷,大部分存活,少数发展为出血后脑积水。

(3)无症状型:占 25%～50%,多为Ⅰ～Ⅱ级出血,临床症状不明显,多在影像检查时发现。

2. 并发症

(1)出血后脑积水:脑室内出血的主要并发症是出血后脑室扩大(头围每周增加<2 cm)及出血后脑积水(头围每周增加>2 cm)。其发生主要与脑脊液吸收障碍有关:出血后脑脊液中大量血细胞成分及纤维蛋白,可凝成血块,堵塞脑脊液循环通道如第四脑室流出道及天幕孔周围脑池等处,使脑脊液循环不良和积聚,导致以梗阻为主的脑室扩大及早期脑积水,若不及时清除,更可致蛛网膜炎而发生以交通性为主的脑室扩大及晚期脑积水。脑室的进行性扩大,可压迫脑室周围组织致其缺血性坏死,最终导致患儿死亡或致残。国外报道脑室内出血伴脑室扩大/脑积水的发生率为 49%,其中Ⅲ、Ⅳ级脑室内出血引起者分别占 40% 及 70%,常于出血后 15～70 天内发生。

(2)慢性脑室扩大:有 25% 的脑积水可发展为慢性脑室扩大(PVD,脑室扩大持续 2 周以上)。Ⅲ级以上脑室内出血的慢性脑室扩大发生率可高达 80%,有 38% 自然停止发展、48% 非手术治疗后停止发展,34% 最终必须手术治疗。

(3)脑室周围出血性梗死(PHI)/脑室周围白质软化(PVL):80% 的严重 SHE-IVH,常于发病第 4 天,伴发脑室周围出血-脑室周围出血性梗死(PVH-PHI)或脑室周围白质软化(PVL)。PHI 位于与脑室内出血同侧的侧脑室角周围,呈扇形分布,与静脉回流血管分布一致(静脉梗死)。

(四)脑实质出血(IPH)

为产伤或缺氧所致。

(1)大脑实质出血:可见于足月儿,为血管周围点状出血;或见于早产儿,多为生发基质大面积出血,并向前、外侧扩展,形成额顶部脑实质出血,少数为生发基质出血并向下扩展进入丘脑,形成丘脑部脑实质出血。余临床表现为早期活动少,呼吸与脉搏慢弱,面色尚好,持续 6～10 d 后,转为激惹、肌张力低下、脑性尖叫,有 15% 患儿无症状。本型特点为起病缓慢,病程较长,死亡较迟。

(2)小脑实质出血:多见于出生体重<1 500 g 或孕龄<32 周的早产儿,由缺氧所致,发病率为 15%～25%,可为灶性小出血或大量出血。临床分 3 型:①原发性小脑出血;②小脑静脉出血性梗死;③脑室内出血或硬膜下出血蔓延至小脑的继发性出血。症状于生后 1～2 d 出现,主要表现为脑干受压征象,常有脑神经受累,多于 12～36 h 内死亡。

(五)硬膜外出血(EDH)

多见于足月儿,常由产伤所致,为脑膜中动脉破裂,可同时伴有颅骨骨折。出血量少者可无症状,出血量多者亦可表现为明显的占位病变表现、颅内压增高、头部影像学见明显中线移位,常于数小时内死亡。

(六)混合性出血

可同时发生上述 2 个或 2 个以上部位的出血,症状可因出血部位与出血量的不同而异。由产伤所致者主要为硬膜下出血,脑实质出血及蛛网膜下隙出血;由缺氧窒息所致者主要为脑室内-脑室周围出血。胎龄<3 周以脑室内、脑室周围出血及小脑出血为主,胎龄 32～36 周以脑实质出血、脑室内-脑室周围出血及蛛网膜下隙出血为主,胎龄≥37 周以脑实质出血、硬膜下出血及蛛网膜下隙出血为主。

五、临床表现

重度窒息及产伤所致的 ICH,常于生后 2～3 d 内出现症状,表现为:

(1)神经系统兴奋症状呻吟、四肢抖动、激惹、烦躁、抽搐、颈强直、四肢强直、腱反射亢进、角弓反张、脑性尖叫等。

(2)神经系统抑制症状反应低下、吸吮无力、反射减弱、肌张力低下、嗜睡、软瘫、昏迷等。

(3)眼部症状凝视、斜视、眼球震颤、瞳孔扩大或大小不等、对光反射迟钝等。

(4)其他呼吸与心率快或慢、呼吸暂停、发绀、呕吐、前囟饱满、体温不稳定等。

早产儿 ICH 症状多不典型,常表现吸吮困难、肢体自发活动少或过多、呼吸暂停、皮肤发灰或苍白、血压与体温不稳、心率增快或持续减慢、全身肌张力消失。

六、影像学检查

(一)头颅 B 超

头颅 B 超用于诊断 ICH 及其并发症,其敏感性及特异性分别高达 96% 及 94%,是 ICH 最有效的筛选方法。因 ICH 多在生后 1～7 d 内发生,故检查宜在此期进行,并应每隔 3～7 d 复查 1 次,直至出血稳定后,仍须定期探查是否发生出血后脑积水。超声(US)对诊断 SEH 和 IVH 的敏感性最高,这与 US 对颅脑中心部位高分辨率的诊断特性以及对低血红蛋白浓度具有较高敏感性有关。研究显示,即使脑室少量出血、脑脊液中血细胞比容低至 0.2% 时,或在出血吸收、血红蛋白分解、出血部位血红蛋白降至 70～80 g/L,出血部位与周围组织密度相等,CT 难以发现出血时,US 仍可分辨并做出诊断,因此 US 诊断颅内出血的时间通常可延至出血后 3 个月或更久,故头颅 B 超在很大程度上已可代替 CT 检查。

SEH-IVH 的头颅 B 超表现及诊断标准,按 Papile 分级法分为 4 级:Ⅰ级:单或双侧室管膜下生发基质出血。Ⅱ级:室管膜下出血穿破室管膜,引起脑室内出血,但无脑室增大。Ⅲ级:脑室内出血伴脑室扩大(脑室扩大速度以枕部最快,前角次之),可测量旁矢状面侧脑室体部最宽纵径,6～10 mm 为轻度扩大,11～15 mm 为中度扩大,>15 mm 为重度扩大;也可由内向外测量旁矢状面脑室后角斜径,≥14 mm 为脑室扩大;或每次测量脑室扩大的同一部位以作比较。Ⅳ级:脑室内出血伴脑室周围出血性梗死:后者于沿侧脑室外上方呈球形或扇形强回声反射,多为单侧。

SHE-IVH 按出血程度分为:轻度出血:单纯生发基质出血或脑室内出血区占脑室的 10% 以下。中度出血:脑室内出血区占脑室的 10%～50%。重度出血:脑室内出血区占脑室的 50% 以上。

(二)头颅 CT

头颅 CT 适用于早期快速诊断颅内出血,但分辨率及对脑实质病变性质的判断不及磁共振显像,一般在生后 1 周内分辨力最高,故宜于生后 1 周内检查。头颅 CT 可检查到各部位的出血,对 SHE-IVH 分级与 B 超分级相同,但分辨率明显逊于 US,对室管膜下及少量脑室内出血敏感性亦不及 US。7～10 d 后随着出血的吸收,血红蛋白逐渐减少,血肿在 CT 中的密度也明显降低,等同于周围组织的密度。此时 CT 对残余积血不敏感。

（三）头颅磁共振显像（MRI）

对各种出血均有较高诊断率,分辨率高于头颅 B 超与 CT,并可准确定位及明确有无脑实质损害。但对新鲜出血敏感性较差,故宜在出血 3 天后检查。由于新鲜血肿内主要为氧合血红蛋白,T_1 加权像上仅表现为等信号或稍低信号,在 T_2 加权像上表现为高信号。7～10 d 后,氧合血红蛋白转变为脱氧血红蛋白和高铁血红蛋白,血肿在 MRI 中的信号也随之变化,在 T_1 和 T_2 加权像上均表现为高信号。因此,MRI 中不同的出血信号,可以估计出血时间。

CT 和 MRI 可很好辨别第三、四脑室内出血以及 SDH 和 SAH,但 US 未能诊断上述部位的出血,此与 US 对颅脑边缘以及后颅窝部位的病变分辨率差有关。较大量的脑实质出血,US、CT 和 MRI 均能做出很好诊断。

七、诊断

（一）病史

重点了解孕产妇病史、围产史、产伤史、缺氧窒息史及新生儿期感染史。

（二）临床表现

对有明显病因且临床出现抽搐者易于诊断,但有部分病例诊断困难,包括:①以呼吸系统症状为主要特征,神经系统症状不明显者,易误诊为肺部疾病,误诊率 20%～65%;②晚期新生儿 ICH 多与其他疾病并存,尤以感染为多见,由于感染症状明显,常致忽略 ICH 的诊断,漏诊率达 69.7%;③轻度 ICH 亦可因无临床症状而漏诊。故应提高警惕,对可疑病例加强检查。由于窒息缺氧既可引起肺部并发症、又可引起 ICH,两病亦可同时并存,故仅靠病史、体检常难以做出诊断,如无影像学配合,ICH 临床总误诊率高达 55.4%～56.2%,多误诊为呼吸系统疾病。

（三）影像学检查

影像学检查是确诊 ICH 的重要手段,头颅 B 超使用方便,可在床边进行,可作连续监测,可对各项治疗的效果进行追踪与评估,价格便宜,应作首选。头颅 CT 会有 X 线辐射,头颅 MRI 诊断率高,但扫描时间长,价格较贵。可根据实际情况选用。

（四）脑脊液检查

由于影像学的进展,目前已很少做脑脊液检查。急性期脑脊液常为均匀血性,红细胞呈皱缩状,糖定量降低且与血糖比值<0.6(正常 0.75～0.80),蛋白升高。脑脊液改变仅可考虑蛛网膜下隙出血,但仍未能明确是原发或继发,故诊断价值有限。一周后脑脊液转为黄色,一般可持续 4 周左右。

八、治疗

（一）一般治疗

保持绝对安静、避免搬动、头肩高位（30°）、保暖、维持正常血气、消除各种致病因素、重者延迟 24～48 h 开奶、适当输液。

（二）纠正凝血功能异常

补充凝血因子,可用血凝酶 0.5 kU 加 0.9% 氯化钠 2 mL 静脉注射,隔 20 分钟重复 1 次,共 2～3 次,可起止血作用。或用维生素 K_1 0.4 mg/kg 静脉注射。必要时输血浆,每次 10 mL/kg。

（三）镇静与抗惊厥

对于无惊厥者用苯巴比妥 10～15 mg/kg 静脉注射以镇静及防止血压波动,12 小时后用维持量 5 mg/(kg·d),连用 5 d。有惊厥者抗惊厥治疗。对Ⅳ级脑室内出血伴生后 1 个月内仍有惊厥发作者,因

80％以上于 1 个月后仍可发生迟发性惊厥,可使用抗癫痫药物。

（四）脑水肿治疗

(1)于镇静、抗惊厥治疗 12 h 后,可给予呋塞米 1 mg/kg 静脉注射,每日 3 次,至脑水肿消失。

(2)地塞米松 0.5～1.0 mg/kg 静脉注射,每 6 h1 次,连用 3 d。本药能降低脑血管通透性,减轻脑水肿,增强机体应激能力而不会加重出血。

（五）穿刺放液治疗

(1)硬膜下穿刺放液:用于有颅内高压之硬膜下出血,每日穿刺放液 1 次,每次抽出量＜5 mL,若10 天后液量无显著减少,可作开放引流或硬膜下腔分流术。

(2)腰椎穿刺放液:用于有蛛网膜下隙出血或 Ⅲ 级～Ⅳ 级脑室内出血者。腰椎穿刺放液于 B 超确诊后即可进行,每日穿刺放液 1 次,每次放液量 5～15 mL,以降低颅内压,去除脑脊液中血液及蛋白质,减少日后粘连,避免发生脑积水。当 B 超显示脑室明显缩小、或每次只能放出＜5 mL 液量时,改隔日或隔数日 1 次,直至脑室恢复正常为止。

(3)侧脑室引流:对有Ⅲ级～Ⅳ级脑室内出血、腰椎穿刺放液未能控制脑室扩大者,或伴有颅内压增高的急性脑积水者,均可作侧脑室引流,首次引流液量 10～20 mL/kg。此法常可控制脑室扩大及急性脑积水。为防感染,一般仅维持 7 d 即应拔管。

(4)手术治疗:侧脑室引流效果不佳者,应行脑室－腹腔分流术。

（六）出血后脑积水(PHH)治疗

早产儿脑室内出血,其血性脑脊液引起化学性蛛网膜炎,脑脊液吸收障碍,导致脑室扩大,虽较常见,但87％能完全恢复,只有约 4％的 IVH 可发展为出血后非交通性脑积水(Ⅲ级 78％、Ⅳ级 100％可发生脑积水)。后者乃脑室内血性脑脊液沿脑脊液通路进入蛛网膜下隙,引起脑脊液循环通路阻塞所致,以中脑导水管梗阻为多。

1.连续腰椎穿刺

对严重 ICH,可作连续腰椎穿刺放液,以控制出血后脑积水,成功率为 75％～91％,连续腰椎穿刺应做到早期应用(病后 1～3 周)、放液量不宜过少(应每次 5～8 mL)、间隔期应短(1～2 d)、疗程足够(1 个月左右),并避免腰椎穿刺损伤。对连续腰椎穿刺效果欠佳者,可联合应用乙酰唑胺治疗。有人认为反复腰椎穿刺放液并不能减少 PHH 的发生,反而会增加颅内感染的机会,因而提出反对。但因持续的颅内高压可破坏神经元轴突和损伤白质的少突胶质细胞,轴突的损伤亦可累及皮层的神经元,已证实腰椎穿刺放液能使皮层灰质容积明显增加,因此连续腰椎穿刺放液对控制持续颅内高压,防止脑积水发生确有其实际意义。

2.脑脊液生成抑制剂

乙酰唑胺 40～100 mg/(kg·d)口服。由于出血后脑积水的发病机制主要是脑脊液吸收障碍而不是分泌增加,故不主张单独应用。

3.其他

过去用于溶解血凝块的尿激酶、链激酶,抑制脑脊液生成的甘油、呋塞米等,均已证实未能减少脑积水发生而停止使用。

4.手术治疗

采用脑室腹腔分流术(ventricul eritoneal shunt,V-P 分流术),指征为:

(1)每周影像检查提示脑室进行性增大。

(2)每周头围增长＞2 cm。

(3)出现心动过缓、呼吸暂停、惊厥、昏迷等颅内高压征。

(4)术前脑脊液蛋白量＜10 mg/mL。术后常见并发症为感染及分流管梗阻。

经正规治疗的 ICH 患儿,大多于 5～7 d 后痊愈。

九、预防

(一)产前预防

(1)预防早产,预防可导致产伤的各种因素,治疗孕产妇高危疾病如妊娠期高血压病。胎膜早破孕妇应用抗生素防感染。

(2)早产孕妇产前应用糖皮质激素:糖皮质激素促肺成熟的同时,亦可促进生发基质毛细血管发育成熟,明显降低新生儿ICH的发生率。其不良反应为可导致低出生体重及头围缩小,但主要发生在多疗程使用糖皮质激素者。为避免产生不良反应,可仅于分娩前24~48 h内给予地塞米松10 mg或倍他米松12 mg静脉滴注,于1日内1次或分2次滴入,必要时可连用2 d(第2次应用应与分娩时间间隔24 h以上),可明显降低早产儿颅内出血发生率。

(3)早产孕妇产前应用维生素 K_1:目的是促使胎儿血浆 Ⅱ、Ⅶ、Ⅹ 三种凝血因子水平升高,从而降低早产儿颅内出血发生率。可于分娩前给予维生素 K_1 静脉或肌内注射,每日1次,连用2~7 d(最后1次应用应与分娩时间间隔24 h以上),同样有良好效果,如出生早期给予早产儿注射活性因子Ⅶ,效果更佳。

(4)产前联合应用糖皮质激素及维生素 K_1:联合应用比单用糖皮质激素或维生素 K_1 效果更佳,两药用法同上,可使PVH-IVH发生率下降50%以上,重度出血减少75%。

(5)其他:早产孕妇产前应用苯巴比妥,经循证医学分析,无良好效果,不能用于早产儿颅内出血的预防。亦有介绍产前联合应用硫酸镁(每次4.0 g)及氨茶碱(每次240 mg)静脉滴注12 h,然后每12 h一次,直至分娩或疗程已达48 h。

(二)产前产后联合预防

由于ICH多发生在宫内或生后1~6 h,故生后6 h才注射苯巴比妥,确实不能预防早产儿颅内出血的发生,若于生后1~3 h内注射该药,虽仍不能降低颅内出血发生率,但可减少重度出血的发生及减少轻度出血转为重度出血。故可于产前采用糖皮质激素及维生素 K_1,而于婴儿出生3 h内注射苯巴比妥,可获得更好的预防效果。

(三)产时预防

采用延迟结扎脐带。已证实早产儿脱离母体后30~45 s结扎脐带(延迟结扎脐带),与脱离母体后10 s内结扎脐带(即刻结扎脐带)比较,早产儿颅内出血发生率明显降低。

(四)新生儿药物预防

(1)苯巴比妥:尽管有报道早产儿应用苯巴比妥后,可使脑室内出血发生率从43.9%~54%降至7.1%~28.2%,并使重度脑室内出血发生率从20%~33.3%降至0~11%。于生后6~12 s及大于生后12 s给药,脑室内出血发生率分别为15.6%、32.8%及44.9%。故可于生后6 s内应用,苯巴比妥负荷量20 mg/(kg·d),分2次,间隔12 h静脉注射,24 s后维持量5 mg/(kg·d),共用3~5 d。但国外经循证医学分析后认为,于生后6 h内应用苯巴比妥,对降低ICH及ICH后遗症、病死率均无效,且可增加对机械通气的需求,因而不推荐使用。

(2)吲哚美辛:能调节脑血流,促进室管膜下生发基质成熟。出生体重<1 250 g之早产儿,于生后6~12 h给予吲哚美辛0.1 mg/kg,24 h后重复1次;或生后6~12 h给予1次,此后每12 h 1次,连用2~3 d,可使脑室内出血发生率降低66%,但对男婴效果好于女婴,且可升高坏死性小肠结肠炎发生率。

(3)维生素 K_1:至今为止,采用维生素 K_1 预防维生素 K 缺乏所致之ICH,其用药方法、用药途径、使用剂量均未统一,多认为口服比肌内注射更为合适。尽管证实维生素 K,作为氧化剂,对患 G-6-PD 缺乏症新生儿的红细胞不会发生氧化损害,亦不会发生 DNA 损伤,但尚未能排除导致儿童期白血病的可能。目前多建议:①由于肌内注射维生素 K_1,短期内可引起机体非常高的维生素 K_1 水平,对新生儿可能会有潜在损害,故非必要不作肌内注射。②足月儿生后可有维生素 K 缺乏,于生后第1天及第4天分别口服水溶性混合微胶粒制剂(phylloquinone,内含维生素 K_1 2 mg及卵磷脂、甘氨胆酸)2 mg,维生素 K 缺乏性出血症可减少61.1%,从而预防维生素 K 缺乏性ICH。对单纯母乳喂养者,亦可每周口服2 mg,采用少剂量多次口服,安全性更高。③早产儿维生素 K 依赖性凝血因子减少,不是维生素 K 缺乏所致,而是蛋白质合成不足造成,且早产儿维生素 K 缺乏并不明显,给予维生素 K_1 效果不佳,故早产儿生后前几周应适当减少维生素 K_1 的供给,不必过早给予。④对不适宜口服者可予静脉注射维生素 K_1 0.4 mg/kg,效果与口服 3 mg 者相同。⑤对服用抗生素、抗结核药及抗癫痫药物的孕妇,于分娩前 15～30 d 口服维生素 K_1 10～20 mg/d,该新生儿生后应立即静脉注射维生素 K,,亦有预防作用。

(4)其他:尚有报道应用泮库溴铵、维生素 E、酚磺乙胺、钙拮抗剂等者,但多认为效果不大。

十、预后

(一)影响 ICH 预后的因素

(1)临床症状:若临床出现:①昏迷或半昏迷;②中枢性呼吸衰竭;③重度惊厥;④原始反射全部消失。具备上述项目越多,预后越差。其中严重室管膜下生发基质－脑室内出血发生后遗症率＞35％,若伴发脑室周围出血－脑室周围梗形脑室周围白质软化者可高达 90％,常表现为半身瘫,认知障碍。

(2)出血部位及出血量:严重硬膜下出血、严重原发性蛛网膜下隙出血、严重脑室内出血及小脑实质出血,均预后不良。常见的脑室内出廊,其预后与出血程度有关:轻度出血者几乎全部存活,后遗症率 0～10％;中度出血病死率 5％～15％,后遗症率 15％～25％;重度出血病死率 50％～60％,后遗症率 65％～100％。

(3)脑室围周出血性梗形脑室周围白质软化:严重后遗症的发生可能与下列因素有关:①生发基质损伤,可使神经细胞分化障碍及板下区神经元损伤,导致髓鞘、皮层发育异常而发生运动、认知障碍;②脑室周围白质、特别是对应中央区、顶枕区白质损害,皮质脊髓视放射及丘脑投射纤维损害,导致双下肢痉挛瘫,视觉损害及认知障碍;③持续颅内高压及脑积水,可导致神经发育迟缓;④皮层神经元损伤,可导致认知障碍。

室管膜下生发基质－脑室内出血后所导致的脑实质损害与神经发育的关系见表 19-2。

表 19-2　脑实质损害与神经发育的关系

白质损害	例数	神经发育		
		正常	轻度异常	重度异常
无	43	25	17	1
轻度	20	11	8	1
重度	9	0	4	5

(二)常见后遗症

(1)脑积水:主要由 IVH 所致。54％可于 8 周后自然缩小并恢复正常;部分可继续扩大超过 6 个月,然后渐消退,并于 1 岁左右恢复正常;另一部分保持稳定或继续发展成严重脑积水。过去曾广泛采用乙酰唑胺[Diamox,100 mg/(kg·d)]及呋塞米[furosemide,1 mg/(kg·d)]治疗,但最后证实不但无效,反可增加死亡率及伤残率。过去亦曾于脑室内注射链激酶(streptokinase),亦证明无效。而脑室－腹腔引流则可有一定疗效。

(2)智力、运动发育障碍:多由 PVH-IVH 所致,包括有运动、认知障碍,视觉损害及脑性瘫痪。

(吴　斌)

第六节　胎粪吸入综合征

胎粪吸入综合征(Meconium aspiration syndrome,MAS)是由胎儿在宫内或产时吸入混有胎粪的羊水而导致,以呼吸道机械性阻塞及化学性炎症为主要病理特征,以生后出现呼吸窘迫为主要表现的临床综合征。多见于足月儿或过期产儿。

一、病因和病理生理

(一)胎粪吸入

若胎儿在宫内或分娩过程中缺氧,使肠道及皮肤血流量减少,继之迷走神经兴奋,最终导致肠壁缺血痉挛,肠蠕动增加,肛门括约肌松弛而排出胎粪。同时缺氧使胎儿产生呼吸运动(喘息),将胎粪吸入气管内或肺内,或在胎儿娩出建立有效呼吸后,使其吸入肺内。也有学者根据早产儿很少发生羊水混有胎粪,而过期产儿发生率则高于 35% 这一现象,推断羊水混有胎粪也可能是胎儿成熟的标志之一。

(二)不均匀气道阻塞和化学性炎症

MAS 的主要病理变化是由于胎粪的机械性阻塞所致。

1. 肺不张

部分肺泡因其小气道被较大胎粪颗粒完全阻塞,其远端肺泡内气体吸收,引起肺不张,使肺泡通气/血流降低,导致肺内分流增加,从而发生低氧血症。

2. 肺气肿

黏稠胎粪颗粒不完全阻塞部分肺泡的小气道,则形成"活瓣",吸气时小气道扩张,使气体能进入肺泡,呼气时因小气道阻塞,气体不能完全呼出,导致肺气肿,致使肿泡通气量下降,发生 CO_2 潴留;若气肿的肺泡破裂则发生肺气漏,如间质气肿、纵隔气肿或气胸等。

3. 正常肺泡

部分肺泡的小气道可无胎粪,但该部分肺泡的通换气功能均可代偿性增强。由此可见,MAS 的病理特征为不均匀气道阻塞,即肺不张、肺气肿和正常肺泡同时存在,其各自所占的比例决定患儿临床表现的轻重。

因胆盐是胎粪组成之一,故胎粪吸入除引起呼吸道的机械性阻塞外,也可刺激局部引起化学性炎症,进一步加重通换气功能障碍。胎粪尚有利于细菌生长,故 MAS 也可继发细菌感染。此外,近年来有文献报道,MAS 时 II 型肺泡上皮细胞受损和肺表面活性物质减少,但其结论尚需进一步研究证实。

(三)肺动脉高压

严重缺氧和混合性酸中毒使肺小动脉痉挛,甚至血管平滑肌肥厚(长期低氧血症),导致肺动脉阻力增加,右心压力升高,发生卵圆孔水平的右向左分流;肺血管阻力的持续增加,使肺动脉压超过体循环动脉压,从而导致已功能性关闭或尚未关闭的动脉导管发生导管水平的右向左分流,即新生儿持续肺动脉高压(Persistent pulmonary hypertension of newborn,PPHN)。上述变化将进一步加重低氧血症及混合性酸中毒,并形成恶性循环。

二、临床表现

(一)吸入混有胎粪的羊水

吸入混有胎粪的羊水是诊断 MAS 的前提。①分娩时可见羊水混有胎粪。②患儿皮肤、脐带和指、趾甲床留有胎粪污染的痕迹。③口、鼻腔吸引物中含有胎粪。④气管插管时声门处或气管内吸引物可见胎粪(即可确诊)。

(二)呼吸系统表现

患儿症状轻重与吸入羊水的性质(混悬液或块状胎粪等)和量的多少密切相关。若吸入少量或混合均匀的羊水,可无症状或症状轻微;若吸入大量或黏稠胎粪者,可致死胎或生后不久即死亡。常于生后开始出现呼吸急促(>60 次/分)、发绀、鼻翼翕动和吸气性三凹征等呼吸窘迫表现,少数患儿也可出现呼气性呻吟。体格检查可见胸廓前后径增加,早期两肺有鼾音或粗湿啰音,以后出现中、细湿啰音。如呼吸窘迫突然加重,并伴有呼吸音明显减弱,应怀疑气胸的发生。

（三）PPHN

多发生于足月儿,在有文献报道的 PPHN 患儿中,75％其原发病是 MAS。重症 MAS 患儿多伴有 PPHN,主要表现为持续而严重的发绀,其特点为:当 $FiO_2>0.6$,发绀仍不能缓解;哭闹、哺乳或躁动时发绀加重;发绀程度与肺部体征不平行(发绀重,体征轻)。部分患儿胸骨左缘第 2 肋间可闻及收缩期杂音,严重者可出现休克和心力衰竭。

尽管发绀是 PPHN 的主要临床表现,但常需与青紫型先天性心脏病或严重肺部疾病所导致的发绀相鉴别,故应作如下实验:①高氧试验(Hyperoxia test):吸入纯氧 15 min,如动脉氧分压(PaO_2)或经皮血氧饱和度($TcSO_2$)较前明显增加,提示为肺实质病变;PPHN 和青紫型先心病则无明显增加。②动脉导管前、后血氧差异试验:比较动脉导管前(右桡或颞动脉)和动脉导管后(左桡、脐或下肢动脉)的 PaO_2 或 $TcSO_2$,若动脉导管前、后 PaO_2 差值>15 mmHg(2 kPa)或 $TcSO_2$ 差值$>4％$,表明动脉导管水平有右至左分流;若无差值也不能除外 PPHN,因为也可有卵圆孔水平的右至左分流。③高氧－高通气试验(Hyperoxic hyperventilation test):应用气管插管纯氧复苏囊通气,频率 $60\sim80$ 次/分,通气 $10\sim15$ min,使动脉二氧化碳分压($PaCO_2$)下降和血 pH 上升,若 PaO_2 较通气前升高>30 mmHg(4 kPa)或 $TcSO_2>8％$,则提示 PPHN 存在。

严重 MAS 可并发红细胞增多症、低血糖、低钙血症、HIE、多器官功能障碍及肺出血等。

三、辅助检查

（一）实验室检查

血气分析:pH 及 PaO_2 降低,$PaCO_2$ 增高;血常规、血糖、血钙和相应血生化检查;气管内吸引物及血液的培养。

（二）X 线检查

两肺透过度增强伴有节段性或小叶性肺不张,也可仅有弥漫性浸润影或并发纵隔气肿、气胸等(见图 19-1,图 19-2)。临床统计尚发现部分 MAS 患儿胸片改变不与临床表现成正比,即胸片严重异常者症状却很轻,胸片轻度异常甚或基本正常,症状反而很重。

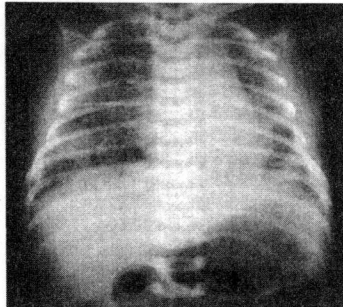

图 19-1　MAS 的 X 线胸片
双肺纹理增强、模糊,见模糊小斑片影,双肺野透过度增高,右侧水平叶间胸膜增厚

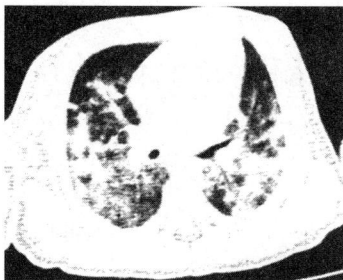

图 19-2　MAS 的肺 CT(肺窗)
双肺纹理增强、模糊,双肺见沿纹理走行散在斑片状模糊高密度影,以双肺下叶明显

（三）超声波检查

彩色 Doppler 有助于 PPHN 的诊断。

四、治疗

（一）促进气管内胎粪排出

为促进气管内胎粪排出，可采用体位引流、拍叩和震动胸部等方法。对病情较重且生后不久的 MAS 患儿，可气管插管后进行吸引，胎粪黏稠者也可气管内注入 0.5 mL 氯化钠溶液后再行吸引，以减轻 MAS 的病变程度及预防 PPHN 发生。此外，动物实验结果表明，即使胎粪进入气道 4 小时后，仍可将部分胎粪吸出。

（二）对症治疗

1. 氧疗

当 $PaO_2 < 60$ mmHg（8.0 kPa）或 $TcSO_2 < 90\%$ 时，应依据患儿缺氧程度选用鼻导管、面罩或氧气涵等吸氧方式，以维持 PaO_2 60～80 mmHg（8.0～10.6 kPa）或 $TcSO_2$ 90%～95% 为宜。若患儿已符合上机标准，应尽早机械通气治疗。

2. 纠正酸中毒

（1）纠正呼吸性酸中毒：可经口、鼻或气管插管吸引，保持气道通畅，必要时进行正压通气。

（2）预防和纠正代谢性酸中毒：纠正缺氧，改善循环，当血气结果中碱剩余为 −6～−10 时，应在保证通气的前提下予以碱性药物。

3. 维持正常循环

出现低体温、苍白和低血压等休克表现者，应用血浆、全血、5% 白蛋白或氯化钠溶液等进行扩容，同时静脉点滴多巴胺和（或）多巴酚丁胺等。

4. 其他

（1）限制液体入量：严重者常伴有脑水肿、肺水肿或心力衰竭，应适当限制液体入量。

（2）抗生素：不主张预防性应用抗生素，但对有继发细菌感染者，根据血、气管内吸引物细菌培养及药敏结果应用抗生素。

（3）肺表面活性物质：目前有应用其治疗 MAS 的临床报道，但病例数较少，确切疗效尚有待证实。

（4）预防肺气漏：需机械通气病例，PIP 和 PEEP 不宜过高，以免引起气胸等。

（5）气胸治疗：应紧急胸腔穿刺抽气，可立即改善症状，然后根据胸腔内气体的多少，可反复胸腔穿刺抽气或行胸腔闭式引流。

（6）其他：保温、镇静，满足热量需要，维持血糖和血钙正常等。

（三）PPHN 治疗

去除病因至关重要。

1. 碱化血液

碱化血液是治疗 PPHN 经典且有效地方法之一。采用人工呼吸机进行高通气，以维持动脉血气：pH 7.45～7.55，$PaCO_2$ 25～35 mmHg（3.3～4.7 kPa），PaO_2 80～100 mmHg（10.6～13.3 kPa）或 $TcSO_2$ 96%～98%，从而降低肺动脉压力。

但应注意，低碳酸血症可减少心搏量和脑血流量，特别是早产儿增加了脑室周围白质软化的发生机会，故 PPHN 治疗中应避免造成过度的低 $PaCO_2$。此外，静脉应用碱性药物如碳酸氢钠，对降低肺动脉压也有一定疗效。

2. 血管扩张剂

静脉注射妥拉唑林虽能降低肺动脉压，但也引起体循环压相应或更严重下降，鉴于妥拉唑林可使肺动脉和体循环压同时下降，其压力差较前无改变甚或加大，故非但不能减少反而可能增加右向左分流，目前临床已很少应用。近年来，磷酸二酯酶抑制剂如西地那非（Silaenafil）等，可选择性扩张肺血管，被试用于新生儿 PPHN，也取得一定疗效。

3.一氧化氮吸入(inhaled nitric oxide,iNO)

NO是血管舒张因子,由于iNO的局部作用,使肺动脉压力下降,而动脉血压不受影响,故不乏是PPHN治疗的选择之一。近年来的临床试验也表明,iNO对部分病例有较好疗效。

4.其他

在PPHN的治疗中,有报道肺表面活性物质能使肺泡均匀扩张,降低肺血管阻力;关于是否应用糖皮质激素及CPAP治疗尚存在争议;液体通气尚在试验中;高频振荡通气取得一定效果;体外膜肺(ECMO)对严重MAS(并发PPHN)疗效较好,但价格昂贵,人员及设备要求高。

（四）预防

积极防治胎儿宫内窘迫和产时窒息;尽量避免过期产;及时纠正低氧血症和混合性酸中毒对预防PPHN至关重要。

（葛丽燕）

第七节　新生儿感染性肺炎

新生儿感染性肺炎是新生儿期的常见病,也是引起新生儿死亡的重要病因。据统计,其病死率为5%～20%。新生儿肺炎可由细菌、病毒、支原体或原虫等不同病原体感染引起,可发生在宫内、分娩过程中和产后,分别称为产前、产时和产后感染性肺炎。

一、病因和感染途径

由于新生儿呼吸道黏膜清除功能不成熟,气道窄,免疫力低下,易罹患肺部感染。新生儿肺炎常通过宫内感染、分娩过程中感染和出生后感染3种途径引起。

（一）宫内感染

宫内感染主要是通过胎盘传播,主要的病原体为病毒,如巨细胞病毒、单纯疱疹病毒、肠道病毒等,常由母亲妊娠期间原发感染或潜伏感染复燃,病原体经血行通过胎盘感染胎儿,引起胎儿肺、肝、脑等多系统感染。因此,肺炎通常为宫内全身感染的一部分,疾病严重程度与宫内感染时间有关。孕母细菌(大肠埃希菌、克雷伯菌)、原虫(弓形虫)或支原体等感染也可经胎盘感染胎儿,但较少见。近年来,国内梅毒螺旋体感染呈上升趋势,主要发生在妊娠20～24周后经胎盘感染胎儿;其次,孕母阴道内细菌或病毒上行感染羊膜,引起羊膜绒毛膜炎,污染了羊水,胎儿吸入污染的羊水,发生感染性肺炎,据报道羊膜早破超过72 h,羊膜炎发生率高达50%以上。

（二）分娩过程中感染

分娩时胎儿通过产道吸入污染的羊水或母亲宫颈分泌物感染肺炎。常见病原体为大肠埃希菌、肺炎链球菌、克雷伯菌、李斯特菌、B族溶血性链球菌(美国多见)等,也有病毒、解脲支原体或沙眼衣原体。早产、滞产、产道检查过多更易诱发感染。

（三）出生后感染

远较上述两种途径发生率高,主要感染途径有以下几种。

1.呼吸道途径

与呼吸道感染患者接触,病原体经飞沫传给新生儿,先发生上呼吸道感染,继之向下呼吸道蔓延导致肺炎。病原体常为病毒,以呼吸道合胞病毒、流行性感冒病毒、腺病毒多见。

2.血行感染

病原体随血液进入肺而致肺炎,常为败血症的一部分。

3.医源性途径

由于医用器械如吸痰器、雾化器、供氧面罩、气管插管等消毒不严,或呼吸机使用时间过长,或通过医务人员手传播等引起感染性肺炎。病原体以金黄色葡萄球菌、大肠埃希菌多见。近年来随着气管插管、导管等普遍使用及极低出生体重儿抢救成活率提高,机会致病菌如克雷伯菌、表皮葡萄球菌、铜绿假单胞菌、枸橼酸杆菌等感染日益增多。广谱抗生素使用过久易发生假丝酵母菌肺炎。

二、临床表现

(一)宫内感染性肺炎

宫内感染性肺炎发病较早,多在生后 3 日内发病。临床表现差异很大,出生时常有窒息史,复苏后可有气促、呻吟、青紫、呼吸困难。肺部体征出现较晚,部分患者可有呼吸音粗糙、减低或湿性啰音。严重者可出现呼吸衰竭、心力衰竭、DIC、休克或持续肺动脉高压。经胎盘感染者常缺乏肺部体征,而表现为黄疸、肝大、脾大、视网膜炎和脑膜脑炎等多系统受累。也有生后数月进展为慢性肺炎者。

(二)分娩过程中感染性肺炎

分娩过程中感染性肺炎常经过一定的潜伏期后才发病。发病时间因不同病原体而异,一般在出生数日至数周后发病,如细菌性感染在生后 3～5h 发病,Ⅱ型疱疹病毒感染多在生后 5～10 日。而衣原体感染潜伏期长,生后 3～5 日出现衣原体结合膜炎,3～12 周发生衣原体肺炎,先出现上呼吸道感染症状,随之出现呼吸急促、窘迫、肺部哮鸣音、湿性啰音,病程可达数周或 1 个月以上。

(三)出生后感染性肺炎

出生后感染性肺炎主要症状有呼吸困难、口吐泡沫、口周青紫、反应低下、吸气三凹征、发热或体温不升等,少数患者有咳嗽。肺部体征在发病早期常不典型,可有呼吸音粗糙或减低,逐步出现肺部啰音,严重病例可出现呼吸衰竭、心力衰竭等并发症。血行感染者中毒症状重,以黄疸、肝大、脾大、脑膜炎等多系统受累为主。金黄色葡萄球菌肺炎患者常并发化脓性脑膜炎、脓气胸、肺脓疡、肺大泡、骨髓炎等。呼吸道合胞病毒性肺炎可表现为喘息,肺部听诊可闻哮鸣音。早产儿肺炎表现不典型,常表现为呼吸暂停、不吃、不哭、体温不升等。

三、辅助检查

(一)影像学检查

影像学检查对肺炎的诊断具有重要价值,并且有助于与其他引起呼吸窘迫的疾病鉴别。宫内感染性肺炎影像学表现为双肺弥漫性毛玻璃样、网状等间质性改变;吸入性肺炎表现为双肺沿支气管分布小片状模糊影、支气管壁增厚影、肺气肿、肋间肺膨出等,少数可见阶段性肺不张、胸腔积液。细菌感染性肺炎主要为肺泡炎症,表现为肺纹理增粗、边缘模糊、小斑片状密度增高影,病情进展时病灶可融合成片;金黄色葡萄球菌肺炎常并发脓气胸、肺大泡。病毒性肺炎以间质性肺炎为主.表现为支气管、血管周围的纤维条状密度增高影,肺间质呈网状影,可伴有肺气肿。部分患者生后第 1 日胸片无改变,应动态观察肺部 X 射线变化,可发现相应病变。CT 分辨率高,采用薄层扫描可提高图像分辨率,显示早期病变,对于肺部其他疾病的鉴别诊断也有极大的帮助。

(二)实验室及其他辅助检查

宫内感染性肺炎患者周围血象白细胞数可正常、减低或增高;部分巨细胞病毒、弓形虫或梅毒螺旋体感染者红细胞、血小板计数降低;脐血或外周血 IgM 大于 200～300 mg/L 提示宫内感染;血清特异性 IgM 抗体增高对病原学诊断有价值。生后立即进行胃液涂片可发现胃液中有白细胞和有与孕母产道相同的病原体;或取患者血标本、气管分泌物等进行涂片、培养和对流免疫电泳等检测有助于病原学诊断。血 C-反应蛋白增高为感染性肺炎的敏感指标;支气管肺泡灌洗液中细胞总数及中性粒细胞增高、灌洗液上清中白介素-1、白介素-6、白介素-8、肿瘤坏死因子-α 升高,有助于感染性肺炎的诊断。细菌感染性肺炎常伴败血症,血培养和药敏试验有助于明确致病菌。对怀疑病毒感染患者可进行病毒分离、免疫学检查或 PCR 检查。另外,应动态监测血气变化,有条件者可作肺功能检查,以协助判断肺炎的严重程度。

四、鉴别诊断

应与新生儿湿肺、新生儿肺透明膜病、胎粪吸入综合征、新生儿颅内出血等相鉴别。

五、治疗

（一）呼吸管理

反复吸净口、鼻、咽分泌物，必要时雾化吸入，确保呼吸道通畅。痰多者积极加强肺部物理治疗，定期翻身拍背，以利分泌物排出，改善肺不张。

（二）供氧

根据病情选择鼻导管、面罩、头罩或鼻塞持续气道正压给氧。呼吸衰竭时可采用气管插管和机械通气治疗，维持动脉血氧分压在 6.65～10.7 kPa。同时注意呼吸机应用可能存在的并发症。

（三）抗病原体治疗

应针对病原选用药物。细菌性肺炎者可参照败血症选用抗菌药。医院内感染者耐药菌发生率较高，应根据当地病原菌特点选择抗菌药，并结合药敏试验结果调整药物。B 族溶血性链球菌可选用青霉素 200 000～400 000 U/(kg·d)、氨苄西林 100～200 mg/(kg·d)，疗程 10～14 天；李斯特菌肺炎可用氨苄西林；解脲支原体或衣原体肺炎可选用红霉素 30～50 mg/(kg·d)，疗程 2～3 周；巨细胞病毒性肺炎可用更昔洛韦，单纯疱疹病毒性肺炎可用阿昔洛韦 10 mg/(kg·d)，呼吸道合胞病毒可选用利巴韦林雾化吸入 3～7 天。因氨基糖苷类抗菌药对母体和胎儿均有毒性作用，故应避免使用氨基糖苷类抗菌药。

（四）肺泡表面活性物质的应用

肺部炎症可使肺泡表面活性物质大量灭活，致使表面活性物质不足，肺泡塌陷，补充肺泡表面活性物质可有效改善肺功能，减少机械通气及用氧时间。

（五）对症及支持疗法

注意保暖，使患者皮肤温度达 36.5 ℃，湿度在 50％以上。及时纠正酸中毒、电解质紊乱，保证充足的能量和营养供给，喂养以少量多次为宜，热量不足时可给予静脉营养。每日输液总量60～100 mL/kg，输液速度应慢，以免发生心力衰竭及肺水肿。烦躁不安及惊厥时可给予镇静药如苯巴比妥。酌情静脉输注血浆、白蛋白和免疫球蛋白，以提高机体免疫功能。

（六）并发症治疗

合并心力衰竭时应用洋地黄或毛花苷 C 纠正心力衰竭，合并脓胸或脓气胸时及时行胸腔穿刺或胸腔闭式引流。

（葛丽燕）

第八节　新生儿黄疸

新生儿期黄疸较常见，引起的因素较多，且可导致胆红素脑病，是个重要的临床问题。

一、新生儿胆红素代谢特点

新生儿胆红素代谢与成人及其他年龄阶段的小儿比较，有其一定的特点：①按每千克体重计算胆红素生成相对较多，据计算成人每天生成胆红素量 3.8 mg/kg，而新生儿是8.5 mg/kg。②肝细胞对胆红素的摄取能力不足，因其肝细胞内 Y、Z 蛋白含量低。③形成结合胆红素的功能低，与 UDPG 脱氢酶、UDPGT 的量或活性不足有关。④肠壁吸收胆红素增加，因刚出生的新生儿肠内无细菌，不能将胆红素转化为尿胆素原和尿胆素，而进入肠道的结合胆红素经 β-葡萄糖醛酸苷酶的作用脱去葡萄糖醛酸基而成未结合胆红素，又被肠壁吸收到血循环中。

概括地说，新生儿胆红素代谢特点是肝细胞胆红素负荷大，而肝脏清除胆红素能力不足。

二、新生儿生理性黄疸

新生儿生理性黄疸是指单纯因其胆红素代谢特点而引起的暂时性黄疸。这类黄疸一般在出生后第 2～3 天发生，第 5～7 天达高峰，血清胆红素峰值足月儿一般＜205 μmol/L（12 mg/dL），早产儿

<256.5 μmol/L(15 mg/dL),继而黄疸逐渐减轻,足月儿在生后10～14 d消退,早产儿可再迟些。在此期间小儿一般情况良好,不伴有其他临床症状,血清结合胆红素<25.7 μmol/L(1.5 mg/dL)。绝大多数新生儿生理性黄疸并不会产生不良后果,但少数极低出生体重儿及其他高危新生儿虽然其胆红素值在生理性黄疸范围却可引起胆红素脑病。故生理性黄疸的临床重要性在于:①应与病理性黄疸相鉴别。②防止因其他病理因素而导致胆红素脑病。

不同种族的新生儿生理性黄疸胆红素水平不同,我国汉族胆红素水平高,上述的标准参考国际上通用的标准。

三、病理性黄疸

当新生儿有下列表现之一时应考虑为病理性黄疸:①出生后 24 h 内肉眼已观察到黄疸。②血清胆红素值每天上升超过 85.5 μmol/L(5 mg/dL)。③足月儿血清胆红素>205.2 μmol/L(12 mg/dL),早产儿>256.5 μmol/L(15 mg/dL)。④血清结合胆红素>25.7～34.2 μmol/L(1.5～2.0 mg/dL)。⑤黄疸迟迟不退。

引起新生儿黄疸的原因很多,未结合胆红素升高与结合胆红素升高的原因不同(表 19-3)。

表 19-3　新生儿病理性黄疸的病因

未结合胆红素升高

　1.胆红素形成过多

　(1)溶血性同族免疫性(母婴 Rh、ABO 等血型不合)G6PD 缺陷,遗传性球形红细胞增多症,感染性疾病

　(2)血肿或内出血引起红细胞破坏增多

　(3)红细胞增多症引起红细胞破坏相对增多

　(4)低血糖

　2.葡萄糖醛酸转移酶活性不足

　(1)活性低下:早产儿、甲状腺功能低下

　(2)酶缺乏:Crigler-Najjar 综合征(Ⅰ,Ⅱ型)

　(3)酶活性受抑制:暂时性家族性高胆红素血症(Lucey-Driscoll 综合征),药物(新生霉素),感染性疾病,半乳糖血症(早期)

　3.胆红素经"肠—肝"循环重吸收增加

　(1)胎粪延迟排出

　(2)肠梗阻

　(3)母乳性黄疸

结合胆红素升高

　1.感染性疾病:TORCH 综合征,败血症

　2.代谢性疾病:半乳糖血症,果糖不耐受症,α_1 抗胰蛋白酶缺乏

　3.胆管畸形:胆管闭锁,胆总管囊肿

(一)溶血

在溶血性疾病中以母婴血型不合引起的新生儿溶血病为多见。因红细胞 G6PD 缺陷而发生溶血可引起新生儿病理性黄疸,樟脑丸、维生素 K_3、维生素 K_4 等能促使 G6PD 缺陷者溶血,但在新生儿期未使用该类化学药物亦会发生溶血,该病在我国广东、广西、四川等地较多见。

(二)红细胞破坏增多

头颅血肿、脑室内出血或肝包膜下血肿等均使红细胞破坏增加而引起病理性黄疸。

(三)红细胞增多症

当新生儿静脉血的红细胞压积>0.65 或血红蛋白>220 g/L(22 g/dL)时称细胞增多症,可因出生时夹脐带较晚、宫内慢性缺氧、母血输入胎儿、孪生胎儿之间输血等因素引起。

（四）低血糖

新生儿低血糖时体内高血糖素及肾上腺素分泌增加,这两种激素使血红蛋白加氧酶活性增加,胆红素形成因而增多。

（五）感染

感染是新生儿病理性黄疸的一个重要原因,感染引起黄疸的环节有多方面:①因细菌毒素使红细胞破坏加速。②葡萄糖醛酸转移酶的活性受抑制。③感染导致食欲差、低血糖而加重黄疸。上述各环节均可导致未结合胆红素升高。感染亦可损害肝细胞,甚至引起巨细胞样变性,导致结合胆红素升高。

（六）母乳性黄疸

占母乳喂养者的 0.5%～2%,其发生机制尚不明确,目前认为是由于未结合胆红素自肠壁吸收增加。母乳性黄疸(Breast milk jaundice)常紧接"生理性黄疸"而发生,黄疸高峰在出生后 2 周左右,胆红素峰值大多在 170～340 μmol/L（10～20 mg/dL）（个别＞420 μmol/L）,其中结合胆红素很少＞17 μmol/L（1 mg/dL）,暂停母乳喂养 3～4 d 后黄疸会有较明显减轻,在继续母乳喂养情况下,黄疸往往历时1～2个月自然消退。

（七）胎粪延迟排出

正常新生儿胎粪 150～200 g,而每克胎粪中含胆红素 1 mg,故胎粪中所含胆红素的总量为新生儿体内每天生成的胆红素量的 5～10 倍,当胎粪排出延迟则胆红素自肠道重吸收的量增加,导致黄疸加重。

（八）结合胆红素升高

结合胆红素升高是指血清胆红素升高中结合胆红素占 15% 以上,有的小儿粪便颜色甚至呈陶土色,又名为"新生儿肝炎综合征"。结合胆红素升高的病因有多种,对它们的处理方针亦不同,应注意鉴别。对那些可以治疗的疾病应尽力做到及时诊断与治疗,以改善预后。

四、胆红素脑病

胆红素脑病(Bilirubin encephalopathy)是指胆红素引起脑组织的病理性损害,又称核黄疸(Kernicterus)。受累部位包括脑基底核、视丘下核、苍白球、壳核、尾状核、小脑、大脑半球的白质和灰质。

（一）发病机制

主要有以下两种学说:

1.游离胆红素致病论

没有和白蛋白联结的未结合胆红素称游离胆红素,它可通过血脑屏障引起脑组织损害。游离胆红素升高见于:①血清未结合胆红素浓度过高。②血清白蛋白含量低。③存在与胆红素竞争白蛋白联结位点的夺位物质（如游离脂肪酸、磺胺异噁唑、苯甲酸钠、水杨酸等）。

2.血脑屏障暂时性开放

某些病理情况（脑膜炎或脑病、脱水、血渗透压高、缺氧、高碳酸血症）下血脑屏障可暂时性开放,此时与白蛋白联结的结合胆红素亦可通过血脑屏障进入脑组织。

胆红素损伤脑细胞的确切机制尚未完全阐明,在体外实验中发现胆红素能抑制神经细胞膜生物功能,使细胞内核酸与蛋白质合成障碍,并影响线粒体的能量代谢。

（二）典型临床表现

较多在生后 3～7d 发生,包括警告期、痉挛期、恢复期及后遗症期（表 19-4）。

低出生体重儿发生胆红素脑病常缺乏上述典型症状而表现为呼吸暂停、心动过缓、循环呼吸功能急骤恶化等。

五、新生儿黄疸的诊断

先要区分其黄疸是生理性还是病理性。这主要从黄疸出现的时间、黄疸程度及持续时间及有无伴随症状等方面加以鉴别。

表 19-4　胆红素脑病典型表现

分期	表现	时间
警告期	肌张力下降,吸吮力弱	0.5～1.5d
痉挛期	肌张力增高,发热,抽搐,呼吸不规则	0.5～1.5d 或死亡
恢复期	肌张力正常	不一定
后遗症期	听力下降,抬头乏力,手足徐动症,牙釉质发育不全,智力落后	

（一）非结合胆红素升高

（1）以溶血性与感染性较多见,应结合临床表现选择相应的实验室检查,以明确是否存在上述疾病。

（2）因血肿、胎粪延迟排出、肠梗阻等引起高胆红素血症并不少见,通过体检及了解胎粪排出情况对诊断很有帮助。

（3）甲状腺功能低下、半乳糖血症虽不多见,但应高度警惕,以期及早发现并处理,能改善预后。

（4）母乳性黄疸的小儿一般情况好,无其他异常。要除外其他原因的黄疸,必要时暂停或减少母乳3～4 d,黄疸即见减轻,但不要终止母乳喂养。

（5）黄疸出现的日期有一定参考意义:①生后第1～2 天迅速发展的黄疸应首先考虑为母婴血型不合引起的溶血病,其次考虑为先天性感染。②出生 2 d 后迅速发展的黄疸,感染性疾病要着重考虑,在我国广东、广西等地 G6PD 缺陷发病率较高,要警惕该病。头颅血肿、胎粪延迟排出等导致的黄疸加深在出生后第 4～5 天较明显。③持续 2 周以上非结合胆红素升高,感染性仍要考虑,一般情况良好的母乳喂养者在除外其他原因的基础上可考虑为母乳性黄疸。半乳糖血症、甲状腺功能低下所致黄疸亦在此阶段明显。

（二）结合胆红素升高

病因不少,血特异抗体检查(如巨细胞病毒、风疹病毒、弓形虫感染),生化检查(如半乳糖血症、α_1 抗胰蛋白酶缺乏),尿液检查等诊断感染性或代谢性疾病有一定价值。B 超对诊断胆管畸形有一定帮助。^{99m}Tc标记 IDA 衍生物闪烁显像对鉴别胆管闭锁与非外科疾患引起的"新生儿肝炎症候群"很有价值,必要时作肝穿刺胆管造影来鉴别结合胆红素升高是否为外科性。

六、新生儿黄疸的处理

新生儿病理性黄疸的治疗是综合性的,并应根据患儿的不同情况,个体化处理。要治疗引起黄疸的基础疾病,并应从降低血清胆红素及保持机体内环境的稳定等方面进行综合治疗。

（一）减少血清胆红素

光疗波长(420～470 nm)使胆红素形成构形异构体(IXaZZ 型转变成 IXaZE 或 EE 型)或结构异构体(Lumirubin,光红素),利于胆红素排出;酶诱导剂(鲁米那、尼可刹米)加速胆红素代谢,但呈现效果较慢,对早产儿效果尤差,不能作为主要治疗方法;交换输血以换出胆红素;提早开乳、胎粪延迟排出者灌肠均可减少胆红素经肠壁再吸收;锡一原卟啉或锡一中卟啉可竞争性抑制血红素加氧酶,减少胆红素形成。

（二）减少溶血

通过交换输血换出抗体和被致敏的红细胞;控制感染;G6PD 缺陷者应避免用具有氧化作用的药物;红细胞增多症者作部分换血。这些均能减少红细胞的破坏。

（三）保护肝脏酶活性

控制感染,纠正缺氧。甲状腺功能低下者服甲状腺片,避免使用对肝酶活性有抑制的药物(如新生霉素)。

（四）增加白蛋白与胆红素的联结

适当输血浆或白蛋白,禁用有夺位作用的药物(如 SIZ、苯甲酸钠),应避免寒冷损伤及饥饿以防止体内游离脂肪酸过多起夺位剂作用。

（五）防止血脑屏障暂时性开放

及时纠正呼吸性酸中毒及缺氧,避免高渗性药物快速注入。

交换输血与光疗指征应根据小儿出生体重、有无并发症(呼吸窘迫、缺氧、低体温)及血清胆红素水平等因素综合考虑。

（葛丽燕）

第九节 新生儿溶血症

新生儿溶血症(Hemolytic disease of the newborn,HDN)是母婴血型不合,母亲的血型抗体通过胎盘引起胎儿、新生儿红细胞破坏的同族免疫性溶血性疾病。

胎儿从父亲方面遗传来的显性抗原恰为母亲所缺少,当此抗原进入母体后,产生免疫抗体,通过胎盘绒毛膜进入胎儿血循环,与胎儿红细胞发生凝集,使之破坏,出现溶血,继而引起贫血、水肿、肝脾大。在胎内溶血产生的胆红素通过胎盘由母亲代谢,故娩出时黄疸不明显,生后胆红素由新生儿自身代谢,由于生理因素致胆红素代谢不足,生后短时间内出现进行性重度黄疸,甚至胆红素脑病。

人类血型系统有26个,虽然多个系统可发生新生儿溶血病,但以ABO血型不合溶血病(下称ABO HDN)最常见,趾血型不合溶血病(下称Rh HDN)次之。据上海报道,国人前者占HDN的85.3%,后者占HDN的14.6%,其他如MN、Kell、DuRy系统HDN少见。

多数ABO HDN母亲为O型,胎儿为A或B型(占45.1%),是因为隐性无抗原,后者显性成为抗原所致;母为A或B型杂合子,胎儿为A、B或AB型也有少数发病(8.2%),是由于后者的显性抗原进入缺少该显性抗原杂合子的母体,与O基因的卵子结合所致。以后几胎的发病与否,取决于胎儿抗原基因属纯合子或杂合子。因自然界广泛存在类似A或B型抗原,可刺激母体产生IgG抗A、抗B抗体(α或β凝集素),因此,ABO HDN也可发生在第1胎。

Rh血型系统中有6种抗原,分3组:Cc、Dd、Ee,每组任意1个抗原,共3个抗原组成一个基因复合体。每个人有二组基因复合体,各来自父母,均无D抗原者称Rh阴性,有D抗原者称Rh阳性。纯合子有2个D抗原,杂合子仅1个D抗原。Rh抗原性依D→E→C→c→e顺序依次减弱,D抗原至今尚未发现。我国汉族Rh阳性者占90.66%,故Rh HDN发病率低,Rh HDN以D因子不合产生的溶血最重,一般发生在第一胎以后,母亲Rh阴性、子Rh阳性者,但母子均Rh阳性,仍可发生由E、e、C、c等母子血型不合溶血病,以抗E较多见。Rh抗体多由后天获得,无天然抗体,故溶血程度依胎次增加而加重,甚至流产、死胎、死产,除非母亲有输血史或流产史,否则第1胎不发病。Rh系统抗体只能由人类的红细胞引起,若母亲有接受Rh阳性输血史,且Rh血型又不合;或母亲Rh阴性出生时被Rh阳性的外祖母D抗原致敏,第1胎也可发病,即:"外祖母学说"。

本病轻型患者需补充葡萄糖或光疗,不作特殊处理即能很快痊愈。重型病例死亡率极高,生后及时治疗,也能很快好转,若早期胆红素脑病换血后仍有痊愈的可能;晚期胆红素脑病幸存者有"胆红素脑病四联征",即手足徐动、听觉障碍、眼球运动障碍、牙釉质发育不全等后遗症。

一、诊断依据

（一）病史

新生儿生后24小时内出现黄疸,并迅速加重,或出生时即有严重贫血和水肿;母子血型不合,尤其母为O型者;或母既往有不明原因的流产、早产、死胎、死产;或上一胎新生儿有重症黄疸、贫血,均应注意母子血型不合的可能。应了解Rh阴性母亲既往有无接受Rh阳性血液的输血史,并进一步检查免疫抗体以确诊。

（二）临床表现

与溶血程度有关,ABO HDN 与 Rh HDN 症状基本相同,一般说来 ABO HDN 症状较轻,偶有重者,Rh HDN 症状多较严重。

1. 轻型

多见于 ABO HDN。出生时与正常新生儿无异,或稍有嗜睡、拒食,1～2 日后逐渐出现黄疸和贫血,易被忽略为"生理性黄疸",以后病情日益加重,血清胆红素可达 256 μmoL/L 以上,少数超过 342 μmol/L,如不及时处理,亦可并发胆红素脑病。

2. 重型

症状的严重程度和母亲抗体的量、胎儿红细胞被致敏的程度及胎儿代偿能力等因素有关。多见于 Rh HDN。

（1）胎儿水肿:患儿全身浮肿、苍白、皮肤淤斑、胸腔积液、腹水、心音低纯、心率加快、呼吸困难、肝脾大。活产的水肿儿大多数为早产,如不及时治疗常于生后不久即死亡。不少胎儿水肿者为死胎。水肿与低血浆蛋白有关,肝脾大与髓外造血有关,缺氧及髓外造血影响肝功能。部分患儿发生心力衰竭时也可加剧水肿。

（2）黄疸:生后随着抗体对红细胞破坏的强弱,而决定黄疸出现的早晚和进展的速度。黄疸出现越早,进展越快,则病情越重,黄疸加深程度与时俱增。黄疸出现早、上升快是 Rh 溶血病患儿的特点,一般在生后 24 小时内(常在 4～5 小时)出现黄疸并迅速加深,生后 3～4 日黄疸达峰值,超过 342 μmol/L 者不少。血清胆红素以非结合胆红素为主,但有少数患儿在病程恢复期结合胆红素明显升高,出现"胆汁淤积综合征",这类患儿肝脏有广泛的髓外造血灶及大量多核巨细胞形成,胆管增殖,胆栓淤积在胆管及毛细胆管内,门脉区纤维化和肝小叶中心区细胞坏死等病理变化。部分严重贫血,尤其胎儿水肿的患儿,可有"阻塞性黄疸",与髓外造血、毛细胆管阻塞有关。

（3）贫血:程度不一,测脐带血的血红蛋白,轻度＜140 g/L,重度＜80 g/L,常伴胎儿水肿。生后若继续溶血,则贫血较刚出生时明显。部分 Rh HDN 患儿生后 2～6 周发生明显贫血(Hb＜80 g/L),称为晚期贫血,由于其早期症状轻,无需换血治疗,但由于 Rh 抗体在体内持久(＞1～2 个月)存在,而导致晚期贫血。严重贫血、水肿可发生心力衰竭而死亡。

（4）肝脾大:程度不一,轻者不明显,重症胎儿水肿患儿肝脾大很明显,甚至发生脾破裂,肝脾大为体外造血所致。

（5）胆红素脑病:足月儿一般在生后 2～5 日出现,早产儿常在生后 7 日左右出现。

血清总胆红素:若足月儿＞340 μmol/L(20 mg/dL),早产儿＞257 μmol/L(15 mg/dL),极低出生体重儿＞170 μmol/L(10 mg/dL),有发生胆红素脑病的可能。胆红素脑病为胆红素通过血—脑脊液屏障与脑组织结合,引起脑神经细胞核黄染,并出现一系列临床表现。文献报告低出生体重儿胆红素浓度仅 56 μmol/L(3.3 mg/dL)者尸检有脑黄染现象,并证实了脑胆红素摄取因部位和日龄而异。

胆红素脑病发生率早产儿远远高于足月儿,故应密切观察并及时处理。胆红素脑病临床特征为:黄疸明显加重,厌食、嗜睡、肌张力减低等先兆症状,持续时间为 12～24 小时,如不及时处理,很快出现发热、眼凝视、尖叫、惊厥、角弓反张、呼吸困难或暂停,部分患儿发生呼吸衰竭、DIC、肺出血死亡。存活者 1～2 日后逐渐恢复,首先是吸吮能力,继之呼吸情况好转,痉挛症状减轻或消失。2～3 个月后出现四肢徐动、眼向上转动困难、听觉障碍、牙釉质发育不良、不规则不自主抽搐、发音困难、智力低下等。

（三）辅助检查

1. 产前检查

（1）绒毛膜检查:孕 12 周以内,取绒毛膜检查 Rh 型。

（2）血清 Rh 抗体测定:孕 28、32、36 周时,测 Rh 抗体滴度,＞1∶16 或 1∶32 时宜做羊水检查,＞1∶64 即可诊断 Rh HDN。

（3）羊水胆红素测定:正常羊水中胆红素浓度随孕周增加而降低,故羊水透明五色,重症 HDN 的羊水呈黄色,孕 28～30 周查羊水胆红素可预测胎儿是否发病及发病程度。用分光光度计测定羊水光密度,Ⅰ区提示胎儿未发病或病情轻度,Ⅱ区提示病情属中度,Ⅲ区表示病情严重,但并非绝对。

(4)聚合酶链反应(PCR)检测胎儿 RhD 型:羊膜穿刺 PCR 技术鉴定胎儿 RhD 型可降低 3/4 围产儿病死率,证明 PCR 检测羊水 Rh,血型的可取性,是近年来发展的一个新项目。

(5)化学光反应(CL)测定母亲抗 D 功能活性:用于了解 Rh 阳性胎儿出生后 HDN 的严重程度。所测出的可结合单核细胞的 IgG 抗体,可阻断 Fcr-RI 和抑制单核细胞对单克隆抗 D 致敏红细胞的化学光反应。现研究已表明 CL 抑制试验是一项较为简便的、针对性与敏感性均较强的技术,可用于检测及调查有减轻 HDN 严重度的 Fcr-RI 阻断抗体,这也是近年来的又一新技术。

(6)测 IgG 抗 A(B)、抗人球蛋白效价:ABO HDN 时测孕妇血清 IgG 抗 A(B)盐水效价(≥128)及测定抗人球蛋白效价,可作为预报的指标。

(7)影像检查:全身浮肿胎儿 X 线摄片可见软组织增宽的透明带,四肢弯曲度较差。B 超对肝脾大、胸腹腔积液都有较高的分辨率,胎儿水肿时可见周身皮肤及头皮双线回声。

2.产时检查

HDN 时,由于胎盘水肿,胎盘重量与患儿体重之比可达 1:3～1:4(正常 1:7),羊水颜色也为黄色。

3.生后检查

(1)血液学检查:红细胞减少、血红蛋白下降、网织红细胞显著增加,末梢血片中可见到有核红细胞。

(2)血清胆红素测定:以非结合胆红素增高为主,当早产儿总胆红素>256.5 μmoL/L,足月儿>205.2 μmol/L 时,即可诊断高胆红素血症。

(3)丙二醛(MDA)检测:HDN 时 MDA 活性明显升高。而超氧化物歧化酶(SOD)活性明显降低,通过检测 MDA 可判断病情的轻重程度。

(4)母子血型检查:若母为 Rh 阴性,子为 Rh 阳性要考虑 Rh HDN,若母子 Rh 均阳性,应进一步排除 E、e、C、c 等母儿血型不合。若母儿 ABO 血型如表 19-5 所列不配合者,应考虑 ABO 血型不合。

(5)特异抗体检查:取父、母、婴三者血液做改良抗人球蛋白试验、抗体释放试验、游离抗体试验,前两项阳性表明患儿红细胞已致敏,可确诊。其中抗体释放试验阳性率较高,可了解是哪种 Rh 血型抗体。将患儿血清与各标准细胞(CCDee、ccDEE、ccDee、ccdEe、ccdee)做抗人球蛋白间接试验,阳性结果表明有血型抗体存在,然后根据出现凝集的标准红细胞间哪些抗原是共同的,而不凝集的标准红细胞缺少此种抗原,可推断出抗体的类形。

表 19-5　母子 ABO 血型配合与否的判定

血型	母		子女血型	
	血球中抗原	血清中抗体	不配合	配合
O	—	抗 A、抗 B	A 型、B 型	O 型
A	A	抗 B	B 型、AB 型	A 型、O 型
B	B	抗 A	A 型、AB 型	B 型、O 型
AB	AB	—	—	A 型、B 型、AB 型

(6)尿、粪检查:尿胆原增加;胆管阻塞时,大便灰白色,尿检可见胆红素。

(7)其他检查:病情危重者血浆白蛋白、凝血酶原、纤维蛋白原、血小板等均降低,出血时间延长,血块收缩不良。

二、治疗措施

(一)产前治疗

1.注射抗 Rh(D)IgG

预防新生儿 HDN 的根本方法是预防母亲发生 Rh 或 ABO 同种免疫。首先,育龄妇女应避免输注不必要的血液,在 Rh 阴性妇女怀 Rh 阳性胎儿 28 周及产后 72 小时内各肌内注射抗 Rh(D)IgG300 μg,因本品为特异性抗 Rh 的免疫球蛋白,属主动免疫治疗,用于预防抗 Rh(D)介导的新生儿 HDN,可以有效地预防母亲发生同种免疫;如多胎、前置胎盘、胎盘娩出困难等,抗 Rh(D)IgG 剂量加倍应用;孕妇在妊娠中、后期做羊水穿刺后,皆肌内注射抗 Rh(D)IgG100 μg;它还用于流产后(孕龄<12 周用 50 μg,>12 周用 100 μg)、产前出血、宫外孕、妊娠高血压综合征、输入 Rh 阳性血等情况。输血时抗 Rh(D)ISC 剂量 20 μg/mL;输红细胞35 μg/mL,输血小板、中性粒细胞、血浆均注射 300 μg。Pollock 等推算不同孕期注射抗 Rh(D)IgG 剂量:孕 25 周500 μg,26 周 400 μg,27 周 300 μg,29 周 200 μg,32 周 100 μg,可参考使用。

2. 血浆置换术

目的是换出抗体、降低效价、减少溶血、提高胎儿存活率。对分娩过 Rh HDN 儿的产妇或产前诊断可能发生 ABO 或 Rh HDN 的孕妇要监测抗体效价,抗人球蛋白法测定效价>1:64,或直接菠萝蛋白酶法>1:32,应考虑做血浆置换术。方法:用血液成分分离机将孕母血液细胞做间断流动离心分离,用枸橼酸右旋葡萄糖保养液(ACD 保养液),每次采出母血浆 1～1.5 L,将浓缩红细胞以氯化钠溶液悬浮后输回,用新鲜冷冻血浆或白蛋白作置换剂,一般在胎龄 20 周后,每周 1 次或视病情而定,以保持抗体低于治疗前效价水平。

3. 宫内输血

可以纠正胎儿贫血,防止胎儿宫内死亡。仅用于羊水分光光度计检查光密度达 450 nm、胆红素膨出部在Ⅲ区(提示胎儿受累程度重,有死亡的可能),且肺部尚未发育成熟的胎儿,一般于孕 28 周起采用宫内输血。方法:选用 Rh 阴性的与母交叉配血无凝集的新鲜 O 型血,血红蛋白 220～250 g/L,在超声波定位引导下注入胎儿腹腔,注入的红细胞能完整地通过淋巴管进入胎儿循环,输血量=(胎龄－20)×10 mL,20 min 内完成。也可视孕周而定,20～22 周 20 mL,22～24 周 40 mL,24～32 周 100 mL,隔周再输,以后每 3～4 周 1 次,直至检测羊水 L/S≥2,估计胎儿娩出后多能成活为止。但每次输血量过多、腹压超过脐静脉压力时可致循环停止,甚至胎儿死亡。因此,腹腔压力>输血前 1.33 kPa 时应停止输血。近年来采用在 B 超引导下用特制的长针穿刺胎儿脐带或肝脏内血管采血定血型,测血红蛋白及红细胞比容,若血红蛋白<60 g/L,应立即输血,60～70 g/L酌情决定,血液选用同胎儿的 ABO 血型 Rh 阴性血,输入血应浓缩,红细胞比容 80%,以减轻心脏负担,每次 5～10 mL,使胎儿红细胞比容≥35%,若未达此值,1 周后再输。由于本方法有引起感染、出血、早产的可能,刺激胎盘又可导致胎儿更多血液流入母体,加重病情,故一般不用。

4. 终止妊娠

若既往有死胎或分娩黄疸婴儿史或本胎 Rh 抗体效价上升至 1:32～64,或突然降低;胎心出现杂音,孕晚期腹围、体重过度增加,或全身乏力、胃纳不佳;羊水超声波诊断有胎儿水肿、腹水、肝脾大;羊水分光光度测定胆红素膨出部值位于Ⅲ区且羊水 L/S≥2,可考虑终止妊娠。多选在 35～38 周引产,以防止病情加重,且成活率较高。

5. 综合治疗

在妊娠早、中、晚期各进行 10 天西药综合治疗,用维生素 K$_1$5 mg 静脉注射,维生素C 500 mg加 25%葡萄糖液 40 mL 静脉注射,每日 1 次。吸氧 20 min,每日 1 次。维生素E 30 mg 口服,每日 3 次,孕全期服用,可减少死胎、早产、流产,并减轻新生儿症状。产前孕妇服苯巴比妥 10～30 mg,每日 3 次,连服 1～2 周,可减少新生儿肺透明膜病,增加新生儿肝细胞酶的活力,减轻新生儿黄疸。

6. 中药防治

对已致敏的孕妇,用益母草 500 g,当归 250 g,川芎 250 g,白芍 300 g,广木香 12 g,共研细末,炼蜜成丸,每丸重 9 g,孕 4 个月起服用,每日 1～3 次,每次 1 丸,直至分娩。用茵陈15 g,黄芩9 g,大黄3 g,甘草1.5 g,制成茵陈冲剂药包,每次 1 包,每日 2 次,ABO HDN 孕妇 5 个月起服用 2～3 个月,Rh HDN 孕妇从确诊起服用至分娩。

（二）产时处理

尽可能准备好献血员、器械、换血人员。一般 ABO HDN 以足月自然分娩为好，Rh HDN 不需换血者提早终止妊娠可做剖宫产。由于红细胞在胎内已有破坏，缺氧较明显，出生时易窒息，需做好防范，胎儿娩出时立即钳夹脐带，以免脐血流入过多，加重病情。断脐时留残端 5～6 cm，远端结扎，裹以无菌纱布，滴上 1∶5000 的呋喃西林液，保持湿润，以备换血时用。

（三）生后治疗

生后重点防治贫血，心力衰竭和黄疸，尤其是胆红素脑病。近来有报道，为防止溶血性高胆红素血症引起胆红素脑病，当足月儿总胆红素 257～324 μmol/L、血清非结合胆红素(B)/白蛋白(A)＜1 时，可仅做光疗；总胆红素 343～428 μmol/L 时，若 B/A＜1，开始治疗时间＜48 小时，应光疗及输清蛋白，若 B/A≥1，或开始治疗时间＞48 小时，应换血；当总胆红素≥428 μmol/L 时，无论 B/A 比值或开始治疗时间如何，均应迅速换血。

1. 光照疗法（光疗）

高非结合胆红素血症是进行光疗最好的适应证，应该首选。它具有方法简便、安全、不良反应少等优点，光疗需要进行 12～24 小时血清胆红素才能下降，故光疗不能代替换血。

（1）原理：胆红素能吸收光线，以波长 450～460 nm 的光线最强，蓝光主峰波长 425～475 nm，白光波长 550～600 nm，绿光波长 510～530 nm，故蓝光为人工照射的最好光源，也可选用绿光和白光。光疗对非结合胆红素比对结合胆红素的分解作用大 2～3 倍，非结合胆红素在光的作用下导致分子中双键构型转变方向，影响分子内部氢键形成，使非结合胆红素 ⅨaZ 型在光氧化、异构化作用后转化为异构 ⅨaE 型的水溶性胆红素，经胆汁或尿液排出，从而使血清胆红素降低。

（2）方法：单面光疗法、双面光疗法、毯式光纤黄疸治疗法。光疗总瓦数为 200～400W。

（3）时间：分连续和间歇照射。前者为 24 小时连续照射；后者为照射 10～12 小时，间歇 12～14 小时。无论哪种照射，均视病情而定，一般 24～48 小时即可获满意效果。有研究表明连续与间歇照射疗效相同，而后者还可减少不良反应。

（4）指征：①足月儿脐血胆红素＞51.3 μmol/L，24 小时内血清胆红素＞102.6 μmol/L，48 小时内＞153.9 μmol/L，或每日升高＞85.5 μmol/L，可作为早期照射的标准。②早产儿脐血胆红素＞51.3 μmol/L，24 小时内血清胆红素＞136.8 μmol/L，48 小时内或以上＞171 μmol/L。③患儿总胆红素在 204～255 μmol/L 以上者。④早期（生后 36 小时内）黄疸并进展较快，不必等到总胆红素达 204～255 μmol/L，低体重儿黄疸者指征可放宽。⑤产前诊断胎儿 Rh HDN，生后黄疸出现时即可光疗。⑥换血前做准备工作时争取光疗，换血后继续光疗，可减少换血次数，提高疗效。在广泛采用光疗以后，换血的病例已大为减少。光疗只适用于各种原因引起的新生儿非结合胆红素增高者，血清结合胆红素＞68.4 μmol/L，同时有高卟啉血症时，光疗会产生青铜症，属禁忌。

（5）不良反应：①发热，为荧光灯的热能所致。②腹泻，为光疗分解物经肠道排出时刺激肠壁所致，轻症不必处理，严重者停止光疗。③皮疹，原因不明，可能为光过敏，消退后不留痕迹。若数量不多者，继续光疗，严重者停止光疗。因光疗时可使血小板数量减少，故应同时检测血小板。④维生素 B_2 缺乏与溶血，光疗可造成维生素 B_2 分解并因维生素 B_2 水平降低而影响黄素腺嘌呤二核苷酸合成，导致红细胞谷胱甘肽还原酶活性降低，加重溶血。⑤低血钙，一般症状不明显，只要使用钙剂或停止光疗，低血钙症即可得到恢复。严重的低血钙可发生青紫，甚至引起喉痉挛而危及生命。⑥青铜症，当血清结合胆红素高于 68.4 μmol/L 且有肝功能损害，肝转氨酶升高，碱性磷酸酶升高，肝大，皮肤黏膜呈现青铜色，即为青铜症，可能是胆汁淤积，光疗阻止了胆管对胆红素光氧化物的排泄，应停止光疗。光疗停止后，青铜症可自行消退。

（6）注意事项：①灯管连续使用 2 000 小时需更换新灯管。在治疗 Rh HDN 等重症高胆红素血症时，应更换新灯管。灯管光源距婴儿 35～40 cm，距离过远或光源过近、过热均影响疗效。最好采用冷光源。②光疗箱要预热，待灯下温度在 30 ℃左右时才将患儿置入箱内，箱温维持在 30 ℃～32 ℃，相对湿度在

50%左右,夏季应注意通风。③光疗时用黑色、稍硬、不透光纸片或布遮盖双眼,尿布遮盖外生殖器。若用单面光隔 2 小时翻身 1 次。④光疗箱应有自动控温装置,每隔 4 小时测体温 1 次,两次喂奶间补喂开水 1 次,因光疗时不显性失水增加,因此光疗时液体入量需增加 20 mL/kg,或 15%~20%[以 mL/(kg·d)计]。⑤每日补充维生素 B$_2$5.0 mg。⑥光疗期间需密切监测血清胆红素浓度,一般 12~24 小时测定 1 次,对溶血病及血清胆红素浓度接近换血指征者,应每 4~6 小时测定血清胆红素和红细胞比容。光疗结束后,连续监测 2 日,以观察有无反跳现象。光反跳值超过光疗前水平时,需再次光疗。

2.换血疗法

换血是治疗高胆红素血症最迅速的方法。对于黄疸和高胆红素血症的处理用光疗及中西药物治疗,大多能缓解,但应尽快移去抗体和致敏红细胞、减轻溶血、降低胆红素浓度、防止胆红素脑病、纠正贫血、改善缺氧、防止心力衰竭等,均需要换血,由于换血偶有血栓、空气栓、心力衰竭、心脏停搏等危险和感染(尤其艾滋病病毒、乙型肝炎病毒)的可能,应严格掌握指征。

(1)换血指征:①产前确诊为 HDN,出生时血红蛋白<120 g/L,伴水肿、肝脾大、心力衰竭者立即换血。②血清胆红素(主要是非结合胆红素)或脐血胆红素>68.4 μmol/L,或血清胆红素生后 24 小时>171 μmol/L,24~48 小时>257 μmol/L,每日胆红素上升速度>85 μmol/L,或经综合治疗血清总胆红素继续上升达 342 μmol/L。③生后 12 小时血清非结合胆红素迅速升高,>11.97 μmol/(L·h)。④虽一般情况良好,无嗜睡、拒食症状的较大体重儿,但胆红素≥427.5 μmol/L。⑤无论血清胆红素高低,凡有早期胆红素脑病症状者。⑥早产儿及前一胎 HDN 病情严重者或前一胎有死胎、全身水肿、严重贫血者可放宽换血指征。

换血及光疗指征可参考表 19-6。

表 19-6　换血及光疗参考指征

血清胆红素(mol/L)	出生体重(g)	<24 小时	~48 小时	~72 小时	>72 小时
<85.5	正常或低				
~153.9	正常或低	如有溶血进行光疗			
~239.4	<2500	如有溶血	光疗	光疗	光疗
	>2 500	考虑换血	光疗	光疗	光疗
~324.9	<2 500	换血	换血	换血	换血
	>2500	换血	换血	光疗	光疗
≥342	正常或低	换血	换血	换血	换血

(2)血液选择:①RhHDN 用 Rh 血型与母同型,ABO 血型与新生儿同型(或 O 型)血。在 Rh(抗 D)HDN 无 Rh 阴性血时,也可用无抗 D(IgG)的 Rh 阳性血。②ABO HDN 最好采用 AB 型血浆和 O 型红细胞混合后换血,也可选用 O 型或与子同型血液换血。③对有明显心力衰竭的患儿,可用血浆减半的浓缩血来纠正贫血和心力衰竭。④血液首选新鲜血,在无新鲜血的情况下使用深低温保存的冷冻血。换血前先将血液在室内预热,使之与体温接近。

新生儿溶血病换血血液选择参考表 19-7。

(3)抗凝剂:①首选肝素化血,每 100 mL 加肝素 3~4 mg,多数患儿肝素可在 6 小时内分解,重症者则不能,因肝素可引起血小板及凝血因子减少,需在换血后用肝素半量的鱼精蛋白中和,又由于肝素血血糖低,换血时可发生低血糖,故每换 100 mL 血,可通过脐静脉注射 50%的葡萄糖 5~10 mL。②一般输血常用枸橼酸右旋葡萄糖保养液(ACD 保养液),抗凝剂占血量的 1/5,血液被稀释,纠正贫血效果差,并可结合游离钙,引起低钙,故每换 100 mL 血应用 10%葡萄糖酸钙 1 mL,换血结束时,再用 2~3 mL,均以葡萄糖液 3 倍稀释后静脉注射,ACD 保养液还可引起酸中毒及低血糖,应注意观察,对症处理。3 天以上的库血会引起高钾血症,不宜使用。

表 19-7　新生儿溶血病换血血液选择

新生儿	换血的血型选择次序
Rh 溶血病有抗 D 者	1. Rh 阴性，ABO 型同患儿
	2. Rh 阴性，O 型血
	3. 无抗 DIgG 的 Rh 阴性，ABO 型同患儿
	4. 无抗 DIgG 的 Rh 阳性，O 型血
Rh 溶血病有抗 C、E 等者	1. Rh 型同母，ABO 型同患儿
	2. Rh 型同母，O 型血
	3. 无抗 C、E 等 IgG 的任何 Rh 型，ABO 型同患儿
	4. 无抗 C、E 等 IgG 的任何 Rh 型，O 型血
ABO 溶血病	1. O 型红细胞，AB 型血浆
	2. O 型血
	3. 同型血
不明原因的高胆红素血症	1. 同型血
	2. O 型血

　　(4)换血途径:①脐静脉换血:脐静脉插管:保留脐带者,导管直接插入脐静脉;脐静脉切开:脐带脱落断面愈合不能利用者,则在腹壁上做腹膜外脐静脉切开;脐静脉和脐动脉同步换血:分别插管脐动、静脉,优点是减少静脉压波动,避免了单一导管每次抽注浪费 1 mL 血液,并缩短了换血时间,缺点是多插一导管,多一条血管穿破出血和感染的可能性,脐动脉插管经过 3 个转折比较麻烦,有人改用脐静脉插管抽血,换血结束时再用硫酸鱼精蛋白中和。②中心静脉换血:如导管不能进入脐静脉时,可采用肘前窝的中心静脉,中心静脉导管的位置应使用 X 线定位。③大隐静脉:必要时可行大隐静脉切开。导管向上通过股静脉进入下腔静脉,但此静脉接近会阴部,容易污染,应高度注意。

　　(5)换血步骤:①术前准备:换血前先照蓝光,静脉滴注白蛋白 1 g/kg,加 5% 葡萄糖液稀释成 5% 的浓度或血浆 20mL(应注意经输血引起的传播性疾病),可换出更多的胆红素,必要时肌内注射苯巴比妥,既可镇静又可诱导肝酶,术前停喂奶一次或抽出胃内容物以防呕吐吸入。②环境准备:换血应在手术室或净化室进行,室温 24 ℃～26 ℃,换入的血液先置室内预温,用螺旋加温管使血液达 37 ℃再输入体内更佳。③人员安排:手术者、助手、观察记录者、手术护士、巡回护士各一人。手术者负责插管、换血、测静脉压、应急处理、换血全过程的操作。助手消毒皮肤、准备器械、插管、换血(抽血注血)、固定导管、结扎脐带等。观察记录者记录手术情况、出入血量及患儿状态。手术护士准备器械,供应敷料、药物,冲洗器械,照料血瓶等。巡回护士负责更换血瓶、供应其他药物、器械、接送标本等。④药物准备:500 mL 氯化钠溶液 3 瓶,10% 葡萄糖酸钙 2 支,肝素 1 支,呋喃西林 100 mL,10 mL 氯化钠溶液 5 支,硫酸鱼精蛋白 1 支等。⑤器械准备:大字形五通活塞 2 个,20 mL 注射器 20～30 副,换血塑料导管或硅胶导管 2 根,盛器 3 个(盛盐水、废血、肝素盐水)。长针头 4 支(套上橡皮管),测静脉压钢尺 1 把,探针 2 支,毛巾钳 4 把,蚊式钳 8 把(直、弯各 4 把),持针钳 1 把,眼科小解剖镊 1 把,眼科中解剖镊 2 把(有齿、无齿各 1 把)。眼睑拉钩 2 把,3 号刀柄 1 把,小组织剪刀 1 把,小尖头剪刀 1 把,"0"号丝线 1 圈,细圆针 2 支,直血管钳 2 把(消毒皮肤用),10 mL、5 mL、2 mL 针筒若干副,滤血器 2 副,标本试管 4 支。无大字形五通活塞,也可选用四通活塞或 14 号粗针头插入静脉点滴用的塑料管内,接上两个三通串联起来进行换血,但衔接处易发生凝血块阻塞,也可用 20 mL 注射器连接针头和塑料管,但抽、注要反复接、脱数十次,增加感染机会,浪费血液,增加忙乱及延长手术时间。用涂过硅油的大字形五通活塞,两个注射器可同时抽血或注血,保持两种血液经常流动于活塞各通道间密闭进行,可减少血液凝结和污染机会。⑥体位:患儿仰卧于远红外线抢救台上,固定四肢。若脐静脉老化或干燥,可用盐水浸泡 30～60 min,软化后易插入导管。接上心脏监护导线或将听诊器用胶布固定于心前区,以便监测。

（6）测静脉压：将导管与注射器分离，垂直提起，在手术野立置厘米钢尺，根据血柱高低，标尺上读数即为静脉压，正常新生儿静脉压<0.78 kPa（8 cmH$_2$O）。每换血 100 mL，测静脉压 1 次，若静脉压>0.78 kPa（8 cmH$_2$O），宜多抽少注，以免发生血容量过多致充血性心力衰竭；静脉压低者，宜少抽多注，以免发生失血性休克，一般出入差$<30\sim50$ mL。体重低、病情重、有明显贫血及心力衰竭者，每次抽液量减半，以减少静脉压波动，换血量亦可酌减，并用血浆减半的浓缩血。

（7）换血量及换血速度：换血总量$150\sim180$ mL/kg，约为新生儿全血的 2 倍，总量$400\sim600$ mL，可换出$85\%\sim90\%$的致敏红细胞和循环中60%的胆红素及抗体。每次抽注血量$10\sim20$ mL（$3\sim5$ mL/kg），不能超过总换血量的10%，输注速度要均匀，每分钟 10 mL，但应根据新生儿个体对换血的耐受力而定。每 2 分钟换注 1 次，换血全过程为$1\sim2$小时。所需总血量可按2×80mL$\times$kg（体重）算。

（8）换血的注意事项：① 思想集中，动作轻巧，反应敏捷。② 库血应置室温下预温，保持在$27\ ℃\sim37\ ℃$，如血瓶外加温应$<37\ ℃$，以免溶血。③ 应使用<3日的库血，以免高钾血症致室颤。④ 换血过程切忌空气及血块注入，发现注射器内层粘紧时须随时更换，并在肝素氯化钠溶液中冲洗。⑤ 脐静脉插管操作用力过大可致静脉穿孔引起出血，而导管插入太深致导管顶端与心肌接触或由于快速直接向心脏注血而引起反复的心律不齐，故操作应轻巧，插管不能太深。⑥ 换血同时有静脉补液者，应减量、减速，否则影响静脉压，致输液量过多，引起心力衰竭。⑦ 严格无菌操作，防止败血症。⑧ 换血过程门脉系统产生反压，影响血流到肠道，可致坏死性小肠结肠炎及肠穿孔，应予重视。⑨ 换血前先纠正缺氧、酸中毒、低血糖、休克等。⑩ 换血过程中和换血后都必须密切监护，做好详细记录，尤其在换血过程中要记录每次进、出血量及液量，记录生命体征和尿量。⑪ 换血前后测胆红素及红细胞比容。若换血后胆红素$>345\ \mu$mol/L，可再换血，使胆红素不超过$273.6\ \mu$moL/L。⑫ 每换 100mL 血摆动输血瓶 1 次，以防红细胞沉积。⑬ 每换 100 mL 血，缓慢注入10%葡萄糖酸钙 1 mL（用10%葡萄糖液 4 mL 稀释），以防因枸橼酸钠抗凝剂所引起的低血钙症。⑭ 近来报道换血中中心静脉压及体温应为换血过程中的重要监测点，由于换血量的增加达100 mL/kg时，中心静脉压上升至0.78 kPa（8 cmH$_2$O），此时由于体温的下降而心率并未上升，应高度重视，换血过程中中心静脉压对指导换血速度具有极其重要的意义。

（9）换血后处理：① 脐带包以无菌纱布，倒上消过毒的 1：5000 呋喃西林液，保持湿润，以备再用。② 患儿继续光疗，重点护理。测心率、呼吸，观察黄疸、嗜睡、拒食、烦躁、抽搐、神经反射等情况，每 30 分钟 1 次，共 4 次，以后每 2 小时 1 次，共 4 次，再后每 4 小时 1 次，黄疸减轻即可解除。若胆红素又升高，$>343\ \mu$mol/L可考虑再次换血。③ 术后禁食 6 小时，情况良好可每 4 小时试喂糖水 1 次，无呕吐等异常情况可正常喂养，黄疸减轻后母乳喂养。④ 术后常规用青霉素5 万$\sim$10 万 U/（kg·d），分 2 次静脉注射共 3 日，以预防感染。⑤ 术后每$1\sim3$日查血常规 1 次，$12\sim24$小时查血清胆红素 1 次，以观察病情变化，黄疸减轻可予停止。出院后在生后 2 个月内每 2 周复查红细胞、血红蛋白 1 次。若血红蛋白<70 g/L，应小量输血，$5\sim10$ mL/kg，以纠正贫血。

3.药物治疗

（1）酶诱导剂：新生儿肝脏葡萄糖醛酸转移酶活性仅为成人的$1\%\sim2\%$，故非结合胆红素不能有效地与葡萄糖醛酸结合。酶诱导剂能诱导肝细胞微粒体，增加葡萄糖醛酸转移酶的生成，从而增加肝脏清除胆红素的功能，使胆红素下降。酶诱导剂需用药$2\sim3$日才会呈现疗效，早产儿疗效差，应及早用药。常用的有苯巴比妥和尼可刹米，苯巴比妥疗效优于尼可刹米，合用则提高疗效。苯巴比妥还可增加肝细胞内 Y 蛋白含量，增加肝细胞膜通透性，从而增加肝细胞摄取非结合胆红素的能力。苯巴比妥剂量5 mg/（kg·d），分$2\sim3$次口服；尼可刹米80$\sim$100 mg/（kg·d），分 3 次口服，孕妇可在临产前 2 周服用，剂量$50\sim100$ mg/d。

（2）抑制溶血过程：① 静脉注射免疫球蛋白（IVIG）：由于 IVIG 具有免疫增强和免疫抑制的双重作用，临床上常利用其免疫抑制作用来防治 HDN。其作用机制为：大剂量 IVIG 可反馈抑制母体产生 IgG，IgG可直接抑制 B 淋巴细胞增殖，又可促进 T 抑制细胞（Ts）功能，间接抑制 B 淋巴细胞而使抗体生成减少。IgG 通过胎盘需经过胎盘滋养层细胞表面的 Fc 受体介导，大剂量 IVIG 可竞争此受体，故可阻止母体抗体经胎盘进入胎儿。大剂量 IVIG 进入胎儿体内后,可与胎儿单核－巨噬细胞上的 Fc 受体结合起到封闭作用而阻止胎儿红细胞被破坏,还有人认为 HDN 的效应细胞属大颗粒淋巴细胞中的 K(杀伤)细胞,溶血是通过抗体依赖性细胞介导的细胞毒(ADCC)作用而发生的,K 细胞的 Fc-IgG 受体与致敏红细胞 IgG 抗体结合可导致红细胞死亡及溶血,IVIG 治疗免疫性 HDN 主要是通过阻断 ADCC 导致的溶血。孕妇在 28 周前 IVIG 400 mg/kg,每日 1 次,4～5 日 1 疗程,以后每 2～3 周重复 1 疗程直至分娩,尤其使用在无胎儿水肿时疗效更好;在 B 超引导下,经母腹壁进入羊膜腔行胎儿脐静脉穿刺将 IgG 注入,可阻止胎儿溶血;IVIG 在新生儿的应用尚无确定剂量,有每次 500 mg/kg,2 小时内滴入,也有 1 000 mg/kg,6～8 小时静脉滴注,也有用 800 mg/kg,每日 1 次,连用 3 日,上述方法均显示有效,有人报道以第二种方法疗效更好。由于 IVIG 只能减轻溶血,不能降低体内已产生的胆红素水平,故仍需联合光疗等其他措施。②糖皮质激素:可活跃肝细胞酶系统,加强葡萄糖醛酸与胆红素结合的能力,并可抑制抗原抗体反应,减少溶血,减少换血次数,对较重的患儿可静脉滴注氢化可的松 5～8 mg/(kg・d)或地塞米松 0.5～1 mg/(kg・d),轻症患儿口服泼尼松 1～2 mg/(kg・d)。黄疸消退时减量,一般不作常规使用。有人认为糖皮质激素临床应用不能减轻黄疸程度或缩短病程,又因其不良反应,故使用糖皮质激素治疗 HDN 应十分慎重。

(3)减少胆红素吸收:可提前喂奶,及时建立肠道菌群,分解肠内胆红素为尿胆原,尽快排出胎粪,减少肠内胆红素,减少其再吸收。也可口服药用炭 0.4 g,每 4～6 小时 1 次,至黄疸减退为止,药用炭可吸附胆红素,减少肠道再吸收。

(4)减少胆红素的形成:锡－原卟啉(Sn-protophyrin,SnPP)通过抑制血红素氧合酶(heme oxygenase,HO)活性,竞争性地结合 HO,增加肝对胆红素的摄取及排泄,增加胆红素的光分解作用而降低血清胆红素。锡－原卟啉的半衰期为 3.7 小时,抑制 HO 活性可维持 7 天,该药代谢主要从胆汁排泄,毒性很低,用量 0.5～0.75 μmol/kg(相当于 0.25 mL/kg),一般用 1 次。Kappas 报道在生后 5.5 小时给药 1 次,24 小时后再给第 2 次,剂量从 0.5 μmol/kg 增至 0.75 μmol/kg,如血清胆红素值>171 μmol/L 者,间歇 24 小时再给第 3 次,剂量仍为 0.75 μmol/kg,可降低血清胆红素达 20%,96 小时测血胆红素值与对照组比较有显著性差异。临床不良反应少,仅有一过性皮肤红斑,均自然消退。

(5)减少游离的非结合胆红素:1 g 白蛋白可与 16 mg 胆红素联结,因此,白蛋白具有保护机体免受游离的未结合胆红素对脑细胞损伤的作用而预防胆红素脑病的发生。白蛋白的用量:1 g/kg,加 5% 葡萄糖稀释成 5% 浓度静脉滴注,心力衰竭者禁用。无白蛋白可用血浆每次 25 mL,静脉滴注,每日 1 次。

(6)高结合胆红素排出剂的应用(利胆药):新生儿溶血病进行治疗后,即有血清结合胆红素增高,可用茵栀黄注射液 10 mL 加 10% 葡萄糖液 40 mL 静脉滴注,每日 1 次,10 日为 1 疗程。或用胆酸钠每次 25～50 mg,每日 1～3 次,口服,疗程由病情决定。

(7)纠正酸中毒:酸中毒时血－脑脊液屏障通透性增加,游离的非结合胆红素更易透过血－脑脊液屏障进入脑实质。纠正酸中毒可加强白蛋白与游离胆红素的结合,降低游离胆红素。因此,纠正酸中毒也是预防胆红素脑病的重要措施之一。碳酸氢钠所需量可根据血气分析结果计算:

$$碳酸氢钠毫摩尔数＝1－BEI×kg(体重)×0.3$$

5% 碳酸氢钠 1 mL＝0.6 mmol 碳酸氢钠。应以 2.5 倍液体稀释后静脉滴注。葡萄糖供给热量,也可减轻酸中毒和预防低血糖。

(8)中药治疗:用茵栀黄注射液 5～10 mL,加入 10% 葡萄糖液 1～2 倍稀释后静脉滴注,每日 1 次;或口服茵陈三黄汤(茵陈 9 g,黄芩 4.5 g,黄柏 4.5 g,黄连 1.5 g,大黄 1.5 g,山栀 3 g)每日 1 剂,少量多次喂服,均可促进退黄。口服茵陈 15 g,黄芩 9 g,制大黄 3 g,甘草 1.5 g,每日 1 剂,分次吃奶前服,连用 3～5 日,也可促进退黄。使用时出现明显腹泻时,可考虑暂时停用。

4.一般治疗

(1)注意保暖,供给足够的热量。

(2)补充碱性溶液,注意酸碱、水电解质平衡。

(3)避免使用可引起溶血或抑制肝酶活性的夺位性药物,如非那西丁、磺胺类、新生霉素类、毛花甙丙、吲哚美辛等。

（4）换血后贫血严重者可输洗涤红细胞或与患儿同型的全血，但可不换血。

（葛丽燕）

第十节　新生儿缺氧缺血性脑病

一、概述

新生儿缺氧缺血性脑病（hypoxic ischemic encephalopathy，HIE）是指由各种围生期因素引起的部分或完全缺氧、脑血流减少或暂停而导致胎儿和新生儿脑的缺氧缺血性损害而表现中枢神经系统异常的一种疾病。早产儿发生率明显高于足月儿，但由于足月儿在活产新生儿中占绝大多数，所以仍以足月儿多见，是导致小儿神经系统后遗症的常见病之一。

二、临床表现

（一）一般表现

（1）宫内窘迫史或出生后窒息史。

（2）出生后 24h 内出现神经系统症状。

（二）临床表现

生后 12～24h 内出现以下异常神经系统症状，并根据临床表现，将本病分为轻、中、重三度。

1. 轻度

兴奋，拥抱反射稍活跃。

2. 中度

嗜睡、迟钝，肌张力减低，拥抱、吸吮反射减弱，常伴惊厥，可有轻度中枢性呼吸衰竭，瞳孔缩小，前囟紧张或稍膨隆。

3. 重度

昏迷，松软，拥抱反射、吸吮反射消失，惊厥常见或持续性，常有中枢性呼吸衰竭，瞳孔不对称扩大，对光反应消失，前囟膨隆、紧张。

三、辅助检查

（一）血清酶学检查

（1）神经元特异性烯醇化酶（NSE）：HIE 时血浆中 NSE 活性升高。

（2）血清磷酸肌酸激酶（CPK）：同工酶 CK-BB 升高可作为早期诊断，估计病情（分度），判断预后较特异的指标。

（3）血清乳酸脱氢酶（LDH），天门冬氨酸转氨酶（AST，即谷草转氨酶 GOT）：即 3 日后活性明显增高，则示预后不良，但不能作为诊断 HIE 和分类的依据。

（二）B 超

可见缺氧性病变（如脑水肿，基底神经节和丘脑损伤）及缺血性病变（如脑动脉梗死，脑室周围白质软化）。

（三）CT

脑室周围呈弥漫性或不对称性低密度区，与 B 超相比，CT 对近颅骨部位的病变诊断率较高，对脑软化的显示较明显。

四、诊断

（一）诊断依据

同时具备以下 4 条者可确诊，第 4 条暂时不能确定者可作为拟诊病例。

(1) 有明确的可导致胎儿宫内窒息的异常产科病史，以及严重的胎儿宫内窘迫表现［胎心＜100 次，持续 5min 以上；和（或）羊水Ⅲ度污染］。

(2) 出生时有重度窒息，指 Apgar 评分 1min≤3 分，并延续至 5min 时仍≤5 分；或者出生时脐动脉血气 pH≤7.00。

(3) 出生后 24h 内出现神经系统表现，如意识改变（过度兴奋、嗜睡、昏迷），肌张力改变（增高或减弱），原始反射异常（吸吮、拥抱反射减弱或消失），惊厥，脑干症状、体征（呼吸节律改变、瞳孔改变、对光反应迟钝或消失）和前囟张力增高。

(4) 排除低钙血症、低血糖症、感染、产伤和颅内出血等为主要原因引起的抽搐，以及遗传代谢性疾病和其他先天性疾病所引起的神经系统疾患。

（二）鉴别诊断

1. 先天性病毒感染

新生儿巨细胞病毒、弓形虫等感染可出现惊厥、病理性黄疸、肝脾肿大、特异性抗原、抗体等阳性，头颅 CT 及 B 超常显示脑钙化灶或脑水肿。

2. 中枢神经系统感染

常有感染病史或感染灶，并有发热、抽搐、全身中毒症状及脑膜刺激征、血 C 反应蛋白升高，脑脊液异常。

3. 其他疾病

先天性脑发育异常、低钙血症、产伤、母产前使用麻醉剂、镇静剂等，有相应病史与实验室检查特点。

五、治疗

维持良好通气，稳定内环境，改善脑血流及促进神经细胞代谢，积极对症处理，早期进行干预和康复训练，力争恢复受损神经细胞的功能，减少或减轻后遗症的发生。

（一）一般治疗

加强护理、保暖。根据病情尽早开始喂奶或喂糖水。监测血气、血生化指标，动态观察头颅 B 超等，根据各项指标分析病情，指导治疗，维持生命体征稳定。

（二）用药治疗

1. 生后 3 日内的治疗

其可归纳为"三维持"和"三对症"治疗。

(1) 维持良好的呼吸功能和稳定的内环境：窒息复苏后吸氧，遇呼吸困难、缺氧明显者，适当加大氧浓度和延长吸氧时间，使血氧分压（PaO_2）维持在 6.7～9.3kPa（50～70mmHg）；重度呼吸性酸中毒者，可行呼吸机辅助呼吸并拍摄胸片了解肺部病变性质；小剂量碳酸氢钠纠正酸中毒，保持正常 pH 值。

(2) 维持良好的循环，保持心率和血压在正常范围：当心率＜120/min、心音低钝，或皮肤苍白、肢端发凉（上肢达肘关节，下肢达膝关节），前臂内侧皮肤毛细血管充盈时间延长≥3s 时，应考虑缺氧缺血性心肌损害存在，可给予小至中剂量多巴胺 2.5～5.0μg/(kg·min) 静脉滴注，根据病情还可加用多巴酚丁胺和果糖。

(3) 维持血糖的适当水平：为保证神经细胞代谢水平，降低脑损伤程度，HIE 患儿的血糖应控制在正常值的高限 5.0mmol/L，可通过调整葡萄糖输入调节血糖，速度以 6～8mg/(kg·min) 为宜。若患儿一般症状尚可，无明显颅压增高、呕吐、腹胀和频繁惊厥等表现，应尽早经口或鼻饲糖水或奶，以防白天血糖过高，夜间血糖过低。

（4）限制液量和降低颅内压：生后 3d 内，新生儿脑水肿较明显，静脉输液量应限制在 60～80mL/(kg·d)，速度控制在 3mL/(kg·h)左右，并保证所有液体在 24h 内匀速滴入；颅压增高多于生后 4h 出现，在 24h 左右表现最明显，若患儿生后第 1 日即表现前囟张力增加，可应用小剂量 20%甘露醇 0.25～0.5g/kg，每 4～6h 可重复给药 1 次，必要时还可加用呋塞米 0.5～1mg/kg 静脉注射，力争使颅压在2～3d内明显降低。甘露醇应在症状改善后逐渐延长用药间隔时间，逐渐停药。对有肾功能损害者，甘露醇应慎用。

（5）控制惊厥：HIE 惊厥常在 12h 内发生，止痉药首选苯巴比妥钠，负荷量为15～20mg/kg缓慢静推或肌内注射，12h 后改为 5mg/(kg·d)维持量，分 2 次应用。若惊厥未能控制，也可在首次给药间隔 15～20min 后追加用药，每次 5mg/kg，直至最大负荷量达30mg/kg；反复出现惊厥时可加用短效镇静剂，如水合氯醛 50mg/kg 灌肠；必要时也可缓慢静推地西泮，每次 0.1～0.3mg/kg。对呈现兴奋、易激惹的重度窒息患儿，也可早期即应用苯巴比妥钠，每次 10～20mg/kg。

（6）消除脑干症状：重度 HIE 患儿可出现深度昏迷，呼吸节律不齐或呼吸暂停等呼吸中枢受抑制表现；皮肤苍白、肢端发凉、心音低钝，皮肤毛细血管充盈时间延长；瞳孔缩小或扩大，对光反射消失；眼球固定或有震颤；或频繁发作惊厥且用药物难以控制等症状，此时可考虑应用纳洛酮，剂量为 0.05～0.10mg/kg 静脉注射，随后改为 0.03～0.05mg/(kg·h)静点，持续 4～6h，连用 2～3d 或直至症状明显好转。

（7）其他：生后 24h 后即可开始应用促进神经细胞代谢的药物；合并颅内出血者，可静脉注射或肌内注射维生素 K₁ 5mg/d，连用 2～3d；为有效清除氧自由基，可静脉滴注维生素 C0.5g/d 或口服维生素 E 10～50mg/d。

2.生后 4～10d 的治疗

（1）促进神经细胞代谢的药物：生后 24h 即可开始应用胞二磷胆碱 100～125mg/d，或丽珠赛乐（国产脑活素）2～5mL/d，加入 50mL 液体内静点，10～14d 为 1 个疗程，上述二药可任选一种或合用。

（2）复方丹参注射液：复方丹参注射液每日 6～10mL，分 2 次静点，能有效调节微循环，改善脑缺血区血液的供应，生后 24h 即可开始应用，连用 10～14d 为 1 个疗程。

（3）判定治疗效果：①经以上治疗后，中度和部分重度患大多从第 4～5d 病情即开始出现好转，表现惊厥停止、颅压增高消失、肌张力逐渐恢复、会哭和吮乳，至第 7d，最多至第 9d 病情会明显好转，此类患儿继续治疗至 10～14d 便可出院。②部分重度 HIE 患儿，经治疗 10d 左右后病情可仍无明显好转，意识淡漠或消失，肌张力低下，原始反射引不出，或仍有惊厥和颅压增高，提示预后不良，此时需要延长治疗时间和进行强化治疗，同时应注意供给足够的奶量和热量，以防低血糖。

3.出生 10d 后的治疗

其主要是针对重度 HIE 患儿并经上述治疗效果不满意者，需继续治疗以防止或减轻神经系统后遗症。

（1）促进神经细胞代谢药物强化治疗：尚存在争议，有待进一步深入研究，常用丽珠赛乐、复方丹参注射液、神经节苷酯（GM-1），可反复应用 2～3 个疗程，以强化治疗效果。有条件者还可加用碱性成纤维细胞生长因子（bFGF）治疗。

（2）新生儿期的干预：①视觉刺激法：逗引患儿让其看人脸，或将色彩鲜艳的气球挂在患儿床头，反复引起其注意。②听觉刺激法：每日播放音调悠扬而低沉的优美乐曲，每次 15min，每日 3 次，乐曲不宜频繁更换。③触觉刺激法：在音乐背景下柔和地抚摩和按摩患儿，被动屈曲其肢体，以及不断变换体位等。④前庭刺激法：拥抱患儿时给予适当的摇晃和震荡。

（3）动态监测：注意感官、智力和运动功能等方面的动态监测，遇有异常者，应尽早地在专业医师指导下进行康复训练。

（三）其他治疗

目前，谷氨酸受体拮抗剂、NO 合成抑制剂、钙通道阻滞剂、氧自由基清除剂、促红细胞生成素、亚低温、大剂量苯巴比妥等新疗法尚在研究中,且多仅用于动物实验。亚低温疗法(降低脑温或体温2 ℃～4℃)逐渐受到关注,现已进入临床研究阶段。

六、护理

（一）一般护理

保持室内空气新鲜,定时通风,室内每天消毒。各项护理和治疗集中进行,动作轻柔,尽量减少对患儿的刺激,并加强口腔、皮肤、脐部、眼睛护理,防止合并症的发生。

（二）饮食护理

由于患儿常有呕吐及拒乳,吸吮能力差,甚至有的患儿吸吮反射及吞咽反射消失,使得摄入量减少,热量供给不足。因此要观察患儿热量及液体摄入情况,以保证机体生理需要。如果不能吸吮,可采用鼻饲管喂养,也可采用从胃管持续点滴,以保证充足的热量供给。同时应严密观察患儿的面色、呼吸、有无呕吐,防止窒息的发生。

（三）症状护理

1.惊厥

HIE 常引起惊厥,惊厥可增加脑组织氧耗,加重脑缺氧及脑损伤。新生儿抽搐症状不典型,持续时间短,有时数秒,如不仔细观察,不易发现。因此应密切观察患儿有无双眼凝视、面肌抽动、面色发绀、呼吸暂停及前囟饱满等抽搐表现,及时发现并采取相应措施控制惊厥。①保持呼吸道通畅,及时清除口、鼻分泌物,防止乳汁及口鼻分泌物吸入引起的窒息。②保持环境安静,减少探视。治疗、护理集中进行,动作轻柔,尽量减少刺激。③遵医嘱予镇静、脱水药及改善脑代谢的药物,以减少神经系统的损害。

2.颅内高压

密切观察患儿神志、呼吸、前囟张力、瞳孔的改变,出现颅内高压症状时,及时采取相应措施,防止颅内压进一步增高。尽可能减少神经系统后遗症。

3.呼吸衰竭

（1）密切观察患儿呼吸节律、频率的变化及有无呼吸暂停等,呼吸不规则是本病恶化的主要表现。

（2）新生儿 HIE 患儿首先要清除呼吸道分泌物,用吸管吸净鼻、口腔及咽喉中黏液和异物,保持呼吸道畅通。

（3）轻度 HIE 呼吸变化不明显,重症 HIE 可出现中枢性呼吸衰竭,在观察中如出现呼吸不规则、呼吸暂停。应立即给予氧气吸入,同时给予呼吸兴奋药,并通知医师抢救,建立有效呼吸和完善循环功能,尽量减少缺氧对脑细胞的损伤。

（4）脑组织对缺氧极为敏感,及早合理给氧是提高血氧浓度、减轻脑损伤的关键。因此,应根据病情变化选择适当的给氧方式。轻度 HIE 可面罩给氧,重度 HIE 则用呼吸机辅助通气,待出现规则的自主呼吸,皮肤转红后改用面罩供氧。吸氧过程中应注意防止因用氧过度引起肺不张及晶体后纤维增生等不良反应。

4.低(高)体温

HIE 患儿窒息后机体各器官功能均可有损害,要维持机体内环境稳定和各器官的正常功能,在观察过程中应注意保持体温在正常范围内。体温过高,脑细胞代谢增加,使其对缺氧更不能耐受;体温过低,脑血流减少,不利于脑细胞代谢的恢复。因此 HIE 患儿常规 4 小时测体温 1 次,体温不升、四肢冰冷的患儿给予热水袋保温,有条件者将患儿置于暖箱中,注意调整温湿度,保持肛温在 36.5 ℃～37 ℃为宜。体温高者,即松包或减少盖被,并给予温水擦浴,或予以枕冰袋降温。

（四）亚低温治疗的护理

亚低温治疗采用人工诱导的方法将体温下降 2 ℃～4 ℃,减少脑组织的基础代谢,保护神经细胞;改善血管通透性,减轻脑水肿;提高血中氧含量,促进有氧代谢。降温的方式可以采用全身性或选择性头部降温,前者能迅速、稳定的将脑部温度降到预期的温度,但易并发新生儿硬肿症。而后者既能避免其缺点,又能发挥脑保护作用。目前亚低温治疗新生儿 HIE,仅适用于足月儿,对早产儿尚不宜采用。

1.降温

亚低温治疗时采用循环水冷却法进行选择性头部降温,起始水温保持 10 ℃～15 ℃,直至体温将至 35.5 ℃时开启体部保暖,头部采用覆盖铝箔的塑料板放射热量。脑温下降至 34 ℃时间应控制在 30～90分钟,观察温度传感器有无脱落,机器运转是否正常,及时调整颅脑降温仪设定温度,掌握降温幅度,降温过大易引起寒战,而降温过少则达不到治疗目的。

2.维持亚低温治疗

维持亚低温治疗是使头颅温度维持在 34 ℃～35 ℃,由于头部的降温,体温亦会相应的下降,易引起新生儿硬肿症等并发症,因此治疗期间应注意保暖,维持室温恒定和机温稳定,避免体温过低。可给予远红外或热水袋保暖。远红外保暖时,肤温控制在 35 ℃～35.5 ℃,肤温探头放置于腹部。热水袋保暖时,使热水袋水温维持在 50 ℃,冷却后及时更换,注意防止烫伤。在保暖的同时要保证亚低温的温度要求。患儿给予持续的肛温监测,以了解患儿体温波动情况,维持体温在 35.5 ℃左右。

3.复温

亚低温治疗结束后,必须给予缓慢复温。采用自然复温方法,时间大于 5 小时,保证体温上升速度不高于每小时 0.5 ℃,以避免复温过快而出现并发症,如低血容量性休克,反跳性高血钾,凝血功能障碍等。因此复温的过程中仍需肛温监测。若体温不能自行恢复,可采用加盖被子、温水袋等方法协助复温。体温恢复正常后,需每 4 小时测体温 1 次。

4.监测

在进行亚低温治疗的过程中,应给予持续心电监护、肛温、血氧饱和度、呼吸及血压监测。①体温监测是亚低温治疗中的一个重点项目,亚低温治疗是否有效,是否有并发症发生,在一定程度上与体温的控制情况密切相关。②神经系统症状和体征是观察 HIE 病情发展和转归的重要指标。因此应注意观察患儿意识、反应、四肢肌张力情况及有无抽搐,做好详细记录和对症处理。③低温可使新生儿的心率减慢、血压降低,温度降低过深易引起心血管功能紊乱,出现心律失常,严重者可因心室颤动而死亡,因此应注意心率的变化,发现异常及时告知医师是否停止亚低温治疗。④低温致呼吸减慢,换气量和潮气量下降,咳嗽反射,吞咽反射减弱。需监测呼吸频率、节律的变化,及时清除呼吸道分泌物,预防肺部感染。⑤窒息后体内血流重新分布,易引起消化道缺血缺氧,故亚低温治疗患儿应延迟哺乳,给予静脉营养,24 小时均匀输入。观察腹部体征和消化道症状变化。⑥详细记录 24 小时出入液量。

(五)用药护理

新生儿心肺发育不完善,需在保证患儿对液体及能量需要的前提下严格控制输液速度和量,特别是在应用血管活性药时。要精确控制输液量和速度;观察输液通路是否通畅、有无局部液体外渗,一旦发生外漏,立即更换输液部位。应用多巴胺维持循环时应定时测量血压,检查有无血压升高、心率增快等不良反应。应用脱水药、利尿药时应密切观察患儿精神状态、前囟、皮肤弹性、尿量及色泽的变化,以防脱水过度导致水电解质平衡失调。

(葛丽燕)

第十一节　新生儿心力衰竭

新生儿心力衰竭(简称心衰)是心排量不能满足全身组织代谢所需的状态,是新生儿期常见急症,其病因和临床表现与其他年龄小儿有所不同,因其变化急剧,如不及早处理,常可危及生命。

新生儿容易发生心衰,与心肌结构未及发育成熟,心肌储备能力低,以及新生儿早期疾病多有关。

一、新生儿心衰的病因

（一）心脏血管疾病

严重心律不齐，如心率增快、过慢，阵发性室上性及室性心动过速，心房扑动及二度以上房室传导阻滞等；心肌收缩力减弱，如心肌病、心内膜弹力纤维增生症及心肌炎等；心室收缩、舒张运动协调失调，见于缺血性心脏病、心肌炎等所致的心肌收缩紊乱；前负荷增加，见于左向右分流型先天性心脏病如房/室间隔缺损、二/三尖瓣返流，输血、输液过多过快等；后负荷增加，见于主动脉瓣狭窄、肺动脉狭窄、高血压、肺动脉高压等。

（二）非心脏血管疾病

各种原因导致的低氧血症，严重贫血如 Rh 溶血病、经胎盘大量失血或双胎间输血，感染性疾病如败血症、肺炎等可影响心肌收缩力，其他如先天性肾发育不全、肾盂积水等。

日龄与心衰的关系如下。

(1)严重窒息缺氧及急性大量失血及溶血者，生后立即或数小时内发生心衰。

(2)心脏结构异常，上气道梗阻、支气管肺发育不良、持续肺高压等肺部疾病，中枢神经系统疾病等，多于 1 周内发生心衰。

(3)主动脉缩窄合并 VSD 或 PDA、单心室等先天性心脏病、心肌病变、肺部及肾脏疾病、甲状腺功能低下、肾上腺功能不全等，多在 1 周～1 个月内发生心衰。

二、临床表现

新生儿左、右心衰不易截然分开，往往表现全心衰竭，主要表现如下。

（一）心功能减退表现

(1)喂养困难及多汗：患儿易疲劳，多有拒奶、吸吮无力及喂养困难。患儿出汗较多，尤其吃奶后睡眠时明显。

(2)心率改变：安静时心率持续＞160 次/分，心率过快使心室舒张充盈减少，故代偿作用有限；晚期心衰可表现为心动过缓，心率＜100 次/分。

(3)奔马律：易出现舒张期奔马律，当心衰控制后，奔马律即消失。

(4)心脏扩大：可表现扩大或肥厚，主要靠胸部 X 线、超声心动图诊断，是心脏泵血功能的代偿机制。

（二）肺循环淤血表现

(1)呼吸困难表现为气促、费力，安静时呼吸频率＞60 次/分，严重时有呻吟、发绀、鼻煽及三凹征，平卧致呼吸困难加重，直抱或卧肩可减轻。夜间阵发性呼吸困难发生率不高，夜间呼吸困难往往比白天轻。

(2)肺部啰音：为湿性或干性啰音，提示肺泡腔渗出和肺间质水肿。

（三）体循环淤血表现

(1)颈静脉怒张：新生儿颈短、胖，不易望诊，可将小儿抱起，在不哭闹时观察颈部浅静脉或竖抱时头皮静脉是否扩张。

(2)尿少和轻度蛋白尿：系肾滤过率下降所致。

(3)水肿：可不明显，多可表现为短期内体重骤增或眼睑及胫骨、骶骨轻度水肿。

(4)肝大：为静脉淤血最常见、最早的体征，肝脏右肋下≥3 cm 或短期内进行性增大，以腋前线最明显。可在短期内进行性增大，心衰控制后缩小。

三、诊断

（一）病史

凡有上述使心肌结构完整受损，心脏负荷过重或心肌能量代谢障碍的疾病，均须警惕心衰。

（二）临床表现

除肺动脉瓣狭窄可导致单纯右心衰竭外，新生儿左心或右心衰竭不能截然分清。常左右心同时衰竭，可合并周围循环衰竭，严重病例心率和呼吸可不增快，肝脏肿大以腋前线较明显。主要临床表现如下。

（1）心动过速，安静时心率持续>150～160 次/分，心音减弱，可出现奔马律，心脏扩大（主要靠 X 线显示）。

（2）呼吸急促>60 次/分、浅表，青紫，呼吸困难，肺部干啰音或湿啰音。

（3）肝脏肋下>3 cm 或短期内进行性增大，或用洋地黄后缩小。

（4）烦躁不安或萎靡，血压一般尚正常，但当心搏出量显著减少时，血压可下降，面色发灰，皮肤出现花纹。

（5）慢性心衰者主要表现为食欲减退，喂奶时气促、易疲劳及体重不增。

（6）晚期心衰者可表现为心动过缓、呼吸减慢及呼吸暂停等。

（7）胸部 X 线片示心脏扩大，心胸比例>0.6 及肺水肿。

四、治疗

（一）治疗原发病

原发病及诱因的治疗是解除心衰的重要措施。如肺炎、败血症引起的心衰选择适当抗生素控制感染，复杂心脏畸形及时手术矫治，心律不齐应尽快用抗心律失常药物控制等。

（二）心力衰竭的一般治疗

1. 护理

严密监护生命指征，监测心电、呼吸、血压及周围循环，保持合适的环境温度及适当体位（一般将床头抬高 $15°～30°$，呈头高倾斜位），控制液量与速度，必要时给予镇静剂。

2. 供氧

患儿均需供氧，监测血气、纠正酸碱紊乱，必要时应用人工辅助呼吸。对依赖动脉导管未闭生存的先天性心脏病患儿供氧应慎重，因血氧增高可促使动脉导管关闭。

3. 纠正代谢紊乱

如低血钙、低血糖、低血镁及钾代谢异常。

4. 补液

较正常需要量减少 1/4～1/3[80～100 mL/（kg·d）]，凡有水肿时减为 40～80 mL/（kg·d）。应依据电解质浓度决定其补给量，宜 24 小时平均给予，一般钠 1～4 mmol/（kg·d），钾 1～3 mmol/（kg·d）。

5. 洋地黄制剂

系治疗心衰的常用药物，紧急时先给地高辛化量的 1/3～1/2，余量分 2～3 次，各间隔 4～8 小时给予。末次给药后 8～12 小时开始给维持量，剂量为化量的 1/4，分 2 次，每 12 小时 1 次。

（三）儿茶酚胺类药物

1. 多巴胺

一般选用小剂量 2～5 μg/（kg·min），具有正性肌力和扩张血管作用。大剂量>10 μg/（kg·min）时，血管收缩、心率加快、心排量反而降低。

2. 多巴酚丁胺

5～10 μg/（kg·min），有较强的正性肌力作用，无选择性血管扩张作用，对周围血管作用弱。

3. 肾上腺素

剂量 0.05～0.1 μg/（kg·min），心搏骤停时剂量每次 0.1 mg/kg。治疗急性低心排血量，多用于心肺转流术后低心排血量状态或心搏骤停时。

4. 异丙基肾上腺素

0.1～0.2 μg/（kg·min），适用于濒死状态伴心动过缓的心衰及完全性房室传导阻滞伴心衰。

（四）非洋地黄、非儿茶酚胺类正性肌力药物

1. 氨力农

双吡啶衍生物，静脉注射开始用 $0.25\sim0.75$ mg/kg，2 分钟内显效，10 分钟达高峰值效应，可持续 $1\sim1.5$ 小时，以后 $5\sim10$ $\mu g/(kg\cdot min)$，监测血压、心率等。用于房室传导阻滞、心源性休克，多用于慢性充血性心力衰竭如扩张型心肌病。

2. 米力农

与氨力农同类药，作用较氨力农强 10 倍，静脉注射 $0.01\sim0.05\mu g/kg$，以后 $0.1\sim1.0\mu g/kg\cdot min$。用于重度心衰患儿，新生儿尚缺乏经验，严重室性心律失常及肝肾功能不全忌用。

（五）血管扩张剂

酚妥拉明 $0.5\sim5.0$ $\mu g/(kg\cdot min)$ 静脉滴注，硝苯地平 0.3 mg/$(kg\cdot d)$ 口服。可减轻心泵负荷、增加心排血量、降低心室壁张力。用药前应了解病因、外周血管阻力，估计血容量及左室充盈度，动态观察心率血压及动脉血氧饱和度，必要时超声监测心功能。

（六）血管紧张素转换酶抑制剂

1. 卡托普利（巯甲丙脯酸，开博通）

开始剂量每次 0.1 mg/kg，每天 $2\sim3$ 次，然后逐渐增加至 1 mg/$(kg\cdot d)$。有粒细胞减少及蛋白尿等不良反应，偶有肾功能损害。

2. 依那普利

$0.05\sim0.2$ mg/$(kg\cdot d)$，每 $12\sim24$ 小时，最大量 0.4 mg/$(kg\cdot d)$。起效较慢，血压下降较明显，无卡托普利的不良反应。

（七）改善心室舒张功能

肥厚型心肌病患儿采用 β 受体阻滞剂或钙拮抗剂治疗，宜从小剂量开始，逐渐加量。前者如普萘洛尔（心得安）口服 $1\sim2$ mg/$(kg\cdot d)$ 分 3 次，后者如维拉帕米（异搏定）$3\sim6$ mg/$(kg\cdot d)$ 分 3 次。

（八）利尿剂

本药须与强心剂同时应用，作用于肾小管不同部位，如需长期应用，可给予间歇疗法，即用 4 天停 3 天。常用药有呋塞米，静脉注射后 1 小时发生作用，持续作用 6 小时，剂量为每次 1 mg/kg，$8\sim12$ 小时 1 次。双氢克尿噻 $2\sim3$ mg/$(kg\cdot d)$，口服。螺内酯为保钾利尿药，可与呋塞米或双氢克尿噻联用，口服剂量为 $1\sim3$ mg/$(kg\cdot d)$ 分 $2\sim3$ 次给予。

（梁联防）

第十二节 新生儿持续性肺动脉高压

一、概述

新生儿持续性肺动脉高压（persistent pulmonary hypertension of the newborn，PPHN）也称持续胎儿循环，是指多种病因导致新生儿出生后肺循环压力和阻力正常下降障碍，使胎儿型循环过渡至成人型循环发生障碍，动脉导管和（或）心房水平血液的持续右向左分流，导致新生儿持续缺氧和发绀的病理状态。分为原发性、先天性和继发性肺动脉高压三种类型。本病多见于足月儿或过期产儿，但早产儿亦可出现肺血管阻力异常增高而至 PPHN 的可能。本症是新生儿期危重症之一，其发生率占活产婴儿 1∶1000，既往病死率高达 $40\%\sim50\%$，随着诊断治疗水平提高，病死率已经明显下降。其常见病因有窒息、胎粪吸入综合征（MAS）、新生儿呼吸窘迫综合征（NRDS）、先天性心脏病、先天性膈疝、重症肺炎、肺发育不良、红细胞增多症及产前应用非甾体类药物等。

二、临床表现

在通气适当的情况下，新生儿仍出现严重发绀、低氧血症、胸片改变与缺氧程度不平行，并除外气胸及发绀型先天性心脏病（先心病）者均应考虑 PPHN 的可能。

（一）病史和症状

多为足月儿或过期产儿，有产前和产时窒迫或出生窒息、羊水胎粪污染的病史，多于出生 12 小时内出现发绀、气促，可无呼吸暂停、三凹征或呻吟等呼吸困难表现，呼吸窘迫与发绀严重程度不平行，高浓度氧气吸入后低氧血症不改善，病情加重常发生于生后 1～2 天。

（二）体征

约半数患儿在胸骨左缘第 2 肋间闻及收缩期杂音，系二、三尖瓣返流所致；剑突下心脏搏动明显、肺动脉瓣区第二心音亢进；严重者动脉导管右向左分流时，动脉氧分压 PaO_2）右上肢大于下肢、左上肢；合并心功能不全时，可闻及奔马律，并有末梢灌注不良、血压下降等休克表现。

三、诊断

（一）高氧试验

头罩或面罩吸入纯氧 5～10 分钟，如缺氧无改善或导管后 $PaO_2 < 50$ mmHg 时，提示存在 PPHN 或发绀型先心病右向左分流。

（二）动脉导管前后 PaO_2 差

动脉导管前（常取右桡动脉）后（常为左桡动脉、脐动脉或下肢动脉）PaO_2 差值大于 15～20 mmHg，或两处的经皮氧饱和度（SpO_2）差 $> 10\%$，同时又能排除先心病时，提示患儿有 PPHN 并存在动脉导管水平的右向左分流。因卵圆孔水平也可出现右向左分流，故该试验阴性并不能完全排除 PPHN。

（三）高氧高通气试验

对高氧试验后仍发绀者，在气管插管或面罩下行气囊正压通气，频率为 100～150 次/分，使动脉二氧化碳分压（$PaCO_2$）下降至临界点（20～30 mmHg），如为 PPHN，PaO_2 可大于 100 mmHg，而发绀型先心病 PaO_2 增高不明显。如需较高的通气压（> 40 cmH$_2$O）才能使 $PaCO_2$ 下降到临界点，则提示 PPHN 患儿预后不良。

（四）超声多普勒检查

目前诊断 PPHN 最重要的手段。可除外先心病的存在并评估肺动脉压力，以确定肺动脉高压（PH）的存在。发现经动脉导管或心房水平右向左分流可诊断，但需排除先天性心脏病。

（五）心导管检查

对 PPHN 有重要的诊断价值，但为创伤性检查，不适用于危重新生儿。

四、治疗

PPHN 治疗目的是降低肺血管阻力，维持体循环血压，纠正右向左分流和改善氧合。治疗措施包括呼吸机高通气、一氧化氮吸入（iNO）及使用体外膜氧合（ECMO）、血管扩张剂的应用、纠正酸中毒及碱化血液、改善外周循环等。

（一）呼吸管理

1.机械通气

吸入氧浓度（FiO_2）> 0.6 而 $PaO_2 < 45$ mmHg 时应气管插管机械通气，可在维持潮气量和分钟通气量相对稳定的情况下，提高吸气峰压、加快通气频率，利用呼吸性碱中毒以补偿代偿性的代谢性酸中毒，因此法可引起肺损伤，目前已不用。机械通气时维持 PaO_2 约 80 mmHg，$PaCO_2$ 35～45 mmHg，稳定 12～48 小时后，维持 $SpO_2 > 90\%$，尽量减少肺损伤。

2.高频振荡通气(HFV)

如常频呼吸机吸气峰压(PIP)＞30cmH$_2$O,平均气道压(MAP)＞15 cmH$_2$O,氧合改善仍不明显时可试用 HFV 治疗,MAP＞20 cmH$_2$O,振幅设置在较高水平。

(二)药物治疗

1.iNO

一氧化氮(NO)是目前唯一高选择性的肺血管扩张剂,对体循环血压和血流不产生影响。在 20 世纪 90 年代初,Roboas 和 Kinsella 首次报道将 iNO 用于 PPHN,近年国内外研究证实,iNO 能显著改善 PPHN 患儿的氧合,足月儿较早产儿对 NO 的反应更好,早产儿应用中需严密观察出血倾向。

(1)治疗剂量:起始治疗浓度一般为 10～20 ppm,1～4 小时;有效维持浓度 5～10 ppm,6 小时～3 天;长期维持 1～5 ppm,3～7 天。

(2)疗效判断:一般在 1～6 小时内 FiO$_2$ 下降＞0.3、SpO$_2$＞85％、PaO$_2$＞50 mmHg、肺动脉压/体循环血压＜0.7 视为有效。

(3)iNO 撤离:连续治疗 2～5 天可以过渡到中等呼吸机参数设置,此为撤离 NO 的时机。

(4)iNO＋HFV:能使肺泡充分均匀扩张,并能募集更多的扩张肺泡,使 iNO 发挥更好作用,故临床推荐使用。

2.非特异性扩张血管药物

(1)西地那非(sildenafil):为磷酸二酯酶-5 抑制剂,可选择性作用于肺血管床,通过抑制 cGMP 的降解,加速内源性 NO 的舒血管作用,用于新生儿 PPHN 的治疗,口服剂量 0.3～1.0 mg/kg,每 6～12 小时 1 次,用 3～7 天,可于其他治疗无效或无 iNO 时应用。

(2)硫酸镁(magnesium sulfate):能拮抗 Ca^{2+} 进入平滑肌细胞,降低平滑肌对缩血管药物的反应而发挥全身性舒血管作用。其负荷量 200 mg/kg,20 分钟静脉滴注,维持量 20～150 mg/(kg·h)持续静脉滴注,可连用 1～3 天,但需监测血钙、血镁和血压。

(3)前列环素(prostacyclin,PGI$_2$):PGI 是肺内特有的花生四烯酸衍生物,具有舒血管作用。近年来证实气管内应用 PGI$_2$ 能选择性降低肺血管阻力,与磷酸二酯酶抑制剂联合应用有协同作用。临床应用初始剂量 0.02μg/(kg·min),在 4～12 小时渐增至 0.06μg/(kg·min),并维持 3～4 天。

(4)妥拉唑啉:类交感神经受体阻滞剂,因有胃肠出血、低血压等不良反应,已较少应用于临床。

(三)支持治疗

尽量减少刺激,保持患儿安静。保持血红蛋白 130 g/L 以上,给予抗生素防治感染,多巴胺、多巴酚丁胺提升体循环系统压力,抗衡肺高压等。

(梁联防)

第十三节　新生儿休克

休克是由各种病因引起的全身器官微循环障碍,导致以组织细胞缺氧缺血、代谢紊乱和脏器功能损害为特征的危重临床综合征,休克是新生儿常见的急症。与其他年龄小儿相比,新生儿休克的病因更复杂,病情进展迅速,死亡率高达 50％。早期症状不明显,至血压下降症状明显时,病情常难以逆转,且在病因、病理生理及临床诸方面都有其特殊性。因此临床最重要的问题是早期诊断及时治疗。

一、病因

(一)心源性休克

主要见于心肌功能不全、窒息缺氧、先天性心脏病及心律失常等导致心脏功能的衰竭。

（二）感染性休克

由于内源性或外源性感染，导致细菌释放内、外毒素进入循环血内所致。以革兰阴性细菌感染最常见。

（三）低血容量性休克

由于产时出血、新生儿期出血等因素造成患儿急性、亚急性失血所致。

（四）神经源性休克

分娩所致的脑损害，如大量的颅内出血或严重的缺氧缺血性脑病。

（五）药源性休克

较少见，多由血管扩张剂等的不适当应用所致。

其中以感染引起的新生儿感染性休克与窒息引起的新生儿心源性休克最为常见。

二、临床表现

（一）心输出量减少所致的症状及体征

早期血压正常或略升高，以后血压下降，新生儿平均动脉压小于其胎龄，股动脉搏动弱或未能触及，心音低钝，心率增快超过 160 次/分或心率减慢低于 100 次/分。

（二）微循环障碍所致的症状和体征

皮肤颜色苍白或青灰，可有花斑纹；肢端发凉，上肢达肘部，下肢达膝部，指端与肛门温度相差 6 ℃ 以上；皮肤毛细血管再充盈时间延长（足跟部≥5 秒、前臂内侧≥3 秒）。

（三）脏器灌注不良所致的症状和体征

反应低下，表现嗜睡或昏睡，也可有先激惹后转为抑制的表现，肢体肌张力减弱；气促，出现三凹征，有时肺部可闻及啰音，是因肺顺应性降低、肺水肿所致；尿量减少[<1 mL/(kg·h)]，连续 8 小时，表示肾小球滤过率降低，肾小管上皮受损，可导致急性肾衰竭和电解质紊乱；感染性休克时，胃肠道黏膜最先且最易受累，表现为应激性溃疡出血、腹胀及中毒性肠麻痹。

上述症状及体征并非每个患儿都出现，尤其是早期轻症患儿。切记血压降低是晚期重症休克的表现，此时治疗已较困难。

三、辅助检查

（一）血气分析

休克时存在复杂的血气与酸碱平衡失调，常有阴离子间隙增高。代谢性酸中毒是最早、最敏感的变化，且与休克呈正相关，血 pH<7.0 已为严重休克，pH<6.8 则预后不良。通常休克患儿的 $PaCO_2$ 并不升高，如 $PaCO_2$ 突然升高，注意合并肺水肿可能。

（二）体液因子、细胞因子及炎症介质检查

前炎症介质如肿瘤坏死因子（TNF）、白细胞介素（IL）、凝血因子如组织因子 TF）、抗凝血酶（AT）等均可见不同程度升高或下降。

（三）中心静脉压（CVP）

CVP 是监护休克患儿液体需要量的重要指标，其反映右房充盈压，新生儿的 CVP 应维持在 5~8 mmHg。测量 CVP 有助于判定休克的种类、输液的量及利尿剂的应用，如 CVP<5 mmHg，考虑低血容量性休克或液体量不足，可以继续扩容。如 CVP>8 mmHg，考虑心源性休克或血容量已足，继续扩容可加重心脏负担，使休克恶化。

（四）其他

胸片、心电图、心脏、腹部、头颅 B 超、凝血全套及 DIC 全套检查、电解质及肾功能检查、血常规、血培养等均有助于病因或病情的诊断。

四、诊断

（一）临床诊断

根据病史、详细体检，一般可诊断。对有可能发生休克的新生儿，应密切观察和监测休克的早期诊断指标，如皮肤颜色苍白，肢端凉至膝、肘关节以下，及前臂内侧皮肤毛细血管再充盈时间超过 3 秒，股动脉搏动减弱等，及早作出诊断和治疗。

（二）病因诊断

（1）心源性休克：有心脏原发病，常伴有心功能不全、心律失常和肺动脉高压症状，须注意心力衰竭方面的表现与检查，如心电图、胸片、心脏彩超等。

（2）低血容量性休克：可见皮肤苍白、CVP 下降。失血引起的休克有贫血，血细胞比容下降。

（3）感染性休克：早期表现为发热，呼吸、心率增快，持续性酸中毒，血乳酸明显升高，晚期为低血压，严重者可导致多器官功能衰竭，CVP 增高。

（4）窒息性休克：有严重的窒息史，心脏扩大，心肌酶学异常，心电图多有心肌缺血改变，CVP 升高。

（三）分度诊断

目前新生儿休克程度的判断常依据 cabal 休克评分法分度，见表 19-8。轻度：3 分；中度：4～7 分；重度：8～10 分。

表 19-8　新生儿休克评分标准

评分	皮肤颜色	皮肤再充盈时间（S）	四肢温度	股动脉搏动	收缩压（mmHg）
0	正常	<3	肢端温暖	正常	>60
1	苍白	3～4	凉至膝肘关节以下	弱	45～60
2	花纹	>4	凉至膝肘关节以上	触不到	<45

五、治疗

（一）治疗原则

近年来提出"休克复苏"概念，强调休克应尽早治疗。早期复苏能有效改善器官组织的低灌注，纠正组织缺氧。休克的血流动力学的氧代谢紊乱纠正以后，仍然有部分患儿因全身炎症反应、缺血再灌注和肠道细菌、毒素移位而最终发生多器官功能障碍（MODS）。因此，防治 MODS 是休克复苏治疗的根本目标。

（二）治疗方案

新生儿休克的治疗方案通常包括扩容、升压、强心。

1. 扩容

目前研究发现用等渗晶体液比用清蛋白胶体液进行急性扩容好，因为等渗晶体液更容易获得，成本更低，感染等并发症更少。更重要的是并未发现清蛋白比生理盐水治疗低血压更有效。考虑低血容量时10～20 分钟内注入生理盐水 10～20 mL/kg 扩容，然后根据心率、血压及毛细血管再充盈时间等血流动力学指标评估是否继续输液。若循环无明显改善，可再予第 2 次及第 3 次 10～20 mL/kg 的扩容。如果大量失血或弥散性血管内凝血时，建议输注浓缩红细胞和新鲜冷冻血浆。

2. 纠正负性肌力因素

窒息、酸中毒、低血糖等其他代谢异常需及时给予纠正，这样可以提高心输出量。此外，循环衰竭的婴儿经常会出现低血钙症，尤其是输入大量液体复苏时，必须纠正低钙血症。这种情况下补钙经常会有正性肌力作用。

3. 血管活性药物

用以升压、强心、改善器官灌注。当给予充分的液体复苏，血容量难以迅速恢复，血压仍低于正常时使用。近年来，应用血管活性药物的目的发生很大变化，不仅要升高动脉压，更需要改善内脏血流灌注。多巴胺和肾上腺素尽管有理想的升压效应,但明显增加肠道和肾脏缺血,而去甲肾上腺素既可升高动脉压,又可改善内脏血流灌注,故逐渐成为抗休克的主要药物,但新生儿休克目前仍首选多巴胺。

轻、中度休克可开始应用多巴胺 5～10 μg/(kg·min)至休克纠正后 24 小时。重度休克多巴胺起始剂量 10 μg/(kg·min),如 15 分钟后血压不回升,可每 10～15 分钟增加 2.5 μg/(kg·min)直至多巴胺剂量达 20 μg/(kg·min)。如仍无效,可使用去甲肾上腺素,起始剂量 0.05～0.1 μg/(kg·min),每 10～15 分钟增加 0.05 μg/(kg·min)直至剂量达 1 μg/(kg·min)。心源性休克时,为增强心肌收缩力,可使用多巴酚丁胺 5～15 μg/(kg·min)。若心率小于 120 次/分,可使用异丙肾上腺素 0.05～0.5 μg/(kg·min),从小剂量开始,维持心率约 160 次/分。

4.其他药物

糖皮质激素对于胎龄及体重低的早产儿,在存在扩容剂和升压药无效的低血压时使用可能有效。上述作用通过多种机制实现,包括纠正早产儿肾上腺素皮质激素不足状态,抑制儿茶酚胺代谢,降低血儿茶酚胺浓度,恢复血管对儿茶酚胺敏感性等。使用方法为:氢化可的松 3～5 mg/(kg·d)或甲泼尼龙 2～3 mg/(kg·d),分 2～3 次,疗程 1 周。

六、预后

休克的病死率各家报道不一致。休克预后与下列因素有关:①与休克分度有关:轻、中度休克病死率为 12%,重度休克为 82%。②与休克类型有关:心源性者 68%,感染性者 20%。③与器官衰竭数目有关:>2 个者为 55%。④与血 pH 有关:pH>7.15 者为 20%,pH<7.15 者为 75%。⑤与原发病能否矫正有关。此外,发病日龄越早,体重越低,诊治越晚,或合并严重皮肤硬肿等均预后不佳。

(梁联防)

第十四节　气漏综合征

气漏综合征(air leak syndrome)包括间质性肺气肿、气胸、纵隔气肿、心包积气、皮下气肿和血管内积气等。

一、病因

(一)经肺压异常升高

新生儿第一次呼吸时胸腔负压可高达 100 cmH2O。当肺不张、PS 缺乏、肺出血、出生时肺液残留等病理情况,经肺压异常升高,可导致肺泡过度扩张、破裂。

(二)肺实质性疾病

RDS、肺炎、胎粪吸入综合征等各种肺实质病变,由于羊水、血液或胎粪吸入引起气道部分阻塞,肺泡通气不均匀,是气胸的发病基础。

(三)机械通气

常频正压通气时吸气峰压过高、吸气时间过长,人机对抗使气道压力明显增高;RDS 患儿在应用 PS 后肺顺应性增加而未及时降低呼吸机参数等;如存在肺实质疾病,机械通气更增加了气漏的危险。

(四)直接机械性损伤

窒息复苏时各种抢救性措施,如喉镜、气管插管、吸引管等损伤气道表层可导致气胸和纵隔气肿。由于外伤等壁层胸膜破裂,气体因胸膜腔负压作用,也可进入胸膜腔引起气胸。

肺先天性畸形如先天性肺囊性腺瘤病等。

二、病理生理

肺泡通气不均匀和气体滞留是气漏的病理生理特点。各种肺实质病变时存在的肺泡萎陷或小气道阻塞，可引起不均匀的肺泡通气。当经肺压超过终末气道和肺泡囊的张力强度，可损伤呼吸道上皮、破坏上皮完整性及肺泡破裂。如肺泡破裂后气体进入间质，引起间质性肺气肿；如经肺压持续增高，气体沿细支气管旁或血管鞘弥散至胸腔脏层和（或）肺门，进入纵隔，引起纵隔气肿。气体还可进入胸膜腔、心包、颈部、后腹膜、阴囊、肺静脉等，引起张力性气胸、心包积气、皮下气肿、后腹膜积气、阴囊气肿以及空气栓塞等。

三、诊断

（一）根据气漏的临床特点

原有的呼吸系统疾病突然恶化，如突然出现呼吸增快、呻吟、发绀、面色苍白、呼吸暂停等。但气漏发生的部位不同，临床症状有所不同。气胸时可见吸气性胸廓凹陷且两侧不对称，患侧胸廓抬高，心尖搏动移位、患侧呼吸音减低等；纵隔气肿或心包积气可出现心率增快或过缓、心音低钝、脉压减低、血压下降、甚至心跳、呼吸突然停止；皮下气肿出现呼吸道梗阻症状，并可在颈部、锁骨下触及"握雪感"；血管内积气可导致栓塞脏器相应症状，如肺栓塞出现急性呼吸、循环衰竭，脑血管栓塞出现惊厥、意识障碍等。

（二）辅助检查

1. 血气

代谢性酸中毒、低氧血症、高碳酸血症进一步恶化。

2. 胸部 X 线平片

可确定气漏部位及诊断。张力性气胸时，仰卧后前位摄片，患侧有脏层与壁层胸膜分离的透亮区，横膈平坦和纵隔向对侧移位，同侧肺叶萎陷。当纵隔侧胸膜因气胸超过中线、凸入对侧时，可见心影上明显的曲线阴影。纵隔气肿最好侧位摄片。孤立性纵隔气肿后前位 X 线表现为心脏和胸腺周高透亮边缘，积气常位于中央，将胸腺抬举，形成大三角帆影像。局限性间质性肺气肿表现单叶、或多叶散在囊样变化，常伴有纵隔向对侧移位。心包积气表现为心脏被气体环绕，心脏底部有气体存在具有确诊意义。

3. 穿刺诊断

当张力性气胸引起临床急剧变化时，诊断性胸腔穿刺也是急救措施。

四、治疗

（一）保守治疗

无症状或轻度呼吸困难性气胸可暂时密切观察。

（二）胸腔穿刺抽气

将 23～25 号静脉注射用蝴蝶针或 22～24 号静脉注射套管针通过三通接头连接 10～20 mL 注射器，在锁骨中线第三肋上缘进针；穿刺同时进行抽吸，当进入胸膜腔后即有气体迅速进入注射器，停止进针，如有气体持续吸出，静脉套管针的外套可留置。

（三）胸腔引流管的放置

从腋前线进针，将 10～12Fr 的胸腔引流管放入胸腔，然后连接 10～20 cmH_2O 的低负压吸引装置。X 线胸部摄片确认后，持续负压引流。当引流管气泡波动或水封瓶气泡消失，可先夹管，如无进一步胸腔积气，在 24 小时内拔管。

（四）纵隔气肿

一般不需治疗；如出现张力性压迫症状导致皮下气肿时，需行皮下切开皮瓣引流。

（梁联防）

第十五节 先天性膈疝

一、概述

先天性膈疝(congenital diaphragmatic hernia,CDH)是由于胚胎时期膈肌闭合不全,至单侧或双侧膈肌缺陷,部分腹部脏器通过缺损处进入胸腔,造成解剖关系异常的一种疾病。发病率为活产儿的1/2000~1/4000。分胸腹裂孔疝、食管裂孔疝和先天性胸骨后疝。由于后两种临床症状较轻,一般生后早期很难发现,一旦确诊手术预后也非常好,因此,严格意义上的先天性膈疝通常是指胸腹膜裂孔疝,占90%~100%。由于右侧有肝脏的保护性阻挡作用,且胚胎发育时膈肌右侧比左侧闭合早,故 CDH 约80%发生在左侧。CDH 的预后与其合并症肺发育不良和肺动脉高压密切相关。

二、病因

CDH 的发病原因一般认为由遗传和环境因素的相互作用所致,病因复杂,具体机制尚不清楚。CDH 患儿常合并各种畸形,包括心血管、泌尿生殖系统、骨骼肌肉系统、中枢神经系统以及染色体畸形。

三、诊断与鉴别诊断

CDH 目前常在产前超声检查时作出诊断,并可较好地显示膈疝的大小、疝入器官的性质及肺受压的情况。常用二维超声测定胎儿肺/头比值(LHR 比值)作为评估 CDH 肺发育程度的指标。近年来,MRI 可以准确地反映双侧胎儿肺容积(fetal lung volume,FLV)及发育状况,在测量胎儿肺容积、评估肺发育不良程度方面具有优势。出生后 CDH 诊断常基于临床表现和体征,行胸腹联合 X 线片,发现患儿胸腔内出现胃肠道充气影、腹部实质性脏器、肺压缩、心脏纵隔移位等征象即可明确诊断。超声心动图检查不仅对是否伴有心脏畸形作出诊断,并可发现是否存在右向左分流以及肺动脉高压程度的评估。CDH 常需与先天性肺囊腺瘤畸形、肺肿瘤、胎儿胸腔积液以及膈膨升等鉴别。

四、治疗

CDH 是新生儿时期极其严重和复杂的先天性疾病之一,对其治疗单靠一个学科如新生儿外科、产科和新生儿科很难取得满意的疗效。国外已在十年前就提倡多学科合作和程序化管理。对产前诊断的胎儿CDH,建议其孕妇应尽快转运到具有产科、新生儿内外科、营养和影像等多学科的单位,并采取综合管理有利于提高 CDH 的生存率。2010 年 CDH 欧洲联盟共识,提倡对 CDH 生后采取标准化管理措施。

(一)产时处理

建议在胎龄 37 周以上计划产道分娩或剖宫产,对于<34 周分娩的胎儿 CDH,专家推荐产前应用激素。出生后应立即作气管插管和胃肠减压,有条件的单位,在脐带结扎前完成气管插管和胃肠减压,目的在于一方面减轻由于延迟插管引起的低氧血症和酸中毒导致的肺动脉高压的危险性;另一方面胃肠减压防止胃肠充气扩张进一步导致肺的压缩。禁止用面罩复苏囊手控加压通气,因为可引起胃肠道充气进一步限制发育不良的肺扩张。

(二)机械通气

目的是在等待生后肺血管重建期间维持足够的氧合(动脉导管前 PaO_2 >6.67 kPa(50 mmHg))和减少并发症。机械通气治疗最关键问题是避免肺部过度膨胀或膨胀不全。欧洲 CDH 共识推荐,常频通气时 PIP 20~25 cmH_2O,PEEP 2~5 cmH_2O,调整呼吸机频率(40~60 次/分)使 PCO_2 维持在45~60 mmHg。由于膈疝患侧肺压缩存在肺发育不良,采用高峰压常频通气易导致健侧肺发生肺气肿和肺气漏,若需要 PIP>28 cmH$_2$O 才能维持目标氧饱和度和 PaCO$_2$,推荐更换高频通气模式。但目前对于 CDH 的呼吸支持模式尚无统一的规定。

(三)肺动脉高压

由于 CDH 肺发育不良、肺动脉壁增厚、血氧含量下降、血管内皮收缩肽表达增多等导致持续性肺动脉高压。CDH 患儿多死于因肺发育不良和肺动脉高压引起低氧血症和高碳酸血症所致严重的酸碱平衡紊乱和呼吸、循环功能衰竭,因此,积极处理肺动脉高压是成功救治 CDH 的关键之一。

为防止导管或卵圆孔水平右向左分流,动脉血压应维持在相应胎龄的正常水平。若导管前氧饱和度低于目标值,应积极采取措施增加体循环血压以减少右向左分流。存在低血压或低灌注,则立即使用 1~2 次的 0.9%NaCl 10~20 mL/kg,若超声心动图提示有低血容量,则 1~2 小时内可以超过 3 次。扩容后应给予多巴胺维持,使平均血压>40 mmHg,尿量>2 mL/(kg·h)。若采取以上措施后,导管前氧饱和度仍低于 85%,超声心动图提示有肺动脉高压伴右向左分流,则给予选择性扩张肺血管的药物,如一氧化氮吸入以及磷酸二酯酶 5(PDE-5)抑制剂西地那非等。严重膈疝则需要体外膜肺氧合(ECMO)治疗。

(四)外科手术

目前不主张生后立即手术,紧急手术可降低呼吸系统的顺应性并导致体液的改变,结果加重肺动脉高压,增加死亡率。因为 CDH 的主要问题并不是腹腔内容疝入胸腔而是伴有肺动脉高压的肺发育不良,临床应采取措施稳定内环境以及降低肺动脉高压后进行 CDH 修复,是降低 CDH 死亡率的关键。

(梁联防)

第十六节　新生儿乳糜胸

新生儿乳糜胸是指胸导管或胸腔内大淋巴管破裂或阻塞导致淋巴液(即乳糜)漏入胸腔,是新生儿胸腔积液中最常见的病因之一。发病率为 0.1%~0.5%,男婴发病为女婴 2 倍,多见于右侧。

一、病因

引起乳糜胸的常见原因有自发性、先天性和获得性之分,其中以自发性乳糜胸最为常见。

(一)自发性乳糜胸

原因不明,又称特发性乳糜胸,其中部分病例伴有其他先天性疾病,如先天性心脏病、21-三体综合征、先天性甲状腺功能减退等,其与伴发疾病之间关系不明。

(二)先天性乳糜胸

系淋巴系统先天性结构发育异常,多见于胸导管缺如或连接部分狭窄梗阻、先天性淋巴管畸形等导致淋巴管广泛扩张和破裂,乳糜液从淋巴管溢出而致乳糜胸。

(三)获得性乳糜胸

又称创伤性乳糜胸。指出生后由于其他疾病导致胸导管或大淋巴管损伤并发乳糜胸。获得性乳糜胸主要为医源性所致,如产伤或产时颈腰脊柱过伸引起胸导管撕裂,新生儿心胸手术、气胸行胸腔置管引流损伤胸导管、中心静脉穿刺置管引起上腔静脉和无名静脉栓塞使淋巴液回流障碍等均可引发乳糜胸。

二、病理生理

胸导管是血管外蛋白质返回循环和运输的途径。当各种原因导致胸导管损伤、破裂时,乳糜液流入胸腔。当积液量中或大量时,可导致肺组织受压、纵隔移位,产生呼吸窘迫和循环紊乱等症状。由于乳糜液内含丰富的清蛋白、球蛋白、游离脂肪酸及淋巴细胞(主要为 T 淋巴细胞)等成分,故导致患儿免疫功能低下、感染、营养不良等并发症。

三、诊断

根据乳糜胸的临床特点胸腔积液量多为中或大量,可为单侧或双侧,获得性乳糜胸多为单侧。自发性乳糜胸常见于足月儿,出生后即出现发绀、呼吸困难等呼吸窘迫症状。胸腔积液量大者,患侧胸廓饱满、肋间隙增宽、呼吸音降低,心尖冲动向健侧移位。病程较长者常伴有营养不良和继发感染。

辅助检查如下。

1.超声检查

超声检查是重要的检查手段。产前B超检查可发现胎儿乳糜胸,多合并胎儿水肿和羊水过多。出生后B超可确定乳糜胸部位、量。

2.胸部X线检查

显示单侧或双侧大片密度均匀阴影,肋膈角消失,心影可向对侧移位。

3.胸腔积液检查

胸腔积液检查是确诊最重要的手段。未开奶前乳糜液多为浅黄~橙黄色清亮液体,开奶后则变为淡黄色乳白色。乳糜液加苏丹Ⅲ乙醇溶液则呈红色。Buttker 提出乳糜液诊断标准为:甘油三酯含量 >11.1 mmol/L,细胞数 $>1 \times 10^9$/L,其中淋巴细胞 $>80\%$。

四、治 疗

(一)宫内处理

宫内乳糜胸可行宫内引流,以利于胎儿发育和减少并发症。

(二)呼吸支持

根据呼吸困难状况及血气结果酌情使用氧疗。

(三)肠道外营养

轻症病例采用脱脂奶喂养或中链三酰甘油(其不经胸导管直接进入门静脉,故减少乳糜液产生)喂养。重症病例需严格禁食,采用全胃肠外营养。

(四)引流乳糜胸腔积液

由于反复穿刺易损伤肺组织及血管导致气胸、血胸以及乳糜液包裹等,因此仅适用于轻症病例。积液量较大者,应采用持续胸腔闭式引流。

(五)生长抑素治疗

生长抑素可减少胃、胰腺和肠液分泌,减少肠吸收和肝脏乳糜的产生。上述治疗无效时可考虑应用。开始剂量为 3.5 μg/(kg·h),持续静脉滴注,每天增加 1 μg/(kg·h),直至最大量 12 μg/(kg·h)。

(六)化学胸膜固定术

采用化学制剂注入胸腔使胸膜发生化学炎症而粘连,以促使胸膜腔闭合、阻止乳糜漏出。最常采用红霉素 20~30 mg/kg 加 5% 葡萄糖 10mL 缓慢注入胸腔后试夹管,疗程 1~3 天,乳糜液分泌停止后拔管。操作前应使用镇静止痛剂,以减少药物对胸膜刺激产生的疼痛。

(七)手术治疗

保守治疗 2~4 周无效,可考虑外科手术治疗:包括胸导管结扎术、胸膜腹膜分流术、胸膜擦伤及胸膜剥离术等。

五、并发症

由于长期大量乳糜液丢失,患儿易并发感染、血栓形成、营养不良、电解质紊乱、免疫功能低下(包括淋巴细胞减少和免疫球蛋白减少)等,甚至伴发肺发育不全。肺发育不全和感染是乳糜胸患儿死亡的主要原因。

(梁联防)

第十七节　心内膜弹力纤维增生症

一、概述

心内膜弹力纤维增生症(endocardial fibroelastosis,EFE)是婴儿心力衰竭的重要原因之一,发病率占先天性心脏病的 1%～2%,临床多以呼吸道感染为诱因,突发难治性心力衰竭是其主要表现,心脏超声检查如见心室内膜增厚、回声增强有重要诊断意义。治疗主要为控制心力衰竭,需长期服用地高辛,预后欠佳。

二、病因

至今病因不明确,有以下几种相关因素:①病毒感染:对 EFE 患儿心肌组织行病毒基因检测,可检出腮腺炎病毒、腺病毒、巨细胞病毒、肠道病毒感染和流感病毒 A 等。②遗传因素:10% 病例呈家族性发病,与常染色体遗传或与 X 连锁的心肌病有关。③遗传代谢性疾病:与黏多糖病、肉碱缺乏、糖原累积病Ⅱ型有关。④继发于血流动力学改变如先天性主动脉瓣狭窄、主动脉缩窄、左冠状动脉起源异常等先天性心脏病,当心室高度扩大时,心内膜和心室壁承受张力增加,刺激内膜增厚,弹力纤维增生。⑤免疫因素:胎儿或新生儿免疫系统对母体自身抗体在心肌沉淀物的反应易发展为 EFE。⑥其他:如宫内缺氧、心脏流出道机械性梗阻、淋巴管阻塞、妊娠早期用药等。

三、诊断

(一)临床表现

1. 病史

85% 的 EFE 患儿好发年龄在生后 2～8 个月内,1 岁后发病少。新生儿生后 7 天后因呼吸道感染诱发出现反复充血性心力衰竭,对洋地黄类药物敏感,但心力衰竭常较顽固,易迁延并反复加重。

2. 临床表现

呼吸困难、发绀,喂养困难,发育迟缓,体检可见心前区隆起,心音低钝伴或不伴有器质性杂音。

3. 心电图

心前区导联 R、S 波异常升高,T 波低平或倒置并伴有 Q 波出现。

4. 胸部 X 线

心影普遍增大,以左心为主,心胸比例超过 0.65,透视下可见心搏减弱,伴明显肺静脉淤血。

5. 超声心动图

可观察心脏结构改变及评价心功能,为诊断主要依据,左室增大呈球形,室壁运动弱,内膜增厚达 3 mm 以上,回声增强,二尖瓣瓣膜增厚伴反流,呈大心腔小开口的钻石样改变。射血分数减低,舒张功能下降。

6. 心内膜

心肌组织病理检查是 EFE 诊断的金标准。心内膜弹力纤维增生,心内膜下心肌变性或坏死,伴有心肌纤维空泡形成,多见于左心室。

(二)诊断分型

根据 2006 年美国心脏学会对心肌病的定义和分类标准,EFE 属于获得性心肌病中的炎性反应性心肌病。

1. 根据发病原因可分为原发性和继发性

原发性者不伴随其他先天性心脏异常,占 55%;继发性者占 44%,伴发某些先天性心脏畸形如左心发育不良综合征、主动脉狭窄或闭锁、主动脉缩窄、室间隔缺损、心型糖原累积病等。

2.根据左心室大小可分为扩张型和缩窄型

扩张型约95%,左心室明显扩大,心内膜增厚,二尖瓣和主动脉瓣瓣叶增厚、瓣环扩大;缩窄型约5%,主要见于新生儿,左室腔缩小或正常,心内膜弥散性增厚,多数患儿合并左房和右室增大,其病理生理改变类似于限制性心肌病,临床表现为左室梗阻征象。

3.根据临床经过可分为3型

(1)暴发型:年龄多在6周内,突然出现心力衰竭、心源性休克,可致猝死。

(2)急性型:较多见,年龄多在6周~6个月,起病较快,未经适当治疗多在2~3周死于肺炎合并心力衰竭,少数可获缓解。

(3)慢性型:年龄多在6个月以上,发病稍缓慢,经治疗可缓解而活至成年,亦可因反复心力衰竭而死亡。

四、鉴别诊断

应与以下疾病相鉴别:①病毒性心肌炎。②心内膜心肌纤维化。③扩张型心肌病。④心型糖原累积病。⑤心肌致密化不全。

五、治疗

(一)控制心力衰竭

应用洋地黄药物治疗,原则为早期、足量、长期应用,一般应用地高辛,可根据病情使用口服或静脉注射途径。

洋地黄化量:口服40~50 $\mu g/kg$,肌内注射30~40 $\mu g/kg$,以化量1/4~1/5作为维持量,每天分2次口服。一般疗程3~4年,过早停药导致病情恶化。

卡托普利对改善心功能有一定效果。急性心衰,视病情可并用血管扩张剂和利尿剂。危重病例加用多巴胺、多巴酚丁胺、呋塞米及皮质激素治疗。

(二)免疫抑制剂治疗

肾上腺皮质激素对控制心衰、预防瓣膜受累、降低病死率有明显效果,常与地高辛合用。一般用泼尼松1.5 mg/(kg·d)口服,8~12周后逐渐减量,每2周减1.25~2.5 mg,至每天2.5~5 mg时维持,疗程1~1.5年。

(三)控制和预防肺部感染

应选用青霉素、头孢菌素等及时控制感染。

(四)支持治疗

通过药物常规治疗及无创或机械通气等心肺支持措施,使心肌做功及耗氧明显降低,肺顺应性增加,改善患儿状况。

(五)外科治疗

对药物难以控制的因瓣膜反流造成的心力衰竭,应进行瓣膜置换手术及心脏移植术。

六、预后

随着对该病认识的提高和医学技术的发展,EFE的痊愈率可达52.2%,心胸比<0.65的患儿预后较好,发病年龄与预后无显著关系。从出现症状开始,心力衰竭反复发作超过6个月则预后不良。如果临床症状消失、无阳性体征、X线、心电图、超声心动图均恢复正常2年以上,则认为临床痊愈。

(梁联防)

第十八节　早产儿动脉导管开放

一、概述

在早产儿，尤其在 RDS 的恢复期，持续的动脉导管开放（persistently patent ductus arteriosus，PDA）可引起明显的临床问题。早产儿生后随着通气和氧合的改善，肺血管阻力迅速下降，导致通过动脉导管水平血液的左向右分流、肺血流增加、肺水肿出现及心肺功能状态的变化。由于 PDA 发生后所需的呼吸支持延长，可引起肺容量损伤、气压损伤和高氧的暴露增加，这些都与支气管肺发育不良（BPD）的发生和严重程度相关。PDA 所致的左向右分流的出现可增加早产儿脑室内出血、坏死性小肠结肠炎（NEC）和死亡的风险。

二、临床表现

在生后 2～4 天，随着 RDS 病情的逐渐好转，肺顺应性的改善，肺动脉压力下降，可出现动脉导管开放，导管水平血液左向右分流。故在恢复期的 RDS 患儿，其原发病已明显好转，突然出现对氧的需求量增加、血二氧化碳分压增高、代谢性酸中毒、呼吸暂停、四肢末端灌注不良及肝脏在短时间内进行性增大时，应注意本病。若同时具备脉压差增大，心率增快，心前区搏动增强，胸骨左缘第二肋间可听到收缩期或连续性杂音，则应诊断本病。PDA 的病理生理变化取决于左向右分流的程度。当分流量超过左心排血量的 50% 时，尽管心排血量增加，"有效"的体循环血流降低。尽管通过增加左心排血量以代偿动脉导管的分流，即使是较小的分流，也可出现血流的重新分布。皮肤、骨、骨骼肌的血流最易受到影响，其次是胃肠道和肾脏血流，其并发症有 NEC。

超声多普勒检查有助于 PDA 的确诊。关于血流动力学有意义的 PDA，常定义为：动脉导管大小（直径）>1.5 mm 和左心房和主动脉根部的比值（LA/AO）>1.4。

三、诊断

（一）临床表现

心血管系统的症状体征和呼吸系统的情况。

（二）X 线胸片

可见两肺充血、心影增大等。

（三）心脏超声检查

证实导管水平的左向右分流，监测左心房的大小（LA/AO），了解脏器（肾、肠系膜、脑等）血流灌注状态，发现有血流动力学意义的 PDA 证据。

四、鉴别诊断

其他先天性心血管畸形所致的心脏杂音及血流动力学改变；可根据杂音位置、性质、是否伴有发绀等判断，常采用多普勒超声心动图进行鉴别。

五、治疗

PDA 的治疗包括：①限制液量。②因动脉导管的开放依赖于前列腺素，通过环氧化酶抑制剂（COX 抑制剂）以抑制前列腺素产生，可使 PDA 关闭。③对应用上述药物无效或有药物禁忌，且有明显的血流动力学变化者，可考虑手术结扎。

（一）治疗对象

对血流动力学有意义的 PDA 应进行治疗。一般对应用呼吸机的＜1000 g 早产儿有明显 PDA 时，不管是否存在明显的左向右分流的症状和体征，都应该治疗；对于＞1000 g 的早产儿，仅在有血流动力学有意义的 PDA 并发呼吸或心血管系统体征时，可应用吲哚美辛或布洛芬治疗。

1. PDA 的保守治疗

对于血流动力学有意义的 PDA，开始用液体限制，在日龄＞3 天新生儿每天液体进量＜130mL/kg；调整呼吸机参数，使用短吸气时间和相对高的 PEEP。

2. 环氧化酶抑制剂应用

常用药物有吲哚美辛和布洛芬，两者的疗效均在 60％～80％之间。国际上较多采用静脉制剂，而国内目前多用口服制剂，常参考静脉应用的剂量使用。

（二）吲哚美辛的治疗

该药治疗早产儿 PDA 的疗效肯定，国外一般用静脉给药，国内尚无静脉制剂，但采用口服吲哚美辛治疗 PDA 也取得了较好的临床效果。也有采用静脉内给吲哚美辛预防早产儿脑室内出血，但疗效有争议。

吲哚美辛剂量及方法：对于生后＜48 小时的 PDA 治疗：首剂为 0.2 mg/kg，第 2 剂为 0.1 mg/kg，第 3 剂为 0.1 mg/kg；对于 2～7 天儿，分别为 0.2 mg/kg，0.2 mg/kg 和 0.2 mg/kg；对于＞7 天儿，分别为 0.2 mg/kg，0.25 mg/kg 和 0.25 mg/kg。上述间隔时间均为 12～24 小时。也可较长时间的治疗：0.2 mg/kg，q24h，共 5～7 天。

吲哚美辛的不良反应：胃肠道、肺等出血倾向、NEC、肾功能影响等。

吲哚美辛的禁忌证：在使用前 24 小时内发生的Ⅲ度以上 IVH；血肌酐水平≥1.5 mg/dL；血小板计数≤60×10^9/L；有出血倾向；有需要换血的严重高胆红素血症。

（三）布洛芬的治疗

布洛芬静脉制剂或口服用于 PDA 的治疗，取得了较好的疗效。布洛芬对肠系膜、肾和脑血管的收缩程度较吲哚美辛弱。常用剂量为：推荐第 1 天 10 mg/kg，qd，第 2、3 天为 5 mg/kg，口服剂量与静脉应用相同。

（四）PDA 的手术治疗

在生后 4 周后，由于导管组织的成熟，其收缩已不太依赖前列腺素，药物治疗的成功率明显下降。当药物治疗有禁忌证或无效时，可采用手术结扎 PDA。手术结扎 PDA 比较安全，并发症较少见。偶见有喉神经损伤、乳糜胸、气胸、术后短时的左心功能障碍及脊柱侧弯等并发症。

（梁联防）

第十九节　新生儿红细胞增多症

新生儿红细胞增多症（neonatal polycythemia）和高黏滞度不是同义名称，但常伴随同时存在。血细胞比容（HCT）、红细胞变形性及血浆黏滞度这三个因素决定全血黏度，但最重要的是血细胞比容，为临床诊断本病的主要依据。血细胞比容的增加使血液黏滞度增高，血流速度减慢，心搏出量减少，导致各脏器灌注减少、缺氧酸中毒的发生。

本病病因可分为两大类。

1. 主动型

由于宫内缺氧，胎儿血浆红细胞生成素增加，红细胞生成增加。

2. 被动型

继发于红细胞的输注。

一、诊断

（一）症状

为非特异性，与累及器官有关，严重度各异。

1. 神经系统

淡漠、嗜睡、激惹、呼吸暂停甚至惊厥。肌张力低下、震颤、新生儿反射不完全。

2. 心脏

心脏增大、心电图异常。

3. 呼吸系统

气促、发绀、肺出血。

4. 消化系统

食欲缺乏、腹胀、呕吐、便血等。

5. 肾脏

尿量减少、血尿、氮质血症、急性肾衰竭。

6. 血液

高胆红素血症、血小板减少，甚至弥散性血管内凝血。

7. 代谢异常

低血糖。

（二）体征

皮肤发红，甚至紫红，尤其活动及哭闹后，为多血质貌。同时有不同脏器受累的体征。

（三）实验室检查

（1）出生后一周内，静脉血 HCT≥65%，或连续两次末梢血 HCT≥70%可诊断为红细胞增多症。同时末梢血常规检查可有：血红蛋白≥220g/L，红细胞计数≥$7.0×10^{12}$/L。

（2）监测血电解质、酸碱平衡及各脏器功能等，及时了解有无多脏器受累。

（四）鉴别诊断

1. 新生儿缺氧缺血性脑病

两者均发病早，可同时有多系统受累的表现，且可能同时存在。通过 HCT 检查两者不难区别。

2. 面先露

为分娩时先露部受压所致局部发绀，若无其他产科意外，患儿一般情况良好，无须特殊治疗。

二、治疗

（一）对症治疗

监测血糖、电解质、酸碱平衡及各脏器功能等，了解有无多脏器受累，以便及时处理。

（二）换血治疗

（1）对于静脉血 HCT 在 65%～70%而无症状的患儿应密切观察，可给予清蛋白、0.9%生理盐水或新鲜冷冻血浆 10～20 mL/kg 静点扩充血容量，降低血液黏滞度。若考虑为被动型红细胞增多、血容量增多的患儿，可静脉放血 10%。

（2）静脉血 HCT>70%，无论有无症状，因其血黏滞度高易致组织缺血而产生后遗症，应给予部分静脉换血治疗。换血成分为清蛋白、0.9%生理盐水或新鲜冷冻血浆，部位可用脐静脉或外周血管，换血量计算如下。

换血量＝血容量×（实际 HCT－预期 HCT）/实际 HCT

血容量＝体重（kg）×（80～100 mL/kg）

三、并发症及处理

常见的合并症有高胆红素血症、充血性心力衰竭、急性肾衰竭、坏死性小肠结肠炎等。处理详见相关部分。

四、预防

应注意产前检查,避免或减低各种围产缺氧因素,及时结扎脐带。

(梁联防)

第二十节　新生儿血小板减少

正常新生儿外周静脉血的血小板计数为$(150\sim350)\times10^9/L$;血小板计数为$(100\sim150)\times10^9/L$者视为可疑异常,应进行动态观察;小于$100\times10^9/L$者为血小板减少,应探明原因。

新生儿时期,由血小板生成减少和(或)破坏增加所致的紫癜称为新生儿血小板减少性紫癜(neonatal thrombocytopenic purpura,NTP)。其特征是皮肤广泛性瘀点、瘀斑,甚至出现胃肠道出血和颅内出血,血小板减少、毛细血管脆性试验阳性、出血时间延长和血块收缩时间延长且不完全,而凝血时间正常。

导致NTP发生的原因有多种,可分为免疫性、感染性、先天性或遗传性等。其中免疫因素(同族或自身免疫)占$20\%\sim30\%$。

一、免疫性血小板减少性紫癜

免疫性血小板减少性紫癜是一组由体液免疫反应引起血小板减少性疾病。由于母亲血中存在抗血小板抗原的免疫性抗体IgG经胎盘进入胎儿体内,从而加速血小板的破坏。新生儿除血小板减少外,无肝脾大、溶血性贫血、胎儿生长受限或其他全身性疾病等异常情况。轻者可自愈,重者常因消化道和(或)颅内出血死亡。

(一)同族免疫性血小板减少性紫癜

发病机制与Rh或ABO血型不合所致溶血病相似,即由于母、儿的血小板抗原性不合所致。新生儿出生时,血小板数常低于$30\times10^9/L$,故易发生出血,表现为皮肤、黏膜紫癜,甚至伴有严重的胃肠道和(或)颅内出血。

1.诊断

(1)临床表现:新生儿血小板减少及出血,而母亲血小板正常且无出血倾向是本病的特征之一。典型的临床表现为:健康产妇分娩的新生儿在无感染或DIC等情况下,于生后数分钟至数小时内可迅速出现广泛性瘀点和瘀斑。严重病例可同时有呕血、便血、尿血、脐带残端出血、针刺孔渗血、较大的头颅血肿或颅内出血(呼吸困难、发绀、抽搐和脑膜刺激症状等),常伴有较严重黄疸。出血不多者数天后好转,重症病例的病程2周~2个月不等。

(2)实验室检查:动态监测新生儿外周血血小板参数可评估疾病的严重程度、病情变化和治疗效果,而测定父母、患儿血小板抗原和(或)抗体可为本病提供确诊依据。

外周血象:新生儿血小板计数可见不同程度的降低($<100\times10^9/L$)。母亲血小板计数正常。

凝血系统:出血时间延长、血块收缩时间延长且不完全,而凝血时间正常。

血小板抗原(human platelet antigen,HPA)与抗体(HPA-IgG):一般情况下,同族免疫性血小板减少性紫癜患儿的母亲HPA-1a阴性,而父亲HPA-1a阳性;如果父母双亲HPA-1a均阳性,则应检测其他不常见的HPA。母、儿血清HPA-IgG阳性可以确诊新生儿血小板减少性紫癜是由于同族免疫引起。

骨髓象:骨髓巨核细胞数增加或正常,粒细胞系统一般无改变,出血严重者红细胞系统增生活跃。

其他:患儿血清 Coombs 试验阴性;出血严重者血清胆红素升高。

(3)影像学检查:严重的同族免疫性血小板减少性紫癜易发生脑室旁组织和脑室内出血,超声或 CT 等检查可早期发现相应的影像学表现。

2.治疗

因本病为自限性疾病,如血小板在 $30\times10^9/L$ 以上、出血不严重,可不作特殊治疗,但应予严密监护,每天检测血小板计数。一般血小板减少持续数天至 2 个月后自然恢复正常;如血小板$\leqslant30\times10^9/L$,为防止发生颅内出血,在未得到实验室证实之前即应开始治疗,措施如下。

肾上腺皮质激素应用:泼尼松用量为 $1\sim2$ mg/(kg·d),重症可先用 $2\sim3$ mg/(kg·d),再逐渐减量,疗程约 1 个月。

静脉注射免疫球蛋白(IVIG)输注:常用剂量为 0.4 g/(kg·d)×5 天,或 1 g/(kg·d)×(1~3)天,也可用至血小板达$(50\sim100)\times10^9/L$ 时停药。

血小板输注:当血小板计数$<30\times10^9/L$ 时,应立即输注血小板,以防止发生颅内出血和肺出血等;当血小板计数在$(30\sim50)\times10^9/L$ 并有明显出血时,也应及时输注血小板;血小板计数在$(50\sim100)\times10^9/L$ 时,不必输注血小板。浓缩血小板每次输注量为 0.1~0.2U/kg,输注时间 30~60 分钟;由于血小板半衰期仅 1~2 天,故常需 2~3 天输注 1 次;每次输注血小板 1 小时后复查血小板计数以观察疗效,直至稳定于 $100\times10^9/L$ 以上。若新生儿有发热、严重感染、DIC 等破坏血小板的因素存在时,应放宽血小板输注的指征并加倍剂量使用。

新鲜血输注:输入与患儿血小板同型的新鲜全血,有利于病情恢复。

换血疗法:仅在重症患儿应用。

3.预防

产前准确地预测高危儿并采取适当措施,对于防止胎儿宫内颅内出血、新生儿出生后发生血小板减少性紫癜十分重要。在适当的时期选择适当的分娩方式可明显降低颅内出血的发生率。

(二)先天被动免疫性血小板减少性紫癜

本病特点是抗体既破坏母亲的血小板,又破坏胎儿血小板。按病因的不同,可分为以下两类。

1.与母亲特发性血小板减少性紫癜相关的新生儿血小板减少性紫癜

患有活动性特发性血小板减少性紫癜的妇女如果怀孕,其血中的抗血小板抗体可通过胎盘进入胎儿血液循环,破坏胎儿血小板。临床表现与同族免疫血小板减少性紫癜相似,只是母亲具有特发性血小板减少性紫癜的病史或正在患此病。本病血小板减少的持续时间比同族免疫血小板减少性紫癜要长,平均为 1 个月,个别延至 4~6 个月。

2.与母亲系统性红斑狼疮(SLE)相关的血小板减少性紫癜

轻症先天性被动性血小板减少性紫癜患儿不需特殊治疗;如血小板$\leqslant30\times10^9/L$ 或出血较重,可应用肾上腺皮质激素。若血小板$<10\times10^9/L$ 或出血严重,危及生命,可考虑输注血小板、新鲜血或换血。病程 4~8 周,一般患病 1 周后出血征象明显减少。

二、感染性血小板减少性紫癜

由宫内和生后感染所致的新生儿血小板减少性紫癜不少见。宫内感染相关的血小板减少性紫癜常于出生后数小时皮肤出现广泛性蓝色瘀点、瘀斑,1 周左右消退,但血小板减少可延至数周才恢复正常。

引起新生儿血小板减少的生后感染则以细菌感染为主。败血症、化脓性脑膜炎等重症感染中,50%~70%在感染初期即有血小板减少,有助于感染的早期诊断。

三、先天性或遗传性血小板减少性紫癜

包括先天性巨核细胞增生不良及遗传性血小板减少性紫癜等,临床少见。其中先天性巨核细胞增生

不良引起的血小板减少可以是单纯的,也可以合并某些先天畸形如骨骼畸形、小头畸形、18-3 体综合征、心血管畸形等。

(梁联防)

第二十一节　先天性凝血因子缺乏

凝血因子缺乏性疾病是指因血浆中某一凝血因子缺乏造成凝血障碍并引起出血的一类疾病。根据病因分为两大类:先天性和后天获得性。先天性凝血因子缺乏(congenital coagulation factor deficiency)亦称为遗传性凝血因子缺乏性疾病。甲、乙型血友病为性联隐性遗传,其他均为常染色体隐性遗传,常有近亲结婚史和遗传病家族史。目前已知有 14 种凝血因子参与凝血过程,除Ⅲ和Ⅳ外,其他所有因子均可缺乏,其中以Ⅷ因子缺乏(甲型血友病)最常见。临床表现为程度不等和不同部位的出血。

正常新生儿血浆凝血因子的水平与成人有很大差别。由于凝血因子不能通过胎盘且胎儿肝脏的合成功能不成熟,所以,很多凝血因子的水平在出生时都比较低。维生素 K 依赖性凝血蛋白(因子Ⅱ、Ⅶ、Ⅸ、Ⅹ)以及因子Ⅺ、Ⅻ、前激肽释放酶(PK)和高分子量激肽原(HMWK)在出生时只是成人水平的 1/2,早产儿降低更为明显。而血浆纤维蛋白原、因子Ⅷ和因子Ⅴ在出生时和儿童早期的水平和成人相似。至 6 个月时,大部分血浆凝血蛋白处于成人正常范围的低值。

一、诊断

(一)症状和体征

一个在其他方面表现健康的足月婴儿,可发生自发性出血,也可表现为医源性出血,如静脉取血、肌内注射后局部出现渗血或血肿。出血发生时间及程度不同,与凝血因子缺乏程度有关。发病越早,病情越重。可仅为轻度皮肤出血、脐部残端渗血、皮肤受压处及穿刺处出血,亦可有皮肤大片瘀斑、皮下及肌肉血肿、大量消化道出血、颅内出血。轻微的外伤便可造成大量出血。

(二)实验室检查

(1)血小板计数、出血时间、血块退缩时间正常。

(2)凝血时间延长,凝血酶原时间(PT)或部分凝血活酶时间(PTT)延长。

(3)检测血浆凝血因子:可进一步协诊。因子Ⅷ和因子Ⅴ在出生时和儿童早期的水平和成人相似,故新生儿期可明确诊断。其他凝血因子缺乏的诊断可能会延迟到生后 3～6 个月,复查后确诊。

(三)鉴别诊断

(1)新生儿出血病:此病是由于维生素 K 缺乏,体内维生素 K 依赖因子的凝血活力低下所致的自限性出血性疾病,维生素 K 治疗有效。

(2)后天性凝血障碍:如胆道闭锁或肝脏疾病所致的凝血酶原缺乏症,除出血表现外,有黄疸、肝大、肝功能损害等原发病表现。

二、治疗

(一)补充治疗

例如对血友病患儿输注新鲜冷沉淀物及凝血因子浓缩液。对于罕见因子缺乏者,须输注新鲜冷冻血浆。

(二)对症治疗

出血较重者,尤其是出现休克症状者应立即给予输血或血浆 10～20mL/kg,以提高血中的凝血因子水平、纠正低血压和贫血。消化道出血者应暂时禁食,肠道外补充营养;注意脐残端及皮肤穿刺处止血。

三、并发症

出血量多者可导致低血容量性休克,颅内出血严重者可导致死亡。

四、预防

根据此类疾病的遗传方式,应对患儿的家族成员进行筛查,以确定可能的其他患儿和基因携带者。对有家族史的孕妇在其妊娠早期可通过绒毛膜穿刺进行胎儿基因分析,在产前作出诊断,如确定为甲型血友病,可及时终止妊娠。

(梁联防)

第二十二节　新生儿慢性肺疾病

新生儿慢性肺病(chronic lung disease,CLD)又称支气管肺发育不良(bronchopulmonary dysplasia,BPD)。主要见于胎龄小于 28 周、出生体重低于 1000 克的早产婴;少数胎粪吸入综合征、肺炎、PPHN、先天性心脏病、膈疝等严重疾病在出生后数周内需正压通气、高浓度氧的足月儿也可发生。目前 CLD 已成为 NICU 最为棘手的问题之一,以及婴儿期慢性呼吸系统疾病的主要病因。

一、病因

BPD 由多因素引起。其本质是在遗传易感性的基础上,氧中毒、气压伤或容量伤以及感染或炎症等各种不利因素对发育不成熟的肺导致的损伤,以及损伤后肺组织异常修复。其中肺发育不成熟、急性肺损伤、损伤后异常修复是引起 BPD 的 3 个关键环节。"旧"BPD(又称经典型 BPD)以长期高浓度氧、高气道压引起的肺和气道损伤为主要病因;而宫内感染引起的肺炎性损伤,导致肺发育受阻是"新"BPD 的主要病因。

此外,出生后症状性动脉导管未闭,输液不当致肺间质水肿,维生素 A、E 缺乏,败血症及胃食管反流等因素均增加了 BPD 易感性。

二、病理生理

早期以急性肺损伤为主。高浓度氧、气压伤和容量伤、感染或炎症等各种不利因素触发不成熟的肺炎症反应,大量促炎因子释放、促炎因子和抗炎因子失衡,引起肺泡和间质损伤、肺泡上皮和血管内皮渗透性改变,大量炎性因子、蛋白、液体渗漏,肺表面活性物质(PS)灭活,肺严重损伤。

晚期改变以肺损伤后异常修复、重建为主。"旧"BPD 以肺实质慢性炎症、纤维化以及局限性肺气肿,气道受损严重为主要特征。"新"BPD 以炎性损伤导致的肺泡和肺微血管发育受阻为主要特征,表现为肺泡数目减少、体积增大、肺泡结构简单化,肺微血管形态异常,而肺泡和气道损伤以及纤维化较轻。

三、诊断

诊断标准出生后持续用氧≥28 天。

(一)病情分度

(1)如胎龄<32 周,矫正胎龄(postmenstrual age,PMA)36 周未用氧为轻度;FiO_2<30% 为中度;FiO_2≥30%,或需 CPAP、机械通气为重度。

(2)如胎龄≥32 周,生后 56 天未用氧为轻度;FiO_2<30% 为中度;FiO_2≥30% 或需 CPAP、机械通气为重度。

肺部 X 线片改变不作为疾病严重程度的评估依据。

（二）辅助检查

（1）胸部 X 线摄片：经典型 BPD Northway 根据 BPD 的病理过程将胸部 X 线平片分 4 期：Ⅰ 期（1～3 天）：双肺野呈磨玻璃样改变；Ⅱ 期（4～10 天）：双肺完全不透明；Ⅲ 期（11～30 天，慢性期）：双肺野密度不均，呈线条状或斑片状阴影间伴充气的透亮小囊腔；Ⅳ 期（1 个月后）：双肺野透亮区扩大呈囊泡状，伴两肺结构紊乱，散在条状、或斑片影以及充气过度和肺不张。但非所有婴儿均进展至Ⅳ期，某些可从Ⅰ 期直接进入Ⅲ期。胸部 X 线异常可持续至儿童期。

"新型 BPD"X 线改变不典型，特征性不强，仅呈肺过度充气和肺纹理轮廓模糊影，偶见小泡状影；而轻型 X 线常无明显改变，或仅见磨玻璃状改变。

（2）动脉血气低氧血症、高碳酸血症，严重者 pH 值常低于正常。

（3）肺功能试验呼吸道阻力（respiratory system resistance，Rrs）增加和顺应性（respiratory system compliance，Crs）减低是其主要特征。生后第 1 年，婴儿肺功能试验表现为用力呼气流速减低，功能残气量和残气量（residual volume，RV）增加，RV/总肺容量比值和支气管扩张反应性增加，提示轻、中度气流阻塞、气体滞留以及气道反应性增加等特点。

四、治疗

（一）氧疗法

（1）PaO_2 应维持在 ＞55mmHg，胎龄 ＜32 周 SaO_2 应维持在 85%～93%；胎龄 32 周可放宽至 87%～97%。氧疗过程中应监测血气，并作适当的调整。

（2）气管插管、机械通气可作为单一的、最重要的致 BPD 危险因素。应尽可能采用鼻塞持续气道正压（nCPAP）、经鼻正压间歇通气（nIPPV）等无创通气，压力至少 5～6 cmH_2O，流量 3～5 L/min，并应装有空气、氧气混合器的装置，以便调整氧浓度，避免纯氧吸入。RDS 患儿应尽早采用 INSURE（INtubate-SURfactant-Extubate to CPAP）策略，以降低机械通气的应用和 BPD 发生率。

（3）机械通气时根据病情尽可能采取低气道压、低潮气量、改进的 PEEP、允许性高碳酸血症（$PaCO_2$ ＞55 mmHg，pH＞7.25），而避免低碳酸血症，因后者增加 BPD 及脑室周围白质软化（periventricular leukomalacia，PVL）的风险。

（4）高频通气优点为潮气量小、低通气压，不易产生气压伤，对血流动力学影响小，可酌情选用。

（二）营养支持

提供充足的能量和蛋白质，以利于增加机体抗感染、抗氧中毒能力以及促进正常肺组织生长、成熟和修复。进食不足者加用肠道外营养。

（三）限制液体

早期即应严格控制液体量和钠摄入。提供的液体量需维持尿量至少 1 mL/(kg·h)，血清钠 140～145 mEq/L。出现下列情况可使用利尿剂：①生后 1 周出现呼吸机依赖、有早期 BPD 表现。②病程中因输入液量过多致病情突然恶化。③肺水肿或心功能受损。④为了增加热量而加大输液量时。首选呋塞米（速尿），可迅速控制肺水肿、改善肺顺应性、减低气道阻力，改善肺功能。每次 0.5～1 mg/kg，每天 2 次。用药过程中须注意该药的不良反应，如电解质紊乱、高尿钙症、骨质疏松、肾钙化等，不应长期使用。氢氯噻嗪（双氢克尿噻）和螺内酯（安体舒通）联合应用，以减少药物不良反应，剂量分别为 2～5 mg/(kg·d) 和 2～4 mg/(kg·d)。

（四）药物治疗

1.肾上腺糖皮质激素

肾上腺糖皮质激素是预防和治疗 BPD 最有效的药物。但由于该药能引起高血糖、高血压、感染、消化道溃疡、生长抑制和心脏肥大，抑制头围生长、神经系统发育以及肺组织成熟，引起婴儿神经系统发育迟缓和脑瘫等不良反应，尤其早期（生后 96 小时内）或早中期（生后 7～14 天）应用或大剂量应用时。因此，对于 VLBW 患儿生后使用地塞米松应采取谨慎态度,不应作为常规预防或治疗 BPD 药物。2002 年美国等儿科学会推荐的应用标准:①仅作为糖皮质激素对神经系统发育影响的随机对照研究方案的一部分。②仅在病情严重等特殊的临床情况下应用,如 $FiO_2>0.5$,平均气道压(MAP)$>12\sim14$ cmH_2O;反复肺水肿而利尿剂无效以及出现支气管高反应症状,如喘鸣、肺分泌物过多等。③应用前应正式告知家长该药可能出现的近期或远期不良反应。开始应用时间应在生后 7 天以后,首次剂量尽可能小[地塞米松 <0.25 $mg/(kg\cdot d)$],持续时间尽可能短(3 天疗程的冲击治疗)。2010 年 9 月,美国儿科学会再次提出 VLBW 患儿生后使用地塞米松仍应采取谨慎态度。

2013 年的欧洲 RDS 防治指南建议:当机械通气持续 $1\sim2$ 周后,可考虑短期使用渐减式、低/极低剂量的地塞米松,以利于拔管。

因此,对于仍需机械通气或高浓度氧数周仍不能拔管的患儿,临床医师必须权衡该药有利于拔管的益处和可能出现的不良反应。

2.吸入型糖皮质激素

具有局部抗炎作用而全身性反应甚微,因此可考虑应用。常用药物有布地奈德、倍氯米松等。吸入 $1\sim4$ 周,有改善拔管成功率、减少机械通气时间和 36 周时氧需要的趋势。然而目前尚无证据证实雾化吸入糖皮质激素在预防或治疗 BPD 中的疗效。

3.肺泡表面活性物质 PS

可减轻 BPD 严重性和降低死亡率,但不能降低其发生率。

4.支气管扩张剂

β-肾上腺素受体激动剂可降低 Rrs,改善 Crs,心动过速是其主要的不良反应。首选沙丁胺醇,可用有贮雾化器装置的沙丁胺醇计量吸入器(MDI);或 0.5%沙丁胺醇喷雾剂(5 mg/mL),$0.02\sim0.04$ mL/kg,雾化吸入,(最大剂量:0.9%NaCl 2mL 中加 0.1 mL),每 $6\sim8$ 小时一次。机械通气时可将贮雾装置的沙丁胺醇 MDI 连接在机械通气内导管的近端雾化吸入。

5.枸橼酸咖啡因

该药可防治早产儿呼吸暂停,能明显缩短机械通气时间,减少 BPD 发生率,减少脑瘫和认知功能障碍发生率,改进存活率。可作为出生体重≤1250 g 的早产儿常规治疗。首次负荷量为 20 $mg/(kg\cdot d)$,以后 5 $mg/(kg\cdot d)$维持,可酌情持续使用至纠正胎龄 34 周。

6.维生素 A

对于 ELBW 儿出生后给予维生素 A 肌内注射,5000 IU/次,每周 3 次,连续 4 周,可降低 BPD 发生率。但长期预后尚需进一步评估。

7.控制感染

病程中继发细菌、病毒或真菌感染是诱发病情加重而危及生命的常见原因。应加强消毒隔离制度,避免医源性感染;可针对病原菌选择有效的抗生素治疗。

8.人重组抗氧化酶超氧化物歧化酶(rhCuZn)

可减轻高浓度氧及机械通气引起的炎性反应和严重肺损伤,对于有可能发生 BPD 的小早产儿,出生时预防性气管内滴入 rhCuZn,可能会增加抗氧化防御能力,预防氧化应激反应导致的长期肺损伤。

9.吸入一氧化氮(iNO)

鉴于临床多中心研究结果提示,对于该药的益处、安全性及长期影响并未确定,因此,NIH 不支持 iNO 作为预防或治疗 BPD 应用于临床。

(梁联防)

第二十三节　新生儿产伤

新生儿产伤是分娩过程中造成的新生儿不同部位的损伤,严重者可致残。由于产科技术的进步,近年产伤的发生率已明显减少。常见的产伤有以下类型。

一、头颅血肿

头颅血肿多是由于胎位不正、头盆不称,胎头在分娩过程中,受产道骨性组织的挤压,使骨膜下血管破裂,局部血液留滞而形成。血肿多发生在颅骨的顶结节部位,可单侧或双侧同时出现,在出生后数小时或数天内逐渐扩大,边界清楚,不越骨缝,表面皮肤光滑,有波动感,血液机化后变硬如骨组织,数周乃至数月后渐吸收或与骨组织融为一体。其危险性在于较大血肿发病早期,因大量血液溢出血管外造成贫血,或红细胞短时内大量破坏,出现高胆红素血症,并诱发胆红素脑病。头颅血肿一般不需治疗,为防止感染,避免局部针刺抽吸,对于并发症应及时予以治疗。应注意鉴别的疾病:①先锋头,又称产瘤,是分娩过程中先露部位较长时间受压,头皮下循环受阻而出现的头皮下水肿。2~3天可自然消失。②帽状腱膜下出血,出血发生在帽状腱膜与骨膜之间,此处组织疏松,出血量大,甚至可发生失血性休克。

二、锁骨骨折

锁骨骨折的发生常常与小儿的出生体重、分娩方式等因素有关,发生率占产伤的1.5%左右。许多病例临床症状不明显,仅仅是在拍摄胸部X线片时发现,当骨折部位有错位,或已长出骨痂,仔细触诊可以发现。移动患侧上臂,患儿可出现疼痛的表情,且患侧拥抱反射减弱或消失。当有难产病史,即应考虑到此病,进行细致的体格检查,并通过X线检查确诊。骨折部位无错位时,一般不需治疗,2周左右可自愈,但需注意保护患肢,勿过多牵拉移动。

三、臂丛神经麻痹

臂丛神经麻痹多由于胎儿体重过大、肩难产、胎位不正、分娩困难等原因,使胎儿娩出时臂丛神经受牵拉损伤而致肌麻痹。臂丛神经是由颈5~8及胸1~2神经构成。当第5、第6颈神经根受损伤,表现为患肢垂于体侧,上臂内旋,肘部弯曲,肩不能外展,患侧肱二头肌腱反射及拥抱反射消失,称上丛型,此型最多见。当第7、8颈神经根损伤,则腕下垂,可有大小鱼际肌萎缩,称下丛型,临床较少见。如第一胸椎神经根的交感神经纤维受损,可引起Horner征,表现为眼睑下垂,眼裂变小,眼球稍陷,瞳孔缩小。如全臂丛损伤,则肢体松软,近远端均无运动,诊断时除临床体征外,肌电图检查有助于损伤定位。尽早的物理康复治疗对缓解神经纤维水肿,防止肌肉萎缩有积极的作用。护理应该注意将患儿置于肩外展旋位,肘关节屈曲,使麻痹的肌纤维处于松弛状态。如发生神经根撕裂等严重损伤,需手术治疗,进行神经束吻合术。

（李修贵）

第二十四节　新生儿肺出血

新生儿肺出血指肺二叶以上出血,不包括肺散在、局灶性小量出血,多发于出生后1周内,常见于各种严重疾病的晚期,发病率占活产儿0.8‰~1.2‰。本病缺乏早期临床诊断方法,如不予治疗,病死率可高达75%~90%,是新生儿死亡的主要原因,近年应用正压呼吸治疗,治愈率明显提高。常见的危险因素为:出生窒息、感染、低体温、氧疗、严重Rh溶血病、表面活性物质治疗及凝血机制异常等。

一、诊断要点

（一）症状

患儿突然出现进行性呼吸困难，发绀，周身苍白。

（二）体征

（1）早期休克表现：肢体凉、毛细血管再充盈时间延长等。

（2）肺内啰音迅速增多，可伴有呼吸暂停。

（3）自口鼻腔内涌出大量血性泡沫状液体，或直接喉镜下有血性液体自气管溢出。

（4）心率下降。

（5）可见皮肤出血点及瘀斑，穿刺部位出血不止。

（6）如出血量不多，无血性分泌物自气管内涌出，应根据肺部体征及血气变化及时诊断，早期治疗。

（三）实验室检查

（1）血常规：红细胞总数、血细胞比容及血小板进行性下降，亦可测定出血性肺液的血细胞比容。

（2）血气分析：常为混合性酸中毒及低氧血症。

（3）凝血因子水平异常。

（四）影像学检查

（1）双肺可见网状或斑片状阴影，严重者双肺透过度明显降低，可伴支气管充气征，此时与 RDS 及肺炎不易鉴别。

（2）可见心脏增大。

（3）原发病改变。

二、治疗

肺出血的治疗关键是早期诊断，对有发生肺出血可能者，应及时治疗。

（一）保温

出生时即应将婴儿身体擦干，防止过多散热，保持体温恒定。

（二）供氧

可给鼻导管或氧气罩吸氧。

（三）限制液体量，纠正酸中毒

输液量 60 mL/(kg·d)，以免加重肺水肿和诱发心力衰竭；纠正代谢性酸中毒用 1.5% 碳酸氢钠。

（四）纠正凝血机制异常，维持有效循环血量

可输浓缩红细胞或血浆，合并 DIC 时，可根据血液凝固状态，给予肝素。

（五）改善心功能

血管活性药物，如多巴胺和多巴酚丁胺，必要时可用强心剂和利尿剂。

（六）正压呼吸

正压呼吸可使肺泡扩张，减少渗出，纠正低氧。经气管滴入 1:1 万肾上腺素每次 0.1～0.2 mL，加压吸氧，必要时可重复使用。通气方式 IPPV，呼吸机初调参数：$FiO_2 0.6 ～ 0.8$，RR 40 次/分，PIP 25～30 cmH$_2$O(2.45～2.94 kPa)，PEEP4～6 cmH$_2$O(392～588 Pa)。治疗中应根据血气及时调整呼吸机参数。当气管内无血性分泌物，肺部啰音消失，无明显呼吸困难时，可撤离呼吸机。

（七）病因治疗

积极治疗原发病。

（八）表面活性物质

替代疗法因肺出血时肺泡Ⅱ型上皮细胞结构破坏，表面活性物质产生减少，故有研究认为气管内滴入外源性表面活性物质可降低呼吸机参数，缩短使用时间。

（李修贵）

第二十五节　新生儿急性肾衰竭

新生儿急性肾衰竭(acute renal failure,ARF)是新生儿危重的临床综合征之一。新生儿在血容量低下、休克、缺氧、低体温、药物中毒等多种病理状态下,肾脏在短时间内受到损害,出现少尿或无尿、体液紊乱、酸碱失调以及血浆中需经肾排出的代谢产物(尿素、肌酐等)蓄积而浓度升高。新生儿肾功能紊乱也可以是先天性肾发育不全的首发症状。

Norman 和 Assadi 报道,在收住 NICU 的 314 例患儿中,72 例(23%)伴有氮质血症(肾前性 ARF 占17%,肾性 ARF 为 6%)。

一、病因

新生儿出生前、出生时及出生后的各种致病因素均可引起 ARF。按肾损伤性质及部位的不同,可将病因分成肾前性、肾性和肾后性三大类。

(一)肾前性

新生儿肾前性 ARF 的主要病因是肾血流灌注不足。凡能使心搏出量减少或血容量不足的临床因素均可能引起肾血流灌注低下,导致肾前性 ARF。新生儿肾血流灌注不足,最常发生在生后 48 小时以内的多种病理状态,如窒息缺氧、呼吸窘迫综合征、心力衰竭、低血压、严重脱水、大量出血、败血症、低体温等。正压通气压力过高可影响静脉血回流使心搏出量减少,应用大剂量血管扩张剂致血压降低,或大剂量血管收缩剂(如去甲肾上腺素)可致肾血管痉挛,也可发生肾血流灌注不足而出现肾前性 ARF。

(二)肾性

各种病因引起的肾前性 ARF 如不及时处理,可引起肾脏损伤,发生肾性 ARF。

(1)缺氧缺血性肾病:窒息时缺氧严重或持续时间延长可致不同程度的肾脏损害。国内报道重症新生儿窒息伴胎粪吸入综合征的 24 例中,6 例合并肾性 ARF(25%)。其他如呼吸窘迫综合征、持续肺动脉高压、心力衰竭、低血容量休克、高黏滞血症、红细胞增多症、重度贫血等均为生后数日内新生儿肾性 ARF 的病因。此外,新生儿冷伤及严重感染等也是新生儿肾实质损伤的重要病因。新生儿冷伤并发的 ARF 中,肾性者占 78.6%,主要见于伴有低体温、硬肿面积>50%、低氧血症和酸中毒的患儿。

(2)血管病变:肾动脉(或肾小动脉)血栓形成、栓塞及狭窄,肾皮质或髓质坏死,肾梗死,肾静脉栓塞(严重脱水、DIC、循环不良、糖尿病母亲婴儿)等肾血管病变均可为肾性 ARF 的病因。检测新生儿 ARF 患儿血中纤维蛋白降解产物(FDP)、血浆内皮素(ET)、D-二聚体(D-Dimer,DD)水平均明显增高,显示血管内和(或)肾内凝血是 ARF 发生的重要因素。

(3)肾毒性物质:包括致肾毒性抗生素如氨基糖苷类抗生素、多黏菌素、两性霉素 B 等;易致肾损害药物如吲哚美辛、妥拉唑林等;各种致肾毒害产物如血红蛋白尿、肌球蛋白尿、过氧化物尿症、尿酸性肾病等。

(4)各种肾疾病:先天性肾发育异常如双肾不发育、肾性病变、先天梅毒、弓形虫病、先天性肾病综合征及肾盂肾炎等。

(三)肾后性

主要为尿路梗阻引起的 ARF,见于各种先天泌尿道畸形,如后尿道瓣膜、尿道憩室、包皮闭锁、尿道狭窄、输尿管疝等。也可见于肾外肿瘤压迫尿道或医源性手术插管损伤致尿道狭窄。

二、病理生理与发病机制

新生儿 ARF 病理生理尚需进一步探讨,目前认为有以下几种改变。

(一)肾小球滤过率下降

各种病因引起的肾灌注不足,血管源性物质如儿茶酚胺、5-羟色胺、组胺、血管紧张素Ⅱ及血栓烷等释放或活性增强,肾血管收缩、阻力增高,均可致肾小球滤过率(GFR)下降而发生少尿。

（二）肾小管内滤液回漏及再吸收障碍

肾灌注不足、肾缺血缺氧或肾毒性物质使肾小管壁受损,肾小管细胞坏死、脱落,基膜断裂。肾小球滤液经过受损的肾小管细胞和基膜,渗入间质,回漏至血液中,且受损肾小管伴有再吸收障碍,这些均促进少尿或无尿,加重肾功能损伤。

（三）肾组织的细胞代谢紊乱

缺氧时,肾组织细胞内氧化磷酸化障碍,ATP、ADP 减少,细胞功能紊乱,自由基生成,产生脂质过氧化物导致细胞膜损伤,细胞内钾下降,钠、钙内流等。肾髓袢升支粗段较近曲小管更易受缺氧损害。

（四）免疫反应

严重感染(细菌、病毒等)时,免疫反应产生的抗原抗体复合物引起一系列反应可致 DIC,使肾毛细血管梗塞、血管阻力增高、GFR 降低及肾小管坏死。

三、临床表现

新生儿 ARF 常缺乏典型临床表现,根据病理生理改变和病情经过将临床表现分三期:少尿或无尿期、多尿期和恢复期。

（一）少尿或无尿期

(1)少尿或无尿:新生儿尿量＜25 mL/d 或 1 mL/(kg·h)者为少尿;新生儿尿量＜15 mL/d 或 0.5 mL/(kg·h)为无尿。正常新生儿93％于生后 24 小时内,99.4％于生后 48 小时内排尿。生后 48 小时不排尿者应考虑有 ARF。新生儿 ARF 多数有少尿或无尿症状。新生儿 ARF 少尿期持续时间长短不一,持续 3 天以上者病情危重。近年来陆续有无少尿性新生儿 ARF 的报道,其病情及预后好于少尿或无尿者。

(2)电解质紊乱:①高钾血症:血钾＞7 mmol/L。由于少尿时钾排出减少,酸中毒使细胞内的钾向细胞外转移。可伴有心电图异常:T 波高耸、QRS 增宽和心律失常。②低钠血症:血钠＜130 mmol/L,主要为血液稀释或钠再吸收低下所致。③高磷、低钙血症等。

(3)代谢性酸中毒:由于肾小球滤过功能降低,氢离子交换及酸性代谢产物排泄障碍等引起。

(4)氮质血症:ARF 时蛋白分解旺盛,体内蛋白代谢产物从肾脏排泄障碍,血中非蛋白氮含量增加,出现氮质血症。

（二）多尿期

随着肾小球和一部分肾小管功能恢复,尿量增多,一般情况逐渐改善。如尿量迅速增多,有时可出现脱水、低钠或低钾血症等。此期应严密观察病情和监护血液生化改变。

（三）恢复期

患儿一般情况好转,尿量逐渐恢复正常,尿毒症表现和血生化改变逐渐消失。肾小球功能恢复较快,但肾小管功能改变可持续较长时间。

四、诊断

新生儿急性肾衰竭的诊断标准包括:

(1)出生后 48 h 无排尿或出生后少尿(每小时＜1 mL/kg)或无尿(每小时＜0.5 mL/kg)。

(2)Scr88～142 μmol/L,BUN≥7.5～11 mmol/L;或 Scr 每日增加≥144 μmol/L,BUN 增加≥3.57 mmol/L。

(3)常伴有酸中毒、水和电解质紊乱。

肾前性、肾性 ARF 的实验室鉴别见表 19-9。

表 19-9　肾前性、肾性 ARF 的实验室鉴别

项目	肾前性	肾性
尿常规	正常	异常
尿钠(mmol/L)	<20	>25
FENa(%)	<2.5	>3.0
尿渗透压(mOsm/L)	>350	<300
尿/血浆渗透压比值	>1.2	1.0

　　(4)其他辅助检查:①肾脏超声检查:为非侵袭性检查方法。能精确描述肾脏大小、形状、积水、钙化及膀胱改变。对疑有肾静脉血栓形成或无原因的进行性氮质血症者,应做此项检查。②放射性核素肾扫描:了解肾血流灌注、肾畸形,并对肾小球滤过率能作系列对比性判断。③CT 及磁共振:有助于判断肾后性梗阻。④GFR 的计算:由于应用经典的内源肌酐清除率评估 GFR 较复杂,临床可应用 Schwartz 公式计算新生儿 GFR,评价新生儿 ARF 肾功能状态,其结果与应用内源肌酐清除率值呈显著正相关。

　　Schwartz 计算公式:$GFR[mL/(min \cdot 1.73m^2)] = 0.55 \times L/Scr$,L 为身长(cm),Scr 为血浆肌酐(mg/dL)。

五、治疗

　　治疗重点包括:去除病因,保持水及电解质平衡,供应充足热量,减少肾脏负担。

　　(一)早期防治

　　重点为去除病因和对症治疗,防止 ARF 继续进展。如纠正低氧血症、休克、低体温及防治感染等。①肾前性 ARF 应补足血容量及改善肾灌流。此时如无充血性心力衰竭存在,可给等渗盐水20 mL/kg,2 h静脉内输入。如无尿可静脉内给呋塞米 2 mL/kg,常可取得较好利尿效果。有资料报道同时应用呋塞米与多巴胺以增加 GFR,促进肾小管中钠的再吸收,比单用一种药疗效为佳。甘露醇可增加肾髓质血流,对减轻水肿有一定疗效。②肾后性 ARF 以解除梗阻为主,但肾前及肾后性 ARF 如不及时处理,可致肾实质性损害。

　　(二)少尿期或无尿期治疗

　　(1)控制液量:每日计算出入水量。严格控制液体入量=不显性失水+前日尿量+胃肠道失水量+引流量。足月儿不显性失水为 30 mL/(kg·d),每日称量体重,以体重不增或减少 1%～2% 为宜。此期若水负荷多可引起心力衰竭、肺水肿、肺出血等危重并发症。

　　(2)纠正电解质紊乱:①高钾血症:应停用一切来源的钾摄入。无心电图改变时,轻度血钾升高(6～7 mmol/L)可用聚苯乙烯磺酸钠(sodium polystyrene sulfonate,kayexalate)1 g/kg,加 20% 山梨醇10 mL,保留灌肠(30～60 分钟),每 4～6 h 1 次。每克聚苯乙烯磺酸钠可结合钾 0.5～1 mmol,释放钠1～2 mmol/L被吸收。需注意钠潴留,应计算到钠平衡量内,尤其是肾衰竭少尿或心力衰竭患儿。有心电图改变者,血钾>7 mmol/L,应给葡萄糖酸钙以拮抗钾对心肌的毒性,并同时应用碳酸氢钠。但若并发高钠血症和心力衰竭,应禁用碳酸氢钠。此外可给葡萄糖和胰岛素。以上治疗无效时考虑作透析治疗。②低钠血症:多为稀释性,轻度低钠血症(血钠 120～125 mmol/L)可通过限制液量,使细胞外液逐渐恢复正常而纠正。血钠<120 mmol/L、有症状时可补充 3% 氯化钠。③高磷、低钙血症:降低磷的摄入,补充钙剂。血钙小于 8 mmol/L 时,可给 10% 葡萄糖酸钙 1 mL/(kg·d),静脉滴入。可同时给适量的维生素D_2 或 D_3,促进钙在肠道吸收。

　　(3)纠正代谢性酸中毒:pH < 7.25 或血清碳酸氢盐 <15 mmol/L 时应给予碳酸氢钠1～3 mmol/(L·kg),或按实际碱缺失×0.3×体重(kg)计算,在 3～12 h 内输入。

　　(4)供给营养:充足的营养可减少组织蛋白的分解和酮体的形成,而合适的热量摄入及外源性必需氨基酸的供给可促进蛋白质合成和新细胞成长,并从细胞外液摄取钾、磷。ARF 时应提供 167 kJ/(kg·d)

以上的热量,主要以糖和脂肪形式给予。当输入液量限制于 40 mL/(kg·d)时,应由中心静脉输注 25%葡萄糖。脂肪乳剂可加至 2 g/(kg·d),氨基酸量一般为 1~1.5 g/(kg·d)。少尿期一般不给钾、钠、氯。应注意维生素 D、维生素 B 复合物、维生素 C 及叶酸的供给。

(5)肾替代疗法:新生儿 ARF 应用以上措施治疗如无效,且伴有下列情况,可给予肾替代疗法。

指征:①严重的液体负荷.出现心力衰竭、肺水肿;②严重代谢性酸中毒(pH<7.1);③严重高钾血症;④持续加重的氮质血症,已有中枢抑制表现,或 BUN>35.7 mmol/L(100 mg/dL)者。

新生儿常用的肾替代疗法包括腹膜透析和血液滤过疗法。①腹膜透析:腹膜透析是新生儿危重临床急救中最常应用的肾替代疗法,其特点是设备与操作简单,不需要采用血管穿刺与体外循环,其治疗过程中仅为高渗性透析盐溶液沿管道反复进入与流出腹腔,完成超滤与透析的两种作用。透析液循环路径的长度、液体的容量以及渗透压浓度的大小可根据治疗目的而不同。与腹膜透析相关的并发症包括腹部外科并发症、坏死性肠炎、胸腹腔气漏以及腹膜疝等。②连续性动静脉血液滤过(continuous arterio-venous hemofiltration,CAVH):危重的新生儿急性肾衰竭经上述治疗无效时,已较多推荐应用,并取得很好的疗效。

六、预后

新生儿 ARF 预后常较严重,先天畸形者预后更差。获得性病因引起的少尿性 ARF 病死率可高达60%。有人报道生后 60 d 内需要腹腔透析的婴儿病死率为 61%。ARF 的预后决定于全身脏器受累程度,并非单纯取决于肾本身状况。少尿的持续时间可影响疗程和预后,持续 4 周以上的少尿提示肾皮质坏死。约 2/3 的新生儿 ARF 病例其肾小球滤过及肾小管功能可留下 20%~40%降低,并持续 1 年以上。

(李修贵)

第二十六节　先天性食管闭锁

先天性食管闭锁和气管食管瘘简称先天性食管闭锁,是新生儿严重的先天性畸形之一,先天性食管闭锁及气管食管瘘的治愈率也是一项代表新生儿外科技术水平的标志,发病率约为 1/4 000~1/3 000,男女比例为 1.4:1。

一、病因

目前尚不清楚,有人认为是炎症、血管发育不良或遗传因素,基因遗传尚没有完全证实。但部分临床资料提示,食管闭锁的后代有同样的畸形。有人报道一些同胞兄弟或姐妹均有食管闭锁,有一家族中有5 个孩子患食管闭锁。最近文献报道 102 例食管闭锁中有 9%是双胎的食管闭锁。

二、解剖及病理分型

新生儿闭锁的食管近端至口约 8~10 cm,至鼻孔约 10~12 cm,而食管远端瘘口多位于气管分叉处或右侧支气管近端。1929 年 Vogt 将食管闭锁首先分型。1944 年 Ladd 提出分型分类法。Gross 将食管闭锁分为 6 型。1955 年 Roberts 按闭锁两端距离,将 Gross Ⅲ型分为 Ⅲa 及 Ⅲb 型,第Ⅵ型食管保持连续,并不中断只是狭窄,多在中段,故多数学者将其排除。

Ⅰ型:食管闭锁的近远端均为盲端,两端距离远,占 4%~8%。

Ⅱ型:食管近端有瘘与气管相通,远端盲端,两端距离远,占 0.5%~1%。

Ⅲ型:食管近端盲端,远端距离大于 2 cm 称Ⅲa,两端距离小于 2 cm 称Ⅲb。

Ⅳ型:食管闭锁的近远端均有瘘管与气管相通,占 1%。

Ⅴ型:无食管闭锁,但有瘘管与气管相通,占 2%～5%。

以上 5 型中以Ⅲ型最为常见。如国外统计 500 例食管闭锁中Ⅲ型占 88.2%。国内统计 201 例食管闭锁中Ⅲ型占 91.4%,Ⅰ型占 7.6%,Ⅱ型占 1%,未见过Ⅳ型,Ⅴ型仅 1 例。

三、病理生理

最常见的Ⅲ型食管闭锁给患儿带来严重导致大量唾液积聚在盲袋内,通过会厌反流入气管及支气管,造成吸入性肺炎或肺不张。近端食管与气管间有瘘相通,新生儿出生时因吸入羊水,胃液呈碱性,几小时后转向高酸度,pH 可降至 1.3～1.5,且新生儿多数有胃食管反流,这样高酸度的胃液可经过食管气管瘘进入肺脏,引起化学刺激性肺炎。以上两种因素造成患儿肺炎出现又早又危重,很难治愈。其次,由于气管食管瘘,大量气体充满肠腔,引起腹胀,膈肌升高,严重影响新生儿通气量,出现严重的呼吸障碍。个别患儿同时合并消化道梗阻,如十二指肠闭锁、肛门闭锁,致使近端肠管更扩张,导致呼吸障碍更严重。

四、临床表现

临床表现以呼吸系统和消化系统的症状为主,特别是最常见的Ⅲ型食管闭锁,生后即表现唾液过多,泡沫状唾液可从口角溢出,也可从口鼻大量涌出。有的患儿在第一次喂养即出现呛咳,奶水由口鼻涌出。患儿呈明显呼吸困难,鼻翼扇动并阵发性青紫,这是由于奶和唾液充满食管上段盲袋后反流入气管及支气管的结果。此时如能迅速充分吸净盲袋中的奶汁和黏液,患儿情况好转,此后每次喂奶均可发生同样症状。检查两肺均有明显痰鸣音,深吸气时可闻细湿啰音,合并肺不张叩诊浊音,临床上表现似吸入性肺炎。由于肺炎是双重原因,吸入性和化学刺激引起,如果处理及诊断不及时,则病情迅速恶化,短期内导致生命危险。

腹部体征可以帮助区分是哪一型:Ⅲ型由于大量气体通过食管气管瘘进入胃肠道,呈腹部饱满;而Ⅰ型食管闭锁由于食管与气管无瘘相通,腹部平坦和干瘪。此外,患儿可有正常胎便,由于不能进食,2～3 天出现脱水及电解质紊乱。

五、诊断

产前诊断并非困难,产妇羊水过多及 B 超发现胎儿胃泡小或缺少时,应高度怀疑该病,生后插胃管受阻或从口腔翻出,诊断即基本成立,但应注意胃管卷曲在食管盲袋而误认为进入胃内。根据母亲有羊水过多史,生后短期内出现口吐泡沫,第 1 次喂养就出现呕吐、青紫及呛咳等呼吸困难症状,应立即用吸管吸净口腔分泌物,情况好转即考虑有食管闭锁的可能,X 线是最简单的诊断方法。从鼻腔或口腔插入食管近端 8 号胃管,在 10～12 cm 处受阻,继续插入见管端自咽部返回入口内,如反复 2 次有此现象,可将胃管向外拔出 2～3 cm,摄胸腹正位或右前斜位片,即可明确诊断,通常无需造影检查。如插管仍不能确诊,可用 30% 泛影葡胺少量注入近端食管造影,检查其盲端位置及有无瘘管。不用钡剂造影,因钡剂误吸入肺后有一定危险。对此,有人将空气注入近端,但近端有瘘易被漏诊。注意拍 X 线片应拍胸腹片,以便分辨是哪型食管闭锁,肠内有气则证实远端有瘘,多为Ⅲ型及Ⅳ型;肠内无气则证实无瘘,多为Ⅰ型。并注意有无液平面及有无肠梗阻。观看肺部情况,肺炎轻重,有无肺不张,并排除心脏、大血管、脊柱及肋骨畸形。

六、治疗

过去观点认为食管闭锁是急症,入院后应立即手术,而未重视肺炎及营养是导致死亡的主要因素。随着围产医学发展和肠外营养、呼吸管理和高效抗生素的出现,认识到有必要先进行

充分的术前准备,是提高食管闭锁成活率的关键,包括以下几点:

(1)精心护理:注意室内温度,患儿置辐射热暖箱内,头高位,减少分泌物误吸。

(2)食管近端置导管,并有效地吸引唾液(每 15～30 min 一次),同时做咽培养和药敏。

(3)禁食,应用肠外营养严格限制入量及速度,有条件者可应用输液泵。最初每日只给50～70 mL/kg,氨

基酸、脂肪酶及白蛋白等按需输入。

（4）抗生素：现在多用第三代头孢菌素类药物，如头孢曲松钠、头孢哌酮钠或根据咽培养结果选择敏感的药物。国外有人认为肠管预防性用抗生素不可取，因在做了食管上端盲袋的细菌学研究结果中，表明术前未用抗生素的早前修复病例，近端无菌生长占50%；而在延期手术病例中，无论是否应用抗生素，均有细菌生长。研究者指出重要的是近端盲袋有效地持续吸引。

（5）呼吸管理：是食管闭锁多年来提高成活率的关键。过去对有呼吸困难的处理，最早的传统方法是急诊行胃造瘘术，而近年来多已不采用。目前处理包括：持续吸氧，超声雾化，定时翻身、拍背及吸痰，保持呼吸道通畅，每日做血气分析检测呼吸功能。采用以上方法肺部情况若仍无好转，则应及时转入NICU病房作持续正压给氧或使用呼吸器来改善呼吸功能。

（6）有效的呼吸道管理是提高成活率的关键，手术是唯一救治手段（经胸或胸膜外手术），预后好。

（李修贵）

第二十七节　新生儿胃穿孔

新生儿胃穿孔在临床上较少见，但病情极为严重，往往发现时已是严重的腹膜炎、感染性休克，死亡率至今仍为30%～50%左右。

一、病因

其病因尚不明确，发病的学说有胚胎发育异常所致胃壁肌层先天性缺损、胃壁局部缺血和胃内压增高等。

（一）胚胎发育异常

在胚胎发育过程中，来自中胚叶的胃壁环肌发生最早，始于食道下端，逐渐向胃底和大弯部延伸，至胚胎第9周出现斜肌，最后形成纵肌。如果在此过程中出现发育障碍或血管异常，则可形成胃壁肌层的缺损。

（二）胃局部缺血

在出生前或分娩过程，如发生呼吸障碍、低体温和低氧血症时，为保证生命重要器官大脑、心脏的供血供氧，体内可出现代偿性血液的重新分布，致使胃肠道血液供应明显减少。胃缺血后发生坏死，病理检查时发现局部无胃壁肌肉结构。

（三）胃内压增高

也有人认为胃内压升高可促使贲门部和胃大弯部异常扩张，导致胃肌层断裂而穿孔。这种情况往往发生于分娩后窒息或呼吸障碍时，采用面罩加压呼吸或鼻管供氧时，胃内压力迅速增高，致使胃壁变薄发生破裂。

（四）医源性损伤

新生儿特别是早产儿胃壁组织薄而嫩，在进行胃肠减压或鼻饲插管时，如所用管子放置不当或过于坚硬，也会造成胃壁损伤以致穿孔。

二、病理

胃破裂穿孔部位多位于胃前壁大弯侧近贲门部，极少数病例为胃后壁穿孔。穿孔大小不一，往往于穿孔边缘组织不规则，呈青紫色或黑色。穿孔主要病理变化是胃壁肌层广泛缺损、坏死，穿孔边缘无肌纤维，黏膜下肌层菲薄，胃腺发育不良或缺如，腹腔内有继发性腹膜炎的病理改变。

三、临床表现

在穿孔发生前无明显的临床症状,部分病例早期表现为拒奶、呕吐、精神萎靡、哭声无力及嗜睡。有正常的胎便排出。穿孔往往发生于出生后开始进奶的 3~5 d,由于大量气体进入腹腔,横膈抬高,影响肺部气体交换,病儿突然出现呼吸急促、紫绀;同时胃液和奶液进入腹腔,毒素吸收,一般情况迅速恶化,出现面色苍白、体温不升、脉搏快而弱、四肢花纹等中毒性休克的征象,未成熟儿多见。

体格检查见腹部高度膨隆,呈球形,腹壁静脉怒张,腹壁、阴囊或阴唇处均有水肿,新生儿脐周腹壁最薄,故常表现为脐周红肿;腹肌紧张,伴有压痛或触之表情怪异;肝浊音界和肠鸣音消失,腹腔积液时有移动性浊音。

四、辅助检查

(1)血 pH 和电解质紊乱,表现为严重的代谢性酸中毒、低钾血症。

(2)腹腔穿刺可吸出大量的气体、液体甚至含奶的腹腔渗液,晚期为脓液,涂片可见革兰阴性杆菌。

(3)X 线检查可见膈肌升高,腹腔内有大量游离气体。整个腹腔可成一个大的气液平面,见不到胃泡影,插入胃管减压时,有时可进入腹腔,抽出大量气体,并见腹内气体减少。

五、诊断要点

在胃穿孔前作出诊断比较困难,新生儿第 1~3 d 内突然出现呕吐、腹胀、拒奶或精神萎靡就应考虑本病而停止喂奶。如果体征有明显腹胀,腹壁、阴囊或阴唇处水肿,脐周红肿,肝浊音界和肠鸣音消失等腹膜炎体征,就应立即行 X 线检查,膈下大量游离气体和胃泡消失,可考虑本病。腹腔穿刺可帮助诊断,并能减轻腹胀,以改善呼吸。

六、治疗

本病较少见,常在发生胃穿孔后才就诊。穿孔后,患儿迅速出现严重的腹膜炎、败血症和呼吸功能衰竭,死亡率很高。

(一)术前准备

原则为积极改善呼吸、纠正酸中毒及控制中毒性休克。

(1)入院后一旦确定穿孔,立即胃管减压。

(2)输液量为 20~30 mL/(kg·h),术前共补充液体 75 mL/kg,其中胶体 10~20 mL/kg,如出现血压波动或有休克的临床征象,给予多巴胺或多巴酚丁胺以维持血压并保护肾功能,同时置保留导尿管以观察尿量。

(3)应用抗生素、给氧、纠正酸中毒及置暖箱保温等。供氧时不宜用正压,以防更多的气体进入腹腔,腹胀明显并影响呼吸时腹腔穿刺减压。

(4)对于有呼吸困难、青紫、经皮氧分压低于 85% 的患儿,应考虑进行气管插管、呼吸机辅助呼吸,近年来的资料显示,对于此类病儿术前术后进行早期、正确的呼吸管理,可大大降低死亡率。

(5)经术前准备 3~4 h,血 pH＞7.3,尿量＞1 mL/(kg·h),即可考虑进行手术治疗,如患儿一般情况尚好,无明显休克征象,也需要进行 1~2 h 的术前准备,以保证术中循环的稳定。

(二)手术

手术方法为修补穿孔。采用气管插管全身麻醉,脐上腹横切口逐层进腹,探查胃穿孔的部位和范围,并了解有否其他肠道畸形存在。因胃壁肌层缺损的范围较广泛,穿孔边缘往往仅有黏膜和浆膜层,所以要将坏死、薄弱和不正常的胃壁全部切除,切除边缘应有新鲜血液流出,然后全层缝合,再行浆肌层内翻缝合,并用周围大网膜覆盖。绝大部分病例经此方法修补均可成功,小部分病例因胃壁肌层缺损范围过大,需行胃部分切除或全胃切除。手术后用大量温盐水冲洗腹腔,并放置腹腔引流。

（三）术后处理

手术后的主要矛盾是感染及中毒性休克,多数死亡病例术后因腹膜炎而迅速发展为败血症,继而出现肾衰竭、呼吸衰竭和DIC,故术后的抗休克治疗和持续呼吸机辅助呼吸极为重要。同时持续胃肠减压,待肠蠕动恢复后去除胃管。开始喂小量糖水,若无呕吐及腹胀加重,即可开始少量喂奶,逐渐增加到正常量。广谱抗生素须继续应用到伤口愈合,给予支持疗法,注意保暖,按新生儿常规精心护理。

（李修贵）

第二十八节　食管裂孔疝

食管裂孔疝(hiatus hernia)是指胃通过发育异常宽大的食管裂孔突入到胸腔内。像其他部位疝一样也可以伴有疝囊、回纳,甚至于发生嵌闭现象。儿童阶段可以发生在各年龄组,往往在食管下端病损为主。

一、病理

按手术所见与病理研究,最重要的异常是裂孔本身即裂孔宽大,肌肉环薄细、无力,胃突入到横膈以上胸腔内,绝大多数病例并不伴有疝囊。贲门往往位于横膈以上,呈现各种不同病理类型,某些病例其迷走神经表现为不适当的松弛状态。一般形成裂孔疝须有3个因素:①膈肌的结构改变;②支持结构上有萎缩变弱;③腹腔压力增加失去平衡。儿童裂孔疝多为先天性膈裂孔发育不全所致。

病理类型主要是按裂孔疝本身疝入情况而定,一般分为滑动性食管裂孔、食管旁疝和巨大食管裂孔疝伴短食管。

据报道大多数新生儿及婴儿裂孔疝是一种滑动性疝。一般无需手术,多可以采用体位治疗。另一类型为非常大的疝,多见女性患儿,贲门常在胸腔内,频繁呕吐更是作为一种主要症状,可能是疝内胃血管出血(充血)之故。胸腔内胃可以有一个小的憩室,也可以发生食管狭窄合伴各种类型的消化性溃疡,形成一个局部狭窄环。

二、临床表现

由于许多新生儿仅伴有小裂孔疝,症状不典型,往往在临床上呕吐频繁或在X线检查中才发现有裂孔疝的存在,据文献报道似乎有地区差别,男女之比约3:1。

典型病史即是自出生后出现呕吐,其中80%病例是在出生后第一周内,另约15%是＜1个月。一般呕吐量大、剧烈,大多数病例呕吐物含血性物,往往患儿母亲描述呕吐是棕褐色或巧克力色。大出血少见,呕吐为胆汁样亦罕见。

在无症状裂孔疝中,吞咽困难症状不太常见。当大量呕吐以后反而十分愿意摄入食物,吞咽中出现不适和烦躁通常提示在食管有狭窄与溃疡形成。一半以上患儿诉上腹部与剑突区有疼痛感。

贫血可以是由于出血及营养不良而致,贫血程度往往与食管炎严重程度有关。合并其他先天性畸形情况:

（1）先天性幽门肥厚性狭窄据英国资料统计150例儿童食管裂孔疝中,新生儿、婴儿组5例手术中发现有先天性幽门肥厚性狭窄。

（2）偏头痛和周期性发作综合征 Bonham-Carter 提出一组中有12例裂孔疝发生症状典型伴头痛和周期性呕吐。

（3）声门或气管异常少数文献报道有这种异常情况。

（4）智力发育延缓据一组资料分析150例中有12例合伴有智力发育障碍,其中2例苯丙酮尿症、3例糖尿病和7例伴 Down 症。除上述情况外,因食管裂孔疝可以合伴食管下端炎性改变,又可因呕吐可误吸入肺部而导致吸入性肺炎。极个别严重病例可发生纳入胸腔的胃或肠管嵌闭梗阻甚至组织坏死。

三、诊断

临床上十分可疑病例往往行 X 线检查即可获得明确诊断,但有时需要反复多次。当胃内充满气体和咳嗽时,有一定量的反流,这在出生后初几个月中是正常的。如持续性反流则十分怀疑是否有裂孔疝可能,可做 X 线检查。

放射学检查主要是提示部分胃组织通过食管裂孔进入到胸腔,在某些患儿,甚至可见腹腔其他脏器组织也可随疝入胸腔。

也有一些征象可作为滑动性食管裂孔疝的参考,如:胃食管反流、食管胃角变钝、胃食管前庭上移和增宽、胃食管前庭段呈尖幕状、贲门以上管道黏膜纹增粗、扭曲和存在食管炎等。如出现这些征象,应做仰卧头低足高位检查,以提高检出率。

此外,食管动力学检查及食管 pH24 小时监测、食管内窥镜等也是辅助了解病况的检查方法。

四、治疗

新生儿期大多数滑动性食管裂孔疝(约占 90%),可以经非手术治疗而得到缓解,包括半卧坐位、少量多次喂养及增加营养等方法。而食管裂孔旁疝、经非手术治疗未得到缓解且伴严重症状的滑动性食管裂孔疝则往往需要外科手术加以纠治。

非手术治疗原则是降低腹压、防止反流和药物治疗,后者主要包括抗酸、抗胆碱药物及镇痛解痉药等。儿童食管裂孔疝除一部分轻中型滑动性食管裂孔疝外,均需要行手术修补纠治。

(1)手术适应证:①有并发症的裂孔疝,如严重的食管炎、溃疡、出血、狭窄、脏器嵌顿和膈部并发症;②食管旁疝和巨大裂孔疝;③经内科正规治疗无好转者等。

(2)手术选择的原则:手术必须要求做到:①贲门复位,使腹段食管回复到膈下正常位,且保留一段正常腹段长度,一般随儿童年龄而长度不一(1~3.5 cm 不等),达到能对抗腹内压,这是贲门关闭的重要机制之一;②胃固定在腹腔,固定方法多种多样,如:Hill 提出的背侧胃固定术;③建立或(和)恢复抗胃食管反流机制,除了上述膈下腹段食管有足够长度外,还要有锐性 His 角,甚至有一部分学者提出加做 Nissen 胃底折叠术,以达到抗反流目的;④将扩大的裂孔缩小,主要缝合左右膈肌脚。

目前常用手术方法是经腹裂孔疝修补术,其优点不但可达到上述原则的要求,还可以探查腹腔内其他脏器有否畸变病损,在护理上也较经胸径路术方便一些。

手术结果:裂孔疝修补术后应随访,除了临床症状有无缓解外,还应做 X 线检查,特别注意有无反流,要做食管动力学测定和 pH24 h 监测,对比术前检查情况,以明确裂孔疝修补术抗反流的改善。据文献统计术后复发率在 0.98%~4% 左右不等。儿童裂孔疝修补术的早期术后并发症主要是肺部并发症,包括肺炎、肺不张、肺脓肿和哮喘病等及其他处感染,如切口感染、脓胸、膈下脓肿和腹膜炎等。晚期并发症除了疝复发和胃食管反流外,常见的是气胀综合征,即不能打嗝和呕吐,其原因可能与手术中损伤迷走神经有关。故在手术中对做食管下端分离折叠术时,有相当一部分临床医师喜欢再加做幽门成形术,减少胃排空阻力,有利症状缓解。当出现复发时,需再次手术回复脏器及裂孔疝修补,复发大多数由于裂孔未能关闭到适当程度或缝合线撕裂。出现食管胃连接处狭窄,可望通过食管扩张得以解决。

严重的难扩性食管狭窄可做狭窄段切除食管—食管端端吻合、食管狭窄松解补片(结肠补片、人工生物合成补片)、代食管手术等等。

(李修贵)

第二十九节　先天性膈膨升

一、病理

小儿膈膨升症属膈肌无力类疾病,是由于膈肌肌纤维发育不全或膈神经麻痹而造成某部分或某侧的膈肌不正常地升高,可分为完全性和局限性。在胚胎第 6~10 周膈肌发育过程中,由于颈部第 3、4 肌节或胸壁成肌细胞未迁入胸腔膜形成的膈中,导致横膈的肌化异常而引起先天性膈膨升,它以缺乏或极度退化的横纹肌为特征,膈肌变薄,特别是中心腱部分被广泛的纤维弹性组织替代。由于横膈在胚胎期形成和发育的同时,肺实质的发育和内脏的旋转也在进行,故膈肌发育不良形成膈膨升时可合并呼吸、消化、循环、泌尿等系统异常或畸形,以呼吸系统异常最常见。膈膨升时,膈肌抬高,腹腔脏器随之上移,致胸腔容积减小,肺组织受压,易引起肺发育障碍。

二、临床表现

膈膨升因膈肌舒缩功能和稳定性的丧失,主要影响呼吸、循环和消化系统功能,严重者可致膈衰竭,所以要求及时诊断,及时处理。它最需与膈疝鉴别,膈疝时触诊腹部空虚,X 线检查示膈肌不完整,显影不清,或膈上显示异常影像,如气泡或致密影;造影是诊断膈疝的重要手段,经胃注入造影剂后,可证实胃肠在膈上胸腔内。膈膨升的诊断主要依靠临床表现、查体及 X 线检查。胸透一般认为是检查膈肌功能最准确、最简单的方法,是首选检查。胸片及 CT 检查对评价膈肌的厚度和膈穹隆的高度有一定价值,但无特异性诊断价值。

如患儿在机械通气和氧疗时,应使用较低的通气压力和吸入氧浓度来维持动脉血氧,以免增加肺损伤。同时采取综合疗法,保证足够的热卡,限制液量,控制感染,应用强心剂、利尿剂、茶碱类药物等,糖皮质激素能促进肺表面活性物质的合成,减轻炎症反应,抑制炎性细胞浸润和纤维细胞增生,对肺发育不良的疗效肯定。

三、治疗

膈膨升症状轻者或无症状者,无须特殊治疗。对有呼吸困难或消化道症状,甚至危及生命者,应及时行手术治疗。对小儿获得性膈膨升手术时机的选择,目前看法不一。有人认为一些患儿会自行恢复,故应首选保守治疗;但大多数报道麻痹的膈神经多在 10 d 内开始恢复功能,故认为 10 d 内不能脱机者,应考虑手术。手术方法很多,如膈肌叠瓦式缝合术、膈肌水平褥式缝合术、膈肌重叠缝合术等,原则都是通过手术恢复膈肌的正常解剖位置和张力,维持正常的肺容积及肺通气,并治疗并发症。

（李修贵）

第三十节　先天性巨结肠

先天性巨结肠是一种消化道发育畸形,文献记载,1886 年丹麦医生 Harald Himehprung 首先描述本病,因而依其命名,称 Hirsehsprung 病。以后许多学者进行组织学研究,证实由于先天性无神经节细胞肠段而继发巨结肠,因此根据病理又称无神经节细胞症,全称应是先天性肠无神经节细胞症。

本病是新生儿消化道发育畸形中比较常见的一种,其发病率按人群发病情况还不能精确获得,一般估计为 1/2 000~1/5 000,性别发生率男：女为 4：1。短段型以男婴为多,长段型则两者相近,全结肠型女性略为多见。3‰～5‰病例有遗传因素和家族性发病倾向,认为是多基因遗传,在家族病例中发生长段无神经节细胞者比一般高5倍,且后代发病者比先辈的病情严重。

一、胚胎学

胚胎学研究证实,胚胎第5周神经母细胞在颈迷走神经于出现,从神经嵴进入消化道头端,沿消化道从食道向肛门迁移,逐渐形成肠管壁内神经节细胞的神经纤维,组成肌间神经丛,随后形成黏膜下神经丛,在第12周到达消化道尾端。迁移过程一般第6周在食道壁内,第7周至中肠,第8周至横结肠中段,第12周到达消化道最远端,在迁移过程中,神经母细胞逐渐成熟为神经节细胞,作者认为神经节内神经母细胞的成熟可能要继续到生命第2年。如果在此时由于各种因素如:病毒感染、代谢紊乱、血运障碍等,可导致远端肠管的神经节细胞缺如。因此发育停顿越早,无神经节细胞肠段越长。

二、病因

先天性巨结肠肠壁肌间神经丛中神经节细胞缺如,是由于外胚层神经嵴细胞发育过程中迁移受阻的缘故。随着神经化学、组织化学和分子遗传学的进展,对神经节细胞移行受阻的原因和继发的病理生理改变有了进一步的认识,使其病因得以进一步明确。近年来主要从胚胎发生早期微环境的变化和遗传基因的变化进行了深入研究。有报道肠壁内神经细胞的迁移与细胞外基质蛋白、纤维蛋白有关。

先天性巨结肠病因学中的遗传因素已被公认,进一步探讨了遗传基因上的改变,其表达形式为常染色体显性、常染色体隐性和多基因形式。目前发现第10号染色体与先天性巨结肠存在密切关系,发现10q11.2～10q21.2缺失,特别是与酪氨酸激酶受体基因(RET)的多种突变相关。另有报道与内皮素3(EDN3)和内皮素B受体基因(EDNRB)的突变相关。RET基因定位于染色体10q11.2区域,EDNRB基因定位于染色体13q22。通过对先天性巨结肠家系连锁分析,表明长段型倾向于不完全外显的显性遗传,短段型倾向于隐性遗传或多因素的作用。与先天愚型的并存率可达5‰,其遗传基因亦可能在第21对染色体,但尚无直接证据。

三、病理

先天性巨结肠的病理改变,根据无神经节细胞肠段的长度,最多见的是从肛管齿状线起至直肠及乙状结肠的远端(常见型占60%),部分病理可以延伸到降结肠或横结肠(长段型占10%),或广泛累及全结肠和回肠末端(全结肠型占5%),甚至更广泛的延伸至回肠末端30厘米以上(小肠型占5%),亦有无神经节细胞的肠段仅局限于直肠远端或仅限于肛管内括约肌范围内(短段型、超短段型占20%)。

形态上可以分为痉挛段、移行段和扩张段三部分。痉挛段约80%在直肠近端或乙状结肠的远端,手术中可见痉挛段肠管变细,肠壁暗红、僵硬、水肿和肥厚改变,其具有特征性的组织学改变,表现为肌间神经丛(Auerbach丛)和黏膜下神经丛(Meissner丛)中没有神经节细胞,神经丛中神经纤维增生、粗大、排列紊乱;其近侧为较短的移行段,呈漏斗状,有少数的神经节细胞,移行段是痉挛段和扩张段的过渡,是由无神经节细胞向有正常神经节细胞的移行过渡;再向近端为扩张段,肠管增粗,肠壁肥厚,扩张和肥厚程度按梗阻程度而定,与年龄有关,在新生儿期可以不明显,术前灌肠效果较好者也不明显,其组织学改变比较复杂,可有正常的神经节细胞,也可出现神经节细胞缺如、减少、变性,并可呈现巨结肠同源病的组织学改变,腔内积有粪石,黏膜溃疡。位于小肠的移行段则外观不明显,不易识别。

基本的病理改变,在痉挛肠段最为明显,肠壁三个神经丛内神经节细胞完全缺如(Auerbach丛,Henle丛,Meissner丛),但肠壁肌层间有较粗的胆碱酯酶阳性神经干,在环肌中亦有较正常为多的胆碱酯酶染色强阳性神经纤维存在,在肠管痉挛段远端最为明显,至近端就逐渐减少。在肌间神经丛处的肾上腺素能神经失去原有的竹篓样结构,排列紊乱,荧光纤维数量较正常显著增多,且有中等大小的神经元。

四、病理生理

正常结肠的神经支配,外来神经有来自骶部的副交感神经,在肠壁内交换神经元,其节后纤维末梢释放乙酰胆碱,对肠壁运动起兴奋作用,使平滑肌收缩;来自胸腰部的交感神经,其末梢释放去甲肾上腺素,对肠壁运动起抑制作用。由此可见肠壁的内在神经支配有兴奋性的胆碱能神经和抑制性的肾上腺素能神经,还有非胆碱能兴奋纤维和非肾上腺素能抑制纤维,非肾上腺素能抑制系统的神经节细胞位于肌间神经丛内,与外来神经有突触联系,具有肠管蠕动的松弛和肛内括约肌的松弛作用。

病变肠段内副交感活性的增强和交感活性的减弱,异常增生的胆碱能神经释放大量的胆碱能递质,引起肠平滑肌强烈的收缩,这是造成先天性巨结肠远端肠痉挛收缩的主要原因。肠壁内除胆碱能神经、肾上腺素能神经外,还存在一种对肠肌有非常强烈抑制和舒张作用的神经,已有大量研究证实这类神经末梢释放肽类物质,称肽能神经,其神经元位于肌间丛中,新近研究发现这一神经兴奋后释放 NO(一氧化氮)的证据,故目前仍称之为非肾上腺素能非胆碱能神经(NANC)。先天性巨结肠病变肠段内缺乏 NO 阳性神经丛,证实其 NANC 神经的异常。国内外在人和鼠的大量研究中还发现病变肠段 VIP(血管活性肽),SP(P 物质)、ENK(脑啡肽)、SOM(生长抑素)、GRP(胃泌素释放肽)及 CGRP(降钙素基因相关肽)等均发生紊乱,都有不同程度的缺乏甚至消失。

有神经节细胞肠段的活动是推进性和节律性运动。肠管蠕动从近端向远端推进,先以松弛为前导,继而收缩,有节律的发生正常的蠕动波。无神经节细胞肠段由于肌间神经节和非肾上腺素能纤维缺如,肠管痉挛收缩,不发生松弛作用,失去推进性的蠕动。加上肠腔内压的增加,阻碍粪便向前推进,同时肛门内括约肌张力增高、痉挛,不发生直肠肛管松弛发射,失去正常的排便机制,因此发生功能性的肠梗阻,日积月累,近端肠管逐渐扩张,肠壁肥厚而形成巨结肠。

五、临床表现

新生儿期主要表现为急性腹胀,呕吐,胎粪延迟排出。一般 80%～90% 的先天性巨结肠在新生儿期已有典型表现,具体表现为:①出生后 24～48 h 内没有或仅有少量胎粪排出,持续 3～5 d 仍未排尽;②出现急性肠梗阻症状,明显腹胀,并有呕吐;③直肠指检,当手指拔出时,可有较多的胎粪和气体喷射样冲出,同时腹胀有所好转,以后婴儿经常便秘,3～5 d 排便 1 次,或不能自解,必须依靠灌肠,否则即出现腹胀呕吐等类似急性肠梗阻的现象。部分患儿在新生儿期曾有上述症状,以后数周或数月内情况尚属正常,继而婴儿开始大便秘结,数日不解,需要塞肛栓,服泻剂或灌肠,缓慢地症状逐渐加重,便秘越来越顽固。有时也能自行排出少量粪便,但并不能解除腹胀和结肠内积粪的现象。有时腹泻与便秘交替发生。在年长儿检查时腹部膨胀,有时可在左下腹扪及扩大肠段内蓄积的粪块。典型者指检时直肠空虚,部分病例有少量粪便,少数病例直肠内塞满粪便。

先天性巨结肠临床表现是非常变化不定的,可以在新生儿期表现为急性腹胀、呕吐、胎粪排出延迟,也可能仅有轻度便秘而到达成年期。然而症状均从出生后开始,症状严重程度可有相当大的差异,不能以无神经节细胞肠管的长度作为解释,可能与无神经节细胞肠段内存在神经纤维的量多少有关。绝大多数病例有新生儿时期胎粪排出延迟的表现,如有此基本症状即应想到此诊断。

部分患儿在病程中可并发小肠结肠炎,是最严重的并发症,发生率为 20%～58%。主要症状表现为由便秘突然转为腹泻,排出大量灰褐色水样奇臭的粪水,可有黏液和血,腹部极度膨胀甚至出现腹膜炎体征,如不及时处理,全身情况迅速恶化,拒食、呕吐、高热、呼吸急促、中毒貌、严重脱水、神志淡漠、休克,若不及时正确治疗,致死率很高。目前主张及时输液、输血、静脉营养、留置肛管冲洗结肠、抗生素和消胆胺治疗。不宜急诊施行结肠造瘘。其发生机理一般认为在肠道梗阻的基础上,肠管扩张,血液循环不良,肠黏膜免疫功能低下,但确切的机制尚不明确,有多种学说:包括机械的扩张和粪便的停滞;黏蛋白成分的交替;前列腺素 E_1 活性的增强;梭状芽孢杆菌感染;病毒感染等。有学者提出过敏性血管反应的观点,认为致敏菌原为大肠杆菌内毒素,亦有认为是在肠梗阻－肠扩张－肠缺血的基础上厌氧菌感染所致。病变为逆行性的,结肠最严重,回肠末端亦可受累,表现为一种非特异性炎症,肌层间隙和黏膜下层可见广泛淋巴细胞浸润,黏膜水肿,多发性散在小溃疡和局灶性坏死,严重者可以发生肠穿孔。

先天性巨结肠可以合并其他畸形,发生率比正常人高,文献报道为 5%～20%。常见的畸形有 Down

综合征,泌尿系畸形,肛门直肠畸形及心血管畸形等。

六、临床分型

根据痉挛段的累及范围临床上一般分为短段型、常见型和长段型,其中长段型包括全结肠和全消化道等类型。日本学者植田将无神经节细胞段的长度分为五型:①广泛型,超过回肠 30 厘米;②全结肠型,包括 30 厘米以内的末端回肠;③中度型,在直肠乙状结肠交界处;④短段型,在直肠壶腹以下;⑤超短段型,在耻骨直肠肌的前角以下。全结肠型无神经节细胞症亦称为 Zuelzer-Wilson(Z-W)综合征,Rudin 等(1986 年)报道 z-w 综合征的病理改变有四种类型:①无神经节细胞;②神经节细胞减少;③神经节细胞增多或发育不良;④肠神经系统缺如。全结肠无神经节细胞症可以治愈并能正常生活,但累及小肠者死亡率高达 50% 以上,全肠神经系统缺如者不能存活。关于节段性或跳跃性病变,不符合神经母细胞在消化道内的移行和发育理论,目前尚有争议。

肠神经发育不良症(Intestinal neuronal dysplasia,IND)于 1971 年由 Meier-Ruge 首先提出,临床症状类似于先天性巨结肠,组织学表现为黏膜下和肌间神经丛过度增生,肠壁黏膜固有层副交感神经纤维中胆碱酯酶的活性增强。IND 常发生于先天性巨结肠无神经节细胞肠段的近端,有报告先天性巨结肠患儿中并发 IND 者约为 25%~35%,其主要表现为先天性巨结肠根治术后患儿仍存在持续肠梗阻症状,较少单独发生。有关 IND 基本诊断标准存在相当的混乱,1991 年 Borchard 制定了直肠黏膜活检诊断 IND 的原则,包括二个必要条件:①黏膜下神经丛过度增生;②黏膜下血管周围 AChE 阳性神经纤维的增加。另有二个附加条件:①异位神经元;②黏膜固有层中 AChE 的活性增强。1994 年 Meier-Ruge 等又报告组织学检查中见到巨大神经节,即每个神经节含有超过 7 个以上的神经节细胞,巨大神经节超过神经节总数的 20%~30%,是诊断 IND 最具相关性的参数。

七、诊断

除了依据临床表现外,先天性巨结肠的诊断需要多种方法联合,相互补充,有助于提高确诊率。常用的辅助检查有放射学检查、直肠肛管测压、组织病理活检、免疫组织化学检查等。

(一)放射学检查

直立位腹部平片显示为低位肠梗阻征象,在新生儿时期往往难以区分小肠与结肠扩张,但在年长儿可看到扩张的横结肠贯于腹部。钡剂灌肠对诊断有很大帮助,可查明痉挛性狭窄肠段的范围、移行到扩张肠管的部位、肠蠕动和张力的变化,检查时钡剂灌注的压力不宜太高,边灌注边观察,主要征象是元神经节细胞肠段与其近端结肠的口径差别,尤其是侧位片,可见直肠,乙状结肠远端狭窄僵直,乙状结肠近端及降结肠明显扩展,结肠炎时出现锯齿状改变;24 h 后随访钡剂排空情况,可见结肠内仍有钡剂滞留。新生儿期由于近端结肠尚未扩张,不易与无神经节细胞肠段作对比,因此,在新生儿期钡剂灌肠约有 20% 病例不能确诊,1 岁以上约有 5% 不能确诊。全结肠巨结肠显示肠管口径正常,但结肠长度变短,或显示全结肠细小。在年长儿,由于不能清楚地显示狭窄的直肠段,对超短段型的诊断比较困难。

如病史典型加以钡剂灌肠显示明确的移行段,诊断可确定,不必再进行特殊的诊断方法。在新生儿如 X 线检查不典型和年长儿的病史或钡剂灌肠均不典型者,均需进一步作下列检查。

(二)直肠肛管测压

1967 年 Lawson、Nixon 和 Schnaufer 等提出用直肠肛管测压诊断先天性巨结肠。经过不断的技术和设备的改进,目前认为是一种安全简便、诊断率高的方法。除了作为临床诊断外,还可用以评估治疗效果、术前病变程度的预估和研究。正常儿直肠内气囊注入 3~5 mL 气体后,在 1~3 s 内肛管压力可见迅速下降(称为直肠肛管抑制反射阳性),而先天性巨结肠的患儿,向直肠内气囊注入再多的气体,肛管压力也无明显变化(称为直肠肛管抑制反射阴性),有些患儿肛管压力不但不降,反而上升(称为直肠肛管抑制反射异常),我们把反射阴性和异常均称为病理反射。直肠肛管测压用于诊断新生儿巨结肠有争论,况且新生儿 12 d 内不发生正常的直肠反射,因此 1 个月内婴儿的错误率可达 20% 以上,理论上新生儿自动排便,即表示存在直肠肛管反射,可以辅助诊断。小婴儿由于哭吵和腹肌紧张,时常发生假象,因此有假阴性和假阳性的报告,必要时重复测压。儿童组的诊断准确率可较高些。关于直肠肛管测压诊断先天性巨结肠的**准确率**,各家报道不一,从76%~100%不等,但目前认为测压法仅是一种粗略的筛选试验。

（三）组织病理检查

1.直肠黏膜吸引活检

组织学检查黏膜下层有无神经节细胞,可在术前作出病理诊断。通常应用黏膜吸引钳置于齿状线以上2~5 cm处,在一定的负压(20 mmHg)下吸取直肠黏膜及黏膜下层,每侧两块组织,经固定后连续切片20~60张,观察黏膜下层有无神经节细胞存在,从而做出诊断。此方法简便,对新生儿病例尤为合适,年长儿由于黏膜较厚,难以取到合适的标本,不易做出正确的结论,但在有时吸取的组织厚度不够,诊断困难,偶尔出血较多,需要注意。

2.直肠肌层活检

有时是诊断先天性巨结肠同源病的主要依据,理论上是最可靠的方法,但存在以下的缺点:

(1)在正常直肠的齿状线上方有一低神经节细胞区,在该区内取材易误诊,故强调取材高度在齿状线上方,新生儿为2 cm,1岁以内2.5 cm,1~3岁3 cm,4岁以上3.5 cm。

(2)存在肠穿孔、出血、感染等并发症。

(3)术后瘢痕影响根治性手术。

（四）组织化学检查

乙酰胆碱酯酶组织化学诊断法是利用无神经节细胞肠段黏膜层内胆碱能神经纤维增生、乙酰胆碱酯酶活性增强的特征。在离齿状线2~3 cm以上直肠及结肠的不同部位,用吸引法切取黏膜标本,作冰冻切片,经乙酰胆碱酯酶组化法染色,然后观察胆碱酯酶反应情况。正常肠黏膜内的神经酶反应阴性,无神经节细胞肠段的黏膜肌层和黏膜固有层内可见到大量的胆碱能神经纤维增生,沿着肠腺之间向上延伸或缠绕肠腺蜿蜒盘旋,表现黏膜层内神经酶反应强与神经纤维增多、变粗、染色变深,确诊率在95%左右。但应注意新生儿胆碱酯酶活性正常,尚不能排除无神经节细胞症,因为胆碱能神经纤维可在出生后从肠黏膜下层逐渐向固有层生长。

（五）辅助诊断

(1)红细胞乙酰胆碱酯酶和血清胆碱酯酶测定病者的测定值比正常儿和一般便秘者有明显的增高。

(2)直肠黏膜胆碱酯酶的比色测定法检查肠黏膜组织中的胆碱酯酶水解乙酰胆碱的数值,用比色测定。病者的测定值增高。

(3)肌电图检查通过记录远端无神经节细胞肠管的异常生理活动的检查方法,所显示的慢波低矮光滑,出现次数少而不规则,缺乏峰形电位。

(4)血管活性肠肽(VIP)和P物质测定用免疫组织化学法测定,可对肠运动功能做出评价,在先天性巨结肠病例经常是减少或缺乏的。

依据典型病史和症状,结合X线检查,常可做出诊断。遇有难以确诊病例,尚可应用各种检查方法,根据技术条件和病情要求而选择,可互为补充。检查结果也可能有所误差,在诊断不能确定时应间隔一定时间复查。

八、鉴别诊断

新生儿期巨结肠需与先天性回肠闭锁作鉴别,肠闭锁病例经灌肠后没有胎粪排出或只有少许灰白色分泌物,钡剂灌肠显示结肠远端细小,不扩张,呈胎儿型结肠改变。还需与新生儿胎粪填塞综合征、小左结肠综合征作鉴别,经灌肠洗出较稠厚的胎粪后,即能正常排便,不再发生便秘。此外新生儿败血症、肾上腺功能不全、甲状腺机能低下、颅脑损伤等均可有类似低位肠梗阻的表现,鉴别困难时可在适当治疗下严密观察并作钡剂灌肠,多能明确诊断。

在临诊时应与类巨结肠症或称先天性巨结肠同源病相鉴别,其临床症状与先天性巨结肠类似,但病理改变却截然不同。①肠神经元发育不良,其特征为黏膜下和肌间神经丛增生伴巨神经节形成;黏膜固有层及肌层之间有或无神经节细胞;黏膜固有层和环肌的副交感神经纤维乙酰胆碱酯酶活性中度增高;肌间神经丛的交感神经发育不全。②神经节细胞减少症,系肠肌间神经丛的神经节细胞减少,致肠动力减弱,排便功能障碍。③神经节不成熟症系肠肌层神经丛的神经节细胞发育不成熟致排便功能障碍。上述类型文献上还有壁内神经丛发育不全、神经节发育不全等名称。

九、治疗

(一)保守疗法

适用于超短段型病例,包括每日扩肛,逐日增粗,服缓泻剂,辅以灌肠,定期随访。扩肛是扩张肛门和直肠,不仅有引发排便的功能,而且强力扩张肛门内括约肌和痉挛段直肠,可以使之弛缓而有治疗作用;缓泻剂种类很多,主要作用为增加粪便中的水含量,扩充肠管而加速肠蠕动促进排泄。由于缓泻影响患儿的消化和吸收,不可长期应用。

(二)结肠灌洗

结肠灌洗是有效而可靠的维持排便方法,可缓解症状,适用于诊断尚未肯定的病例,或已确诊作为术前准备的手段。肛管置入扩张肠段内,应用等渗盐水,多次等量冲洗,同时按摩腹部,使积聚粪便排尽,每日1~2次。注意切忌暴力插管,以免发生肠穿孔。不使过多的液体滞留在结肠内,防止产生水中毒或盐中毒。

(三)手术治疗

1.肠造瘘

肠造瘘是在非手术治疗无效、又不能行根治术时的过渡性治疗措施。有学者认为肠造瘘使患儿增加的多次手术的痛苦,而且增添了造瘘护理的麻烦,因此仅在肠穿孔、严重小肠结肠炎和腹胀严重灌肠无效的情况下行肠造瘘手术。

2.根治性手术

在诊断明确后,经过适当的术前准备,应争取早日施行根治性手术。目前随着新生儿监护设施的完善、麻醉安全和静脉营养的应用,新生儿期根治手术已广泛被采纳。手术目的是既要排便通畅而又不致于失禁。要求从齿状线上0.5~1.5 cm开始切除狭窄段肠管和近端有明显肥厚且扩张的结肠,再将近端结肠拖出与肛管吻合。基本的手术方法有四种:①Swenson 术;②Duhamel 术;③Soave 术;④Rehbein 术。在此基础上各种改良的术式甚多,各有其优缺点,治愈率多在85%~90%左右,近年来采用经腹腔镜操作或经肛门操作 Soave 根治术,已取得操作简便、损伤小及美容的效果。选择手术方法可根据年龄,病情以及术者对手术方法的熟练程度而定。

(1)Swenson 手术(拖出型直肠、乙状结肠切除术):1984 年 Swenson 设计了拖出型直肠、乙状结肠切除术,于1969 年对术式进行了改进,一直沿用至今。手术要点:以常见型为例,经腹游离扩张的乙状结肠,松解降结肠脾曲,尽量向下游离直肠接近肛门。然后将结肠套叠式从肛门拖出,于肛门上2.3 cm 横行切开直肠的前半部分,后半部分则距离肛门约0.5 cm,切面呈斜行,于肛外行结肠-低位直肠吻合术。术毕将吻合部推回肛门直肠内。新生儿期行 Swenson 根治术,术前需禁食,2~3 d,每天清洁灌肠2次,术后应用静脉抗生素1周,术后2周行直肠指检。广泛分离盆腔及远端结肠,切除扩张的结肠,直肠从肛管内翻出,结肠再由翻转的直肠内套出,在会阴进行结肠与肛管的斜形吻合。此术操作范围较大,易损伤支配膀胱和直肠的神经。在腹腔内切除结肠,可能发生盆腔感染,吻合口泄漏较多。适合于较大儿童。

(2)Duhamel 手术(结肠切除、直肠后结肠拖出术):1956 年 Duhamel 设计了直肠后结肠拖出术,拖出结肠自齿状线后半部引出。手术要点:游离切除扩大的乙状结肠,松解结肠脾曲,近侧断端结肠暂时用丝线缝合封口,以备拖出。直肠于盆腔腹膜返折水平横断后,将远断端二层缝闭,用手指分离直肠骶前间隙,直至肛门皮下。转会阴部扩肛后,于齿状线水平切开肛管后半环,经直肠后将近端结肠拖出。拖出结肠后半部与肛管齿状线切开缘作二层缝合。用特制的环形钳将结肠前壁和直肠后半壁高位处钳紧,钳夹的肠管坏死脱落后,直肠前半壁与结肠后半壁粘连愈合。此手术优点为操作较简单,不需盆腔的广泛解剖,因此膀胱和生殖系统神经损伤的发生率明显减少,保留了直肠前壁作为排便的反射区,切除了后半部分的内括约肌,肛门痉挛的程度减轻。此术缺点是有盲袋形成,造成术后继发性便秘和大便溢出性失禁,因此有多种改良术式可避免盲袋的发生,减少并发症,提高疗效,如直肠后结肠拖出,直肠结肠"Z"型吻合术(Ikeda法),直肠乙状结肠斜形切除,直肠后壁劈开,直肠内拉出术(Satomura法)等。近年来用一次性直线吻合器替代钳夹,患儿痛苦减少,效果较好。术后小肠结肠炎是主要的并发症,大多发生于新生儿和婴幼儿。

(3)Soave手术(直肠黏膜剥离、结肠于直肠肌鞘内拖出切除术):腹部手术与上述相同,解剖盆腔直肠时,将直肠壁注射盐水,环形切开直肠肌层,黏膜则保持完整剥离,直至齿状线水平。肛门部的上段黏膜可通过翻出肛门外去除。结肠经直肠肌鞘内拖出与肛门作一期二层缝合。此手术方式的急性并发症为直肠肌鞘内感染,肛门吻合口裂开;慢性并发症有黏膜脱垂,大便失禁等。自从1962年Soave提出此手术后,各地积累了大量的经验,大多数认为此手术方式是治疗新生儿和小婴儿较为合适的方法,剥离直肠黏膜时越年幼越容易剥离。此法优点是不需要解剖盆腔,不会损伤骶丛神经,保留肛门括约肌,无大便失禁及尿潴留等并发症,对腹腔污染亦少,适用于婴儿,可进行腹腔镜操作或直接经肛门操作。但因遗留无神经节细胞的直肠肌层,且缺乏肛内括约肌的正常松弛,常引起狭窄和小肠结肠炎,近年来提倡将直肠肌鞘后侧纵形切除肌条0.5 cm,可减少并发症产生。

(4)Rehbein手术(经腹直肠、结肠切除术):Rehbein于1960年报道,在腹膜返折下方1 cm处切断直肠,与正常结肠远端行端端吻合,因保留的痉挛段长度达3～7 cm,未切除肛管及直肠末端的无神经节细胞段,缺乏直肠肛管松弛反射,肛括约肌持续痉挛,术后常发生便秘,需要进行长期扩张,必要时还须切断肛内括约肌,并发症较多。

(5)对于长段型巨结肠的根治性手术:长段型的病变肠管较长,病变肠管切除后,剩余的结肠不能抵达盆腔及肛门,可以将升结肠转位、拖出吻合。手术中剪开升结肠的外侧腹膜,在不损伤升结肠动静脉的情况下,游离升结肠,以盲肠为中心逆时针方向旋转180°,将升结肠远端移入盆腔到达肛门。

(6)Martin手术(直肠后回肠拖出,回肠结肠侧侧吻合术):对于全结肠巨结肠大多采用此术式,具体如下:先在回肠的正常部分将其切断,近端用荷包暂时缝闭,然后至会阴部,扩肛后按Duhamel手术方法切开肛门皮肤黏膜交界线的后半环,从切口拖出近端回肠,行A字形的回肠-直肠吻合,再回腹腔内操作,在脾曲处斜面切断结肠,将回肠与降结肠、乙状结肠平行排列,从脾曲切断处开始作一长形的回肠-结肠侧侧吻合术,直至进入盆腔。此术式的优点是保留了左结肠,借此可以吸收水分和其他的营养和代谢物质,术后腹泻与营养不良得以改善,回肠的正常蠕动功能又保证了肠内粪便的推进和排出。

(7)腹腔镜辅助先天性巨结肠根治术:腹腔镜辅助先天性巨结肠根治术主要采用直肠黏膜剥离、直肠肌鞘内结肠拖出术(Soave根治术),通过腹腔镜腹部解剖操作,分离直肠周围盆腔组织,分离结扎切断直肠和乙状结肠的动、静脉至脾曲,达到易于结肠拖出的目的。腹腔镜辅助先天性巨结肠根治术自1995年临床上普遍应用以来,获得了良好疗效,其创伤小、出血少,术后疼痛轻,肠功能恢复快,美容效果肯定,但术后需要坚持扩肛。此术式对于儿童先天性巨结肠已得到广泛认可,国内外均有较多的成功报道。

(8)经肛门一期拖出术(Soave):治疗先天性巨结肠在腹腔镜辅助巨结肠根治术基础上,人们发现对某些病例腹腔镜在腹部的操作仅仅起到观察结肠形态和取组织活检的作用,而经会阴操作,直接观察拖出的结肠形态和术中组织活检既能取代腹部操作,又可减少肠粘连等并发症。1998年墨西哥Dela Torre-Mondran首次报道经肛门Soave直肠内拖出术治疗5例先天性巨结肠获得成功;1999年美国Albanese CT以同样方法治疗11例新生儿,均获得良好的近期疗效。

经肛门Soave一期拖出根治术的操作要点:首先在于近切缘取直肠齿状线上0.5 cm,如近切缘距直肠齿状线大于0.5 cm,遗留直肠元神经节细胞段较长,易发生术后便秘和腹胀等症状复发,此点与传统的Soave术式相同。其次术中分离直肠黏膜和肌层是操作技巧的关键,任何遗留的黏膜都将造成Soave术式特有的并发症-直肠肌鞘内感染,剥离过厚又会损伤括约肌,影响术后的排便控制。在未发生过结肠炎的小婴儿,经术前反复灌肠扩肛,黏膜增厚,分离时层次比较清楚,一般分离直肠黏膜2~3 cm后,间隙较明显,特别在即将进入腹腔段时尤其容易,并可见到直肠肌层一周膨起,继续分离1~2 cm后切开全层,即进入游离腹腔,并可见直肠的左右侧系膜血管,紧贴肠壁继续分离,左右侧系膜汇合形成乙状结肠单侧系膜,此时乙状结肠十分游离,操作简便,大多可切除结肠20 cm以上。选择切除结肠水平是术后疗效的关键。拖出结肠形态的观察和术中冰冻切片病理检查可正确判断切除结肠的水平,是经肛门一期拖出根治术的重要步骤之一。

(9)短段型的根治手术方法:肛门内括约肌及直肠肌层部分切除治疗是首选。该法最初作为经腹会阴根治术手术后的补救措施,用于Swenson等方法术后,因痉挛段遗留过长或肛门内括约肌失弛缓的病理作用明显,而症状复发的病例。目前该术式有Thomas和Lynn两种方法。Thomas(1967年)法为俯卧位,在肛门后方纵切,显露内括约肌和直肠后壁,直视下切除宽0.4~0.5 cm,长3~6 cm肌层;Lynn(1975年)法为取截石位,扩肛后在齿状线上方切开黏膜,用剪刀进入黏膜下层并分离,切除宽0.5~1.0 cm,长4~14 cm的肌层。Tomas法组织损伤较大,易发生切口感染,但显露直肠后壁、剥离肌层比Lynn法安全,不易损伤黏膜。

(10)肠神经发育不良的处理原则:大多数IND病儿应用轻泻剂和灌肠临床症状可以得到缓解,如果经正规保守治疗6个月后无效,可以行直肠内括约肌切开术。Scharli报告22例IND中13例行后侧括约肌切开术,术后三个月内90%的患儿症状改善。病变肠管切除和拖出术适用于弥散型IND,手术指征不能单依靠组织学发现,还应根据临床症状综合考虑。快速AChE技术是术中决定IND病变范围的最有效的方法。

(四)手术并发症及其防治

1.术中并发症

(1)输尿管损伤:较肥胖的患儿由于肠系膜肥厚,腹膜外脂肪较多,输尿管不易看清,需要剪开后腹膜并解剖才能看到。在结扎乙状结肠系膜时,如过度牵拉,有可能将输尿管牵拉并结扎,术中需要探明输尿管后才分离结扎结肠系膜,十分重要。

(2)输精管损伤:输精管的盆腔段位于腹股沟管内口的内下方与膀胱的外后方之间,在剪开腹膜返折后,常可以看到迂曲的输精管,因此在Swenson手术分离膀胱和直肠时需要注意不要将输精管误认为纤维切断。

(3)肠扭转:指拖出的肠管在扭转状态下与直肠吻合,术后可出现不全性肠梗阻症状,这种情况易发生于经肛门一期拖出术患儿,因此在拖出结肠时应时刻注意肠系膜的位置,以免在扭转状态下与直肠吻合,有时难以判断,需用腹腔镜辅助观察。

(4)肠系膜过度紧张:在游离结肠系膜时要充分利用血管弓和交通支,防止肠管拖入盆腔时系膜血管张力过高,以至于影响肠管的血液供应,导致吻合口愈合困难,出现吻合口漏或狭窄。

2.术后早期并发症

(1)吻合口漏:与吻合口感染、结肠系膜张力过高,影响血供和缝合技术欠佳等因素有关。一旦出现吻合口漏的征象,早期进行结肠近端造瘘为最佳的处理方法。

(2)尿潴留:因过多的盆腔操作,损伤神经,易发生尿潴留,常见于Swenson手术后。一般留置导尿管5~7天即可。

(3)小肠结肠炎:如术前曾发生小肠结肠炎的患儿更容易出现,特别是在Soave术式后直肠肌鞘水肿和吻合口水肿的患儿,给予留置肛管可以得到缓解。

3.术后晚期并发症

(1)便秘:发生原因比较复杂,目前认为与先天性巨结肠同源病或肛门内括约肌的病理作用有关。

(2)污粪:与肛门内括约肌的肌张力低下或排便协调功能不良有关,术中肛门内括约肌损伤过多,则污粪发生率就高。

十、预后

近年来随着医疗技术的不断提高、医院设备和条件的不断改善,特别是围术期监护管理不断完善,使先天性巨结肠根治术即使在新生儿期进行也相当安全。但术后各种并发症仍较多,存在伤口感染(10%)、吻合口瘘(7.2%)、肠梗阻(11.2%);远期随访便秘和污粪仍有较高的发生率。Skaba(1994年)收集文献共4431例,术后死亡率0～3.4%,吻合口狭窄3%～21%,吻合口瘘3.4%～13.3%,术后便秘复发约占10%左右,肠炎约5%～10%。从以上资料看来,先天性巨结肠的诊断和治疗上仍存在有待进一步改善的方面。

（李修贵）

第三十一节　先天性肠闭锁与肠狭窄

先天性肠闭锁和肠狭窄是一种比较少见的疾病,严重威胁患儿的生命。根据疾病发生的部位不同分为十二指肠、小肠、结肠闭锁与狭窄。不同部位的肠闭锁与狭窄的发病率不完全相同。早年本病的死亡率很高。近年来,随着诊断水平的提高,手术操作技术的改进,围术期治疗的重视与完善,尤其是静脉营养的应用,使本病的存活率显著提高,目前肠闭锁和肠狭窄的愈率在95%以上。

一、病因

目前病因尚未完全清楚,病变发生的部位不同病因也不相同。多数学者认为十二指肠的闭锁与狭窄的主要原因是胚胎发育期肠管腔化过程异常。而造成小肠和结肠闭锁或狭窄的原因,主要是在胎儿期肠道发育过程中,由于肠道局部血液循环发生障碍,使肠管发生无菌性坏死、吸收、修复等病理生理过程。有人归纳引起肠道血液循环障碍的几种因素为:①机械性作用如肠扭转、肠套叠所致;②血管分支畸形;③胚胎期炎症如腹膜炎。

二、病理

肠道任何部位都可以发生闭锁或狭窄,肠闭锁最多见于回肠及空肠下部(36%～43%),其次是十二指肠及空肠近端(37%),结肠闭锁较少见。肠闭锁小肠的长度较正常新生儿明显缩短,平均为100～150 cm,正常新生儿约为250～300 cm。而肠狭窄则以十二指肠多见,回肠较少见。肠狭窄多为瓣膜样狭窄,狭窄的程度不一,小的瓣膜中央仅有2～3 mm直径的小孔,大的肠管局部略有细小的狭窄环。通过对肠闭锁两端肠管的病理学和免疫组织学观察发现肠壁的肌间神经丛存在,但神经节细胞存在明显减少、缺如或发育不良,从而可能导致术后肠功能恢复障碍。

三、临床表现及诊断

先天性肠闭锁或狭窄的临床表现主要是肠梗阻的症状,症状出现的早晚和轻重则取决于梗阻的部位和程度。肠闭锁是完全性肠梗阻,主要症状为呕吐、腹胀和排便异常。呕吐出现的早晚与闭锁的部位有关,闭锁部位越高出现的时间越早,呕吐更加频繁。呕吐内容物为墨绿色胆汁或黄色粪水样物,少数高位肠闭锁部位在十二指肠乳头以上,呕吐物不含胆汁。

腹胀是肠闭锁的另一常见症状,腹胀的程度与闭锁发生的部位和就诊的时间有关。闭锁发生的部位越高,腹胀的程度越轻,在十二指肠和空肠近端的闭锁可能没有腹胀出现,仅能在上腹部看见胃型。低位肠闭锁可见全腹膨胀,随时间推移进行性加重。

胎便排出异常也是肠闭锁常见的临床表现。正常新生儿于出生后24 h内排出正常胎便,呈墨绿色。

肠闭锁患儿出生后多无胎便排出,仅排出少量灰白色或青灰色黏液或颗粒,为闭锁远端肠管的脱落细胞和分泌物。在妊娠晚期因肠扭转等因素引起的肠闭锁可有少量的正常胎便排出。

肠狭窄的临床表现没有特异性,显著狭窄的病例为完全性肠梗阻的表现,与肠闭锁无明显区别。多数肠狭窄患儿为不全性肠梗阻,表现为反复呕吐,腹胀视梗阻的部位与程度而不同。

腹部立位片对肠闭锁和肠狭窄的诊断有很大的价值。十二指肠的闭锁或狭窄可见双气泡征,低位肠闭锁可见高低不等的气液平面和扩张的肠襻。肠闭锁患儿行钡灌肠检查显示肠管腔细小为胎儿型结肠。

四、鉴别诊断

应与先天性巨结肠症或先天性巨结肠同源病相鉴别。后者临床表现为腹胀、呕吐、胎便排出异常,腹胀和胎便排出异常较呕吐更为常见。有正常胎便排出,只是胎便排出延迟或排空延迟,有些患儿需要通过人工刺激辅助排便。通过洗肠后大多数患儿腹胀可暂时性消退。

五、治疗

手术治疗是挽救这种疾病患儿的唯一方法。肠闭锁的手术方式很多,但最终归纳为两大类:一期肠切除肠吻合术;一期肠造瘘二期肠吻合术。肠切除肠吻合术为首选的手术方式。一般只有在出现肠穿孔或合并有胎粪性腹膜炎时才考虑行肠造瘘术。对于瓣膜闭锁及肠狭窄的病例,可行瓣膜切除术。瓣膜切除必须彻底,否则术后可能造成不全性肠梗阻。

六、预后

肠闭锁和肠狭窄的治愈率很高,如果没有肠壁神经节发育异常引起的肠梗阻,长期的随访结果是令人满意的。

（李修贵）

第三十二节　新生儿皮下坏疽

新生儿皮下坏疽是指新生儿期皮下组织的急性坏死性炎症,多发于腰骶部,臀部、背部亦有发生。常见于出生后一周左右新生儿,北方地区多见,易在冬季发生。发病后迅速蔓延,不及时治疗可在短期内死亡。近年来新生儿皮下坏疽的死亡率明显下降,疾病发生率也逐年降低,这主要归功于卫生知识的普及和人民生活水平的提高。

一、病因

引起新生儿皮下坏疽的病原菌多为金黄色葡萄球菌和溶血性链球菌,铜绿假单胞菌、白色或柠檬色葡萄球菌、变形杆菌等也能引起本病。

新生儿细胞免疫功能低下、补体不足、中性粒细胞趋化作用薄弱、调理素缺乏,新生儿本身缺乏产生血清球蛋白的能力且局部淋巴结的屏障功能不足,这些都是造成新生儿对炎症抗御能力低,易患皮下坏疽的内在因素,表现为弱应性炎症反应的原因。新生儿皮肤娇嫩,角质层薄,易破损。长期仰卧后腰骶部血流缓慢,易缺血及营养障碍,局部皮肤与尿布摩擦受损,患儿吵闹不安。一旦细菌侵入皮肤,新生儿缺乏防御能力,吞噬细胞消灭细菌能力不足,炎症迅速扩散,造成皮下组织的广泛变性、坏死,但坏死组织周围的结构则保持完整。

二、临床表现

初起时病变区皮肤广泛红肿、稍硬、边缘界线不清,随着感染进展,红肿迅速向周围扩散,中央区皮肤渐呈暗红、变软,皮下组织坏死、液化,皮肤与皮下组织分离,皮肤有飘浮感。如病情继续发展,病变范围不断扩大,表面皮肤缺血、变黑、坏死。皮肤坏死后脱落,形成大片溃疡,创面产生少许脓液。

全身症状表现为呕吐、食欲欠佳、哭闹不安,高烧可达 39 ℃～40 ℃,有时伴腹泻和腹胀,可并发肺炎和败血症。败血症时表现为高烧、嗜睡、神志不清,有时发绀、呼吸困难,皮肤表面有多数出血斑点,血培养有金黄色葡萄球菌生长,败血症常为致死原因。

三、诊断

新生儿腰骶部皮肤广泛红肿,边界不清,中央区颜色暗红,表皮下积液,有飘浮感,患儿高热、吵闹不安,白细胞增多。诊断新生儿皮下坏疽不难。病情严重、患儿抵抗力低弱时,患儿可体温不升、白细胞亦可无增高。

鉴别诊断应考虑尿布疹、硬肿症和丹毒。尿布疹的皮肤发红,无肿胀;硬肿症皮肤肿胀,不发红;两者局部均无感染,无全身中毒症状。新生儿丹毒远较皮下坏疽少见,全身也有中毒症状,但丹毒表现为病变区广泛红肿,边界清楚,且高出附近皮肤表面,中央区无飘浮感。

四、治疗

早期诊断、及时治疗是降低新生儿皮下坏疽死亡率的关键。

（一）全身治疗

新生儿皮下坏疽常有高热、败血症、水电解质平衡紊乱,故应注意保暖、保湿,进行体温及生命体征监测,给予全身支持及对症治疗,包括反复用血浆或全血,每次 30 mL,必要时输注人体白蛋白,使用维生素C 及维生素 K。同时全身使用大量抗生素控制感染,常用青霉素类抗生素、红霉素或头孢菌素类抗生素静脉点滴。若病菌有抗药性可改用新青霉素。铜绿假单胞菌感染可选用多粘菌素或羧苄西林。如成脓后则根据脓液细菌培养结果及药敏试验调整抗生素。

（二）局部治疗

确诊后应即在病变中央区做数个横切口,然后在健康与病变皮肤交界处,做多个小切口,每个切口长约 0.5～1.0 cm,每个切口间的距离约为 3 cm,切开后以小血管钳分开两切口间的皮下间隙,引流血性的混浊渗出液,放置橡皮引流条或凡士林纱布条。皮下组织不宜广泛分离,以免造成大面积皮肤坏死。术后每日用生理盐水、呋喃西林溶液洗涤伤口,脓液多时每日清洗换药 2～3 次,创口可填塞雷凡诺尔纱布或抗生素液纱布湿敷。换药时如见病变仍在发展,再做切开,务必使引流通畅。一周后局部红肿逐渐消退,分泌物减少,创面有新肉芽组织形成,数周后创面愈合。如坏死皮肤脱落后溃疡面大,可植皮覆盖创面,促使创口早日愈合。

五、预防

要注意产房、婴儿室的消毒隔离,尿、粪污染后应勤换尿布,尿布力求松软。

（回立远）

第三十三节　先天性宫内感染

先天性宫内感染(congenital intrauterine infection)又称先天性感染或母婴传播疾病,可发生于妊娠各阶段,母亲体内病原体通过各种途径进入胎儿体内,造成胎儿感染。

一、病因及发病机制

新生儿先天性宫内感染的病原体较多,有巨细胞病毒、疱疹病毒、Epstein-Barr 病毒、肠道病毒(柯萨奇病毒、埃可病毒)、肝炎病毒、轮状病毒、腺病毒、呼吸道合胞病毒、风疹病毒、人类免疫缺陷病毒等。1971 年,Nahmias 提出了围生期感染病原体总称 TORCH。TORCH 中 T(toxoplasma)代表弓形虫、R(rubella)代表风疹病毒、C(cytomegalovirus)代表巨细胞病毒、H(herpes)代表单纯疱疹病毒、O(others)代表其他病原体的总称。近年来,柯萨奇病毒、EB 病毒、细小病毒 B19、衣原体、支原体、李斯特菌、B 族溶血性链球菌等严重感染事件不断有报道。

感染方式:①孕母病原体血症。②子宫内膜炎和(或)附件感染。③阴道病原体感染的上行感染,尤其在早期破膜后。

二、新生儿巨细胞病毒感染

新生儿巨细胞病毒(cytomegalic virus,CMV)感染是人类最常见的先天性病毒感染,是胎儿及新生儿最为常见的病毒性感染疾病之一。巨细胞包涵体病(cytomegalic inclusion disease,CID)是由巨细胞病毒 CMV 感染胎儿或新生儿后,引起胎儿及新生儿全身多个器官损害并出现临床症状。在不发达国家新生儿 CMV 感染的发生率为 1.2%(0.9%~1.3%),在中等发达国家发病率为 0.39%(0.3%~0.5%)。母亲妊娠期间感染 CMV,CMV 可以传播到胎儿并引起症状性先天性 CMV 感染(CMV 病,又称巨细胞包涵体病)或先天性 CMV 感染。其中 90% 为无症状的亚临床型,10% 为严重的 CID。

(一)先天性巨细胞病毒感染

1.感染途径及分类

先天性巨细胞病毒感染的途径为垂直传播、水平传播及医源性感染,其中垂直传播为主要途径。垂直传播是指母亲直接感染胎儿、新生儿、婴儿。

2.根据获得感染的方式分类

(1)先天性感染:由 CMV 感染的母亲所生育的子女,于出生 14 天内(含 14 天)证实有 CMV 感染,为宫内感染所致。

(2)围生期感染:由 CMV 感染的母亲所生育的子女,于出生 14 天内没有 CMV 感染,而于生后第 3~12 周内证实有 CMV 感染,为婴儿于出生过程或因吸吮母乳感染。

(3)生后感染或获得性感染:由产后水平感染,主要是新生儿接触母亲含有 CMV 的唾液、尿液或乳汁引起感染,其中母乳中 CMV 感染是生后感染的重要因素。

3.根据临床征象分类

(1)症状性感染:出现 CMV 感染相关的症状、体征,损害宿主 2 个或 2 个以上器官或系统时,称全身性感染,多见于先天性感染;主要集中于宿主的某一器官或系统,如肝脏或肺部时,则称为 CMV 肝炎或 CMV 肺炎。

(2)亚临床型感染:无任何临床症状与体征,在新生儿中为主要类型。

(二)临床表现

本病的临床表现依患儿的感染方式、年龄、免疫状态以及合并症不同而各异。

1.先天性感染

受感染的胎儿除流产、死产外,活婴中约有 5% 表现为典型全身巨细胞包涵体病(CID),即多系统、多脏器受累。另有 5% 表现为非典型的临床表现,其余 90% 均呈亚临床型。

(1)发育落后:主要特征为早产儿、低出生体重儿及小于胎龄儿,出生后发育迟缓。

(2)肝脏损害:主要表现为黄疸、肝脾大、肝功能异常。可表现为黄疸消退延迟、大便颜色变浅,可间断或持续出现白陶土样大便,肝、脾大,肝功能异常,严重时可伴肝功能衰竭,并发凝血功能异常,并可引起胆道闭锁。以围生期及生后 CMV 感染患儿多见。

(3)血液系统损害:多数患儿有轻或中度贫血,少数有血小板减少性紫癜,个别患儿可因肝功能损害导致继发性凝血因子不足而导致出血,以消化道出血常见。

(4)呼吸道感染:部分可无明显临床症状,而由胸部 X 线检查发现。有症状者起病缓慢,刺激样咳嗽

（呈百日咳样）、气促、发绀、呼吸暂停、间质性肺炎表现。

（5）中枢神经系统感染：小头畸形、脑积水、脑组织钙化、抽搐、脑发育迟缓、智力发育落后等。

（6）其他损害：心肌炎、关节炎、视网膜脉络膜炎等。

2. 出生时及出生后感染

主要通过分娩时的产道感染或经宫颈逆行感染及产后哺乳感染等，出生时多无感染症状，2～4个月后发病，多为亚临床型，以呼吸和消化系统表现为主，黄疸、肝脾大、血小板减少性紫癜常见。

本病的病死率可达30%，肺炎合并呼吸衰竭为主要的直接死因。有研究发现孕早期CMV原发感染对胎儿神经系统的损害较孕中期和孕晚期再发性感染及继发性感染重。

（三）辅助检查

1. 实验室检查

具有下列任何1项即可诊断。

（1）CMV分离：从尿液、血液、唾液、乳汁等分离出CMV。

（2）病毒抗原检测：主要是针对即刻早期抗原（immediate early antigen，IEA）、早期抗原（early antigen，EA）、晚期抗原（late antigen，LA）进行CMV检测。最常用的抗原为PP65，为CMV活动性感染早期标志物。

（3）血清特异抗体检测：①血清抗CMV-IgG从阴性转为阳性，表明原发性感染。②血清抗CMV-IgM阳性结果表明CMV感染；如同时有抗体CMV-IgG阴性，表明原发性感染。③双份血清抗体滴度呈4倍增高，提示CMV活动性感染。④若严重免疫缺陷，可出现假阴性。⑤因新生儿产生IgM能力差，因此即使感染了CMV仍可出现假阴性。

（4）分子杂交或聚合酶链反应法：用分子杂交或聚合酶链反应法从受检材料中检出CMV-DNA特异片段表明CMV感染，可为潜伏感染或活动性感染。

2. 其他辅助检查

（1）X线检查：肺部呈间质性肺炎表现。

（2）B超：有肝脾大等改变。

（3）脑电图：异常波形。

（四）治疗

对本病目前尚无特效治疗，以对症处理、支持治疗为主。对有严重症状的CMV患儿，可考虑使用抗病毒药物降低因器官衰竭导致的死亡。

1. 抗病毒药物

如更昔洛韦、阿糖胞苷、阿糖腺苷以及阿昔洛韦（无环鸟苷）等对CMV均能起到短暂的抑制作用使症状缓解，但不能清除感染。

更昔洛韦（ganciclovir，GCV）是一种新型核苷类抗病毒药，存在骨髓抑制、神经毒性及肝、肾功能损害等不良反应，故该药是否用于婴幼儿及新生儿CMV感染的治疗，目前尚存争议。多数学者认为，GCV治疗对CMV感染疗效肯定，且不良反应少，特别是对先天性CMV感染者，无论有无症状，均应进行GCV早期治疗。GCV的用法为：诱导治疗期：5 mg/kg，每12小时1次，服用14天后改为5 mg/kg，每天1次，维持2～3个月。为预防GCV的不良反应需注意：①用药前检查血常规，肝、肾功能。②诱导治疗期间，每2～3天复查血常规，每周复查肝、肾功能。诱导治疗期结束后再复查，并检查CMV-DNA水平，以观察疗效。③维持治疗期间，每周复查血常规，每2～4周复查肝、肾功能，结束时检查CMV-IgG、IgM水平，血、尿CMV-DNA水平，以观察疗效。④外周血中性粒细胞<0.5×10⁹/L或血小板<25×10⁹/L，应停药观察，并酌情对症处理。⑤GCV治疗期间，可常规用保肝药以防止肝功能损害。

2. 干扰素

对CMV的抑制作用效果欠佳，并可能导致抗药性。

（五）预后

本病病死率高，受感染的胎儿除流产、死产外，常发生先天性畸形。出生后，严重者在生后数天或数周内死亡；幸存者90%留有后遗症，如生长迟缓、智力障碍、运动障碍、癫痫、视力减退（视神经萎缩）、听力障碍（神经性耳聋）等。

（六）预防

治疗即使有效，也难免留下后遗症，所以预防特别重要，预防措施的重点在于开发疫苗。

（七）巨细胞包涵体病

1. 诊断

有CMV感染相关症状、体征及实验室证据，排除其他病因，受累器官、系统2个或2个以上称为巨细胞包涵体病（CID）。新生儿出现黄疸、肝脾大、皮肤黏膜出血点、周围血有异常淋巴细胞增多均应考虑CID可能。

2. 治疗

同先天性CMV感染。

3. 预后

先天性CID死亡率高，存活者留有后遗症，尤以中枢神经系统后遗症多，如智力低下、自闭症、学习障碍、脑瘫、癫痫、耳聋或听力损害、视觉缺陷或眼盲等。

三、先天性风疹综合征

风疹病毒（rubella，RV）为RNA病毒，由T. H. Weller等人于1962年自风疹患儿的咽部洗涤液中分离到，只有一个血清型，可在人胚胎组织中繁殖。先天性风疹综合征（congenital rubella syndrome，CRS）是由于孕妇在妊娠早期患风疹，风疹病毒可通过胎盘感染胎儿，所生的新生儿常为未成熟儿，常伴有先天性心脏畸形、白内障、耳聋、发育障碍等多器官的病变，称为先天性风疹综合征。

（一）诊断

1. 病史

母孕期有风疹感染史，或有流产、死胎或畸形儿史。

2. 临床表现

常为早产儿或小于胎龄儿，胎儿几乎所有的器官都有可能发生暂时性或永久性的病变。

（1）心脏畸形：以动脉导管未闭最为常见，约占先天性心脏畸形的30%。亦可见肺动脉及其分支的狭窄、房间隔缺损、室间隔缺损、主动脉弓异常等更为复杂的畸形。

（2）眼部病变：较常见，约占35%。最常见的是白内障，发生率可高达54.5%～66%，约70%为双侧，亦可为单侧，常伴有小眼球或青光眼。

（3）耳聋：耳聋可轻可重，可为单侧，亦可为双侧。

（4）中枢神经系统：约20%病例生后可出现脑膜脑炎，脑脊液常表现为细胞数增多，蛋白质含量增高，甚至可在脑脊液中分离出病毒。头颅CT早期可出现钙化影像。其他有头小畸形，亦可出现智力、语言、精神发育迟滞、运动障碍及脑性瘫痪等。智力、行为及运动方面的发育障碍为先天性风疹感染的一大特点，主要由于风疹脑炎所致，可造成永久性智力低下。

（5）骨骼生长障碍：软骨毛细血管不生长。约10%～20% X线检查可见股骨远端及胫骨近端的骨骺端密度减低，类似先天性梅毒改变。

（6）其他表现：可表现为血小板减少性紫癜，皮肤出现大小不等的紫红色斑点，间质性肺炎。50%以上可有肝脾大、黄疸。

3. 实验室检查

（1）病毒分离：可取咽分泌物、尿、脑脊液及其他组织做病毒分离，阳性率较高。

（2）血清学检测：①风疹病毒IgG：母亲传给胎儿的RV抗体生后2～3个月消失，如生后5～6个月婴儿风疹 IgG 抗体阳性,又有先天性风疹的临床表现,可诊断为先天性风疹感染。②风疹病毒 IgM 抗体:阳性说明已有风疹病毒感染。

(二)治疗

无特殊治疗,主要对症治疗。受感染的新生儿在生后 6～12 个月内仍可排泄病毒,需注意隔离。

(三)预防

关键在于防止孕妇在妊娠期内,尤其是在妊娠早期发生风疹病毒感染。

(1)避免受染:妊娠期妇女,尽量避免和风疹患儿接触,以防发生风疹病毒感染。既往有分娩畸形新生儿的妇女,最好间隔 3 年以上再怀孕。妊娠早期妇女未患过风疹,血清抗体阴性,有风疹接触史,可考虑做人工流产;如不能进行人工流产,则静脉滴注正常人免疫球蛋白或高滴度风疹免疫球蛋白,有可能防止胎儿发生先天性风疹。

(2)减毒活疫苗接种。

三、新生儿单纯疱疹病毒感染

单纯疱疹病毒(herpes simplex virus,HSV)可经胎盘或产道感染胎儿或新生儿。发病者常累及全身多数器官而引起全身感染,预后差,病死率高。常见者为单纯疱疹病Ⅱ型经产道所致的感染。

(一)诊断

1.病史

母有疱疹病毒感染史,尤其是原发性生殖器疱疹病史,或有流产、死胎、死产史。

2.临床表现

(1)全身感染症状:主要为内脏受侵,表现为肝炎[血清转氨酶升高和(或)黄疸、肝脾大]、肺炎(呼吸困难、发绀)、弥散性血管内凝血(紫癜、血小板减少、血尿、血便)、心包炎、循环衰竭以及全身中毒症状(精神萎靡、吸乳差、呕吐、腹泻、惊厥、昏迷)等。

(2)中枢神经系统受损表现:常表现为脑膜脑炎(昏迷、抽搐、视神经乳头水肿、囟门隆起等,脑脊液常呈病毒性感染之改变)。孕早期感染者可有小头畸形、脑钙化等。

(3)皮肤黏膜受损表现:常见皮肤疱疹,多于头皮及面部以成串疱疹出现。

(4)眼受损表现:常表现为角膜炎,亦可为结膜炎、视网膜炎等。重者因角膜受损形成瘢痕、脉络膜视网膜炎、白内障或眼萎缩而导致失明。

(5)口腔黏膜受损表现:口、舌、咽部黏膜反复出现疱疹、溃疡。

新生儿期出现 HSV 感染的全身症状,同时具有典型疱疹性皮疹,诊断并不困难。如双亲具有生殖器疱疹的历史有助于诊断。但当侵犯中枢神经系统及其他内脏器官,而又不具典型皮肤损害则诊断困难。为明确诊断,应做相应的 HSV 感染的实验室检查。

3.实验室检查

(1)病毒学检查:从疱疹液、脑脊液、咽拭子或病理组织标本做病毒分离,阳性者可确诊;使用酶联免疫吸附试验(ELISA 法)或聚合酶链反应(PCR)技术进行 HSV-DNA 检测;用荧光抗体染色进行 HSV 抗原检测。

(2)病理学检查:疱疹液、皮损处涂片或组织切片染色后可发现典型的多核巨细胞与核内嗜酸性包涵体,可有助于诊断。

(3)血清中 HSV 抗体检测:IgG 抗体可因母亲血中 IgG 通过胎盘进入胎儿体内,故诊断价值不大,恢复期血清中 IgG 抗体效价高于急性期 4 倍以上有诊断价值。IgM 抗体可反映新生儿 HSV 感染情况。

(二)治疗

1.一般治疗

加强护理,保持皮肤损害部位清洁,防止继发细菌感染。结膜炎、角膜炎时局部可用 1‰碘苷或阿糖腺苷点眼。

2.抗病毒治疗

(1)阿昔洛韦(无环鸟苷,acyclovir):是目前推荐治疗新生儿HSV感染的主要药物。60 mg/(kg·d),分3次静脉用药(20 mg/kg,每8小时1次),疗程14～21天。较过去推荐使用的30 mg/(kg·d),生存率提高。

(2)阿糖胞苷(Ara-A):可阻止HSV-DNA的合成,早期使用效果好。10～25 mg/(kg·d),静脉滴注,每天一次,疗程5～15天。由于其毒性大、耐受性差,20世纪80年代后临床已较少应用。

(三)预防

本病预防较为困难,但以下措施可减少其发生。

(1)孕妇临产前均应进行生殖器疱疹的检测。如确定有生殖道HSV感染,且有病损宜采用剖宫产,避免经阴道分娩感染新生儿,剖宫产应在胎膜未破时进行,胎膜早破4～6小时后,新生儿有被上行感染的可能。

(2)新生儿出生后应避免和有活动性HSV感染的医护人员、亲属及新生儿接触。有HSV感染的新生儿应与其他新生儿隔离。丙种球蛋白被动预防新生儿感染HSV效果尚不肯定。

(回立远)

第三十四节　新生儿梅毒

先天性梅毒(congenital syphilis)是梅毒螺旋体由母体经过胎盘进入胎儿血液循环中所致的疾病。发病可出现于新生儿期、婴儿期和儿童期。临床表现在2岁以内出现者称为早期先天性梅毒,2岁以上出现者为晚期先天性梅毒。

一、病因及发病机制

在妊娠的任何阶段梅毒螺旋体都可能通过胎盘感染胎儿。梅毒感染可致早产、死产、先天性感染或新生儿死亡,与母亲感染的时期及分娩前胎儿感染持续的时间有关。在妊娠的早、中期母亲感染而未经治疗者,常导致胎儿发病率高,而妊娠晚期感染者多数胎儿无症状。新生儿也可能在出生经过产道过程中接触感染部位而发病。未经治疗的原发性或继发性梅毒感染孕妇所生的婴儿几乎都有先天性梅毒感染。

二、诊断

(一)母亲病史

极为重要。必须详细询问父母性病史、验血史及治疗史,母亲生育史。如有怀疑,母亲应做梅毒血清学试验。

(二)临床表现

大多数新生儿刚出生后症状和体征不明显,于2～3周后逐渐出现。

1.早期先天性梅毒常见以下症状

(1)一般表现:多为早产儿、低出生体重儿或小于胎龄儿。营养障碍、消瘦,皮肤黏膜松弛,貌似老人。可有发热、贫血、体重不增、烦躁、易激惹。

(2)皮肤黏膜损害:占30%～60%。可于出生时即发现,多出现在生后2～3周左右。皮疹为散发或多发性,呈多种形状如圆形、卵圆形或彩虹状,紫红或铜红色浸润性斑块,外周有丘疹,带有鳞屑。多见于口周、臀部、手掌、足跖,重者全身分布。掌跖部损害多表现为大疱或大片脱屑。口周病损呈放射状裂纹。

(3)鼻损害:常见梅毒性鼻炎,表现为鼻塞、张口呼吸,可有脓血样分泌物,鼻前庭皮肤湿疹样溃疡。如侵及鼻软骨及鼻骨,致日后鼻根下陷成马鞍鼻。侵犯喉部发生喉炎。

(4)骨损害:受累者占20%～95%,X线检查发现异常的更多。主要为长骨多发性、对称性损害,表现为骨炎、软骨炎、骨膜炎,肢体剧烈疼痛可导致假性瘫痪。

(5)肝脾大及全身淋巴结肿大:肝大可伴黄疸,肝功能损害。滑车上淋巴结肿大具有诊断价值。

(6)中枢神经系统梅毒:症状在新生儿期少见,多出现在生后3个月以后。可表现有低热、前囟突起、颈强直、惊厥、昏迷、角弓反张、脑积水等。脑脊液淋巴细胞增加,蛋白增高,糖正常。

(7)其他:约1/6患儿有全身水肿,其原因主要由于低蛋白血症、先天性肾病或梅毒性肾炎。少见的还有脉络膜视网膜炎、指甲炎、青光眼等。

2.晚期先天性梅毒

可发生结节性梅毒疹和梅毒瘤,楔状齿,马鞍鼻,骨膜增厚胫骨呈马刀状,膝关节肿痛、积液。单侧或双侧间质性角膜炎,视乳头萎缩,神经性耳聋以及慢性脑膜炎所致的智力低下、惊厥、瘫痪等。

3.隐性先天性梅毒

指临床无症状和体征,仅血清学反应呈阳性者(需排除假阳性)。

(三)实验室检查

1.梅毒螺旋体检查

取胎盘、脐带或皮肤黏膜病损的渗出物或刮取物涂片,在暗视野显微镜下查找螺旋体。

2.脐血IgM检查

梅毒婴儿较其他宫内感染IgM水平升高,但无特异性。

3.血清学试验

(1)非特异性非螺旋体抗体(NTA)试验:快速血浆反应素环状卡片试验(RPR)、性病研究实验室试验(VDRL),敏感度高,特异性低,易出现假阳性,一般作为筛查、定量试验、观察疗效、复发及再感染的指标。

(2)特异性抗螺旋体抗体(STA)试验:用梅毒密螺旋体或其成分作抗原的试验方法,包括梅毒密螺旋体间接血凝试验(TPHA)、螺旋体荧光抗体吸收试验(FTAABS)、梅毒螺旋体制动试验(TPI)等。这些试验方法灵敏度低,特异度高,临床上可用于确诊先天性梅毒。

4.脑脊液检查

梅毒婴儿腰穿应作为常规。若脑脊液检查有淋巴细胞增加,蛋白质升高,VDRL阳性,无论有无症状都可诊断神经梅毒。

5.X线检查

(1)骨骼变化:以长骨改变明显。表现有骨膜下层加厚,骨影局部稀疏,骨干骺端浓厚的致密带。

(2)肺部:肺部炎性浸润。

三、预防及治疗

青霉素是治疗本病的首选药物,敏感,一般无耐药性,且能通过胎盘到达胎儿体内。

(一)母亲治疗

母亲在妊娠期间患有梅毒且接受足量青霉素治疗,其婴儿患梅毒的危险甚小。如果母亲治疗不当或情况不明,或妊娠晚期最后4周才开始治疗或使用的药物不是青霉素(如红霉素),则其所生的婴儿应该进行治疗。在妊娠期间接受梅毒治疗的孕妇,孕期每月需进行NTA定量试验。合理的治疗能使梅毒抗原滴度进行性下降。

(二)VDRL阳性的婴儿

VDRL阳性的婴儿如果不能及时随访,即使婴儿体内可能为母体经胎盘转运的IgG,也应该治疗。

(三)确定性治疗

水剂青霉素G 10万~15万U/(kg·d),前7天按10万U/(kg·d),分2次肌内注射或静脉注射,之后按15万U/(kg·d),分3次,疗程共10~14天;或普鲁卡因青霉素G 5万U/(kg·d),每天1次肌内注射,疗程10天;或苄星青霉素G 5万U/(kg·d),单次肌内注射。脑脊液正常者,主要选用苄星青霉素G或普鲁卡因青霉素G,脑脊液异常者选用青霉素G 5万U/(kg·d),肌内注射或静脉注射,疗程

10～15 天。药物治疗要系统进行,治疗期间中断 1 天以上整个疗程需重新开始。

（四）隔离措施

已经确诊的先天性梅毒患儿应严格隔离,避免感染其他疾病或其他人被感染。

（五）随访

疗程完后需在 2、4、6、9、12 个月时追踪观察血清学试验,如治疗较晚者应追踪更久,直至 VDRL 滴度持续下降最终阴性。神经梅毒 6 个月后复查脑脊液。治疗 6 个月内血清滴度未出现 4 倍下降,应视为治疗失败或再感染,需重复治疗,剂量加倍。

四、预后

先天性梅毒在宫内或生后早期充分治疗者,预后良好;治疗过晚,病情严重者可死亡。

（回立远）

第三十五节 新生儿胆汁淤积综合征

新生儿胆汁淤积综合征(neonatal cholestasis)是由于肝细胞不能正常合成胆汁酸,或由于胆管系统功能异常不能有效地将胆汁排泄导致胆红素、胆酸及胆固醇在血液及肝外组织蓄积的临床过程。

一、病因及发病机制

常见原因包括梗阻性、遗传代谢性、感染性及中毒性疾病,其中胆道闭锁、特发性婴儿肝炎最常见。

（一）肝细胞性

新生儿肝炎(各型肝炎病毒、巨细胞病毒、EB 病毒等)、新生儿败血症等感染性疾病、药物及中毒等。

（二）肝后性梗阻

包括胆道闭锁、胆总管囊肿、胆囊结石、胆汁浓缩、囊性纤维化病、新生儿胆总管硬化等。

（三）遗传代谢病

α1-抗胰蛋白酶缺乏、酪氨酸血症、半乳糖血症、尼曼－皮克病、新生儿垂体功能低下、囊性纤维化病等。

二、诊断

一旦诊断胆汁淤积即应尽快明确病因,但快速、有效地诊断新生儿胆汁淤积的病因往往较难。

（一）临床表现

黄疸是最常见的临床表现,发生率达 92%,还包括大便颜色变浅、尿色加深、肝大或质地改变等,皮肤瘙痒在新生儿期较少见。

（二）胆红素测定

2004 年北美儿科胃肠、肝病、营养学会对新生儿胆汁淤积的定义如下:如果总胆红素＜5 mg/dL,直接胆红素＞1.0 mg/dL 为异常;如果总胆红素＞5 mg/dL,直接胆红素＞总胆红素的 20% 为异常。我国采用结合胆红素≥26 μmol/L(1.5 mg/dL)作为新生儿胆汁淤积性黄疸的诊断标准,仅总胆汁酸升高不能作为胆汁淤积的诊断标准。

（三）病理检查

美国儿科学会推荐对诊断不明的胆汁淤积患儿、诊断胆道闭锁考虑外科手术的患儿应行经皮穿刺肝脏活检。

（四）影像学检查

(1)放射性核素扫描:注射核素 24 小时后肠道内无核素显影为异常,可反映胆道梗阻或肝细胞功能障碍。

（2）肝胆系统磁共振显像（MRCP）：近年应用逐渐增多，可准确地除外胆道闭锁。

（3）十二指肠吸引：若十二指肠引流液中不含胆汁，应注意胆道梗阻或肝细胞功能障碍。

（4）内镜逆行性胆总管胰腺显影（ERCP）。

（5）腹部超声。

（五）其他

血清谷氨酰胺转肽酶（GGT）、血清胆汁酸、谷丙转氨酶、谷草转氨酶等。

（六）针对原发病病因的检查

除前述有关胆汁淤积症诊断及肝活检病因诊断外，还应根据可能的原发病进行针对性检查，如针对遗传代谢性疾病的特异酶学、基因检查，各类可能的感染性疾病的系统检查，如针对败血症进行的血培养、急性期反应蛋白的监测，针对病毒感染的血清病毒抗体检查等。有时病因会有所交叉及重叠，如胆道闭锁合并 CMV 感染，因此，对胆汁淤积症患儿应全面进行病因学评估。

三、治疗

（一）病因治疗

采用内科和外科方法对确定的导致胆汁淤积的原发病进行治疗。

1.胆道闭锁或其他导致胆道梗阻的畸形

一旦确诊，应积极、尽早治疗。手术效果与胆道闭锁类型、手术时间有关。肝门肠吻合术（Kasai 手术）可缓解胆汁在肝脏的淤积，减轻对肝脏的损害，手术越早预后越好。根据早期治疗与否及治疗效果，成长期肝移植也是治疗选择之一。

2.感染

尽快明确病原，有针对性地选用适宜的抗感染药物。治疗中除注意原发感染的治疗外，还应注意药物不良反应、继发感染的预防与治疗。

3.胃肠外营养相关性胆汁淤积

需综合治疗。加强高危人群的管理，如早产儿系统管理、围术期管理，在安全、合理的前提下，尽可能减少胃肠外营养比例，缩短胃肠外营养时间，选用新生儿适宜的胃肠外营养成分。

（二）对症治疗

1.保肝、利胆

熊去氧胆酸是外源性胆汁酸，可促进胆汁流动，剂量 $10\sim30$ mg/（kg·d）。有肝功受损可应用促肝细胞生长素、谷胱甘肽、肝水解肽、门冬氨酸鸟氨酸、复方甘草酸苷等保肝药。

2.其他

对较重病例，注意肝功能异常导致的各种合成、代谢功能不足，注意补充脂溶性维生素；检测凝血功能，对凝血功能异常者进行矫正，以及合理的营养支持。

四、预防

加强产前保健，及时发现母亲存在的可能导致婴儿发生宫内感染的情况并积极治疗；出生后密切观察，早期发现及治疗存在的各种感染性疾病；对黄疸患儿注意家族史的询问，对突变位点明确的疾病考虑产前咨询及必要的产前诊断。早期治疗时全面分析病情并评估治疗的利弊，注意药物不良反应并严密观察；积极开展肠道内营养，肠道外营养时注意营养素来源的选择、合适的配比，必要的营养素如牛磺酸、胆碱的添加等。

（回立远）

第三十六节　新生儿脐炎

新生儿脐炎(neonatal omphalitis)是因断脐时或出生后处理不当,脐残端被细菌侵入、繁殖所引起的急性炎症,也可由于脐血管置保留导管或换血时被细菌污染而导致发炎。

一、病因

新生儿脐炎可由任何化脓菌引起。常见的化脓菌是金黄色葡萄球菌,其次为大肠埃希菌、铜绿假单胞菌、溶血性链球菌等。脐带创口未愈合时,爽身粉等异物刺激可引起脐部慢性炎症而形成肉芽肿。

二、诊断

(一)临床表现

(1)轻者脐轮与脐周皮肤轻度红肿,伴脓性分泌物。

(2)重者脐部及脐周明显红肿发硬,脓性分泌物较多。向周围扩散可致蜂窝织炎、皮下坏疽、腹膜炎及深部脓肿。

(3)慢性脐炎常形成脐肉芽肿。

(二)鉴别诊断

脐部具有炎症表现即可诊断。注意与脐肠瘘(卵黄管未闭)、脐窦和脐尿管瘘进行鉴别。

三、治疗

(1)轻者局部用2%碘酒及75%酒精清洗,每天2～3次。

(2)脐周有扩散或有全身症状者,除局部消毒处理外,还需应用抗生素。

(3)慢性肉芽肿可用硝酸银涂擦,大肉芽肿可用电灼、激光治疗或手术切除。

四、预防

断脐应严格无菌,生后勤换尿布,保持脐部清洁、干燥。护理治疗要无菌操作。

(回立远)

第三十七节　新生儿鹅口疮

鹅口疮(neonatal thrush)是由白色念珠菌所致的口腔黏膜炎症,又称口腔念珠菌病(oral moniliasis)。新生儿时期常见本病。

一、病因

(1)乳具消毒不严,乳母乳头不洁,或喂奶者手指污染。

(2)出生时经产道感染。

(3)长期使用广谱抗生素或肾上腺皮质激素。

(4)慢性腹泻。

(5)经医护人员手的传播,院内交叉感染。

(6)接触感染念珠菌的食物、衣物和玩具。

二、诊断

（一）临床表现

本病特征是在口腔黏膜上出现白色如凝块样物,常见于颊黏膜、上下唇内侧、齿、牙龈、上颚等处,有时波及咽部。白膜不易拭去,强行剥落后,局部黏膜潮红、粗糙,并可溢血,白膜又迅速生成。患处无疼痛感,不影响吸吮,无全身症状,偶可表现拒乳。

当全身抵抗力下降时,病变可蔓延至咽后壁、食管、肠道、喉头、气管、肺等处,出现呕吐、呛奶、吞咽困难、声音嘶哑、呼吸困难等症状。

（二）实验室检查

可取白膜少许置玻璃片上,加10％氢氧化钠一滴,在显微镜下可见到念珠菌菌丝及孢子。或通过念珠菌培养确诊。

三、治疗

健康新生儿一般可自限。轻症治疗可用2％碳酸氢钠(小苏打)溶液,清洁口腔。再用制霉菌素鱼肝油涂口腔黏膜,每天3～4次,2～3天便可治愈。切忌用粗布强行揩擦或挑刺口腔黏膜,以免局部损伤,加重感染。

四、预防

新生儿的用具要严格消毒,护理人员接触婴儿前要洗手,母亲喂奶前应洗净乳头。

（回立远）

第三十八节　新生儿咽下综合征

咽下综合征(neonatal swallowing syndrome)在新生儿期不少见,主要特点为新生儿出生后即出现呕吐,进食后呕吐加重,呕吐内容物为羊水,也可带血,持续1～2天后多自愈。

一、病因及发病机制

在分娩过程中,胎儿如吞入羊水量过多,或吞入被胎粪污染或已被感染过的羊水,或含较多母血的羊水,均可刺激新生儿的胃黏膜,而引起呕吐。

二、诊断

（一）症状

常于生后尚未开奶即开始呕吐,吐出物呈泡沫黏液样,有时带绿色,为被胎粪污染的羊水,有时含咖啡色血样物。开始喂奶后呕吐常加重,吃奶后即吐出。但一般情况好,无呛咳,也无发绀等症状。胎便排出正常,有时可排黑便,大便潜血阳性。

（二）体征

一般腹部不胀,看不到胃型或肠型,也无其他异常体征。通常在1～2天内,将咽下的羊水及产道内容物以及血液吐净后,呕吐即停止。

（三）鉴别诊断

吐血量多时需与新生儿自身消化道出血相鉴别,如新生儿应激性溃疡、新生儿出血症也可有呕血症状。可做APT试验,取患儿呕吐物或大便中血性标本,加水搅匀,使之溶血,沉淀后,取上清液5份加1％

氢氧化钠1份。1～2分钟后观察,若呈棕黄色,表示血液来自母体,因成人血红蛋白遇碱则变性。若呈红色,表示血液来自新生儿本身,因新生儿血以胎儿血红蛋白为主,具有抗碱性,不变色。经以上试验,如证明为母血,可确诊为本病。

三、治疗

此病一般不需治疗,吞入液体吐净后,1～2天内自愈。呕吐重者可用1%碳酸氢钠溶液或1/2张温盐水洗胃,洗1～2次后,呕吐即可停止。

(回立远)

第三十九节　新生儿坏死性小肠结肠炎

新生儿坏死性小肠结肠炎(neonatal necrotizing enterocolitis,NEC)是新生儿尤其是早产儿常见的消化道急症,早产儿、小于胎龄儿发病者较多,多在生后24小时～10天内发病,以生后3～10天为发病高峰。

一、病因

一般认为是由多因素综合作用所致。

(1)早产儿肠道功能不成熟、血供调节能力差、胃酸低、肠蠕动弱、食物易滞留及发酵,致病菌易繁殖,肠道对各种分子和细菌的通透性高,肠道内分泌型IgA(SIgA)低下,易受到细菌的侵入。

(2)感染及其炎症反应,内毒素、前列腺素、白三烯等多种炎症介质参与NEC的发病过程。

(3)窒息、呼吸窘迫、休克等均可引起使肠壁的缺氧缺血和再灌注损伤。

(4)人工喂养儿肠黏膜缺乏SIgA保护,容易受细菌的侵袭。

(5)高渗溶液对肠黏膜的直接损害。

(6)其他疾病,如新生儿肺炎、败血症、低血糖、酸中毒等均可引起肠黏膜的损伤而诱发本病。

二、诊断

(一)临床表现

较多发生在出生后3～10天,其起病形式不一:大多表现为腹胀、肠麻痹、胃潴留增加,可伴有体温不稳、呼吸暂停、心动过缓等非特异性症状;有少数起病急骤,表现为呼吸衰竭、循环衰竭、便血、腹膜炎及DIC。

目前NEC的临床分期主要参照Bell分期标准。

1.第一期

可疑NEC:症状较轻;腹胀、胃潴留增加,对食物不耐受可伴有体温不稳、呼吸暂停、心动过缓;腹部X线平片可见肠道充气、功能性改变、无肠壁囊样积气。

2.第二期

可确诊NEC:症状同第一期,大多有便血及呕血,腹胀更明显,有的患儿有代谢性酸中毒及血小板减少,X线平片可见肠壁囊样积气。

3.第三期

重型NEC:生命体征不稳定(SIRS、低血压、心动过速或过缓、呼吸暂停、低体温),代谢性酸中毒、DIC、中性粒细胞减少、毛细血管渗出和多器官功能不全,病情突然恶化往往提示肠穿孔,若出现高度腹胀、腹壁红肿或极度腹壁压痛,常提示腹膜炎。

（二）辅助检查

1.实验室检查

（1）血常规及CRP：感染性血象，白细胞计数可以正常、升高或降低，后者提示病情严重。血小板多降低，约半数患儿血小板计数低于$60\times10^9/L$，血小板降低者死亡率高。CRP多数升高。

（2）大便常规：镜检可见红细胞、白细胞、潜血试验阳性。

（3）血气分析：可有代谢性酸中毒，病情严重者呼吸性酸中毒及PaO_2降低。

（4）细菌培养：血、粪、腹腔穿刺液可培养出相应细菌。1/3患儿血培养阳性。

（5）其他检查：目前进行的呼吸道氢气、尿液血液中D乳酸盐，粪便中α1-抗胰蛋白酶含量测定有助于NEC的诊断。

2.X线检查

NEC的早期X线表现不典型，主要以动力性肠梗阻表现为主，小肠充气扩张且分布不均匀，部分小肠襻表现为无特征性的展开，部分肠管呈连续管型，一旦怀疑本病应立即拍腹部X线平片，并每8～12小时复查1次，动态观察变化，典型征象如下。

（1）肠胀气：小肠为主，有多个液平（立位腹平片），肠曲间距增宽。

（2）肠壁囊样积气：肠壁黏膜下层及浆膜下可见多囊状、泡沫状、线状、环状透亮影，为较特征性改变，肠襻固定表明该段肠壁病变重。

（3）门静脉积气：自肝门向肝内呈树枝状透亮影，可在4小时内消失，提示预后不良。

（4）腹膜外积气或胃壁积气：有时可见。

（5）可有腹腔积液或气腹影，仰卧位水平透照可显示病发肠穿孔所致游离气体。

（6）如果出现肠襻固定扩张，提示肠道全层坏死，动力消失。

3.腹部B超

可见肠壁增厚、肠壁积气、门静脉积气、腹水和胆囊周围积气。

（三）治疗

1.基本处理

凡考虑为NEC时下列各点为基本处理方法。

（1）禁食，胃肠减压。

（2）密切观察生命体征及腹围变化。

（3）观察胃肠道出血情况（胃肠减压吸出血性液体及便血）。

（4）每6～8小时腹部X线检查，待病情好转后检查间隔时间可延长。

（5）抗生素常选用氨苄西林及庆大霉素，厌氧菌感染用甲硝唑。

（6）维持水电解质、酸碱平衡。

（7）抽血送培养，必要时大便培养。

（8）随访血常规、血小板、血电解质、血浆蛋白及血气分析。

（9）纠正贫血，血细胞比容保持在0.4左右。

2.除上述基本处理外

对第一期（可疑NEC）的细菌培养若阴性，且小儿一般情况也恢复正常，且腹部平片也正常，则处理3～4天后可停用抗生素并开始恢复进食。可先试喂5%糖水，无呕吐及腹胀再喂少量稀释的乳汁，若能耐受逐渐增加摄入量。若有呕吐、腹胀等症状，则应暂停哺乳一次，然后再减量试喂。

第二期除上述基本处理外，抗生素应用一般不少于10天，禁食也在10天以上，当腹部平片恢复正常后7天可开始进食，注意点同上。有的患儿因病变较广泛，恢复期有继发性乳糖酶缺乏，进食乳品后出现腹胀、腹泻，应暂时改为不含乳糖的代乳品。禁食期间予静脉营养。缺氧时供氧。

第三期除上述处理外，要加强呼吸管理，必要时予机械通气。由于感染重、肠壁水肿、腹腔渗出，要重视补液，输血浆10 mL/kg以维持血容量，血压下降时除补充血容量外，尚可滴注多巴胺5～10 μg/(kg·min)。

当 PaO_2、$PaCO_2$ 正常而代谢性酸中毒不能纠正时,要考虑血容量不足。

凡是考虑肠穿孔、右下腹部块状物、腹壁红肿或经内科保守治疗无效者,均应请外科医师会诊。

三、预防

(1)预防早产、防治感染。

(2)重视并正确处理诱发坏死性小肠结肠炎的因素,如围生期窒息、感染、红细胞增多症、脐动脉插管等。

(3)提倡母乳喂养。

(4)肠道酸化处理。

(5)肠道微生态制剂。

(回立远)

第四十节　先天性肾上腺皮质增生症

先天性肾上腺皮质增生症(congenital adrenal hyperplasia,CAH)又称肾上腺生殖器综合征,是由于肾上腺皮质激素合成过程中所需酶的先天性缺陷所导致的一组疾病,为常染色体隐性遗传病,典型 CAH 的发生率约为 1/10 000,男女比例为 2∶1。新生儿 CAH 发病率为 1/16 000~1/20 000。临床表现决定于酶的阻断部位及严重程度,大多数患儿有不同程度的性征异常和肾上腺皮质功能减退。

一、病因及发病机制

肾上腺皮质类固醇合成过程中 5 种酶的缺陷,使其阻断部位以前的前体物质增加,阻断后的合成产物减少,引起不同的生化改变和临床表现。

二、临床表现

(一)21-羟化酶(21-OHD)缺乏

为最常见类型,占 90%~95%,发病率约为 1/5000~1/15 000。其临床特征为皮质醇分泌不足、失盐及雄激素分泌过多而引起各种表现。通常分为如下三种类型。

1.单纯男性化型

系 21-羟化酶不完全缺乏所致。此酶部分缺乏引起的皮质醇和醛固酮合成减少,可为代偿性增加的 ACTH 和血管紧张素所代偿,无肾上腺皮质功能减退和失盐症状,偶发生低血糖。有明显男性化表现,女性胎儿不同程度外生殖器男性化,严重者外生殖器性别难辨。男性胎儿外生殖器正常或阴茎较大,生后 6 个月内逐渐出现假性性早熟,男女均出现男性第 2 性征,女孩出现男性体征,皮肤黏膜色素增加,乳晕及外生殖器皮肤发黑。

2.男性化伴失盐型

为 21-羟化酶完全缺乏所致。皮质醇和醛固酮合成严重障碍,不能被增加的 ACTH 及血管紧张素所代偿。生后很快即出现肾上腺皮质功能减退和失盐症状。男性化更为严重。常在生后 6~14 天出现精神萎靡,拒乳,呕吐,腹泻和脱水,消瘦,呼吸困难甚至发绀及皮肤黏膜色素沉着显著。电解质紊乱特点:低血钠,低血氯,高血钾及代谢性酸中毒。男性化更为严重。

3.不典型型

亦称迟发型、隐匿型或轻型,是由于 21-羟化酶轻微缺乏所引起。主要为女性,出生后无明显症状,至儿童期或青春期出现男性化症状,女性可有多毛、痤疮、月经失调和不孕症等(迟发型)。亦有一直无症状者,仅 ACTH 刺激试验时 17-羟孕酮(17-OHP)增高(隐匿型)。

(二)11β-羟化酶(11β-OHD)缺乏症

约占 CAH 的 5%~8%,11β-羟化酶缺乏时,醛固酮和皮质醇合成障碍。11-去氧皮质酮和 11-脱氧皮质醇大量增加,亦具有弱的糖皮质激素的作用,尤其后者,所以可无肾上腺皮质功能减退症状。

(三)3β-羟类固醇脱氢酶(3β-HSD)缺乏症

本型较罕见,是由于 3β-HSDⅡ基因突变所致。3β-羟类固醇脱氢酶缺乏,皮质醇、醛固酮及性激素均合成受阻。常在 1 周~3 个月出现严重的肾上腺皮质功能减退和失盐症状,新生儿期即可发生失盐、脱水表现,并且较重。

(四)17α-羟化酶(17α-OHD)缺乏症

本型较罕见,孕酮、皮质酮及 11-脱氧皮质酮大量增加,引起低钾血症、代谢性碱中毒、高钠血症和高血压。

(五)胆固醇侧链裂解酶缺乏症

又称先天性类脂质性肾上腺皮质增生症,罕见,肾上腺细胞内积聚大量胆固醇及其他脂类。为最严重类型。在生后数天或数周出现严重的失盐和低血糖等肾上腺皮质功能减退症状。睾丸合成睾酮亦障碍。女性胎儿内外生殖器正常,在青春期可发生性幼稚症和雌激素缺乏。男性胎儿外生殖器完全女性型,内生殖器仍为男性型。

三、实验室检查

(1)血电解质:包括血糖、血钾、血钠、血氯、CO_2CP 及血 pH。

(2)24 小时尿 UFC 及 17KS 测定。

(3)血 17-羟孕酮(17-OHP)测定对 21-羟化酶缺陷极有诊断价值。

(4)非典型 21-羟化酶缺陷的诊断需做 ACTH 刺激试验。

(5)骨龄测定,对性别难辨者需进行性染色体检查。

(6)肾上腺 B 超或 CT 检查。

四、诊断

临床表现结合实验室检查。

五、鉴别诊断

(1)需要鉴别 11-羟化酶缺陷和 17-羟化酶缺陷。

(2)急性失盐型患儿需与先天性肥厚性幽门狭窄、暂时性肾上腺皮质功能不全、肾上腺皮质出血等疾病相鉴别。

(3)女性假两性畸形需与真两性畸形、获得性女性假两性畸形鉴别。

(4)男性假两性畸形需与真两性畸形,睾丸女性化综合征,XY 性腺不发育综合征,5α-还原酶缺乏,17、20-碳链裂解酶或 17-酮还原酶缺乏鉴别。

六、治疗

治疗原则:①对于肾上腺皮质分泌不足进行补充治疗。②抑制垂体分泌过多的 ACTH,减少皮质激素的前体类固醇异常增加和减少肾上腺皮质雄激素的过度产生,使男性化症状不再进展。③抑制垂体对黑色素细胞过度分泌的促进作用,减轻皮肤色素沉着,对失盐型还需要补充盐皮质激素。

(一)初期治疗

早期诊断后应及早应用糖皮质激素。及时纠正水、电解质紊乱(针对失盐型患儿)。

静脉补液可用生理盐水,有代谢性酸中毒则用 0.45% 氯化钠和碳酸氢钠溶液。忌用含钾溶液。重症失盐型需静脉滴注氢化可的松,若低钠和脱水不易纠正,则可肌内注射醋酸去氧皮质酮(DOCA)或口服氟氢可的松,脱水纠正后,糖皮质激素改为口服,并长期维持,同时口服氯化钠。其量可根据病情适当调整。

（二）长期治疗

1.糖皮质激素

尽早开始治疗并终生服用。糖皮质激素治疗一方面可补偿肾上腺分泌皮质醇的不足,一方面可抑制过多的 ACTH 释放,从而减轻雄激素的过度产生,故可改善男性化、性早熟等症状,保证患儿正常的生长发育过程。一般用醋酸可的松,生理补充剂量为 16 mg/(m² · d),肌内注射作用时间为 3 天,可每 3 天肌内注射45～50 mg/(m² · d),1.5～2 岁后改口服治疗。氢化可的松,25 mg/(m² · d),每 8 小时一次口服。根据临床改善情况、生化指标及生长状况调节药量,既保证有效抑制过多的雄性激素的分泌,又保证正常生长。

2.盐皮质激素

盐皮质激素可协同糖皮质激素的作用,使 ACTH 的分泌进一步减少。严重失盐者可予以醋酸去氧皮质酮(DOCA)肌内注射,每天 1～2 mg 或予以 9α-氟氢可的松(9α-FHC)口服,每天 0.05～0.1 mg,每天补充氯化钠 1～3 g。在皮质激素治疗的过程中,应注意监测血 17-羟孕酮或尿 17-酮类固醇,失盐型还应该监测血钾、钠、氯等。调节激素用量,患儿在应激情况下(如:感染、过度劳累、手术等)或青春期,糖皮质激素的剂量应比平时增加 1.5～2 倍。

（三）肾上腺危象及应激治疗

(1)纠正水盐代谢紊乱:扩容、纠酸、补充累积损失量和生理需要量。

(2)补充盐皮质激素:扩容同时予醋酸去氧皮质酮(DOCA)肌内注射,每天 1～2 mg,根据血清电解质、脱水、体重及血压恢复情况调整。

(3)补充糖皮质激素:应用补液和 DOCA 仍不能恢复血压和肾上腺皮质功能时,氢化可的松琥珀酸钠 50 mg/m² 静脉注射,继用 50～100 mg/m²,在 24 小时静脉注射。

(4)高血钾治疗。

（四）手术治疗

男性患儿无需手术治疗。女性两性畸形患儿宜 6 个月～1 岁行阴蒂部分切除术或矫形术。

（回立远）

第四十一节　苯丙酮尿症

苯丙酮尿症(phenylketonuria,PKU),是一种常见的氨基酸代谢病,是由于苯丙氨酸(PA)代谢途径中的酶缺陷,使得苯丙氨酸不能转变成为酪氨酸,导致苯丙氨酸及其酮酸蓄积,并从尿中大量排出。其遗传方式为常染色体隐性遗传。

一、临床表现

患儿出生时一般正常。多在 3～6 个月出现症状,1 岁左右症状明显。病程早期有呕吐、易激惹、生长迟缓等表现。新生儿期无特殊肯定的临床症状,有些可出现喂养困难、呕吐,有些可误诊为先天性幽门肥厚,一些患儿可有湿疹。

（一）生长发育迟缓

除躯体生长发育迟缓外,未经治疗者在 4～9 个月间开始有明显智力发育迟缓,语言发育障碍尤其。以后智力低下的程度不等,约 60% 属重型低下(IQ<50),余为中、轻型,只有 1%～4% 未经治疗的典型 PKU 患儿 IQ≥80。

（二）神经精神表现

由于有脑萎缩而有小脑畸形、反复发作的抽搐，但随年龄增大而减轻。肌张力增高，腱反射亢进。常有精神行为异常，如兴奋不安、多动、攻击性行为等。

（三）皮肤毛发表现

皮肤常干燥，易有湿疹和皮肤划痕症。由于酪氨酸酶受抑，使黑色素合成减少故患儿毛发色淡而呈棕色。

（四）其他

由于苯丙氨酸羟化酶缺乏，苯丙氨酸从另一通路产生苯乳酸和苯乙酸增多，从汗液和尿中排出而有霉臭味（或鼠气味）。

二、分型

本病按酶缺陷的不同分为典型和 BH_4 缺乏型两种。绝大多数为典型 PKU，约 $1‰～3‰$ 属 BH_4 缺乏型。

三、诊断

本病为少数可治性遗传代谢病之一，应早期确诊和治疗。由于患儿在早期不出现症状，故诊断必须借助实验室检测。PKU 的诊断方法如下。

（一）新生儿期筛查

多用细菌抑制法（Guthrie 法）以测血中苯丙氨酸含量。即新生儿喂奶 72 小时后，采集足跟末梢血，采用 Guthrie 细菌生长抑制试验半定量测定，其原理是苯丙氨酸能促进已被抑制的枯草杆菌重新生长，以生长圈的范围测定血中苯丙氨酸的含量，亦可在苯丙氨酸脱氢酶的作用下进行比色定量测定，其假阳性率较低。当苯丙氨酸含量＞0.24 mmol/L（4 mg/dL）即 2 倍于正常参考值时，应复查或采静脉血定量测定苯丙氨酸和酪氨酸。此外，对于 PKU 患儿在新生儿期不宜用尿中苯丙酮酸的测查来诊断，因其出现较晚，常常要到生后 4 周以后才能查出。

（二）尿三氯化铁试验

用于较大婴幼儿。将三氯化铁滴入尿液，如立即出现绿色反应，则为阳性，表明尿中苯丙氨酸浓度增高。此外，二硝基苯肼试验也可以测尿中苯丙氨酸，黄色沉淀为阳性。

（三）血浆氨基酸分析和尿液有机酸分析

可为本病提供生化诊断依据，同时也可鉴别其他的氨基酸、有机酸代谢病。

（四）尿蝶呤分析

应用高压液相色谱（PHLC）测定尿液中新蝶呤和生物蝶呤的含量，用以鉴别各型 PKU。典型 PKU 患儿尿中蝶呤总排出量增高，新蝶呤与生物蝶呤比值正常。DHPR 缺乏的患儿蝶呤总排出量增加，四氢生物蝶呤减少，6-PTS 缺乏的患儿则新蝶呤排出量增加，其与生物蝶呤的比值增高，GTP-CH 缺乏的患儿其蝶呤总排出量减少。

（五）四氢生物蝶呤负荷试验

用于 BH_4 缺乏型 PKU 的诊断。经典型患儿血苯丙氨酸浓度在服用 BH_4 后无改变。BH_4 缺乏症患儿血苯丙氨酸浓度常于负荷后 4～8 小时降至正常，说明缺乏 BH_4，以此试验对两型进行鉴别。方法是口服 BH_4 20 mg/kg，负荷前及负荷后 4、8 小时取血测苯丙氨酸浓度，负荷前、后 4～8 小时留尿进行尿蝶呤谱分析。

（六）酶学诊断

PAH 仅存在于肝细胞、需经肝活检测定，不适用于临床诊断。其他 3 种酶的活性可采用外周血中红、白细胞或皮肤成纤维细胞测定。

（七）DNA 分析

改变技术近年来广泛用于 PKU 诊断、杂合子检出的产前诊断。但由于基因的多态性、分析结果必须谨慎。

（八）其他辅助检查

1. 脑电图（EEG）

主要是棘慢波，偶见高波幅节律紊乱。EEG 随访研究显示，随年龄增长，EEG 异常表现逐渐增多，至 12 岁后 EEG 异常才逐渐减少。

2. 产前检查

由于绒毛及羊水细胞测不出苯丙氨酸羟化酶活性，所以产前诊断问题长期不能解决。目前我国已鉴定出 25 种中国人 PKU 致病基因突变型，约占我国苯丙氨酸羟化酶突变基因的 80%，已成功用于 PKU 患儿家系突变检测和产前诊断。

3. X 线检查

可见小头畸形，CT 和 MRI 可发现弥漫性脑皮质萎缩等非特异性改变。

四、鉴别诊断

经典型和辅因子缺乏引起的 PKU 患儿均有高苯丙氨酸血症，但有高苯丙氨酸血症者不一定引起 PKU，故 PKU 应与其他高苯丙氨酸血症者进行鉴别。

五、治疗

诊断一旦明确，应尽早给予积极治疗，主要是饮食疗法。开始治疗的年龄越小，效果越好。

（一）低苯丙氨酸饮食

主要适用于典型 PKU 以及血苯丙氨酸持续高于 1.22 mmol/L（20 mg/dL）的患儿。由于苯丙氨酸是合成蛋白质的必需氨基酸，完全缺乏时亦可导致神经系统损害，因此对婴儿可喂给特制的低苯丙氨酸奶粉，到幼儿期添加辅食时应以淀粉类、蔬菜、水果等低蛋白食物为主。苯丙氨酸需要量，2 个月以内约需 50～70 mg/(kg·d)，3～6 个月约 40 mg/(kg·d)，2 岁均约为 25～30 mg/(kg·d)，4 岁以上约 10～30 mg/(kg·d)，以能维持血中苯丙氨酸浓度在 0.12～0.6 mmol/L（2～10 mg/dL）为宜。饮食控制至少需持续到青春期以后。

饮食治疗的目的是使血中苯丙氨酸保持在 0.24～0.6 mmol/L，患儿可以在低苯丙氨酸食品喂养的基础上，辅以母乳和牛奶。每 100 mL 母乳含苯丙氨酸约 40 mg，每 30 mL 牛乳含 50 mg。限制苯丙氨酸摄入的特制食品价贵，操作起来有一定困难。至于饮食中限制苯丙氨酸摄入的饮食治疗，到何时可停止，迄今尚无统一意见，一般认为要坚持至 8～10 岁或更晚。在限制苯丙氨酸摄入饮食治疗的同时，联合补充酪氨酸或用补充酪氨酸取代饮食。饮食中补充酪氨酸可以使毛发色素脱失恢复正常，但对智力进步无作用。在限制苯丙氨酸摄入的饮食治疗过程中，应密切观察患儿的生长发育营养状况及血中苯丙氨酸水平及不良反应。不良反应主要是其他营养缺乏，可出现腹泻、贫血（大细胞性）、低血糖低蛋白血症和烟酸缺乏样皮疹等。

（二）BH₄、5-羟色胺和 L-DOPA

主要用于 BH_4 缺乏型 PKU，除饮食控制外，需给予此类药物。

六、预防

避免近亲结婚。开展新生儿筛查，以早期发现，尽早治疗。对有本病家族史孕妇，必须采用 DNA 分析或检测羊水中蝶呤等方法，对其胎儿进行产前诊断。

（回立远）

第四十二节　尿素循环障碍及高氨血症

蛋白质在体内分解成氨基酸,再分解产生氨,过量的氨具有神经毒性,氨的解毒是在肝内合成尿素,再随尿排出,合成尿素的代谢途径称为尿素循环,借此维持正常血氨水平。尿素循环中任何一种酶缺陷都可导致高氨血症。除此以外,高氨血症还可继发于新生儿暂时性高氨血症、多种羧化酶缺乏、中链乙酰 COA 缺陷、严重肝病等,应进行鉴别诊断。

一、诊断

(一)症状

与血氨水平、酶缺陷程度有关。

新生儿期发病多为酶完全缺乏者,症状于生后 1～5 天出现。一般是生后 24～48 小时正常,以后出现喂养困难,反复呕吐,精神差,嗜睡,低体温,呼吸急促,以至惊厥,昏迷。

(二)体征

嗜睡,皮肤发绀,面色灰,呼吸深长或浅表,前囟突起,肌张力减低或增高,新生儿反射引出不全或未引出。

(三)辅助检查

1. 一般检查

(1)血常规:白细胞降低或增高、血小板减少、贫血等。

(2)血气:呼吸性碱中毒。

(3)血生化:尿素氮<0.36 mmol/L、低血糖、肝肾功能异常等。

(4)血氨:升高,多>300 μmol/L。

2. 特殊检查

气相色谱-质谱(gas chromatography-mass spectrometry,GC-MS)检测尿中乳清酸(OTA)增高,血浆氨基酸分析谷氨酰胺、丙氨酸升高。①血瓜氨酸阴性或微量(<5 μmol/L):OTA 正常,示氨甲酰磷酸合成酶(CPS)、N-乙酰谷氨酸合成酶(NAG)缺陷;OTA 升高,示鸟氨酸转氨甲酰酶(OTC)缺陷。②血瓜氨酸明显升高(>1000 μmol/L)+无精氨酰琥珀酸(ASA):精氨酰琥珀酸酶(ASS)缺陷。③血瓜氨酸中度升高(100～300 μmol/L)+精氨酰琥珀酸(ASA)升高:精氨酰琥珀裂解酶(ASL)缺陷。④血瓜氨酸正常或减少+精氨酸升高:精氨酸酶(ARG)缺陷。⑤血瓜氨酸正常或稍高:暂时性高氨血症(THAN)。肝组织酶活性测定。

3. 基因检测

CPS 缺陷,2p;OTC 缺陷,Xp21.1;ASS 缺陷,9q34。

二、治疗

(一)非特异性支持疗法

停止蛋白摄入,提供足量液体、热量,治疗脑水肿及呼吸衰竭,通便、适量抗生素口服减少肠道产氨及其他对症治疗。

(二)快速移出氨及其他代谢产物

腹膜透析或交换输血。

(三)消除分解代谢

增加合成代谢,提供高糖及足够液体。静脉给予 10% 葡萄糖 8～12 mg/(kg·min)或 10% 葡萄糖+1 g/kg中性脂肪+0.25 g/kg 氨基酸。

（四）改变代谢途径

（1）CPS-1 及 OTC 缺陷：负荷量：L-精氨酸 200 mg/kg＋苯甲酸钠 250 mg/kg＋苯乙酸钠 250 mg/kg，加入 10％葡萄糖 25mL/kg 静点 1.5 小时滴完；维持量：每 24 小时 L-精氨酸 200～800 mg/kg＋苯甲酸钠 250 mg/kg＋苯乙酸钠 250 mg/kg，加 10％葡萄糖（每天需要量）持续静点。

（2）瓜氨酸血症、精氨酸琥珀酸血症：增加 L-精氨酸 600 mg/kg，其他同 1）。如精氨酸琥珀酸血症病情轻，单用精氨酸治疗即可。

（3）精氨酸酶（ARG）缺陷：不用 L-精氨酸，其他同 1）。

（五）缓解期限蛋白摄入

蛋白 0.5～1.5 g/(kg·d)，用特殊奶粉补充。

（六）早产儿暂时性高氨血症

给予葡萄糖、脂质，以减少蛋白分解，必要时血液透析。

三、预后

新生儿期起病者即使早期治疗，预后仍差，存活者 28％～94％均有后遗症。如在昏迷前治疗，效果较好，但遇感染等诱因仍可诱发危象。

（回立远）

第二十章　中医儿科常见病

第一节　感　冒

一、定义

感冒是小儿常见肺系疾病之一。临床上以感受外邪所引起的发热、鼻塞流涕、喷嚏、咳嗽等表证为主要特征。小儿感冒有四时感冒与时疫感冒之分,四时感冒由感受四时不正之气发生,而时疫感冒由感受时行疫毒所致。

任何年龄小儿皆可发病,婴幼儿更为多见。因小儿肺脏娇嫩,脾常不足,神气怯弱,感邪之后,易出现夹痰、夹滞、夹惊的兼夹证。如《婴童类粹·伤寒论》所说:"夫小儿伤寒于大人无异,所兼者惊、积而已。"

二、命名

根据本病的发病病因与临床表现,有不同的命名。

"伤风"——见《小儿药证直诀·伤风》,在《素问·太阴阳明论》"伤于风者,上先受之"的基础上引申而称为伤风。又如《景岳全书·伤风论证》所说:"伤风之病,本由外感……邪轻而浅者,止犯皮毛,即为伤风"。

"感冒"——见杨仁斋《仁斋直指小儿附遗方论》:"感冒风邪,发热头痛,咳嗽声重,涕唾黏稠。"概括了感冒的原因和症状。《幼科释迷·感冒》解释"感冒"为:"感者触也,冒其罩乎",是指感受外邪,触罩肌表全身,概括了病名及其含义。

"小儿伤寒"——见《婴童百问·第五十二问》:"小儿伤寒,得之与大人无异,所异治者,兼惊而已,又有因夹惊食而得。"描述了小儿感冒容易夹惊、夹滞的特点。

三、范围

本病相当于西医学所称的急性上呼吸道感染,简称上感。上感的病变部位主要在鼻、鼻咽和咽部。

西医学的急性上呼吸道感染又分为普通感冒与流行性感冒两大类。普通感冒相当于中医学的四时感冒,而流行性感冒则属于中医学的时疫感冒。

四、发病情况

感冒是儿科时期最常见的肺系疾病之一,病位在表,病情多轻,但也常因感冒失于表散,致病程迁延,或遗患风湿痹痛、心悸、水肿等证。

（一）发病季节

本病发作无明显的季节性,一年四季均可发生,以冬春二季及气候骤变时易发病。

（二）好发年龄

任何年龄都可发生本病,但年龄越小发病率越高,年幼体弱的小儿更易罹患。

（三）发病特点

本病发病率占儿科疾病首位。本病大多由于小儿寒暖不能自调，加之护理不当，感受外邪而发。由于小儿肺常不足、脾常不足、心神怯弱，在患感冒之后易出现夹痰、夹滞、夹惊等兼夹证。

五、治疗转归

小儿感冒大多经合理治疗而痊愈，痊愈后经适当调理，多可较快恢复健康，故一般预后良好。但少数患儿可因正气虚弱，无力抗邪于外，风邪化热入里，进一步发展成肺炎喘嗽；部分患儿在患病期间因发汗或攻伐太过，耗损气阴，肺脾受伤，形成日后的反复呼吸道感染；还有少数患儿因感邪后正气不支，致风邪化热，侵入心经，形成心悸怔忡之证。

六、病因病机

（一）病因

小儿感冒的发病内因责之于正气不足，外因责之于感受风邪。

1.内因

小儿肺常不足，卫外不固，腠理疏薄，抗病力弱，遇到四时气候的变化，寒暖失调，容易感受外邪而发病。

2.外因

感冒的主要致病原因是感受风邪。风为百病之长，风邪又常兼夹寒、热、暑、湿等外邪同时侵袭机体而发病。故临床上常有风寒、风热、暑湿等不同的病因。

（1）感受风寒：风寒之邪，由口鼻或皮毛而入，束于肌表，郁于腠理，寒主收引，致使肌肤闭郁，卫阳不得宣发，导致发热、恶寒、无汗；寒邪束肺，肺气失宣，气道不利，则致鼻塞、流涕、咳嗽；寒邪郁于太阳经脉，经脉拘急收引，气血凝滞不通，则致头痛、身痛、肢节酸痛等症。

（2）感受风热：风热之邪，侵犯肺咽。邪在卫表，卫气不畅，则致发热较重、恶风、微有汗出；风热之邪上扰，则头痛；热邪客于肺卫，肺气失宣，则致鼻塞、流涕、喷嚏、咳嗽；咽喉为肺胃之门户，风热上乘咽喉，则致咽喉肿痛等证候。

小儿发病之后易于传变，即使是外感风寒，正邪相争，寒易化热，或表寒未解，已入内化热，也可形成寒热夹杂之证。

（3）感受暑湿：夏令冒暑，长夏多湿，暑为阳邪，暑多夹湿，暑湿之邪束表困脾，而致暑邪感冒。暑邪外袭，卫表失宣，则致发热、无汗；暑邪郁遏，清阳不升，则致头晕或头痛；湿邪遏于肌表，则身重困倦；湿邪困于中焦，阻碍气机，脾胃升降失司，则致胸闷、泛恶、食欲不振，甚至呕吐、泄泻。

（4）感受时邪：外感时疫之邪，犯于肺胃二经。疫邪性烈，易于传变，故起病急骤；邪犯肺卫，郁于肌表，则初起发热、恶寒、肌肉酸痛；疫火上熏，则目赤咽红；邪毒犯胃，胃气上逆，则见恶心、呕吐等症。

（二）病机

本病的发病是外因作用于内因的结果，病变部位主要在肺。外邪经口鼻或皮毛侵犯肺卫。肺司呼吸，外合皮毛，主腠理开合，开窍于鼻，邪自口鼻吸入，皮毛开合失常，卫阳被遏，故恶寒发热、头痛、身痛；咽喉为肺之门户，外邪循经相犯，可见鼻塞流涕或咽喉红肿；肺失宣肃，产生咳嗽。这就是外邪侵袭产生诸症的机制。由于风邪夹邪的性质不同，病机变化亦有区别：夹热，因热为阳邪，表现为风热证；夹寒，因寒为阴邪，主收引，腠理闭塞，表现为风寒证；夹暑，因暑多兼湿，困阻中焦，常表现为脾胃升降失司而呕吐、泄泻。

小儿肺常不足，肺失清肃，气机不利，津液凝聚为痰，以致痰阻气道，则为感冒夹痰。

小儿脾常不足，饮食不节，感冒之后，往往影响运化功能，再加之乳食未节，以致乳食停滞不化，阻滞中焦，则为感冒夹滞。

小儿神气怯弱，筋脉未盛，若见高热熏灼，容易扰动心肝，产生心神不宁、惊惕抽风，则为感冒夹惊。

七、临床诊断

(一)诊断要点

(1)气候骤变,冷暖失调,或与感冒患者接触,有感受外邪病史。

(2)有发热、恶风寒、鼻塞流涕、喷嚏、微咳等症状。

(3)感冒伴兼夹证者,可见咳嗽加剧,喉间痰鸣;或脘腹胀满,不思饮食,呕吐酸腐,大便失调;或睡卧不宁,惊惕抽风。

(4)特殊类型感冒:可见咽部充血,咽腭弓、悬雍垂、软腭等处有 2~4mm 大小的疱疹,或滤泡性眼结合膜炎及颈部、耳后淋巴肿大等体征。

(5)血象检查:病毒感染者白细胞总数正常或偏低;继发细菌感染者白细胞总数及中性粒细胞均增高。

(6)病原学检查:鼻咽或气管分泌物病毒分离或桥联酶标法检测,可作病毒学诊断。咽拭子培养可有病原菌生长;链球菌感染者,血中抗链球菌溶血素"O"(ASO)滴度增高。

(二)病证鉴别

1.急性传染病早期

多种急性传染病的早期都有类似感冒的症状,如麻疹、百日咳、水痘、幼儿急疹、传染性非典型肺炎、流行性脑脊髓膜炎等,应根据流行病学史、临床表现、实验室资料及其演变特点等加以鉴别。

2.急性感染性喉炎(急喉暗)

本病初起仅表现发热、微咳,当患儿哭叫时可闻及声音嘶哑,病情较重时可闻犬吠样咳嗽及吸气性喉鸣。

3.麻疹早期

麻疹早期可因外邪侵犯肺卫,表现为发热、微恶风寒、鼻塞流涕、咳嗽等症状。但其有明显的麻疹特殊表现如目胞赤肿、泪水汪汪、畏光羞明、倦怠思睡、麻疹黏膜斑等。

4.肺炎喘嗽

本病是以肺热炽盛为主要病机的肺系疾病,初期邪犯肺卫可有肺卫表证,但常同时具有发热、咳嗽、气喘、鼻扇等证候特点。

如出现感冒夹惊抽搐者,应注意与中枢神经系统感染性疾病进行辨别。

八、辨证论治

(一)辨证思路

1.辨别四时感冒与时疫感冒

四时感冒一般肺系症状明显,全身症状较轻,无流行趋势;时疫感冒一般肺系局部症状不明显,而全身症状较重,有在同一地区流行传播的特点。

2.辨别风寒风热

如具有肺卫表证伴唇舌咽红者为风热;具有肺卫表证而唇舌咽不红者为风寒。

3.辨别兼夹证候

除有表证外,兼见咳嗽较剧,咳声重浊,喉中痰鸣,舌苔白腻,脉浮滑等表现者为夹痰;兼见脘腹胀满,不思乳食,呕吐酸腐,口气秽浊,大便酸臭等为夹滞;兼见惊惕啼叫,睡卧不宁,甚或惊风抽搐,舌尖红,脉弦数等为夹惊。

(二)治疗原则

小儿感冒的治疗与成人相同,应以解表为主,根据寒热辨证,治法有辛温、辛凉之别。但小儿感冒治疗还应注意以下几点:①小儿感冒容易出现夹痰、夹滞、夹惊等兼夹证,因此应同时注意兼夹证的治疗。②小儿表虚卫外不固,治疗宜以轻清疏解为主,不宜过汗,以防耗伤气阴。③小儿感冒容易化热,若表证未解,兼里热内郁,或已有燥屎内结,需用清热解毒或下法时应慎重,须防苦寒伤伐脾胃。

治疗感冒，以疏风解表为基本原则。根据不同的证型分别治以辛温解表、辛凉解表、清暑解表、清热解毒。治疗兼证，在解表基础上，分别佐以化痰、消导、镇惊之法。小儿为稚阴稚阳之体，发汗不宜太过，防止津液耗损。小儿感冒易于寒从热化，或热为寒闭，形成寒热夹杂证，单用辛凉药汗出不透，单用辛温药助热化火，故常以辛凉、辛温药并用。体质虚弱者可采用扶正解表法。本病除内服汤药外，还常使用中成药等法治疗。

（三）证治分类

1.风寒感冒

证候：发热，恶寒，无汗，头痛，鼻塞流清涕，喷嚏，咳嗽，咽喉痒、无红肿，舌淡红，苔薄白，脉浮紧或指纹浮红。

辨证：本证主要由于风寒束表，卫阳受遏，经气不得宣畅，邪正交争而出现一系列风寒表证。辨证要领为有外感表证与唇舌咽部不红。小儿感冒风寒，邪盛正实者，易于从阳化热，演变转化为热证。若患儿素蕴积热，复感风寒，也可见恶寒、头痛、身痛、流清涕、面赤唇红、口干渴、咽红、舌质红、苔薄黄等外寒里热之证。

发热，恶寒，头痛，无汗——风寒束表，卫阳受遏，经气不得宣畅，邪正交争。

鼻塞流清涕，喷嚏，咳嗽，咽喉痒——风寒犯肺，肺气失宣，外窍失利。

咽不红，舌淡红，苔薄白，脉浮紧或指纹浮红——均为风寒之象。

治法：辛温解表。

本证风寒束表，卫阳受遏，故治当辛温解表，重在祛邪。通过辛温发汗，使风寒之邪由表而散。

方药：荆防败毒散加减。

方解：方中荆芥、防风、羌活、苏叶解表散寒；前胡宣肺化痰；桔梗宣肺利咽；甘草调和诸药。全方共奏辛温散寒，发汗解表之功。

加减：头痛明显加葛根、白芷散寒止痛；恶寒重、无汗加桂枝、麻黄解表散寒；咳声重浊加白前、紫菀宣肺止咳；痰多加半夏、陈皮燥湿化痰；呕吐加半夏、生姜、竹茹降逆止呕；纳呆、舌苔白腻去甘草，加厚朴和胃消胀；外寒里热证加黄芩、石膏等清热泻火之药物。

2.风热感冒

证候：发热重，恶风，有汗或少汗，头痛，鼻塞，鼻流浊涕，喷嚏，咳嗽，痰稠色白或黄，咽红肿痛，口干渴，舌质红，苔薄黄，脉浮数或指纹浮紫。

辨证：本证为外感风热，或寒从热化。咽部是否红肿，为本证与风寒感冒的鉴别要点。小儿感冒风热，正邪交争激烈，易于从热化火，犯扰心肝而出现夹惊之证。

发热重，有汗或少汗——邪在卫表，寒从热化，腠理开泄，故发热重而有汗出。

鼻流浊涕，痰稠或黄——肺气不利，肺有郁热之象。

咽喉红肿疼痛——风热上乘，搏结咽喉。

口干渴，舌质红，苔薄黄，脉浮数或指纹浮紫——风热犯表之象。

治法：辛凉解表。

本证由于风热袭表，肺卫郁热，正邪交争，故治当以辛凉以解表热。通过辛凉发汗，使风热之邪由表而散。

方药：银翘散加减。

方解：方中金银花、连翘解表清热；薄荷、桔梗、牛蒡子疏风散热，宣肺利咽；荆芥、豆豉辛温透表，助辛凉药散表达邪外出；芦根、竹叶清热生津除烦。全方共奏辛凉发汗，解热散邪之功。

加减：高热加栀子、黄芩清热；咳嗽重，痰稠色黄加桑叶、瓜蒌皮、鱼腥草宣肺止咳祛痰；咽红肿痛加蝉蜕、蒲公英、玄参清热利咽；大便秘结加枳实、生大黄通腑泄热。

3.暑邪感冒

证候：高热持续，无汗或汗出热不解，头晕、头痛，鼻塞，身重困倦，胸闷，泛恶，口渴心烦，食欲不振，或有呕吐、泄泻,小便短黄,舌质红,苔黄腻,脉数或指纹紫滞。

辨证:《素问·热论》说:"后夏至日者为病暑",本证以发于夏季,高热,汗出热不解,身重困倦,食欲不振,舌红,苔黄腻为特征。偏热重者高热,头晕、头痛,口渴心烦,小便短黄;偏湿重者发热,有汗或汗出热不解,身重困倦,胸闷泛恶,食欲不振,或见泄泻。

高热持续,心烦——暑为阳邪,内归于心,心火内炽。

无汗或汗出热不解——暑夹湿邪,其性黏腻,缠绵难去,故常微汗出而热不解。

身重困倦,胸闷,泛恶,食欲不振——暑邪夹湿,湿困中焦,脾胃升降失司。

头晕、头痛,鼻塞——暑湿犯表,清阳不升。

舌质红,苔黄腻,脉数或指纹紫滞——为暑热夹湿之征。

治法:清暑解表。

暑为阳邪,多夹湿邪,侵袭机体,清暑当从表散,清暑应兼除湿,使湿去热孤,方能解热。

方药:新加香薷饮加减。

方解:香薷发汗解表化湿;金银花、连翘清热解暑;厚朴行气和中,理气除痞;扁豆健脾和中,利湿消暑。

加减:偏热重者加黄连、栀子清热;偏湿重加佩兰、藿香、豆豉祛暑利湿;呕吐加竹茹降逆止呕;大便溏薄加葛根、黄芩、苍术清肠化湿。

4.时疫感冒

证候:起病急骤,全身症状重。高热,恶寒,无汗或汗出热不解,头痛,心烦,目赤咽红,肌肉酸痛,腹痛,或有恶心、呕吐,舌质红,舌苔黄,脉数。

辨证:本证以起病急骤,肺系症状轻、全身症状重,有传染性为特征。表证重者高热,无汗或汗出热不解,头痛,肌肉酸痛;里证重者目赤,腹痛,或恶心、呕吐。

起病急骤,全身症状重——时疫毒邪,犯及人体,正邪交争,故起病急而全身酸痛。

高热,恶寒,头痛——时疫邪毒犯表,正邪相恃,清阳受扰。

无汗或汗出热不解,肌肉酸痛,腹痛,或有恶心、呕吐——时疫邪毒夹湿,肌表不疏,脾胃困遏,升降失司。

心烦,目赤咽红——时疫化火,内扰心肝。

舌质红,舌苔黄,脉数——邪热内盛之象。

治法:清热解毒。

方药:银翘散合普济消毒饮加减。

方解:常用金银花、连翘清热解毒;荆芥、羌活解表祛邪;栀子、黄芩清肺泄热;大青叶、桔梗、牛蒡子宣肺利咽;薄荷辛凉发散。

加减:高热加柴胡、葛根解表清热;恶心、呕吐加竹茹、黄连降逆止呕。

(四)其他疗法

1.中药成药

(1)午时茶:每服1/2~1包,1日2~3次。用于风寒感冒夹滞。

(2)健儿清解液:每服5~10 mL,1日3次。用于风热感冒夹滞。

(3)小儿消炎栓:每次直肠给药1粒(1.5g),1日2次。用于风热感冒。

(4)清开灵颗粒:每服3~6g,1日2~3次。用于风热感冒、感冒夹惊。

(5)抗病毒口服液:每服10 mL,1日2~3次。用于时疫感冒。

2.药物外治

香薷30g,柴胡30g,扁豆花30g,防风30g,金银花50g,连翘50g,淡豆豉50g,鸡苏散50g,石膏50g,板蓝根50g。煎水3000 mL,候温沐浴。1日1~2次。用于暑邪感冒。

3.针灸疗法

(1)针法:取大椎、曲池、外关、合谷。头痛加太阳,咽喉痛加少商。用泻法,每日1~2次。用于风热感冒。

（2）灸法：取大椎、风门、肺俞。用艾炷 1～2 壮，依次灸治，每穴 5～10 分钟，以表面皮肤温热为宜，每日 1～2 次。用于风寒感冒。

（五）西医治疗

1. 病因治疗

病毒感染者试用三氮唑核苷。若有细菌感染，可选用青霉素或根据药物敏感试验选用其他抗生素。肺炎支原体感染选用红霉素、阿奇霉素等。

2. 对症治疗

高热可给予物理降温，如头部冷敷、35％酒精擦浴。若体温不降可口服对乙酰氨基酚溶液或布洛芬混悬液。鼻塞严重影响吸乳者在喂奶前给予 0.5％麻黄素滴鼻。高热惊厥者即用 10％水合氯醛直肠给药或用安定、苯巴比妥静脉注射。

九、预防与调护

（一）预防

（1）经常户外活动，呼吸新鲜空气，多晒太阳，加强体格锻炼。

（2）根据气候变化，及时增减衣服。

（3）避免与感冒患者接触，感冒流行期间尽量不去公共场所，不要用手揉搓鼻眼，到过公共场所后要勤洗手。

（4）必要时可接种流感疫苗。

（5）反复呼吸道感染儿童，可按本章"反复呼吸道感染"节在非急性感染期根据辨证予以辨证固本治疗，以减少复感。

（二）调护

（1）居住房屋应经常开窗，并保持室内空气流通、新鲜。每天可用食醋 50 mL，加水熏蒸 20～30 分钟，进行空气消毒。

（2）发热期间多饮热水，汤药应热服。饮食易消化、清淡，如米粥、新鲜蔬菜、水果等，忌食辛辣、冷饮、油腻食物。

（3）注意观察病情变化，及早发现感冒兼证。

十、结语

感冒是以感受外邪引起以发热、鼻塞流涕、喷嚏、咳嗽等表证为主要特征的肺系病证。感冒的病因有内外二因，内因责之于正气不足，卫外不固，外因责之于感受风邪。小儿感冒有四时感冒与时疫感冒之分，四时感冒由感受四时不正之气发生，时疫感冒由感受时行疫毒而致。风邪为百病之长，风性上行而数变，肺为五脏六腑之华盖，外感风邪，肺卫首当其冲，肺失清宣是感冒的主要病机，病位主要在肺卫。

本病的辨证，重在辨风寒风热。风寒感冒者，有表证而唇舌咽不红；风热感冒者，有表证而唇舌咽红；暑邪感冒有明显的季节性特点，且暑多夹湿，故以高热持续而不为汗解伴湿浊中阻的表现为特点；时疫感冒有全身症状重，传播流行的特点。此外，小儿感冒容易出现夹痰、夹滞、夹惊的兼夹证。

感冒治疗以疏风解表为主，风寒感冒治以辛温解表；风热感冒者治以辛凉解表；暑邪感冒以清暑解表为主；时疫感冒以清热解毒为主。夹痰者须分清寒热，夹寒痰者兼以温化寒痰，夹热痰者兼以清化热痰；夹滞者兼消食导滞；夹惊者佐以清热镇惊熄风。由于小儿肺常不足，卫外不固，腠理疏薄，解表发汗应注意中病即止，避免过汗耗伤气阴。

急性上呼吸道感染绝大多数为病毒感染，中医药辨证治疗有着显著的特色和优势，应当推广应用。

（丁晓红）

第二节 咳 嗽

一、定义

咳嗽是指以咳嗽或伴咳痰为临床主证的疾病。

咳嗽为儿科临床最常见的症状之一,外感或内伤所致的多种急慢性疾病都可引起咳嗽。本节所论仅仅指咳嗽为主证的疾病,其他各种疾病引起的咳嗽症状只能参考本节进行辨证论治。

二、命名

《素问》中即有"咳论"专篇论述其病机和症状。有关小儿咳嗽的记载,首见于《诸病源候论·小儿杂病诸候·嗽候》:"嗽者,由风寒伤于肺也。肺主气,候皮毛,而俞在于背。小儿解脱,风寒伤皮毛,故因从肺俞入伤肺,肺感微寒,即嗽也。"《幼幼集成·咳嗽证治》指出:"凡有声无痰谓之咳,肺气伤也;有痰无声谓之嗽,脾湿动也;有声有痰谓之咳嗽,初伤于肺,继动脾湿也。"说明咳和嗽含义有所不同,而二者又多并见,故通称咳嗽。

三、范围

在小儿时期,许多外感、内伤疾病及传染病都可兼见咳嗽症状。若不是以咳嗽为突出主证的病证,则不属于本病。中医学小儿咳嗽相当于西医学的急慢性支气管炎。

四、发病情况

(一)发病季节

小儿咳嗽一年四季均可发生,而以冬春二季多见。

(二)好发年龄

任何年龄小儿皆可发病,以婴幼儿为多见。

(三)临床特点

小儿咳嗽有外感和内伤之分,临床上以外感咳嗽为多见,表现为起病急、病程较短、多伴表证、多为实证的特点。小儿咳嗽常有痰而不会自咯,故只能以咳嗽声的清浊判断有痰无痰及痰液的多少。

五、治疗转归

本病一般预后良好,若能及时辨治,大多病情可愈。若治疗不及时或调护失宜,邪未去而病情加重,可发展为其他重病。小儿外感咳嗽如治不及时,可致邪毒深入,化热化火,以致痰火闭肺,形成肺炎喘嗽之证;若咳嗽表邪未尽,过早使用或误用酸涩收敛之药,也可致肺气郁闭,痰留胸膈,形成哮喘之宿根。

六、病因病机

(一)病因

"五脏所伤肺为咳","咳证虽多,无非肺病"。小儿肺常不足,肌肤柔嫩,藩篱疏薄,肺脏尤娇,卫外不固,易为外邪所侵;小儿脾常不足,易为饮食所伤,脾虚易生痰湿,上贮于肺,皆易发生咳嗽。故小儿咳嗽的病因,主要外因为感受风邪,主要内因为肺脾虚弱。

1. 外因

主要为感受风邪。风邪致病,首犯肺卫,肺为邪侵,壅阻肺络,气机不宣,清肃失司,肺气上逆,则致咳嗽。风为百病之长,其他外邪多随风侵袭,犯肺作咳。

(1)感受风寒：若风夹寒邪，风寒束肺，肺气失宣，则见咳嗽频作，咽痒声重，痰白清稀。

(2)感受风热：若风夹热邪，风热犯肺，肺失清肃，则致咳嗽不爽，痰黄黏稠。

2.内因

小儿咳嗽的内因主要为肺脾虚弱，并由此而致生痰蕴热、或痰湿蕴肺，又可因肺脾虚弱而久嗽难止。

(1)痰热蕴肺：小儿肺脾虚弱，气不化津，痰易滋生。若外感邪热稽留，炼液生痰，或素有食积内热，或心肝火盛，痰热相结，阻于气道，肺失清肃，则致咳嗽痰多，痰稠色黄，不易咯出。

(2)痰湿蕴肺：小儿脾常不足，易为乳食、生冷所伤，则使脾失健运，水谷不能生成精微，酿为痰浊，上贮于肺。肺脏娇嫩，不能敷布津液，化液生痰，痰阻气道，肺失宣降，气机不畅，则致咳嗽痰多，痰色白而稀。

(3)肺气亏虚：小儿禀赋不足素体虚弱者，或外感咳嗽经久不愈耗伤正气后，致使肺气亏虚，脾气虚弱，运化失司，气不布津，痰液内生，蕴于肺络，则致久咳不止，咳嗽无力，痰白清稀。

(4)肺阴亏虚：小儿肺脏嫩弱，若遇外感咳嗽日久不愈，正虚邪恋，热伤肺津，阴津受损，阴虚生内热，损伤肺络，或阴虚生燥，而致久咳不止，干咳无痰，声音嘶哑。

(二)病机

小儿咳嗽病因虽多，但其发病机制则一，皆为肺脏受累，宣肃失司而成。外感咳嗽病起于肺，内伤咳嗽可因肺病迁延，或他脏先病，累及于肺所致。

咳嗽病位主要在肺，由肺失宣肃所致，分外感、内伤两大类。《素问·咳论》指出："五脏六腑皆令人咳，非独肺也"。《景岳全书·咳嗽》指出："外感咳嗽，其来在肺，故必由肺以及他脏……内伤之咳，先伤他脏，故必由他脏以及肺"。叶天士《临证指南医案·咳嗽》明确提出："咳为气逆，嗽为有痰，内伤外感之因甚多，确不离乎肺脏为患也。"故小儿咳嗽的病变部位主要在肺，病理机制以肺失宣肃为主。肺为娇脏，其性清宣肃降，上连咽喉，开窍于鼻，外合皮毛，主一身之气，司呼吸。外邪从口鼻或皮毛而入，邪侵入肺，肺气失宣，清肃失职，发生咳嗽。小儿咳嗽亦常与脾相关。小儿脾常不足，脾虚生痰，上贮于肺，或咳嗽日久不愈，耗伤正气，可转为内伤咳嗽。而内伤咳嗽正气不足，复感外邪，也可出现表里俱病，虚实夹杂之证。

外感咳嗽起病比较急，病程相对较短，以表证为主要表现，多属实证；内伤咳嗽起病相对缓慢，病程迁延，以里证为主要表现，先为实证，久则转为虚证或虚实夹杂证。

七、临床诊断

(一)诊断要点

(1)好发于冬春二季，常于气候变化时发病。

(2)病前多有感冒史。

(3)咳嗽为主要临床症状。

(4)肺部听诊：两肺呼吸音粗糙，可闻及干啰音、不固定的粗湿啰音。

(5)血象检查：病毒感染者血白细胞总数正常或偏低；细菌感染者血白细胞总数及中性粒细胞增高。

(6)病原学检查：鼻咽或气管分泌物标本作病毒分离或桥联酶标法检测，可用作病毒学诊断。肺炎支原体抗体(IgG、IgM)检测，可用作肺炎支原体感染诊断。痰细菌培养，可用作细菌学诊断。

(7)X线检查：胸片显示肺纹理增粗模糊，肺门阴影增深。

(二)病证鉴别

咳嗽应与肺炎喘嗽、百日咳、原发型肺结核(肺痨)等鉴别。

1.肺炎喘嗽

(1)临床表现：起病较急，除咳嗽表现外，常伴有发热与呼吸急促，鼻翼扇动，严重者出现烦躁不安，面色苍白、青灰或唇甲青紫等症。

(2)肺部听诊：可闻及中细湿啰音。

(3)胸部X线检查：肺纹理增多、紊乱，可见小片状、斑片状阴影，或见不均匀的大片状阴影。

2.百日咳(顿嗽)

以阵发性痉挛性咳嗽为主证,咳后有鸡鸣样回声,并咯出痰涎,病程迁延日久,有传染性。

3.原发型肺结核(肺痨)

(1)临床表现:多有结核接触史,以低热、咳嗽、盗汗为主证。结核菌素试验的红斑硬结直径≥20mm;气道排出物中可找到结核杆菌。

(2)胸部X线检查:显示活动性原发型肺结核改变;纤维支气管镜检查可见明显的支气管结核病变。

八、辨证论治

(一)辨证思路

1.辨外感内伤

小儿咳嗽起病急、病程短、兼有表证者多属外感咳嗽;如病势缓慢,病程较长,并伴不同程度脏腑虚证者多属内伤咳嗽。

2.辨寒热虚实

通过小儿咳嗽的痰涎色量及伴随症状辨别。咳声频频,喉痒声重,伴鼻流清涕等肺卫表证、唇舌淡红、苔薄白、咽不红者,多属风寒咳嗽;咳声高亢气粗,或咳声嘶哑,伴鼻流浊涕等表证、唇舌咽红者,多属风热咳嗽;干咳阵阵,气涌作呛,舌红苔黄燥者,多为燥火伤肺;干咳或咳声短促而哑,舌红少苔或花剥者多属肺阴耗伤。咳声高亢,有力,为实;咳声低微,气短无力,为虚。痰稀色白易咯者多属寒;痰黄质黏咯之不爽者多属于热。

(二)治疗原则

咳嗽治疗,应分清外感、内伤。外感咳嗽以疏散外邪,宣通肺气为基本法则,根据寒、热证候不同治以散寒宣肺、解热宣肺。外感咳嗽一般邪气盛而正气未虚,治疗时不宜过早使用滋腻、收涩、镇咳之药,以免留邪。误用滋腻之品则易生痰湿,过用镇咳之品不利观察病情;表邪未尽而过早使用收涩之品易致关门留寇之误。内伤咳嗽应辨别病位、病性,随证施治。痰盛者,按痰热、痰湿不同,分别治以清肺化痰、燥湿化痰。气阴虚者,按气虚、阴虚之不同,分别治以健脾补肺、益气化痰;养阴润肺、兼清余热之法。本病除内服药物外,还常使用中成药等方法治疗。

(三)证治分类

1.风寒咳嗽

证候:咳嗽频作、声重,咽痒,痰白清稀,恶寒无汗,发热头痛,全身酸痛,舌苔薄白,脉浮紧或指纹浮红。

辨证:本证多发生于冬春寒冷季节,起病急,咳嗽频作、声重,咽痒,痰白清稀为其特征。若风寒夹热,则见声音嘶哑、恶寒、鼻塞、咽红、口渴等症。

咳嗽频作——风寒犯肺,肺气失宣,肺窍失利。

声重咽痒——肺主声,诸痒皆属于风,风邪内郁于肺。

痰白清稀——风寒闭肺,水液输化无权,留滞肺络,凝而为痰。

恶寒无汗,发热头痛——风寒外束,腠理闭塞。

全身酸痛——风寒外袭,郁于肌腠,经络不舒。

舌苔薄白,脉象浮紧,指纹浮红——均主风寒束表。

治法:疏风散寒,宣肺止咳。

本证风寒犯肺,肺卫失宣,故治以疏散风寒为主,肺气宣发则咳嗽可平。外感咳嗽均以辛味宣发为主,所谓"治上焦如羽,非轻不举"。

方药:金沸草散加减。

方解:金沸草祛风化痰止咳;前胡、荆芥解散风寒;细辛温经发散;半夏、茯苓燥湿化逆;生姜散寒化痰;甘草、大枣调和诸药。邪散气顺则咳嗽自止。

加减:寒邪较重,咳痰不爽,气逆喘促者,加水炙麻黄辛温宣肺;咳甚者加杏仁、桔梗、枇杷叶宣肺止咳;

痰多者加陈皮、浙贝母化痰理气;恶寒头痛甚者加防风、白芷、川芎温散寒邪。

若为风寒夹热证,方用杏苏散加大青叶、黄芩清肺热。

2.风热咳嗽

证候:咳嗽不爽,鼻流浊涕,痰黄黏稠,不易咯出,口渴咽痛,伴有发热恶风,头痛,微汗出,舌质红,苔薄黄,脉浮数或指纹浮紫。

辨证:本证可为感受风热而发,也可为风寒化热产生,以咳嗽不爽,痰黄黏稠为特征。风热咳嗽与燥热咳嗽在脉证上有很多相似之处,如咳嗽不爽,身热,舌红脉数等。但燥热咳嗽属于风燥伤肺,津液被烁,故多干咳无痰,鼻燥咽干,咳甚则胸痛等。

咳嗽不爽,鼻流浊涕——风热犯肺,肺失清肃,气道不宣,故咳嗽不爽。鼻通于肺,肺热熏灼,故鼻流浊涕。

痰黄黏稠,不易咯出——风热之邪灼津炼液成痰。

发热恶风,头痛,微汗出——肺主皮毛,风热束表,客于皮毛,疏泄失司。

咽痛——咽喉为肺气出入通道,肺热上熏于咽则痛。

口渴——热邪熏灼,津液耗伤。

舌苔薄黄,脉象浮数,指纹红紫——风热邪在肺卫。

治法:疏风解热,宣肺止咳。

方药:桑菊饮加减。

方解:桑叶、菊花疏散风热;薄荷、连翘、大青叶辛凉透邪,清热解表;杏仁、桔梗宣肺止咳;芦根清热生津;甘草调和诸药。

加减:肺热重加金银花、黄芩清宣肺热;咽红肿痛加土牛膝根、板蓝根、玄参利咽消肿;咳重加枇杷叶、前胡清肺止咳;痰多加浙贝母、瓜蒌皮止咳化痰。

若为风热夹湿证,方中加薏苡仁、半夏、橘皮宣肺燥湿。风燥犯肺证,用桑杏汤加减。

3.痰热咳嗽

证候:咳嗽痰多,色黄黏稠,难以咯出,甚则喉间痰鸣,发热口渴,烦躁不宁,尿少色黄,大便干结,舌质红,苔黄腻,脉滑数或指纹紫。

辨证:本证以咯痰多,色黄黏稠,难以咯出为特征。热重者发热口渴,烦躁不宁,尿少色黄,大便干结;痰重者喉间痰鸣,舌苔腻,脉滑数。

咳嗽痰多,色黄黏稠,难以咯出——肺热蒸灼,脾火素蕴,炼液成痰,阻于气道。

发热面红目赤——气火上升,里热熏蒸,肺气不宣。

发热口渴,烦躁不宁——肺热灼津,心火内盛。

尿少色黄,大便干结——火热内盛,肺气不降。

舌质红,苔黄腻,脉滑数或指纹紫——痰热内盛。

治法:清肺化痰止咳。

本证由于痰热壅阻肺络所致,故治当清肺化痰,痰盛者侧重化痰止咳,热重者侧重清肺降火。

方药:清金化痰汤加减。

方解:桑白皮、前胡、款冬花肃肺止咳;黄芩、栀子、鱼腥草清泄肺热;桔梗、浙贝母、橘红止咳化痰;麦冬、甘草润肺止咳。

加减:痰多色黄,黏稠难咯加瓜蒌皮、胆南星、葶苈子清肺化痰;咳重,胸胁疼痛加郁金、青皮理气通络;心烦口渴加生石膏、竹叶清心除烦;大便秘结加瓜蒌仁、制大黄涤痰通便。

4.痰湿咳嗽

证候:咳嗽重浊,痰多壅盛,色白而稀,喉间痰声辘辘,胸闷纳呆,神乏困倦,舌淡红,苔白腻,脉滑。

辨证:本证多见于素体脾虚患儿,以痰多壅盛,色白而稀为特征。

咳嗽重浊,痰多壅盛——痰湿从脾胃滋生,上渍于肺。

色白而稀,喉间痰声辘辘——痰湿内停,壅于气道。

胸闷纳呆,神乏困倦——痰湿内停,气失宣展,脾失运化,不思进食。

舌淡红,苔白腻,脉滑——痰湿内停。

治法:燥湿化痰止咳。

方药:三拗汤合二陈汤加减。

方解:炙麻黄、杏仁、白前宣肺止咳;陈皮、半夏、茯苓燥湿化痰;甘草和中。

加减:痰涎壅盛加苏子、莱菔子利气化痰;湿盛加苍术、厚朴燥湿健脾,宽胸行气;咳嗽重加款冬花、百部、枇杷叶宣肺化痰;纳呆者加焦神曲、炒麦芽、焦山楂醒脾消食。

5.气虚咳嗽

证候:咳而无力,痰白清稀,面色苍白,气短懒言,语声低微,自汗畏寒,舌淡嫩,边有齿痕,脉细无力。

辨证:本证常为久咳,尤多见于痰湿咳嗽转化而成,以咳嗽无力,痰白清稀为特征。偏肺气虚者气短懒言,语声低微,自汗畏寒;偏脾气虚者面色苍白,痰多清稀,食少纳呆,舌边齿痕。

咳而无力,气短懒言,语声低微——肺为气之主,肺虚则气无所主。

自汗畏寒,面色苍白——肺气虚弱,卫外不固。

痰白清稀——肺虚及脾,水湿不化,凝为痰饮。

舌淡嫩,边有齿痕,脉细无力——属肺脾气虚之象。

治法:健脾补肺,益气化痰。

本证因肺虚久咳,子病及母,培土可以生金,健脾即可补气、化痰、止咳。

方药:六君子汤加味。

方解:党参健脾益气;白术、茯苓健脾化湿;陈皮、半夏燥湿化痰;百部、炙紫菀宣肺止咳;甘草调和诸药。

加减:气虚重加黄芪、黄精补肺益气;咳重痰多加杏仁、川贝母、远志、炙枇杷叶化痰止咳;食少纳呆加焦山楂、焦神曲和胃消食。

6.阴虚咳嗽

证候:干咳无痰,喉痒,声音嘶哑,或痰少而黏,或痰中带血,不易咯出,口渴咽干,午后潮热或手足心热,舌红,少苔,脉细数。

辨证:本证多见于肺热久咳伤阴者,以干咳无痰,喉痒声嘶为特征。

干咳无痰,喉痒声嘶——温热久羁,津液被烁,阴虚生燥。

午后潮热,手足心热——阴虚内生虚热。

痰少而黏,咳痰带血——热炼肺津,损伤肺络。

口渴咽干——阴液受伤,无以上承。

舌红,少苔,脉细数——阴津亏虚之象。

治法:养阴润肺,兼清余热。

本证因阴虚生燥所致,故治当以养阴生津润燥为主,清热止咳为辅。

方药:沙参麦冬汤加减。

方解:南沙参清肺火,养肺阴;麦门冬、生地黄、玉竹清热润燥;天花粉、甘草生津保肺;桑白皮、炙冬花、炙枇杷叶宣肃肺气。

加减:阴虚重加地骨皮、石斛、阿胶养阴清热;咳嗽重加炙紫菀、川贝母、天门冬润肺止咳;咳重痰中带血加仙鹤草、黄芩、茅根清肺止血。

(四)其他疗法

1.中药成药

(1)小儿宣肺止咳颗粒:1岁以下每服2.5g、1～3岁5g、4～7岁8g、8～14岁12g,1日3次。用于风寒外束、痰热郁肺证。

(2)急支糖浆：每服 5～10 mL，1 日 3 次。用于风热咳嗽。

(3)蛇胆川贝液：每服 10 mL，1 日 2～3 次。用于风热咳嗽，痰热咳嗽。

(4)羚羊清肺散：每服 1～2 g，1 日 3 次。用于痰热咳嗽。

(5)半夏露：每服 5～10 mL，1 日 2～3 次。用于痰湿咳嗽。

(6)罗汉果止咳糖浆：每服 5～10 mL，1 日 2～3 次。用于阴虚咳嗽。

2. 推拿疗法

运内八卦、清肺平肝各 300 次，清天河水 200 次，开天门、推坎宫、推揉太阳各 50 次。加减法：风寒咳嗽，鼻塞流清涕加揉一窝风 300 次，发热加推三关 200 次；风热咳嗽，发热流浊涕、苔薄黄或厚腻加推六腑 200 次。每天 1 次，5 次为 1 疗程。

3. 拔罐疗法

先用三棱针扎大椎穴，并在其周围 6cm 处上下左右各刺 2 针，共计 8 针，以微出血为佳，然后用中型火罐，拔于穴位上，以侧面横拔为宜，10～15 分钟起罐。适用于外感咳嗽。

九、预防与调护

（一）预防

(1)经常到户外活动，加强锻炼，增强小儿抗病能力。

(2)避免感受风邪，积极预防感冒。

(3)避免与煤气、烟尘等接触，减少不良刺激。

(4)对经常咳嗽的患儿，按反复呼吸道感染作恢复期固本治疗。

（二）调护

(1)保持室内空气新鲜、流通，室温以 18 ℃～20 ℃为宜，相对湿度 60％。

(2)注意休息，保持室内安静，咳嗽重的患儿可影响睡眠，应保证充足的睡眠。

(3)多喝水，经常变换体位及叩拍背部，使呼吸道分泌物易于咯出。

(4)饮食应给予易消化、富含营养之食品。婴幼儿尽量不改变原有的喂养方法，咳嗽时应停止喂哺或进食，以防食物呛入气管。年长儿饮食宜清淡，不给辛辣、炒香、油腻食物，少给生冷、过甜、过咸之品。

(5)注意观察病情变化。如注意观察患儿咳嗽发生的规律，咳痰的情况。特别要注意咳嗽与周围环境及饮食品种的相关影响因素；注意观察病程中有无体温的变化；注意用药后的病机转归变化，如痰量减少，干咳为主，及时随证更方。

十、结语

咳嗽是指以咳嗽为主证、或伴咳痰的疾病。以外感咳嗽为多见是小儿咳嗽的主要临床特点，表现为起病急、病程较短、多伴表证、多为实证的临床特征。小儿咳嗽常有痰而不会自咯，故以咳嗽声的清浊判断有痰无痰及痰液的多少。本病证一般预后良好，若能及时辨治，大多病情向愈。若治疗不及时或调护失宜，邪未去而病情加重，可发展为肺炎喘嗽等疾病。

小儿咳嗽的主要外因为感受风邪，主要内因为肺脾虚弱。小儿咳嗽病因虽多，但其发病机制则一，皆为肺脏受累，宣肃失司而成。起病之初总由外感而发，有风寒、风热之分，如治不及时，可致邪毒深入，转成内伤咳嗽，先为痰热、痰湿阻肺的实证，久则转为气虚、阴虚的虚证。

外感咳嗽的治疗以疏散外邪，宣通肺气为基本法则，根据寒、热证候不同治以散寒宣肺、解热宣肺。内伤咳嗽应辨别病位、病性，随证施治，肺脾同治，宣肃肺气与化痰止咳并进，后期则应转以扶正为主，益气、养阴、兼清痰、热余邪。本病除内服药物外，还常使用中成药等方法治疗，值得注意的是，其他疗法也均需要按辨证论治的原则给予。

（丁晓红）

第三节　腹　痛

一、定义

腹痛是指胃脘以下,脐之四旁以及耻骨以上的部位发生疼痛的病证。包括大腹痛、脐腹痛、少腹痛和小腹痛。

二、命名

"腹痛"——腹痛之名,始见于《内经》。但是作为病名、病证来论述的,则见于隋代《诸病源候论》。该书在《小儿杂病诸候》中,载有腹痛候,论述了其病因病机及证候。

"心腹痛"——《诸病源候论》中有心腹痛候的记载,其后各代医家均按腹痛或心腹痛立名。如宋代《小儿卫生总微论方》及明代王大纶《婴童类萃》中均以心腹痛命名,而清代陈复正《幼幼集成》则以腹痛定名。

此外,还有因腹痛的致病原因不同而定病名者,如"寒痛""热痛""伤食痛""积滞痛""虫痛""脾虚痛"等。

三、范围

本节所讨论的范围是指小儿以腹痛症状为主的一种病证。至于败血症、过敏性紫癜、急腹症、肠道寄生虫、痢疾、腹泻病等全身及腹部器质性疾病所致的腹痛,则不在本节讨论的范畴。

四、发病情况

(一)发病年龄

腹痛可见于任何年龄。

(二)发病季节

腹痛病因很多,可见于任何季节。

(三)发病部位

腹部有大腹、脐腹、小腹和少腹之分,所以腹痛包括有大腹痛、脐腹痛、小腹痛和少腹痛四种。

(1)大腹痛:指胃脘以下,脐部以上的腹部疼痛。

(2)脐腹痛:指脐周的腹部疼痛。

(3)小腹痛:指脐下腹部正中的疼痛。

(4)少腹痛:指小腹的两侧或一侧的疼痛。

不同的部位,内藏不同的脏腑或有不同的经络循行,所以,不同部位的疼痛,可反映出不同脏腑或经络的病变。

五、治疗转归

腹痛病因不同,证候轻重及治疗预后的差别很大。但是,占小儿腹痛中约三分之二的再发性腹痛预后良好。

六、病因病机

(一)病因

1.感受寒邪

寒温不知自调,饮食不知自节,由于护理不当,衣被单薄,常易感受风寒之邪,侵入肠胃。

2.乳食积滞

小儿脾胃薄弱,应乳贵有时、食贵有节。若一旦乳食失节,过食油腻厚味,或饱时强食,临卧多食,或误食酸腐不洁之物,食积停滞,郁于胃肠。

3.脏腑虚冷

素体阳虚,或病后体弱,以致脾胃虚寒,寒湿内停。

4.气滞血瘀

起居不慎,跌仆损伤,或因病手术,或为暴力所伤,脉络受损,均可导致脏腑经络气血瘀滞。

(二)病机

1.寒邪凝聚

腹部受寒,中阳不振,寒主收引,寒凝气聚,血泣而涩,以致气机不畅,经脉不通,气血壅塞而腹痛。因小儿稚阳未充,故寒凝气滞者常见。

2.食积壅聚

乳食不节,损伤脾胃,食积停滞,郁于胃肠,气机不畅,积而不通,升降不调,以致痞满腹胀而腹痛。或平时过食辛辣香燥、膏粱厚味,胃肠积滞,或积滞日久化热,肠中津液不足,致燥热闭结,使气机不利,传导之令不行而致腹痛。

3.寒湿内停

因脏腑虚冷,中阳不振,气虚不运,以致寒湿内停,气机不畅,形成腹部隐痛。

4.气血瘀滞

由于外伤或脏腑积瘀,以致脉络受伤,气血不和,瘀滞不通,导致腹痛;或小儿情志不畅,肝失调达,肝气横逆,犯于脾胃,中焦气机壅塞,血脉凝滞,导致气机运行不畅,产生腹痛。

所以,小儿脾胃薄弱,经脉未盛,易为内、外因素所干扰。六腑以通为顺,经脉以流为畅,凡腹内脏腑、经脉,或受寒邪侵袭,或由乳食所伤,或气滞血瘀,或脏腑虚冷,均可引起气机壅塞,气血受阻,经脉失调,凝滞不通,不通则痛,从而产生腹痛的症状。小儿若感受外邪,或内伤饮食,或跌仆损伤,或脏腑虚冷,均可使气机郁滞,血流不畅,经络不通,"不通则痛",均可产生腹痛的症状。

七、临床诊断

(一)诊断要点

腹痛,是在胃脘以下、脐之两旁及耻骨以上部位发生的疼痛。分其部位,包括大腹痛、脐腹痛、少腹痛和小腹痛。常有反复发作史,发作时可自行缓解。

疼痛的性质,虽有钝痛、胀痛、刺痛、挛痛等不同,但在小儿常难以诉说清楚。腹痛之疼痛常时作时止、时重时轻,若疼痛持续不止,或逐渐加重,要注意排除器质性疾病的腹痛。伴随腹痛而发生的症状一般不多,可有啼哭不宁、腹胀、肠鸣、嗳气等,需细心观察。若是持续性吐泻,或腹胀板硬,必须注意作好鉴别诊断。

婴幼儿腹痛特点:婴幼儿如突然或阵发性的反常哭闹,曲腰啼叫,时急时缓,或双手捧腹、起卧颠倒、烦躁不安,或屏气出汗、面色苍白,或精神萎靡、曲腰蜷卧等症状时,常为腹痛之可能。

符合以下特点者,可诊断为再发性腹痛:①腹痛突然发作,持续时间不太长,能自行缓解。②腹痛以脐周为主,疼痛可轻可重,但腹部无明显体征。③无伴随的病灶器官症状。④有反复发作的特点,每次发作时症状相似。

(二)病证鉴别

1.全身性疾病及腹部以外器官疾病引起的腹痛

(1)吸系统疾病引起的腹痛常有咳嗽,或扁桃体红肿,肺部听诊有啰音等。

(2)心血管系统疾病引起的腹痛常伴有心悸,心脏杂音,心电图异常。

(3)神经系统疾病引起的腹痛常有反复发作,脑电图异常,腹型癫痫服抗癫痫药物有效。

（4）血液系统疾病引起的腹痛常有血象及骨髓象异常。

（5）代谢性疾病引起的腹痛,如糖尿病有血糖、尿糖的升高,铅中毒有指甲、牙齿染黑色等可以辅助诊断。

2.腹部脏器的器质性病变引起的腹痛

（1）胃肠道感染除有腹痛外,还有饮食不调史及感染病史,大便及血象化验有助于诊断。

（2）胃肠道梗阻、肠套叠、嵌顿性腹股沟斜疝,有腹痛和腹胀及梗阻现象,全腹压痛,腹肌紧张,肠鸣音消失,放射学检查可助诊断。

（3）肝胆疾病常有上腹部阵痛和压痛,肝功能异常及 B 超检查可助诊断。

（4）泌尿系统疾病常有腰痛、下腹痛、尿道刺激症状,尿检异常、放射学检查可助诊断。

（5）下腹痛对少女要注意是否为卵巢囊肿及痛经。

（6）内脏肝脾破裂,有外伤史,常伴有休克等。配合实验室及医学影像诊断技术检查,可以做出诊断。

八、辨证论治

（一）辨证思路

1.辨气、血、虫、食

腹痛属气滞者,胀痛时聚时散、痛无定处,气聚则痛而见形,气散则痛而无迹。属血瘀者,有跌仆损伤手术史,腹部刺痛,痛有定处,按之痛剧,局部满硬。属虫积者,有大便排虫史,或镜下有虫卵,脐周疼痛,时作时止。属食积者,有乳食不节史,见嗳腐吞酸,呕吐不食,脘腹胀满。

2.辨寒、热、虚、实

腹痛有寒热之分,而以寒证居多。如热邪内结,疼痛阵作,得寒痛减,兼口渴引饮,大便秘结,小便黄赤,舌红苔黄少津,脉洪大而数多为实证。得热痛减,口不渴,下利清谷,小便清利,舌淡苔白滑润,脉迟或紧,多为虚证。一般急性腹痛多属实证,痛有定处,拒按,痛剧而有形,兼有胀满,脉大有力。慢性腹痛多虚,痛无定处,喜按,痛缓而无形,舌淡少苔,脉弱无力。

（二）治疗原则

腹部多由六腑所居,胃、大小肠、膀胱皆属六腑之一。六腑以通为顺,经脉以流为畅。腹痛之病理,在于腹部经脉之气机不畅,不通则痛。故此,腹痛的治疗原则理气止痛。根据不同的证候分别采用温寒止痛、消导止痛、通腑止痛、温中止痛、活血止痛等治法。除内服药外,还常使用推拿、外治、针灸等法配合治疗,可提高疗效。

（三）证治分类

1.腹部中寒

证候:腹部疼痛,阵阵发作,得温则舒,遇寒加剧。面色苍白,痛甚则额冷汗出,甚则唇色紫暗,肢冷,或呕吐,泄泻,小便清长,舌苔多白滑。

辨证:寒为阴邪,主凝滞收引。腹部中寒,寒邪搏结肠间,凝滞气机,不通则痛。

腹部疼痛,得温则舒——温热能使寒凝稍解,阳气暂通,故寒痛亦得稍缓。

腹部疼痛,遇寒加剧——腹部中寒,遇寒则寒凝益甚,阳气受阻,故腹痛亦加剧。

额冷汗出——寒邪内盛,阳气不伸,卫气不行,开阖失节,故痛而额冷汗出。

面色苍白,唇色紫暗——寒凝血泣,气血不畅,故面白唇暗。

呕吐,泄泻——寒犯脾胃,升降失常,故见吐泻。

小便清长,舌苔白滑——为里寒之候。

肢冷——寒凝收引,阳气不能温达四肢,营血亦不得达于四肢。

治法:温中散寒,理气止痛。

此证中焦寒凝,闭塞脉络。因温能散、能通,采用温中之法,中寒才能散越。然而寒凝气滞,脉络拘急,又须用理气通滞之法,始能解除拘急之痛。

方药:养脏散加减。

方解:木香、丁香、沉香芳香散寒,行气止痛;当归、川芎温通血脉;肉桂温中散寒。全方有温中散寒,理气止痛之功,若寒邪得散,气血畅行,阳气敷布,脏腑获得温养,气机疏通,血脉畅流,则腹痛可得缓解。

加减:如腹胀加砂仁、枳壳理气消胀;如寒痛甚,加附子以温脏散寒;如兼呕吐,加干姜、法半夏以散寒止呕;如兼泄泻,加炮姜、煨肉豆蔻以祛寒止泻。

其他选方:①良附丸:行气温中,逐寒止痛。适于肝胃气滞,胃中有寒,脘腹作痛,苔白脉沉者。但本方温性较轻,散寒力不足,故常合木香肉桂逐寒汤合用。②木香肉桂逐寒汤:温中散寒,理气止痛。适于脘腹寒痛,气滞不适者,本方逐寒之力较强。③当归四逆汤:温经散寒,缓急止痛。适于少腹受寒,厥阴冷痛者,若加用吴茱萸更佳。

2.乳食积滞

证候:脘腹胀满,疼痛拒按,不思乳食,嗳腐吞酸,或腹痛欲泻,泻后痛减,或时有呕吐,吐物酸馊,矢气频作,粪便秽臭,夜卧不安,时时啼哭,舌淡红,苔厚腻,脉象沉滑,指纹紫滞。

辨证:乳食乃有形之物,暴饮暴食,壅聚中州,停滞肠胃,阻滞气机,不通则痛。

腹部胀满疼痛——饮食停滞肠胃,阻滞气机,故见胀满而痛,按之痛甚。

嗳腐吞酸——宿食腐化,浊气壅塞肠胃,其气上逆,则嗳腐吞酸。

时转矢气,粪便秽臭——宿食腐化,浊气下泄,故矢气粪臭。

不思乳食——食伤脾胃,宿食内停,故不思乳食。

腹痛欲泻,泻后痛减——食积下趋,故腹痛欲泻,得泻则乳食积滞减轻,肠胃壅塞暂减,气机稍畅,故泻后痛减。

呕吐,夜卧不安——食停中焦,胃气不和,故呕吐宿食,胃不和则卧不安,故夜睡不宁,时时啼哭。

舌苔厚腻——积滞不化之表现。

治法:消食导滞,行气止痛。

此证食积有形,壅塞不通,须消食其滞始散,导滞其积始去,然而食积壅塞,腑气不通,不通则痛,又须用行气之法,必要时通腑下积,才能止痛。

方药:香砂平胃散加减。

方解:方中苍术、厚朴、陈皮、枳壳、香附理气行滞止痛;焦山楂、焦神曲、炒麦芽消食化积;芍药、甘草调中和营,缓急止痛。全方有消食导滞,理气止痛之功,气机通畅,宿食得消,疼痛则可缓减。

加减:如大便不通,或泻下不畅,泻后痛减者,加用槟榔、莱菔子以导下积滞。如积滞化热,面赤唇红,烦躁不安,口渴欲饮,大便秘结,舌苔黄糙者,可用本方去苍术、砂仁,加大黄、玄明粉以清热通腑,荡涤肠胃之积热。

其他选方:枳实导滞丸。功能消导积滞,通腑泄热,适于积滞腹痛、便秘腹满者。本方清热导滞泻下之力较强。

3.胃肠结热

证候:腹部胀满,疼痛拒按,大便秘结,烦躁不安,潮热口渴,手足心热,唇舌鲜红,舌苔黄燥,脉滑数或沉实,指纹紫滞。

辨证:本证以邪实为主,常为痞满燥实四证俱现,腹痛急剧,脉沉实有力,为邪正俱盛。若里热津伤,正气衰惫,则燥实为主,痞满不甚,精神疲惫,舌干少津,为邪实正虚。

腹痛胀满,疼痛拒按,大便秘结——热结胃肠,阻滞气机,肠腑失于传导。

烦躁不安,潮热口渴,手足心热——腑实内热蒸盛,内扰心神,损伤阴津。

唇舌鲜红,舌苔黄燥,脉滑数或沉实,指纹紫滞——实热内结,肠燥腑实,阴津亏耗。

治法:通腑泄热,行气止痛。

热结胃肠,腑实便秘,壅结而痛,唯有通腑下积,方能泄热、行气,气机通利则腹痛可解。

方药:大承气汤加减。

方解:方中常用生大黄、玄明粉泻热通便,荡涤胃肠;厚朴行气破结,消痞除满;升麻、黄连清泄胃热;木香、枳实行气除痞。

加减:若口干,舌质红干津伤者,加玄参、麦冬、生地黄养阴生津。

因肝胆失于疏泄,肝热犯胃而实热腹痛者,用大柴胡汤加减。

4.脾胃虚寒

证候:腹痛绵绵,时作时止,痛处喜按,得温则舒,得食则缓。面白少华,精神倦怠,四肢清冷,乳食减少,或有食后作胀,大便稀溏,舌淡苔白。

辨证:中焦虚寒,脾阳不振,气血虚弱,脉络凝滞,气机不畅,不通而痛。

腹痛绵绵,时作时止——虚寒在里,脾气失煦,气机不畅,故隐隐作痛,亦有稍通之时,故又时止。

痛处喜按,得温则舒,得食则缓——脏腑虚寒,故喜按喜温,得食则借谷气之温养,故痛暂缓。

面白少华,精神倦怠,四肢清冷——中阳不振,脏腑虚冷,血脉凝滞,阳气不布。

饮食较少,食后作胀,大便稀溏——脾阳虚弱,运化失常。

舌淡苔白——为虚寒之表现。

治法:温中补虚,缓急止痛。

此证中焦虚冷。脉络凝滞,补虚则气运,温中则寒散,然而寒凝气涩,脏腑拘急,又须用甘缓之法,因甘温之药,可以补虚缓急止痛。

方药:小建中汤合理中丸加减。

方解:方中桂枝温经和营;芍药、甘草缓急止痛;党参、白术、生姜、大枣、饴糖甘缓补虚;干姜温中祛寒。全方有温中补虚,散寒止痛之功,寒凝得散,中阳得运,则脏腑拘急缓解,疼痛便可减轻或消失。

加减:气血不足明显者,加黄芪、当归补益气血;肾阳不足者,加附子、肉桂以温补元阳;伴呕吐清涎者,加丁香、吴茱萸以温中降逆;脾虚而兼气滞者,用厚朴温中汤。

5.气滞血瘀

证候:腹痛经久不愈,痛有定处,固定不移,痛如针刺,或腹部癥块拒按,肚腹硬胀,青筋显露,舌紫暗或有瘀点,脉涩,指纹紫滞。

辨证:因跌仆损伤或术后创伤,瘀血停积;或久病入络,结为癥块,皆能使脉络瘀阻,气血不通,不通则痛。

腹痛经久不愈,痛有定处,痛如针刺——脘腹创伤,或积聚癥块,使气血瘀滞,故腹胀疼痛拒按,其痛如刺。

腹部癥块拒按,肚腹硬胀——瘀血乃有形之物,凝聚一处,难于消散,故痛有定处,固定不移,或触之有包块,推之不动,按之痛剧。

青筋显露,舌紫暗或有瘀点,脉涩,指纹紫滞——血行不畅,气滞血瘀之象。

治法:活血化瘀,行气止痛。

此证瘀血有形,郁滞不通,活血则滞行,化瘀则瘀散,然而瘀血壅塞,闭阻经络,不通则痛。气为血帅,气行则血行,气滞则血瘀,故通瘀之法,又需加入行气之品,以促进瘀滞消散。

方药:少腹逐瘀汤加减。

方解:方中肉桂、干姜、小茴香温通经脉;蒲黄、五灵脂、赤芍、当归、川芎活血祛瘀;没药、延胡索理气止痛。全方有活血祛瘀,行气止痛之功,气行血行,消除瘀滞,疼痛则可缓解。

加减:若气滞脘痛,加川楝子、枳壳、乌药以理气消胀止痛;若有癥积或手术外伤史,加三棱、莪术、桃仁、红花以散瘀消癥。

(四)其他治法

1.中药成药

(1)藿香正气液:每服5～10 mL,1日2～3次。用于腹部中寒证。

(2)纯阳正气丸:每服 1～2g,1 日 1～2 次。用于腹部中寒证。

(3)大山楂丸:每服 3g,1 日 3 次。用于乳食积滞证。

(4)木香槟榔丸:每服 1.5g～3g,一日 2～3 次。用于乳食积滞证。

(5)附子理中丸:每服 2～3g,1 日 2～3 次。用于脾胃虚寒证。

(6)元胡止痛片:每服 2～3 片,1 日 2～3 次。用于气滞血瘀证。

(7)越鞠丸:每服 3～7 岁 2g,大于 7 岁 3g,1 日 2 次。用于气滞血瘀证。

2.药物外治

(1)公丁香 3g,白豆蔻 3g,肉桂 2g,白胡椒 4g。共研细末,过 100 目筛,贮瓶备用。用时取药末 1～1.5g,填敷脐中,再外贴万应膏。用于腹部中寒证、脾胃虚寒证。

(2)生葱头 250g。捣烂,炒热。敷肚脐。用于脾胃虚寒证。

3.推拿疗法

腹部中寒证:补脾经,揉外劳宫,推三关,摩腹,捏揉一窝风,拿肚角。

乳食积滞证:补脾经,清大肠,揉板门,运内八卦,揉中脘,揉天枢,分腹阴阳,拿肚角。

脾胃虚寒证:补脾经,补肾经,推三关,揉外劳,揉中脘,揉脐,按揉足三里。

4.针灸疗法

针刺:取足三里、合谷、中脘。寒证腹痛加灸神阙,食积加里内庭,呕吐加内关。

九、预防与调护

（一）预防

(1)注意饮食卫生,勿多食生冷。

(2)注意气候变化,防止感受外邪,避免腹部受凉。

(3)餐后稍事休息,勿做剧烈运动。

（二）调护

(1)剧烈或持续腹痛者应卧床休息,随时查腹部体征,并作必要的其他辅助检查,以便做好鉴别诊断和及时处理。

(2)根据病因,给予相应饮食调护,消除患儿恐惧心理。

(3)寒性腹痛者应热服药液,热性腹痛应冷服药液,伴呕吐者药液要少量多次服用。

十、结语

腹痛,是指胃脘以下,脐之四旁以及耻骨以上部位发生疼痛的病证。

腹痛是临床多种疾病的一个症状,本章所讨论的内容主要是指无全身或腹部器质性疾病的一类小儿腹痛,以感受寒邪、乳食积滞、胃肠结热、脏气虚冷、气滞血瘀为常见病因,气机不利为主要病机。在辨证时,要注意小儿腹痛的特点。因腹部的不同部位有不同的脏腑经络,故还应从部位以辨病所,分清腹痛属性。

腹痛的治疗原则应以调理气机、疏通经络为主,分别采用温脏散寒、消食导滞、行气活血、温中补虚、通腑泄热之法,使气机通利,"通则不痛"。此外,还可采用针灸、推拿、热熨等法,以加强疗效。在预防方面,则要注意慎避风寒及注意饮食卫生等。

（丁晓红）

第四节　疳　证

一、定义

疳证是由于喂养不当,或因多种疾病的影响,导致脾胃受损,气液耗伤而形成的一种慢性疾病。临床以形体消瘦,面色无华,毛发干枯,精神萎靡或烦躁,饮食异常为特征。

"疳"的含义有两种:其一曰"疳者甘也",为从病因言。《医学正传·诸疳证》说:"盖其病因肥甘所致,故命名曰疳。"指出其发病多由于恣食肥甘厚味,损伤脾胃,致运化失常,形成积滞,日久不愈,转化成疳。其二曰"疳者干也",为从病机、主证而言。《保婴撮要·疳症》说:"盖疳者干也,因脾胃津液干涸而患。"指出其病机为津液干涸,气血亏耗。《幼科铁镜·辨疳疾》云:"疳者,干而瘦也。"指出临床主证为形体干瘪羸瘦。

疳与积、痨的关系:①疳与积:《幼科证治准绳·疳》说:"积是疳之母,所以,有积不治,乃成疳候。"积为实,疳为虚,积为疳之因,积久可成疳。因积与疳关系密切,故前人亦有将疳证称之为疳积者。但是,临床所见疳证,并非皆由积滞转化而成。现在,疳积仅指疳证中虚实夹杂的一类证候而言。②疳与痨:前人有认为疳、痨为同一病证者,如"十六岁以前,其病为疳;十六岁以上,其病为痨。"亦有认为二者病机迥异,不能等同者,如《小儿卫生总微论方·五疳论》说:"大人痨者,因肾脏虚损,精髓衰枯;小儿疳者,因脾脏虚损,津液消亡,病久相传,至五脏皆损也。"现代一般将疳与痨作为病因、病机不同的两种病证论述。

二、命名

疳证的名称繁多,但归纳起来,不外以下几类:

(一)以五脏命名

分肝疳、心疳、脾疳、肺疳,肾疳。

肝疳——由乳食不调,肝经受热形成的证候。症见面目、爪甲发青,眼多眵泪,目涩难睁,摇头揉目,腹大青筋,身体羸瘦,躁渴烦急,大便色青等。

心疳——由乳食不调,心经郁热形成的证候。症见颊赤,烦渴,易惊,口舌生疮,小便赤涩等。

脾疳——由乳食不节,损伤脾胃形成的证候。症见面色萎黄,形体羸瘦,腹膨如鼓,青筋暴露,嗜食异物,时或吐泻,不思饮食,困倦嗜卧等。

肺疳——由乳食不调,郁热伤肺形成的证候。症见面色㿠白,毛发焦枯,咳嗽气喘,鼻流清涕,鼻颊生疮,肌肤干燥,四肢消瘦等。

肾疳——由先天不足,禀赋虚弱,或疳证日久,脾病及肾形成的证候。症见面色黧黑,骨瘦如柴,四肢不温,齿龈出血,大便滑泄,及行迟、齿迟、解颅等。

(二)以病因命名

分热疳、冷疳、哺乳疳、食疳、蛔疳等。

热疳——指疳证中热郁体表的一种证候。症见鼻下赤烂,头疮湿痒,五心烦热等。

冷疳——指疳证中内脏虚冷的一种证候。症见利色无常,其沫清白,饮食不进,滑泄无度等。

哺乳疳——由哺乳失调而形成的疳证。

食疳——由乳食过度形成的疳证。

蛔疳——饮食不洁,酿成虫积,日久形成的疳证。

(三)以病位立名

如外疳、内疳、口疳、鼻疳、脑疳、脊疳等。

外疳——指五脏蒸热,外发于体表五官的一类疳证。

内疳——指病位在体内脏腑的一类疳证。

口疳——指疳证发生口中破烂,舌上生疮的一种证候。

鼻疳——指疳证鼻部赤痒疼痛,生疮,浸淫溃烂的一种证候。

脑疳——指疳证出现头部生疮,脑热,发结如穗等一系列头部症状的一种证候。

脊疳——指疳证侵蚀脊骨,节节显露如锯的一种证候。

(四)以病情分类

如疳气、疳虚、疳积、疳极、干疳等。

疳气——指病程不长,病情较轻的一种证候。

疳虚——指脾胃虚惫,运化无能,腹大胀急的一种证候。

疳积——指病程较长,为脾胃虚损,积滞内停,虚实夹杂之证。

疳极——谓其"受病传脏已极"。

干疳——指出现一系列气血虚衰,津液消亡之象的重证疳证。

(五)按某一主证命名

如疳泻、疳痢、疳肿胀、疳渴、疳嗽、丁奚疳等。

疳泻——指疳证以久泻不止为突出症状的证候。

疳痢——指疳证以久痢不止为突出症状的证候。

疳肿胀——指疳证以浮肿腹胀为突出症状的证候。

疳渴——指疳证以口渴引饮为突出症状的证候。

疳嗽——指疳证以久嗽不止为突出症状的证候。

丁奚疳——奚:奴仆。指遍身肉削骨露,形状如"丁"的疳证证候。

三、范围

本病为内伤慢性虚弱病证,包括现代医学的营养不良,和一些维生素缺乏症、微量元素缺乏症等。

四、发病情况

(一)发病时间

疳证为内伤慢性疾病,其发病不受季节、地区的限制。以贫困地区发病率较高。

(二)好发人群

各年龄皆可发病,但以1~5岁儿童发病率高。

(三)发病特点

本病起病缓慢,病程迁延日久,病久者证情亦逐渐加重,影响儿童的正常生长发育。古人因本病病情顽固复杂,易出现兼证,甚或导致阴竭阳脱而危及生命,故视为"恶候",将本病列为儿科四大要证之一。解放后,随着生活水平的提高和医疗条件的改善,本病的发病率已明显下降,特别是重症患儿显著减少,但轻症者仍为临床所常见。

五、治疗转归

本病经适当调治,大都可以痊愈。但病重者须视胃气存亡,若胃气犹存,饮食尚可者,预后良好,若胃气杳然,全不进食,或伴有严重兼证者,则预后不良。

六、病因病机

引起小儿疳证的原因较多,临床以饮食不节,喂养不当,营养失调,疾病影响,药物过伤以及先天禀赋不足等因素为常见。其病变部位主要在脾胃,病情演变可涉及五脏。脾胃为后天之本,气血生化之源。脾健胃和,纳化正常,则气血津液化生有源,五脏六腑、四肢肌肉、筋骨皮毛得以濡润滋养。若脾胃受损,纳化失健,生化乏源,气血津液亏耗,则脏腑、肌肉、筋骨、皮毛无以濡养,日久则形成疳证。正如《小儿药证直诀·脉证治法》说:"疳皆脾胃病,亡津液之所作也。因大病或吐泻后,以药吐下,致脾胃虚弱亡津液。"

（一）病因

小儿时期,生理上"脾常不足",脾胃易受损伤。造成疳证的常见原因有以下几种。

(1)饮食不节:过食肥甘厚味或瓜果生冷,饮食偏嗜,饥饱不均。

(2)喂养不当:父母过于溺爱,缺乏喂养知识,妄投高营养的滋补食品,饮食不能按时、定量,或婴儿期未能及时添加辅食。亦有喂哺不足,或食物数量、质量不足,长期不能满足机体需要者。

(3)罹患大病或病程迁延的久病,特别是呕吐泻痢等直接损脾伤胃的疾病。或在患病时用药不当,过用苦寒攻伐、峻下之品。

(4)先天禀赋不足,形瘦体小,脾肾两虚。

（二）病机

疳皆脾胃病,在于脾胃受损,受纳运化失职,生化乏源。疳证的演变,有一个由浅入深,由轻至重,由脾胃而至其他脏腑的过程,其一般经过,有三个主要阶段。

1. 脾胃不和

小儿脾本薄弱,因饮食不节,喂养不当,饮食自倍,损脾伤胃,则使脾失健运,胃失和降,纳谷不香,食而不化,水谷精微不敷,以至机体失于荣养。亦有胃气未损,脾气已伤者,脾弱胃强,则能食善饥,但腐熟转输无权,故虽能食而不充形骸。

此时一般在疳证初期,病情尚属轻浅,病机以脾胃不和为主,若调治适宜,脾胃功能恢复,病可向愈。如治疗不当,再为饮食所伤,则进一步转向复杂而加重病情。

2. 脾虚夹积

脾胃不和者失于调治,运化功能不能恢复,积滞内停,壅塞气机,阻滞络脉,故见肚腹膨胀,或虫瘕聚散,或胁下痞块。积滞久蕴易于化热,土虚肝木失抑,又常见心肝之火内扰之象。

脾虚夹积者病机特点为本虚标实、虚实夹杂,一般病程较长,病情较重,病理变化亦较复杂。

3. 气血两虚

疳证迁延日久,或大病久病之后,或先天禀赋不足,后天调养失宜,则脾胃日趋衰败,津液消亡,气血两亏,因而出现一派虚象。病至此时,已由脾虚而发展至全身,五脏皆虚,易于产生种种兼证。病至晚期,亦可因阴竭阳绝而卒然虚脱。

疳证病变不离于脾胃,亦不局限于脾胃。初期以脾胃不和为主,嗣后因化源不充,诸脏失养,脏腑之间失却平衡协调,则出现五脏病变及各种兼证。

疳之病变首先在脾,脾土虚衰,运化失健,则脘腹胀满,呕吐泄泻;中阳不振,气不化水,泛滥肌肤,则全身浮肿,谓之"疳肿胀";统摄失职,血溢脉外,可见紫癜及各种出血。脾病及肝,土虚木旺,则性情急躁,吮指磨牙;肝阴不足,精气不能上注于目,目失所养,见白翳遮睛,是为"眼疳";脾病及心,心失所养,阴血不足,心火内炽,循经上攻,则口舌生疮,是为"心疳";脾病及肺,土不生金,肺卫不固,易罹外感,而见咳喘、潮热者,称为"肺疳";脾病及肾,肾精不足,骨失所养,久则骨骼畸形,形成"肾疳"。重者脾气衰败,元气耗竭,直至阴阳离决而卒然死亡。

西医学认为"营养不良"是一种慢性营养缺乏症,是由长期营养素摄入不足,消化吸收功能障碍,急慢性疾病的影响,消耗过大等因素造成的蛋白质－热能营养不良。表现为进行性消瘦,皮下脂肪减少,生长发育迟缓或停滞,皮下水肿,各系统器官的功能低下,常并发营养性贫血、佝偻病、多种维生素缺乏、各种感染等。

疳证的临床表现主要为长期形体消瘦,肌肉松弛,面色、皮肤不华,毛发稀疏,有明显的脾胃症状,如食欲反常(厌食、多食、嗜食异物等),脘腹胀满,食而不化,大便不调等,并可出现病涉其他脏腑的一系列症状。

疳证病涉其他脏腑者,需与各该脏腑慢性疾患(如肺痨、心悸、慢性肝、肾疾病等)所形成的形体消瘦相区别。这些慢性病证都有其各自的主症,形体消瘦只是病程较久后因气血耗损而出现的继发症状之一。

必要时,还可以借助现代理化检查将这些病证与疳证作出鉴别。

七、临床诊断

(一)诊断要点

(1)有喂养不当或病后失调及长期消瘦病史。

(2)形体消瘦,体重比正常同年龄儿童平均值低15%以上,面色不华,毛发稀疏枯黄。严重者干枯羸瘦,体重可比正常平均值低40%以上。

(3)饮食异常,大便干稀不调,或脘腹膨胀等明显脾胃功能失调症状。

(4)兼有精神不振,或好发脾气,烦躁易怒,或喜揉眉擦眼,或吮指磨牙等症。

(5)贫血者,血红蛋白及红细胞减少。出现肢体浮肿,属于疳肿胀(营养性水肿)者,血清总蛋白大多在45 g/L以下,白蛋白常在20 g/L以下。

(二)病证鉴别

应与厌食、积滞相鉴别。

1.厌食

本病由喂养不当,脾胃受纳运化失职所致。以较长时期厌恶进食,食量减少为特征,无明显消瘦,精神尚好,腹部多无所苦。病在脾胃,一般不涉及他脏,预后良好。

2.积滞

本病以不思乳食,食而不化,脘腹胀满,大便酸臭为特征,无明显形体消瘦为与疳证的主要区别。但疳与积关系密切,若积久不消,影响水谷精微化生,致形体日渐消瘦,则转化为疳证。

八、辨证论治

(一)辨证思路

1.辨主证虚实

主证是本病的基本证候。疳证概属虚证,但虚证有轻重,还有是否夹有实证的区别。主证按病程长短、病情轻重、虚实分为疳气、疳积、干疳三个阶段,大体呈虚证由轻至重的演变,但其中疳积证又有虚中夹实的特点。疳气为疳证的初期阶段,病情轻浅,仅表现面黄发疏,食欲欠佳,形体略瘦,大便不调等,精神如常,属脾胃不和之轻证。证情发展,出现形体明显消瘦,肚腹膨隆,烦躁多啼等证候者,称为疳积,属脾虚夹积之虚实夹杂证。若出现全身肌肉消削,貌似老头,腹凹如舟,精神萎靡者,则为疳证后期之干疳阶段,病变至此,脾胃衰败,津液消亡,是为虚证重证。

2.辨兼证脏腑

兼证辨证以脏腑为纲,是为脾病累及各脏而出现的证候。兼证常在干疳或疳积重证阶段出现,因累及脏腑不同,症状有别。脾病及心者,口舌生疮,五心烦热,甚或吐舌、弄舌。脾病及肝者,目赤多泪,隐涩难睁,夜盲目翳。脾病及肺者,潮热咳嗽,气喘痰鸣。脾病及肾者,齿迟囟陷,骨弱龟背。脾阳虚衰,水湿泛溢则肌肤水肿;牙龈出血,皮肤紫癜者,为疳证恶候,提示气血大衰,血络不固;若出现神萎懒言,杳不思食者,为脾胃衰败,精气俱耗之候,将有阴阳离决之变,须特别引起重视。

(二)治疗原则

疳证治疗以健运脾胃为主,俟脾胃复健,纳化正常,后天化源丰盈,则疳证可除。根据主证、兼证不同,分别采取不同的治法。疳气以和为主;疳积以消为主,或消补兼施;干疳以补为要。出现兼证者,应按脾胃本病与他脏兼证合参而随症治之。同时要注意合理补充营养,纠正不良的饮食习惯,积极治疗各种原发疾病,方能取得较好的疗效。

(三)证治分类

1.疳气

证候:形体较瘦,面色萎黄少华,毛发稍稀,多数病儿有食欲不振、厌食,精神欠佳,易发脾气,大便或溏或秘,舌质略淡,苔薄微腻,脉细有力。

辨证:属病之初期、轻证。

食欲不振、厌食,大便或溏或秘——脾胃不和,升降失司。脾失健运,胃失受纳则食欲减退;脾胃气虚,清气不升则便溏,浊气不降则便秘。

性情烦急,易发脾气——脾土虚弱,肝木失抑而亢旺。

形体较瘦,面色萎黄少华,毛发稍稀,精神欠佳,舌质淡,脉细有力——运化失健,气血不充,全身失于滋养。

舌苔薄微腻——脾气不足或有积滞之象。

治法:调脾健运。

此证脾胃不和,若壅补则更碍气机,过于消导又易损脾伤正,故治法以和为主,调脾兼以和胃,健脾佐以化湿。

方药:资生健脾丸加减。

方解:方中党参、茯苓、白术、莲子肉健脾益气;山药、薏苡仁、扁豆、泽泻健脾利湿;藿香、砂仁、麦芽、山楂醒脾开胃。

加减:食欲不振,腹胀苔厚腻,去党参、白术,加苍术、鸡内金、厚朴运脾化湿,消积除胀;性情急躁,夜卧不宁加钩藤、胡黄连抑木除烦;大便稀溏加炮姜、肉豆蔻温运脾阳;大便秘结加火麻仁、决明子润肠通便;多汗易感加黄芪、防风、煅牡蛎补气固卫;口干肤燥,舌红少津加沙参、石斛、白芍滋阴养胃。

2.疳积

证候:形体明显消瘦,肚腹膨胀,甚则青筋暴露,面色萎黄无华,毛发稀疏,色黄结穗,精神不振,或易烦躁激动,睡眠不宁,或伴有揉眉挖鼻,咬指磨牙,动作异常,食欲减退,或多吃多便,或嗜食异物,舌淡苔腻,脉沉细而滑。

辨证:本证属疳气发展而成,其本为虚,其标为实,证情较复杂。辨证时应注意:辨别疳之有积无积,须视腹之满与不满,腹满者多为有积;虚实之辨,须参腹之软与不软,柔软者属虚,硬满或触及包块为实。

腹胀叩之如鼓者为气积,脘腹胀满叩之音实者为食积,腹满触之有癥块腹壁青筋显露者为血积,腹满按之有块状物揉之可散者为虫积。

形体明显消瘦,面色萎黄无华,精神不振,毛发稀疏,色黄结穗——脾胃虚甚,气血亏损,生化乏源。

食欲减退——脾虚失运,胃弱失纳。

多吃多便——胃强则能食易饥,脾弱则食后多便,此为脾虚而胃有伏热之症。

嗜食异物——积滞内停,蕴蒸生热。

肚腹膨胀,甚则青筋暴露——积滞内停,络脉瘀阻。

烦躁激动,睡眠不宁,或伴有揉眉挖鼻,咬指磨牙,动作异常—疳热内生,心肝之火上扰。

舌淡苔腻,脉沉细而滑——脾胃虚弱,积滞内停之象。

治法:消积理脾。

有形之积,非消不去,故本证治疗以消为主。但也要顾及其脾虚为本,宜消补兼施,或先消后补、或先补后消,或消多补少、或补多消少,皆宜随证施之。

方药:肥儿丸加减。

方解:方中人参、白术、茯苓健脾益气;焦神曲、焦山楂、炒麦芽、鸡内金消食化滞;大腹皮、槟榔理气消积;黄连、胡黄连清心平肝,退热除烦;甘草调和诸药。

加减:脘腹胀痛,加木香、枳实行气止痛;烦躁不安,揉眉挖鼻者,加牡蛎、决明子平肝抑木;胁下痞块坚硬,加山甲片、丹参活血通络;肚腹膨胀如鼓,加干蟾皮粉冲服消积除胀;多饮善饥加石斛、天花粉滋阴养胃;嗜食异物,夜间磨牙,面有白斑,或有腹中虫瘕聚散,大便排虫者,用使君子、苦楝皮、雷丸等驱除虫积。

3.干疳

证候:极度消瘦,面部呈老人貌,皮肤干瘪起皱,大肉已脱,皮包骨头,精神萎靡,啼哭无力,毛发干枯,腹凹如舟,杳不思纳,大便稀溏或便秘,时有低热,口唇干燥,舌苔光,舌质多淡嫩或红。重者可突然虚脱。

辨证:本证为疳之晚期,重证,皆由病程迁延日久,调治失宜而形成。病至本期,已全身衰竭,气血两败,易于发生各种兼证,重者随时可致虚脱。

杳不思纳,大便稀溏或便秘——脾胃将败,运纳无权。

极度消瘦,面部呈老人貌,皮肤干瘪起皱,大肉已脱,皮包骨头,腹凹如舟——生化乏源,精微不敷,四肢百骸失养。

精神萎靡,啼哭无力——心神失养,神气怯弱。

毛发干枯,口唇干燥,舌苔光——阴血亏耗,失于外荣。

时有低热,舌质淡嫩或红——气阴虚衰。

突然虚脱——全身衰竭,阴阳离决。

治法:补益气血。

此证气血阴阳俱虚,治当以补为主。但仍当顾护胃气,使胃气复苏,方有生机。

方药:八珍汤加减。

方解:方中党参、熟地黄甘温扶正,益气养血;白术、茯苓健脾利湿,鼓舞脾气;当归、白芍养血和营,化生新血;甘草补脾益气;炒谷芽、炒麦芽醒脾开胃,扶助生化。

加减:面白舌淡,便下稀溏,去白芍,加炮姜、淡附片温补脾肾;口干欲饮,舌质绛干,少苔或无苔,加乌梅合白芍、甘草酸甘化阴。

全身出现紫斑,出血,属气不摄血者用归脾丸,属阴虚血热者选二至丸、知柏地黄丸加减;若出现四肢厥冷,呼吸微弱,脉微细欲绝者,系气阳欲脱,应用参附龙牡救逆汤益气回阳,固脱救逆。

九、预防与调护

《难经·十四难》说:"损其脾者,调其饮食,适其寒温。"饮食和生活起居调摄是预防和治疗疳证的重要环节。

(一)预防

(1)提倡母乳喂养,乳食定时定量,按时按序添加辅食,供给充足的营养物质,以满足小儿生长发育的需要。

(2)合理安排生活起居,保证小儿充足的睡眠时间,经常参加户外活动和体育锻炼,呼吸新鲜空气,多晒太阳,以增强体质,增进食欲和消化能力。

(3)乳贵有时,食贵有节,要纠正暴饮暴食,恣食肥甘,偏食、挑食、零食、饥饱无常、妄加滋补等不良的饮食习惯,避免脾胃损伤。

(4)发现体重不增或食欲减退时,要尽快查明原因,及时加以治疗。彻底根治小儿各种慢性疾病,矫治先天性畸形,做好病后调护,以防疳证的发生。

(二)调护

(1)保持良好的生活环境,保证居室温度适宜,光线充足,空气新鲜,患儿衣着要柔软,注意保暖,注意清洁卫生,防止交叉感染,保持适度活动。

(2)疳证小儿脾胃虚弱,消化功能不足,饮食调护尤其重要。添加食物不可过急过快,应据患儿病情及消化耐受能力,给予富含营养,易于消化的食品,按由少到多、由稀到稠、由精到粗的顺序,逐渐增加食品的种类和数量。食物应新鲜多样,鼓励自食,以增进食欲,同时要供给充足的水分、蔬菜、水果。

(3)病情较重的患儿要加强全身护理,作好皮肤清洁及眼、鼻、口腔卫生护理,注意食具卫生,防止褥疮、眼疳、口疳等并发症的发生。要及时观察病情变化,如有卒变应及时中西医结合救治。

(4)定期测量患儿的体重、身高,以及时了解和分析病情,观察治疗效果。

(丁晓红)

参考文献

[1] 张贤锋.实用儿科疾病诊断与治疗[M].延吉:延边大学出版社,2017.

[2] 高兰平.儿科疾病临床诊治难点评述[M].苏州:苏州大学出版社,2016.

[3] 支立娟,陈圣洁,巩文艺.儿科用药指导手册[M].北京:中国医药科技出版社,2017.

[4] 李云.儿科门诊速查手册[M].长沙:湖南科学技术出版社,2016.

[5] 文飞球,王天有.儿科临床诊疗误区[M].长沙:湖南科学技术出版社,2015.

[6] 暴瑞丽,陈敏,薛贝.儿科疾病临床诊疗技术[M].北京:中国医药科技出版社,2016.

[7] 俞景茂.儿科各家学说及应用[M].北京:中国中医药出版社,2017.

[8] 廖清奎.儿科症状鉴别诊断学[M].北京:人民卫生出版社,2016.

[9] 陈长青,吕振华.儿科疾病防治小百科[M].北京:金盾出版社,2015.

[10] 祝益民.儿科医生手册[M].北京:人民卫生出版社,2016.

[11] 赵春,孙正芸.临床儿科重症疾病诊断与治疗[M].北京:北京大学医学出版社,2015.

[12] 韩琦.新编儿科常见病治疗学[M].西安:西安交通大学出版社,2015.

[13] 卞成磊.儿科疾病诊断与治疗[M].上海:上海世界图书出版公司,2017.

[14] 陈忠英.儿科疾病防治[M].西安:第四军医大学出版社,2015.

[15] 王改.儿科疾病诊疗学[M].北京:科学技术文献出版社,2015.

[16] 张建,徐樨巍.儿科临床操作手册[M].北京:人民卫生出版社,2016.

[17] 毛定安,易著文.儿科诊疗精粹[M].北京:人民卫生出版社,2015.

[18] 赵祥文,肖政辉.儿科急诊医学手册[M].北京:人民卫生出版社,2015.

[19] 王晓昆,蔡晶娟,侯国华.儿科疾病的诊断与治疗[M].北京:华龄出版社,2015.

[20] 王龙梅,于酩.中西医结合儿科[M].北京:中国中医药出版社,2016.

[21] 阐玉英,许志玉,姚文英.儿科护患沟通指南[M].北京:人民卫生出版社,2015.

[22] 蔡晓红,林锦,杨青.儿科病例精选[M].北京:人民卫生出版社,2015.

[23] 郭兴青,管恩本,仲任.实用儿科疾病诊疗学[M].北京:科学技术文献出版社,2015.

[24] 兰才安.儿科实训指导[M].重庆:重庆大学出版社,2016.

[25] 陈燕惠.儿科疾病诊疗与处方手册[M].北京:化学工业出版社,2017.

[26] 倪鑫,沈颖.儿科[M].北京:中国医药科技出版社,2014.

[27] 孟靓靓,于静.儿科常见病药食宜忌[M].北京:中国中医药出版社,2016.

[28] 张建.儿科神经系统疾病病例解析[M].北京:人民卫生出版社,2017.

[29] 刘美华.儿科重症监护室的管理[M].广州:世界图书广东出版公司,2015.

[30] 宋涛.儿科急症诊疗精要[M].北京:化学工业出版社,2017.

[31] 黎海芪.实用儿童保健学[M].北京:人民卫生出版社,2016.

[32] 程力平,张群威,杨亚东.实用儿科疾病诊疗手册[M].西安:西安交通大学出版社,2014.

[33] 陈静.新编儿科诊疗学[M].北京:中医古籍出版社,2014.

[34] 安效先,潘璐,冀晓华.安效先儿科临床经验集萃[M].北京:北京科学技术出版社,2016.

[35] 汤戎,苏品璨,朱祥明.Rh抗-E致新生儿溶血病血清学检测分析[J].医学检验与临床,2016,0(4):

81-82.

[36] 陈科.克拉霉素联合替硝唑治疗小儿胃炎临床效果观察[J].中外医学研究,2016,14(21):17-18.

[37] 叶冰.小儿心力衰竭采用磷酸肌酸钠治疗的临床效果[J].中国实用医药,2016,11(33):128-129.

[38] 白红丽,杜丹,朱海玲.酚妥拉明联合多巴胺在小儿肺炎并发心力衰竭临床治疗中的效果观察[J].当代医学,2017,23(10):98-99.

[39] 伍晋辉,李轩,吴怡.健康教育在儿童保健中的应用效果观察[J].中外女性健康研究,2017,0(8):67-68.

[40] 朱明,陈桂民,徐士洁.小儿肺热咳喘口服液结合阿奇霉素治疗小儿肺炎支原体肺炎疗效观察[J].吉林医学,2017,38(3):441-442.